Física para Ciências Biológicas e Biomédicas

CIP – Brasil. Catalogação-na-Fonte
Câmara Brasileira do Livro, SP

Okuno, Emico.

036f Física para ciências biológicas e biomédicas/Emico Okuno, Iberê Luiz Caldas, Cecil Chow. – São Paulo: HARBRA, 1986.

Bibliografia.

1. Biofísica 2. Física 3. Física médica I. Caldas, Iberê Luiz, 1948-II. Chow, Cecil, 1945-III. Título.

CDD – 530.024574
– 530.02461
– 574.191

81-1608 NLM-QT 34

Índices para catálogo sistemático:

1. Biofísica: Ciências biológicas 574.191
2. Física para biologia 530.024574
3. Física para medicina 530.02461

Física para Ciências Biológicas e Biomédicas

Emico Okuno
Iberê Luiz Caldas
Cecil Chow

*Professores Assistentes Doutores
do Instituto de Física da
Universidade de São Paulo*

editora HARBRA

Direção Geral:	Julio E. Emöd
Supervisão Editorial:	Maria Pia Castiglia
Revisão de Estilo:	Jamir Martins
Revisão de Provas:	Vera Lúcia Juriatto
	Maria Elizabeth Santo
Composição e Arte:	AM Produções Gráficas Ltda.
Capa:	Sérgio De Bonis
Fotolitos:	Artes Filmes Fotolitos Ltda.
Impressão e Acabamento:	Gráfica Forma Certa

As ilustrações da capa e das aberturas de Unidade são de Leonardo da Vinci.

FÍSICA PARA CIÊNCIAS BIOLÓGICAS E BIOMÉDICAS

Rua Joaquim Távora, 842 – Vila Mariana – 04015-011 – São Paulo – SP
Tel.: (0.xx.11) 5084-2482 (tronco-chave). Fax: (0.xx.11) 5575-6876

Impresso no Brasil *Printed in Brazil*

Conteúdo

Prefácio

A aplicação de Física em Biologia e Medicina não é nova e tem desempenhado um papel essencial em recentes avanços dessas áreas. O estudo das ciências biológicas, médicas e biomédicas está se tornando cada vez mais quantitativo em seus aspectos experimentais e teóricos, refletindo o uso, nesses campos de pesquisa, dos métodos e conceitos fundamentais desenvolvidos em Física, Química e Matemática. Além disso, o emprego de equipamentos e dispositivos desenvolvidos inicialmente para pesquisas físicas é essencial para a obtenção de informações mais completas e precisas em experiências biológicas e diagnoses médicas. Entretanto para uma boa parte dos estudantes das ciências da vida, ainda não são claras as razões pelas quais eles devem estudar Física. Assim introduzimos, neste livro, vários tópicos que possuem aplicações em modernos laboratórios de Biologia e Medicina, e são encontrados em referências que abordam aspectos quantitativos de Biofísica, Fisiologia etc.

A escolha dos temas foi feita levando-se em conta também a formação de professores de Ciências, que, em nossa opinião, devem adquirir uma base que lhes permita apresentar e discutir, amplamente, os fenômenos encontrados na vida cotidiana, assim como o desenvolvimento científico e tecnológico.

Alguns conceitos cientificamente importantes, mas que não possuem ligação direta com a Biologia nem com a Medicina, são também abordados no presente texto. Isso porque sua discussão requer formulação de hipóteses, julgamento e análise de resultados, processo esse típico de uma metodologia de trabalho e de raciocínio envolvidos na Física e que acreditamos ser útil a outras atividades humanas. Procuramos ainda apresentar aos estudantes assuntos e questões não triviais que preocupam atualmente pesquisadores de várias áreas.

Tendo em vista os objetivos expostos, optamos por uma abordagem essencialmente conceitual e fenomenológica dos tópicos escolhidos, onde o conhecimento de Matemática exigido corresponde, basicamente, ao programa do curso de segundo grau.

Os temas abordados estão separados em seis unidades que, apesar de não completamente independentes, têm certa autonomia e podem ser estudados separadamente. As cinco primeiras unidades versam sobre *Física da Radiação*, *Energia*, *Fenômenos Ondulatórios*, *Fluidos em Sistemas Biológicos* e *Fenômenos Elétricos em Células*. No final dessas unidades estão incluídas leituras suplementares escritas por especialistas, visando introduzir algumas pesquisas e discussões atuais, ou ilustrar exemplos mencionados no texto.

A última unidade é composta de cinco guias de estudos: dois sobre a *Mecânica Clássica* – forças e vôo de animais, dois sobre *Fenômenos Relativísticos* – velocidade-limite e medida de tempo, e o último sobre problemas de *Escala Biológica*. Nesses guias, conceitos básicos, fenômenos e experiências são descritos; a análise e o desenvolvimento desses assuntos são feitos através de questões a serem resolvidas e discutidas pelos estudantes, preferencialmente em grupo. Essas questões visam não só à orientação de estudo, mas também à formulação de raciocínio, à explanação coerente de justificativas, argumentos e conclusões.

Este texto é resultado de nossa experiência em ministrar a disciplina de Física aos alunos do Instituto de Biociências da Universidade de São Paulo, em diferentes ocasiões. Ele foi escrito e utilizado em 1980 e 1981, na forma de apostilas que, reformuladas, deram origem ao presente livro. É evidente que ele não pretende ser um texto completo sobre Física básica, mas apresentar itens que consideramos importantes para a formação de professores de Ciências e/ou profissionais em Ciências Biológicas e Biomédicas, podendo ser adotado nos cursos dessas áreas.

Agradecimentos

Gostaríamos de expressar os nossos profundos agradecimentos a Maria Regina D. Kawamura, Manoel R. Robilotta, Nobuko Ueta, Marina Tokumaru e Yassuko Hosoume por suas pacientes leituras e suas críticas indispensáveis nos vários estágios da elaboração deste livro; aos colegas José A. Angotti, Demétrio Delizoicov Neto, Marta M. C. A. Pernambuco e Erik Rüdinger pelas discussões e trabalhos anteriores, bastante úteis na elaboração dos guias sobre Relatividade; a Délcio Rodrigues, Carmem P. C. Prado, Gilena M. G. Graça e José M. V. Martins pela assistência na parte relativa aos processos de conversão de energia; a Marília T. da Cruz pela ajuda na elaboração do capítulo sobre proteção radiológica; a Dulce Maria G. M. Gomes e Paulo R. Robilotta pelos esclarecimentos de Biologia e Bioquímica; aos pesquisadores que nos forneceram as leituras suplementares; e aos alunos que, com suas perguntas e comentários, nos indicaram mudanças que tornaram o texto mais claro e adequado.

Agradecemos aos colegas e amigos que ajudaram a criar condições para o desenvolvimento deste trabalho; à Comissão de Ensino e Graduação do IFUSP pelo apoio recebido em 1980 e 1981; a Raquel A. S. Tanaka, Elídia A. Baptista, Ana M. Luiz e a equipe da gráfica do IFUSP pelos serviços prestados na primeira versão fornecida aos alunos; a Geraldo Nunes pelas fotos; ao corpo editorial da Harper & Row do Brasil, principalmente a Maria Pia Castiglia, pela eficiência e dedicação.

Os autores

Física para Ciências Biológicas e Biomédicas

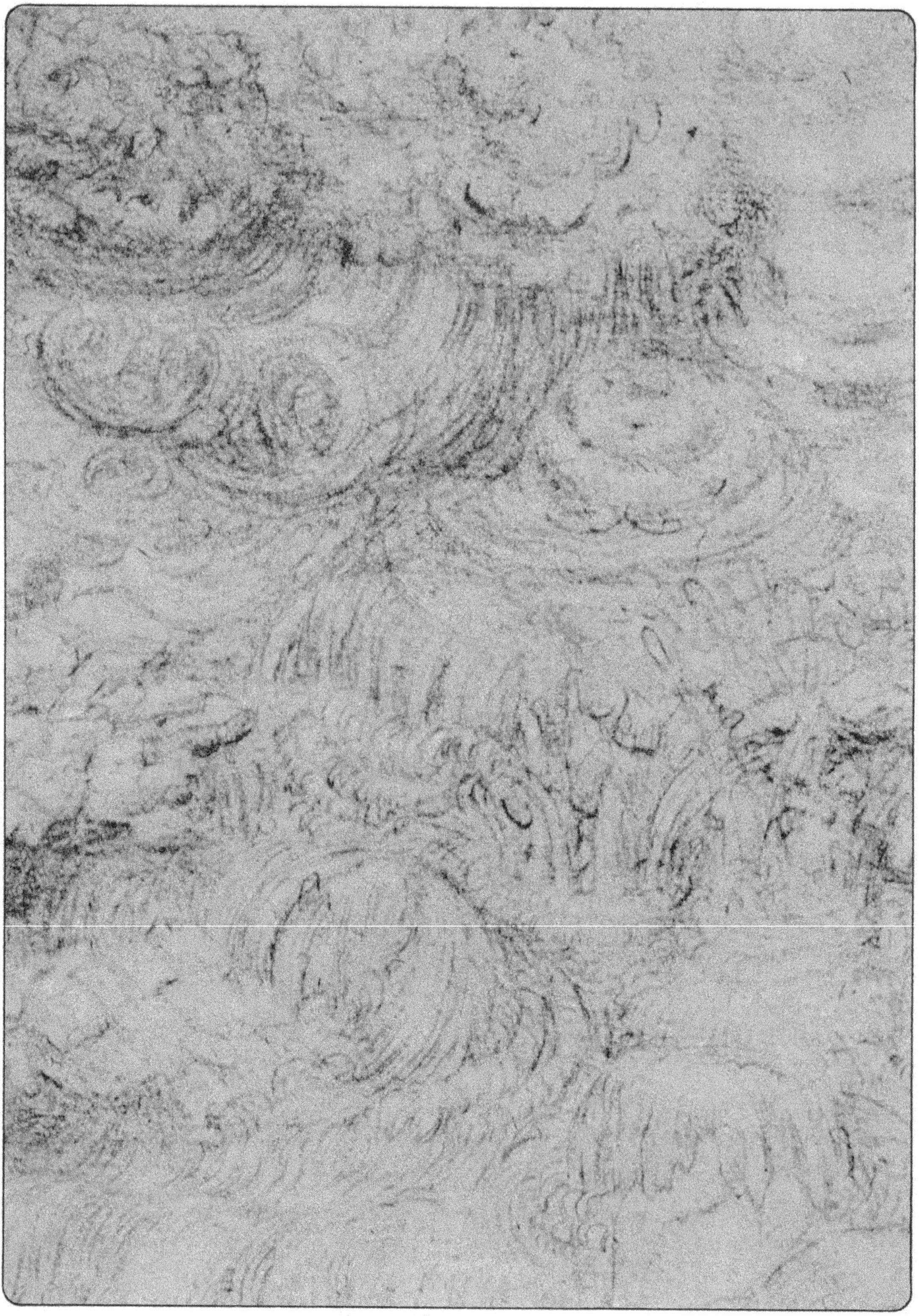

unidade I

Física da Radiação

Uma das limitações da Física clássica é a descrição de fenômenos físicos para partículas da ordem de 10^{-10} m. A Física moderna surgiu e desenvolveu-se, justamente, para preencher essa lacuna e melhor descrever esses fenômenos.

Nos capítulos que se seguem, será apresentada uma introdução à Física da radiação, um dos ramos da Física moderna.

A radioatividade desempenhou um papel importante no desenvolvimento da Física nuclear e atômica. Não menos importante são suas aplicações na Medicina, na Agronomia e na indústria, e em pesquisas científicas.

Conceitos Básicos sobre Radiação

CAPÍTULO 1

1.1 — INTRODUÇÃO

Neste capítulo haverá uma introdução sobre os tipos e as características das radiações. Serão apresentadas também a teoria dos quanta e a da dualidade onda-partícula, que fazem parte dos conceitos básicos da Física moderna. Será também apresentada a aplicação do uso do elétron como onda no microscópio eletrônico.

A radiação é a propagação de energia sob várias formas, sendo dividida geralmente em dois grupos: *radiação corpuscular* e *radiação eletromagnética*.

1.2 — RADIAÇÃO CORPUSCULAR

Ela é constituída de um feixe de partículas elementares, ou núcleos atômicos, tais como: elétrons, prótons, nêutrons, mésons π, dêuterons, partículas alfa.

A energia cinética K de uma partícula de massa m com velocidade v, quando $v \ll c$, o que em geral acontece, é dada por

$$\boxed{K = \frac{1}{2}mv^2} \tag{1.1}$$

também chamada energia cinética da radiação, onde c é a velocidade da luz no vácuo e vale 3×10^8 m/s.

1.3 — RADIAÇÃO ELETROMAGNÉTICA

Ondas eletromagnéticas são constituídas de campos elétricos e magnéticos oscilantes e se propagam com velocidade constante c no vácuo. Ondas de rádio, ondas luminosas (luz), raios infravermelhos, raios ultravioleta, raios X e raios gama são exemplos de radiação eletromagnética.

As grandezas usadas para a caracterização de uma onda eletromagnética são o comprimento de onda λ e a freqüência f.

Existe uma relação entre λ e f para ondas em geral,

$$\boxed{\lambda f = v} \tag{1.2}$$

onde v é a velocidade de propagação da onda.

No caso particular de uma onda eletromagnética

$$\lambda f = c = 3 \times 10^8 \text{ m/s} \tag{1.3}$$

Os comprimentos de onda das radiações eletromagnéticas que serão considerados nessa unidade são muito curtos, sendo portanto conveniente expressá-los em unidades menores que o metro:

1 angstrom = 1 Å = 10^{-10} m
1 nanometro = 1 nm = 10^{-9} m
1 micrometro = 1 μm = 10^{-6} m

O comprimento de onda da luz azul, por exemplo, é de 4 000 Å. A radiação eletromagnética de comprimento de onda igual a 0,1 Å é raio X.

O espectro da onda eletromagnética pode ser visto no Quadro 1.1.

Quadro 1.1 — O espectro eletromagnético.

Comprimento de onda (m)	Outras unidades	Espécimes	Radiação
10^{-15}		núcleo dos átomos	
10^{-12}	1,24 MeV		raios gama
10^{-11}	0,1 Å		raios X
10^{-10}	1,0 Å	átomos	
10^{-9}	1 nm		
10^{-8}	100 Å	vírus	ultravioleta
10^{-7}	1 000 Å	moléculas	
	4 000 Å		luz visível
	7 000 Å		
10^{-6}	1 μm	células	
10^{-5}	10 μm		infravermelha
10^{-4}	100 μm		
10^{-3}	1 mm	insetos	
10^{-2}	1 cm		
10^{-1}	10 cm		ondas de
1	300 MHz	televisão	rádio
10	30 MHz	e FM	
10^{2}	3 MHz		
10^{3}	1 km		

1.4 — TEORIA DOS QUANTA

Max Planck, em 1901, e Albert Einstein, em 1905, iniciaram a formulação da teoria dos *quanta*. Segundo essa teoria, a radiação eletromagnética é emitida e se propaga descontinuamente, em pequenos pulsos de energia, chamados *pacotes de energia*, *quanta* ou *fótons*. Assim, a onda eletromagnética apresenta também um caráter corpuscular.

Fótons são partículas sem carga e massa de repouso nula (veja Guia 3 da Unidade VI).

Planck descobriu que todos os fótons, associados a uma freqüência particular f de luz, possuem a mesma energia E, diretamente proporcional a f. Isto é,

$$\boxed{E = hf} \tag{1.4}$$

em que h é uma constante universal, chamada constante de Planck, e vale $6{,}63 \times 10^{-34}$ J · s.

A energia E também pode ser calculada em função de λ. Substituindo-se a freqüência f dada pela equação (1.3) em (1.4), obtém-se

$$E = \frac{hc}{\lambda} \tag{1.5}$$

Exemplo 1.1 — Qual é a energia de um fóton de luz amarela, sabendo-se que sua freqüência é de $6 \times 10^{14}\ s^{-1}$*?

Solução

$E = hf = (6{,}63 \times 10^{-34}\ J \cdot s)(6 \times 10^{14}\ s^{-1})$
$E \cong 4 \times 10^{-19}\ J$

O fóton é a menor quantidade de luz que pode ser emitida ou absorvida em qualquer processo. Em particular, o fóton é a menor unidade de luz que pode ser absorvida por uma célula fotossensível da retina do olho.

É interessante ter uma idéia da ordem de grandeza da energia do Exemplo 1.1. Para comparar, calcule:

a. a energia cinética de uma bola de futebol de 0,5 kg com velocidade de 10 m/s;
b. a energia necessária para uma pessoa de 50 kg dar um salto vertical de 50 cm.

1.5 — DUALIDADE ONDA-PARTÍCULA

Desde a descoberta, em 1905, por Einstein, das propriedades corpusculares da onda, através do efeito fotoelétrico, passaram-se quase 20 anos antes que alguém especulasse sobre a possibilidade de o inverso também ser válido.

Em 1924, Louis de Broglie apresentou a teoria de que a matéria possuísse tanto características ondulatórias como corpusculares.

Essa proposição é escrita matematicamente na forma

$$mv = \frac{h}{\lambda} \tag{1.6}$$

onde λ é chamado *comprimento de onda de de Broglie*.

O caráter corpuscular é representado pelo produto mv, pois m e v são respectivamente massa e velocidade do corpúsculo; enquanto que h/λ representa o caráter ondulatório, pois λ é o comprimento de onda da onda associada ao corpúsculo.

Será introduzida agora uma unidade de energia muito usada na Física moderna denominada *elétron-volt* (eV). Um elétron-volt é a energia adquirida por um elétron ao atravessar, no vácuo, uma diferença de potencial igual a um volt. Sendo o valor da carga do elétron e igual a $1{,}6 \times 10^{-19}$ C, a energia em J equivalente a 1 eV será:

$$1\ eV = (1{,}6 \times 10^{-19}\ C)(1\ V) = 1{,}6 \times 10^{-19}\ J$$
$$1\ MeV = 10^6\ eV$$

---

* $Hz = s^{-1}$.

Assim a constante de Planck h assume o valor

$$h = (6{,}63 \times 10^{-34}\ \mathrm{J \cdot s})\left(\frac{1}{1{,}6 \times 10^{-19}}\ \frac{\mathrm{eV}}{\mathrm{J}}\right) = 4{,}14 \times 10^{-15}\ \mathrm{eV \cdot s}$$

Exemplo 1.2 – Determine o comprimento de onda de de Broglie de um elétron com uma velocidade de 5×10^7 m/s. A massa do elétron vale $9{,}11 \times 10^{-31}$ kg.

Solução

$$\lambda = \frac{h}{mv} = \frac{6{,}63 \times 10^{-34}\ \mathrm{J \cdot s}}{(9{,}11 \times 10^{-31}\ \mathrm{kg})(5 \times 10^{7}\ \mathrm{m/s})}$$

$$\lambda = 1{,}46 \times 10^{-11}\ \mathrm{m} = 0{,}146\ \text{Å}$$

Exercício Proposto – Determine o comprimento de onda associado a uma bola de 1 kg, cuja velocidade é de 1 m/s. Comente o resultado.

1.6 – APLICAÇÃO: MICROSCÓPIO ELETRÔNICO

O funcionamento do microscópio eletrônico se baseia nas propriedades ondulatórias do elétron, isto é, faz uso do elétron como onda.

A capacidade de resolução dos microscópios ópticos é limitada pelos efeitos da difração da luz, que é o fenômeno pelo qual a luz é desviada quando encontra obstáculos ou aberturas. Interferências construtivas e destrutivas ocorrem com essa luz, produzindo figuras de difração. (Mais detalhes sobre difração da luz serão vistos na Unidade III – Fenômenos Ondulatórios.)

Ao se examinarem objetos de tamanhos iguais ou menores que o comprimento de onda da luz visível, compreendido entre 0,4 e 0,7 μm, a difração da luz ao redor do objeto torna a imagem borrada ou não permite a formação de imagem alguma.

O microscópio eletrônico supera essa dificuldade, pois os comprimentos de onda associados a elétrons são muito menores que os da luz visível utilizados em microscópios ópticos.

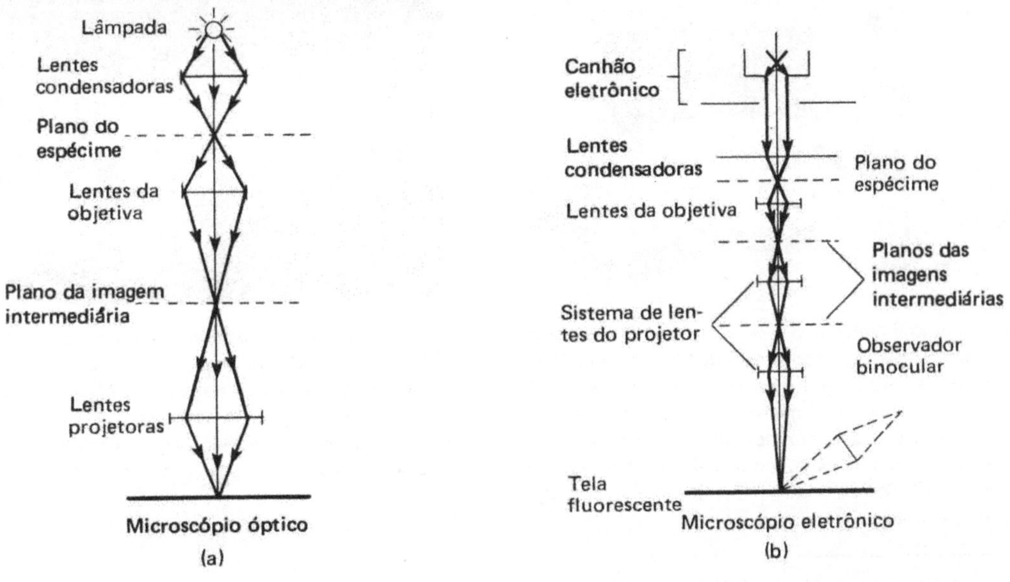

Diagrama esquemático mostrando a analogia entre o microscópio óptico e o microscópio eletrônico.

A voltagem usada para acelerar elétrons, em geral de 50 kV, faz que comprimentos de onda associados a esses elétrons sejam de cerca de 0,06 Å = $0{,}06 \times 10^{-10}$ m = 6×10^{-6} μm.

Os campos elétrico e magnético são usados para focalizar os elétrons no microscópio eletrônico, da mesma forma que se usam lentes de vidro para focalizar um feixe de luz em microscópios ópticos.

Os microscópios eletrônicos podem mostrar muito mais detalhes que os ópticos. Aumentos de até 350 000 vezes são possíveis em microscópios eletrônicos, comparados ao aumento de 2 000 vezes em microscópios ópticos convencionais.

Os microscópios eletrônicos são particularmente úteis no exame de detalhes em materiais biológicos como estruturas de bactérias, células, tecidos, vírus e no estudo de sólidos, metais e estruturas cristalinas.

Basicamente existem dois tipos de microscópios eletrônicos: microscópio eletrônico *de transmissão*, que observa através do objeto, e microscópio eletrônico *de varredura*, que mostra a superfície do espécime.

Alguns dos laboratórios que utilizam microscópios eletrônicos em pesquisas estão listados abaixo.

1. Laboratório de Microscopia Eletrônica do Instituto de Física — USP;
2. Departamento de Biologia do Instituto de Biociências — USP;
3. Departamento de Genética do Instituto Butantã;
4. Departamento de Patologia da Faculdade de Medicina — USP;
5. Departamento de Histologia e Embriologia do Instituto de Ciências Biomédicas — USP;
6. Instituto de Pesquisas Tecnológicas (IPT);
7. Instituto de Pesquisas Energéticas e Nucleares (IPEN);
8. Centro de Energia Nuclear na Agricultura — USP, Piracicaba;
9. Departamento de Histologia da Escola Paulista de Medicina;
10. Instituto do Coração do Hospital das Clínicas da FMUSP.

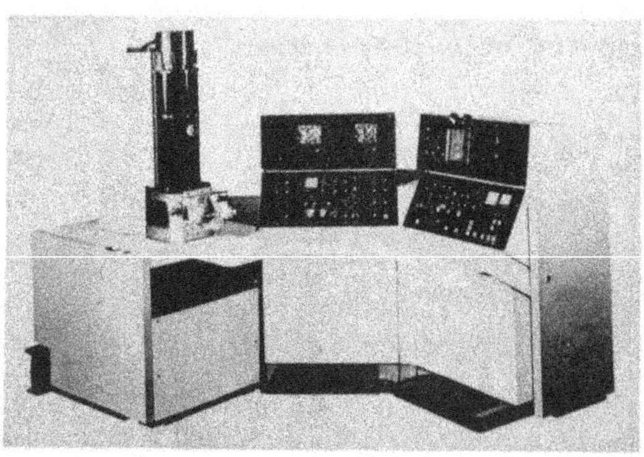

Microscópio eletrônico de varredura Cambridge Stereoscan-180, do Laboratório de Microscopia Eletrônica do Instituto de Física da Universidade de São Paulo. Com este instrumento pode-se estudar a superfície de espécimes, tanto inorgânicos como biológicos, obtendo-se uma imagem tridimensional. Acoplados ao aparelho há detectores de raios X para microanálise de seus elementos constituintes.*

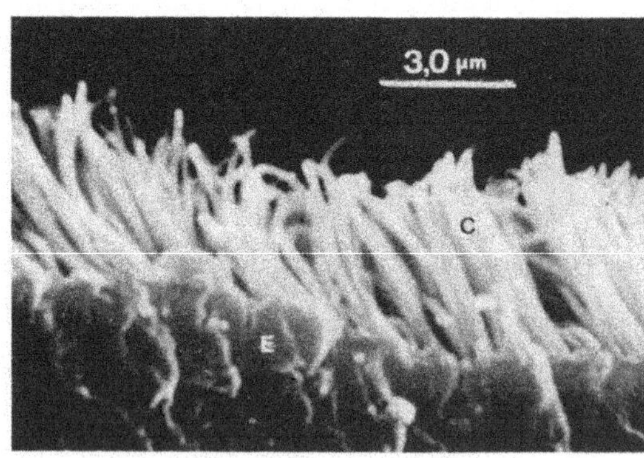

Vista geral de um epitélio ciliado (sola rastejadora da planária *Bipalium kewense*). Os cílios (C) apresentam-se como projeções cilíndricas das células epiteliais (E), com cerca de 5 μm de altura por 0,25 μm de diâmetro. O batimento coordenado dos cílios auxilia o animal a locomover-se em superfícies úmidas. X 7 300.*

* Cortesia de Marina Silveira, do Laboratório de Microscopia Eletrônica do Instituto de Física da Universidade de São Paulo.

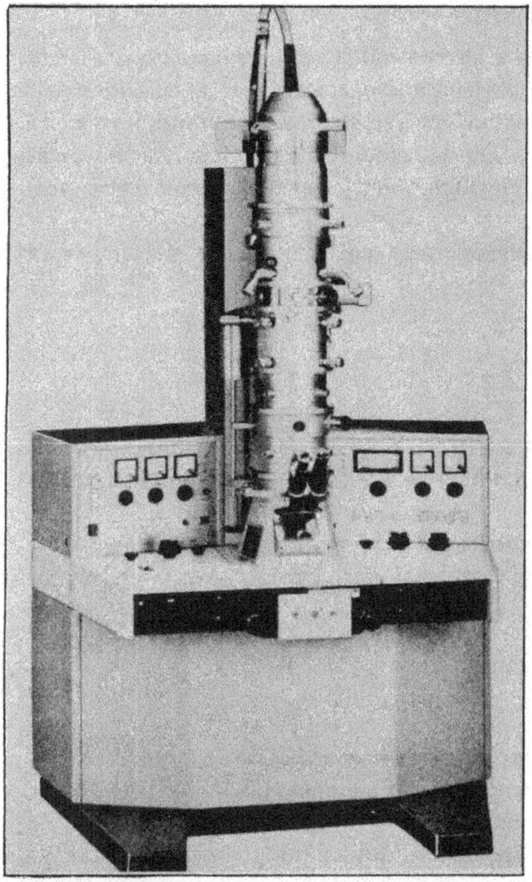

Microscópio eletrônico de transmissão Siemens Elmiskop 101, do Laboratório de Microscopia Eletrônica do Instituto de Física da Universidade de São Paulo. Com este tipo de instrumento estudam-se materiais com espessura da ordem de 500 Å ou menos. O microscópio fornece ampliação máxima de 350 000 vezes, com um poder separador de 3 Å.*

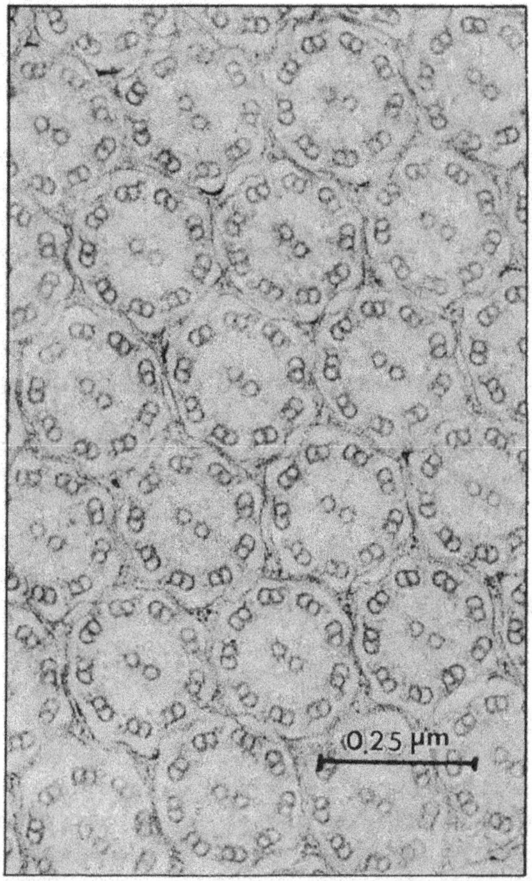

Secção ultrafina transversal de cílios de *Bipalium kewense*, vista ao microscópio de transmissão. Cada cílio é envolto por uma membrana fina e possui um conjunto simétrico de microtúbulos (estrutura "9 + 2"). Do deslocamento relativo desses microtúbulos resulta o movimento de cada cílio. X 80 000.*

Exemplo 1.3 — Calcule o comprimento de onda da radiação eletromagnética associada a um fóton de 5 eV.

Solução

Para o fóton usa-se a Equação (1.5) e não a (1.6) como para outras partículas.

$$\lambda = \frac{hc}{E} = \frac{(4{,}14 \times 10^{-15}\ \text{eV} \cdot \text{s})(3 \times 10^{8}\ \text{m} \cdot \text{s}^{-1})}{5\ \text{eV}}$$

$$\lambda = 2{,}48 \times 10^{-7}\ \text{m} = 2\,480\ \text{Å}$$

A radiação eletromagnética com esse comprimento de onda corresponde à luz ultravioleta.

Nota: Compare esse exemplo com o Exemplo 1.2. Em ambos os casos, trata-se de calcular λ, sendo que no primeiro caso ele é associado a uma partícula de massa *m* e no segundo, a um fóton.

* Cortesia de Marina Silveira, do Laboratório de Microscopia Eletrônica do Instituto de Física da Universidade de São Paulo.

1.7 — TIPOS DE RADIAÇÃO E SUAS CARACTERÍSTICAS

As radiações de ambos os tipos, corpusculares e eletromagnéticas, quando possuem energia suficiente, atravessam a matéria, ionizando (removendo elétrons de) átomos e moléculas, e assim modificando-lhes o comportamento químico. Como conseqüência, podem ocorrer mutações genéticas e modificações nas células vivas. Essa ação destrutiva sobre as células pode ser utilizada no tratamento de tumores. Embora essas radiações produzam efeitos gerais semelhantes nos seres vivos, cada uma delas possui características próprias.

A seguir serão examinadas as características individuais de alguns dos tipos mais comuns de radiação.

1.7.1 — Radiação alfa ou partícula alfa (α)

As *partículas alfa* são núcleos do átomo de hélio, constituídos de dois prótons e dois nêutrons. Uma partícula alfa é, pois, muito mais pesada que um elétron e sua trajetória num meio material é retilínea.

Na interação de uma partícula alfa com átomos de ar, a primeira perde, em média, 33 eV por ionização. Então, uma partícula alfa com energia cinética inicial de 4,8 MeV, emitida pelo rádio-226, produz cerca de

$$\frac{4{,}8 \times 10^6 \text{ eV}}{33 \text{ eV}} \cong 145\,000$$

ionizações antes de parar.

A distância que uma partícula percorre antes de parar é chamada *alcance*. Num dado meio, partículas alfa de igual energia têm o mesmo alcance. Portanto, aumentando-se a energia das partículas alfa, aumenta-se o alcance para um dado meio.

Por outro lado, fixando-se a energia da partícula alfa, o alcance diminui, se a densidade do meio aumentar.

O alcance das partículas alfa é muito pequeno, como se pode ver na Tabela 1.1, o que faz que elas sejam facilmente blindadas. Uma folha finíssima de alumínio de 21 μm barra comple-

Tabela 1.1 — Alcance das partículas α e β no ar, no tecido humano e no alumínio.

Energia (MeV)	Alcance (cm)		
Partículas alfa	*Ar*	*Tecido humano*	*Alumínio*
1,0	0,55	$0{,}33 \times 10^{-2}$	$0{,}32 \times 10^{-3}$
2,0	1,04	$0{,}63 \times 10^{-2}$	$0{,}61 \times 10^{-3}$
3,0	1,67	$1{,}00 \times 10^{-2}$	$0{,}98 \times 10^{-3}$
4,0	2,58	$1{,}55 \times 10^{-2}$	$0{,}50 \times 10^{-3}$
5,0	3,50	$2{,}10 \times 10^{-2}$	$2{,}06 \times 10^{-3}$
Partículas beta	*Ar*	*Tecido humano*	*Alumínio*
0,01	0,23	$0{,}27 \times 10^{-3}$	
0,1	12,0	$1{,}51 \times 10^{-2}$	$4{,}3 \times 10^{-3}$
0,5	150	0,18	$5{,}9 \times 10^{-2}$
1,0	420	0,50	0,15
2,0	840	1,00	0,34
3,0	1 260	1,50	0,56

tamente um feixe de partículas alfa de 5 MeV. Mesmo sem blindagem, a referida partícula alfa não consegue atravessar a pele humana. Entretanto, a ingestão de uma fonte emissora de partículas alfa por uma pessoa poderá causar-lhe danos profundos a certas partes do corpo.

As partículas alfa são produzidas principalmente nos decaimentos de elementos pesados como urânio, tório, plutônio, rádio etc. Usualmente são acompanhadas de radiação beta e gama.

1.7.2 — Radiação beta ou partícula beta (β)

Partículas beta são elétrons (e^-) e pósitrons (e^+, partículas idênticas ao elétron, exceto no sinal de carga), que são muito mais penetrantes que as partículas alfa, como se pode ver na Tabela 1.1.

A radiação beta, ao passar por um meio material, também perde energia ionizando os átomos que encontra no caminho. Para blindar as partículas beta pode-se usar plástico ou alumínio.

1.7.3 — Nêutrons (n)

Os nêutrons são partículas sem carga e não produzem ionização diretamente, mas o fazem indiretamente, transferindo energia para outras partículas carregadas que, por sua vez, podem produzir ionização.

Os nêutrons percorrem grandes distâncias através da matéria, antes de interagir com o núcleo dos átomos que compõem o meio. São muito penetrantes, e podem ser blindados por materiais ricos em hidrogênio, como, por exemplo, parafina ou água.

As características particulares como carga e massa das radiações corpusculares são apresentadas na Tabela 1.2.

Tabela 1.2 — Carga e massa das radiações corpusculares.

	Alfa	**Elétron**	**Pósitron**	**Nêutron**	**Próton**
carga	$+2e$	$-e$	$+e$	0	$+e$
massa (kg)	$6{,}644 \times 10^{-27}$	$9{,}109 \times 10^{-31}$	$9{,}109 \times 10^{-31}$	$1{,}675 \times 10^{-27}$	$1{,}672 \times 10^{-27}$

1.7.4 — Radiação gama ou raios gama (γ)

Os raios gama são ondas eletromagnéticas extremamente penetrantes.

Eles interagem com a matéria pelo efeito fotoelétrico, pelo efeito Compton ou pela produção de pares, e nesses efeitos são emitidos elétrons ou pares elétron-pósitron que, por sua vez, ionizam a matéria.

Um fóton de radiação gama pode perder toda ou quase toda energia numa única interação, e a distância que ele percorre antes de interagir não pode ser prevista. Tudo que se pode prever é a distância em que ele tem 50% de chance de interagir. Essa distância se chama *camada semi-*

-redutora. A Tabela 1.3 dá as camadas semi-redutoras no tecido humano e no chumbo para raios X ou raios gama de algumas energias.

Para blindagem desse tipo de radiação usa-se chumbo, concreto, aço ou terra.

Tabela 1.3 – Camada semi-redutora no tecido humano e no chumbo para os raios X ou gama.

Energia (MeV)	Camada semi-redutora (cm)	
Raios X ou gama	Tecido humano	Chumbo
0,01	0,13	$4{,}5 \times 10^{-4}$
0,05	3,24	$0{,}8 \times 10^{-2}$
0,1	4,15	$1{,}1 \times 10^{-2}$
0,5	7,23	0,38
1,0	9,91	0,86
5,0	23,10	1,44

1.7.5 – Raios X

Os raios X são também ondas eletromagnéticas, exatamente como os raios gama, diferindo apenas quanto à origem, pois os raios gama se originam dentro do núcleo atômico, enquanto que os raios X têm origem fora do núcleo, na desexcitação dos elétrons. Suas características são, portanto, as mesmas da radiação gama.

1.8 – RADIAÇÕES NA NATUREZA

Toda vida, em nosso planeta, está exposta à radiação cósmica (partículas com grande energia provenientes do espaço) e à radiação proveniente de elementos naturais radioativos existentes na crosta terrestre como potássio, césio etc. A intensidade dessa radiação tem permanecido constante por milhares de anos. Nossos antepassados sempre estiveram expostos a ela, e nós também estamos.

Essa radiação se chama *radiação natural* ou *radiação de fundo* e provém de muitas fontes.

Cerca de 30% a 40% dessa radiação se deve a raios cósmicos. Alguns materiais radioativos – como potássio-40, carbono-14. urânio, tório etc. – estão presentes em quantidades variáveis nos alimentos. Uma quantidade razoável de radiação vem do solo e de materiais de construção. Assim, pois, a radiação de fundo pode variar de local para local.

O valor médio da radiação de fundo em locais habitados é de 1,25 milisievert (mSv) ao ano. (Veja a definição de milisievert no capítulo sobre proteção radiológica.)

Para altitudes de 3 000 m, a radiação de fundo é 20% superior à radiação ao nível do mar. Isso porque a atmosfera se encarrega de atenuá-la.

A radiação de fundo na Cidade Universitária Armando de Salles Oliveira, em São Paulo, vem sendo medida pelo Laboratório de Dosimetria do Instituto de Física da USP. Seu valor médio é de 1,4 mSv ao ano. Por outro lado, em Guarapari, no Estado do Espírito Santo, a radiação de fundo é uma das mais altas entre os locais habitados – cerca de 3,15 mSv por ano – e se deve à presença de areias monazíticas.

No Brasil há outros locais onde a radiação de fundo é razoavelmente alta, e estão situados próximos a minas de tório e de urânio. Poços de Caldas, em Minas Gerais, é um exemplo.

PROBLEMAS

1. A freqüência da luz verde é de $5{,}5 \times 10^{14}$ Hz. Qual é a energia dessa radiação, isto é, a energia de cada fóton?

2. A faixa de um receptor AM (amplitude modulada) varia de 550 a 1 550 kHz, e a de um receptor FM (freqüência modulada) de 88 a 108 MHz. Calcule os comprimentos de onda extremos usados pelas estações de rádio AM e FM.

3. Calcule o comprimento de onda e a freqüência de um fóton de 100 eV.

4. Determine a energia de um fóton de 7 000 Å em J e em eV.

5. Quais são os comprimentos de onda de um fóton e de um elétron de 1 eV?

6. Davisson e Germer confirmaram a hipótese de de Broglie, realizando uma experiência de difração de elétrons, que é um fenômeno puramente ondulatório. Eles usaram um feixe de elétrons com energia cinética igual a 54 eV. Calcule o comprimento de onda de de Broglie desses elétrons.

7. Calcule a energia em J e em eV de um fóton de:
a. raios X, cujo comprimento de onda é de 1,5 Å;
b. radiação ultravioleta, cujo comprimento de onda é de 1 000 Å;
c. radiação infravermelha, cujo comprimento de onda é de 3 μm.

8. Qual é o comprimento de onda de um elétron e de um próton com velocidade igual a 5×10^7 m/s?

9. Qual é a energia cinética de um elétron, cujo comprimento de de Broglie é de 5 000 Å?

10. Num tubo de raios X, um elétron acelerado pode ceder toda a sua energia cinética emitindo um único fóton, correspondente à radiação X. Suponha que esse seja o caso de um elétron com energia cinética de 34,3 keV. Determine:
a. o comprimento de onda de de Broglie associado ao elétron;
b. a velocidade do elétron;
c. o comprimento de onda da radiação X produzida;
d. a velocidade do fóton;
e. a energia do fóton em J.

11. O alcance de uma partícula α de 3 MeV é de 1,67 cm no ar.
a. Será maior ou menor que 1,67 cm o alcance da mesma partícula α no tecido humano? Justifique.
b. Será maior ou menor que 1,67 cm o alcance da mesma partícula α no alumínio? Justifique.
c. Será maior ou menor que 1,67 cm o alcance da mesma partícula α de 5 MeV no ar? Justifique.

12. A camada semi-redutora para a radiação gama de 0,1 MeV é de 4,15 cm no tecido humano.
a. Será maior ou menor que 4,15 cm a camada semi-redutora no chumbo para a mesma radiação gama?
b. Será maior ou menor que 4,15 cm a camada semi-redutora no tecido humano para a radiação gama de 5 MeV?

13. Para separar átomos de carbono e oxigênio que formam o monóxido de carbono, é necessária uma energia de no mínimo 11 eV. Determine a freqüência mínima e o comprimento de onda máximo da radiação eletromagnética necessários para dissociar a molécula de monóxido de carbono.

14. Uma lâmpada azul de 100 W emite luz de comprimento de onda de 450 nm. Se 12% da energia surge sob forma de luz, quantos fótons são emitidos por segundo?

15. Seja a componente da luz solar de comprimento de onda de 5 000 Å, com intensidade de 12 W/m^2. Calcule o número de fótons por segundo que entra na pupila do olho humano de 5 mm de diâmetro.

16. Um cirurgião tenta colar uma retina descolada usando pulsos de raio laser com duração de 20 ms, com uma potência de 0,6 W. Quanta energia e quantos fótons são emitidos em cada pulso se o comprimento de onda do raio laser é de 643 nm?

17. Resultados experimentais mostraram que um pulso de luz com freqüência de 6×10^{14} Hz pode ser visto se a intensidade do pulso for no mínimo de 10^{-12} W/m^2. Esse é o limiar visual, isto é, abaixo dessa inten-

sidade, a luz não pode ser vista. Sabe-se que somente 10% dos fótons incidentes na pupila atingem as células fotossensíveis da retina. Determine:

a. a energia total em eV por segundo incidente na pupila com 5 mm de diâmetro;

b. o número mínimo de fótons por segundo que atinge a retina e causa a visão.

18. Um microscópio eletrônico pode resolver estruturas de pelo menos 10 vezes o comprimento de onda de de Broglie do elétron. Qual é a menor estrutura que pode ser resolvida num microscópio eletrônico, usando elétrons com energia cinética de 10^4 eV?

19. O poder de resolução de um microscópio é proporcional ao comprimento de onda dividido pela abertura numérica. Calcule a razão entre o poder de resolução de um microscópio eletrônico, usando elétrons de 10^4 eV, e o de um microscópio óptico, usando luz de 500 nm. Considere igual abertura numérica para ambos os microscópios.

REFERÊNCIAS BIBLIOGRÁFICAS

Livros

ALONSO, M. & FINN, E. J. — *Física.* Brasil, Edgard Blücher, 1977, vols. 1 e 2.
BEISER, A. — *Conceitos de Física Moderna.* Brasil, Polígono e EDUSP, 1969.
CAMERON, J. R. & SKOFRONICK, J. G. — *Medical Physics.* USA, John Wiley & Sons, 1978.
CROMER, A. H. — *Physics for the Life Sciences.* USA, McGraw-Hill, 1977.
FULLER, H. Q; FULLER, R. M. & FULLER, R. G. — *Physics Including Human Applications.* USA, Harper & Row, 1978.
HILYARD, N. C. & BIGGIN, H. C. — *Physics for Applied Biologists.* Malta, Edward Arnold, 1977.
HOBBIE, R. K. — *Intermediate Physics for Medicine and Biology.* USA, John Wiley & Sons, 1978.
HOLWILL, M. E. & SILVESTER, N. R. — *Introduction to Biological Physics.* Great Britain, John Wiley & Sons, 1973.
MACDONALD, S. G. G. & BURNS, D. M. — *Physics for the Life and Health Sciences.* Philippines, Addison-Wesley, 1977.
MILLER, F. Jr. — *College Physics.* USA, Harcourt, Brace & World, 1967.
RESNICK, R. & HALLIDAY, D. — *Física.* Brasil, Livros Técnicos e Científicos, 1980, vols. 1, 2, 3 e 4.
STROTHER, G. K. — *Physics with Applications in Life Sciences.* USA, Houghton Mifflin, 1977.
TIPLER, P. A. — *Física.* Brasil, Guanabara Dois, 1978, vols. 1 e 2.

Aplicação das Radiações

CAPÍTULO 2

2.1 — INTRODUÇÃO

Logo após a descoberta dos *raios X* por Wilhelm Conrad Röntgen, em 1895, os cientistas perceberam que esses raios poderiam ter grandes aplicações práticas. Nos 15 anos que se seguiram, os médicos trabalharam ativamente com os físicos no exame de corpos humanos. As primeiras aplicações estão relacionadas às fraturas de ossos. Os médicos aprenderam a diagnosticar fazendo uso da radiografia.

Somente por volta de 1920 é que se iniciaram os estudos relativos à aplicação de raios X na inspeção de materiais.

Hoje em dia, os raios X são usados na indústria em ensaios não-destrutivos, na Medicina em radiologia diagnóstica e em terapia, e em pesquisas científicas.

A descoberta da radioatividade artificial e o desenvolvimento dos métodos de produção de *radioisótopos* em grande escala estimularam muitos pesquisadores ao estudo de sua aplicação em diferentes ramos da Ciência. Essas pesquisas trouxeram grandes progressos, principalmente na Medicina, na Agricultura e na indústria.

Os radioisótopos são isótopos instáveis dos elementos. Podem ser usados de duas maneiras: como traçadores na diagnose ou como fontes de energia na terapia.

São usados como *traçadores* ou *marcadores* devido a duas importantes propriedades:

a. possuem comportamento químico idêntico ao de isótopos estáveis do mesmo elemento;

b. apresentam emissão espontânea de radiação que pode ser detectada, indicando assim sua posição e quantidade.

Como *fontes de energia*, os radioisótopos encontram aplicações por serem detectáveis após absorção ou espalhamento pela matéria, ou por quebrarem moléculas e ionizarem átomos formando íons, iniciando assim reações químicas ou biológicas. São, portanto, utilizados para destruir tecidos, especialmente os cancerosos, ou para suprimir alguma função orgânica.

As radiações podem também ser produzidas por máquinas; são os *aceleradores de partículas* que os físicos utilizam na pesquisa em Física nuclear. Esses aceleradores podem produzir radiação com energia muito maior que as fornecidas por radioisótopos.

No Instituto de Física da USP existem dois aceleradores de partículas: o *Pelletron*, que acelera partículas carregadas até uma energia máxima dada pela fórmula $(Z + 1) 9$ MeV, onde Z é o número atômico da partícula acelerada, e o *Acelerador Linear*, que acelera elétrons até uma energia de 33 MeV.

O *Bétatron*, que é outro acelerador de elétrons, foi utilizado pela primeira vez no tratamento de câncer, em 1948, nos Estados Unidos. Desde então tem crescido o uso de aceleradores de partículas na Medicina.

O *Cíclotron* é um acelerador de prótons e dêuterons e é usado em pesquisas em Física nuclear e na produção de radioisótopos. Atualmente também está sendo usado na produção de nêutrons para a neutronterapia.

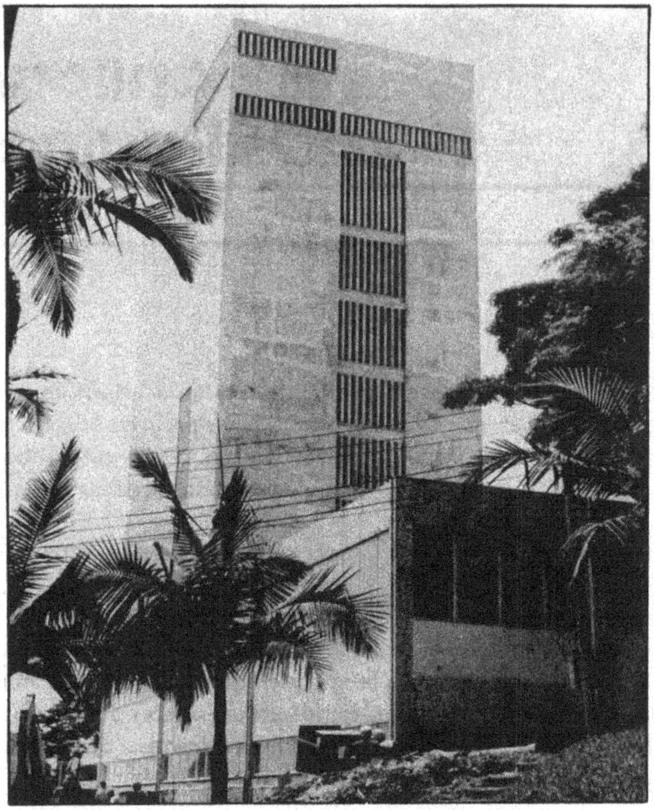

Acelerador Pelletron do Instituto de Física da Universidade de São Paulo.

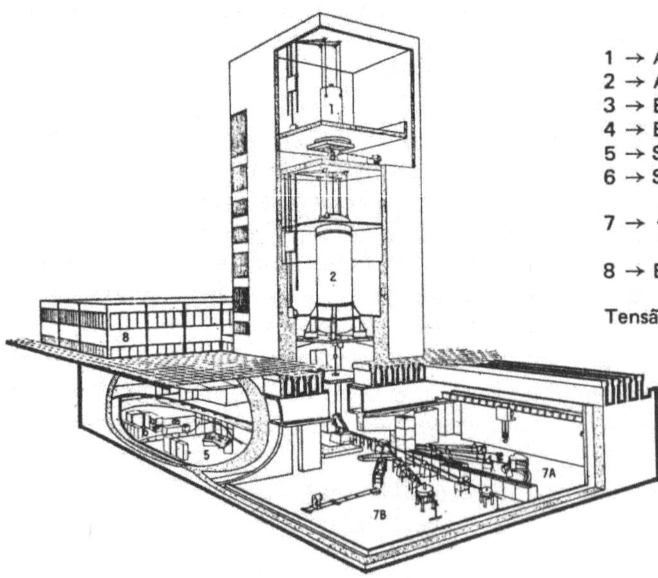

1 → Acelerador 4U
2 → Acelerador 8UD
3 → Eletroímã ME-20
4 → Eletroímã ME-200
5 → Sala de controle
6 → Sala do computador
7 → { Ala experimental A / Ala experimental B }
8 → Escritórios

Tensão máxima do terminal:

4U → 4MV
8UD → 8MV

Alguns hospitais no Brasil possuem aceleradores lineares que produzem elétrons e raios X de até 10 MeV e são usados na terapia, principalmente de neoplasias.

Neste capítulo serão apresentadas as aplicações da radiação nas diversas áreas. As aplicações na Medicina e na Biologia, que são inegavelmente de grande importância, serão tratadas especialmente no Capítulo 7.

2.2 — APLICAÇÕES NA INDÚSTRIA

Dentre as inúmeras aplicações na indústria, foram selecionadas algumas que serão expostas a seguir.

2.2.1 — Radiografias e gamagrafias

Uma das aplicações mais importantes na indústria refere-se ao ensaio não-destrutivo, que usa a propriedade de penetração da radiação na matéria, para examinar o interior de materiais e conjuntos lacrados.

A *radiografia* é, portanto, um método não-destrutivo para detectar descontinuidades e heterogeneidades na matéria, e é obtida utilizando-se raios X. Quando se utiliza a radiação gama obtém-se a *gamagrafia.*

Esses métodos são utilizados para inspecionar a qualidade das soldas, partes de navios, componentes de aviões, como motores, asas etc.

Num processo de inspeção radiográfica, a radiação penetrante, raios X ou gama, atravessa o espécime em ensaio. Uma parte da radiação é absorvida pelo espécime, e a restante vai impressionar um filme fotográfico, onde se pode visualizar toda a estrutura do corpo de prova ou parte dela.

Tanto com a radiografia como com a gamagrafia podem-se analisar desde folhas finas de vegetais até aços com espessuras de cerca de 25 cm.

A escolha da radiação a ser utilizada depende de uma série de fatores como: densidade e espessura do material, forma geométrica do objeto e acesso ao espécime.

Atualmente existem cerca de 60 isótopos radioativos que foram utilizados com relativo sucesso em gamagrafias industriais. No entanto, cerca de 90% das gamagrafias industriais são feitas utilizando-se apenas 4 radioisótopos: cobalto-60, irídio-192, césio-137 e túlio-170.

O reator atômico do Instituto de Pesquisas Energéticas e Nucleares (IPEN) produz algumas fontes para uso comercial.

Em São Paulo e no Rio de Janeiro existem algumas firmas comerciais que fazem radiografias e gamagrafias verificando a qualidade de soldas em tubulações de gás, água, metrô etc.

2.2.2 — Medida de espessura ou de níveis de materiais

Baseia-se no fato de que o material, colocado entre a fonte de radiação e o detector, absorve ou espalha parte da radiação. A radiação que atravessa o material e atinge o detector pode dar informação sobre a espessura e a densidade do material.

Algumas das vantagens no uso dessa técnica são:

a. não ser necessário o contato mecânico com o material a ser medido. Isso é importante quando se trata de materiais corrosivos, tóxicos ou perigosos de manusear;

b. a medida pode ser feita continuamente e à longa distância.

Essa técnica é freqüentemente utilizada para medir níveis de líquidos dentro de recipientes fechados. Uma fonte radioativa flutua sobre o líquido, e o detector é colocado na base inferior. O aumento da intensidade da radiação que atinge o detector indica uma diminuição no nível do líquido.

2.2.3 — Medida de vazamentos

Radioisótopos empregados como traçadores oferecem um método simples, seguro e razoavelmente barato para detectar vazamento de líquidos ou gases, como de petróleo, por exemplo.

Uma pequena quantidade de material radioativo é adicionada ao fluxo. Qualquer vazamento pode ser detectado, mesmo que seja invisível.

2.2.4 — Pesquisas sobre desgaste de motores

Materiais radioativos são usados como traçadores na fabricação de motores. A análise do óleo lubrificante poderá fornecer informação sobre o grau de desgaste do motor.

2.2.5 — Conservação de alimentos

Na indústria alimentícia, a radiação pode ser usada com três objetivos:

a. evitar que certas raízes ou tubérculos brotem durante o armazenamento, como é o caso de cebolas e batatas;

b. eliminar insetos dos grãos, antes do armazenamento;

c. preservar alimentos, inibindo ou destruindo as bactérias e outros microrganismos.

A radiação, atuando sobre as substâncias alimentícias, ioniza alguns átomos e altera a estrutura de moléculas vitais de bactérias e microrganismos, provocando sua morte. Os alimentos, contudo, não sofrem efeitos nocivos nem se tornam radioativos.

Existem, entretanto, certos problemas associados com a esterilização de alimentos como mudança no sabor, na cor e na textura, dependendo do alimento. Em outros casos, há diminuição do teor de vitamina.

Em setembro de 1976, em Genebra, uma comissão conjunta de três organizações — a Organização de Alimentação e Agricultura da ONU (FAO), a Agência Internacional de Energia Atômica (IAEA) e a Organização Mundial de Saúde (WHO) — recomendou a aceitação incondicional de cinco alimentos irradiados: galinha, mamão, batata, morango e trigo, e propôs a aceitação provisória de cebola, bacalhau e arroz irradiados.

2.2.6 — Esterilização de materiais cirúrgicos

A esterilização é o processo pelo qual os fungos e as bactérias são completamente destruídos dentro de um material.

Materiais hospitalares como bandagens, gazes, suturas cirúrgicas, drogas, vacinas, seringas etc. são normalmente fornecidos na forma esterilizada.

A esterilização pode ser feita de várias maneiras. O método tradicional é por aquecimento do material entre 150°C e 170°C.

Radiações suficientemente energéticas podem destruir as bactérias e, portanto, são consideradas agentes esterilizantes.

Um dos problemas introduzidos com a esterilização por radiação é a mudança na estrutura de alguns plásticos, tornando-os quebradiços, o que diminui as chances de reciclagem desses produtos.

Dentre as vantagens dessa técnica, está a possibilidade de esterilizar materiais:

a. sem a aplicação de calor, que pode deteriorar o produto, dependendo do caso;

b. já embalados, por causa do grande poder de penetração da radiação empregada.

Existem firmas comerciais no Estado de São Paulo que esterilizam materiais cirúrgicos com fonte de cobalto-60 de cerca de 400 quilocuries.

2.3 — APLICAÇÕES NA AGRICULTURA

Uma das aplicações mais importantes dos radioisótopos diz respeito à resolução de problemas básicos da produção de alimentos. Alguns dos benefícios trazidos com o uso dos radioisótopos são:

a. criação de novas variedades de plantas com características melhoradas;

b. capacidade de aumentar e de melhorar a produção de alimentos através do conhecimento do metabolismo vegetal e animal;

c. controle ou eliminação dos insetos.

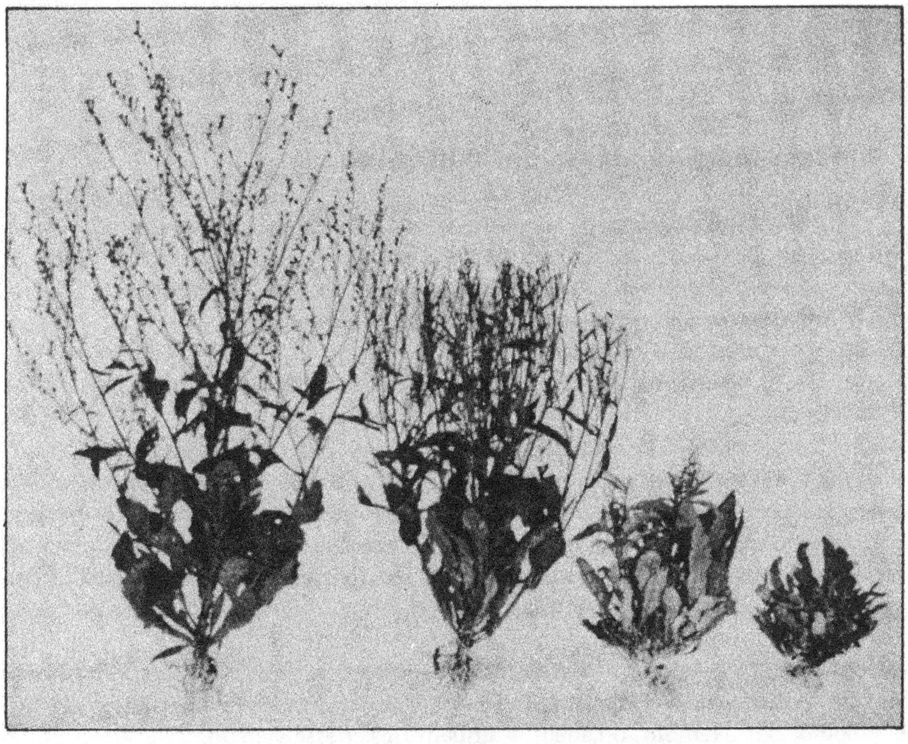

Efeito da radiação gama no crescimento de *Nicotiana langsdorfii*. A planta à esquerda não foi irradiada artificialmente. As plantas à direita, dez semanas após a semeadura, foram expostas a 250, 325 e 400 R durante 20 h, por um período de dez semanas.

A obtenção de variedades melhoradas de plantas, quando feita naturalmente, requer anos de produção e seleção. Irradiando-se sementes ou plantas é possível aumentar cerca de 1 000 vezes ou mais a taxa de um largo espectro de mutações genéticas. Dentre as novas variedades produzidas, o geneticista deve selecionar as que exibirem características melhoradas.

Dessa forma, podem-se obter plantas que produzam mais, amadureçam num período menor e sejam resistentes a doenças.

O Centro de Energia Nuclear na Agricultura, da Universidade de São Paulo em Piracicaba, realiza pesquisas nessa área e tem conseguido produzir sementes que aumentam sensivelmente a produção de milho e de arroz. A irradiação das sementes é feita com uma fonte de cobalto-60.

O estudo do crescimento e do metabolismo das plantas é feito com radioisótopos, utilizando-os como traçadores. Os isótopos mais comumente empregados são: carbono-14, fósforo-32, enxofre-35, cálcio-45, hidrogênio-3, potássio-42 etc.

O processo de absorção dos nutrientes, da água e dos fertilizantes é também pesquisado, podendo-se distinguir entre a absorção pela raiz e pela folhagem. Com isso, obtém-se também informação sobre o local mais adequado para a colocação de fertilizante.

A erradicação ou o controle de insetos são muito importantes na agricultura devido a infestação, depredação e destruição das colheitas alimentares.

A erradicação de certos insetos já foi feita, com sucesso, mediante irradiação dos machos até a esterilização, na ilha de Curaçao. Os insetos foram irradiados com a bomba de cobalto-60 e soltos do avião à razão de 400 machos estéreis por milha quadrada, por semana. Conseguiu-se a total erradicação após a quarta geração.

Esse método é mais eficiente em áreas fechadas, como é o caso de ilhas ou de áreas limitadas por desertos, oceanos e montanhas.

2.4 — OUTRAS APLICAÇÕES

2.4.1 — Análise por ativação com nêutrons

É uma técnica na qual a amostra é irradiada com nêutrons, a fim de tornar radioativos seus elementos constituintes. Como cada radioisótopo emite um espectro de radiação característico, é possível, por esse meio, identificar e medir os elementos presentes na amostra.

Há duas vantagens importantes desse método sobre outros:

a. a análise por ativação é não-destrutiva;

b. para alguns elementos consegue-se uma sensibilidade muito maior que a obtida pela análise química.

A elevada sensibilidade da análise por ativação, na determinação da presença de certos elementos em quantidades diminutas, tem sido de grande utilidade para as autoridades policiais.

O cabelo humano, por exemplo, contém pequeníssimos traços de elementos metálicos, como o sódio, o ouro e o cobre. A análise por ativação do cabelo humano demonstrou que a quantidade desses elementos presentes em cada fio de cabelo de um indivíduo é relativamente constante, mas varia de indivíduo para indivíduo. Esse fato pode, portanto, ser usado para auxiliar na elucidação de um crime.

A morte de um indivíduo por envenenamento também pode ser determinada efetuando-se uma análise por ativação de seu cabelo. Doses de arsênico, mesmo não letais, podem fazer que certas áreas — como, por exemplo, o cabelo — fiquem ricas desse veneno.

Amostras de cabelo com até 100 anos de idade podem ser analisadas por esse método. Análises feitas nos cabelos de Napoleão Bonaparte denunciaram a presença de arsênico em quantidade suficiente para demonstrar que o ex-imperador foi envenenado lentamente até a morte.

Essa técnica não se aplica só a atividades sinistras; ela também foi utilizada para estudar a composição dos minerais da superfície lunar, e é usada para determinar a alteração no metabolismo de proteína, a quantidade de sais etc. em pacientes que foram submetidos a neutronterapia.

2.4.2 — Estudo de poluição do ar

A análise da quantidade de poluentes na atmosfera vem sendo feita através do método PIXE (Particle Induced X-ray Emission), em que a amostra de ar coletada é irradiada com prótons ou partículas alfa.

Os prótons ou partículas alfa altamente energéticos arrancam os elétrons das camadas mais internas dos elementos constituintes da amostra. Quando os elétrons das camadas mais externas passam a ocupar os lugares vazios deixados pelos elétrons arrancados, raios X característicos são emitidos com energia específica para cada elemento. A detecção e a análise desses raios X fornecerão as informações sobre a qualidade do ar da amostra coletada.

Essa pesquisa está sendo feita pelo grupo que estuda a poluição do ar, do Instituto de Física da USP, irradiando as amostras de ar com prótons e partículas alfa acelerados pelo Acelerador Pelletron.

2.4.3 — Coloração de cristais por radiação

A radiação provoca danos nos cristais, criando o que se chama centros de cor, que podem mudar ou intensificar a cor dos cristais.

Cristais com pouca cor ou sem ela e, portanto, com baixo valor gemológico ou sem ele podem adquirir cor e, conseqüentemente, valor comercial através da irradiação.

Essa técnica tem grande aplicação na gemologia, e o grupo de centros de cor em cristais do Instituto de Física da USP vem desenvolvendo pesquisa nessa área.

2.4.4 — Datação por meio da radiação

A datação de peças arqueológicas, de fósseis e de rochas pode ser feita quantitativamente. A seguir serão relatados dois métodos, ambos relacionados à medida da radiação.

Datação pelo método de carbono-14 Por esse método podem-se medir idades de materiais orgânicos de centenas e até dezenas de milhares de anos. Por outro lado, para determinar a idade das rochas que têm milhões ou bilhões de anos emprega-se o método de urânio-238.

No ar existe uma pequeníssima fração de carbono-14, em forma de gás carbônico. Para cada 10^{12} átomos de carbono-12 há um de carbono-14. Esses átomos de carbono-14 são produzidos por colisões de raios cósmicos, incidentes nas camadas mais externas da atmosfera, com o nitrogênio do ar.

O carbono-14, radioativo, assim produzido se desintegra, e desapareceria por completo se sua produção não fosse contínua na atmosfera.

Os organismos vivos — plantas e animais — absorvem o carbono do ar diretamente, pela fotossíntese, ou indiretamente, pela ingestão de plantas ou animais. O carbono existente nos seres vivos como caules, folhas, tecidos humanos, ossos etc. contém, portanto, a mesma fração de carbono-12 para o carbono-14 existente no ar.

Quando morre, o organismo cessa de absorver o carbono do ar. A quantidade de carbono-12 se mantém constante. O carbono-14, por sua vez, vai se desintegrando sem ser substituído. Portanto, a fração de carbono-14 no carbono total vai diminuindo. Dessa forma, medindo-se a radioatividade existente no material, pode-se determinar a fração de carbono-12 para carbono-14. A comparação dessa fração com a que havia antes da morte do organismo fornecerá informação para se deduzir a idade da peça.

No Brasil há dois laboratórios que fazem datação por carbono-14: o Laboratório de Geocronologia da USP e o Laboratório do Instituto de Física da Universidade Federal da Bahia.

Datação por termoluminescência Esse método baseia-se no fato de que muitos cristais podem armazenar energia proveniente da radiação. Quando o cristal é aquecido, essa energia é liberada em forma de luz. Medindo-se a intensidade dessa luz, a quantidade de radiação acumulada pode ser determinada.

No caso de rochas ou de cerâmicas enterradas que contenham quartzo, o qual é termoluminescente, a radiação natural é acumulada desde a idade zero. No caso das rochas, essa idade é a época de sua formação e, no caso das cerâmicas, o momento de sua fabricação, em que elas são queimadas a temperaturas superiores a 700°C (eliminando, assim, qualquer radiação acumulada no quartzo antes da fabricação da cerâmica).

A datação da peça é feita, portanto, determinando-se a quantidade total de radiação acumulada nos cristais e conhecendo-se a radiação de fundo ou natural por ano, através da relação:

$$\text{idade} = \frac{\text{radiação natural acumulada}}{\text{radiação natural anual}}$$

O Laboratório de Dosimetria do Instituto de Física da USP faz datação pelo método da termoluminescência.

REFERÊNCIAS BIBLIOGRÁFICAS

Atas de Simpósios

Food Preservation by Irradiation — Proceedings of a Symposium. Austria, Nov., 1977, vols. I e II.

Sterility Principle for Insect Control, 1974 — Proceedings of a Symposium. Austria, Jul., 1974.

Radiation and Radioisotopes for Industrial Microorganisms — Proceedings of a Panel. Austria, Dec., 1969.

Effects of Agricultural Production on Nitrates in Food and Water with Particular Reference to Isotope Studies — Proceedings of a Panel. Austria, Jun., 1973.

Isotopes and Radiation in Soil Organic Matter Studies — Proceedings of a Symposium. Austria, Jul., 1968.

Mutation Breeding for Disease Resistence — Proceedings of a Panel. Austria, Oct., 1970.

Evaluation of Seed Protein Alteration by Mutation — Proceedings of a Research Coordination Meeting. Hahnenklee, May, 1975.

Radiosterilization of Medical Products, 1974 — Proceedings of a Symposium. India, Dec., 1974.

Isotope Hydrology — Proceedings of a Symposium. Neuherberg, Jun., 1978.

Stable Isotopes in the Life Sciences — Proceedings of a Technical Committee Meeting. Germany, Feb., 1977.

Induced Mutations against Plant Diseases — Proceedings of a Symposium. Austria, Feb., 1977.

Proteção Radiológica

CAPÍTULO 3

3.1 — INTRODUÇÃO

Tendo em vista os danos biológicos causados nos seres vivos pela exposição à radiação, tornou-se necessário estabelecer meios de proteção aos que trabalham com radiação e à população em geral.

Foram criados organismos internacionais como a "International Commission on Radiological Protection" (ICRP) e a "International Commission on Radiation Units and Measurements" (ICRU), que definem as grandezas de medida da radiação e suas unidades e estabelecem os limites máximos permissíveis de dose para os que trabalham com radiação e para o público em geral.

No Brasil, a Comissão Nacional de Energia Nuclear (CNEN) é a responsável pela legislação e pela fiscalização do uso da radiação. Ela elaborou normas, conhecidas como "Normas Básicas de Proteção Radiológica", que regem o uso da radiação no país.

3.2 — UNIDADES DE RADIAÇÃO

Três grandezas físicas são definidas para medir a radiação.

3.2.1 — Exposição (X)

Os raios X ou gama, ao interagir com os átomos de um meio, produzem elétrons ou pares elétron-pósitron. A *exposição X* é uma grandeza física definida para esses raios, tendo o ar como meio de interação. Essa grandeza é dada pelo quociente $\Delta Q/\Delta m$ onde ΔQ é a soma das cargas elétricas de todos os íons de um mesmo sinal, *produzidos no ar*, quando todos os elétrons e pósitrons liberados pelos fótons da radiação X ou gama, num elemento de volume de ar cuja massa é Δm, são completamente freados no ar.

$$\boxed{X = \frac{\Delta Q}{\Delta m}} \tag{3.1}$$

A unidade de exposição é o roentgen (R)

$$1\ \text{R} = 2{,}58 \times 10^{-4}\ \frac{\text{C}}{\text{kg}}$$

3.2.2 — Dose absorvida (D)

Uma vez que a exposição é definida em termos de ionização das partículas do ar, ela não é adequada para descrever a energia de qualquer tipo de radiação absorvida por qualquer tipo de meio. Por outro lado, as mudanças químicas e biológicas que ocorrem, por exemplo, no tecido exposto à radiação X dependem da energia absorvida pelo mesmo. Dessa forma, foi introduzida a grandeza *dose absorvida D*. Ela é definida pela ICRU como sendo a energia E absorvida da radiação pela massa m do absorvedor.

$$\boxed{D = \frac{E}{m}} \qquad (3.2)$$

A unidade oficial de dose absorvida recomendada pela ICRU de 1950 a 1975 foi o rad (*radiation absorbed dose*), definida como

$$1 \text{ rad} = 100 \frac{\text{erg}}{\text{g}} = 10^{-2} \frac{\text{J}}{\text{kg}}$$

O rad foi definido de tal forma que uma exposição à radiação X ou gama de 1 R resultasse numa dose absorvida pelo tecido mole ou água de aproximadamente 1 rad, isto é, a razão rad/R = 1, independente da energia da radiação. Mas isso nem sempre é verdade para outros meios. No caso do osso, por exemplo, essa razão vale aproximadamente 4 para raio X de baixa energia usada em radiologia diagnóstica, isto é, uma exposição de 1 R corresponde a uma dose absorvida pelo osso de 4 rad; para energias superiores a 300 keV, a razão rad/R é aproximadamente igual a 1.

Em 1975, a ICRU adotou para a unidade de dose absorvida o gray (Gy) no Sistema Internacional de Unidades.

$$1 \text{ Gy} = 1 \frac{\text{J}}{\text{kg}}$$

A relação entre o Gy e o rad é dada por

$$1 \text{ Gy} = 100 \text{ rad}$$

Exemplo 3.1 — Injeta-se intravenosamente mercúrio-197 que emite radiação gama em um paciente com 74 kg. Calcule a dose absorvida pelo paciente em rad e em Gy, se a energia total absorvida pelo organismo do paciente for $7{,}4 \times 10^{-2}$ J.

Solução

$$D = \frac{E}{m} = \frac{7{,}4 \times 10^{-2} \text{ J}}{74 \text{ kg}} = 10^{-3} \text{ Gy}$$

$$10^{-3} \text{ Gy} = 10^{-3} \times 10^{2} \text{ rad} = 10^{-1} \text{ rad}$$

3.2.3 — Dose equivalente (H)

Os efeitos químicos e biológicos que ocorrem num meio exposto à radiação dependem não só da energia absorvida pelo meio, mas também do tipo da radiação incidente e da distribuição da energia absorvida. Por exemplo, para uma mesma dose absorvida por um meio, o dano será tanto maior quanto maior for a densidade de ionização produzida pela radiação no meio. Para se levar em conta esses fatos, foi introduzida a grandeza *dose equivalente H*, definida como o produto da dose absorvida D pelo fator de qualidade Q e pelos fatores de modificação N.

$$\boxed{H = D \cdot Q \cdot N} \tag{3.3}$$

onde Q e N são adimensionais.

O *fator de qualidade Q* leva em conta que a radiação que produz maior número de ionização no tecido, por unidade de comprimento, causa maior dano biológico do que aquela que produz menor número de ionização por unidade de comprimento. No primeiro caso estão, por exemplo, partículas alfa, fragmentos de fissão, e, no segundo, raios X, raios gama e elétrons, conforme se pode ver na Tabela 3.1.

Tabela 3.1 – Fatores de qualidade para diferentes tipos de radiação.

Tipo de radiação	Fator de qualidade Q
raios X, raios gama e elétrons	1
nêutrons e prótons	10
partículas alfa e de carga superior a 1	20

N é o produto de todos os outros fatores de modificação especificados pela ICRP, que se relacionam também com o número de ionização produzido no tecido por unidade de comprimento, além de seus valores dependerem do meio onde ocorre a ionização. A obtenção do valor de N para cada caso é muito complicada, e a ICRP fixou seu valor em 1, até que se encontre uma forma mais apropriada para esse cálculo.

A unidade de dose equivalente, adotada pela ICRU até 1975, foi o rem (*roentgen equivalent men*)

$$1 \text{ rem} = 1 \text{ rad} \times Q \times N$$

Para fótons $Q = N = 1$ e portanto 1 rem = **1 rad.**

Em 1975, a unidade adotada pela ICRU foi mudada para o sievert (Sv) no Sistema Internacional.

$$1 \text{ sievert} = 1 \text{ gray} \times Q \times N$$

Para fótons $Q = N = 1$ e portanto

$$1 \text{ Sv} = 1 \text{ Gy}$$

A relação entre o sievert e o rem é

$$1 \text{ Sv} = 100 \text{ rem}$$

Em resumo, para raios X, raios gama e elétrons um gray é igual a um sievert. Para radiação incidente X ou gama a dose absorvida, pelo tecido mole, é praticamente igual à exposição. Portanto, para fontes artificiais de maior uso, o roentgen, o gray e o sievert possuem praticamente os mesmos valores.

Exemplo 3.2 – Uma pessoa ingere uma pequena quantidade de trítio que emite radiação beta de 18 keV. A dose média absorvida pelo tracto gastrintestinal e de 500 mrad. Determine a dose equivalente em rem e em Sv.

Solução

$H = D \cdot Q \cdot N$
$Q = 1$ pela Tabela 3.1
$H = D$

Portanto H = 500 mrem = 5 mSv

3.3 — LIMITES MÁXIMOS PERMISSÍVEIS

Os limites máximos permissíveis são estabelecidos de forma a restringirem os efeitos somáticos nos indivíduos expostos, na sua descendência direta e na população como um todo.

A CNEN e a ICRP recomendam, então, limites de doses equivalentes diferentes para os trabalhadores* com radiação e para o público em geral. Elas acreditam que um método válido para julgar a aceitabilidade do nível de risco no trabalho com radiação seja compará-lo com o de outras ocupações reconhecidas como tendo alto grau de segurança, ou seja, aquelas onde o nível médio anual de mortalidade devida a acidentes de trabalho não exceda a 1 em 10 000.

Levando em conta esses fatores e experiências anteriores, a ICRP fixou em *50 mSv* o limite anual de dose equivalente para os que trabalham com radiação. Nessa dose não está incluída a proveniente de exposição a radiação natural nem a de exposições médicas. Acredita a Comissão que, neste último caso, a pessoa que recebe a radiação é a mesma que recebe os benefícios dessa exposição — como um diagnóstico correto, por exemplo — que podem ser maiores que o prejuízo eventual por ela causado. A Comissão recomenda apenas que exposições desnecessárias sejam evitadas.

Para indivíduos do público, a Comissão limitou em *5 mSv* a dose equivalente anual.

Exemplo 3.3 — Determine a dose equivalente máxima permissível por hora para um trabalhador com radiação.

Solução

Considera-se que um ano de um trabalhador com radiação corresponda a 50 semanas × 40 h/semana.

Sabe-se que o limite máximo permissível (LMP) para um trabalhador com radiação é de 50 mSv/ano; portanto,

$$\text{LMP} = \frac{50\ \text{mSv}}{50\ \text{semanas} \times 40\ \text{h/semana}} = 0{,}025\ \frac{\text{mSv}}{\text{h}}$$

ou $$0{,}025 \times 10^{-3} \times 100\ \frac{\text{rem}}{\text{h}} = 2{,}5\ \frac{\text{mrem}}{\text{h}}$$

3.4 — PRECAUÇÕES

Precauções devem ser tomadas pelos trabalhadores com radiação a fim de limitar os riscos e prevenir acidentes. Esses podem ser causados por exposição à radiação proveniente de fontes internas ou externas ao organismo.

A *exposição interna* ocorre quando houver contaminação radioativa do organismo com a introdução de radioisótopos por via respiratória, digestiva, transcutânea ou traumática. As seguintes precauções devem ser tomadas por trabalhadores com radiação para que não ocorra exposição interna:

---

* Definições de termos dadas pelas Normas Básicas de Proteção Radiológica (CNEN):

— *Trabalhador* — É qualquer indivíduo adulto que poderá ser irradiado, de maneira regular ou ocasional, durante e em conseqüência de seu trabalho.

— *Indivíduos do público* — A categoria de indivíduos do público é caracterizada por indivíduos que vivem nas imediações de instalações nucleares.

— *População como um todo* — População inteira, compreendendo trabalhadores, indivíduos do público e a população geral.

— *População geral* — População na sua parte maior e comum, excluindo trabalhadores e indivíduos do público.

a. usar máscaras, evitando inalação de gases radioativos;

b. não pipetar com a boca, não colocar dedos na boca, e não fumar nos locais de trabalho. Lavar as mãos, sempre que necessário, com água e sabão;

c. utilizar luvas e roupas especiais, pois alguns produtos como o trítio podem ser absorvidos pelo organismo através da pele, principalmente quando houver cortes ou arranhões.

A *exposição externa* ocorre quando o organismo for irradiado por uma fonte externa a ele. Três fatores devem ser levados em conta para diminuir o risco devido a essas exposições: *tempo* t e *distância* d de permanência relativos a fonte de radiação e *blindagens* apropriadas.

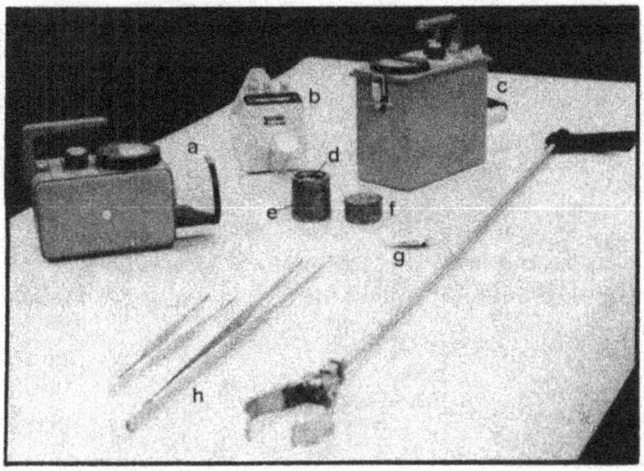

Detectores de radiação e materiais utilizados para manusear fontes radioativas. (a) Detector de raios alfa e beta; (b) detector de raios gama; (c) detector de fluxo de nêutrons; (d) material radioativo; (e) castelo de chumbo; (f) tampa do castelo de chumbo; (g) dosímetro pessoal; (h) pinças.

De uma forma geral, pode-se dizer que a exposição X é diretamente proporcional ao tempo e inversamente proporcional ao quadrado da distância em relação à fonte, considerada como puntiforme, isto é:

$$\boxed{X = \frac{kt}{d^2}} \tag{3.4}$$

onde k é uma constante.

Mesmo que a fonte seja grande, ela poderá ser considerada puntiforme se as distâncias em relação à mesma forem grandes.

No caso de tubos de raios X, a constante k está relacionada à corrente eletrônica e à diferença de potencial aplicada aos eletrodos do tubo. Por outro lado, para uma fonte emissora de raios gama, ela é função da energia da radiação, assim como da intensidade da fonte. Nesses casos, a dependência de X com $1/d^2$ é puramente geométrica.

Para fontes emissoras de partículas alfa ou beta não se pode mais usar a Equação (3.4), pois deve se levar em conta a atenuação que ocorre no ar. De qualquer forma, nesses casos, a exposição decrescerá com a distância elevada a uma potência maior do que 2.

Para diminuir as exposições externas, as seguintes precauções devem ser tomadas:

a. permanecer o mínimo tempo possível próximo à fonte de radiação;

b. trabalhar à máxima distância possível da fonte;

c. usar blindagens adequadas, para diminuir ou para atenuar completamente a radiação.

Exemplo 3.4 — A taxa de dose equivalente para um trabalhador com radiação gama é de 0,15 rem/h, a 1 m da fonte. Sabendo-se que a máxima taxa de dose equivalente permissível para esse trabalhador é de 2,5 mrem/h, a que distância da fonte ele poderá permanecer?

Solução

Desde que o fator de conversão de rem para rad para raios X e gama é igual a 1 e o de rad para roentgen para o tecido mole também é aproximadamente igual a 1, a exposição máxima permissível a esse tipo de radiação é freqüentemente considerada de 2,5 mR/h.

Sendo $X_1 = 0{,}15$ R/h a $d_1 = 1$ m e
$X_2 = 2{,}5$ mR/h, e sabendo-se que

$$X_1 = \frac{kt}{d_1^2} \quad \text{e} \quad X_2 = \frac{kt}{d_2^2}$$

obtém-se que

$$d_2^2 = \frac{X_1 d_1^2}{X_2} = \frac{0{,}15 \times 1^2}{2{,}5 \times 10^{-3}} = 60 \text{ m}^2$$

$$d_2 \cong 7{,}75 \text{ m}$$

Exercício Proposto — Uma pessoa que trabalha com radiação gama está submetida a uma exposição de 1 R, trabalhando 48 h a 2 m de uma fonte radioativa. Calcule a diminuição que ocorrerá na exposição, se ela trabalhar:

a. 10% menos que 48 h;

b. a uma distância 10% superior a 2 m.

PROBLEMAS

1. Durante um exame com raios X, são absorvidas uniformemente pelo útero 5 rads. Determine a energia absorvida por grama pelo útero.

2. Calcule a energia térmica absorvida por unidade de massa por um bloco de grafite de um calorímetro quando a temperatura do bloco se elevar de 0,2°C. Suponha que o calor específico da grafite seja de 170 cal/(kg · °C).

3. Suponha que todas as partes do corpo de um trabalhador com radiação de 60 kg recebam a mesma dose, numa irradiação de corpo total, com radiação gama. Calcule a energia máxima que pode ser absorvida por hora por esse trabalhador, levando em consideração o limite máximo permissível.

4. Determine a máxima dose equivalente permissível por semana para um trabalhador com radiação.

5. O tubo de raios X de um dentista opera com uma taxa de exposição de 3 R/h a 1 m do tubo. Aumentando-se a corrente eletrônica do tubo por um fator 10, a nova taxa de exposição será 30 R/h. A que distância da máquina deverá trabalhar o dentista para que a taxa de exposição continue sendo de 3 R/h?

6. A taxa de dose equivalente a 1 m de uma fonte que emite radiação gama é de 0,64 rem/h. Levando em consideração o limite máximo permissível, calcule:

a. a distância da fonte na qual uma pessoa pode trabalhar durante 50 semanas ao ano, a 40 horas por semana;

b. a redução que deve ser feita no número de horas por semana, se a máxima distância possível de trabalho for de 11,3 m.

7. O radioisótopo fósforo-32 é administrado a um paciente com 64 kg. Cada átomo desse radioisótopo emite uma partícula beta com energia de 0,698 MeV numa desintegração. Se a dose absorvida não deve superar 1 rad, calcule a quantidade em gramas de fósforo-32 que pode ser ingerida pelo paciente.

8. $1{,}97 \times 10^{-9}$ g de mercúrio-197 é administrado a um paciente de 74 kg, na detecção de um tumor. Cada átomo de mercúrio-197 emite um raio gama de 77 keV numa desintegração. Calcule a energia total e a dose total absorvida pelo paciente.

9. Uma pessoa que trabalha com radiação X está submetida a uma exposição de 2 R, trabalhando 8 h a 1 m do tubo de raios X. O que se pode fazer, se a exposição deve ser diminuída de 10%?

REFERÊNCIAS BIBLIOGRÁFICAS

Livros

ANDREWS, H. L. – *Radiation Biophysics*. USA, Prentice Hall, 1974.
HENDEE, W. R. – *Medical Radiation Physics*. USA, Year Book Medical, 1979.
HENRY, H. – *Fundamentals of Radiation Protection*. USA, Wiley Interscience, 1969.
JOHNS, H. E. & CUNNINGHAM, J. R. – *The Physics of Radiology*. USA, Charles C. Thomas, 1974.
SCAFF, L. A. M. – *Bases Físicas da Radiologia*. Brasil, Sarvier, 1979.

Artigo de Periódico

MAYNEORD, W. V. – SI Units in Medical Physics. *Contemporary Physics 17*:1, 1976.

Publicações Especiais

ICRP – Publication 26. *Radiation Protection*, Recommendations of the International Commission on Radiological Protection. USA, Pergamon Press, 1977.
ICRU – Report 10a 1962. *Radiation Quantities and Units*, International Commission on Radiological Units and Measurements. USA, NBS Hand b 84, 1962.
ICRU – Report 19, 1971. *Radiation Quantities and Units*, International Commission on Radiological Units and Measurements. USA, 1971.
Resolução CNEN – 6/73. *Normas Básicas de Proteção Radiológica*, Diário Oficial, p. 3132. Brasil, 19 de setembro de 1973.
Quadro Geral de Unidades de Medida, Diário Oficial. Brasil, 4 de maio de 1978.

Modelos Atômicos

CAPÍTULO 4

4.1 — INTRODUÇÃO

Grande número de conceitos físicos básicos é necessário a fim de se entenderem a natureza e a origem dos espectros de emissão e de absorção, característicos dos átomos, das moléculas químicas e bioquímicas etc.

Um equipamento importante nas pesquisas em Bioquímica, Biofísica, Microbiologia, Fisiologia etc. é o espectrofotômetro, que fornece o espectro de absorção dos materiais.

Neste capítulo, os conceitos físicos básicos serão introduzidos através de uma discussão da estrutura do átomo de hidrogênio, o que permite compreender seus espectros de absorção e de emissão.

O modelo atômico do hidrogênio, escolhido por ser o mais simples, servirá também de base para o entendimento do espectro característico de raios X, que será tratado no Capítulo 6.

4.2 — MODELOS DE J. J. THOMSON E DE E. RUTHERFORD

No século XIX, os cientistas aceitavam a idéia de que os elementos químicos eram formados de átomos. Mas, além do conhecimento de que o átomo era uma unidade extremamente pequena de matéria, quase nada se sabia sobre sua natureza.

A descoberta do elétron e a concepção de que todos os átomos contêm elétrons constituíram o primeiro passo importante para se entender a estrutura atômica. Os elétrons possuem carga elétrica negativa, enquanto que os próprios átomos são eletricamente neutros. Portanto, cada átomo deve possuir matéria carregada positivamente para contrabalançar a carga negativa de seus elétrons.

4.2.1 — O modelo atômico de J. J. Thomson

Esse modelo atômico foi proposto em 1904 e consistia de um volume esférico positivamente carregado, com elétrons uniformemente distribuídos pelo volume. Foi denominado "pudim de ameixa", sendo os elétrons representados pelas ameixas.

Em 1909, Hans Geiger e E. Marsden realizaram uma experiência, sugerida por Ernest Rutherford, aluno de Joseph John Thomson, para testar o modelo de ameixas, bombardeando uma folha fina de ouro com partículas alfa.

Questão — Que resultado era esperado, segundo o modelo de Thomson, sabendo-se que a massa da partícula alfa era aproximadamente 7 000 vezes a massa do elétron?

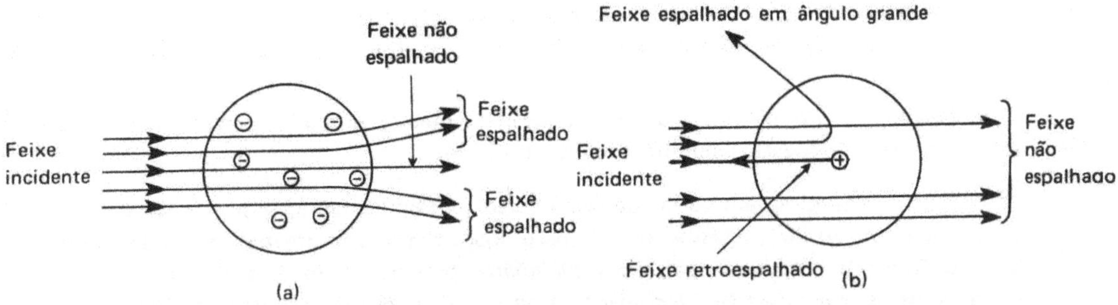

Figura 4.1 – Espalhamento de partículas alfa, segundo o modelo atômico de Thomson (a) e de Rutherford (b).

A experiência mostrou que, enquanto a maior parte das partículas alfa atravessava a folha de ouro sem sofrer desvio, algumas eram espalhadas (desviadas) formando ângulos muito grandes, chegando mesmo a ocorrer o retroespalhamento (espalhamento para trás), como ilustra a Figura 4.1b.

4.2.2 – O modelo atômico de E. Rutherford ou modelo nuclear

Os resultados experimentais levaram Rutherford a propor o seguinte modelo para o átomo: ele é constituído de um núcleo minúsculo, positivamente carregado e rodeado pelos elétrons que giram em seu redor, analogamente ao sistema planetário, que tem o Sol como núcleo.

A carga do núcleo deve ser positiva e igual à soma da carga negativa dos elétrons constituintes do átomo, uma vez que o átomo como um todo é neutro.

Quase toda a massa do átomo é concentrada no núcleo, sendo portanto o átomo um amplo espaço vazio. É fácil perceber por que a maior parte das partículas alfa atravessa a fina folha de ouro sem se desviar, mesmo porque os elétrons, sendo leves, não afetam de modo apreciável o movimento das partículas alfa. Quando uma partícula alfa se aproxima de um núcleo, encontra um campo elétrico intenso, e é provável que seja espalhada formando ângulo grande.

4.3 – O MODELO DO ÁTOMO DE HIDROGÊNIO DE BOHR

Em 1913, Niels Bohr, físico dinamarquês e aluno de Rutherford, propôs um modelo para o átomo de hidrogênio. Nesse modelo, ele introduziu conceitos quânticos para explicar a estabilidade e a origem das linhas espectrais do átomo de hidrogênio.

Bohr baseou-se no modelo nuclear do átomo de Rutherford. A experiência de Rutherford havia mostrado que grande parte da massa do átomo estava associada à carga positiva num pequeno volume localizado no centro do átomo. Os elétrons em número suficiente giravam em órbitas circulares, ao redor do núcleo.

Havia, entretanto, uma séria falha nesse modelo. Segundo a teoria eletromagnética clássica, qualquer partícula carregada emite radiação eletromagnética quando acelerada. Em particular, espera-se que um elétron numa trajetória circular, e portanto acelerado, ao redor do núcleo, emita radiação eletromagnética. Conseqüentemente, o movimento orbital de um elétron seria instável porque ele iria espiràlando em direção ao centro, à medida que fosse perdendo energia, até cair no núcleo. E não é isso o que ocorre na realidade. As previsões da teoria eletromagnética, já confirmadas experimentalmente no mundo macroscópico, tiveram que ser descartadas quando se tratava do reino submicroscópico dos átomos. Caso análogo ocorreu com a mecânica clássica de Newton, que teve de ser substituída pela teoria da relatividade de Einstein para velocidades dos corpos próximas à da luz.

O *primeiro conceito quântico* de Bohr pode ser melhor entendido em termos da natureza ondulatória do elétron, sugerida por de Broglie em 1924:

> um elétron pode girar em torno de seu núcleo indefinidamente, sem irradiar energia, desde que sua órbita contenha um número inteiro de comprimento de onda de de Broglie. Essa órbita é chamada *órbita estacionária* pois nela a onda associada ao elétron é estacionária. Numa onda estacionária, os nós estão permanentemente em repouso e os ventres sofrem deslocamentos máximos. Sendo $2\pi r$ o comprimento de circunferência de uma órbita circular de raio r, a condição de estabilidade do elétron na órbita pode ser escrita como

$$\boxed{n\lambda_n = 2\pi r_n} \qquad (4.1)$$

onde r_n é o raio de órbita que contém n comprimentos de onda; n é chamado *número quântico principal*, vale 1, 2, 3 ... e é um número associado à órbita.

A Figura 4.2 mostra a órbita com $n = 2$, isto é, com 2 comprimentos de onda de de Broglie.

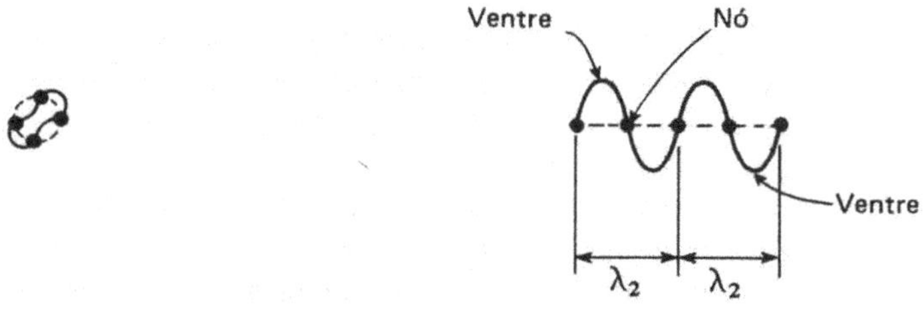

Figura 4.2 — Onda estacionária numa órbita com $n = 2$.

A Figura 4.3 mostra a órbita com $n = 3$, isto é, com 3 comprimentos de onda de de Broglie.

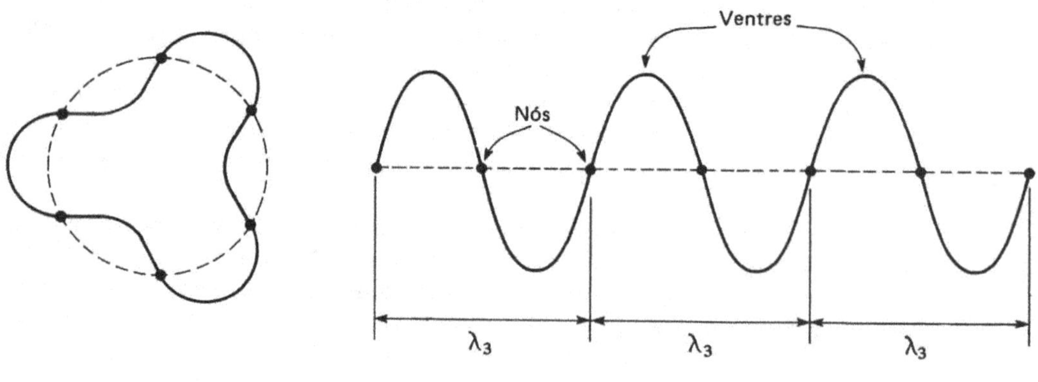

Figura 4.3 — Onda estacionária numa órbita com $n = 3$.

Como já foi visto, o comprimento de onda de de Broglie associado ao elétron vale

$$\lambda_n = \frac{h}{mv_n} \qquad (4.2)$$

Substituindo (4.2) em (4.1):

$$n \frac{h}{mv_n} = 2\pi r_n \qquad (4.3)$$

Portanto,

$$r_n = \frac{n}{2\pi} \frac{h}{mv_n} \qquad (4.4)$$

A velocidade v_n do elétron pode ser obtida da condição de estabilidade da órbita e levando-se em conta que é a força elétrica entre o núcleo e o elétron o que causa o movimento circular. Assim sendo, a força centrípeta F_c é a força elétrica F_e:

$$F_c = F_e = \frac{mv_n^2}{r_n} \qquad (4.5)$$

Sendo a carga do elétron e a do núcleo $-e$ e $+e$ respectivamente, a força elétrica entre eles é:

$$F_e = \frac{1}{4\pi\epsilon_0} \frac{e^2}{r_n^2} \qquad (4.6)$$

onde ϵ_0 é a permitividade do vácuo e vale $8{,}85 \times 10^{-12}\ C^2/(N \cdot m^2)$.

Inserindo (4.6) em (4.5)

$$\frac{1}{4\pi\epsilon_0} \frac{e^2}{r_n^2} = \frac{mv_n^2}{r_n} \qquad (4.7)$$

obtém-se para v_n

$$\boxed{v_n = \frac{e}{\sqrt{4\pi\epsilon_0 m r_n}}} \qquad (4.8)$$

Substituindo (4.8) em (4.4)

$$\boxed{r_n = n^2 \frac{h^2 \epsilon_0}{\pi m e^2}} \qquad (4.9)$$

A Equação (4.9) dá os valores dos raios para as órbitas estacionárias. Essas órbitas e os raios correspondentes também são designados órbitas e raios permitidos. Portanto, o menor raio permitido se obtém fazendo-se $n = 1$ e substituindo-se as constantes:

$$r_1 = 5{,}3 \times 10^{-11}\ \text{m} = 0{,}53\ \text{Å} \qquad (4.10)$$

As órbitas permitidas são aquelas com raio

$$\boxed{r_n = n^2 r_1} \qquad (4.11)$$

Diz-se, então, que os raios das órbitas circulares são *quantizados* (*discretos*).

Exercício Proposto — *a.* Calcule r_n em função de n e coloque-os numa tabela; *b.* faça um esboço das órbitas permitidas, segundo o modelo de Bohr, em escala.

4.4 — NÍVEIS DE ENERGIA

As várias órbitas permitidas envolvem diferentes energias do elétron. A energia do elétron no n-ésimo estado do átomo de hidrogênio pode ser deduzida a partir das leis de Newton e de Coulomb.

A energia total E_n de um elétron é a soma de sua energia potencial elétrica U_n e cinética K_n.

$$E_n = U_n + K_n \tag{4.12}$$

onde

$$U_n = -\frac{1}{4\pi\epsilon_0}\frac{e^2}{r_n} \tag{4.13}$$

$$K_n = \frac{1}{2}mv_n^2 \tag{4.14}$$

Introduzindo (4.8) em (4.14),

$$K_n = \frac{1}{2}\frac{1}{4\pi\epsilon_0}\frac{e^2}{r_n} \tag{4.15}$$

que por sua vez, substituída juntamente com (4.13) em (4.12),

$$E_n = -\frac{1}{2}\frac{1}{4\pi\epsilon_0}\frac{e^2}{r_n} \tag{4.16}$$

Eliminando-se r_n da Equação (4.16), por meio de (4.9),

$$\boxed{E_n = -\frac{me^4}{8\epsilon_0^2 h^2}\frac{1}{n^2}} \tag{4.17}$$

E_1 é a energia do elétron para $n = 1$, cujo valor pode ser calculado, substituindo-se as constantes na Equação (4.17):

$$\boxed{E_1 = -13{,}6\text{ eV}} \tag{4.18}$$

Portanto,

$$\boxed{E_n = -\frac{13{,}6}{n^2}\text{ eV}} \tag{4.19}$$

E_1 é o nível de energia mais baixo, e quando o elétron se encontra nesse estado, diz-se que o átomo está no *estado fundamental*. Quando o elétron se encontra em estados superiores E_2, E_3, E_4 etc., diz-se que o átomo está no *estado excitado*. As energias desses níveis são todas negativas, significando que o elétron não possui energia suficiente para escapar do átomo.

À medida que n cresce, E_n se aproxima de zero, até que para $n = \infty$, $E_\infty = 0$ e o elétron não se encontra mais ligado ao núcleo.

Exercício Proposto — *a.* Calcule os níveis de energia E_n em função de n;
b. faça um gráfico dos níveis de energia do átomo de hidrogênio;
c. verifique a quantização dos níveis de energia.

Quando o átomo se encontra no estado fundamental, são necessários 13,6 eV para levar o elétron até $E = 0$, isto é, para separá-lo do átomo. Essa energia é chamada *energia de ionização* do átomo de hidrogênio. Por outro lado, é chamada *energia de excitação* a necessária para levar o elétron do estado fundamental a qualquer estado excitado.

A propriedade natural de todos os átomos é permanecer no estado fundamental. Mas, se por algum meio são excitados, os elétrons retornam, na maior parte dos casos, ao estado fundamental num tempo muito curto, da ordem de 10^{-8} s.

Exemplo 4.1 — Seja o elétron do átomo de hidrogênio no estado com $n = 10$.

a. Calcule a energia desse nível.
b. Ela é maior ou menor que a energia do estado fundamental?
c. Qual é a energia necessária para remover esse elétron do átomo?

Solução

a. $E_{10} = -\dfrac{13{,}6}{10^2} = -\dfrac{13{,}6}{100} = -0{,}136$ eV

b. Desde que $E_1 = -13{,}6$ eV
$E_{10} > E_1$

c. Nesse caso é necessário fornecer ao átomo de hidrogênio uma energia de pelo menos +0,136 eV para remover seu elétron.

4.5 — ESPECTROS ATÔMICOS

O *segundo conceito quântico* de Bohr resume-se na seguinte afirmação:

a radiação eletromagnética é *emitida* ou *absorvida* quando o elétron faz uma transição de uma órbita estacionária a outra. Por outro lado, enquanto a órbita do elétron permanecer a mesma, o átomo não perderá nem ganhará energia. Portanto, quando um elétron passa de um nível de energia para outro, a energia perdida ou ganha é emitida ou absorvida sob forma de um único fóton de freqüência f.

$$\text{Energia inicial} - \text{Energia final} = \text{Energia do fóton}$$

Usando-se (4.19),

$$\text{Energia inicial, } E_i = -\frac{13{,}6}{n_i^2} \text{ eV}$$

$$\text{Energia final, } E_f = -\frac{13{,}6}{n_f^2} \text{ eV}$$

Se E_i for maior do que E_f haverá a emissão de um fóton, mas se E_i for menor do que E_f haverá a absorção de um fóton.

$$\text{Energia do fóton} = hf$$

Portanto,

$$E_i - E_f = 13{,}6\left(\frac{1}{n_f^2} - \frac{1}{n_i^2}\right) = hf\,(\text{eV}) \tag{4.20}$$

4.5.1 — Espectro de emissão

A presença de níveis definidos e discretos de energia no átomo de hidrogênio fornecerá, portanto, um *espectro de emissão* de linhas, o que está de acordo com as observações experimentais.

Uma fotografia da emissão espectral do átomo de hidrogênio, na região visível do espectro eletromagnético, pode ser vista na figura da página 35.

Essa figura pode ser obtida fotografando-se a radiação emitida por um gás de átomos de hidrogênio, após ser decomposta por um prisma ou espectrógrafo. O gás de átomos, a uma pressão pouco menor que a atmosférica, emite essa radiação quando convenientemente excitado, em geral pela passagem de corrente elétrica.

O arranjo para a obtenção do espectro de emissão está esquematizado na Figura 4.4.

Johann J. Balmer, em 1885, obteve uma fórmula empírica que fornecia os comprimentos de onda do conjunto de linhas ou raias espectrais, que foi denominado série de Balmer. Tal série corresponde, segundo o modelo de Bohr, a radiações eletromagnéticas emitidas pelo átomo de hidrogênio quando o elétron efetua a transição de $n_{\text{inicial}} \geqslant 3$ para $n_{\text{final}} = 2$.

Exemplo 4.2 — Calcule o comprimento de onda da radiação emitida quando o elétron do átomo de hidrogênio efetua a transição de $n_i = 3$ para $n_f = 2$.

Solução

$$hf = \frac{hc}{\lambda} = E_3 - E_2$$

$$\lambda = \frac{hc}{E_3 - E_2} = \frac{hc}{-\frac{13,6}{9} + \frac{13,6}{4}} = \frac{(4,14 \times 10^{-15})(3 \times 10^8)}{-1,51 + 3,40}$$

$$\lambda = 6,57 \times 10^{-7}\,\text{m} = 6\,570\,\text{Å}$$

Essa radiação é vermelha e a raia espectral correspondente é chamada H_α. Ela é a radiação de maior comprimento de onda da série de Balmer. As raias H_β e H_γ também da série de Balmer são emitidas pelo átomo de hidrogênio quando o elétron efetua a transição de $n_i = 4$ e 5 para $n_f = 2$.

Exercício Proposto — Sabendo que $H_\infty = 3\,650$ Å, verifique em qual transição do elétron do átomo de hidrogênio essa radiação é emitida. Essa linha H_∞ é chamada limite da série de Balmer.

Posteriormente, outras séries foram descobertas, mas todas fora da região visível do espectro de radiação eletromagnética.

Na região do ultravioleta está a série de Lyman, contendo raias espectrais emitidas pelo átomo de hidrogênio quando o elétron efetua a transição de $n_i \geqslant 2$ para $n_f = 1$.

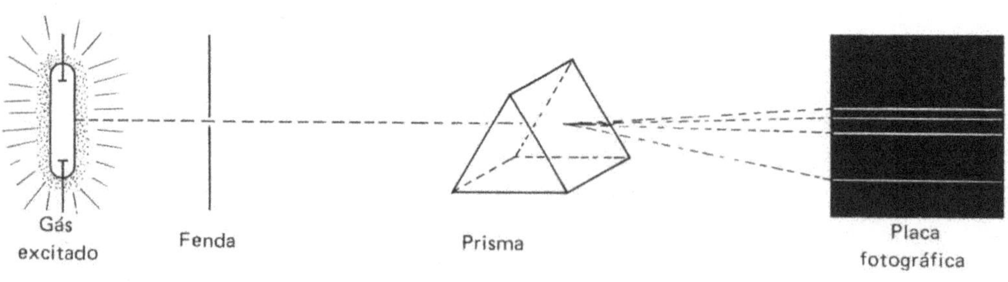

Figura 4.4 — Arranjo experimental para a obtenção do espectro de emissão.

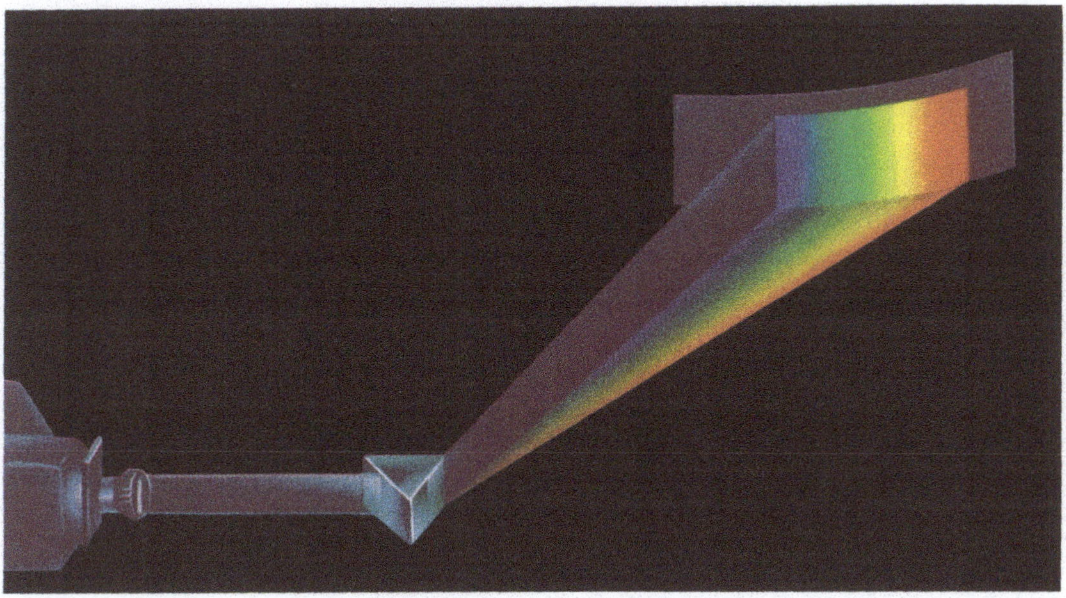

Espectro contínuo.

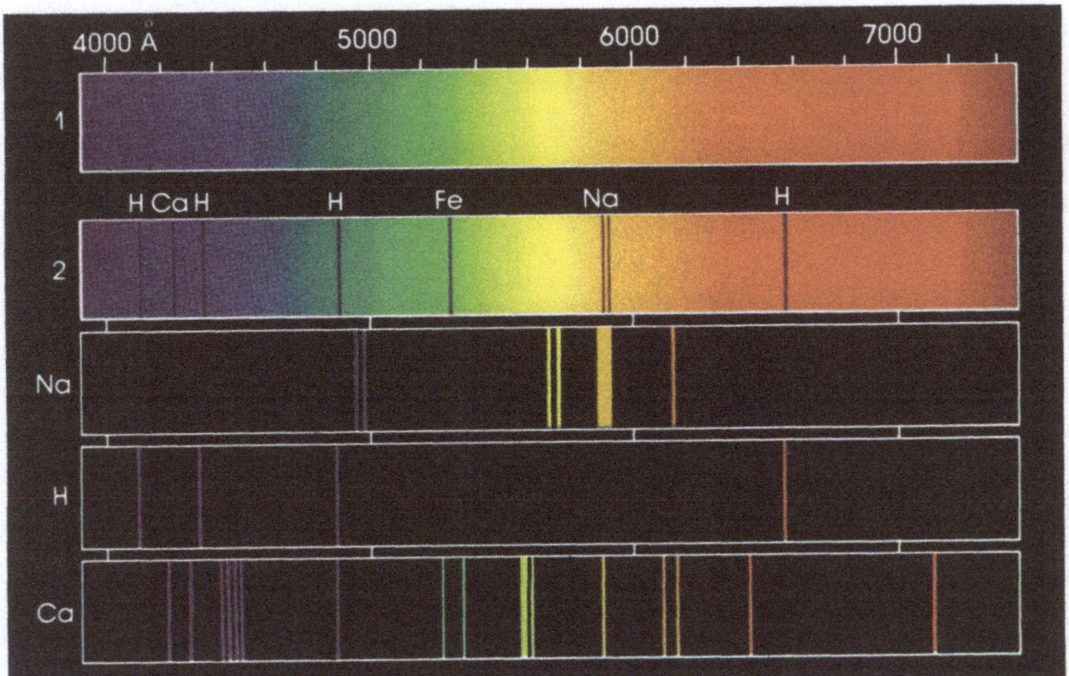

(1) Espectro contínuo de um sólido incandescente. (2) Espectro solar, mostrando linhas de absorção (Fraunhofer). (3-5) Espectros de emissão descontínuos de sódio, hidrogênio, cálcio.

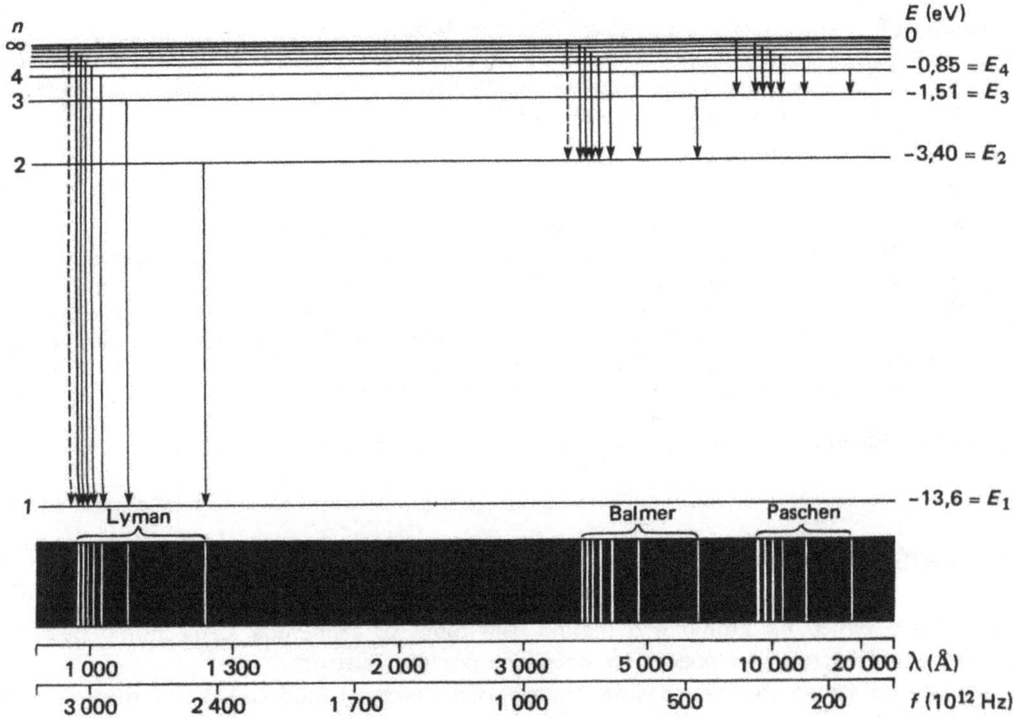

Figura 4.5 — Diagrama de níveis de energia do átomo de hidrogênio.

As séries de Paschen, Brackett e Pfund, todas no infravermelho, são devidas à passagem do elétron, respectivamente, de $n_i \geqslant 4$ para $n_f = 3$,
de $n_i \geqslant 5$ para $n_f = 4$,
de $n_i \geqslant 6$ para $n_f = 5$.

A Figura 4.5 mostra a origem das séries espectrais no átomo de hidrogênio.

4.5.2 — Espectro de absorção

Além do espectro de emissão, constituído de linhas claras sobre fundo escuro, os átomos apresentam ainda um espectro característico de absorção formado de linhas escuras sobre fundo claro.

O espectro de absorção é obtido colocando-se o gás de átomos que se quer analisar entre uma fonte de luz contínua e a fenda, segundo o esquema da Figura 4.6. Nesse caso, o gás não é excitado previamente.

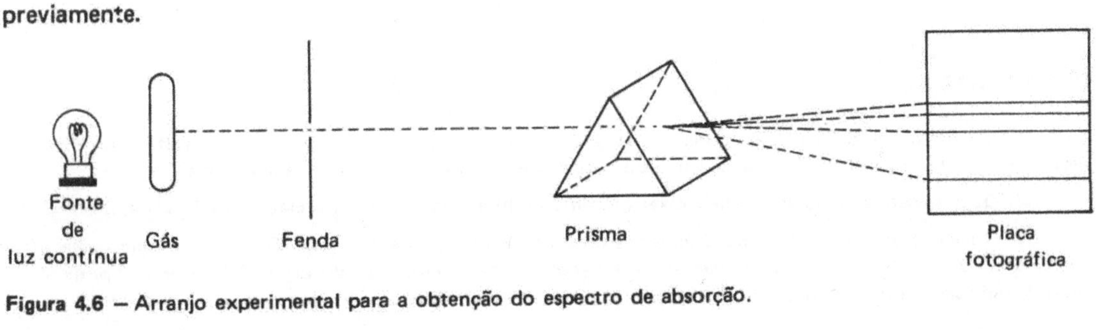

Figura 4.6 — Arranjo experimental para a obtenção do espectro de absorção.

Exemplo 4.3 — Monta-se um sistema experimental para fotografar espectros de hidrogênio atômico contido num tubo de quartzo, com filme branco e preto, sensível à luz visível, à radiação ultravioleta e infravermelha. Inicialmente, com um pedaço de filme fotografa-se o espectro de absorção, sem excitar os átomos de hidrogênio. A seguir, com os átomos de hidrogênio excitados, fotografa-se com um outro pedaço de filme, o espectro de emissão. Os espectros serão iguais?

Solução

Os espectros de emissão e de absorção não serão iguais, pelos seguintes fatos:

a. o de emissão apresentará um fundo escuro sobre raias brilhantes e o de absorção será o negativo do anterior, isto é, apresentará um fundo claro sobre raias pretas;

b. no espectro de absorção aparecerão somente as raias da série de Lyman, no ultravioleta, isto é, transições do elétron de $n = 1$ para $n = 2, 3, 4$ etc., pois os átomos de hidrogênio não são previamente excitados. As raias da série de Lyman em ambos os espectros coincidem. No espectro de emissão aparecerão além das raias da série de Lyman, aquelas correspondentes às séries de Balmer, Paschen, Brackett e Pfund.

Exercício Proposto — Esboce as duas fotografias do exemplo anterior e compare-as.

4.6 — CONCLUSÃO

O modelo básico do átomo é o mesmo para todos os elementos. Cada átomo possui uma série de níveis de energia que podem ser ocupados por seus elétrons.

Quando um átomo absorve ou emite energia, o(s) elétron(s) muda(m) de um nível de energia para outro. Desde que os níveis de energia são quantizados, o átomo somente é capaz de absorver ou emitir quantidades discretas de energia.

O diagrama de níveis de energia para átomos de cada elemento é uma característica desse elemento. Ele pode ser obtido através dos espectros de absorção e de emissão. Portanto, os espectros de absorção e de emissão de um material indicam a presença de átomos de diferentes elementos no material.

A espectroscopia de absorção ou de emissão tem um papel importante nas análises químicas dos materiais em geral, pois a composição química de um material pode ser deduzida dos exames dos espectros.

Para reduzir os efeitos de interações entre átomos vizinhos, é melhor estudar os materiais, quando possível, sob forma gasosa.

A exemplo dos átomos, também as moléculas apresentam espectros de emissão e absorção que as identificam, embora exibindo complexidade maior.

O espectro de absorção é mais importante no estudo de moléculas de interesse biológico, já que esse espectro pode ser obtido à temperatura ambiente. Na obtenção do espectro de emissão, em geral ocorre a elevação de temperatura, que pode provocar a degradação das moléculas.

PROBLEMAS

1. Calcule o comprimento de onda da linha espectral correspondente à transição do elétron do átomo de hidrogênio de $n = 4$ para $n = 2$. A que região do espectro eletromagnético pertence essa linha?

2. Qual a energia necessária para ionizar o átomo de hidrogênio quando o elétron está no estado $n = 3$?

3. Qual é o raio da órbita de Bohr do átomo de hidrogênio para $n = 5$? Qual é a energia desse nível? Estando o elétron nesse nível, que energia será necessária para removê-lo do átomo? Qual o comprimento de onda da radiação emitida quando esse elétron efetua a transição para o estado fundamental?

4. Todas as transições do elétron do átomo de hidrogênio que vão diretamente ao nível de energia com $n = 1$ pertencem à série de Lyman. Encontre o comprimento de onda

a. mais curto da série de Lyman;

b. mais longo da série de Lyman;

c. a que região do espectro eletromagnético pertence essa série?

5. Qual é o comprimento de onda de de Broglie do elétron do átomo de hidrogênio no estado fundamental?

6. Qual é a velocidade do elétron no estado fundamental do átomo de Bohr?

7. Quantas revoluções, em média, deve efetuar um elétron no estado $n = 2$ de um átomo de hidrogênio antes de passar para o estado $n = 1$? A vida média de um estado excitado é de aproximadamente 10^{-8} s.

8. Calcule a freqüência e o comprimento de onda da radiação emitida pelo átomo de hidrogênio quando seu elétron efetua a transição do nível de energia de −0,38 eV para o de −3,40 eV. A que série corresponde essa raia espectral?

9. Calcule as energias total E_n, potencial U_n e cinética K_n do elétron do átomo de hidrogênio nos estados quânticos com $n = 1$, 10 e ∞ em eV.

10. Alguns níveis energéticos de um átomo hipotético com um só elétron valem:

n	E (eV)
1	−15,60
2	−5,30
3	−3,08
4	−1,45

a. trace o diagrama de níveis de energia;

b. determine a energia necessária para ionizar esse átomo;

c. calcule o comprimento de onda mínimo da série que termina com $n = 2$;

d. calcule a energia necessária para excitar o átomo até $n = 3$;

e. de que comprimentos de onda se constitui o espectro de absorção?

11. Os seis primeiros níveis de energia do elétron mais externo do átomo de sódio são:

Estado	E (eV)
3s	−5,1
3p	−3,0
4s	−1,9
3d	−1,6
4p	−1,4
5s	−1,1

a. Qual é a energia de ionização do átomo de sódio?

b. Qual é o comprimento de onda da radiação emitida na transição do elétron do estado 3d para 3p?

c. Em que transição do elétron é emitida a linha amarela de 5 890 Å num átomo de sódio?

12. Calcule:

a. o menor comprimento de onda e

b. o maior comprimento de onda

correspondentes a linhas de absorção óptica observadas no espectro de absorção dos átomos de hidrogênio, não previamente excitados.

Determine também:

c. a menor energia e

d. a maior energia

do fóton da radiação absorvida.

13. *a.* Qual é o raio da órbita de Bohr do átomo de hidrogênio para o estado com número quântico principal igual a 3?

b. Qual é a energia desse nível?

c. Estando o elétron nesse nível, que energia será necessária para removê-lo do átomo?

d. Explique quantitativamente, em termos de energia e comprimento de onda, o que ocorre quando esse elétron efetua a transição para o estado fundamental.

e. Explique quantitativamente, em termos de energia e comprimento de onda, o que ocorre quando esse elétron ($n = 3$) efetua a transição para o estado $n = 5$.

14. Suponha o elétron do átomo de hidrogênio no estado com número quântico principal igual a 8.

a. Calcule a energia de ionização para esse átomo.

b. O que ocorre a esse elétron se ele absorver 0,0765 eV de energia?

c. O que ocorre a esse elétron se houver a emissão de um fóton com comprimento de onda igual a 927,7 Å?

REFERÊNCIAS BIBLIOGRÁFICAS

Livros

BEISER, A. — *Conceitos de Física Moderna*. Brasil, Polígono e EDUSP, 1969.

EISBERG, R. & RESNICK, R. — *Quantum Physics of Atoms, Molecules, Solids, Nuclei and Particles*. USA, John Wiley & Sons, 1974.

PRENCH, A. P. — *Principles of Modern Physics*. USA, John Wiley & Sons, 1959.

KONDRATYEV, K. — *The Structure of Atoms and Molecules*. URSS, Mir, 1967.

LEIGHTON, R. B. — *Principles of Modern Physics*. USA, McGraw-Hill, 1959.

LOPES, J. L. — *Introdução à Teoria Atômica da Matéria*. Brasil, Ao Livro Técnico, 1959.

McKELVEY, J. P. & GROTCH, H. — *Física*. Brasil, Harper & Row, 1979, vol. 4.

OLDENBERG, O. — *Introduction to Atomic Physics*. USA, McGraw-Hill, 1954.

SEMAT, H. — *Física Atómica y Nuclear*. España, Aguilar, 1957.

Desintegração Nuclear

CAPÍTULO 5

5.1 — INTRODUÇÃO

No capítulo anterior foi estudado o modelo do átomo, no qual o núcleo foi considerado como sendo uma esfera minúscula, carregada positivamente e responsável pela quase totalidade da massa do átomo. Neste capítulo serão feitas considerações gerais sobre o núcleo e serão apresentadas as leis da desintegração nuclear, juntamente com uma série de grandezas correlacionadas.

5.2 — CONSIDERAÇÕES GERAIS

Um núcleo atômico é constituído de prótons e de nêutrons. Cada elemento químico tem um número específico de prótons no núcleo; assim, por exemplo, o carbono tem 6 prótons, o nitrogênio 7 prótons, e o oxigênio 8 prótons. Entretanto, o número de nêutrons dentro do núcleo pode variar para cada elemento.

Os núcleos de um dado elemento com número diferente de nêutrons são chamados *isótopos* do elemento. Estes podem ser estáveis ou instáveis.

Os núcleos dos *isótopos instáveis* estão em níveis energéticos excitados e eventualmente podem dar origem à emissão espontânea de uma "partícula" do núcleo, passando, então, de um núcleo (pai) para outro (filho) em nível energético menos excitado ou fundamental. Essa "partícula" pode ser alfa, elétron, pósitron ou fóton da radiação gama. A esse fenômeno dá-se o nome de *desintegração* ou *decaimento nuclear*, ou *desintegração* ou *decaimento radioativo*. Os isótopos instáveis são portanto radioativos e também conhecidos por *radioisótopos*.

Os *isótopos estáveis* não sofrem desintegração radioativa e são portanto não-radioativos.

O carbono por exemplo tem dois isótopos estáveis ($^{12}_{6}C$ e $^{13}_{6}C$) e diversos radioisótopos ($^{11}_{6}C$, $^{14}_{6}C$, $^{15}_{6}C$ etc.). O índice superior indica o número de prótons mais o de nêutrons no núcleo e é chamado *número de massa* (A). O índice inferior, muitas vezes omitido, representa o número de prótons no núcleo, e é chamado *número atômico* (Z). A diferença entre esses índices dá, portanto, o número de nêutrons no núcleo.

Os elementos com número atômico de 1 (hidrogênio) a 92 (urânio) são encontrados na natureza, enquanto que aqueles com Z entre 93 e 103 são produzidos artificialmente. Todos os elementos com Z superior a 82 (chumbo) são, entretanto, radioativos e se desintegram, passando de um núcleo a outro, através de uma série, até se transformar num isótopo estável de chumbo.

Com o desenvolvimento de reatores nucleares e aceleradores de partículas, tornou-se possível a produção de grandes quantidades de isótopos radioativos artificiais, que são usados em pesquisa nas diversas áreas da Ciência, na Medicina, na Agricultura e na indústria.

5.3 — LEIS DA DESINTEGRAÇÃO RADIOATIVA

Numa desintegração radioativa, o núcleo emite espontaneamente uma partícula alfa (um núcleo de ^4_2He), uma partícula beta (um elétron ou um pósitron) ou um raio gama (um fóton), adquirindo, assim, uma configuração mais estável.

5.3.1 — Meia-vida ($T_{1/2}$)

Uma fonte radioativa contém muitos átomos e não há modo de dizer quando um dado núcleo irá se desintegrar. Entretanto, em média, pode-se predizer que após um dado intervalo de tempo, chamado *meia-vida* ($T_{1/2}$), metade dos núcleos (portanto, metade dos átomos) ter-se-á desintegrado. Na próxima meia-vida, metade dos átomos remanescentes irá sofrer decaimento. Cada radioisótopo tem uma meia-vida característica. Um radioisótopo com uma meia-vida longa decai mais lentamente que aquele com uma meia-vida curta.

As meias-vidas $T_{1/2}$ dos radioisótopos variam de um segundo a muitos milhões de anos. Entretanto, a meia-vida dos radioisótopos com aplicação na Biologia deve estar dentro de um certo intervalo de tempo limitado. Por exemplo, a meia-vida do $^{131}_{53}I$, usado no estudo do funcionamento da tireóide, é de 8 dias, enquanto que a do $^{15}_{8}O$, empregado na investigação respiratória, é de 2,1 minutos e a do $^{14}_{6}C$, utilizado na pesquisa de comportamento metabólico de proteínas, açúcares e gorduras, é de 5 760 anos.

Exemplo 5.1 — Seja uma fonte de ouro radioativo (^{198}Au), inicialmente, com 100×10^6 átomos. Sua meia-vida é de 2,7 dias. Portanto, passados 2,7 dias, a fonte radioativa terá 50×10^6 átomos; após $2 \times 2,7$ dias 25×10^6 átomos; após $3 \times 2,7$ dias $12,5 \times 10^6$ átomos e assim por diante. Faça um gráfico com os dados acima referidos.

Solução

Na Figura 5.1 pode ser visto o decaimento exponencial da fonte.

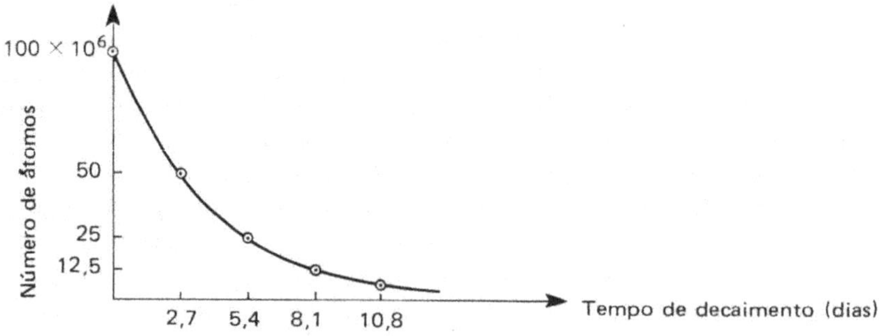

Figura 5.1 — Gráfico do decaimento exponencial de uma fonte de ^{198}Au radioativo, com escalas lineares.

Diz-se que esse tipo de curva apresenta um decaimento exponencial com o tempo. O fato de a desintegração radioativa seguir a lei exponencial é uma indicação de que tal fenômeno é de natureza estatística: cada núcleo em uma amostra de material radioativo possui uma certa probabilidade de desintegração, mas não há um meio de se conhecer, antecipadamente, qual núcleo se desintegrará num dado intervalo de tempo.

Se os mesmos dados do Exemplo 5.1 forem colocados num papel de gráfico semilogarítmico em que a escala vertical é logarítmica e a horizontal linear, em vez de se obter uma curva, obter-se-á uma reta. Esse gráfico pode ser visto na Figura 5.2.

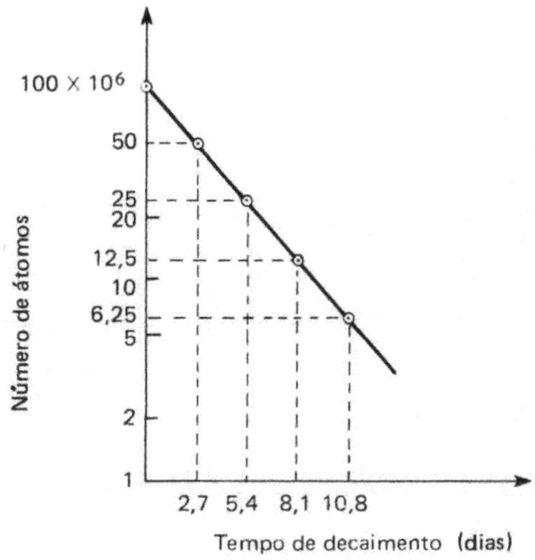

Figura 5.2 – Gráfico do decaimento exponencial de uma fonte de ^{198}Au radioativo com escala de tempo linear e escala do número de átomos logarítmica (gráfico semilogarítmico).

5.3.2 — 1.ª expressão matemática

Uma maneira de representar matematicamente o decaimento exponencial, conhecendo-se a constante de decaimento λ, ou seja, a probabilidade de desintegração por unidade de tempo, é através da equação

$$N = N_0 e^{-\lambda t} \tag{5.1}$$

onde N_0 é o número de átomos inicialmente presentes, N o número de átomos que ainda não se desintegraram após um intervalo de tempo t e e é a base dos logaritmos naturais ou neperianos.

Cada radioisótopo possui um λ característico.

5.3.3 — 2.ª expressão matemática

Uma outra expressão matemática para o número N de átomos radioativos que ainda não se desintegraram após um tempo t, conhecendo-se a meia-vida $T_{1/2}$ e o número N_0 de átomos presentes no instante $t = 0$ é

$$N = \frac{N_0}{2^{t/T_{1/2}}} = N_0 \, [2^{-(t/T_{1/2})}] \tag{5.2}$$

Calculando N para $t = T_{1/2}$, $2T_{1/2}$, $3T_{1/2}$ obtém-se, respectivamente, $\frac{N_0}{2}$, $\frac{N_0}{4}$ e $\frac{N_0}{8}$, como era esperado. O cálculo de N pela Equação (5.2) é fácil somente para t igual a números inteiros de $T_{1/2}$.

Exemplo 5.2 – Calcule o número de átomos de ^{198}Au após 12,15 dias se, inicialmente, a amostra era constituída de 10^8 átomos? A meia-vida do ^{198}Au é de 2,7 dias.

Solução

Utilizando a Equação (5.2)

$$N = \frac{10^8}{2^{\frac{12,15}{2,7}}} = \frac{10^8}{2^{4,5}} = \frac{10^8}{2^4 \cdot 2^{0,5}} = \frac{10^8}{2^4 \cdot 2^{1/2}} = \frac{10^8}{2^4 \cdot \sqrt{2}}$$

Racionalizando,

$$N = \frac{\sqrt{2}}{2^5} \times 10^8 = \frac{\sqrt{2} \times 10^8}{32} \cong 4,4 \times 10^6 \text{ átomos}$$

Exercício Proposto — A meia-vida de ^{24}Na é de 15 horas. Qual é o tempo necessário para que 93,75% de uma amostra desse isótopo se desintegre?

5.4 — RELAÇÃO ENTRE A CONSTANTE DE DESINTEGRAÇÃO E A MEIA-VIDA

Sabendo-se que, para $t = T_{1/2}$, N será igual a $N_0/2$, e utilizando a Equação (5.1), obtém-se

$$\frac{N_0}{2} = N_0 e^{-\lambda T_{1/2}} \qquad (5.3)$$

Uma vez que N_0 é diferente de zero, pode ser eliminado de ambos os membros.

$$\frac{1}{2} = e^{-\lambda T_{1/2}} \qquad (5.4)$$

Calculando o logaritmo neperiano de ambos os membros,

$$\ell n\, 2 = \lambda T_{1/2} \qquad (5.5)$$

$$\boxed{0,693 = \lambda T_{1/2}} \qquad (5.6)$$

Exercício Proposto — Utilize a Equação (5.6) e demonstre a equivalência das Equações (5.1) e (5.2).

Exemplo 5.3 — Calcule a constante de desintegração de ^{198}Au, cuja meia-vida é de 2,7 dias.

Solução

$$\lambda = \frac{0,693}{T_{1/2}} = \frac{0,693}{2,7} = 0,257 \text{ desintegrações por dia}$$

$$\lambda = 2,97 \times 10^{-6}\, s^{-1}$$

Exercício Proposto — Calcule o número de átomos de ^{198}Au que se desintegram em um dia, se inicialmente há 10^8 átomos, sendo $\lambda = 0,257$ desintegrações por dia.

5.5 — ATIVIDADE

A *atividade* de uma amostra de qualquer material radioativo é definida como sendo o número de desintegrações dos núcleos de seus átomos constituintes por unidade de tempo, isto é, a velocidade de desintegração dos átomos. Esse conceito é útil, uma vez que não há modo direto para se determinar o número de átomos presentes numa amostra, exceto através da radioatividade desses átomos. Existem equipamentos, como os contadores Geiger, que medem diretamente a atividade de uma amostra.

A atividade A de uma amostra radioativa num dado instante pode ser expressa por

$$\boxed{A = \lambda N} \tag{5.7}$$

Substituindo-se o N da equação acima por (5.1), obtém-se

$$A = \lambda N_0 e^{-\lambda t} = A_0 e^{-\lambda t} \tag{5.8}$$

em que, $A_0 = \lambda N_0$ é a atividade inicial.

A atividade pode, também, ser escrita como:

$$\boxed{A = \frac{A_0}{2^{t/T_{1/2}}} = A_0 [2^{-(t/T_{1/2})}]} \tag{5.9}$$

A unidade da constante de desintegração λ e a da atividade A é a mesma, isto é, s^{-1}, embora λ seja uma característica de cada radioisótopo e a atividade de uma amostra radioativa dependa do número N de seus átomos constituintes com uma λ própria.

Visto que a atividade de uma amostra radioativa é diretamente proporcional ao número de átomos presentes, os gráficos das Equações (5.8) e (5.9) são os mesmos das Figuras 5.1 e 5.2, diferindo apenas na constante λ. A passagem de um gráfico a outro é feita multiplicando-se a escala do eixo vertical pela constante λ, característica de cada radioisótopo.

5.5.1 — Unidade de atividade

Uma das unidades de atividade utilizada é o curie (Ci), igual a $3{,}7 \times 10^{10}$ desintegrações por segundo, sendo seus submúltiplos o milicurie e o microcurie.

$$1 \text{ mCi} = 3{,}7 \times 10^{7} \text{ s}^{-1}$$
$$1 \ \mu\text{Ci} = 3{,}7 \times 10^{4} \text{ s}^{-1}$$

Em 1975, a Comissão Internacional de Unidades e Medidas Radiológicas (ICRU) recomendou o uso do becquerel (Bq) como unidade de atividade no Sistema Internacional de unidades.

1 becquerel (Bq) é definido como 1 desintegração por segundo

Portanto, 1 Ci = $3{,}7 \times 10^{10}$ Bq

Exemplo 5.4 — A taxa de desintegração de 1 g de ^{40}K é 10^5 s^{-1}. Qual é sua constante de decaimento?

Solução

40 g de ^{40}K contém $6{,}03 \times 10^{23}$ átomos de potássio (número de Avogadro). Portanto, 1 g conterá N átomos de potássio.

$$N = \frac{6{,}03 \times 10^{23}}{40} = 1{,}5 \times 10^{22} \text{ átomos}$$

Como a atividade $A = 10^5 \ s^{-1}$ e $A = \lambda N$, obtém-se

$$\lambda = \frac{A}{N} = \frac{10^5}{1{,}5 \times 10^{22}} = 6{,}7 \times 10^{-18} \ s^{-1}$$

Exercício Proposto — Calcule a atividade de uma amostra de 1 g de $^{90}_{38}$Sr, cuja meia-vida é de 28 anos.

5.6 — VIDA MÉDIA ($\bar{T}$)

Considere uma fonte de ouro radioativo, com a atividade inicial de 300 desintegrações por segundo, cujo decaimento exponencial é apresentado pela curva (a) na Figura 5.3. O número total de desintegrações da fonte é dado pela soma N_0 de todos os seus átomos, que pode ser obtida calculando-se a área sob a curva exponencial desde o tempo de decaimento igual a zero até infinito. Esse cálculo pode ser feito exatamente pelo método matemático da integração. Um outro método de cálculo leva em conta que, durante um intervalo de tempo Δt, centrado em torno de um tempo t, a atividade da amostra é A. O número de desintegrações durante Δt é dado por $A\,\Delta t$ que é a área do paralelogramo hachurado na Figura 5.3.

Considere agora uma fonte hipotética cuja atividade permanece constante e igual a A_0 até um instante $\bar{T}$, como mostra a reta (b) da Figura 5.3 quando todos os átomos da amostra se desintegram ao mesmo tempo. O cálculo da área sob esse segmento de reta é o do paralelogramo: $A_0\bar{T} = N_0\lambda\bar{T}$ que por sua vez deve ser igual a N_0. Portanto, pode-se concluir que

$$\bar{T} = \frac{1}{\lambda} \tag{5.10}$$

$\bar{T}$ é chamado *vida média* de um elemento radioativo e é calculado dividindo-se a soma das idades de todos os átomos pelo número total de átomos.

Substituindo-se o λ da Equação (5.10) pelo obtido de (5.6), tem-se

$$\bar{T} = \frac{T_{1/2}}{0{,}693} = 1{,}44\,T_{1/2}$$

Como já foi visto, a meia-vida de ^{198}Au é de 2,7 dias. Portanto, a vida média $\bar{T}$ do ^{198}Au é de 3,89 dias. Uma fonte radioativa de ^{198}Au dá o mesmo número total de desintegrações, considerando-se um decaimento exponencial com meia-vida de 2,7 dias calculando-se a área sob a exponencial ou um decaimento total num tempo t igual a 3,89 dias, isto é, calculando-se a área do paralelogramo $A_0 \times 3{,}89$. No caso do exemplo da Figura 5.3, obtém-se para o número total de átomos da amostra o valor 10^8.

Exemplo 5.5 — Uma fonte de radônio de 2 mCi, cuja meia-vida é de 3,83 dias, é permanentemente implantada num paciente. Qual é a radiação total emitida?

Solução

$A_0 = 2\text{ mCi} = 2 \times 3{,}7 \times 10^7\,\text{s}^{-1} = 7{,}4 \times 10^7\,\text{s}^{-1}$
$T_{1/2} = 3{,}83 \times 24 \times 60 \times 60 = 3{,}3 \times 10^5\,\text{s}$

A radiação total emitida é dada pelo número total de desintegrações da fonte radioativa, ou pelo número total de átomos da amostra.

$N_0 = A_0\bar{T} = A_0 \times 1{,}44 \times T_{1/2}$
$N_0 = 7{,}4 \times 10^7 \times 1{,}44 \times 3{,}3 \times 10^5 = 3{,}5 \times 10^{13}$ átomos.

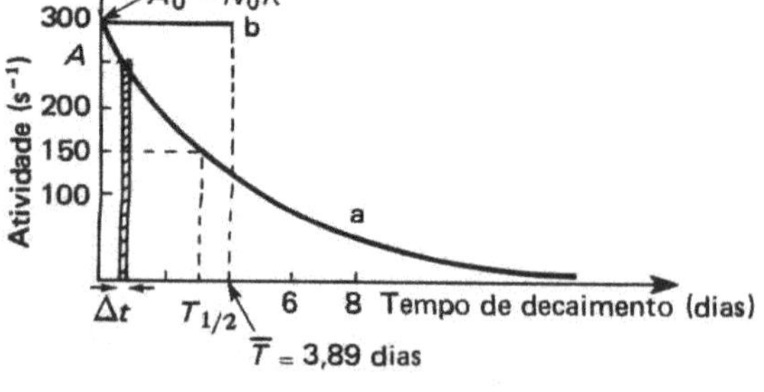

Figura 5.3 — Decaimento da atividade de uma fonte de ouro radioativo.

PROBLEMAS

1. Foi feita uma brincadeira com 100 dados. Toda vez que um número pré-fixado, por exemplo o 6, saísse, numa jogada, os dados correspondentes eram retirados do jogo. Na primeira jogada com 100 dados saíram 17 com o número 6. Foram retirados, portanto, 17 dados do jogo, e a jogada seguinte prosseguiu com 83 dados, e assim por diante. A tabela abaixo dá o número de dados retirados e o dos restantes em cada jogada.

Jogada	Dados retirados	Dados restantes
0	–	100
1ª	17	83
2ª	14	69
3ª	12	57
4ª	9	48
5ª	8	40
6ª	7	33
7ª	5	28
8ª	5	23
9ª	4	19
10ª	3	16

a. Faça um gráfico num papel milimetrado e um outro num papel semilogarítmico, colocando num dos eixos o número de dados restantes e no outro a ordem das jogadas.

b. Faça um paralelo entre esse jogo e as desintegrações radioativas.

c. Determine graficamente em qual jogada o número de dados restantes será a metade do número de dados inicial; calcule a probabilidade de sair o número 6 em cada jogada.

d. Com quais grandezas cada um dos resultados do item anterior se relacionaria, caso a tabela acima se referisse a isótopos radioativos ao invés de a dados?

2. O oxigênio radioativo $^{15}_{8}O$ tem uma meia-vida de 2,1 minutos.

a. Quanto vale a constante de decaimento?

b. Quantos átomos radioativos existem numa amostra com uma atividade de 4 mCi?

c. Qual o tempo necessário para que a atividade seja reduzida por um fator 8?

3. Uma fonte radioativa *A* é colocada em frente a um contador Geiger, que registra 1 100 contagens em 5 minutos. Quando uma outra fonte radioativa *B* é colocada na mesma posição, o contador também conta 1 100 contagens em 5 minutos. Quando não é colocada nenhuma fonte perto do contador, ele registra 300 contagens em 5 minutos que são devidas a radiação de fundo. Pergunta-se:

a. Quantas contagens o contador registrará em 5 minutos se as fontes *A* e *B* forem colocadas juntas na mesma posição anterior?

b. A fonte *A* tem uma meia-vida de 2 anos, e a fonte *B* de 3 anos. Quantas contagens em 5 minutos registrará o contador após um período de 6 anos se as fontes *A* e *B* forem colocadas novamente juntas, na mesma posição anterior?

4. Um certo elemento radioativo tem uma meia-vida de 20 dias.

a. Qual é o tempo necessário para que 3/4 dos átomos inicialmente presentes se desintegrem?

b. Quanto vale a constante de desintegração e a vida média?

5. Na desintegração do ^{226}Ra é emitida uma partícula alfa. Se essa partícula se chocar com uma tela de sulfeto de zinco, produzir-se-á uma cintilação. Desse modo é possível contar diretamente o número de partículas alfa emitidas por segundo por um grama de ^{226}Ra, tendo sido determinado esse número por Hess e Lawson como sendo igual a $3{,}72 \times 10^{10}$. Use esses dados e o número de Avogadro – $6{,}02 \times 10^{23}$ moléculas por mol – para calcular a meia-vida do rádio.

6. A atividade de um certo fóssil diminuiu de 1 530 desintegrações por minuto para 190 desintegrações por minuto já com correção da radiação de fundo, durante o processo de fossilização. Sendo a meia-vida do isótopo radioativo do ^{14}C de 5 760 anos, determine a idade do fóssil.

7. O carvão do fogão de um antigo acampamento indígena apresenta uma atividade devida ao ^{14}C de 3,83 desintegrações por minuto por grama de carbono da amostra. A atividade do ^{14}C na madeira das árvores vivas independe da espécie vegetal e vale 15,3 desintegrações por minuto por grama de carbono da amostra. Determine a idade do carvão.

8. Um material radioativo contém inicialmente 3 mg de ^{234}U, cuja meia-vida é de $2{,}48 \times 10^5$ anos.

a. Quantos miligramas de ^{234}U existirão após $4{,}96 \times 10^5$ anos?

b. Calcule a atividade inicial e aquela no final do período citado no item *a*.

9. Uma amostra de ^{128}I contém $2{,}0 \times 10^{10}$ átomos radioativos. Sendo a meia-vida desse isótopo de 25 minutos, calcule o número de átomos que decaem por segundo.

10. O volume de fluido extracelular pode ser medido injetando-se sulfato de sódio marcado com ^{35}S. Uma tal fonte tem uma atividade inicial de 2 mCi. Sabendo-se que este isótopo tem uma meia-vida de 87 dias, calcule a atividade da fonte após 60 dias em curies e em becquerels. Após quanto tempo a atividade cai a 0,5 mCi?

11. O sódio radioativo ^{24}Na que tem uma meia-vida de 15 horas é enviado de um laboratório para um hospital, gastando no percurso 3 horas. Sabendo-se que sua atividade deve ser de 10 mCi ao chegar ao hospital, calcule a atividade da fonte na saída do laboratório.

12. Uma fonte de ^{131}I com vida média de 11,52 dias tem uma atividade inicial de 3 mCi. Encontre a meia-vida e o número total de desintegrações da fonte.

13. Átomos de plutônio-238 (^{238}Pu) emitem partículas alfa de 5,1 MeV. Sua meia-vida é de 90 anos. A energia de 180 mg de plutônio-238 é usada para fazer funcionar um tipo de marcapasso cardíaco. Calcule a potência inicial máxima do marcapasso.

14. O isótopo de ^{32}P é administrado a um paciente que pesa 64 kg. Esse isótopo tem uma meia-vida no paciente de 10 dias. A energia da partícula beta emitida por esse isótopo por desintegração é de 0,698 MeV. Se a dose absorvida não deve superar 1 rad,

a. Quantos gramas de ^{32}P devem ser administrados ao paciente?

b. A quantos μCi correspondem?

c. Qual é a atividade após 20 dias?

15. O isótopo ^{197}Hg emite radiação gama de 77 keV por desintegração. $1{,}97 \times 10^{-9}$ g desse material é administrado a um paciente de 74 kg, na detecção de um tumor. Se a meia-vida desse isótopo no organismo do paciente for de 51,1 h, calcule:

a. a atividade inicial da amostra no corpo em μCi;

b. o tempo necessário para que a atividade seja reduzida a 1/32 do seu valor inicial;

c. a dose total absorvida pelo paciente.

16. Vinte milicuries de $^{99}Tc^m$ são injetados num paciente que faz um mapeamento cerebral. Em cada desintegração desse radioisótopo cuja meia-vida é de 6 h é emitido um raio gama de 0,143 MeV. Admitindo que metade dos raios gama escapa do corpo sem interagir, calcule a dose absorvida por um paciente de 60 kg e a quantidade em gramas de $^{99}Tc^m$ injetada.

REFERÊNCIAS BIBLIOGRÁFICAS

Livros

BEISER, A. — *Conceitos de Física Moderna.* Brasil, Polígono e EDUSP, 1969.

EISBERG, R. & RESNICK, R. — *Quantum Physics of Atoms, Molecules, Solids, Nuclei and Particles.* USA, John Wiley & Sons, 1974.

JOHNS, H. E. & CUNNINGHAN, J. R. — *The Physics of Radiology.* USA, Charles C. Thomas, 1974.

MACDONALD, S. G. G. & BURNS, D. M. — *Physics for the Life and Health Sciences.* Philippines, Addison--Wesley, 1977.

MARION, J. B. — *Physical Science in the Modern World.* USA, Academic Press, 1974.

OLDENBERG, O. — *Introduction to Atomic Physics.* USA, McGraw-Hill, 1954.

SEMAT, H. — *Física Atómica y Nuclear.* España, Aguilar, 1957.

STROTHER, G. K. — *Physics with Applications in Life Sciences.* USA, Houghton Mifflin, Boston, 1977.

Raios X

CAPÍTULO 6

6.1 — INTRODUÇÃO

Os raios X, desde sua descoberta por Wilhelm Conrad Röntgen em 1895, têm sido amplamente utilizados na Medicina, na indústria e em pesquisas científicas. Poucas são as pessoas que atingem a fase adulta sem nunca ter tirado radiografia de uma parte do corpo ou de um dente.

Os *raios X*, como os *raios gama*, são ondas eletromagnéticas e, portanto, sua velocidade de propagação é a da radiação eletromagnética e vale $c = 3 \times 10^8$ m/s no vácuo. Eles diferem somente quanto à origem, pois os raios gama provêm do núcleo ou da aniquilação de partículas, enquanto que os raios X têm sua origem fora do núcleo.

Um núcleo instável pode passar a um estado mais estável liberando energia na forma de radiação gama. Por outro lado, quando elétrons rápidos colidem com certos materiais, parte de sua energia ou toda ela é convertida em fótons de raios X.

A Figura 6.1 mostra os componentes básicos de um sistema de produção de raios X. O filamento aquecido emite elétrons que são acelerados pela diferença de potencial V entre o catodo e o anodo e incidem sobre o alvo produzindo raios X.

Os mesmos componentes básicos de um sistema de produção de raios X são encontrados nos aparelhos de TV. Num televisor branco e preto, os raios X produzidos são de baixa energia, sendo, portanto, absorvidos pelo vidro do tubo. Alguns anos atrás, nos Estados Unidos, foi detectada uma quantidade considerável de raios X provenientes de aparelhos de TV a cores defeituosos, com energia suficiente para atravessar o vidro do tubo.

Em meados de 1979, medidas de controle, em cerca de dez televisores a cores, de diferentes marcas, em bom funcionamento, foram feitas pelo Laboratório de Dosimetria e Proteção Radiológica do Instituto de Física da USP. Essas medidas foram feitas colocando-se dosímetros termoluminescentes na tela dos tubos dos televisores, durante um mês. Os dosímetros usados foram cristais de fluoreto de lítio de $3 \times 3 \times 1$ mm^3. Após o período de um mês, os dosímetros foram retirados das telas e "lidos" no aparelho leitor termoluminescente. A leitura consiste na medida, por meio

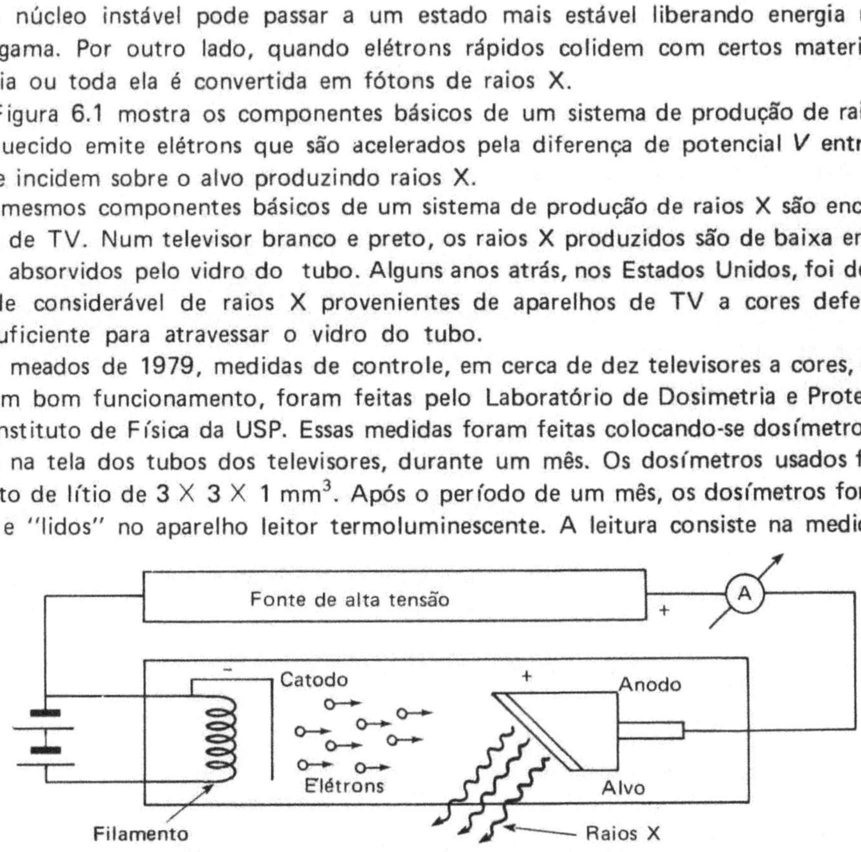

Figura 6.1 — Diagrama de um sistema de produção de raios X.

de uma fotomultiplicadora, da intensidade luminosa emitida pelo cristal durante o aquecimento. A intensidade luminosa medida está relacionada à quantidade de radiação incidente. Os resultados obtidos indicaram que a radiação X que atravessa o vidro do tubo é menor que 10% da radiação de fundo ou natural, sendo, portanto, desprezível.

6.2 — PRODUÇÃO DE RAIOS X

Num tubo de raios X a maioria dos elétrons incidentes sobre o alvo perde sua energia cinética de modo gradual nas inúmeras colisões, convertendo-a em calor. Esta é a razão pela qual um alvo deve ser feito de material de alto ponto de fusão. A temperatura atingida pelo alvo é tão alta que ainda são necessários métodos especiais para seu esfriamento.

Uma pequena parte dos elétrons incidentes se aproxima dos núcleos atômicos do alvo, podendo perder de uma só vez uma fração considerável de sua energia cinética, emitindo um fóton de raios X. Em outras palavras, o fóton de raios X é produzido quando um elétron sofre uma desaceleração brusca. A radiação gerada desse modo é conhecida como *radiação de freamento* ou *bremsstrahlung.*

Os fótons de raios X podem ter qualquer energia, desde valores próximos do zero até um valor máximo, determinado pela energia do elétron incidente. Então, quando há um feixe de elétrons, haverá a produção de um *espectro contínuo* de raios X de várias energias ou, melhor, de vários comprimentos de onda, uma vez que

$$\boxed{E = hf = \frac{hc}{\lambda}} \qquad (6.1)$$

onde E é a energia de um fóton da radiação X emitida; h a constante de Planck; f a freqüência da radiação X emitida; c a velocidade da luz; e λ o comprimento de onda da radiação emitida.

Admitindo-se que a energia cinética K do elétron acelerado pela alta voltagem V do tubo valha

$$K = eV \qquad (6.2)$$

sendo e a carga do elétron, e que toda essa energia seja usada para produzir um único fóton, a energia desse fóton seria máxima, e dada por

$$E_{\text{máx}} = \frac{hc}{\lambda_{\text{mín}}} = eV \qquad (6.3)$$

Portanto, a relação entre a voltagem aplicada aos eletrodos do tubo e o $\lambda_{\text{mín}}$ de raios X produzidos vale:

$$\lambda_{\text{mín}} = \frac{hc}{eV} = \frac{(6{,}63 \times 10^{-34}\ \text{J} \cdot \text{s})(3 \times 10^{8}\ \text{m/s})}{(1{,}6 \times 10^{-19}\ \text{C})V}$$

$$\lambda_{\text{mín}} = \frac{1{,}24 \times 10^{-6}}{V}\ (\text{V} \cdot \text{m}) \qquad (6.4)$$

Por exemplo, para $V = 35$ kV,

$$\lambda_{\text{mín}} = \frac{1{,}24 \times 10^{-6}\ (\text{V} \cdot \text{m})}{35 \times 10^{3}\ V} = 0{,}35 \times 10^{-10} = 0{,}35\ \text{Å}$$

Esse valor mínimo independe do material de que é feito o alvo e é inversamente proporcional a V. Esse fato pode ser verificado na Figura 6.2, onde são apresentados três espectros contínuos, para alvo de tungstênio e V iguais a 30, 40 e 50 kV.

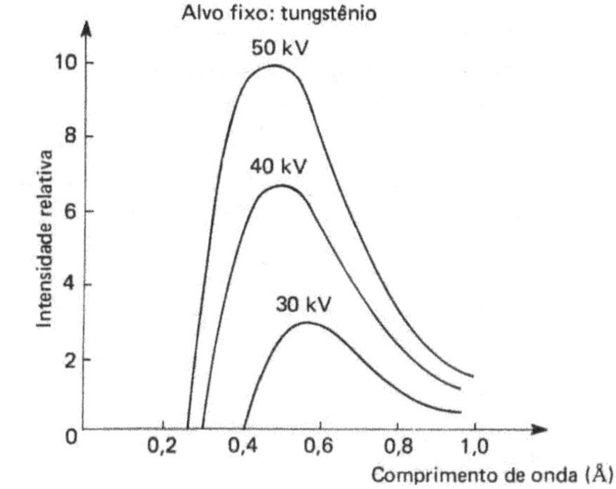

Figura 6.2 – Espectro contínuo de raios X emitidos de um tubo com alvo de tungstênio, para três valores do potencial acelerador.

Na Figura 6.3 podem-se ver dois espectros obtidos com alvo de tungstênio e molibdênio para V fixo em 35 kV. Nota-se que o $\lambda_{mín}$ é o mesmo para ambos os alvos. Por outro lado, além do espectro contínuo, pode haver um espectro de linhas superposto ao contínuo, chamado *espectro característico* ou *de linhas*. Esse espectro provém da interação de elétrons incidentes com elétrons orbitais dos átomos do alvo. Se na interação ocorrer a remoção de elétron das camadas mais internas do átomo do alvo, seu lugar será rapidamente preenchido por um elétron da camada externa. Durante a transição do elétron da camada externa para a interna haverá a produção de um fóton de raio X, cuja energia representa exatamente a diferença entre os níveis de energia externa e interna dos elétrons orbitais. Uma vez que cada elemento possui níveis de energia específicos, a energia desses raios X característicos é própria do material de que é feito o alvo. Na Figura 6.3 pode-se ver o espectro característico superposto ao espectro contínuo no caso de alvo de molibdênio para V = 35 kV.

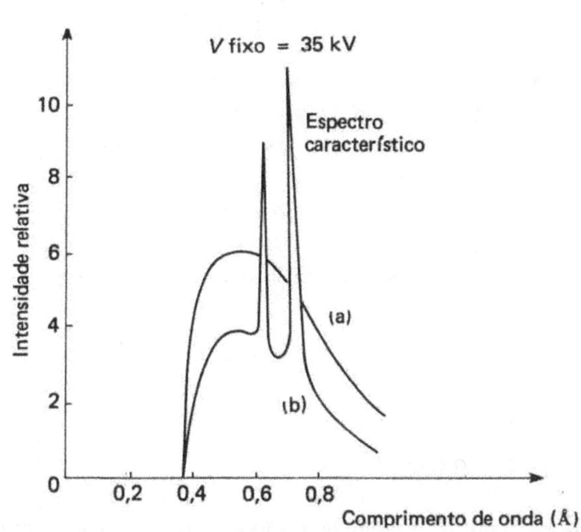

Figura 6.3 – (a) Espectro contínuo de raios X emitidos de um tubo com alvo de tungstênio para V = 35 kV. (b) Espectro característico superposto ao espectro contínuo de raios X emitidos de um tubo com alvo de molibdênio para V = 35 kV.

Nas Figuras 6.2 e 6.3 não se observa nenhum espectro de linhas para o alvo de tungstênio. Isto se explica porque mesmo os elétrons de máxima energia de 50.keV ainda não são suficientemente energéticos para arrancar elétrons das camadas mais internas do átomo de tungstênio.

Exemplo 6.1 — Calcule a energia máxima e o comprimento de onda mínimo de um fóton produzido num tubo de raios X, quando a diferença de potencial entre seus eletrodos for de 40 kV.

Solução

$$E_{máx} = eV = e \times 40 \text{ kV} = 40 \text{ keV}$$

ou

$$E_{máx} = (1{,}6 \times 10^{-19} \text{ C})(40 \times 10^{3} \text{ V}) = 6{,}4 \times 10^{-15} \text{ J}$$

$$\lambda_{mín} = \frac{hc}{E_{máx}} = \frac{(6{,}63 \times 10^{-34} \text{ J} \cdot \text{s})(3 \times 10^{8} \text{ m/s})}{6{,}4 \times 10^{-15} \text{ J}}$$

$$\lambda_{mín} = 3{,}1 \times 10^{-11} \text{ m} = 0{,}31 \text{ Å}$$

6.3 — ATENUAÇÃO DE RAIOS X

Os raios X não são absorvidos da mesma forma por diferentes materiais. É por essa razão que se consegue, por exemplo, radiografar partes do corpo humano para diagnose.

Elementos pesados, tais como cálcio e bário, são melhores absorvedores de raios X que elementos leves como hidrogênio, carbono e oxigênio. Portanto, estruturas como ossos aparecem nitidamente em radiografias. O ar é um péssimo absorvedor de raios X.

A intensidade dos raios X e também dos raios gama — que é proporcional ao número de fótons do feixe — decresce quando os raios atravessam certos meios. A esse fato se chama *atenuação*, que é devida a absorção e espalhamento do feixe. Para um feixe monoenergético esse decréscimo pode ser descrito pela seguinte expressão exponencial

$$\boxed{I = I_0 e^{-\mu x}} \qquad (6.5)$$

onde I é a intensidade do feixe após a passagem através de um meio de espessura x; I_0 é a intensidade inicial do feixe; I e I_0 são medidas em $J/(m^2 \cdot s)$; μ é o coeficiente de atenuação linear do meio, que depende do meio e da energia da radiação; e é a base dos logaritmos neperianos. O produto μx deve ser adimensional.

Observe que essa equação é do mesmo tipo da do decaimento radioativo.

A espessura de um absorvedor, que reduz à metade a intensidade da radiação incidente, é chamada *camada semi-redutora*. Pode-se mostrar facilmente que a camada semi-redutora $X_{1/2}$ vale

$$\boxed{X_{1/2} = \frac{0{,}693}{\mu}} \qquad (6.6)$$

Exercício Proposto — Deduza a Equação (6.6).

A $X_{1/2}$ é usada como medida da penetrabilidade da radiação. Para o chumbo, por exemplo, a $X_{1/2}$ é de 0,86 cm para um raio X ou gama de 1 MeV. (Veja a Tabela 1.3 do Capítulo 1.) Isto significa que 0,86 cm de chumbo são necessários para diminuir à metade a intensidade do feixe acima referido. A $X_{1/2}$ no ar para o mesmo feixe é de aproximadamente 25 m.

Levando em conta o conceito de camada semi-redutora, a Equação (6.5) também pode ser escrita na forma

$$I = \frac{I_0}{2^{(x/X_{1/2})}} = I_0[2^{-(x/X_{1/2})}] \qquad (6.7)$$

Exercício Proposto — Deduza a Fórmula (6.7).

Exemplo 6.2 — Qual é a percentagem de raios X transmitida através de um material de 10 cm de espessura, sendo $\mu = 0{,}2\ \text{cm}^{-1}$?

Solução

Usando a equação $I = I_0 e^{-\mu x}$, e sendo $\mu x = 0{,}2 \times 10 = 2$

$$\frac{I}{I_0} = e^{-2} = 0{,}135$$

Portanto, $\frac{I}{I_0} = 13{,}5\%$ (percentagem transmitida).

Exercício Proposto — A camada semi-redutora para um raio X de 1 MeV é de 0,86 cm. Que espessura de chumbo é necessária para frear 96,875% dessa radiação?

PROBLEMAS

1. Calcule a energia máxima e o comprimento de onda mínimo de raios X produzidos por um tubo operando a 15 e a 150 kV. Os aparelhos de raio X diagnóstico, em geral, funcionam nesse intervalo.

2. O comprimento de onda mínimo da radiação X emitida por um tubo de raios X é de $8{,}29 \times 10^{-3}$ nm. Calcule a energia de um fóton dessa radiação em J e em eV. Qual é a diferença de potencial aplicada no tubo?

3. Os tubos de televisão a cores operam com diferença de potencial em torno de 22 000 V. Há, neste caso, produção de raios X? Qual é a energia máxima de um fóton de raios X? Qual é o comprimento de onda do feixe de raios X correspondente?

4. Os coeficientes de atenuação linear para raios X de certa energia na água e no cálcio são, respectivamente, $400\ \text{m}^{-1}$ e $1{,}57 \times 10^4\ \text{m}^{-1}$. Calcule:

a. a percentagem de absorção de raios X em 1 mm de água;

b. a espessura de cálcio necessária para produzir a mesma redução na intensidade, que a calculada no item anterior.

5. Um feixe de raios X de 50 keV, isto é, contendo fótons de 50 keV é usado para tirar uma radiografia do pulmão. Qual é a razão entre a intensidade do feixe incidente na frente do tórax e a emergente nas costas? Considere a espessura do tórax de 10 cm. Consulte a Tabela 1.3 do Capítulo 1.

6. O coeficiente de atenuação do tecido humano para fótons de 1 MeV é de $7\ \text{m}^{-1}$. Calcule a espessura do tecido que reduzirá a intensidade incidente por um fator 2. Essa espessura é a camada semi-redutora.

7. Que percentagem da intensidade incidente de um feixe de fótons de 1 MeV será transmitida através de 20 cm de tecido humano? Use os dados do problema anterior.

8. A intensidade de um feixe de raios X ou gama pode ser diminuída usando-se absorvedores. Sejam 10 folhas de absorvedores de igual espessura e de mesmo material e I_0 a intensidade do feixe incidente no primeiro absorvedor. Suponha que cada folha de absorvedor diminua a intensidade incidente de 10%. Coloque num gráfico a intensidade de um feixe de raios X em função do número de folhas de absorvedores usados. Determine a intensidade final e o coeficiente de atenuação linear do absorvedor em função da espessura.

9. Se 1 cm de um certo absorvedor reduzir a intensidade de um feixe de raios X por um fator 10, isto é, $I = I_0/10$, que espessura desse mesmo absorvedor será necessária, para se ter igual intensidade final se a inicial for

a. dobrada?
b. triplicada?

10. Que espessura de (a) água e (b) alumínio é necessária para blindar uma fonte radioativa de forma equivalente a uma blindagem de chumbo de espessura igual a 1 cm? Admita que as intensidades inicial e final sejam as mesmas para os três materiais. São dados: $\mu_{Al} = 0{,}435\ cm^{-1}$, $\mu_{Pb} = 60\ cm^{-1}$, $\mu_{H_2O} = 0{,}167\ cm^{-1}$.

11. Um feixe de raios X é usado para tirar uma radiografia de um abdome de 16 cm de espessura. A relação entre as intensidades da radiação na pele da frente e de trás é de 16. Calcule a camada semi-redutora do tecido humano para esse feixe.

12. A camada semi-redutora para raios X de 0,1 MeV no tecido humano é de 4,15 cm. Calcule a espessura de tecido após a qual a intensidade da radiação é de somente:

a. 1/4 do seu valor original;
b. menor que 1% do seu valor original.

REFERÊNCIAS BIBLIOGRÁFICAS

Livros

ANDREWS, H. L. – *Radiation Biophysics.* USA, Prentice Hall, 1974.
BEISER, A. – *Conceitos de Física Moderna.* Brasil, Polígono e EDUSP, 1969.
CROMER, A. H. – *Physics for the Life Sciences.* USA, McGraw-Hill, 1977.
EISBERG, R. & RESNICK, R. – *Quantum Physics of Atoms, Molecules, Solids, Nuclei and Particles.* USA, John Wiley & Sons, 1974.
HENDEE, W. R. – *Medical Radiation Physics.* USA, Year Book Medical, 1979.
JOHNS, H. E. & CUNNINGHAN, J. R. – *The Physics of Radiology.* USA, Charles C. Thomas, 1974.

Aplicações das Radiações em Biologia e Medicina

CAPÍTULO 7

7.1 — INTRODUÇÃO

Como já foi visto no Capítulo 2, são inúmeras as aplicações das radiações nos mais variados campos. Dentre as mais importantes, podem ser citadas as relacionadas à Biologia e à Medicina.

Quanto à Biologia, as aplicações são feitas em pesquisas básicas nos campos da Genética, da Fisiologia, da Botânica etc.

Na Medicina, por outro lado, as aplicações são feitas num campo genericamente designado *radiologia*, que por sua vez compreende a radioterapia, a radiologia diagnóstica e a medicina nuclear.

A *radioterapia* utiliza a radiação no tratamento de tumores, na maior parte malignos, e se baseia na transferência de energia ao meio onde ocorre a interação. A evolução da radioterapia ocorreu concomitantemente com o desenvolvimento dos aparelhos por ela utilizados, de tubos de raios X a equipamentos de teleterapia usando isótopos radioativos de cobalto, césio, rádio e finalmente aceleradores de partículas.

A *radiologia diagnóstica* consiste na utilização de um feixe de raios X para a produção de imagens em várias tonalidades de cinza numa chapa fotográfica ou numa tela fluoroscópica. O médico, ao examinar uma chapa ou uma tela fluoroscópica, pode verificar as estruturas anatômicas do paciente e descobrir a existência de qualquer anormalidade. Essas imagens podem ser tanto estáticas como dinâmicas. O equipamento mais recente usado na radiologia diagnóstica foi desenvolvido comercialmente a partir de 1972, pela firma inglesa EMI e se chama tomografia computarizada que faz a reconstrução de imagem por computação. Esse sistema produz uma imagem de um corte transversal do corpo humano, onde detalhes que não são visualizados numa chapa de raio X convencional podem ser analisados. Os cientistas que desenvolveram essa técnica, Godfrey Newbold Hounsfield (engenheiro eletrônico) e Allen MacLeod Cormack (físico nuclear) foram agraciados com o Prêmio Nobel de Fisiologia e Medicina em 1979.

A *medicina nuclear* aplica materiais radioativos e técnicas de Física nuclear na diagnose, no tratamento e no estudo de doenças. Ela compreende uma parte clínica, diretamente relacionada com o paciente, e uma parte biomédica, onde pesquisas básicas sobre doenças e ação de drogas são desenvolvidas. A principal diferença entre o uso de raios X e o de radioisótopos na diagnose está no tipo da informação obtida. No primeiro caso, a informação está mais relacionada com a anatomia do que com a fisiologia. No segundo, a informação fornecida pelos radioisótopos está mais relacionada com o metabolismo e a fisiologia do que com a própria anatomia. A principal diferença entre a radioterapia e a terapia na medicina nuclear se refere ao tipo de fontes radioativas usadas. No primeiro caso usam-se fontes seladas nas quais o material radioativo não entra em contato direto com o paciente ou com as pessoas que as manuseiam. No segundo, materiais radioativos não selados são ingeridos ou injetados a fim de ser incorporados às regiões do corpo humano a ser tratadas.

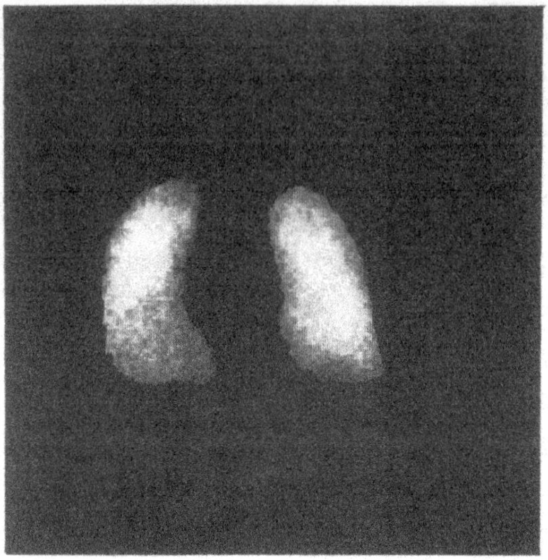

Projeção póstero-anterior de uma cintilografia de perfusão pulmonar normal obtida com o uso de macroagregado de albumina humana (MAH) marcado com $^{99}Tc^m$. A hipoperfusão da base esquerda é devida à absorção pela área cardíaca.*

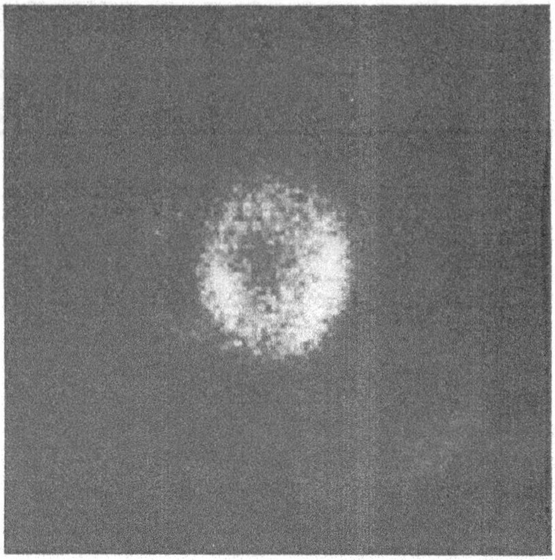

Projeção oblíquo-anterior-esquerda 45° de uma cintilografia de perfusão do miocárdio, utilizando o radioisótopo $^{201}T\ell$. A parede anterior do ventrículo esquerdo apresenta uma menor concentração do radiofármaco, que pode ser devida à isquemia.*

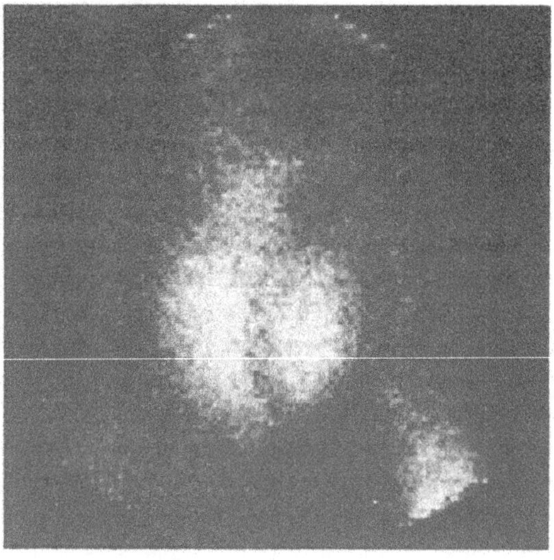

(a)

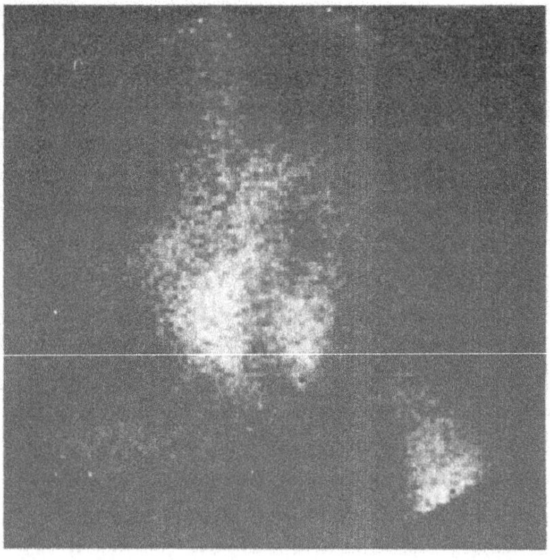

(b)

Projeções oblíquo-anterior-esquerdas 45° das cavidades cardíacas, obtidas com hemácias marcadas com $^{99}Tc^m$ (a) Corresponde à fase diastólica, enquanto que (b), à fase sistólica. A fração de ejeção ventricular esquerda é cerca de 66%*.

* Cortesia da Secção de Radioisótopos do Instituto do Coração do Hospital das Clínicas da FMUSP.

Na radioterapia a dose absorvida por tratamento varia de 700 a 7 000 rad (7 a 70 Gy), na radiologia diagnóstica de 10^{-2} a 1 rad (10^{-4} a 10^{-2} Gy) por chapa e na medicina nuclear, ela é da ordem de dezenas de mrad (10^{-4} Gy) por exame. Veja apêndice de ordens de grandeza.

Existem doses máximas permissíveis calculadas para o corpo todo, para as gônadas e, dependendo do composto portador da radiação, para órgãos críticos como tireóide, pele, útero etc. As doses em diagnose são em geral pequenas; entretanto deve-se evitar o uso indiscriminado de técnicas baseadas no uso da radiação, pois seu efeito é cumulativo. Além disso, precauções especiais devem ser tomadas quando o paciente é novo, ou é mulher grávida, pois células em desenvolvimento são especialmente sensíveis à radiação.

7.2 — APLICAÇÕES NA BIOLOGIA

As radiações são muito importantes no estudo de vários processos que ocorrem nos seres vivos. A seguir serão descritos alguns exemplos do seu uso em pesquisas biológicas.

7.2.1 — Estudo de transporte nas plantas

O dióxido de carbono é absorvido pela folha das plantas e participa do processo da fotossíntese, no qual são produzidos carboidratos. Um método simples para determinar o transporte e a localização desses carboidratos após a produção é o do *traçador radioativo*. A folha de uma planta é encaixada dentro de um recipiente onde se faz fluir o gás carbônico marcado com o isótopo radioativo ^{14}C. Após várias horas, um detector de radiação colocado em várias partes da planta indicará onde o átomo de carbono marcado se localizou.

A técnica mais comumente empregada é a da *auto-radiografia*. Após a planta como um todo ter sido exposta ao gás radioativo, as folhas e as porções da haste são removidas e colocadas entre filmes de raios X. As partículas beta do ^{14}C vão sensibilizar a chapa fotográfica. Após a revelação da chapa observam-se locais claros e escuros, correspondendo os últimos a locais com maior concentração de átomos radioativos. Se o carboidrato estiver distribuído na folha, aparecerá a imagem da folha como um todo. De forma geral, constatou-se uma maior concentração de carboidrato no sistema vascular da folha. Entre folhas jovens e adultas verificou-se uma maior concentração nas primeiras, visto que suas necessidades são maiores para seu próprio desenvolvimento. Tal tipo de informação seria muito difícil de obter com qualquer outra técnica.

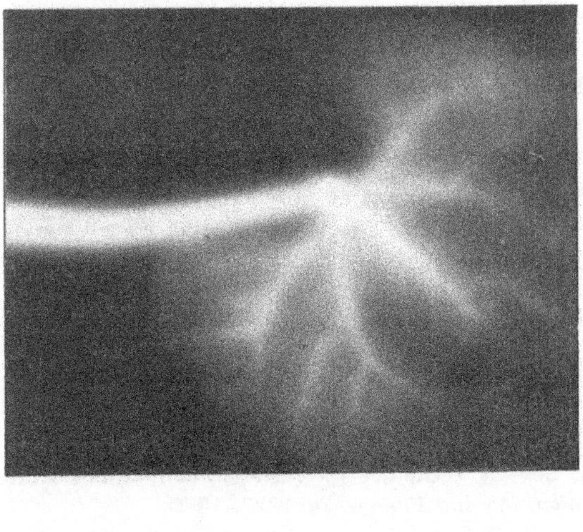

Auto-radiografia de uma folha de feijão, obtida por um grupo de alunos do Curso de Física para Ciências Biológicas da Universidade de São Paulo, em 1981.

7.2.2 — Divisão de cromossomos*

Os traçadores radioativos têm sido usados na obtenção de auto-radiografia no estudo de duplicação de cromossomos. Empregando-se timidina marcada com trítio na cultura de células, o ^3H é incorporado somente aos cromossomos. As auto-radiografias das células mostrarão os cromossomos ou porções deles. A divisão celular pode ser inibida com colchicina, sem afetar a divisão de cromossomos, podendo a divisão ocorrer em diferentes estágios para diferentes células. Dessa forma, após certo tempo, algumas células conterão dois conjuntos de cromossomos, outras quatro, e assim por diante. Se um filme de raios X for colocado sob o preparado, as imagens dos cromossomos serão obtidas, e a distribuição do trítio pode ser acompanhada após uma, duas ou três divisões. Pode-se então obter informação sobre a divisão e replicação de cromossomos.

7.2.3 — Determinação do volume de um compartimento usando-se um traçador radioativo

Técnicas que utilizam radioatividade podem ser empregadas para determinar o volume total ocupado por um fluido.

Para medir, por exemplo, o volume de sangue no corpo, injeta-se intravenosamente 5 ml de albumina marcada com ^{123}I, com uma atividade tal que forneça 10^5 desintegrações por segundo. Após cerca de 5 a 15 minutos, quando a albumina marcada já estiver completamente misturada, retira-se 5 ml de sangue do outro braço. Admitindo-se que o número de desintegrações por segundo da amostra retirada seja de 10^2, o volume total de sangue do corpo pode ser calculado:

$$5 \text{ ml} \times \frac{10^5 \text{ desint/s}}{10^2 \text{ desint/s}} = 5\,000 \text{ ml}$$

7.2.4 — Auto-radiografia alfa de tecido epitelial dos brônquios**

Estudos recentes de microdistribuição de emissores alfa no tecido epitelial dos brônquios de cadáveres estão sendo feitos em alguns centros de pesquisa. Traços de emissores alfa (^{210}Po, ^{210}Pb) presentes na atmosfera e no fumo podem ser inalados e depositados no pulmão. O detector utilizado é um plástico especial CR-39 muito sensível a partículas alfa, cujo traço pode ser observado pelo processo de "etching" (corrosão por ácido). Esse plástico é colocado em contato com o tecido que se deseja estudar, por um período de até vários meses. Dessa forma, a localização da fonte emissora de partícula alfa da superfície de um tecido pode ser determinada com uma precisão de poucos μm. Por esse processo foi detectada a presença de possíveis "manchas quentes" nas bifurcações da árvore brônquica, em maior número nas dos fumantes e nas dos trabalhadores de minas de urânio e tório.

---

* FEINENDEGEN, L. E. — Tritium-labeled Molecules in Biology and Medicine. USA, *American Institute of Biological Science and USAEC,* 1967.

** HENSHAW, D. L., FEWS, A. P. & WEBSTER, D. J. — A Technique for High-sensitivity Alpha Auto Radiography of Bronchial Epithelium Tissue — *Physics in Medicine and Biology 24*:1227, 1979.

7.3 — RADIOTERAPIA

A radioterapia se baseia na destruição do tumor pela absorção da energia da radiação incidente, tendo como princípio maximizar o dano ao tumor e minimizar o dano em tecidos vizinhos, normais, o que se consegue irradiando o tumor de várias direções. Os processos bioquímicos envolvidos na destruição das células pela radiação ainda são objeto de estudos.

A radioterapia se subdivide em teleterapia e braquiterapia.

7.3.1 — Teleterapia

Nesse caso a fonte radioativa é colocada a muitos centímetros da região a ser tratada. Os equipamentos utilizados na teleterapia podem ser de *quilovoltagem*, de *megavoltagem* e de *teleisotopoterapia.*

Equipamentos de quilovoltagem São tubos convencionais de raios X. A voltagem aplicada entre os eletrodos é no máximo de 250 kV. Para a voltagem de 200 kV, a dose máxima ocorre na pele, decrescendo até atingir 50% a 5 cm de profundidade, 25% a 10 cm e sendo praticamente desprezível a 25 cm. Por essa razão, esses equipamentos são usados principalmente no tratamento de câncer da pele. Nesse tratamento o paciente é submetido a doses diárias de 300 rad (3 Gy) até atingir um total de 6 000 rad (60 Gy). Os raios X nessa faixa de energia ainda podem ser usados por seus efeitos térmicos na terapia de artrite, artrose, bursite ou até calos, e diminuir a rejeição no caso de transplantes.

Equipamentos de megavoltagem Nessa classe se situam os aceleradores de partículas como aceleradores lineares e bétatrons. Num caso típico em que os elétrons atingem uma energia de 22 MeV, a dose máxima devida a raios X ocorrerá entre 4 e 5 cm de profundidade, decresce para 83% a 10 cm e para 50% a 25 cm. São, portanto, mais utilizados na terapia de tumores nos órgãos mais profundos como pulmão, bexiga, próstata, útero, laringe, esôfago etc. As principais vantagens desses equipamentos são a ocorrência de dose máxima abaixo da pele, seu grande poder de penetração e baixa absorção pelos ossos.

Nesse caso o que se utiliza é a radiação X produzida pelos elétrons acelerados por tubos de megavoltagem. O paciente recebe entre 5 000 e 6 000 rad (50 e 60 Gy) no tumor, distribuídas em frações diárias de 200 rad (2 Gy).

Equipamentos de teleisotopoterapia Empregam-se isótopos radioativos, sendo os mais comuns de ^{60}Co, ^{137}Cs e ^{226}Ra. A Tabela 7.1 mostra a energia da radiação gama emitida e a meia-vida desses radioisótopos.

Tabela 7.1 — Característica dos radioisótopos usados na teleisotopoterapia.

Elemento	Energia (MeV)	Meia-vida (anos)
^{60}Co	{1,17 1,33	5,3
^{137}Cs	0,66	30
^{226}Ra	0,18 a 2,2	1 620

No caso de terapia com ^{60}Co, a dose máxima ocorre a 5 mm de profundidade da pele, caindo lentamente para atingir 52% a 10 cm da pele e de 20% a 25% a 25 cm.

Um tubo de raios X, para produzir radiação equivalente à emitida por ^{60}Co, deverá operar com tensão de 3 MV, e como conseqüência o complexo se torna volumoso.

A unidade de telecobalto apresenta vantagens por ser mais compacta, além do fato de não ter um largo espectro de energia como no caso de raios X.

7.3.2 — Braquiterapia

Nesse caso a fonte está em contato com o tecido a ser tratado ou nele implantado.

Alguns materiais radioativos como ^{226}Ra, ^{60}Co, ^{137}Cs, ^{192}Ir e ^{198}Au podem ser usados selados, dentro de recipientes sob forma de tubos, agulhas, fios metálicos, "sementes"; esses recipientes podem absorver radiação beta, caso exista. Uma das vantagens da braquiterapia é a possibilidade de irradiar o tumor com dose alta e os tecidos vizinhos normais com dose mínima, bem menor que no caso de teleterapia. Esse tipo de tratamento é utilizado, por exemplo, no câncer ginecológico.

Na braquiterapia, a aplicação pode ser externa, intracavitária ou intersticial, podendo nas duas últimas aplicações ser temporária ou permanente.

Um tipo especial de braquiterapia usa partículas beta e se chama *betaterapia*. As fontes radioativas que emitem partículas beta mais usadas são:

a. ^{90}Y (ítrio-90) que é emissor beta puro com meia-vida de 64 h. A energia máxima da partícula beta é de 2,27 MeV. É freqüentemente utilizada na destruição do câncer da hipófise. O ^{90}Y é usado encapsulado numa agulha que é colocada intersticialmente na hipófise.

b. ^{90}Sr que emite partícula beta com energia máxima de 0,54 MeV, com meia-vida de 28 anos. O ^{90}Sr é depositado numa superfície de placa metálica que é usada externamente, em contato, para tratamento de doenças e lesões na pele, para prevenção de quelóides e de pterígio.

7.3.3 — Outras fontes de radiação

Além dos raios X produzidos por equipamentos de quilovoltagem, de megavoltagem e dos raios gama emitidos por isótopos radioativos, outras partículas estão sendo usadas na terapia:

a. Elétrons energéticos, produzidos por aceleradores de megavoltagem são usados no tratamento de doenças na pele como a micose fungóide, ou próximas à pele, e no tratamento complementar de câncer de mama após a mastectomia.

b. Mésons π^-, produzidos por aceleradores depositam a maior parte de sua energia no fim do alcance. O seu uso ainda está em fase de investigação. O custo desse tratamento é bastante alto, pois envolve aceleradores de alta energia.

c. Nêutrons emitidos pelo radioisótopo califórnio-252 (^{252}Cf) sob forma de implante, ou nêutrons produzidos por aceleradores de partículas no tratamento de câncer de forma geral.

7.4 — RADIOLOGIA DIAGNÓSTICA

A radiologia diagnóstica com raios X baseia-se em sua transmissão através de partes do corpo, após absorção por diferentes tecidos. A absorção dos raios X não é a mesma para todos os tecidos. Gorduras, tecidos moles e ossos podem ser distinguidos numa chapa de raios X. Isso se deve à diferença na densidade e no número atômico médio, como se pode ver na Tabela 7.2.

Tabela 7.2 — Densidade e número atômico médio de alguns materiais.

Material	Densidade (g/cm³)	*Z* médio
Gordura	0,91	5,92
Tecido mole, músculo, água	1,00	7,42
Osso	1,85	13,85
$BaSO_4$	1,20	23,00

A atenuação de um feixe de raios X é a redução de sua intensidade, devida a absorção e espalhamento dos fótons pelo meio material. Como já foi visto em 6.3, para um feixe de raios X monoenergéticos, vale a equação:

$$\boxed{I = I_0 e^{-\mu x}} \tag{6.5}$$

sendo μ o coeficiente de atenuação linear do meio, que é uma função do material e da energia do raio X.

Para visualizar alguns órgãos do corpo, é necessário injetar o que se chama contraste, que pode ser um meio que absorva mais ou menos raios X que os tecidos vizinhos. Os contrastes mais comuns são ar, compostos de iodo e de bário. O ar é um pobre absorvedor de raios X, e é usado como contraste em radiografias como pneumoencefalograma e pneumopelvigrafia. Compostos de iodo são injetados no fluxo sangüíneo para se obterem imagens das artérias. Compostos de bário são tomados oralmente para radiografar o tracto gastrintestinal, esôfago e estômago.

7.4.1 — Imagens radiográficas

Podem ser produzidas sobre um filme, um anteparo fluorescente ou uma tela de televisão.

a. Para produzir uma boa imagem num filme de raios X, deve-se usar um filme com sensibilidade adequada e tempo de exposição correto, exatamente como quando se deseja obter uma boa fotografia comum. A revelação também deve ser cuidadosa. A imagem obtida não deve ser muito escura nem muito clara. A densidade óptica deve estar entre 0,4 e 2,0.

A densidade óptica DO é definida como:

$$\boxed{DO = \log \frac{I_0}{I}} \tag{7.1}$$

onde I_0 é a intensidade incidente e I é a intensidade após atenuação.

Exercício Proposto — A que transmissões da intensidade incidente correspondem densidades ópticas de 0,4 e 2,0?

b. Movimentos de estruturas internas são visualizados, incidindo-se um feixe de raios X que atravessa o paciente numa tela fluorescente. Na fluoroscopia, pelo fato da imagem ser analisada enquanto é gerada, o tempo de exposição do paciente é muito maior que o requerido para se bater uma chapa. Além disso, a fluorescência é um processo em geral ineficiente, uma vez que a maior parte dos fótons de raios X perde energia sob forma de calor e uma pequena parte na produção de fluorescência. Não é, portanto, aconselhável o uso dessa técnica, a não ser em casos indispensáveis.

c. A produção de imagens numa tela do televisor vem sendo cada vez mais empregada em diversos tipos de radiologia diagnóstica. A luz da tela fluoroscópica é coletada por uma lente e focalizada num tubo de câmara de TV. É usada, por exemplo, para acompanhar um cateterismo. O aspecto dinâmico do exame radiológico pode ser gravado por equipamento de *video tape*, quando há interesse em registrar seqüências de detalhes do exame, que podem ser de grande importância para estudos posteriores e para propósitos didáticos.

7.4.2 — Abreugrafia

Foi desenvolvida pelo cientista brasileiro, Manuel Dias de Abreu em 1936 e tem sido amplamente usada no controle da tuberculose no Brasil. Nesse processo o feixe de raios X após passar pelo paciente incide num anteparo fluorescente, e a luz resultante é focalizada num pequeno filme (7 cm). Disso resulta uma razoável economia de filme e a conseqüente vantagem no seu armazenamento. A principal desvantagem está no fato de que a exposição a raios X é cerca de 5 vezes maior que numa radiografia normal de tórax, além de mostrar menos detalhes.

7.4.3 — Tomografia

Numa radiografia convencional as imagens de todos os órgãos no trajeto de um feixe de raios X são superpostas e projetadas num plano. As estruturas normais podem mascarar ou interferir na imagem dos tumores ou regiões anormais. Além disso, enquanto a distinção entre o ar, o tecido mole e o osso pode ser feita facilmente, o mesmo não ocorre com os tecidos normais e anormais que apresentam uma pequena diferença na absorção de raios X numa chapa.

As técnicas de *tomografia convencional*, propostas em 1930, e de *tomografia computarizada*, desenvolvida a partir de 1972, possibilitam a visualização de uma secção plana do corpo e nesta última podem-se distinguir materiais e estruturas com diferenças na absorção de raios X de até 0,5%.

Na tomografia computarizada o tubo de raios X e o detector, este último substituindo o filme de raios X, executam uma varredura linear durante a qual se fazem as medidas de radiação transmitida através do corpo do paciente. A seguir, o tubo de raios X e o detector são girados de 1° em relação ao eixo perpendicular ao plano cuja imagem se deseja obter e novamente é efetuada a varredura linear. Isso é ilustrado na Figura 7.1.

Esse processo se repete, até completar os 180°, isto é, 180 varreduras lineares. Os dados coletados são armazenados num computador que efetua a análise para reconstruir uma imagem das estruturas anatômicas de uma secção transversal de uma das partes do corpo. A imagem que reflete as propriedades de absorção é, então, apresentada num anteparo de um tubo de raios catódicos.

Na tomografia computarizada mais moderna, empregam-se até 320 detectores enfileirados ao longo de um arco para se medir simultaneamente toda a radiação transmitida através do corpo, empregando-se um feixe em leque de raios X, como se pode ver na Figura 7.2.

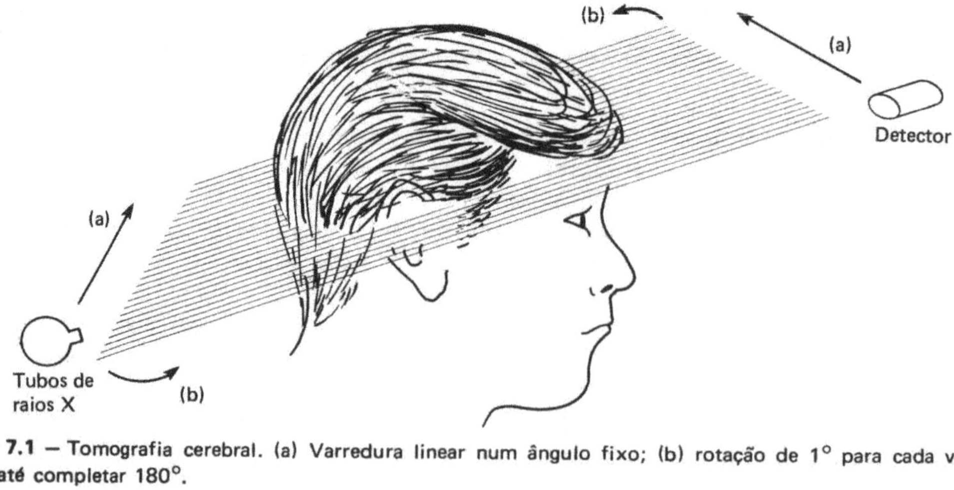

Figura 7.1 — Tomografia cerebral. (a) Varredura linear num ângulo fixo; (b) rotação de 1° para cada varredura linear até completar 180°.

Nesse sistema moderno foi eliminada a varredura linear, efetuando-se somente movimentos rotacionais do tubo de raios X e do conjunto de detectores, diminuindo-se assim o tempo de exposição do paciente de 4 minutos no primeiro sistema descrito para até 5 segundos neste último.

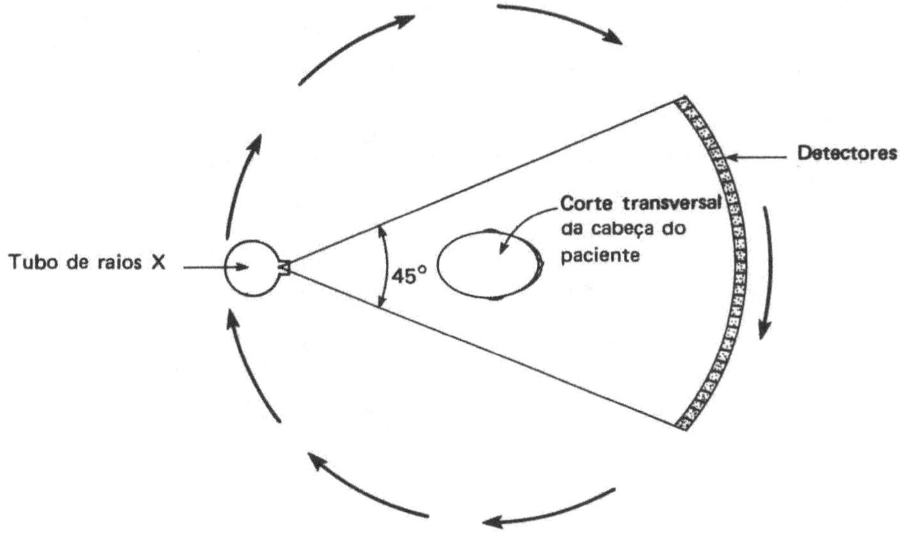

Figura 7.2 — Vista transversal de um moderno sistema de tomografia computarizada.

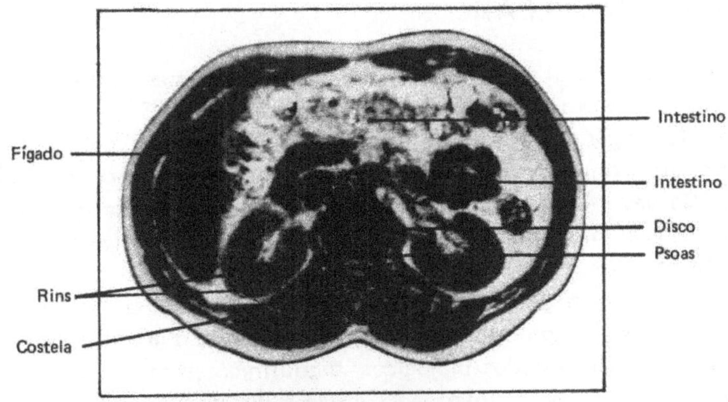

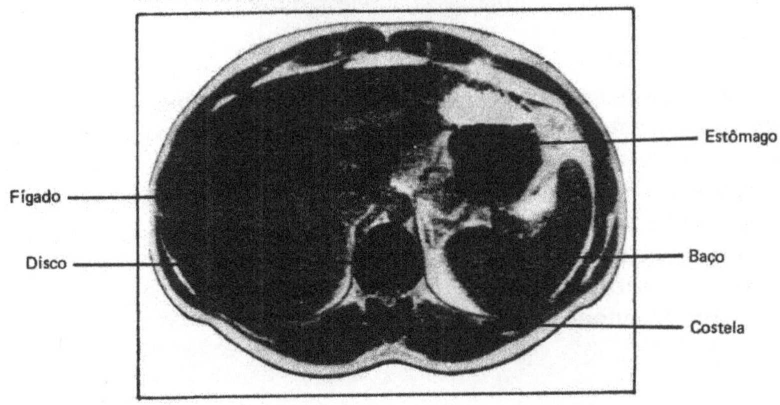

Tomografias computarizadas. (Cortesia do Serviço de Tomografia do Hospital Sírio Libanês.)

7.4.4 – Exposições típicas

Exposições típicas a que se submete em média um adulto em diversas radiografias nos Estados Unidos estão na Tabela 7.3.

Tabela 7.3* – Exposições típicas em diversas radiografias nos Estados Unidos.

Radiografia	Exposição (mR)
Tórax	23
Crânio	270
Abdome	560
Coluna (cervical)	230
Coluna (lombar)	790
Interproximal dentária	650

Num levantamento feito nos Estados Unidos com diferentes aparelhos de raios X, foi constatada uma grande variação nas exposições. Em 500 radiografias de tórax encontrou-se uma variação de 3 a 2 300 mR.

7.5 – MEDICINA NUCLEAR

O uso clínico do material radioativo iniciou-se em 1927, quando Herrmann Blumgart e Soma Weiss injetaram na veia de um braço o radioisótopo natural rádio C (radon), e mediram o intervalo de tempo que este levou para chegar ao outro braço, usando como detector uma câmara de Wilson. Essa medida permitiu estimar a velocidade do fluxo sangüíneo entre os dois braços. Em 1948, M. Prinzmetal, E. Cordey e colaboradores obtiveram o primeiro radiocardiograma com um contador Geiger-Müller acoplado a um registrador, após injetar, intravenosamente, o cloreto de sódio marcado com o sódio radioativo ^{24}Na.

Com o desenvolvimento de aceleradores nucleares, como o cíclotron, e de reatores nucleares, radioisótopos artificiais foram produzidos e, posteriormente, um grande número deles foi usado na marcação de compostos para estudos biológicos, bioquímicos e médicos. A produção desses compostos é efetuada pela área de radiofarmácia, onde radioisótopos são incorporados a drogas por mecanismos específicos.

Podem-se efetuar os *estudos clínicos in vivo* ou *in vitro*. No primeiro caso, a obtenção de dados é feita diretamente do paciente, como é o caso do mapeamento hepático com o colóide de enxofre marcado com o tecnécio metaestável $^{99}Tc^m$. No segundo caso, o composto radioativo é administrado ao paciente, e amostras de sangue ou da excreção são coletadas para análise posterior. Esse processo é usado, por exemplo, no estudo de absorção da vitamina B_{12} por pacientes com anemia. Os radioisótopos podem ser usados também em terapia, por exemplo, no tratamento de disfunção tireoideana.

Quanto aos *estudos básicos* não clínicos, o radioisótopo, por exemplo, o ^{14}C é usado na avaliação de atividades enzimáticas, na detecção de microrganismos, ou o ^{3}H, usado no estudo da divisão celular através de auto-radiografias.

* CAMERON, J. R. & SKOFRONICK, J. G. – *Medical Physics*. USA, John Wiley & Sons, 1978.

7.5.1 — Instrumentação e radiofármacos

A medicina nuclear utiliza, basicamente, a instrumentação da Física nuclear adaptada às condições clínicas, isto é, um sistema de detecção de radiação acoplado a mecanismos que permitem registrar a distribuição espacial e/ou a passagem temporal de radioisótopo dentro de uma pessoa. O detector pode ser um cristal de cintilação — por exemplo, o iodeto de sódio dopado com tálio — NaI(Tl) — ou um detector semicondutor, por exemplo, o germânio-lítio — GeLi.

O detector de cintilação, que é o mais usado, tem como propriedade a produção de cintilações dentro do cristal devida à interação da radiação gama com o mesmo. Essas cintilações são detectadas por um tubo fotomultiplicador que produz um pulso elétrico, cuja altura h está relacionada com a energia da radiação E_γ que interagiu com o cristal de cintilação. A Figura 7.3 esquematiza esse processo. De um eletrodo (dinodo) para outro, os elétrons são acelerados, e devido às colisões com os eletrodos, eles se multiplicam, dando origem a uma cascata de elétrons que forma o pulso elétrico de saída. Em geral, o fator de multiplicação entre 2 dinodos consecutivos está entre 2 e 5, dependendo da diferença de potencial entre eles.

Se o detector de cintilação for pequeno, com diâmetro da ordem de 5 cm, seu sinal de saída pode ser injetado a um graficador que produzirá curvas (por exemplo, o renograma) representando a passagem temporal de um radiofármaco através de uma região (os rins) sobre a qual está o detector. Pode-se ligar também o detector a um sistema de varredura, que percorre regiões delimitadas sobre uma pessoa, e o sinal de saída do mesmo ligado, por exemplo, a um impressor, que produz um mapa da distribuição da radioatividade dentro dessas regiões. A Figura 7.4 esquematiza esse tipo de sistema de detecção de varredura linear.

No final dos anos 50, Hal Anger construiu a primeira câmara de cintilação ou gama-câmara, constituída de um cristal de NaI(Tl) com 10,2 cm de diâmetro e 0,64 cm de espessura, acoplado a 7 tubos fotomultiplicadores, que permitia a visualização global de pequenas regiões como a tireóide. Com essa inovação, a imagem de um órgão pode ser obtida com o detector estacionário.

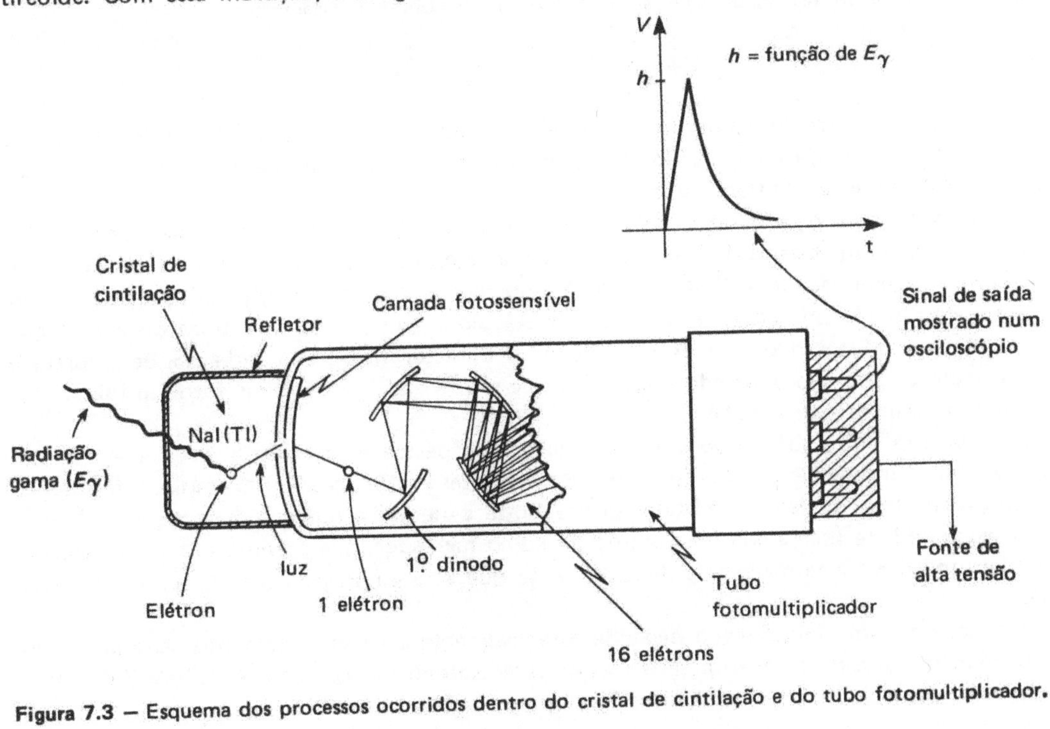

Figura 7.3 — Esquema dos processos ocorridos dentro do cristal de cintilação e do tubo fotomultiplicador.

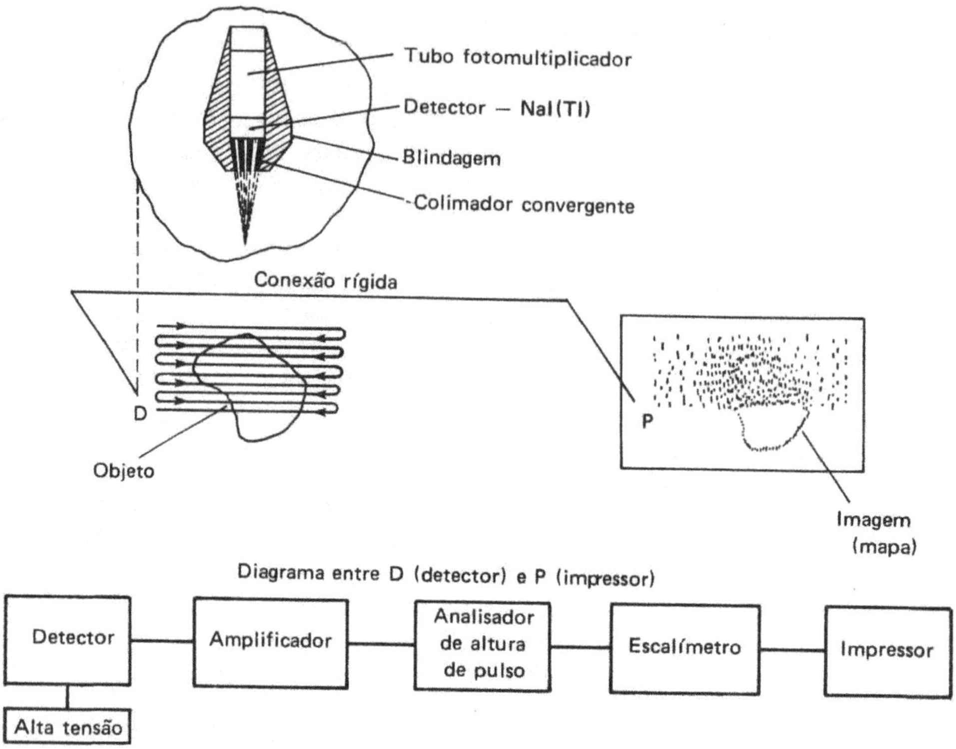

Figura 7.4 – Esquema de um sistema de detecção móvel para a obtenção de mapeamentos.

As câmaras modernas possuem diâmetros de até 45 cm acopladas a 37 tubos fotomultiplicadores, e são ligadas a um sistema de computação, de maneira que a tomada de dados é feita automaticamente, e a análise pode ser bastante elaborada.

Nos estudos *in vitro* e *básicos*, além dos cristais sólidos de cintilação, usam-se também cristais de cintilação líquidos, aos quais podem ser adicionadas quantidades muito pequenas de amostras contendo radiação beta. Esse método é empregado na detecção daquele tipo de radiação porque ele é facilmente blindado por qualquer obstáculo – por exemplo, o tubo de ensaio que contém a amostra. Misturando-se o espécime com o detector líquido, a radiação beta interage diretamente com o cristal, produzindo cintilações que são "vistas" pelos tubos fotomultiplicadores sendo, conseqüentemente, registradas.

De modo geral, o radiofármaco administrado a uma pessoa é um agente que fornece informações sobre uma função fisiológica e/ou sobre anormalidades anatômicas. Por exemplo, informações sobre a função cardíaca podem ser obtidas utilizando-se a albumina humana marcada com $^{99}Tc^{m}$. Por outro lado, pode-se usar ainda o radioisótopo como marcador, que permite obter informações sobre a bioquímica ou a farmacologia de uma droga que será empregada em forma estável, não-radioativa.

A utilidade de um radiofármaco depende essencialmente do comportamento químico e biológico do material marcado e das características do radioisótopo incorporado. A Tabela 7.4 resume alguns dos radiofármacos "bem estabelecidos" e suas aplicações.

Tabela 7.4 – Exemplos de radiofármacos e suas aplicações.

Isótopo	Forma química	Uso
$^{99}Tc^{m}$	Pertecnetato ($Na^{99}Tc^{m}O_4$)	Estudos dinâmicos cardíaco e cerebral Imagens de { cérebro, placenta, tireóide
$^{99}Tc^{m}$	Soro de albumina humana	Estudo dinâmico cardíaco Imagens da { placenta, efusão do pericárdio
$^{99}Tc^{m}$	Microesferas de albumina Macroagregados de albumina	Imagens dos pulmões
$^{99}Tc^{m}$	Colóide de enxofre	Imagens de { medula óssea, fígado, baço
$^{99}Tc^{m}$	Fosfatos	Imagens do osso
^{95}Se	Selenometionina	Imagens do pâncreas
^{13}N	Nitrogênio gasoso	Estudos de perfusão e ventilação pulmonares
^{13}N	Amônia ($^{13}NH_4$)	Detecção de enfartes cardíacos
^{111}In	$^{111}InCl_3$, albumina, globulina	Imagens de { cérebro, tecidos moles
^{123}I	$Na^{123}I$	Imagens da tireóide
^{11}C	^{11}CO	Imagens da placenta
^{11}C	$^{11}CO_2$	Estudo dinâmico dos *shunts* cardíacos e dos pulmões
^{201}Tl	Cloreto	Imagem do miocárdio

7.5.2 – Doses absorvidas

Em geral, a dose da radiação absorvida pelo corpo num estudo na medicina nuclear não é uniforme, pois os radioisótopos tendem a se concentrar em órgãos específicos. O órgão que recebe a maior dose durante um processo é chamado órgão crítico. Essas doses variam de pessoa para pessoa, mesmo quando as atividades administradas forem iguais. Isso porque no cálculo da dose são levados em conta a geometria do órgão, a estatura e o peso do paciente, o metabolismo do composto pelo órgão em estudo, além das características físicas do radioisótopo e do intervalo de tempo em que o radioisótopo ficou no órgão.

O intervalo de tempo durante o qual o radiofármaco ficou num órgão depende da meia-vida física ($T_{1/2}^{\text{fís}}$) e da meia-vida biológica ($T_{1/2}^{\text{bio}}$). A meia-vida biológica de um elemento num órgão é o tempo necessário para que a metade da quantidade inicial do elemento seja removida do mesmo, e ela independe do fato do elemento ser radioativo ou não. A meia-vida efetiva é então calculada por:

$$\boxed{T_{1/2}^{\text{ef}} = \frac{(T_{1/2}^{\text{bio}})(T_{1/2}^{\text{fís}})}{T_{1/2}^{\text{bio}} + T_{1/2}^{\text{fís}}}}$$

Se uma das meias-vidas é bem menor que a outra, a meia-vida efetiva é praticamente igual ao menor valor.

Exemplo 7.1 – Qual é a meia-vida efetiva do ^{131}I na tireóide se $T_{1/2}^{\text{fís}} = 8$ dias e $T_{1/2}^{\text{bio}} = 15$ dias?

Solução

$$T_{1/2}^{\text{ef}} = \frac{(15 \text{ dias})(8 \text{ dias})}{(15 + 8) \text{ dias}} = 5{,}2 \text{ dias}$$

Exercício Proposto – Calcule a meia-vida efetiva do ^{18}F no osso se $T_{1/2}^{\text{bio}} = 7$ dias e $T_{1/2}^{\text{fís}} = 110$ min.

Como foi mencionado, a dose de radiação absorvida depende de vários fatores, entre os quais as características físicas do radioisótopo. Isso significa que a dose é função: *do tipo de radiação*, isto é, se esta é radiação gama pura ou mista, emitindo também partículas como o elétron; *da energia liberada por cada uma das radiações*; *da interação com o tecido formador do órgão em particular*. Esses fatores, juntamente com os citados anteriormente, fazem que o cálculo da dose seja extremamente individual. No entanto, foi criada uma pessoa padrão, cujas dimensões, massas e características, assim como as de seus órgãos, foram tabeladas, de tal modo que seja possível ter um valor aproximado da dose absorvida antes de se decidir sobre a quantidade de radioisótopos a ser administrada.

7.5.3 — Aplicações clínicas

As aplicações clínicas podem ser, em geral: *diagnósticas*, compreendendo a detecção e localização de anormalidades como tumores, a avaliação do metabolismo e da fisiologia; *terapêuticas*; e *análise por ativação* por nêutrons, onde a determinação *in vivo* de elementos-traço é feita com bastante precisão. Serão apresentados a seguir alguns exemplos dessas aplicações.

Captação de iodo e mapeamento da tireóide Devido à afinidade do iodo pela tireóide, os radioisótopos mais usados para se estudar essa glândula são o ^{131}I e o ^{123}I na forma de iodeto de sódio. Esse composto é administrado oralmente ao paciente e efetuam-se provas de captação após 2 horas e 24 horas. A percentagem da quantidade ingerida captada pela glândula pode fornecer informações sobre a atividade da mesma, isto é, se ela é hiper-, normal ou hipofuncionante.

Pode-se obter uma idéia das regiões funcionantes da glândula através de seu mapeamento. Em casos de atividade anormal, as regiões correspondentes são localizadas nos mapas ou nas imagens obtidas com o detector de varredura ou com a gama-câmara, respectivamente. Para isso, usa-se tanto o iodeto de sódio marcado quanto o pertecnetato de sódio.

É preciso lembrar que níveis de normalidade dependem muito da dieta e do local, pois níveis considerados normais à beira-mar são muitas vezes considerados altos para regiões longe da costa.

Função pulmonar O estudo da função pulmonar pode ser efetuado com gases radioativos ou com partículas radioativas. Os gases podem ser ou inspirados, como o $^{15}O_2$, $C^{15}O_2$, $C^{15}O$, $^{13}N_2$, ^{133}Xe, ou injetados intravenosamente, como o ^{133}Xe, $^{13}N_2$. No primeiro caso, a distribuição da radiação dá o grau de ventilação pulmonar, enquanto que no segundo a informação fisiológica é sobre a perfusão nas várias regiões dos pulmões.

O uso de partículas radioativas, como as microesferas ou macroagregados de albumina humana marcados com $^{99}Tc^m$, fornece medidas do fluxo sangüíneo arterial regional pulmonar.

Fisiologia cardíaca Parâmetros básicos sobre a hemodinâmica podem ser obtidos após a injeção intravenosa de um traçador, como a albumina humana ou as hemácias marcadas com $^{99}Tc^m$, ou o pertecnetato de sódio $Na^{99}Tc^mO_4$. A partir da análise de passagem do traçador pelo sistema circulatório central, isto é, as cavidades cardíacas, os pulmões e as grandes artérias, pode-se obter a velocidade do fluxo sangüíneo, os tempos de trânsito entre um compartimento e outro, o débito cardíaco, as frações de ejeção dos ventrículos, a velocidade e o padrão de contração do miocárdio etc.

Se elementos como o cloreto marcado com ^{201}Tl ou ^{43}K forem injetados intravenosamente durante o máximo de esforço físico, imagens da distribuição do radioisótopo no miocárdio fornecerão informações sobre a existência ou não de anormalidades devidas a isquemia ou enfarte.

Doenças metabólicas Podem-se estudar doenças metabólicas com o uso de radioisótopos de elementos presentes no organismo como o carbono, o hidrogênio, o oxigênio, o nitrogênio, o fósforo, o enxofre, o ferro etc.

O metabolismo do ferro pode ser estudado medindo-se externamente o acúmulo do ferro radioativo ^{58}Fe no pâncreas, no fígado e na medula óssea.

No estudo do metabolismo da vitamina B_{12} usa-se o ^{57}Co para marcar essa vitamina e obtém-se o grau de absorção medindo a quantidade da radioatividade excretada 3 a 5 dias após a ingestão da vitamina marcada.

Terapia Pode-se usar o radioisótopo na terapia de algumas doenças como o ^{131}I no hipertireoidismo e em carcinomas tireoideanos; o colóide do ouro (^{198}Au) e o ítrio radioativo (^{90}Y) no tratamento de efusões pleural e peritoneal; o fósforo ^{32}P é usado no tratamento da leucemia crônica etc.

A escolha do radioisótopo para determinada terapia depende do metabolismo do composto, como é o caso do ^{131}I, e/ou do tipo de radiação, como o caso do ^{32}P que emite partículas β de curto alcance mas que são eficientes para destruir as células da região comprometida.

Análise por ativação por nêutrons Numa análise por ativação, a amostra a ser estudada é exposta a um feixe intenso de nêutrons que interagem com os átomos da amostra para produzir isótopos radioativos. Após um intervalo de tempo suficientemente longo para produzir uma quantidade de radioisótopos conveniente para ser detectada, a amostra é levada para ser analisada. Um dos métodos é a análise da radiação para identificação dos elementos-traço da amostra. A precisão nesse tipo de análise é bastante boa, pois pode-se observar até 0,005 partes por mil de arsênico em tecido.

Uma das aplicações clínicas, além da determinação de elementos-traço, é o estudo do metabolismo de proteínas por pacientes que sofreram grandes cirurgias, ou o metabolismo do cálcio por pacientes que receberam neutronterapia.

REFERÊNCIAS BIBLIOGRÁFICAS

Livros

COGGRE, J. E. – *Biological Effects of Radiation.* UK, Wykehem, Science Series nº 14, 1971.
HENDEE, W. R. – *Radioactive Isotopes in Biological Research.* USA, John Wiley & Sons, 1971.
QUIMBY, E. H., FEITELBERG, S. & GROSS, W. – *Radioactive Nuclides in Medicine and Biology: Basic Physics and Instrumentation.* USA, Lea & Febiger, 1970.
SILVER, S. – *Radioactive Nuclides in Medicine and Biology: Medicine.* USA, Lea & Febiger, 1968.
THORNBURN, C. C. – *Isotopes and Radiation in Biology.* UK, Butterworths, 1972.
WAGNER, Jr., H. N. (ed.) – *Nuclear Medicine.* USA, H. P., 1975.

Artigos de Periódicos

BROWN, J. W. – Image Reconstruction (I): Computerized X ray Scanners. *Science 190*:542, 1975.
GORDON, R., HERMAN, G. T. & JOHNSON, S. A. – Image Reconstruction from Projections. *Scientific American 233*:56, Oct., 1975.
ROBINSON, A. L. – Image Reconstruction (II): Computerized Scanner Explosion. *Science 190*:647, 1975.

Atas de Simpósios

Biomedical Dosimetry – Proceedings of a Symposium. Austria, Mar., 1975.
Radioisotope Sample Measurement Techniques in Medicine and Biology – Proceedings of a Symposium. Austria, May, 1965.
Medical Radionuclide Imaging – Proceedings of a Symposium. USA, Oct., 1976.
Diagnosis and Treatment of Incorporated Radionuclides – Proceedings of a Seminar. Austria, Dec., 1975.

Efeitos Biológicos da Radiação

CAPÍTULO 8

8.1 — INTRODUÇÃO

Em 1896, quatro meses após a descoberta dos raios X por Röntgen, o médico J. Daniels, da Universidade de Vanderbilt, notificou à comunidade científica o primeiro efeito biológico da radiação: a queda de cabelo de um de seus colegas, cuja radiologia de crânio havia sido tirada.

Em 1899, dois médicos suecos conseguiram curar um tumor de pele na ponta do nariz de um paciente, e em 1903 um médico americano obteve a diminuição do baço de um paciente com leucemia.

O uso de raios X na terapia estava, entretanto, produzindo resultados desagradáveis. Eritema de pele e a seguir ulcerações se desenvolveram nas mãos dos médicos e, em alguns casos, câncer dos ossos, como resultado das exposições durante o tratamento dos pacientes.

Desde então não só os benefícios trazidos pela radiação mas também seus efeitos danosos têm interessado os cientistas de todo o mundo.

Os estudos dos mecanismos básicos da radiobiologia permitem análises microscópicas do que ocorre com a passagem da radiação e liberação de sua energia em volumes muito pequenos como células ou partes das células. A energia liberada pode produzir ionização e excitação dos átomos e quebra de moléculas e, como conseqüência, formação de íons e radicais livres altamente reativos. Estes, por sua vez, podem atacar moléculas de grande importância como a molécula de DNA (ácido desoxirribonucléico) do núcleo da célula, causando-lhes danos. A destruição de uma molécula de DNA resulta numa célula capaz de continuar vivendo, mas incapaz de se dividir. Assim, a célula acaba morrendo e não sendo renovada. Se isso ocorrer em um número muito grande de células, sobrevém o mau funcionamento do tecido constituído por essas células e, por fim, a sua morte.

Existem efeitos biológicos da radiação que se manifestam *a curto e a longo prazo.*

8.2 — EFEITOS A CURTO PRAZO OU AGUDOS

São efeitos observáveis em apenas horas, dias ou semanas após a exposição do indivíduo à radiação.

Esses efeitos estão geralmente associados a altas doses de radiação, acima de 1 Sv, recebidas por grandes áreas do corpo, num curto período de tempo. Dependendo da dose, pode ser provocada a chamada síndrome aguda de radiação, em que podem ocorrer náuseas, vômitos, prostração, perda de apetite e de peso, febre, hemorragias dispersas, queda de cabelo e forte diarréia.

Dependendo da dose de radiação recebida e da condição de resistência do indivíduo exposto, o resultado final pode ser letal.

Os três sistemas de órgãos que parecem ser os mais importantes na síndrome aguda de radiação são o *sistema hematopoético* — para doses equivalentes abaixo de 5 Sv; o *sistema gastrintestinal* —

para doses equivalentes entre 5 e 20 Sv, e o *sistema nervoso central* – para doses equivalentes acima de 50 Sv.

Os seres vivos não são igualmente sensíveis a radiações. Com base em experiências realizadas em laboratório, as doses equivalentes letais para os diferentes seres vivos foram estimadas: para a maior parte dos mamíferos – entre 2 e 10 Sv; para os insetos – entre 10 e 10^3 Sv; para as plantas que florescem – entre 10 e 10^3 Sv; para os microrganismos – entre 10^3 e 10^4 Sv.

8.3 – EFEITOS A LONGO PRAZO OU TARDIOS

Esses efeitos podem surgir de *altas doses num curto intervalo de tempo*: são os casos de animais adultos que receberam dose de radiação que não foi letal, portanto com recuperação aparente, podendo ainda vir a sentir os efeitos muitos anos mais tarde; e de *pequenas doses, mas crônicas num longo intervalo de tempo*: são os casos de pessoas ocupacionalmente expostas, como radiologistas e pesquisadores com radiação.

Os efeitos tardios ainda se subdividem em *genéticos* e *somáticos*.

8.3.1 – Efeitos genéticos

Eles consistem de mutações nas células reprodutoras que afetam gerações futuras. Esses efeitos podem surgir quando os órgãos reprodutores são expostos a radiação, e aparentemente não afetam o indivíduo que sofre a exposição, mas apenas seus descendentes.

Quando a radiação atinge as células reprodutoras ou seus precursores, pode ocorrer uma alteração na informação genética codificada, provocando uma mutação genética. Se o espermatozóide ou o óvulo que sofreu a mutação for, posteriormente, utilizado na concepção, a alteração será incorporada ao óvulo fertilizado, e durante a gravidez, quando o zigoto se reproduzir milhares de vezes, essa alteração será fatalmente reproduzida. Todas as células do recém-nascido conterão, então, informações genéticas modificadas, incluindo aquelas que anos mais tarde irão se transformar em espermatozóides ou óvulos. Isto significa que, quando esse indivíduo atingir a fase fértil e se reproduzir terá grande probabilidade de transferir a informação genética alterada, podendo assim continuar por muitas gerações. Algumas dessas mutações chegam a ser letais, antes do nascimento do feto. Outras podem produzir defeitos físicos ou mentais ou, simplesmente, aumentar a suscetibilidade a determinadas doenças crônicas, ou a anormalidades bioquímicas.

Há indicações de que esse efeito é cumulativo, de modo que quanto maior a dose acumulada maior o número de mutações ocorridas.

8.3.2 – Efeitos somáticos

São aqueles que afetam diretamente o indivíduo exposto à radiação e não são transmitidos a gerações futuras. Esses efeitos dependem dos seguintes fatores:

a. tipo de radiação;

b. profundidade atingida, que está relacionada à energia da radiação e ao tipo de tecido irradiado;

c. área ou volume do corpo exposto;

d. dose total recebida;

e. tempo de irradiação.

Entre os efeitos somáticos no homem, os mais importantes são:

a. aumento na incidência de câncer;
b. anormalidade no desenvolvimento do embrião;
c. indução de catarata;
d. redução da vida média.

Aumento na incidência de câncer Dentre os efeitos somáticos a longo prazo, talvez o mais temido seja o efeito carcinogênico. Experiências realizadas em laboratórios com animais mostraram a possibilidade de induzir neles os mais variados tipos de tumores, dependendo da radiação empregada e da parte do corpo exposta.

Dados humanos disponíveis mostram que há uma relação entre exposição à radiação e leucemia, câncer da pele, da tireóide, dos ossos e do seio.

Algumas das informações acumuladas ao longo dos anos referem-se aos primeiros radiologistas, quando pouco ainda se conhecia sobre os efeitos deletérios dos raios X. Esses indivíduos receberam grandes doses cumulativas, principalmente nas mãos, e como resultado muitos deles desenvolveram câncer nas regiões expostas.

Grande incidência de câncer nos ossos foi constatada em pessoas que pintavam os mostradores de relógios com rádio radioativo, no período de 1913 a 1925. Essas pessoas afinavam o pincel com a língua, ingerindo, dessa forma, o rádio. A necrose observada nos ossos foi causada pela radiação emitida pelo rádio, depositado nos ossos por causa das semelhanças químicas entre o rádio e o cálcio. Muitos desses indivíduos desenvolveram também câncer na boca e no esôfago.

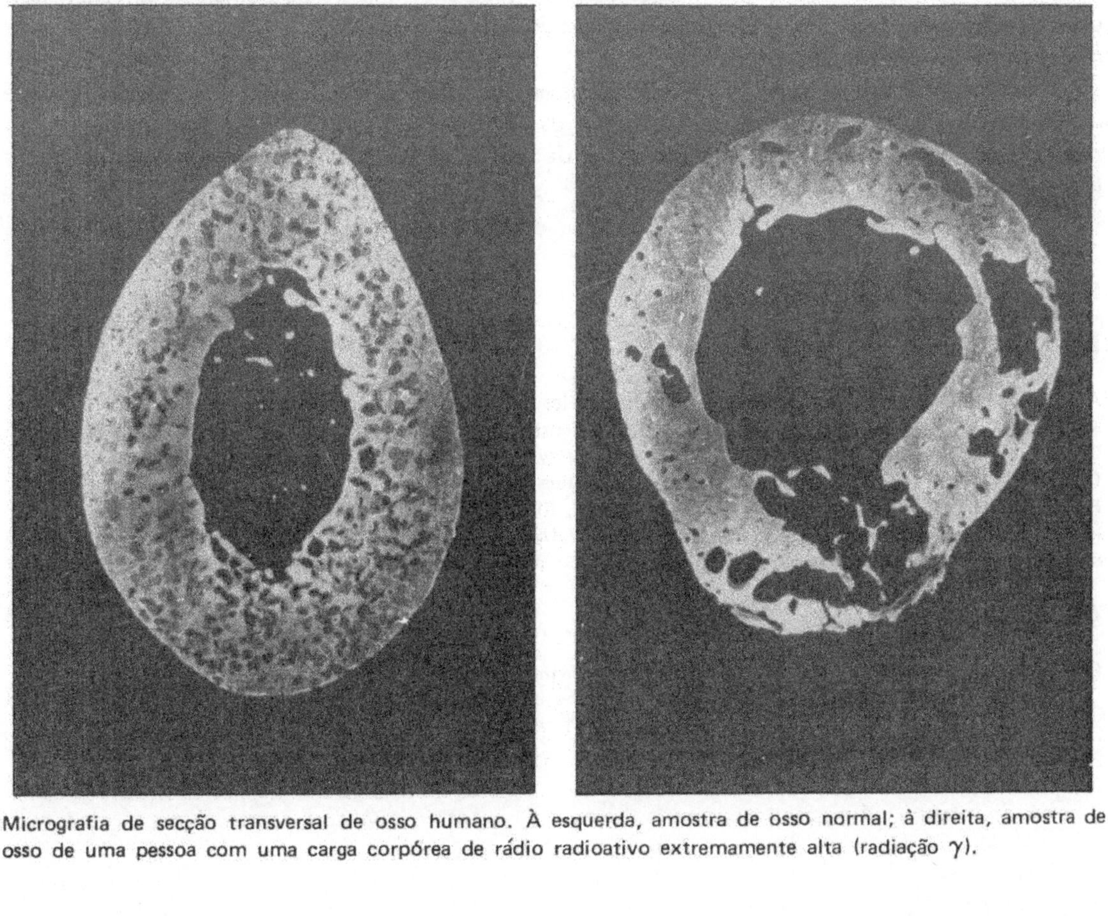

Micrografia de secção transversal de osso humano. À esquerda, amostra de osso normal; à direita, amostra de osso de uma pessoa com uma carga corpórea de rádio radioativo extremamente alta (radiação γ).

Uma das evidências mais fortes dos efeitos tardios refere-se aos sobreviventes de bombardeios atômicos nas cidades de Hiroxima e Nagasáqui em 1945. Foi verificado um aumento de incidência de leucemia e de câncer na tireóide e nos ossos, dependendo da dose recebida.

Anormalidade no desenvolvimento do embrião A observação do efeito direto no embrião está ligada a evidências adquiridas com animais nos laboratórios.

Em geral, as pessoas mais jovens são mais sensíveis à radiação, sendo inclusive a fase fetal a que merece mais atenção. Em certos períodos do desenvolvimento do feto a radiação pode causar deformações.

Fetos de ratos que receberam a dose de 1 Sv de raios X no útero, no oitavo dia após a concepção, apresentaram, em alguns casos, anomalias físicas, e outros nasceram mortos.

Anomalias nos embriões dos ratos surgem com doses desde 0,25 Sv.

Indução de catarata Quando a vista humana é diretamente atingida pela radiação, as células que morrem não são substituídas ou expelidas, como acontece com outros órgãos do corpo. As células mortas permanecem, e, se forem em grande número, produzem opacidade do cristalino, isto é, catarata.

O período latente entre a irradiação e a opacidade pode ser de meses ou anos.

A dose equivalente crítica para formação de catarata no olho humano tem sido estimada por alguns autores como sendo de 2 Sv para dose única e 15 Sv, fracionada num período de 50 anos.

Os nêutrons são especialmente importantes na produção de cataratas.

Redução da vida média Para a verificação desse efeito, grande número de animais foram irradiados, para se terem resultados com significado estatístico. Observou-se, então, um encurtamento da vida média nos animais irradiados.

Tem-se observado também que a vida média dos radiologistas é inferior à de médicos de outras especialidades. Estatísticas obtidas entre os anos de 1955 e 1958 mostraram um aumento na taxa de mortalidade, entre 65 e 79 anos, de 15% para os radiologistas em relação a outras especialidades.

REFERÊNCIAS BIBLIOGRÁFICAS

Livros

ACKERMAN, E. — *Biophysical Science.* USA, Prentice Hall, 1962.
ANDREWS, H. L. — *Radiation Biophysics.* USA, Prentice Hall, 1974.
CAMERON, J. R. & SKOFRONICK, J. G. — *Medical Physics.* USA, John Wiley & Sons, 1978.
CASARETT, A. P. — *Radiation Biology.* USA, Prentice Hall, 1968.
FREIRE-MAIA, N. — *Radiogenética Humana.* Brasil, EDUSP, 1972.
HENRY, H. — *Fundamentals of Radiation Protection.* USA, Wiley Interscience, 1969.
STUHLMAN, O. Jr. — *An Introduction to Biophysics.* USA, John Wiley & Sons, 1943.

Artigos de Periódicos

PUCK, T. T. — Radiation and the Human Cell. *Scientific American 202*:142, April, 1960.
Scientific American 201: 3, Sept., 1959. Volume especial sobre radiação ionizante.

LEITURAS SUPLEMENTARES

INFLUÊNCIA DE INIBIDORES NO MECANISMO DE REPARO DE QUEBRAS CROMOSSÔMICAS INDUZIDAS POR RADIAÇÃO

Hamilton João Targa
Departamento de Biologia
Instituto de Biociências
Universidade de São Paulo

As evidências comentadas anteriormente, bem como inúmeros resultados encontrados na literatura, não permitem dúvidas a respeito das possíveis conseqüências da exposição dos seres humanos à ação das radiações. Tal exposição pode, conforme está esquematizado na página 76, desencadear uma série de reações as quais poderão resultar na morte do organismo ou então na indução de mutações em seu material genético. Essas mutações são em sua grande maioria condicionadoras de características indesejáveis, sendo bastante raras aquelas que poderão beneficiar seus portadores.

Contudo, deve-se salientar que o material genético de cada célula não se encontra totalmente desprotegido da ação de agentes físicos ou químicos. Experimentos recentes têm demonstrado que a maioria das lesões induzidas no DNA são reparadas por mecanismos especiais existentes no interior das células.

Assim, dímeros de pirimidina formados no DNA de células tratadas principalmente com luz ultravioleta são reparados pelos mecanismos de fotorreativação ou de excisão ou pós-replicacional. No primeiro caso, mecanismo de fotorreativação, a ligação formada pela UV entre as duas bases próximas, é rompida por uma enzima produzida pela exposição do material à luz visível. Essa enzima não é característica de cada espécie, e também não atua sobre as demais bases não danificadas do DNA.

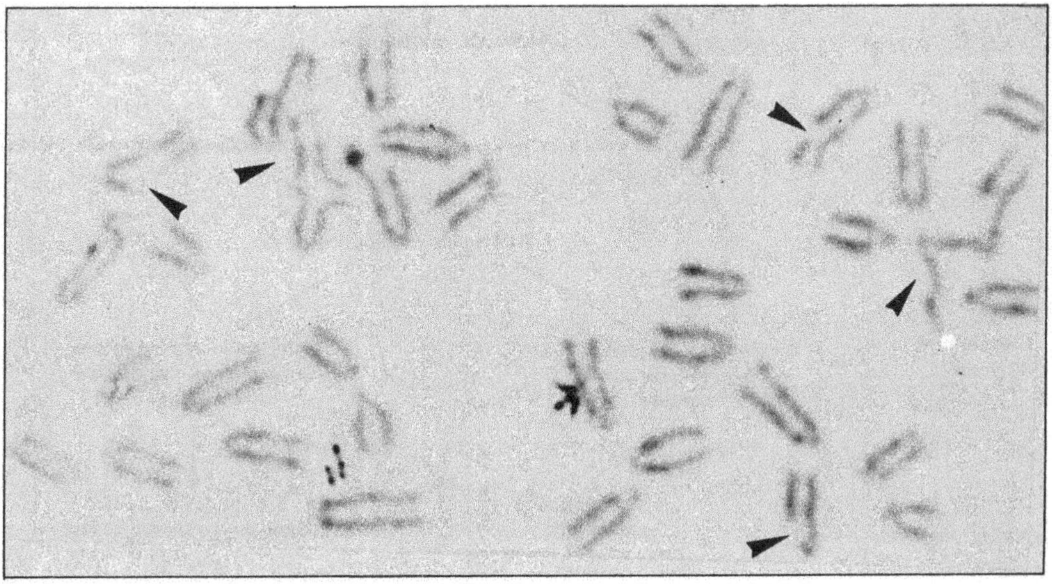

Fotomicrografia de cromossomos de camundongo *Mus musculus* exibindo rearranjo e quebras cromossômicas induzidas por raios gama. (Cortesia de Hamilton João Targa.)

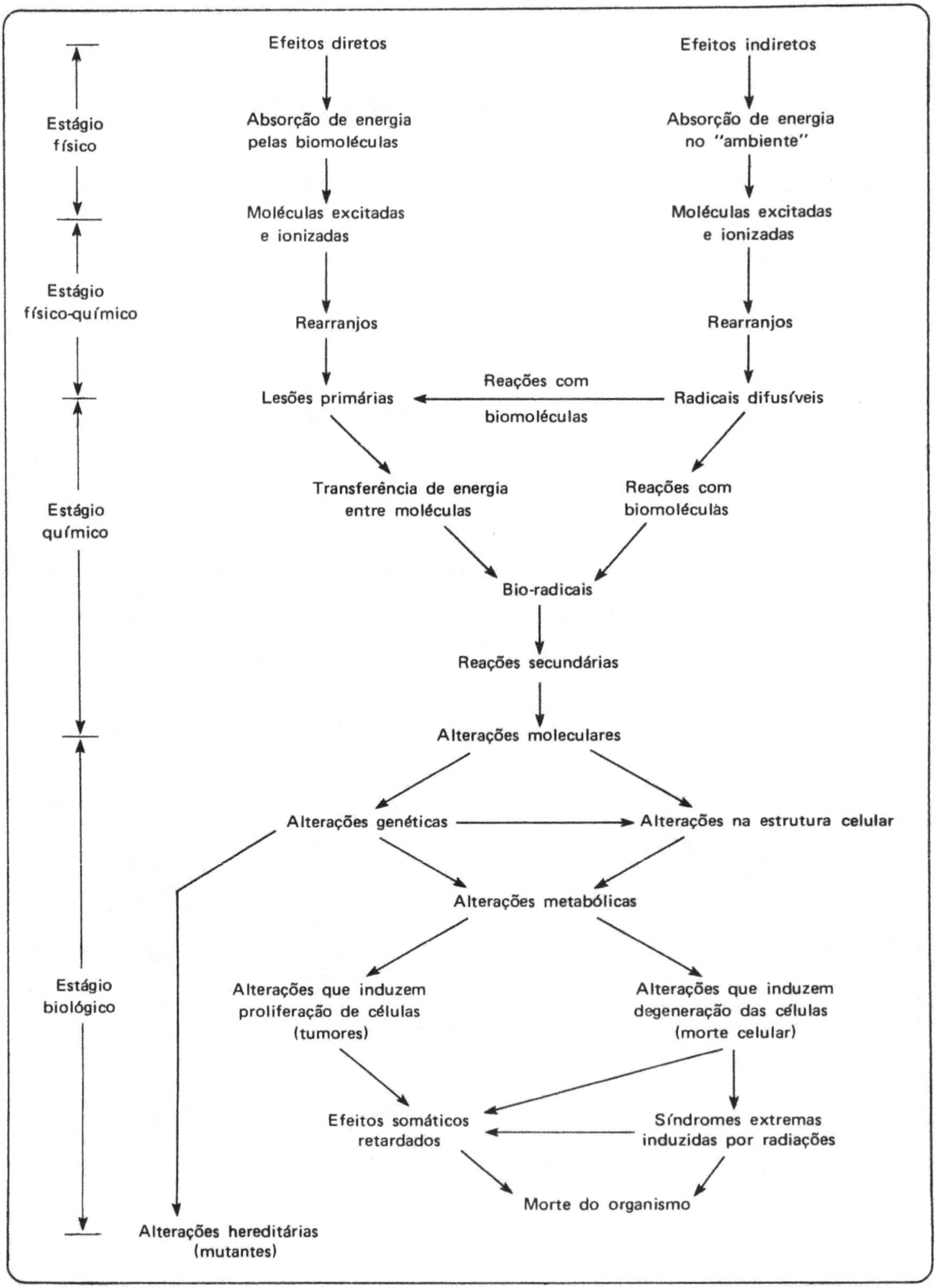
Estágio físico
Estágio físico-químico
Estágio químico
Estágio biológico
Efeitos diretos
Efeitos indiretos
Absorção de energia pelas biomoléculas
Absorção de energia no "ambiente"
Moléculas excitadas e ionizadas
Moléculas excitadas e ionizadas
Rearranjos
Rearranjos
Lesões primárias
Reações com biomoléculas
Radicais difusíveis
Transferência de energia entre moléculas
Reações com biomoléculas
Bio-radicais
Reações secundárias
Alterações moleculares
Alterações genéticas
Alterações na estrutura celular
Alterações metabólicas
Alterações que induzem proliferação de células (tumores)
Alterações que induzem degeneração das células (morte celular)
Efeitos somáticos retardados
Síndromes extremas induzidas por radiações
Morte do organismo
Alterações hereditárias (mutantes)

No reparo por excisão, o qual não depende da luz visível para sua atuação, os dímeros formados são reconhecidos por enzimas especiais, as quais provocam sua eliminação da fita de DNA. A porção danificada é a seguir reparada, através da reposição de bases que ocupavam anteriormente aquela posição no DNA. Todo esse processo é realizado por um sistema enzimático que envolve uma endonuclease, uma exonuclease, uma polimerase e uma lipase.

O mecanismo de reparo pós-replicacional atua apenas durante o período normal de síntese de DNA, quando a partir de uma molécula, são formadas duas novas moléculas de DNA. Essa síntese é semiconservativa, sendo que cada hélice do DNA servirá de molde para a formação da hélice complementar. No caso da hélice molde conter dímeros que não foram reparados, aparecerão lacunas na região complementar da hélice que está sendo sintetizada. Essas lacunas serão posteriormente preenchidas pelo mecanismo de reparo pós-replicacional, com bases dispostas na mesma seqüência original.

Além desses sistemas de reparo, existe um outro bastante documentado, mas sobre cuja natureza pouco se conhece até o momento. Trata-se do reparo de quebras cromossômicas que podem ser induzidas por agentes físicos ou químicos em células somáticas ou da linhagem germinativa. Tais quebras terão como conseqüência a divisão do cromossomo em, no mínimo, duas porções: uma sem centrômero (acêntrica) e outra com centrômero (cêntrica). O fato do fragmento acêntrico não ter, durante as divisões celulares, condições de se ligar às fibras do fuso faz que o mesmo não seja transmitido regularmente às células que são originadas pelo processo da meiose ou da mitose. Formam-se, assim, células deficientes em relação aos genes contidos no fragmento acêntrico. Essa deficiência pode resultar na morte da célula que recebeu o complemento cromossômico deficiente. No caso de células da linhagem germinativa, a morte da célula pode se dar durante o processo da oogênese ou da espermatogênese, ou, ainda, após a formação do zigoto.

Embora se desconheça o mecanismo que possibilita a soldadura, ou o reparo, de cromossomos danificados por radiação, resultados obtidos em nosso laboratório parecem corroborar as idéias de S. Wolff de que o mesmo depende de proteínas ou enzimas especiais. De acordo com nossos experimentos em *Musca domestica*, tais enzimas seriam produzidas em maior quantidade, possibilitando maior reparo, nas células que apresentam maior atividade metabólica.

Também bastante interessante devido a suas implicações entre os seres humanos são os resultados obtidos recentemente em nosso laboratório. Esses resultados reforçam os indícios obtidos em outros centros de pesquisa de que o mecanismo de reparo de quebras cromossômicas pode ser inibido pela cafeína. Em *Musca domestica* essa inibição é obtida alimentando-se os insetos, anteriormente à irradiação, com uma dieta contendo 10^{-3} M de cafeína.

Tais resultados se mostram particularmente interessantes para os trabalhos de radioterapia, pois a utilização de agentes inibidores de reparo (agentes sinergísticos) poderia levar a uma redução nas doses utilizadas nos tratamentos de tumores.

REFERÊNCIAS PARA CONSULTAS:

AUERBACH, C. – *Mutation Research: Problems, Results and Perspectives.* Great Britain – Chapman and Hall, 1976.

JENKINS J. B. – *Genetics.* USA, Houghton Mifflin, 1979.

KIMBAL, R. F. – DNA repair and its relationship to mutagenesis, carcinogenesis, and cell death. *In Cell Biology*, vol. 2 – D.M. Prescott e L. Goldstein (eds.). USA, Academic Press, 1979.

UM EXEMPLO DE PLANEJAMENTO RADIOTERÁPICO

Homero Lavieri Martins
Real e Benemérita Sociedade
Portuguesa de Beneficência – SP

O uso da radiação com fins terapêuticos baseia-se no fato de que as partículas do feixe incidente numa porção de tecido podem provocar múltiplas ionizações no interior do núcleo de suas células. Desse modo, importantes ligações químicas em suas moléculas serão desfeitas permanentemente. As células assim danificadas podem perder a capacidade de reprodução, passando a ser classificadas como "células mortas". Portanto, havendo necessidade de destruir um tecido prejudicial à saúde, pode-se fazer uso desse tipo de terapia. A radiação é útil para tratar desde calos e artrites, até o câncer, sua área de maior utilidade e importância.

Um tratamento radioterápico, em geral, se estende por 30 dias. Aí está o primeiro problema deste tipo de terapia, que é a reprodução. Durante 30 dias, nos quais serão feitas 25 aplicações, a região irradiada deve ser sempre a mesma. No entanto, esse problema pode ser facilmente contornado. Após ter sido diagnosticado um câncer de colo uterino, por exemplo, a paciente encaminhada a um serviço de radioterapia é examinada e o campo de irradiação marcado em sua pele com tinta especial. Os parâmetros de marcação são puramente clínicos, levando em conta o tamanho da lesão, o comprometimento de outros tecidos etc. Uma vez demarcado o campo na pele, é necessário saber se ele corresponde exatamente à região interna que se pretende tratar. Para isso, nos limites marcados colocam-se fios de chumbo, e a paciente é radiografada na posição de aplicação, deitada em decúbito dorsal. Analisando a radiografia pode-se saber se a região que se deseja tratar, e só ela, está incluída nos limites determinados pelos fios de chumbo. Se for necessária alguma correção, ela pode ser feita na própria radiografia e depois transferida para a pele, onde se faz a marcação definitiva.

Num tratamento normal usam-se quatro campos: um anterior, um posterior, exatamente igual ao anterior, e dois campos laterais. Os campos anterior e posterior podem medir cerca de 15 cm × 15 cm, e os laterais, que conservam a medida longitudinal do campo anterior, 8 cm × 15 cm. Essa distribuição em quatro campos evita a concentração de doses em apenas uma região da pele, prevenindo o aparecimento de queimaduras, e protege regiões como o reto, a bexiga, o fêmur e a medula espinhal. Esta última não pode receber mais que 4 500 rad (45 Gy), ou poderá sofrer danos irreversíveis.

Para determinar a distribuição de dose toma-se o contorno da paciente no centro do campo (Figura 1). Nessa figura vêem-se os quatro campos indicados pelas setas e a região por eles irradiada. Sabendo-se com que quantidade de radiação cada campo contribui em determinado ponto, podem-se traçar curvas de isodose, ou seja, curvas em que todos os pontos recebem a mesma dose. Um exemplo dessa distribuição de dose, representada pelas curvas de isodose pode ser visto na Figura 2, onde se percebe que a dose se concentra no meio da paciente, local onde também se encontra a lesão.

Terminada a fase de planejamento, a paciente passa a receber as aplicações, nas quais o tumor absorve uma dose de 200 rad/d (2 Gy/d). Nos aparelhos de teleterapia existe um dispositivo luminoso que reproduz o campo de radiação; assim, toda área iluminada pelo aparelho será irradiada. A paciente é colocada na mesa, a uma distância de 1 metro do foco de radiação, e o campo luminoso é ajustado, de tal forma que coincida com o campo marcado na pele. Se necessário, pode-se fazer uma radiografia no próprio aparelho de terapia para confirmação.

Na primeira fase do tratamento, a dose total absorvida chega a 5 000 rad (50 Gy). Na segunda fase do tratamento, pode-se usar a braquiterapia. Nesse tipo de terapia, fontes radioativas de ^{137}Cs são introduzidas junto ao colo uterino, dentro de sondas especiais. Ao contrário da teleterapia, não há necessidade de artifícios para distribuir a dose, já que seu máximo está próximo da sonda, que por sua vez está próxima do tumor. Uma vantagem muito grande nesse tratamento é que, enquanto próximo da fonte, a dose atinge 10 000 rad (100 Gy), a 5 cm dela se reduz a cerca de 1 000 rad (10 Gy). A dose é, portanto, extremamente concentrada, e sua distribuição bastante adequada. A taxa de dose é aproximadamente 60 rad/h (0,6 Gy/h) a 2 cm da sonda, e o sistema é mantido carregado com o radioisótopo por 60 ou 70 horas, proporcionando cerca de 4 000 rad (40 Gy) nesse ponto.

Paralelamente ao tratamento radioterápico a paciente pode ser submetida a outros tipos de terapia. Para cada caso existe uma diferente conduta, não apenas médica, como também no que diz respeito aos esquemas de tratamento e conseqüentemente ao cálculo de dose, onde se percebe a necessidade de um trabalho conjunto de médicos e físicos para obter o melhor resultado durante a terapia, aumentando o tempo de sobrevida dos pacientes.

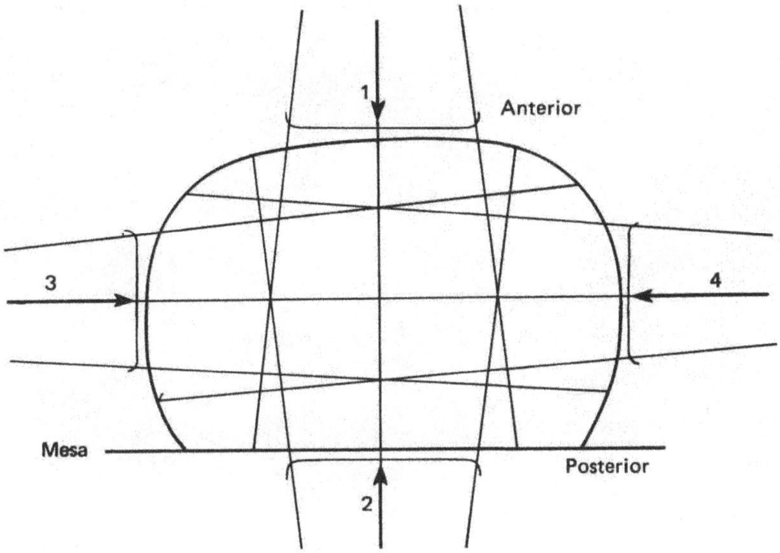

Figura 1 — Contorno da paciente mostrando as quatro incidências e as respectivas regiões irradiadas.

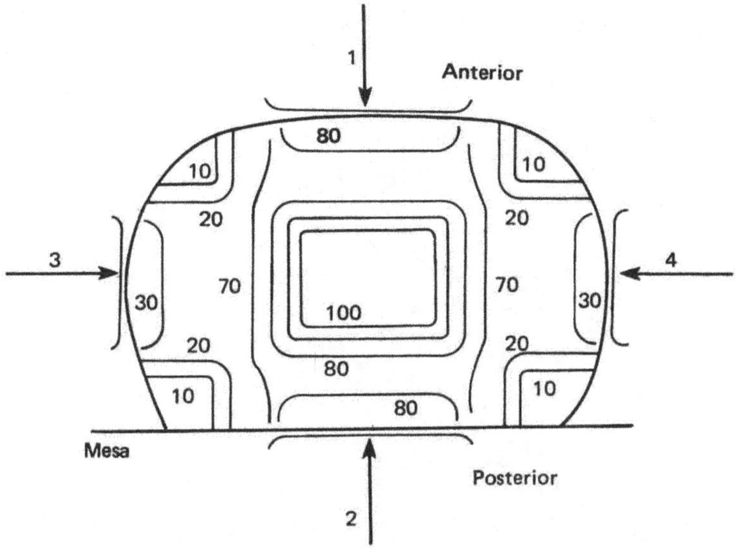

Figura 2 — Distribuição das curvas de isodose mostrando a concentração de dose na região central.

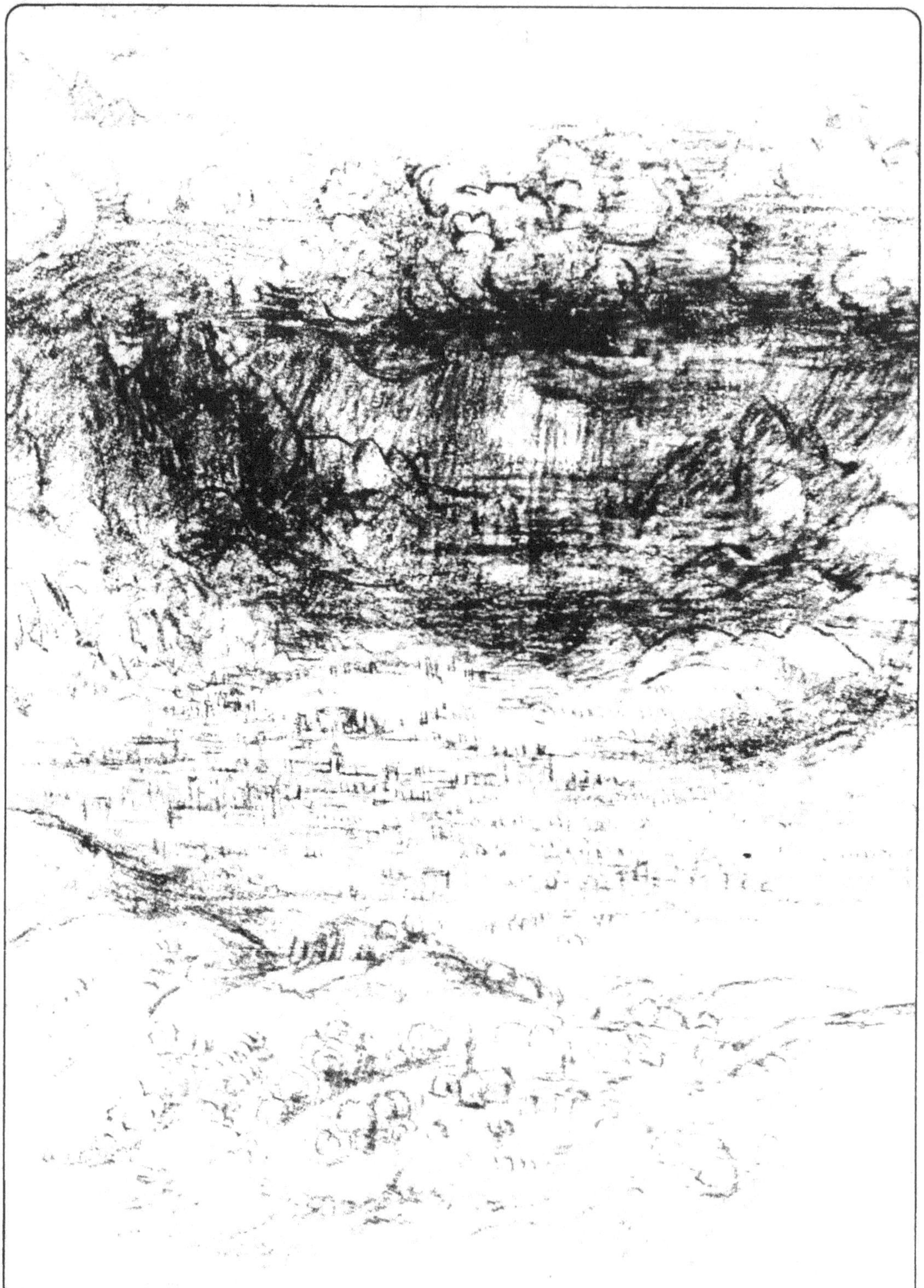

unidade II

Energia

As principais formas de energia encontradas na Terra, com exceção da nuclear, têm sua origem na energia solar. Essa energia é utilizada pelas plantas na produção de energia química, através da fotossíntese, estando toda a cadeia de alimentação baseada nesse processo. A energia hidráulica, uma conseqüência da evaporação da água da superfície da Terra, e os combustíveis fósseis, como o petróleo e o carvão mineral, formados por florestas pré-históricas, são também devidos à energia solar.

A energia emitida pelo Sol provém das reações nucleares que ocorrem no seu interior, com a criação de hélio através da fusão de hidrogênio.

Parte da energia recebida pela Terra é convertida em calor. Isso é uma amostra da contínua transformação de energia em calor que ocorre no Universo.

Após a introdução de alguns conceitos básicos sobre energia, serão estudados vários processos de conversão de um tipo de energia em outro nos capítulos que seguem.

Energia

CAPÍTULO 9

9.1 — INTRODUÇÃO

Neste capítulo serão introduzidos os conceitos de trabalho, energia cinética e energia potencial, que servirão de base para o estudo da conservação da energia. Os resultados obtidos serão posteriormente aplicados à Biologia e às várias formas convencionais e não convencionais de produção de energia.

9.2 — TRABALHO REALIZADO POR UMA FORÇA CONSTANTE

O *trabalho W realizado por uma força* $\vec{F}$ constante, sobre uma partícula — ou um corpo — em movimento retilíneo no sentido dessa força, é definido como o produto do módulo da força F pelo módulo do deslocamento d da partícula

$$\boxed{W = Fd} \tag{9.1}$$

A unidade de trabalho é o joule (J)

$$1\ \text{J} = 1\ \text{N} \cdot 1\ \text{m}$$

Exemplo 9.1 — Calcule o trabalho realizado sobre um bloco por uma força de módulo constante $F = 10$ N, quando este se desloca por uma distância $d = 2{,}0$ m, como indica a Figura 9.1.

Solução

$W = Fd = (10\ \text{N})(2{,}0\ \text{m}) = 20\ \text{J}$

Se a força $\vec{F}$ constante não agir na direção em que a partícula se move, define-se o trabalho realizado por ela sobre a partícula como o produto de sua componente na direção do movimento pela distância que a partícula percorreu naquela direção. Na Figura 9.2 uma força constante $\vec{F}$,

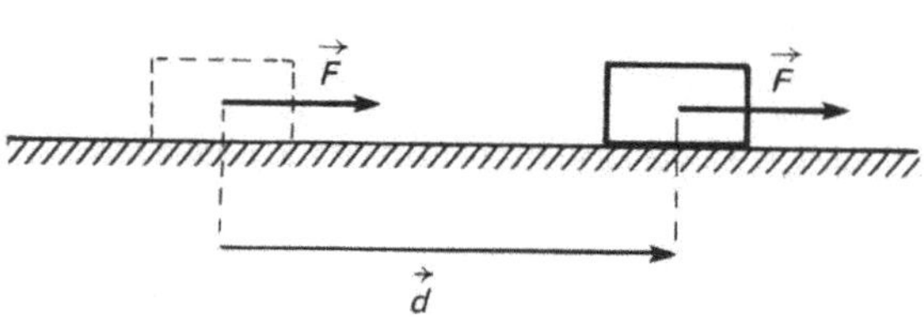

Figura 9.1 — Trabalho realizado por uma força $\vec{F}$ constante.

inclinada de um ângulo α com o semi-eixo $0x$, atua sobre um bloco cujo deslocamento naquele eixo é $\vec{d}$. O trabalho realizado por essa força durante esse deslocamento é

$$W = (F \cos \alpha)d \tag{9.2}$$

Outras forças, não indicadas, estão agindo durante o movimento do bloco da Figura 9.2. Contudo, a Equação (9.2) refere-se apenas ao trabalho realizado sobre esse bloco pela força $\vec{F}$. O trabalho realizado por essas outras forças deve ser calculado separadamente. O trabalho total realizado é a soma dos trabalhos realizados por todas as forças.

O trabalho W é uma grandeza escalar, embora as duas grandezas envolvidas em sua definição, $\vec{F}$ e $\vec{d}$, sejam vetoriais. O trabalho pode ser positivo ou negativo. Se a força que atua sobre uma partícula tiver uma componente oposta ao sentido do seu movimento, o trabalho realizado por essa componente será negativo. Isso corresponde a um ângulo obtuso entre os vetores $\vec{F}$ e $\vec{d}$.

Exemplo 9.2 — Um bloco se desloca sob a ação da força de módulo $F = 6$ N e da força de atrito de módulo $F_a = 2$ N, como indica a Figura 9.3.

Calcule:

a. o trabalho realizado por essas forças quando o bloco se desloca 1 m;

b. o trabalho total realizado sobre esse bloco.

Solução

a. $W_F = (F \cos 60^\circ)d = (6\text{ N})(1/2)(1\text{ m}) = 3\text{ J}$

$W_{F_a} = F_a \cos 180^\circ d = (2\text{ N})(-1)(1\text{ m}) = -2\text{ J}$

b. $W = W_F + W_{F_a} = 3\text{ J} - 2\text{ J} = 1\text{ J}$

Quando α for nulo, o trabalho realizado por $\vec{F}$ é simplesmente Fd, sendo válida a Equação (9.1). Se os sentidos de $\vec{F}$ e $\vec{d}$ forem opostos ($\alpha = 180^\circ$), o trabalho realizado por $\vec{F}$ será $-Fd$ como, por exemplo, o trabalho realizado pela força de atrito no Exemplo 9.2. Quando $\alpha = 90^\circ$ a força $\vec{F}$ não tem componente na direção do deslocamento e, portanto, não realiza trabalho sobre o corpo em que ela age. No caso representado na Figura 9.2, a componente F_y não realiza trabalho sobre o corpo, durante o deslocamento $\vec{d}$.

Exemplo 9.3 — Um bloco se move sobre uma superfície, como indica a Figura 9.4. Calcule o trabalho realizado pela força $\vec{F} = m\vec{g}$ com que a Terra atrai esse bloco, sendo $\vec{g}$ a aceleração da gravidade.

Solução

$W = (F \cos \alpha)d = mg(\cos 90^\circ)d = 0$

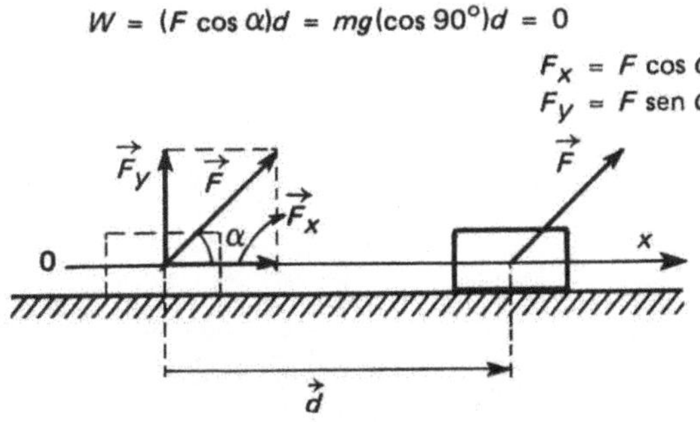

Figura 9.2 — Trabalho realizado por uma força $\vec{F}$ constante não paralela ao deslocamento $\vec{d}$.

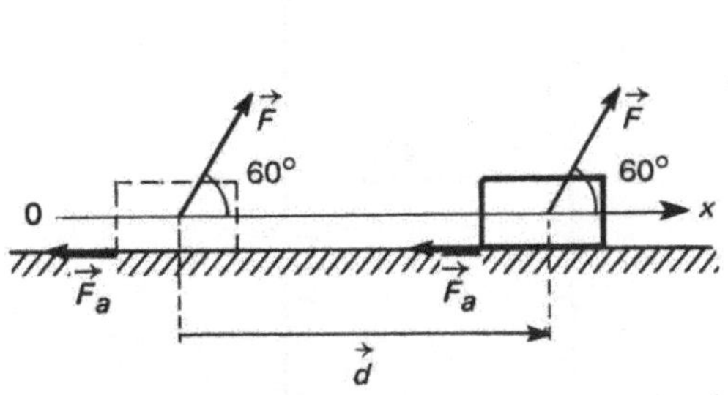

Figura 9.3 — Trabalhos realizados pelas forças $\vec{F}$ e $\vec{F}_a$ constantes.

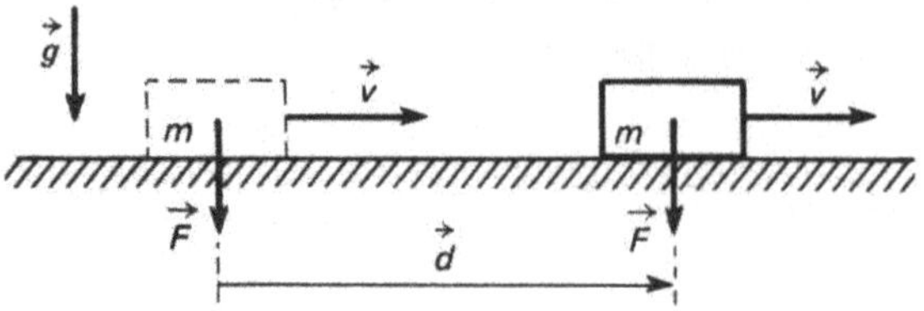

Figura 9.4 — Trabalho realizado pela força $\vec{F}$ perpendicular ao deslocamento $\vec{d}$.

Exemplo 9.4 — Um corpo de massa m = 1,0 kg é abandonado de uma altura h = 10 m. Calcule o trabalho realizado pela força $\vec{F} = m\vec{g}$ sobre esse bloco até ele atingir o chão. Dado g = 9,8 m/s^2.

Solução

$W = (F \cos 0°)d = mgh = (1{,}0 \text{ kg})(9{,}8 \text{ m/s}^2)(10 \text{ m}) = 98 \text{ J}$

Exemplo 9.5 — Considere o campo elétrico uniforme criado por duas placas paralelas, infinitas e carregadas, separadas por uma distância d (Figura 9.5). Qual o trabalho realizado pela força elétrica, que age sobre um elétron, quando este atravessa o campo perpendicularmente, da placa A até a placa B? Considere conhecidos o módulo E do vetor campo elétrico $\vec{E}$ e a distância d entre as placas.

Solução

O módulo da força constante que atua sobre o elétron é

$$F = eE$$

onde $(-e)$ é a carga do elétron. Usando a Equação (9.1), pode-se calcular o trabalho realizado sobre o elétron até ele atingir a placa B

$$W = Fd = eEd$$

Exercício Proposto

a. Qual seria o trabalho realizado sobre o elétron, no Exemplo 9.5, se ele atravessasse a região entre as placas em sentido contrário?

b. O trabalho realizado seria o mesmo se, em vez do elétron, fosse considerado um ânion com carga igual à do elétron?

A definição de trabalho apresentada neste capítulo não corresponde ao uso comum do termo, o que pode causar alguma confusão. Por exemplo, uma pessoa parada segurando um caixote pesado pode dizer que está realizando um trabalho duro, mas a força que ela aplica no caixote, por não estar provocando um deslocamento, não realiza trabalho.

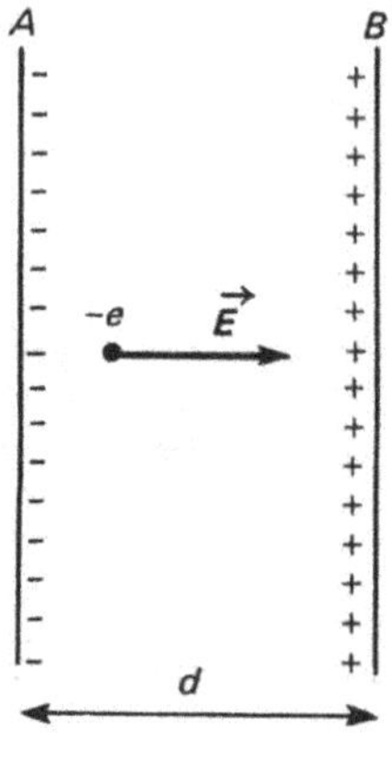

Figura 9.5 — Elétron num campo elétrico uniforme.

9.3 – POTÊNCIA

Duas pessoas realizam o mesmo trabalho para levantar caixas idênticas do chão e colocá-las numa mesma prateleira. Se uma delas for mais rápida que a outra, pode-se dizer que elas realizam trabalho com potências diferentes.

Define-se *potência* P como a taxa com que um trabalho é realizado. A *potência média* $\bar{P}$ é dada pelo quociente do trabalho total realizado W pelo intervalo de tempo Δt durante o qual ele é executado

$$\boxed{\bar{P} = \frac{W}{\Delta t}} \tag{9.3}$$

Quando a potência for constante no tempo,

$$P = \bar{P} \quad \text{e} \quad W = P\,\Delta t$$

A unidade de potência é o watt (W)

$$1\ \text{W} = 1\ \text{J}/1\ \text{s}$$

O trabalho pode ser expresso também em unidades de potência x tempo, de onde deriva o termo quilowatt-hora (kWh). O quilowatt-hora é o trabalho realizado em uma hora por um agente que trabalha à taxa constante de 1 kW.

9.4 – ENERGIA CINÉTICA

Considere um corpo de massa m, inicialmente em repouso, sobre uma superfície sem atrito. Quando uma força $\vec{F}$ constante é aplicada ao corpo, ele se move, no sentido da força, com uma aceleração $\vec{a}$ constante (Figura 9.6).

O módulo da aceleração a é determinado pela equação

$$F = ma \tag{9.4}$$

Após um intervalo de tempo Δt, esse corpo se deslocou por uma distância d dada por

$$d = \frac{1}{2}a\,(\Delta t)^2 \tag{9.5}$$

e sua velocidade atingiu o valor v dado por

$$v = a\,\Delta t \tag{9.6}$$

O trabalho W realizado pela força $\vec{F}$ sobre o corpo é

$$W = Fd = (ma)\left[\frac{1}{2}a\,(\Delta t)^2\right] = \frac{1}{2}m(a\,\Delta t)^2$$

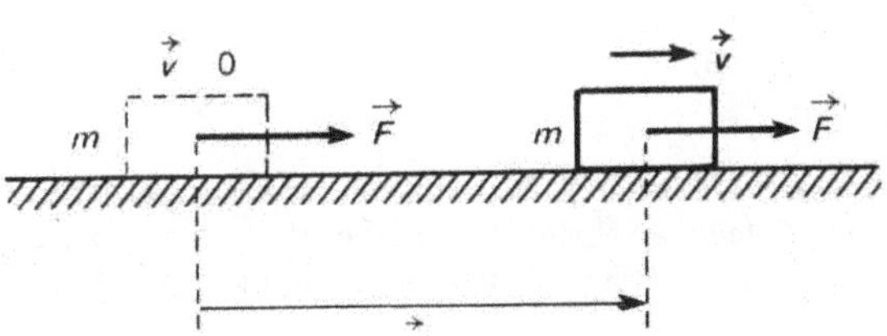

Figura 9.6 – Movimento de um corpo devido a uma força $\vec{F}$ constante.

Usando a relação $v = a\,\Delta t$, obtém-se

$$W = \frac{1}{2} mv^2 \tag{9.7}$$

Diz-se então que o corpo sobre o qual foi realizado um trabalho W adquiriu uma quantidade de energia igual a $\frac{1}{2}mv^2$ denominada *energia cinética* K

$$\boxed{K = \frac{1}{2} mv^2} \tag{9.8}$$

Note que a energia cinética K depende apenas do quadrado da velocidade, e não de sua direção.

Se inicialmente esse corpo estivesse se locomovendo com uma velocidade de módulo v_i, como conseqüência da força $\vec{F}$, ele atingiria uma velocidade final de módulo v_f. Nesse caso, o trabalho realizado sobre o corpo seria igual à variação de sua energia cinética

$$\boxed{W = \frac{1}{2} mv_f^2 - \frac{1}{2} mv_i^2} \tag{9.9}$$

Esse resultado é conhecido como *Teorema do Trabalho-Energia*.

A Equação (9.9) é válida mesmo que as direções da força e da velocidade inicial não coincidam.

Quando a velocidade inicial for nula, a Equação (9.9) se reduz à Equação (9.7).

Até aqui foram consideradas apenas forças constantes. Entretanto as Equações (9.7) e (9.9) podem ser demonstradas também para forças variáveis. Isso é feito no Apêndice 2 deste capítulo.

Exemplo 9.6 — Considere novamente o Exemplo 9.5. Calcule a variação da energia cinética do elétron quando ele atravessa o campo perpendicularmente, da placa A até a placa B, e sua velocidade final v.

Solução

No Exemplo 9.5 o trabalho realizado pela força elétrica sobre o elétron, quando este atravessa a região entre as placas A e B, é

$$W = eEd$$

Com esse resultado, pode-se obter a variação da energia cinética do elétron

$$\frac{1}{2} mv^2 - \frac{1}{2} mv_0^2 = eEd$$

onde v é sua velocidade ao atingir a placa B. No caso em que a velocidade inicial do elétron é muito pequena, $v_0 \cong 0$, é válida a aproximação

$$v \cong \sqrt{\frac{2\,eEd}{m}}$$

Exercício Proposto — Considere o caso em que um elétron penetra no campo elétrico com uma velocidade inicial v_0 perpendicular à placa B, como indica a Figura 9.7. Calcule:

a. a energia cinética desse elétron quando ele atinge a placa A;

b. a partir desse resultado, sua velocidade nesse instante.

Exemplo 9.7 — Um bloco de massa m preso a uma mola de constante elástica k e massa desprezível é abandonado em uma posição $x_0 = a$, como indica a Figura 9.8. Calcule a velocidade v com que esse bloco passa pela posição $x = 0$, na qual ele estaria em equilíbrio se a mola não estivesse esticada ou comprimida. Despreze a força de atrito.

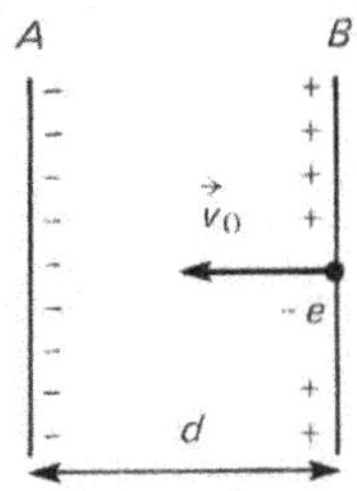

Figura 9.7 — Elétron num campo elétrico uniforme.

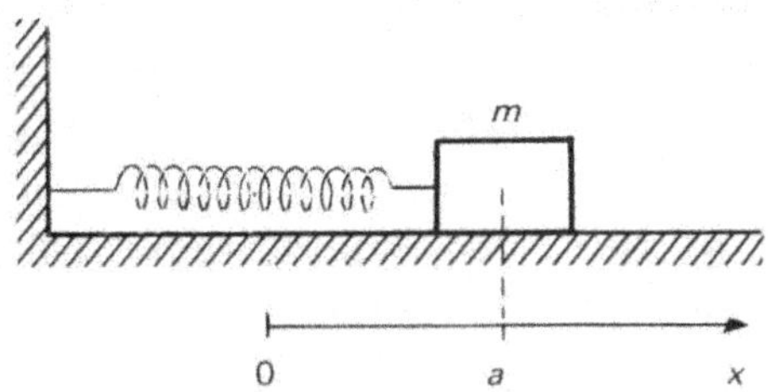

Figura 9.8 — Bloco preso a uma mola.

Solução

A mola exerce no bloco uma força de módulo F variável

$$F = -kx$$

O trabalho realizado por essa força, quando o bloco se desloca entre $x_i = a$ e $x_f = 0$ é (veja a Equação (A.6) no Apêndice 1)

$$W = -\frac{1}{2}kx_f^2 + \frac{1}{2}kx_i^2 = \frac{1}{2}ka^2$$

A variação da energia cinética do bloco entre essas duas posições é

$$\frac{1}{2}mv_f^2 - \frac{1}{2}mv_i^2 = \frac{1}{2}mv^2$$

pois $v_i = 0$.

Substituindo esses dois resultados na Equação (9.9) obtém-se

$$\frac{1}{2}ka^2 = \frac{1}{2}mv^2 \quad \text{e} \quad v = a\sqrt{\frac{k}{m}}$$

9.5 — FORÇAS CONSERVATIVAS

Em geral, as forças que agem sobre um corpo podem ser classificadas como conservativas ou não conservativas. Uma força é denominada *conservativa* se o trabalho realizado por ela sobre um corpo, quando este descreve uma trajetória fechada qualquer (Figura 9.9), for nulo. Caso contrário ela é denominada força *não conservativa*.

Assim, para uma força conservativa, a soma dos trabalhos W_{AB} e W_{BA}, realizados sobre o corpo quando este se desloca do ponto A para o ponto B e do ponto B até o ponto A, respectivamente, é nula

$$\boxed{W_{AB} + W_{BA} = 0} \qquad (9.10)$$

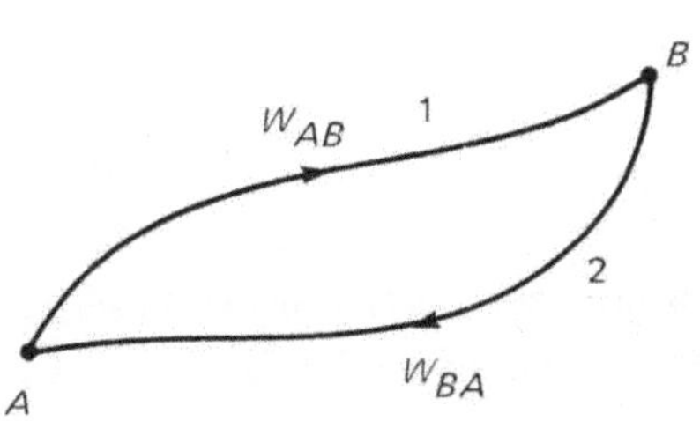

Figura 9.9 — Trabalho realizado por uma força quando o corpo descreve uma trajetória fechada passando por um ponto B.

Para as forças não conservativas essa equação não é válida, ou seja

$$W_{AB} + W_{BA} \neq 0 \tag{9.11}$$

Em geral, em todos os sistemas reais, existem forças não conservativas. A força de atrito é uma força não conservativa.

Exemplo 9.8 — Calcule o trabalho realizado pela força de atrito $\vec{F}_a$, quando um bloco se desloca 1 m, desde o ponto A até o ponto B (como indica a Figura 9.10) e volta ao ponto inicial. O módulo da força de atrito é $F_a = 4$ N.

Solução

O trabalho W_{AB} realizado quando o corpo se desloca de A para B é

$W_{AB} = (F_a \cos 180^\circ)d = (4\text{ N})(-1)(1\text{ m}) = -4\text{ J}$

Como o sentido da força de atrito é sempre contrário ao do deslocamento, o trabalho W_{BA} é igual a W_{AB}

$W_{BA} = -4\text{ J}$

Assim,

$W = W_{AB} + W_{BA} = -8\text{ J} \neq 0$

Esse resultado, segundo a Equação (9.11), mostra que a força de atrito é uma força não conservativa.

Exemplo 9.9 — Calcule o trabalho realizado pela força gravitacional $\vec{F} = m\vec{g}$ sobre um corpo de massa m, quando este é lançado verticalmente para cima, a partir do solo, atingindo uma altura h e voltando à posição inicial.

Solução

Durante a subida, a força e o deslocamento têm sentidos contrários e o trabalho realizado é negativo

$W_I = (mg \cos 180^\circ)h = -mgh$

Na descida, o deslocamento é no sentido da força, sendo o trabalho realizado positivo

$W_{II} = (mg \cos 0^\circ)h = mgh$

O trabalho total realizado é nulo

$W = W_I + W_{II} = -mgh + mgh = 0$

Esse resultado, segundo a Equação (9.10), mostra que a força gravitacional é uma força conservativa.

A diferença entre forças conservativas e não conservativas pode ser considerada sob outro aspecto. Suponha que um corpo se mova do ponto A até o ponto B, ao longo da trajetória 1, voltando ao ponto A ao longo da trajetória 2, como indica a Figura 9.9. Se a força considerada for conservativa, o trabalho por ela realizado sobre o corpo, numa trajetória fechada, será nulo. A Equação (9.10) pode ser escrita na forma

$$W_{AB_1} = -W_{BA_2} \tag{9.12}$$

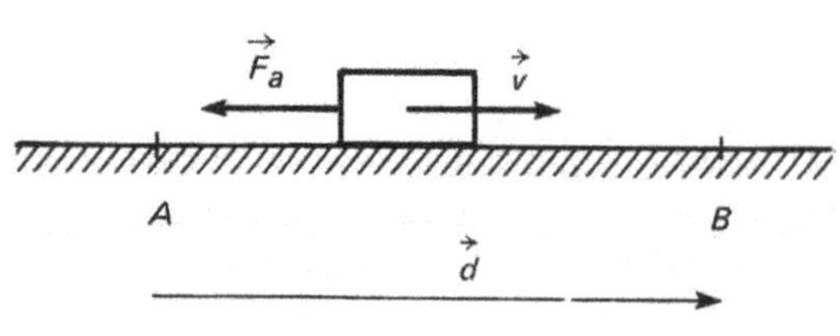

Figura 9.10 — Bloco indo do ponto A para o ponto B sob a ação da força de atrito $\vec{F}_a$.

onde W_{AB_1} é o trabalho realizado de A até B, ao longo da trajetória 1 e W_{BA_2} é o trabalho realizado de B até A, ao longo da trajetória 2. Se o corpo for de A para B pela trajetória 2, e também voltar de B para A pelo mesmo caminho, a Equação (9.10) será escrita como

$$W_{AB_2} = -W_{BA_2} \tag{9.13}$$

Comparando as Equações (9.12) e (9.13), obtém-se

$$\boxed{W_{AB_1} = W_{AB_2}} \tag{9.14}$$

Essa equação mostra que o trabalho realizado sobre o corpo por uma força conservativa, quando ele se move de um ponto A a um ponto B, é o mesmo para ambas as trajetórias. Entretanto, essas trajetórias podem ser quaisquer. Assim, o trabalho realizado por uma força conservativa, sobre um corpo que se move entre dois pontos, só depende destes pontos e não da trajetória percorrida.

Todos os exemplos considerados a partir deste ponto, salvo menção em contrário, são sobre forças conservativas.

Exercício Proposto — Verifique que são iguais os trabalhos realizados pela força gravitacional sobre um corpo de massa m, quando ele é levantado até uma altura h, pelos caminhos 1 e 2, conforme indica a Figura 9.11.

9.6 — ENERGIA POTENCIAL

De um modo geral, a energia pode ser definida como a capacidade de realizar trabalho. A energia cinética de um corpo pode ser interpretada como a capacidade que ele tem de realizar trabalho devido a seu movimento.

Quando uma força $\vec{F}$ realiza um trabalho W sobre um corpo, há uma variação ΔK em sua energia cinética

$$\Delta K = \frac{1}{2} m v_f^2 - \frac{1}{2} m v_i^2 \tag{9.15}$$

dada pela Equação (9.9), ou seja

$$\boxed{W = \Delta K} \tag{9.16}$$

Se a força $\vec{F}$ for conservativa, a variação ΔK, numa trajetória fechada, será nula, pois $W = 0$. Em outras palavras, o corpo retornará à posição inicial com sua energia cinética original. Nos trechos da trajetória em que o trabalho realizado for positivo, haverá um aumento de energia cinética ($\Delta K > 0$), e uma diminuição dessa energia ($\Delta K < 0$) ocorrerá nos trechos do caminho em que o trabalho realizado for negativo.

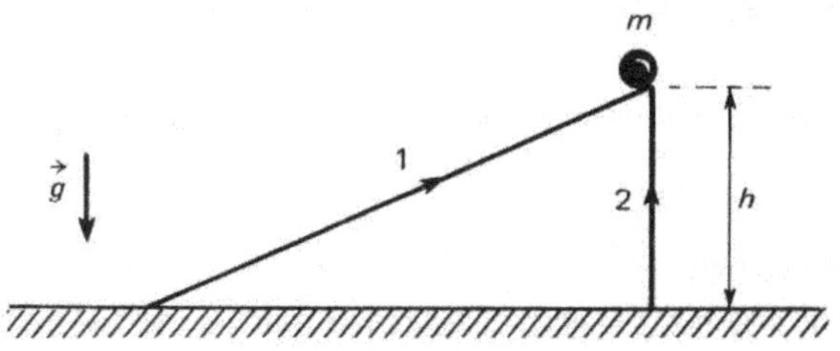

Figura 9.11 — O corpo de massa m levantado por dois caminhos diferentes.

Nessas circunstâncias, pode-se introduzir o conceito de energia potencial U de um corpo, de modo que a uma variação ΔK de sua energia cinética, quando ele se desloca de uma posição para outra, corresponda uma variação ΔU tal que

$$\Delta K + \Delta U = 0 \tag{9.17}$$

Alternativamente, pode-se dizer que qualquer variação na energia cinética K do corpo é compensada por uma variação oposta em sua energia potencial U, de maneira que a soma de ambas permaneça constante durante todo o movimento

$$K + U = \text{constante} \tag{9.18}$$

A energia potencial de um corpo representa uma forma de energia armazenada que pode ser completamente convertida em energia cinética. Não se pode associar energia potencial a uma força não conservativa, como a de atrito, porque o valor da energia cinética de um corpo sobre o qual tal força atua não será igual ao valor inicial, quando o mesmo retornar à posição de origem.

Quando um corpo se move de um ponto A até um ponto B, sob a ação de uma força conservativa $\vec{F}$, pode-se obter, a partir das Equações (9.16) e (9.17), a relação

$$\boxed{\Delta U_{AB} = -W_{AB}} \tag{9.19}$$

onde

$$\Delta U_{AB} = U_B - U_A$$

A Equação (9.19) permite calcular a variação de energia potencial do corpo a partir do trabalho realizado sobre ele pela força $\vec{F}$. O trabalho W_{AB}, e portanto também ΔU_{AB}, não depende da trajetória, mas apenas das posições dos pontos A e B. Assim, pode-se dizer que a energia potencial U é uma função apenas da posição do corpo. A constante que aparece na Equação (9.18) pode, então, ser interpretada como a *energia mecânica total* E do corpo, que permanece constante à medida que ele se move, ou seja

$$\boxed{K + U = E} \tag{9.20}$$

Exemplo 9.10 — Calcule a energia potencial de um corpo de massa m sob a ação de uma força gravitacional constante $\vec{F} = m\vec{g}$.

Solução

Considere um corpo que foi levantado do chão até uma altura z qualquer. O trabalho realizado sobre ele pela força gravitacional, conforme o resultado obtido no Exemplo 9.9, é

$$W = -mgz$$

Esse trabalho não depende da trajetória seguida pelo corpo. Aplicando a Equação (9.19), obtém-se

$$\Delta U = U(z) - U(0) = mgz$$

onde $U(z)$ e $U(0)$ são, respectivamente, as *energias potenciais gravitacionais* a uma altura z e no chão. Portanto, a energia potencial numa altura z qualquer é

$$U(z) = mgz + U(0)$$

Escolhendo-se a constante $U(0)$ como sendo nula, pode-se escrever

$$U(z) = mgz$$

Essa escolha é arbitrária e outra constante poderia ter sido atribuída a $U(0)$. Ela não é importante, pois, quando o corpo se desloca de uma altura à outra, apenas a diferença de energia potencial ΔU é transformada em energia cinética, como indica a Equação (9.17).

Exemplo 9.11 — Considere o Exemplo 9.5. Calcule a energia potencial do elétron em função de sua distância x à placa A.

Solução

O trabalho realizado sobre o elétron pela força elétrica, quando ele se desloca da placa A uma distância x qualquer, segundo o resultado obtido no Exemplo 9.5, é

$$W = eEx$$

Aplicando a Equação 9.19, obtém-se

$$\Delta U = U(x) - U(0) = -eEx$$

onde $U(x)$ e $U(0)$ são, respectivamente, as *energias potenciais elétricas* a uma distância x da placa A e na própria placa. Escolhendo

$$U(0) = 0$$

obtém-se

$$U(x) = -eEx$$

Exemplo 9.12 — Calcule a energia potencial de um bloco de massa m preso a uma mola de massa desprezível e constante elástica k.

Solução

O trabalho realizado pela força que a mola exerce no bloco, quando ele se desloca entre as posições $x_i = 0$ e $x_f = x$, é (veja a Equação (A.6) no Apêndice 1)

$$W = -\frac{1}{2}kx_f^2 + \frac{1}{2}kx_i^2 = -\frac{1}{2}kx^2$$

Aplicando a Equação (9.19), obtém-se a *energia potencial elástica* do bloco

$$U(x) = \frac{1}{2}kx^2$$

em relação à posição $x = 0$, onde $U(0) = 0$.

9.7 — CONSERVAÇÃO DA ENERGIA MECÂNICA

A Equação (9.20) expressa a *conservação da energia mecânica* de um corpo sujeito a forças conservativas

$$K + U = E = \text{constante}$$

A seguir serão discutidos alguns exemplos dessa conservação.

9.7.1 — Energia potencial gravitacional

Como foi visto no Exemplo 9.10, a energia potencial de um corpo de massa m, sob a ação de uma força gravitacional constante, pode ser escrita como

$$U(z) = mgz$$

onde z é a altura em relação ao nível escolhido como possuindo energia potencial nula. Quando este corpo é lançado verticalmente para cima, a partir da posição inicial $z = 0$, com uma velocidade inicial v_0, sua velocidade v pode ser determinada a partir das equações do movimento. Essa velocidade varia com z na forma

$$v^2 = v_0^2 - 2gz$$

Assim como a energia potencial, a energia cinética do corpo varia com z

$$K = \frac{1}{2}mv^2 = \frac{1}{2}mv_0^2 - mgz$$

A energia mecânica total do corpo é dada por

$$E = K + U = \frac{1}{2}mv_0^2 - mgz + mgz = \frac{1}{2}mv_0^2$$

Esse resultado mostra que, conforme previsto, a energia total E é conservada durante o movimento do corpo.

Na Figura 9.12 é apresentado o gráfico de U, K e E em função da altura z, enquanto o corpo sobe e desce. Quando o corpo atinge a altura máxima h sua velocidade é nula. Nessa posição sua energia cinética é nula, enquanto que sua energia potencial é máxima

$$K = 0 \longrightarrow U = E$$

Como $K \geqslant 0$, a energia potencial do corpo será sempre menor ou igual a sua energia total

$$U \leqslant E$$

ou

$$mgz \leqslant \frac{1}{2}mv_0^2$$

Portanto, o movimento do corpo, na direção do eixo z, está limitado ao intervalo

$$0 \leqslant z \leqslant h$$

onde

$$h = \frac{v_0^2}{2g}$$

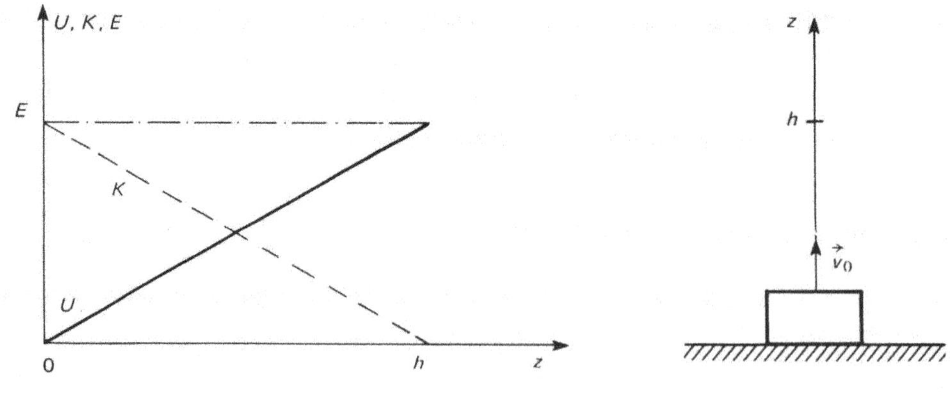

Figura 9.12 — Energias potencial (———), cinética (- - - - - -) e total (-·-·-·-) em função da altura z.

9.7.2 — Energia potencial elástica

Como foi visto no Exemplo 9.12, a energia potencial elástica de um bloco de massa m preso a uma mola de massa desprezível e constante elástica k é

$$U(x) = \frac{1}{2} kx^2$$

Suponha que esse bloco esteja oscilando em torno de sua posição de equilíbrio ($x = 0$), e que nessa posição sua velocidade seja v_0. Sua energia potencial nessa posição é nula e, portanto, sua energia total é

$$E = K(0) + U(0) = \frac{1}{2} mv_0^2$$

Na Figura 9.13 podem ser vistos os gráficos de U, K e E em função da posição x do bloco. O bloco oscila entre as posições $x = -a$ e $x = +a$. Nessas posições sua energia cinética é nula, sendo máxima sua energia potencial.

Como a energia cinética é positiva ou nula, a energia potencial é menor ou igual à energia total

$$U \leqslant E$$

ou

$$\frac{1}{2} kx^2 \leqslant \frac{1}{2} mv_0^2$$

A partir dessa condição, examinando o gráfico da Figura 9.13, conclui-se que

$$-a \leqslant x \leqslant a$$

sendo a amplitude de oscilação a obtida da igualdade

$$\frac{1}{2} ka^2 = \frac{1}{2} mv_0^2$$

Assim,

$$a = v_0 \sqrt{\frac{m}{k}}$$

Na Figura 9.14 pode-se ver o gráfico da força ($F = -kx$) que a mola exerce sobre o bloco em função de x.

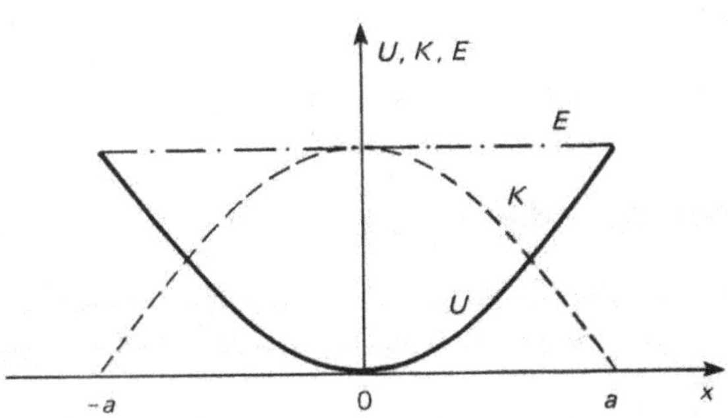

Figura 9.13 — Energias potencial (————), cinética (- - - - - -) e total (—·—·—·-) em função de x.

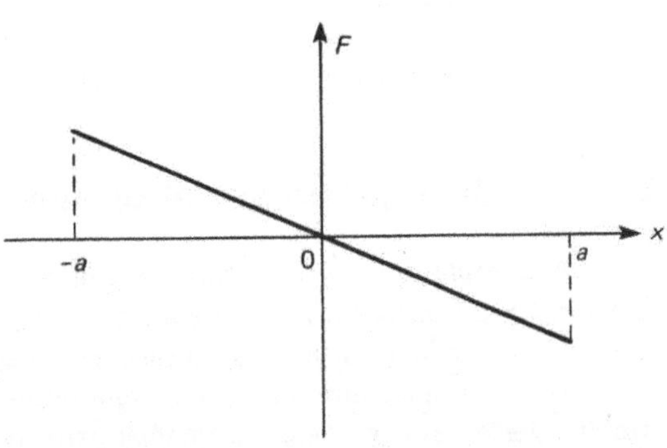

Figura 9.14 — Força da mola sobre o bloco em função de x.

O sentido dessa força depende do sinal de x e é sempre voltado para o ponto de equilíbrio, sendo essa, portanto, uma força atrativa.

A Figura 9.15 mostra o bloco em quatro posições diferentes. Em 9.15a e 9.15b, $x > 0$ e $F < 0$ e em 9.15c e 9.15d, $x < 0$ e $F > 0$.

Na Figura 9.15a o bloco, após passar pela origem, se dirige para $x = a$, sendo desacelerado, pois os sentidos de $\vec{F}$ e $\vec{v}$ são opostos. Também a partir da Figura 9.13 pode-se concluir que o bloco está sendo desacelerado, pois para $0 < x < a$, à medida que x aumenta, U aumenta e K diminui. Na Figura 9.15b, o bloco está sendo acelerado, pois os sentidos de $\vec{F}$ e $\vec{v}$ são os mesmos. Pela Figura 9.13 chega-se também a essa conclusão, pois para $0 < x < a$, à medida que x diminui, U diminui e K aumenta. Quando o bloco está na posição representada na Figura 9.15c, U aumenta e K diminui, sendo o bloco, portanto, desacelerado. Finalmente, no movimento correspondente à Figura 9.15d, U diminui e K aumenta, sendo o bloco acelerado.

Numa mesma posição x, dependendo do sentido de $\vec{v}$, o bloco pode estar sendo acelerado ou desacelerado, apesar da força $\vec{F}$ ser a mesma em ambos os casos. Na posição $x = 0$, onde a força é nula, o bloco poderia permanecer em repouso. Note que nessa posição a energia potencial U é mínima. Também para outras forças conservativas, a força é nula nos pontos em que a energia potencial é mínima.

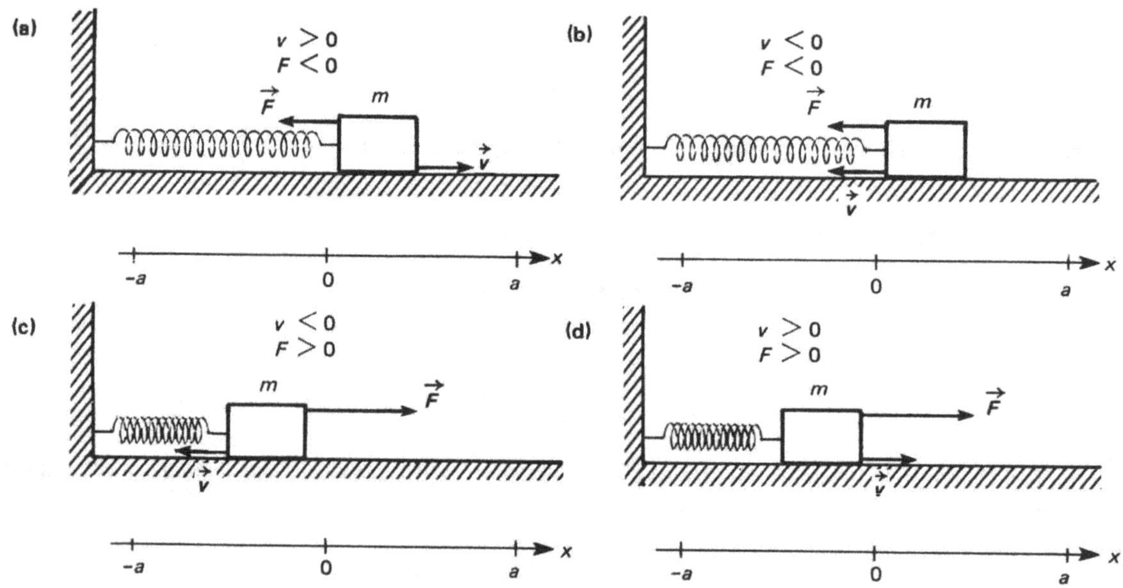

Figura 9.15 — Movimento de um bloco, preso a uma mola, em quatro situações diferentes.

9.7.3 — Energia potencial de uma molécula diatômica

A energia potencial da força existente entre dois átomos P e Q, numa molécula diatômica, em função da distância r entre eles, é dada pelo gráfico da Figura 9.16. Conforme indicado nesse gráfico, a energia total E dessa molécula é negativa.

Nos exemplos anteriores, a energia potencial foi associada à posição de uma determinada partícula. Neste caso, a energia potencial depende da distância r entre os átomos, ou seja, de suas posições relativas, sendo irrelevante a posição da molécula em relação a qualquer origem. Ao se analisar o gráfico da Figura 9.16 é preciso lembrar que, em geral, os dois átomos se movem.

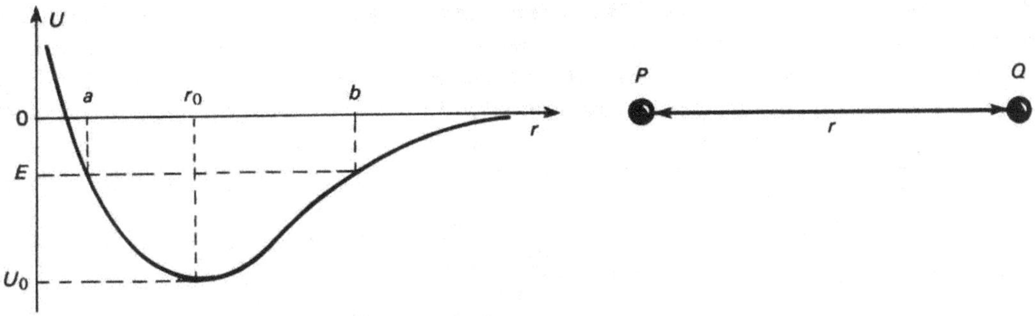

Figura 9.16 – Energia potencial de uma molécula diatômica.

Como para o átomo de hidrogênio, discutido no Capítulo 4, a energia potencial de uma molécula também pode ser negativa. Entretanto, o valor de U em um ponto não é importante, pois é a diferença de energia potencial entre dois pontos ΔU_{AB} que está relacionada à diferença de energia cinética ΔK_{AB}. Assim, o que realmente possui significado físico é apenas a diferença ΔU_{AB}. Se uma constante C qualquer for adicionada à energia potencial em cada ponto, as diferenças ΔU_{AB} e ΔK_{AB} permanecem as mesmas:

$$\Delta K_{AB} = -\Delta U_{AB} = -(U_B - U_A) = -(U_B + C) + (U_A + C)$$

Assim, se $C = -U_0$ fosse adicionado à energia potencial da Figura 9.16, U não seria negativa. Contudo, em geral, prefere-se escolher como nula a energia potencial quando os átomos estão separados por uma distância infinita.

Exercício Proposto – Faça um gráfico análogo ao da Figura 9.16 adicionando a constante $C = -U_0$ à energia potencial $U(r)$.

Analisando-se o gráfico da Figura 9.16, pode-se concluir que a desigualdade $U \leqslant E$ é satisfeita para valores de r no intervalo

$$a \leqslant r \leqslant b$$

Assim, a distância entre os átomos está limitada a esse intervalo, sendo a e b, respectivamente, as distâncias mínima e máxima.

A energia potencial U é mínima para $r = r_0$. Isso significa, como foi mencionado no Item 9.7.2, que para essa distância a força entre os átomos é nula. Nessa posição, eles poderiam permanecer em repouso caso a energia da molécula fosse

$$E = U + K = U_0 + 0 = U_0$$

A soma das energias U e K é constante. Para $r = r_0$, U é mínima e, portanto, K é máxima. Para $r = a$ e $r = b$, $U = E$ e, portanto, $K = 0$.

Se no intervalo

$$a < r < r_0$$

houver um aumento da distância r entre os átomos, haverá uma diminuição de U e um conseqüente aumento de K. Isso significa que, ao se afastarem, os átomos serão acelerados, ou seja, eles se repelirão nesse intervalo. No intervalo

$$r_0 < r < b$$

haverá um aumento de U e uma diminuição de K, se a distância r entre os átomos aumentar. Portanto, ao se afastarem, os átomos serão desacelerados ou seja, eles se atrairão nesse intervalo.

Analisando-se o gráfico da Figura 9.16, pode-se concluir que se a energia total E fosse nula ou positiva, não haveria um valor máximo de r, podendo os átomos se afastar indefinidamente. Isso equivaleria ao rompimento da molécula. Se a molécula considerada recebesse uma energia $-E$, sua energia se tornaria nula, sendo possível seu rompimento. A *energia de dissociação* dessa molécula é, então, $-E$ (note que $-E > 0$).

A energia mínima de um fóton, suficiente para romper essa molécula e separar os átomos P e Q é

$$E_{mín} = \frac{hc}{\lambda_{máx}} = -E$$

Essa energia mínima corresponde a um comprimento de onda máximo

$$\lambda_{máx} = \frac{hc}{-E}$$

PROBLEMAS

1. Ao serem bombeados pelo coração, num regime de baixa atividade, 200 g de sangue adquirem uma velocidade de 30 cm/s. Com uma atividade mais intensa do coração, essa mesma quantidade de sangue atinge uma velocidade de 60 cm/s. Calcule, em ambos os casos, a energia cinética que essa massa de sangue adquire e o trabalho realizado pelo coração.

2. Está sendo realizado algum trabalho sobre um carro que se move com velocidade constante ao longo de uma estrada horizontal?

3. Mostre que, para uma velocidade inicial v_0, a velocidade v de um projétil será a mesma em todos os pontos à mesma altura, qualquer que seja o ângulo de lançamento.

4. Um bloco de 1 kg colide com uma mola horizontal, de massa desprezível, cuja constante elástica é $k = 2$ N/m. A compressão máxima da mola é de 0,5 m a partir da posição de repouso. Qual era o valor da velocidade no momento da colisão? Considere desprezível a força de atrito.

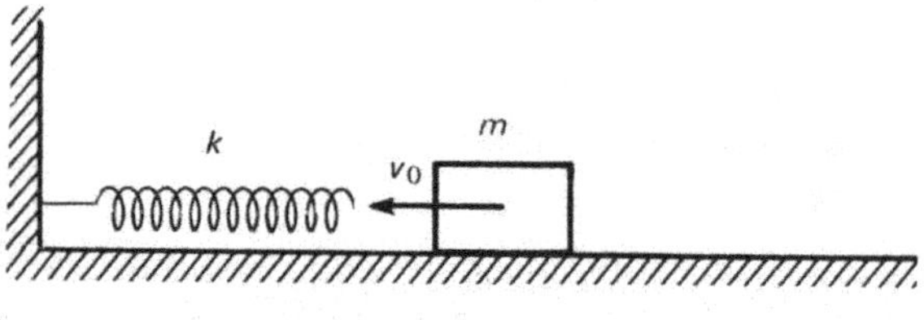

5. O lado interno de uma membrana celular é coberto por um excesso de ânions, havendo em seu lado externo, em excesso, o mesmo número de cátions. Devido a sua pequena espessura, uma membrana celular pode ser descrita, aproximadamente, como composta por duas placas paralelas e infinitas, carregadas com cargas elétricas de sinais contrários, separadas por uma camada isolante de largura d. Nessa aproximação, o campo elétrico E no interior da membrana celular é uniforme. Usando os resultados do Exemplo 9.11, calcule:

a. em função de E e d, o trabalho realizado pela força elétrica sobre um íon Cl^- quando este penetra na célula (atravessando a membrana);

b. idem, quando este íon sai da célula (atravessando a membrana);

c. as energias potenciais desse íon nas superfícies interna e externa da membrana. Especifique a referência escolhida para a energia potencial.

6. O campo elétrico numa membrana celular com uma espessura de 80 Å é $7{,}5 \times 10^6$ N/C. O sentido de $\vec{E}$ é para dentro da célula. Calcule:

a. a variação da energia potencial (em eV) de um íon K^+, quando este penetra na célula e quando sai da célula;

b. as mesmas variações para um íon Cl^-;

c. estime a ordem de grandeza da relação entre a força elétrica sobre um íon K^+ no interior da membrana celular e o peso desse íon.

7. Uma partícula se move ao longo do eixo $0x$ sob a ação de uma força de módulo F, sendo sua energia potencial dada pela curva a seguir

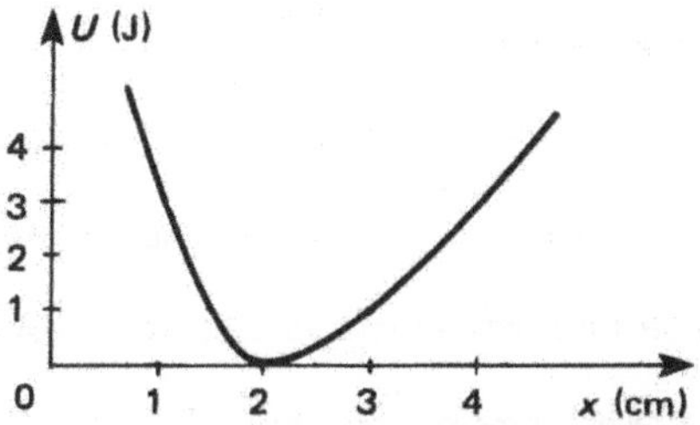

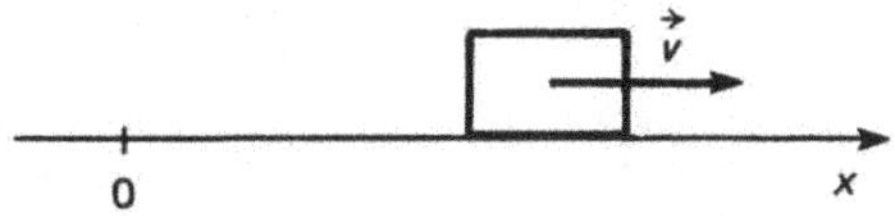

Na posição $x = 3$ cm, a energia cinética dessa partícula é 2 J. Calcule:

a. a energia total dessa partícula;
b. o intervalo de x em que ela se movimenta;
c. a energia cinética máxima dessa partícula;
d. os valores de x em que a energia cinética é nula,
e. Para que valores de x o sentido da força $\vec{F}$ coincide com a orientação do eixo $0x$?

8. A força de atração F entre duas partículas com cargas elétricas $-e$ e $+e$ separadas por uma distância r é

$$F = \frac{1}{4\pi\epsilon}\frac{e^2}{r^2}$$

sendo ϵ a permitividade elétrica do meio. A energia potencial correspondente a essa força é

$$U(r) = -\frac{1}{4\pi\epsilon}\frac{e^2}{r}$$

Nesse caso foi escolhida uma distância infinita como o local de energia potencial nula

$$U(\infty) = 0$$

a. Faça o gráfico de U em função da distância r entre as duas partículas.
b. Suponha que a energia total E do sistema considerado seja conhecida. Se $U(a) = E$ e $E < 0$, a que valores de r estão limitados os movimentos dessas duas partículas?
c. Qual seria o menor valor de E para que as duas partículas pudessem se separar definitivamente?

9. Um átomo de hidrogênio (exemplo do sistema considerado no Problema 8) no estado $n = 2$ ($E_2 = -3{,}4$ eV) absorve um fóton de 4,2 eV de energia e se ioniza. Calcule em eV:

a. a variação da energia potencial do elétron emitido;
b. o trabalho sobre ele realizado pela força elétrica entre ele e o núcleo do átomo;
c. a energia cinética do elétron emitido.

10. A figura a seguir mostra a variação da energia potencial de uma molécula de ácido fluorídrico em função da distância r entre os átomos de hidrogênio e flúor.

a. Para quais valores de r os átomos se atraem ou repelem?
b. Qual o valor da energia potencial quando a distância entre os átomos for muito grande ($r \to \infty$)?

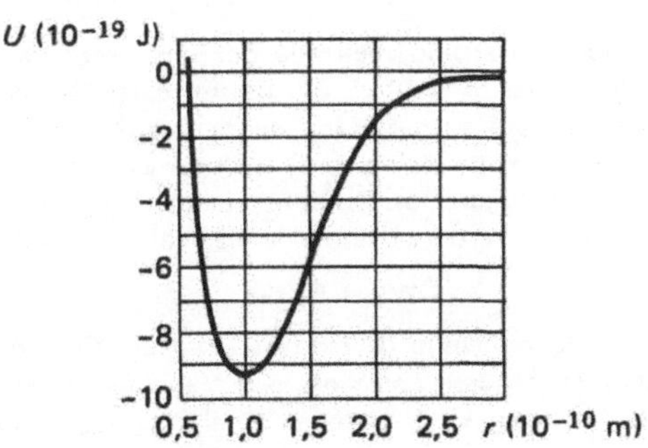

11. Suponha que um átomo de hidrogênio, a $1,5 \times 10^{-10}$ m de um átomo de flúor, possua uma energia cinética de $4,0 \times 10^{-19}$ J e que a energia cinética do átomo de flúor seja desprezível. Utilize a figura do problema anterior para calcular:

a. a energia potencial dessa molécula referente à distância mencionada;

b. a distância máxima possível entre os dois átomos.

c. Você acha que, nessas condições, esses dois átomos constituem uma molécula de ácido fluorídrico?

12. A energia total de uma molécula de ácido fluorídrico é $-9,5 \times 10^{-19}$ J, estando ambos os átomos praticamente em repouso. A partir da figura do Problema 10.

a. calcule a energia mínima (em J e em eV) que deve ser fornecida à molécula de ácido fluorídrico para se obter sua dissociação;

b. nesse caso, qual o trabalho realizado pela força de atração entre os dois átomos?

c. Calcule a energia liberada na formação de um mol de ácido fluorídrico.

13. A força de atração gravitacional entre dois corpos de massa m e M é

$$F = \frac{GmM}{r^2}$$

onde r é a distância entre eles e G é a constante universal de gravitação. Como a força elétrica entre duas partículas carregadas, essa força também varia com $\frac{1}{r^2}$.

a. Faça uma analogia com o Problema 8 e escreva a fórmula da energia potencial gravitacional $U(r)$ associada à força F.

b. Faça o gráfico de U em função de r.

c. Para qual valor de r a energia potencial U é nula?

d. Qual o menor valor da energia total E desses dois corpos para que eles possam se afastar indefinidamente?

14. *a.* Estime a velocidade mínima para que uma molécula da atmosfera escape da Terra. Dados: $G = 6,67 \times 10^{-11}$ N · m^2/kg^2, M (massa da Terra) = 6×10^{24} kg, R (raio da Terra) = $6,4 \times 10^6$ m.
Baseado nesse resultado, tente responder:

b. Qual molécula tem maior probabilidade de escapar da atmosfera, a de hidrogênio (H_2) ou a de oxigênio (O_2)?

c. Qual atmosfera deve ser mais rarefeita, a da Terra ou a da Lua?

15. Estime a velocidade mínima com que um meteoro atinge a atmosfera terrestre. Dados: $g = 9,8$ m/s^2, R (raio da Terra) = $6,4 \times 10^6$ m. Qual o efeito da força de fricção, devida à resistência do ar, sobre o meteoro?

APÊNDICE 1

TRABALHO REALIZADO POR UMA FORÇA VARIÁVEL

Neste apêndice será considerado o trabalho realizado por uma força variável. A força é uma função da posição, $F(x)$, e seu sentido é o do semi-eixo positivo $0x$. Se um corpo se mover ao longo de $0x$ sob a ação dessa força, qual o trabalho que ela realizará ao deslocá-lo de x_1 a x_n?

Na Figura 1, F está representada em função de x. O deslocamento total pode ser dividido em um grande número de pequenos intervalos iguais Δx (Figura 1a). Durante o pequeno deslocamento Δx, de x_1 a $x_2 = x_1 + \Delta x$, F tem módulo aproximadamente constante, e o trabalho por ela realizado, ΔW, será, aproximadamente,

$$\Delta W_1 = F_1 \, \Delta x \qquad \text{(A.1)}$$

O produto $F_1 \, \Delta x$ corresponde à área do retângulo de lado Δx e altura F_1. De modo análogo, no pequeno deslocamento de x_i a $x_i + \Delta x$, F tem valor quase constante e o trabalho por ela realizado é, aproximadamente, $\Delta W_i = F_i \Delta x$, sendo F_i o valor da força em x_i. O trabalho total W_{1n} realizado por F ao deslocar o corpo de

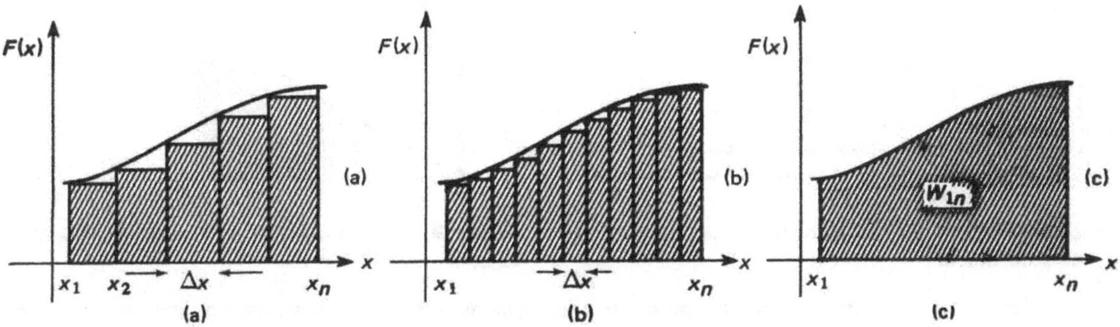

(a) (b) (c)

Figura 1 – Área compreendida entre a curva $F(x)$, o eixo $0x$ e os limites x_1 e x_n.

x_1 a x_n é aproximadamente igual à soma de um grande número de termos semelhantes ao da Equação (A.1), sendo diferente o valor de F em cada termo. Portanto,

$$W_{1n} = F_1\,\Delta x + F_2\,\Delta x + \ldots + F_i\,\Delta x + \ldots + F_n\,\Delta x$$

ou seja,

$$W_{1n} = \sum_{i=1}^{n} F_i\,\Delta x \tag{A.2}$$

onde a notação $\sum_{i=1}^{n}$ indica uma soma em todos os intervalos de x_1 a x_n. Assim sendo, W_{1n} corresponde aproximadamente à área sob a curva da Figura 1c.

Para melhorar a aproximação, pode-se dividir o deslocamento total de x_1 a x_n em um número maior de intervalos iguais, como na Figura 1b, de forma que Δx seja menor e o valor de F no início de cada intervalo seja mais típico de seus valores dentro do intervalo. Está claro que aproximações cada vez melhores podem ser obtidas tomando-se Δx cada vez menor, de forma a conseguir um número sempre maior de intervalos.

O valor do trabalho realizado pela força F é obtido fazendo-se Δx aproximar-se de zero e o número de intervalos tender para infinito. Nesse caso, o resultado é o limite:

$$W_{1n} = \lim_{\substack{\Delta x \to 0 \\ n \to \infty}} \left[\sum_{x_i = x_1}^{x_n} F(x_i)\,\Delta x \right] \tag{A.3}$$

A relação

$$\lim_{\substack{\Delta x \to 0 \\ n \to \infty}} \left[\sum_{x_i = x_1}^{x_n} F(x_i)\,\Delta x \right] \equiv \int_{x_1}^{x_n} F(x)\,dx$$

define a integral de F em relação a x, de x_1 a x_n. Nesse caso, dx indica uma variação infinitesimal de x ($\Delta x \to dx$). Numericamente essa integral é exatamente igual à área compreendida entre a curva que representa a força e o eixo $0x$, entre x_1 e x_n (Figura 1c). Portanto, geometricamente uma integral pode ser interpretada como uma área.

O símbolo $\int$ representa o processo de integração. Pode-se escrever o trabalho total realizado por F, ao deslocar o corpo de x_1 a x_n, como

$$\boxed{W_{1n} = \int_{x_1}^{x_n} F(x)\,dx} \tag{A.4}$$

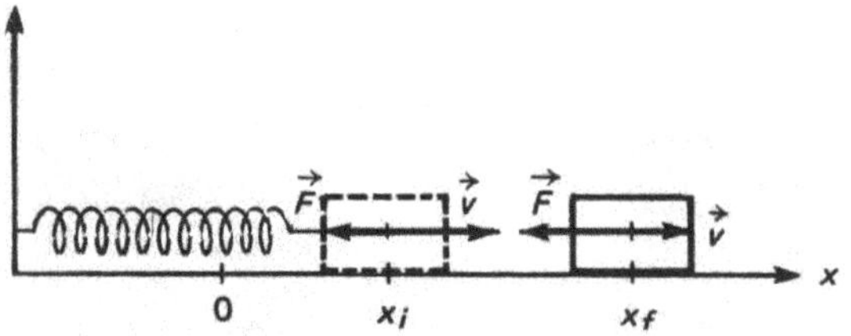

Figura 2 — Trabalho realizado pela força que a mola exerce no bloco.

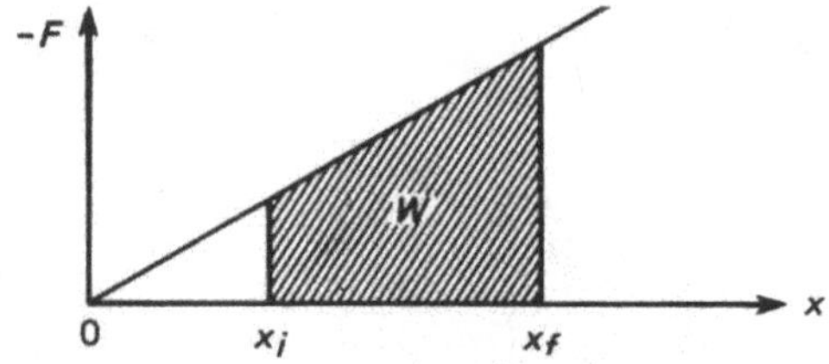

Figura 3 — Força exercida pela mola em função da posição do bloco.

Exemplo — Considere um bloco seguro por uma mola, de massa desprezível, presa a uma parede, e como eixo $0x$ o eixo horizontal da mola, cuja origem $x = 0$ coincide com o extremo do bloco, quando a mola se encontra em seu estado normal (não distendida nem comprimida). Suponha que o bloco esteja oscilando em torno da posição $x = 0$. A mola aplica nesse bloco uma força

$$F = -kx \qquad \text{(A.5)}$$

sendo k uma constante denominada constante elástica da mola. O trabalho que $\vec{F}$ realiza sobre o bloco, quando este se desloca de uma posição inicial x_i para uma posição final x_f é, segundo a Equação (A.4),

$$W = \int_{x_1}^{x_n} F(x)\,dx = -\int_{x_i}^{x_f} kx\,dx$$

pois $x_1 = x_i$ e $x_n = x_f$.

O valor numérico dessa integral pode ser calculado determinando-se a área indicada na Figura 3.

Assim,

$$\boxed{W = -\frac{1}{2}kx_f^2 + \frac{1}{2}kx_i^2} \qquad \text{(A.6)}$$

Quando a área a ser calculada é uma figura geométrica de forma simples, seu cálculo é fácil. Caso contrário, deve-se calcular a integral, utilizando uma técnica matemática apropriada ou consultando uma tabela de integrais.

APÊNDICE 2

A partir dos conceitos introduzidos no Apêndice 1, será obtida neste apêndice a Equação (9.7), isto é, o trabalho realizado por uma força variável na direção do deslocamento (entre as posições $x_i = 0$ e $x_f = \ell$).

Usando as Equações (9.4) e (A.4), pode-se escrever:

$$W = \int_0^{\ell} F dx = \int_0^{\ell} ma\,dx$$

A aceleração instantânea a é definida como sendo o limite de $\Delta v/\Delta t$,

$$a = \lim_{\Delta t \to 0} \frac{\Delta v}{\Delta t} = \frac{dv}{dt}$$

onde dv é a variação infinitesimal da velocidade do corpo no intervalo infinitesimal de tempo dt.

Analogamente, a velocidade instantânea v é definida como

$$v = \lim_{\Delta t \to 0} \frac{\Delta x}{\Delta t} = \frac{dx}{dt}$$

onde dx é o deslocamento infinitesimal do corpo no intervalo infinitesimal de tempo dt.

Pode-se, então, escrever

$$a\,dx = \frac{dv}{dt}dx = \frac{dx}{dt}dv = v\,dv$$

Substituindo essa igualdade na integral do trabalho, obtém-se

$$W = \int_0^{\ell} ma\, dx = \int_0^{v} mv\, dv$$

onde v é a velocidade do corpo quando $x = \ell$.

A integral obtida é análoga à calculada no exemplo do Apêndice 1, sendo que no lugar de k e x aparecem, respectivamente, m e v. Assim sendo, pode-se escrever

$$W = \frac{1}{2} mv^2$$

que é o resultado procurado.

REFERÊNCIAS BIBLIOGRÁFICAS

Livros

BENEDEK, G. B. & VILLARS, F. M. H. – *Physics with Illustrative Examples from Medicine and Biology.* USA, Addison-Wesley, 1974, vol. 1.

CROMER, A. H. – *Physics for the Life Sciences.* USA, McGraw-Hill, 1977.

FULLER, H. Q; FULLER, R. M. & FULLER, R. G. – *Physics Including Human Applications.* USA, Harper & Row, 1978.

HOBBIE, R. K. – *Intermediate Physics for Medicine and Biology.* USA, John Wiley & Sons, 1978.

MARION, J. B. – *Physical Science in the Modern World.* USA, Academic Press, 1974.

RESNICK, R. & HALLIDAY, D. – *Física.* Brasil, Livros Técnicos e Científicos, 1980, vol. I.

Conservação de Energia

CAPÍTULO 10

10.1 — INTRODUÇÃO

Neste capítulo será introduzido o princípio de conservação de energia. A partir dos conceitos desenvolvidos no Capítulo 9, serão discutidas as energias térmica, química e biológica, bem como transformações de energia na Biosfera.

10.2 — CONSERVAÇÃO DE ENERGIA

A energia existe sob várias formas — mecânica, elétrica, térmica, química e luminosa — podendo ser convertida de uma delas à outra. Entretanto, sempre que ocorrer uma diminuição de energia sob uma dada forma, haverá o aparecimento dessa mesma quantidade de energia em outras formas, de modo que a energia total do universo, ou de qualquer sistema isolado, seja conservada. Esse é o *princípio de conservação de energia*. Desde que foi formulado, na metade do século passado, não se observou nenhum processo no qual esse princípio tenha sido violado.

A transformação de um tipo de energia em outro e a eficiência da conversão de energia em trabalho e vice-versa são questões de fundamental importância por ocorrerem em qualquer processo físico, químico e biológico. Na Física e na Química, as transformações de energia envolvendo sistemas de muitas partículas são estudadas na *Termodinâmica*. O termo *Bioenergética* é usado para designar a área da Biologia que estuda essas transformações em organismos vivos. Essa divisão é puramente formal e didática, pois apesar das transformações de energia na matéria viva serem mais complexas, os princípios envolvidos são os mesmos que os da matéria inanimada. O princípio de conservação da energia é também conhecido como a *primeira lei da Termodinâmica*.

10.3 — ENERGIA TÉRMICA

As energias cinética e potencial de um corpo ou de um sistema estão associadas, respectivamente, ao movimento e à posição desse objeto. Entretanto, como se poderia interpretar sua energia térmica?

A temperatura de um corpo varia quando ele recebe ou fornece calor. Suas moléculas estão em constante movimento, sendo essa agitação molecular, denominada agitação térmica, responsável pela energia térmica do corpo. Quando um material recebe calor, isto é, é aquecido, há um aumento dessa energia, indicado pela variação de sua temperatura. Se as moléculas que constituem esse corpo intensificarem (ou diminuírem) seu movimento, sua temperatura aumentará (ou diminuirá). Assim, a energia térmica desse objeto pode ser interpretada como uma forma de energia cinética que ele possui em razão do movimento de suas moléculas.

Quando a temperatura de um sistema é constante, sua energia térmica não varia e, portanto, ela não precisa ser incluída ao se examinar a conservação de energia. Contudo, em geral isso não ocorre, devendo essa variação ser também considerada.

A variação de energia térmica de um objeto pode ser avaliada determinando-se a variação de sua temperatura por meio de termômetros. Estes são construídos levando-se em conta a variação de alguma propriedade física com a temperatura. A Tabela 10.1 lista diversos tipos de termômetros.

As unidades de temperatura são o kelvin (K), que expressa a temperatura absoluta, e o grau Celsius (°C). A relação entre essas unidades é dada por

$$t\,(^\circ\mathrm{C}) = T\,(\mathrm{K}) - 273{,}15$$

sendo iguais os intervalos em ambas as escalas, ou seja,

$$\Delta t\,(^\circ\mathrm{C}) = \Delta T\,(\mathrm{K})$$

Tabela 10.1 — Tipos de termômetros com as respectivas propriedades físicas utilizadas para medir a temperatura.

Tipos de termômetro	Propriedade física que varia com a temperatura
Termômetro de líquido (mercúrio ou álcool) num tubo capilar de vidro	Volume
Termopar	Diferença de potencial elétrico entre dois metais
Termômetro de resistência	Resistência elétrica de um metal
Pirômetro	Cor
Cristal líquido	Cor

Inicialmente, os estudos sobre calor e energia mecânica foram desenvolvidos independentemente, tendo sido definida uma unidade de calor, denominada caloria, diferente do joule. Entretanto, como conseqüência da descoberta posterior da conservação da energia, foi encontrada a relação entre essas unidades. Uma caloria é definida como a quantidade de calor necessária para aumentar a temperatura de 1 g de água de 14,5°C a 15,5°C. Outra unidade usada, principalmente quando se trata de alimentação ou dietas, é a Caloria (Cal) definida como

$$1\ \mathrm{Cal} = 10^3\ \mathrm{cal} = 1\ \mathrm{kcal}$$

Quando dois corpos de diferentes temperaturas são colocados em contato, há uma troca de calor entre eles. A temperatura do corpo mais quente diminui, enquanto que a do outro aumenta. O corpo de maior temperatura fornece calor ao corpo de menor temperatura.

A quantidade de calor trocada Q, durante a variação de temperatura Δt de um corpo, depende de sua massa m, da própria variação Δt e do material de que ele é constituído. Assim,

$$\boxed{Q = mc\,\Delta t} \tag{10.1}$$

onde as unidades de Q, m e Δt são, respectivamente, cal, g e °C. A constante c é conhecida como *calor específico* e varia de um material para outro. Em geral ela depende também de vários fatores externos, como, por exemplo, a pressão e a própria temperatura; contudo essas dependências não serão aqui consideradas. Apenas para exemplificar, à temperatura ambiente,

$$c_{H_2O} = 1 \text{ cal/(g} \cdot {}^\circ\text{C)}$$
$$c_{ar} = 0{,}17 \text{ cal/(g} \cdot {}^\circ\text{C)}$$

Uma maneira de obter a relação entre uma caloria e um joule é realizar um trabalho sobre uma quantidade de água e medir o aumento de sua temperatura. O trabalho realizado pode ser medido em joules e a mudança de temperatura da água pode ser usada para calcular o número de calorias absorvidas (uma vez que o calor específico da água é conhecido). A relação assim obtida é

$$\boxed{1 \text{ cal} = 4{,}186 \text{ J}}$$

Exemplo 10.1 — Na experiência esquematizada ao lado, um bloco de massa M de 4 kg desce de uma altura h igual a 10 m, fazendo girar uma pá colocada dentro de um recipiente com água e provocando com isso um aumento de temperatura Δt de 0,93°C numa quantidade de água de massa M = 0,1 kg. Dados $g = 9{,}8 \text{ m/s}^2$ e $c = 1 \text{ cal/(g} \cdot {}^\circ\text{C)}$, calcule:

a. o trabalho realizado (em joules) pela pá sobre a água;
b. o calor absorvido pela água (em calorias);
c. a relação entre as unidades caloria e joule.

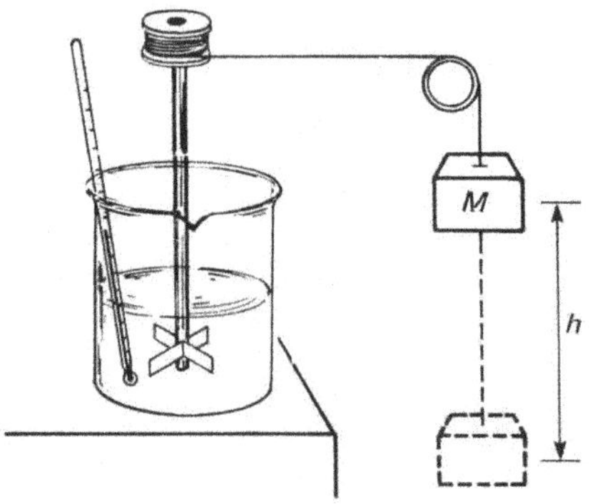

Solução

a. O trabalho W, realizado pela pá sobre a água, pode ser calculado pela variação de energia potencial gravitacional do bloco ΔU, quando ele desce de uma altura h. Assim,

$$W = -\Delta U = -(-Mgh) = (4 \text{ kg})(9{,}8 \text{ m/s}^2)(10 \text{ m}) = 3{,}9 \times 10^2 \text{ J}$$

b. O calor absorvido pela água pode ser calculado usando-se a Equação (10.1):

$$Q = mc\,\Delta t = (100 \text{ g})(1 \text{ cal/g}^\circ\text{C})(0{,}93\,^\circ\text{C}) = 93 \text{ cal}$$

c. Levando-se em conta a conservação de energia, pode-se igualar o trabalho realizado sobre a água ao calor por ela recebido:

$$W = Q$$

$$3{,}9 \times 10^2 \text{ J} = 93 \text{ cal}$$

Portanto,

$$1 \text{ cal} = 4{,}2 \text{ J}$$

Naturalmente, o resultado obtido depende do cuidado com que foi realizada a experiência e da precisão das medidas efetuadas.

10.3.1 — Movimento browniano

A seguir será apresentada uma evidência da existência da agitação térmica das moléculas de um sistema. Para isso será discutido o *movimento browniano*, descoberto pelo botânico Robert Brown, em 1827. Ele observou, no microscópio, que grãos de pólen suspensos em água movimentavam-se continuamente de modo caótico. Inicialmente esse movimento foi considerado como uma forma de vida, mas logo verificou-se que pequenas partículas inorgânicas apresentavam o mesmo comportamento. Apenas em 1905 é que foi desenvolvida, por Albert Einstein, a teoria do movimento browniano*. Segundo Einstein, de acordo com a teoria atômica, partículas microscópicas em suspensão deveriam ser dotadas de movimento observável. Contudo, ele não sabia que observações relativas ao movimento browniano já eram há muito conhecidas.

A suposição básica de Einstein, de acordo com a Mecânica Estatística, era que as partículas suspensas em um líquido ou um gás participam da agitação térmica do meio e que a energia cinética média de translação $\overline{K}$ de cada partícula é dada pela expressão

$$\boxed{\overline{K} = \frac{3}{2} kT} \qquad (10.2)$$

onde

$$k = 1{,}38 \times 10^{-23}\ \text{J/K}$$

é a constante de Boltzmann e T é a temperatura em K.

Segundo esse raciocínio, o movimento browniano resulta do impacto entre as moléculas do fluido e as partículas suspensas, que adquirem desse modo a mesma energia cinética que as moléculas.

As partículas suspensas são muito grandes em comparação com as moléculas do fluido, e são continuamente bombardeadas por elas em todas as direções. Se as partículas forem suficientemente grandes, o mesmo número de moléculas se chocará contra elas nas várias direções a cada instante, não se observando, portanto, o movimento browniano. Considerando-se partículas cada vez menores (mas ainda muito maiores do que as moléculas do fluido), os números de moléculas que se chocam a cada instante com elas nas várias direções, podem tornar-se uma questão de acaso e não serem iguais, ou seja, ocorrerem flutuações nos números de colisões em direções diferentes. Então, em cada instante atua na partícula uma força resultante não nula que a acelera ao acaso. Assim, os movimentos de uma partícula suspensa e de uma molécula do fluido são qualitativamente iguais. As hipóteses do movimento molecular e do tamanho pequeno das moléculas são fundamentais neste modelo. O movimento browniano proporciona por isso uma importante verificação experimental da existência de moléculas e de sua agitação térmica.

A Figura 10.1 ilustra o movimento browniano de uma partícula de gordura suspensa numa solução aquosa.

Exemplo 10.2 — A *velocidade quadrática média* v_{qm} das partículas em um fluido é definida como a raiz quadrada da média dos quadrados das velocidades dessas partículas:

$$v_{qm} = \sqrt{\overline{v^2}}$$

Calcule, a partir da Fórmula (10.2), v_{qm}.

Solução

$$\frac{1}{2} m\overline{v^2} = \frac{3}{2} kT$$

$$\overline{v^2} = 3\,kT/m$$

Usando-se a definição apresentada no enunciado deste exemplo, obtém-se

$$v_{qm} = \sqrt{3\,kT/m}$$

* O artigo de Einstein sobre o movimento browniano foi publicado no mesmo número da revista *Annalen der Physik* que continha seus artigos apresentando a teoria da relatividade e o seu trabalho sobre o efeito fotoelétrico. Graças a este último trabalho ele recebeu o Prêmio Nobel em 1921.

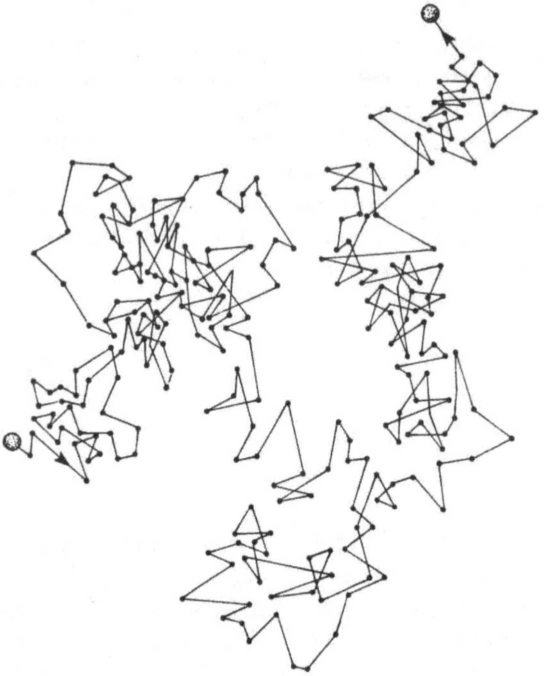

Figura 10.1 – Movimento de uma partícula de gordura de leite, suspensa numa solução aquosa, observado ao microscópio.

10.4 – ENERGIA QUÍMICA E BIOLÓGICA

Como foi mencionado no Capítulo 9, cada molécula possui uma energia potencial elétrica que depende da posição relativa dos átomos que a formam. Os mesmos átomos podem formar diferentes moléculas com diferentes energias potenciais, ou seja, diferentes energias químicas devido à absorção ou à emissão de algum outro tipo de energia. Isso significa que uma forma de energia pode ser transformada em outra numa reação química. Todas as formas de energia química são basicamente de natureza elétrica.

Na queima da gasolina ou na explosão da dinamite, parte da energia potencial armazenada (energia química) nessas substâncias é convertida em calor e em energia de movimento. Quando se queima gás metano (CH_4), ocorre a reação de oxidação representada por

$$CH_4 + 2\,O_2 \longrightarrow CO_2 + 2\,H_2O$$

A combustão de metano produz uma energia de aproximadamente 55 000 J/g, pois a quantidade de energia potencial armazenada nas moléculas CH_4 e $2\,O_2$, antes da reação, é maior que nas moléculas CO_2 e $2\,H_2O$.

A manutenção de qualquer forma de vida depende de transformações moleculares. As plantas armazenam energia liberada em reações químicas produzidas pela absorção de energia solar. Essa energia pode posteriormente ser transferida aos animais na forma de alimento. Uma grande parte desses processos de transferência de energia é realizada através de algumas reações químicas básicas. Uma dessas reações é a que envolve as moléculas de difosfato de adenosina (ADP) e de trifosfato de adenosina (ATP), representadas por

ADP: [Adenosina] — (P) ~ (P)

ATP: [Adenosina] — (P) ~ (P) ~ (P)

A representação estrutural da adenosina é

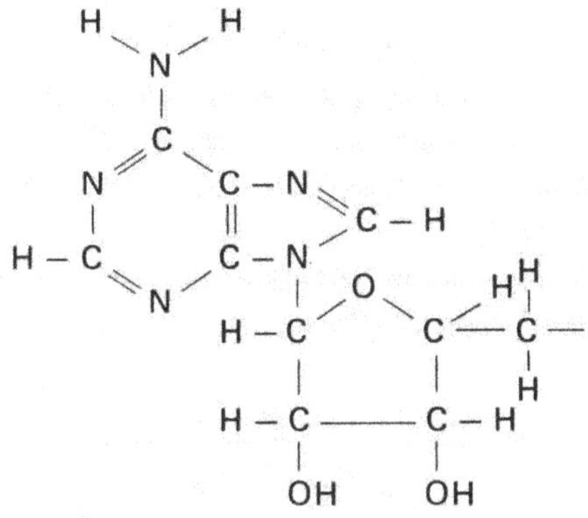

e o grupo fosfato — (P) é constituído por

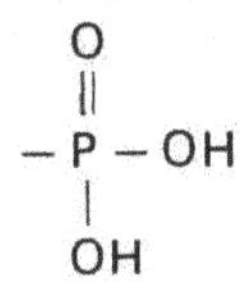

A ligação entre os grupos de fosfato P ~ P ou P ~ P ~ P, indicada por linhas curvas ~, envolve uma grande quantidade de energia potencial armazenada. É por isso que essas moléculas desempenham um papel importante no processo de transferência de energia química em sistemas biológicos, denominada *energia biológica*. Quando uma molécula de ATP perde um grupo de fosfato, transformando-se numa molécula de ADP,

$$\text{ATP} \longrightarrow \text{ADP} + \text{P}$$

uma grande quantidade de energia é fornecida ao organismo. A energia liberada nessa reação pelas moléculas de ATP é cerca de 67 J/g. Essa quantidade é pequena quando comparada com a energia liberada pela queima do metano. Contudo, ela é grande quando comparada com as energias normalmente liberadas em reações bioquímicas.

Moléculas de ATP são encontradas nas células vivas numa concentração de 0,001 mols a 0,01 mols por litro de solução aquosa, ou seja, de 0,5 mg/ml a 5 mg/ml. Essas moléculas são formadas continuamente no interior das células durante os processos de fermentação, respiração e fotossíntese, apresentados no item seguinte.

10.5 — TRANSFORMAÇÕES DE ENERGIA NA BIOSFERA

De modo geral, as reações químicas ocorrem num sistema biológico com liberação ou absorção de energia, sendo verificada a primeira lei da Termodinâmica. Na digestão de um pedaço de carne, por exemplo, moléculas de proteína são desfeitas dando origem a outras moléculas de menor energia, como CO_2 e H_2O; nesse processo, parte da energia liberada é transformada em calor e parte é utilizada nos processos que requerem energia. Reações desse tipo podem ser esquematizadas por

$$A \longrightarrow B + \Delta E$$

Assim, há a liberação da energia ΔE com a transformação do sistema A em B.

Na formação de glicose durante a fotossíntese há absorção de energia. Reações como essa são esquematizadas por

$$C + \Delta E \longrightarrow D$$

Nas células, as reações com liberação e absorção de energia estão ligadas pela conversão entre moléculas de ATP e ADP, conforme ilustrado na Figura 10.2. A energia liberada na conversão de *A* para *B* é utilizada para formar ATP a partir de ADP e P; a energia necessária à conversão de *C* em *D* é fornecida pela quebra de ATP.

A seguir serão apresentados alguns exemplos de reações bioquímicas com transformações de energia que ocorrem no interior de células.

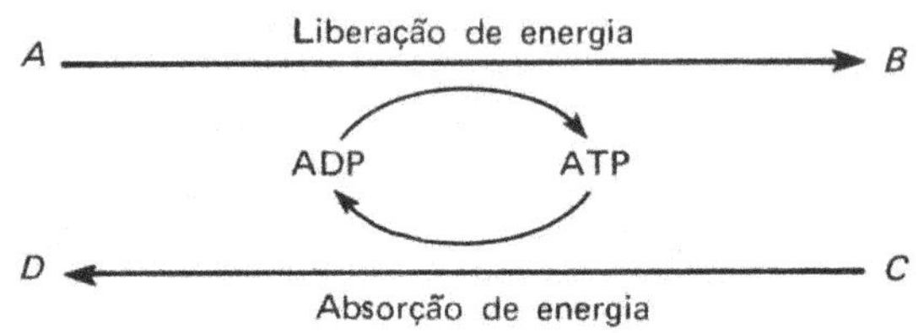

Figura 10.2 — Esquema da produção e utilização de moléculas de ATP nas reações que liberam e que absorvem energia.

10.5.1 — Fermentação alcoólica e glicólise

A fermentação alcoólica e a glicólise são processos bioquímicos anaeróbicos (que ocorrem na ausência de oxigênio), pelos quais moléculas orgânicas são convertidas em outras com um conteúdo energético menor. Nesses processos, há, portanto, liberação de energia, parte da qual é utilizada na formação de ATP.

A fermentação alcoólica e a glicólise podem ser divididas em duas etapas, sendo a primeira, na qual ocorre a formação de ATP, comum a ambas. Nela a glicose ($C_6H_{12}O_6$), por exemplo, é transformada, através de uma seqüência de reações, em ácido pirúvico ($C_3H_4O_3$) e hidrogênio.

$$C_6H_{12}O_6 \xrightarrow{2\,ADP \;\to\; 2\,ATP} 2\,(C_3H_4O_3) + 4\,H$$

A segunda etapa, iniciada pelo ácido pirúvico e pelo hidrogênio, pode se desenvolver de várias maneiras, levando a produtos finais diferentes.

Na fermentação alcoólica os produtos finais, obtidos na presença de fermentos, são o etanol (C_2H_5OH) e o dióxido de carbono (CO_2)

$$2\,(C_3H_4O_3) + 4\,H \xrightarrow{\text{fermentação alcoólica}} 2\,(C_2H_5OH) + 2\,CO_2$$

Um exemplo é a produção de vinho a partir do suco de uva, cuja casca contém o fermento necessário.

Na glicólise os produtos finais são diferentes, dependendo das células em que ela ocorre. Na célula muscular, por exemplo, é produzido ácido láctico ($C_3H_6O_3$)

$$2\,(C_3H_4O_3) + 4\,H \xrightarrow{\text{glicólise}} 2\,(C_3H_6O_3)$$

A glicólise ocorre nas células musculares durante uma atividade física intensa, quando o fornecimento de oxigênio se torna insuficiente.

10.5.2 — Respiração

Nos animais e na maioria dos microrganismos, a produção de ATP se deve, principalmente, à respiração. Esse é um processo metabólico no qual há a liberação de energia e formação de ATP, a partir de uma série de reações entre elementos básicos da alimentação e oxigênio, produzindo dióxido de carbono e água.

Para a glicose, esse processo pode ser representado por

$$C_6H_{12}O_6 + 6\,O_2 \xrightarrow{38\,ADP \;\rightarrow\; 38\,ATP} 6\,CO_2 + 6\,H_2O$$

A maior eficiência desse processo (formação de 38 ATP por molécula de glicose) em comparação com a fermentação (2 ATP por molécula de glicose) é devida a uma quebra mais completa da glicose. Quando álcool é produzido pela fermentação da glicose, apenas parte da energia nela contida é liberada. Isso pode ser facilmente compreendido, lembrando que a queima do álcool, ou seja, sua oxidação, libera a energia restante.

Das 38 moléculas de ATP formadas a partir de uma molécula de glicose, 2 provêm da produção de ácido pirúvico e as 36 restantes da seqüência de reações denominada fosforilação oxidativa.

10.5.3 — Fotossíntese

Fotossíntese é o processo pelo qual plantas e certos microrganismos convertem energia luminosa em energia biológica, produzindo carboidratos. Ela ocorre em cloroplastos, estruturas celulares que contêm pigmentos de clorofila.

Na produção de glicose, por exemplo, esse processo pode ser indicado por

$$6\,H_2O + 6\,CO_2 \xrightarrow{\text{luz}} C_6H_{12}O_6 + 6\,O_2$$

No processo de respiração, visto anteriormente, essa reação ocorre no sentido contrário com liberação de energia. Comparando-se esses dois processos, pode-se concluir que, na formação de glicose pela fotossíntese, parte da energia luminosa é convertida em energia potencial dessa molécula. Além disso, há também armazenamento de energia em moléculas de ATP.

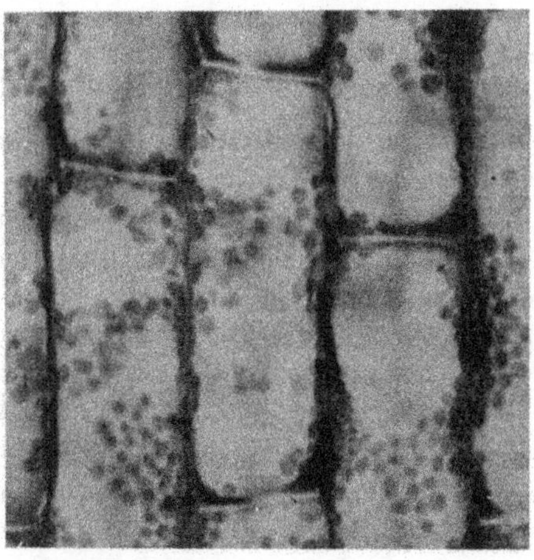

Cloroplastos (corpos esféricos) de células de *Elodea* vistas ao microscópio.

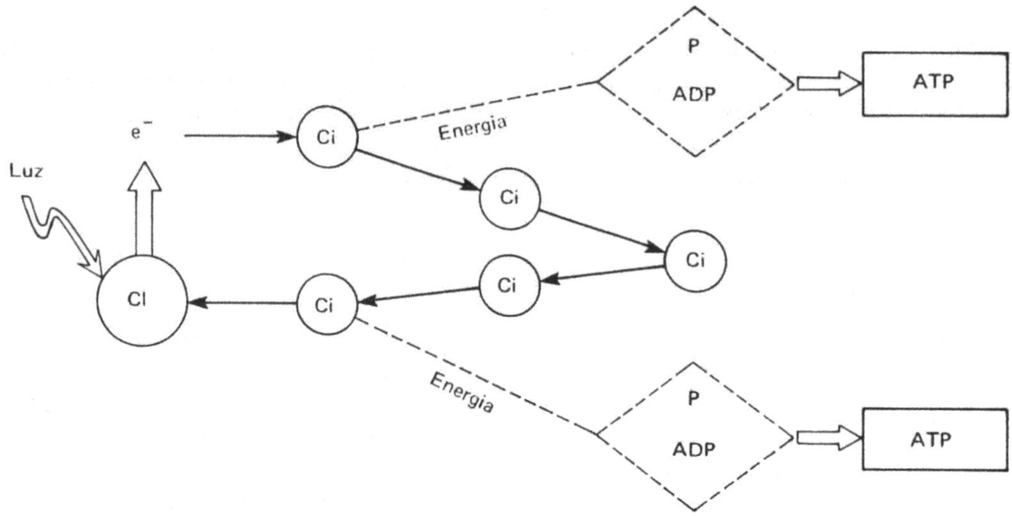

Figura 10.3 – Esquema de fotofosforilação.

O processo de transformaçao de energia luminosa em energia química da molécula de ATP é denominado fotofosforilação, esquematizado na Figura 10.3.

Quando um fóton se choca com uma molécula de clorofila (Cl), sua energia é absorvida por um dos elétrons da molécula (veja a Figura 10.3). Nas células fotossintetizadoras, as moléculas de clorofila estão próximas a outros componentes celulares, especialmente os citocromos (Ci) (moléculas de pigmento que contêm ferro e são ligadas a pequenas moléculas de proteína). Um citocromo captura o elétron energético que pertencia à molécula de clorofila, retém uma parte dessa energia e transfere o elétron a outro citocromo. Dessa forma a energia do fóton incidente é distribuída entre vários citocromos. Depois, o elétron envolvido pode ser novamente capturado por uma molécula de clorofila.

Um citocromo, após absorver a energia do elétron, pode cedê-la sob forma de calor ou através da emissão de um fóton de baixa energia, ou ainda, se ele estiver próximo a uma molécula de ADP e a um grupo fosfato, para a formação de uma molécula de ATP.

10.6 – FLUXO DE ENERGIA NA BIOSFERA

A fonte de energia utilizada por qualquer animal provém de uma hierarquia de organismos relacionados numa cadeia alimentar. Essa cadeia pode se iniciar nas células fotossintetizadoras das plantas. Essas plantas podem servir de alimentação para as larvas e estas para os pássaros, que por sua vez podem ser comidos por animais. Em qualquer comunidade ecológica são encontrados inúmeros exemplos de ciclos alimentares, interligados no que se chama teia alimentar.

Os organismos que fazem parte de uma teia alimentar podem ser classificados em produtores, consumidores e decompositores. Os primeiros são os únicos que conseguem utilizar compostos de carbono em forma simples, existentes no meio ambiente, como o dióxido de carbono. Os consumidores se alimentam de produtores e de outros consumidores. Encerrando a teia alimentar, existem os decompositores, como as bactérias e os fungos, que provocam a decomposição dos consumidores mortos e restituem ao solo e à atmosfera compostos simples de carbono.

Quanto à alimentação, os organismos vivos podem ser divididos em autotróficos e heterotróficos. Os *autotróficos* podem sintetizar seus compostos celulares — carboidratos, proteínas, lipídios — a partir de compostos simples de carbono, como o dióxido de carbono. Produtores, como algas superiores e outras plantas que contêm cloroplastos em suas células, fazem parte desse grupo. Ao contrário, organismos *heterotróficos* necessitam de compostos de carbono em forma mais complexa, ou seja, de moléculas orgânicas como carboidratos e proteínas. Os consumidores e os decompositores são heterotróficos.

Os produtores utilizam a luz solar como fonte de energia na fotossíntese. O mesmo não acontece com os consumidores, que obtêm a energia de que necessitam pela oxidação de complexas moléculas orgânicas, contidas em sua alimentação (provenientes, em última análise, dos produtores).

Em cada etapa da cadeia alimentar, a energia é utilizada para realizar trabalho biológico, como a síntese de compostos celulares, trabalho de contração celular, transporte, contra gradientes de concentração, de nutrientes, sais minerais, íons etc. Em todos esses processos ocorrem perdas de energia, pois a conversão de energia de uma forma à outra nunca é completa. Essa energia perdida é absorvida pelo meio externo na forma de calor.

Apenas uma pequena fração de energia solar armazenada pelos produtores atinge os consumidores. Parte da energia disponível para cada organismo é dissipada e não pode ser aproveitada para realizar trabalho. Quando os consumidores morrem e são decompostos, a energia neles armazenada é absorvida pelo ambiente na forma de calor. Dessa forma, o fluxo de energia, que se inicia com a absorção de luz solar, é totalmente transferido ao ambiente na forma de calor, como ilustra a Figura 10.4.

Nas células heterotróficas, moléculas orgânicas são desfeitas durante a respiração, sendo a energia química liberada utilizada na formação de ATP. A energia armazenada nas moléculas de ATP é empregada na biossíntese, na realização de trabalho mecânico e no transporte de substâncias através da membrana celular. Na Figura 10.5 está esquematizado o ciclo de energia descrito.

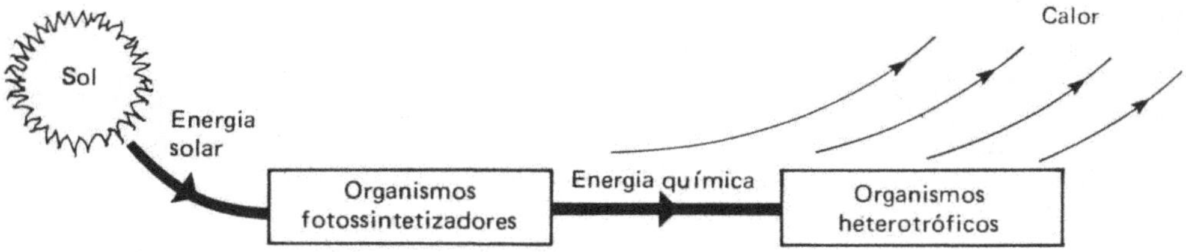

Figura 10.4 — Fluxo de energia no mundo biológico.

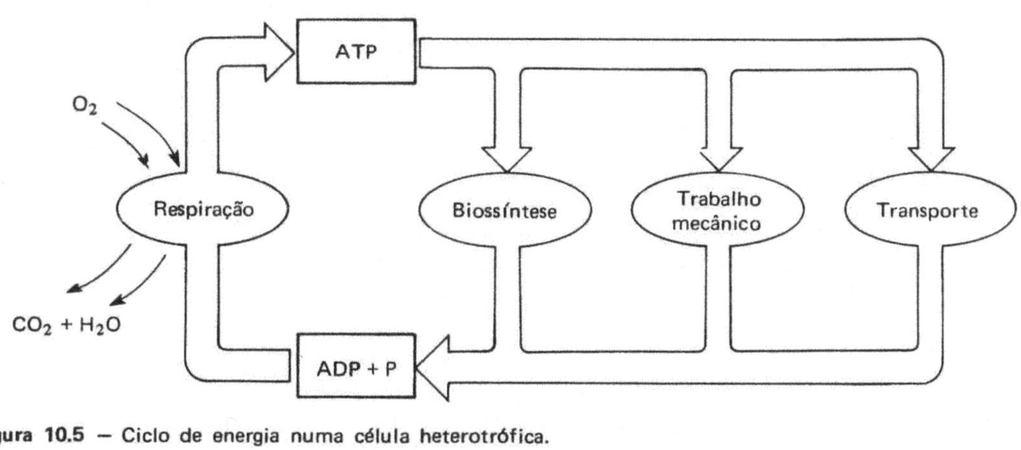

Figura 10.5 — Ciclo de energia numa célula heterotrófica.

Concomitantemente ao fluxo de energia, existem também fluxos de matéria, nos ciclos hídricos, de carbono, oxigênio, nitrogênio etc. Um desses ciclos está esquematizado na Figura 10.6. Durante a respiração, as células de animais recebem oxigênio e nutrientes e produzem dióxido de carbono e água. Inversamente, as plantas clorofiladas extraem dióxido de carbono e água do meio ambiente, produzindo compostos celulares e liberando oxigênio. A quantidade de água e oxigênio na Terra é grande, mas o mesmo não acontece com o dióxido de carbono. Se a produção de dióxido de carbono fosse interrompida, de alguma maneira, os organismos fotossintetizadores existentes consumiriam o dióxido de carbono disponível na atmosfera em um ou dois anos. O que existe na natureza é um delicado equilíbrio entre a produção e a utilização desse composto, sendo a energia e a matéria elementos fundamentais para a sua manutenção.

O fluxo de energia indicado na Figura 10.4 não poderia ocorrer no sentido contrário, apesar dessa inversão não contrariar o princípio de conservação de energia. Os sentidos das transformações de energia em sistemas isolados podem ser previstos a partir da *segunda lei da Termodinâmica*, cuja formulação não é tão simples como a da primeira. Uma das maneiras de apresentá-la é introduzindo-se o conceito de *entropia*. É possível mostrar que a entropia de um sistema está ligada a sua organização, aumentando aquela à medida que esta diminui. De acordo com a segunda lei da Termodinâmica, qualquer transformação real (física, química ou biológica) provoca um aumento de entropia em um sistema isolado. No esquema da Figura 10.4, a energia produzida no Sol é, após várias transformações, reduzida a calor, aumentando assim a entropia do universo. Essa é a razão pela qual o sentido das transformações indicadas nessa figura não pode ser invertido.

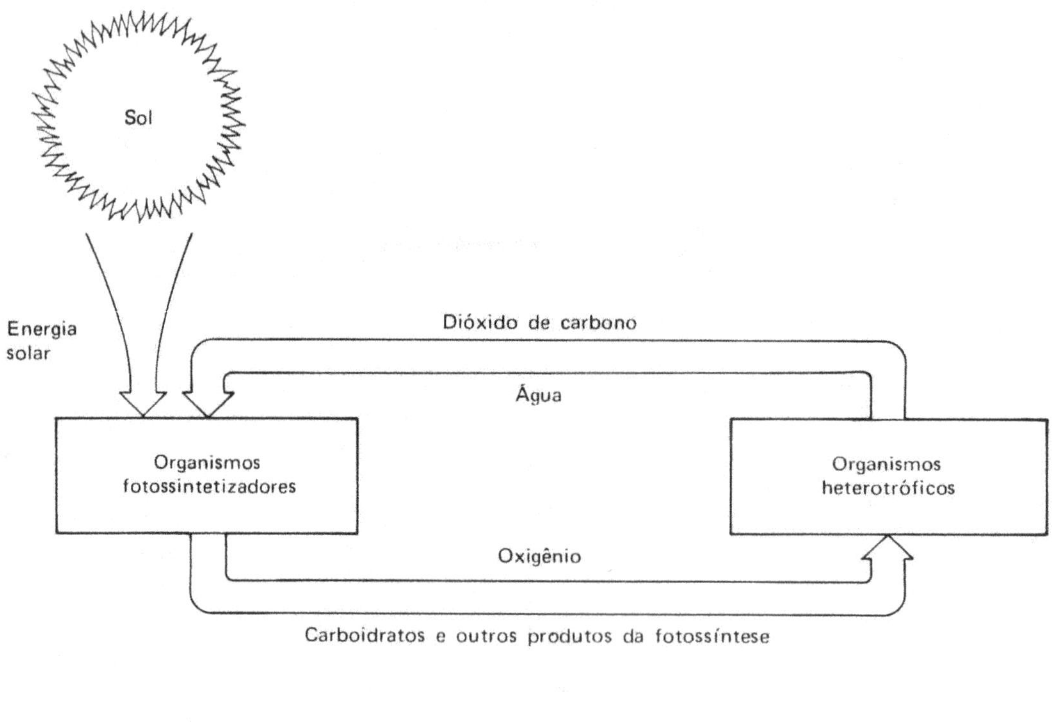

Figura 10.6 – Ciclo de carbono e oxigênio nos reinos vegetal e animal.

PROBLEMAS

1. Qual a temperatura final atingida ao se misturar 50 g de água a 70°C com 200 g de água a 20°C?

2. Você esperaria que houvesse uma diferença entre as temperaturas da água medidas nas partes superior e inferior nas quedas de Foz do Iguaçu? Qual a ordem de grandeza dessa diferença? Seria possível medi-la?

3. Partículas de massa $6{,}2 \times 10^{-14}$ g estão suspensas em um líquido a 27°C. Calcule a velocidade quadrática média dessas partículas.

4. A velocidade quadrática média das moléculas de hidrogênio, num meio, é 1 694 m/s a 0°C. Calcule a velocidade quadrática média das partículas coloidais de massa molecular $3{,}2 \times 10^6$ g/mol, em suspensão nesse meio.

5. A temperatura de um gás de oxigênio é 293 K. Calcule, em J e em eV, a energia cinética média das moléculas desse gás.

6. Calcule, em função de suas massas, a razão entre as velocidades quadráticas médias das partículas suspensas em um fluido e das moléculas desse fluido.

7. Na oxidação do etanol

$$C_2H_5OH + 3\,O_2 \xrightarrow{\text{oxidação}} 2\,CO_2 + 3\,H_2O + 327 \text{ kcal}$$

são liberadas 327 kcal por mol de etanol. Na oxidação de 1 g de etanol, calcule:

a. a energia liberada;
b. a quantidade de O_2 consumida;
c. a quantidade de CO_2 produzida.

8. Quais as origens da energia usada nos animais para a produção de moléculas de ATP?

9. Uma colher pequena contém 7 g de glicose. Na reação

$$\text{ATP} \longrightarrow \text{ADP} + \text{P}$$

são liberadas $1{,}6 \times 10^{-20}$ cal por molécula de ATP.

a. Quantas moléculas de ATP são formadas na oxidação de uma molécula de glicose?
b. Quantas moléculas de ATP poderiam ser formadas a partir dessa quantidade de glicose?
c. Quantas calorias estariam armazenadas nessas moléculas de ATP?

10. Para a formação de um mol de glicose são necessárias 686 kcal. A formação de glicose na fotossíntese é esquematizada como

$$6\,CO_2 + 6\,H_2O + n\frac{hc}{\lambda} \xrightarrow{\text{fotossíntese}} C_6H_{12}O_6 + 6\,O_2$$

A eficiência (ou rendimento) desse processo, definida como a razão entre a energia armazenada e a energia fornecida, é, em geral, muito baixa (cerca de 2%). Entretanto, em experiências de laboratório é possível aumentar essa eficiência. Numa dessas experiências foram necessários, em média, 8 fótons de luz vermelha (λ = 7 000 Å) para a redução de uma molécula de CO_2.

a. Calcule a energia de um fóton de luz vermelha.
b. Quantos fótons foram necessários para a redução de um mol de CO_2?
c. Nessa experiência, qual a quantidade de energia radiante fornecida para a formação de um mol de glicose?
d. Calcule a eficiência desse processo.

11. Calcule a razão entre as eficiências de armazenamento de energia, por produção de ATP, na fermentação e na oxidação de glicose.

12. Leia a experiência sobre cultura de algas numa das leituras suplementares desta unidade. Considere como 20 cm^2 a área da cultura exposta a radiação. Que percentagem da energia incidente nessa cultura, nas primeiras 50 h, foi armazenada?

13. Anualmente são fixados na Terra, por fotossíntese, pelo menos 16×10^{10} toneladas de dióxido de carbono. Calcule a ordem de grandeza do fluxo de energia no mundo biológico, supondo que todo esse carbono seja utilizado na formação de glicose e que sejam necessárias 686 kcal para a formação de um mol dessa substância. Leve em conta, ainda, que apenas cerca de 2% da energia luminosa absorvida pelas plantas são convertidos em energia química.

14. Se a energia é realmente conservada, qual a razão de haver crise energética? Por que não se pode resolver essa crise transformando simplesmente uma forma de energia em outra, dependendo das necessidades do momento?

REFERÊNCIAS BIBLIOGRÁFICAS

Livros

CROMER, A. H. – *Physics for the Life Sciences.* USA, McGraw-Hill, 1974.
LEHNINGER, A. L. – *Bioenergetics.* USA, W. A. Benjamin, 1971.
MARION, J. B. – *Physical Science in the Modern World.* USA, Academic Press, 1974.
RESNICK, R. & HALLIDAY, D. – *Física.* Brasil, Livros Técnicos e Científicos, 1980, vol. 1.
ROSENBERG, E. – *Cell and Molecular Biology.* USA, Holt, Rinehart and Winston, 1971.
STANFORD Jr., A. L. – *Foundations of Biophysics.* USA, Academic Press, 1975.
STROTHER, G. K. – *Physics with Applications in Life Sciences.* USA, Houghton Mifflin, 1977.
SYBEMA, C. – *An Introduction to Biophysics.* USA, Academic Press, 1977.

Artigos de Periódicos

DYSON, F. J. – What is Heat? *Scientific American 191*:58, Sept., 1954.
MARGARIA, R. – The Sources of Muscular Energy. *Scientific American 226*:84, March 1972.
RABINOWITCH, E. I. & GOVINDIJEE – The Role of Chlorophyll in Photosynthesis. *Scientific American 213*:74, July, 1965.
SHURR, S. H. – Energy. *Scientific American 209*:110, Sept., 1963.
Scientific American 223, Sept., 1970 – Número especial sobre Biosfera.

Energia e o Corpo Humano

CAPÍTULO 11

11.1 — INTRODUÇÃO

Neste capítulo serão utilizados os conceitos desenvolvidos nos Capítulos 9 e 10 para uma discussão sobre as fontes de energia do corpo humano e da maneira como essa energia é utilizada e dissipada por ele.

11.2 — CONSERVAÇÃO DE ENERGIA

O conceito de energia é de fundamental importância na física do corpo humano. Todas as suas atividades, incluindo o pensamento, envolvem trocas de energia. A conversão de energia em trabalho representa apenas uma pequena fração da energia total gasta pelo corpo. Mesmo em repouso, o corpo humano continua gastando energia, com uma potência da ordem de 10^2 W, na manutenção do funcionamento de seus órgãos, tecidos e células. Cerca de 25% dessa energia é usada pelo esqueleto e pelo coração, 19% pelo cérebro, 10% pelos rins e 27% pelo fígado e pelo baço.

A fonte de energia para o corpo é a *alimentação*, que em geral não é ingerida numa forma que permita a extração direta de energia. Ela deve ser antes modificada quimicamente pelo corpo, transformando-se, então, em moléculas que reagem com o oxigênio no interior das células em reações de oxidação. Nessas reações há a liberação de energia necessária à produção de moléculas de ATP, a fonte de energia utilizável pelo corpo humano.

O corpo usa a energia extraída da alimentação para manter em funcionamento seus vários órgãos, manter sua temperatura constante e realizar trabalho externo (andar, por exemplo). Apenas uma pequena percentagem ($\sim$ 5%) da energia armazenada na alimentação é eliminada pelo corpo na forma de fezes e urina, ficando qualquer excedente de energia armazenado na forma de gordura. A energia usada no funcionamento dos órgãos é parcialmente transformada em calor. Parte desse calor é utilizada para manter constante a temperatura do corpo, mas o restante é eliminado.

A conservação da energia no corpo humano pode ser escrita na forma

$$\boxed{\Delta E = \Delta Q - \Delta W} \qquad (11.1)$$

onde ΔE é a *variação da energia interna ou armazenada pelo corpo*, ΔQ a *quantidade de calor trocada com o ambiente* e ΔW o *trabalho externo realizado pelo corpo*. Por convenção, a quantidade de calor ΔQ cedida pelo corpo será considerada negativa, enquanto que ΔW será sempre o módulo do trabalho externo. Assim, uma perda de calor pelo corpo humano, ou um trabalho externo por ele realizado, resulta em uma diminuição de sua energia interna ($\Delta E < 0$). Essas grandezas estão definidas num intervalo de tempo Δt, durante o qual a alimentação ou a excreção não ocorrem. Dividindo todos os termos da equação anterior por Δt, obtém-se

$$\frac{\Delta E}{\Delta t} = \frac{\Delta Q}{\Delta t} - \frac{\Delta W}{\Delta t} \tag{11.2}$$

sendo

$$\boxed{\frac{\Delta W}{\Delta t} = \bar{P}} \tag{11.3}$$

a potência média com que o corpo realiza trabalho.

Mesmo quando $\Delta W = 0$, há uma diminuição da energia armazenada no corpo, devida à perda de calor para o ambiente. Esse é o caso de uma pessoa, parada, que gasta energia para segurar um caixote sem realizar trabalho externo. Essa energia, gasta na manutenção da força aplicada ao caixote, aquece os músculos e acaba sendo transferida ao meio externo na forma de calor. Mesmo que essa pessoa não estivesse segurando esse caixote, haveria ainda uma diminuição, embora menor, de sua energia armazenada.

11.3 — VARIAÇÃO DA ENERGIA INTERNA

Como a energia utilizada pelo corpo é obtida a partir das reações de oxidação, pode-se calcular a variação de sua energia interna (ΔE) medindo-se o seu consumo de oxigênio. Durante os diferentes processos de oxidação, há liberação de uma quantidade de energia que depende da reação em particular. No exemplo a seguir será considerada a oxidação da glicose.

Exemplo 11.1 — Na reação de oxidação

$$C_6H_{12}O_6 + 6\,O_2 \xrightarrow{\text{oxidação}} 6\,H_2O + 6\,CO_2 + 686 \text{ kcal}$$

são liberadas 686 kcal por mol de glicose. Para essa reação, calcule:

a. a energia liberada por grama de glicose (valor calórico);

b. a energia liberada por litro de O_2 consumido;

c. o número de litros de O_2 consumido por grama de glicose;

d. o número de litros de CO_2 produzido por grama de glicose;

e. a razão entre o número de moléculas de CO_2 produzidas e o número de moléculas de O_2 usadas (essa relação é definida como quociente respiratório, $\mathcal{R}$).

Solução

Na reação considerada, 1 mol de glicose (180 g) reage com 6 mols de O_2 (192 g) produzindo 6 mols de H_2O (108 g) e 6 de CO_2 (264 g).

a. A energia liberada na reação por grama de glicose oxidado (valor calórico) é

$$\frac{686 \text{ kcal}}{180 \text{ g}} = 3{,}81 \frac{\text{kcal}}{\text{g}}$$

b. Como 1 mol de gás, nas condições normais de temperatura e pressão (CNTP), ocupa um volume de 22,4 ℓ, a energia liberada por litro de O_2 é

$$\frac{686 \text{ kcal}}{6 \times 22{,}4\ \ell} = 5{,}10 \frac{\text{kcal}}{\ell}$$

c. O número de litros de O_2 consumido por grama de glicose é

$$\frac{6 \times 22{,}4\ \ell}{180\,\text{g}} = 0{,}747\,\frac{\ell}{\text{g}}$$

d. O número de litros de CO_2 produzido por grama de glicose é

$$\frac{6 \times 22{,}4\ \ell}{180\,\text{g}} = 0{,}747\,\frac{\ell}{\text{g}}$$

e. O quociente respiratório dessa reação é

$\mathcal{R} = 1$

Como visto no Exemplo 11.1, numa reação de oxidação há uma relação entre as energias liberadas por litro de O_2 consumido ou por grama de substância oxidada. Cálculos análogos aos propostos nesse exemplo podem ser feitos para gorduras, proteínas e outros carboidratos.

A Tabela 11.1 mostra, para algumas substâncias, as energias liberadas por litro de O_2 usado e por grama de substância oxidada (valor calórico).

Tabela 11.1 — Energia liberada em reações de oxidação. Adaptado de CAMERON, J. R. & SKOFRONIC, J. G.— *Medical Physics.* USA, Addison-Wesley, 1978.

Substância	Energia liberada por litro de O_2 usado (kcal/ℓ)	Valor calórico (kcal/g)
Glicose	5,1	3,8
Carboidratos	5,3	4,1
Proteínas	4,3	4,1
Gorduras	4,7	9,3
Dieta típica	4,8 - 5,0	—
Gasolina	—	11,4
Carvão	—	8,0
Madeira (pinheiro)	—	4,5

Exemplo 11.2 — Estime a variação da energia interna de uma pessoa que utilizou 2,5 ℓ de O_2 em sua respiração.

Solução

Pela Tabela 11.1, considerando-se uma dieta típica, essa pessoa ao respirar 2,5 ℓ de O_2 libera

$2{,}5\ \ell \times 4{,}9\ \text{kcal} = 12{,}3\ \text{kcal}$

que é a sua variação de energia interna.

A quantidade exata de energia liberada por litro de O_2 consumido depende da proporção de substâncias como glicose, carboidratos, proteínas, gorduras etc. na dieta de uma pessoa. Essa proporção pode ser determinada medindo-se o quociente respiratório $\mathcal{R}$ do indivíduo (razão entre o número de moléculas de CO_2 produzidas e o número de moléculas de O_2 usadas). Por exemplo, $\mathcal{R}$ = 8 corresponde a 4,9 kcal por litro de O_2.

Os valores calóricos (energia liberada por grama de substância) da Tabela 11.1 correspondem ao máximo de energia que pode ser extraída dos alimentos. Contudo, nem toda essa energia é aproveitada pelo corpo. Parte dela é perdida devido a combustões inacabadas, sendo as correspondentes substâncias envolvidas eliminadas junto com fezes, urina e gases intestinais. O que sobra no corpo é a *energia metabolizada.*

Quando completamente em repouso, uma pessoa média consome cerca de 95 kcal/h, ou 110 W. Essa taxa mínima de consumo de energia é denominada *taxa de metabolismo basal*, e indica a quantidade de energia necessária à manutenção das atividades indispensáveis do corpo humano em repouso (como a respiração e o bombeamento do sangue através do sistema circulatório).

A energia associada ao metabolismo basal transforma-se em calor, liberado principalmente através da pele. A Tabela 11.2 fornece as razões de metabolismo basal (RMB) — definida como a razão entre a taxa de metabolismo basal e a massa do corpo — para diferentes animais.

Tabela 11.2 — Razão de metabolismo basal de vários animais. *Fonte*: BENEDEK, G. B. & VILLARS, F. M. N. — *Physics with Illustrative Examples from Medicine and Biology: Mechanics.* USA, Addison-Wesley, 1974, vol. 1.

Animal	Massa (kg)	RMB [kcal/(d · kg)]
Cavalo	441	11,3
Porco	128	19,1
Homem	64,3	32,1
Cão	15,2	51,5
Camundongo	0,18	212

Exercício Proposto — Mostre, a partir da Tabela 11.2, que uma pessoa de 76 kg possui uma taxa metabólica basal de 118 W.

A Tabela 11.3 apresenta o consumo de O_2 e a taxa de metabolismo basal para diferentes órgãos do corpo humano.

Tabela 11.3 — Consumo de oxigênio e taxa de metabolismo basal dos órgãos de um homem de 65 kg. *Fonte*: CAMERON, J. R. & SKOFRONICK, J. G. — *Medical Physics.* USA, Addison-Wesley, 1978.

Órgão	Massa (kg)	Consumo de O_2 (ml/min)	Consumo médio de energia (kcal/min)	% da RMB
Fígado e baço	—	67	0,33	27%
Cérebro	1,40	47	0,23	19%
Músculos	28,0	45	0,22	18%
Rim	0,30	26	0,13	10%
Coração	0,32	17	0,08	7%
Restante	—	48	0,23	19%
Total		250	1,22	100%

1.4 — REALIZAÇÃO DE TRABALHO EXTERNO

A *eficiência* η com que o corpo humano realiza um trabalho externo ΔW pode ser definida como

$$\boxed{\eta = \frac{\Delta W}{\Delta E}} \qquad (11.4)$$

onde ΔE é a energia consumida durante a realização desse trabalho. O trabalho ΔW realizado pelo corpo humano em diferentes atividades pode ser, em alguns casos, avaliado ou mesmo diretamente medido. A energia consumida ΔE pode ser obtida medindo-se a quantidade de oxigênio consumida pelo corpo durante a realização do trabalho ΔW.

A habilidade de uma pessoa em exercer uma atividade física depende de sua capacidade de consumir oxigênio, que limita seu esforço físico. Com treino é possível aumentar essa capacidade. A forma física de uma pessoa pode ser classificada de acordo com sua absorção máxima de oxigênio por períodos relativamente longos. Uma pessoa em boa forma física consegue, por longos períodos, absorver até cerca de 50 ml de O_2 por minuto e por quilo de sua massa.

Exemplo 11.3 — Estime a ordem de grandeza da potência correspondente à absorção de oxigênio mencionada no parágrafo anterior.

Solução

Segundo a Tabela 11.1, para uma dieta típica são liberadas 4,9 kcal por litro de O_2. Nesse caso, a absorção de O_2 a uma taxa de 50 ml/(min • kg) corresponde a uma potência de

$$P = (50 \times 10^{-3} \frac{\ell}{\text{min} \cdot \text{kg}})(4{,}9 \frac{\text{kcal}}{\ell}) = 0{,}25 \frac{\text{kcal}}{\text{min} \cdot \text{kg}}$$

A Tabela 11.4 apresenta o consumo de O_2 e a produção equivalente de calor para uma pessoa em diferentes atividades.

Tabela 11.4 — Consumo de oxigênio para um homem de 1,75 m^2 de superfície e 76 kg de massa. *Fonte*: CAMERON, J. R. & SKOFRONICK, J. G. — *Medical Physics*. USA, Addison-Wesley, 1978.

Atividade	Consumo de O_2 (ℓ/min)	Produção equivalente de calor (kcal/min)	(W)
Dormindo	0,24	1,2	83
Sentado/repouso	0,34	1,72	120
Sentado/assistindo aula	0,60	3,01	210
Passeando	0,76	3,80	265
Subindo escada	1,96	9,82	685
Jogando basquete	2,28	11,4	800

A eficiência do corpo é usualmente baixa, mas, com muito treino, ela pode ser aumentada em até 20% (como ocorre com os ciclistas e corredores). A Tabela 11.5 compara a eficiência do corpo humano com a de algumas máquinas.

Tabela 11.5 — Eficiência do homem e de máquinas. *Fonte*: CAMERON, J. R. & SKOFRONICK, J. G. — *Medical Physics*. USA, Addison-Wesley, 1978.

Atividade ou máquina	Eficiência (η)
Andando de bicicleta	$\sim$ 20%
Nadando (na superfície)	$<$ 2%
Nadando (sob a água)	$\sim$ 4%
Máquina a vapor	17%
Motor a gasolina	38%

Pode-se emagrecer fazendo ginástica ou se alimentando um pouco aquém do necessário. Uma comparação entre os dois métodos é desenvolvida no Exemplo 11.4.

Exemplo 11.4 – Uma pessoa deseja perder 4,5 kg de gordura fazendo ginástica ou mantendo uma dieta por certo tempo.

a. Estime o tempo que ela precisaria dedicar à ginástica, despendendo 15 kcal/min, para perder 4,5 kg de gordura. Suponha que sua dieta permaneça inalterada.

b. Suponha que em sua alimentação diária ela consuma 2 500 kcal/dia, mantendo o seu peso. Estime por quanto tempo ela deveria consumir apenas 2 000 kcal/dia para perder essa mesma quantidade de gordura.

Solução

a. Segundo a Tabela 11.1, 1 g de gordura libera 9,3 kcal. Assim, para dissipar 4,5 kg de gordura em ginástica, despendendo 15 kcal/min, seria necessário um intervalo de tempo

$$\Delta t_1 = \frac{(4{,}5 \times 10^3\ \text{g})(9{,}3\ \text{kcal/g})}{15\ \text{kcal/min}} = 2{,}79 \times 10^3\ \text{min}$$

Como uma pessoa não conseguiria fazer ginástica por um período longo, no ritmo considerado, muitos dias seriam necessários para a desejada diminuição de peso. Se essa ginástica durasse 30 minutos por dias, seriam necessários 93 dias para perder a massa considerada.

b. A falta de 500 kcal/dia seria suprida pela gordura que se quer eliminar. Assim, seria necessário manter essa dieta por um intervalo de tempo

$$\Delta t_2 = \frac{(4{,}5 \times 10^3\ \text{g})(9{,}3\ \text{kcal/g})}{5 \times 10^2\ \text{kcal/dia}} = 84\ \text{dias}$$

11.5 – TROCA DE CALOR

O corpo humano é capaz de manter a sua temperatura mesmo quando a do ambiente no qual ele se encontra varia. Isso permite a manutenção dos processos metabólicos de produção de energia mesmo em climas bastante frios. Esses processos cessam com a morte, provocando uma diminuição da energia metabolizada no corpo humano e, conseqüentemente, a sua temperatura tende a se igualar à temperatura ambiente.

Durante uma atividade física qualquer, ou mesmo em repouso, há produção de calor nos órgãos e tecidos do corpo humano, cuja maior parte é transferida ao meio ambiente, por vários processos, através da pele. Os principais processos são: *radiação*, *convecção* e *evaporação*. Naturalmente, a respiração e a alimentação envolvem também uma troca direta de calor com o meio externo. Assim, em princípio, seria possível obter o termo ΔQ, que aparece na Fórmula (11.1), medindo-se a variação de temperatura ocorrida no meio ambiente devido à presença do corpo humano.

Segundo a Tabela 11.4, a perda de calor de uma pessoa em repouso é cerca de 1,7 kcal/min ou 120 W.

A proporção de calor perdido pelos diferentes processos mencionados depende de vários fatores como temperatura, umidade e vento do meio ambiente, atividade física do corpo, área do corpo exposta e seu isolamento térmico (roupas e gorduras).

O corpo, como qualquer outro objeto, emite radiação eletromagnética com uma potência P dada pela *lei de Stefan-Boltzmann*

$$\boxed{P = \epsilon \sigma T^4 A} \qquad (11.5)$$

onde T é a temperatura do corpo em K e A sua área em m^2,

$$\boxed{\sigma = 5{,}7 \times 10^{-8} \frac{\text{W}}{\text{m}^2 \cdot \text{K}^4}} \tag{11.6}$$

é a *constante de Stefan-Boltzmann* (a mesma para qualquer objeto) e ϵ é a *emitância* do material considerado. Para o corpo humano

$$\boxed{\epsilon \cong 1} \tag{11.7}$$

Assim, medindo-se a potência eletromagnética P *irradiada* por um objeto, pode-se obter a sua temperatura T, ou vice-versa.

O espectro de emissão da radiação eletromagnética de um objeto é característico de sua temperatura. Na temperatura do corpo humano, a maior parte dessa radiação está na região do infravermelho (não visível).

Exemplo 11.5 – Qual a potência irradiada pela pele de uma criança nua com área emissora de $0{,}9\ m^2$? Considere a pele a uma temperatura de 34°C.

Solução

$\epsilon \cong 1$

$$\sigma = 5{,}7 \times 10^{-8} \frac{\text{W}}{\text{m}^2 \cdot \text{K}^4} = 5{,}7 \times 10^{-12} \frac{\text{W}}{\text{cm}^2 \cdot \text{K}^4}$$

$$T = (34 + 273)\text{K} = 307\ \text{K}$$

Substituindo esses valores na Fórmula (11.5), obtém-se

$$\frac{P}{A} = 1(5{,}7 \times 10^{-12} \frac{\text{W}}{\text{cm}^2 \cdot \text{K}^4})(307\ \text{K})^4 = 5{,}06 \times 10^{-2} \frac{\text{W}}{\text{cm}^2}$$

Considerando

$$A = 0{,}9\ \text{m}^2 = 9 \times 10^3\ \text{cm}^2$$

obtém-se

$$P = (5{,}06 \times 10^{-2} \frac{\text{W}}{\text{cm}^2})(9 \times 10^3\ \text{cm}^2) = 455\ \text{W} = 6{,}52 \frac{\text{kcal}}{\text{min}}$$

De acordo com o resultado obtido no Exemplo 11.5, uma criança nua irradia cerca de 455 W. Contudo, ela simultaneamente absorve energia irradiada pelos objetos que a circundam. A diferença entre as *potências irradiada* P_e e *absorvida* P_a depende da diferença entre as temperaturas da pele T_p e do meio ambiente T_a e pode ser calculada, aproximadamente, pela equação

$$\boxed{P_e - P_a = K_e A\ \epsilon\,(T_p - T_a)} \tag{11.8}$$

onde K_e é uma constante aproximadamente igual à

$$\boxed{K_e \cong 5{,}0 \frac{\text{kcal}}{\text{m}^2 \cdot \text{h} \cdot \text{K}}} \tag{11.9}$$

Exemplo 11.6 — Considere uma criança nua, com uma área emissora de 0,9 m², num meio ambiente cuja temperatura é de 20°C. Supondo ser de 34°C a temperatura de sua pele, calcule a diferença entre as potências irradiada e absorvida por essa criança.

Solução

$\epsilon \cong 1$

$A = 0{,}9\ m^2$

$K_e \cong 5 \dfrac{kcal}{m^2 \cdot h \cdot K}$

$T_p - T_a = 14\ K$

Substituindo esses valores na Fórmula (11.8), obtém-se

$$P_e - P_a = (5 \frac{kcal}{m^2 \cdot h \cdot K})(0{,}9\ m^2)(1)(14\ K) = 63 \frac{kcal}{h} = 1{,}1 \frac{kcal}{min}$$

Exercício Proposto — Calcule, a partir dos Exemplos 11.5 e 11.6, a potência absorvida pela criança neles considerada.

Outro processo importante é a perda de calor por convecção, que ocorre devido à diferença entre as temperaturas da pele T_p e do ar T_{ar} (maiores detalhes sobre condução de calor por convecção podem ser encontrados no Capítulo 13). A potência desse processo pode ser calculada, aproximadamente, pela fórmula

$$\Delta P_c = K_c A\ (T_p - T_{ar}) \tag{11.10}$$

onde A é a área do corpo exposta à convecção e K_c é uma constante que depende do movimento do ar. Estando o corpo em repouso, se a velocidade do vento for de 5 m/s, essa constante será igual a

$$K_c \cong 2{,}5 \frac{kcal}{m^2 \cdot h \cdot K} \tag{11.11}$$

Exemplo 11.7 — Nas condições do Exemplo 11.6, calcule a perda de calor do corpo por unidade de tempo, devida à convecção. Suponha válida a **Igualdade** (11.11).

Solução

$$\Delta P_c = (2{,}5 \frac{kcal}{m^2 \cdot h \cdot K})(0{,}9\ m^2)(14\ K) = 32 \frac{kcal}{h} = 0{,}53 \frac{kcal}{min}$$

Numa temperatura ambiente normal e na ausência de trabalho ou exercício intensos, a perda de calor devida à *evaporação* do suor não é significativa. Entretanto, ao fazer um exercício intenso sob uma temperatura alta, uma pessoa pode eliminar um litro de suor por hora. Por esse processo, o calor do corpo é retirado na razão de 580 cal por grama de suor evaporado. A quantidade de suor evaporado depende do vento existente e da umidade relativa do ar.

PROBLEMAS

1. Na oxidação da gordura

$$C_3H_5O_3(OC_4H_7)_3 + 18{,}5\,O_2 \longrightarrow 15\,CO_2 + 13\,H_2O + 1\,941\text{ kcal}$$

são liberadas 1 941 kcal por mol de gordura.

a. Quais as massas moleculares das quatro moléculas envolvidas na reação?

Para essa reação, calcule:

b. o valor calórico;

c. a energia liberada por litro de O_2;

d. o número de litros de O_2 produzido por grama de gordura;

e. o número de litros de CO_2 produzido por grama de gordura;

f. o quociente respiratório ($\mathcal{R}$).

2. Idem para a oxidação do etanol

$$C_2H_5OH + 3\,O_2 \longrightarrow 2\,CO_2 + 3\,H_2O + 327\text{ kcal}$$

3. Considere um cavalo com uma massa de 500 kg.

a. Use a Tabela 11.2 para determinar sua taxa de metabolismo basal.

b. Supondo que o valor calórico de sua dieta seja 5 kcal/g, qual a quantidade mínima de alimento que ele necessita por dia?

4. Qual a energia gasta por uma pessoa para percorrer, passeando, 10 km? Supondo que o valor calórico de sua dieta seja 4,9 kcal/g, calcule a quantidade de alimento necessária para que ela recupere essa energia gasta.

5. Suponha que o elevador de um edifício não esteja funcionando e que você tenha que subir até o décimo andar a pé, o que corresponde a uma altura de 48 m. Suponha que apenas 15% da energia gasta pelo seu corpo possa ser transformada em trabalho externo. Levando em conta a sua massa, calcule a energia que você gastaria nessa subida. Dado: $g = 9{,}8\text{ m/s}^2$.

6. Uma pessoa de 70 kg subiu a pé, em 3 horas, uma montanha de 1 000 m de altura. Durante a subida, essa pessoa consumiu O_2 a uma taxa de 2 ℓ/min. Uma dieta típica, segundo a Tabela 11.1, libera 4,9 kcal por litro de O_2. Dado $g = 9{,}8\text{ m/s}^2$, calcule:

a. o trabalho externo realizado por ela;

b. a potência média com que foi realizado esse trabalho;

c. a eficiência com que foi realizado o trabalho externo calculado no item *a*;

d. a quantidade de energia transformada em calor pelo corpo dessa pessoa;

e. o que essa pessoa precisa comer para recuperar a energia gasta pelo seu corpo.

7. Os salmões que desovam no Lago Stuart, nos EUA, partem do Oceano Pacífico, nadando cerca de 1 000 km contra a correnteza do Rio Fraser. Eles se deslocam apenas 2,1 km/h devido à correnteza do rio, mas sua velocidade efetiva é cerca de duas vezes maior, ou seja, 4,2 km/h. Nadando com essa velocidade, um salmão absorve cerca de $0{,}5 \times 10^{-3}$ kg/h de O_2 para cada quilo de sua massa. Durante essa viagem eles não se alimentam. A energia liberada pela oxidação de gordura e de proteína é 3,3 kcal por grama de O_2 usado.

a. Calcule a energia total metabolizada usada por um salmão de 3 kg nessa viagem.

b. Suponha que os salmões, ao nadarem, oxidem 2 g de gordura para cada grama de proteína oxidada. As energias contidas em 1 g de gordura e em 1 g de proteína são, respectivamente, 9 kcal e 4 kcal. Quantos gramas de gordura e de proteína são gastos nessa viagem?

c. Que percentagem de seu peso é perdida por um salmão de 3 kg?

8. As eficiências metabólicas de duas pessoas são, respectivamente, 75% e 60%. A dieta típica delas é de 6 000 kcal e ambas realizam um trabalho externo total de 3 600 kcal por dia. Como variará aproximadamente o peso delas?

9. Faça uma comparação entre a energia gasta por uma pessoa, andando de bicicleta, e por um carro, para percorrerem 10 km. Uma pessoa andando de bicicleta a 15 km/h gasta cerca de 5,7 kcal/min. Considere um carro que gasta 1 ℓ de gasolina para percorrer 10 km. A densidade da gasolina é 0,68 kg/ℓ e o seu valor calórico, segundo a Tabela 11.1, é 11,4 kcal/g.

10. Quando uma pessoa está submersa na água, sua perda de calor por convecção aumenta, sendo $K_c \cong 16{,}5$ kcal/(m^2 • h • K). Para uma pessoa de 70 kg, qual deve ser a temperatura da água para que sua perda de calor, por convecção, iguale a sua taxa metabólica basal? Considere $A = 1{,}8$ m^2 e $T_p = 34°C$.

11. Uma pessoa está numa praia num dia ensolarado, a uma temperatura de 30°C, absorvendo 30 kcal/h na forma de radiação. A temperatura de sua pele é 32°C e sua área exposta é 0,9 m^2. Para essa pessoa, calcule:

a. a energia total absorvida durante uma hora;

b. a perda de calor por convecção, supondo que $K_c \cong 2{,}5$ kcal/(m^2 • h • K).

12. Qual deve ser a temperatura ambiente para que a diferença entre as potências emitida e absorvida por uma pessoa, calculada no Exemplo 11.6, aumente de 20%?

REFERÊNCIAS BIBLIOGRÁFICAS

Livros

BENEDEK, G. B. & VILLARS, F. M. N. – *Physics with Illustrative Examples from Medicine and Biology*. USA, Addison-Wesley, 1974, vol. 1.

CAMERON, J. R. & SKOFRONICK, J. G. – *Medical Physics*. USA, John Wiley & Sons, 1978.

FULLER, H. Q, FULLER, R. M. & FULLER, R. G. – *Physics Including Human Applications*. USA, Harper & Row, 1978.

HOBBIE, R. K. – *Intermediate Physics for Medicine and Biology*. USA, John Wiley & Sons, 1978.

LIPPOLD, D. C. J. & WINTON, F. R. – *Fisiologia Humana*. Brasil, Cultura Médica, 1970.

STROTHER, G. K. – *Physics with Applications in Life Sciences*. USA, Houghton Mifflin, 1977.

Artigo de Periódico

MARGARIA, R. – The Sources of Muscular Energy. *Scientific American 226*:84, March, 1972.

Fontes Convencionais de Energia

CAPÍTULO 12

12.1 — INTRODUÇÃO

Neste capítulo, após algumas considerações gerais sobre o consumo de energia e o Sol, que é a principal fonte energética da Terra, serão apresentadas algumas formas convencionais de conversão de energia. Exemplos de formas ditas não-convencionais serão analisados no próximo capítulo.

O termo fontes *convencionais* de energia é usado para designar aquelas cujas tecnologias de conversão de uma forma de energia em outra estão desenvolvidas, e cujos custos são considerados economicamente aceitáveis, sendo utilizadas na produção de energia para o consumo comercial. Em contrapartida, por fontes *não-convencionais* entendem-se aquelas cujas tecnologias podem estar ou não completamente desenvolvidas, e que apresentam problemas de aceitação pela sociedade industrializada por razões quase sempre econômicas.

A renovabilidade de uma fonte é medida em relação à escala temporal do ser humano. Assim, uma fonte será considerada *renovável* se ela puder ser reabastecida, ou se desenvolver, ou simplesmente existir dentro de um intervalo de tempo significativo para as pessoas. Por exemplo, a comida, a madeira, a água e a radiação solar são consideradas fontes renováveis. Uma fonte será chamada *não-renovável* se sua formação for tão lenta ou sua existência tão curta a ponto de se tornar esgotável num intervalo de tempo comparável à existência humana. O carvão mineral, o petróleo e os combustíveis nucleares são exemplos de fontes não-renováveis.

12.2 — CONSIDERAÇÕES SOBRE O CONSUMO DE ENERGIA

Nas últimas décadas, a taxa de energia consumida pela sociedade aumentou bastante. Quase todos os aspectos da civilização moderna estão ligados ao uso de energia. Só para dar uma idéia do aumento do seu consumo, basta dizer que metade da energia total utilizada pelo ser humano foi consumida durante os últimos 100 anos. Conseqüentemente, o fornecimento de energia tornou-se uma das preocupações primárias da sociedade. No Quadro 12.1, está esquematizada, aproximadamente, a evolução do mundo contendo alguns dados básicos relacionados com o uso de energia. Na Figura 12.1 está ilustrado o consumo de energia por dia *per capita* nos diversos estágios de evolução da Humanidade.

Segundo dados publicados pelo Ministério das Minas e Energia em 1980, o consumo de energia primária *per capita* no Brasil duplicou de 1969 a 1979, enquanto que a população aumentou em cerca de 30%. Entende-se por *energia primária* aquela produzida por combustíveis fósseis, combustíveis oriundos de produtos vegetais e seus resíduos, combustíveis minerais, e a energia hidráulica. Esses dados mostram ainda que o consumo do petróleo corresponde a aproximadamente 41% do consumo total de energia, enquanto que os da lenha e da energia hidráulica somam cerca de 46% do total, e o restante é totalizado pelo uso do carvão mineral e outros combustíveis

Quadro 12.1 — Esquematização da evolução do mundo e o consumo de energia. *Fontes*: Adaptado de WILSON, R. & JONES, W. J. — *Energy, Ecology and the Environment*. USA, Academic Press, 1974, Capítulo 1. COOK, E. — *Man, Energy, Society*. USA, W. H. Freeman, 1976, Capítulo 1.

	Época	Eventos
	12 bilhões	
		Origem do Universo
	5	Formação da Terra
Era Pré-cambriana		Diferenciação da crosta terrestre
		Formação de oceanos
	3	Origem da vida — algas, esponjas
	2	Primeiros organismos que realizam fotossíntese e fixam nitrogênio
		Formação da atmosfera oxidante
	600 milhões	
Era Paleozóica		Invertebrados
	500	Peixes, plantas
	230	Répteis, primitivos
Era Mesozóica	100	Dinossauros
	50	Primeiros mamíferos placentários
Era Cenozóica até hoje	25	*Dryopithecus*
	15	*Ramapithecus* (hominóide mais antigo?)
	10	Mamíferos pastoris
	3	*Australopithecus*
	2	*Homo habilis*
	1	Carnívoros grandes
Era glacial de Günz	600 mil – 500	
		Homo erectus
Era glacial de Mindel	420 – 300	Ferramenta de corte, Machado de pedra } Pedra lascada
Era glacial de Riss	220 – 150	
	100 mil	
		Homem de Neanderthal
Era glacial de Würn	80	
	50	
	30	*Homo sapiens* se torna dominante, uso do fogo
Fim da 4ª era glacial	20	Homem de Cro-Magnon
		Pinturas de caverna
	15	

	Época	Eventos
	10 000	Início do povoamento da América
		Domesticação de animais e plantas
	8 000	Idade da Pedra Mesolítica
		Idade da Pedra Neolítica
	6 000	Uso de asfalto como combustível na Mesopotâmia
	3 000	Uso de animais de tração
		Invenção da escrita na Suméria entre 3 200 a 3 000
		Idem na Europa – 2 900-2 700
Idade do Bronze	2 500	Pirâmides
	1 250	Homero
Idade do Ferro		Cartagena
		Roma
	1 000	Primeiros poços de gás natural na China
		Pitágoras
	625	Confúcio, Tales, Partenon
		Buda
		Sócrates, Platão
		Aristóteles
		Alexandre
		Euclides
	300	Aníbal
		Muralha da China
		Arquimedes
		Museu de Alexandria
		César
	Ano 1 AD	
		Roda d'água
		Roda de vento
	1 000	Produção de petróleo na Birmânia
	1 600	Início do uso de carvão mineral na Inglaterra
	1 700	Primeiras experiências com eletricidade
		Máquinas a vapor de Savery (1698), Newcomen (1712), Watt (1765)
		Revolução industrial na Grã-Bretanha
	1 800	Ferrovias, carvão, madeira
		Luz elétrica, motor elétrico
		Primeira usina hidroelétrica de corrente alternada nas cataratas de Niágara
	1 900	Início do uso de energia geotérmica e gás natural
		Petróleo
		Fissão controlada
		Primeiras bombas nucleares – Hiroxima, Nagasáqui
	1 950	Primeira bomba H – Atoll de Eniweitok
		Usina nuclear – fissão
	2 000	Energia solar?
	.	Fusão nuclear?
	.	
	.	

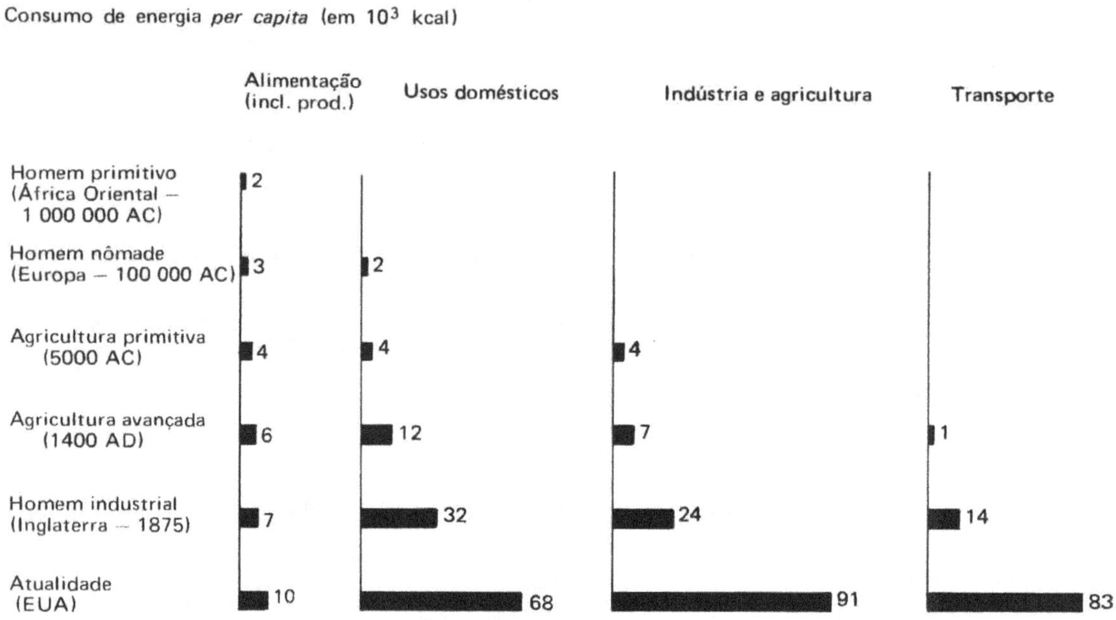

Figura 12.1 – O consumo de energia em 10^3 quilocalorias/dia para o ser humano nos seus diversos estágios de evolução. *Fonte*: GOLDEMBERG, J. – *Energia no Brasil*. Brasil, Livros Técnicos e Científicos, 1979.

vegetais e seus resíduos. No Quadro 12.2 estão tabelados o consumo de energia primária em suas diversas formas entre 1969 e 1979, e a projeção do mesmo para os 6 anos seguintes.

No âmbito internacional, o consumo energético do Brasil é relativamente pequeno, como se pode verificar na Figura 12.2. Nesse gráfico, as grandezas relacionadas são o produto nacional bruto (PNB) *per capita* e o consumo de energia *per capita*. De modo geral, o consumo de energia está diretamente ligado ao grau de industrialização do país. Por exemplo, comparando a Alemanha e a França, que possuem aproximadamente o mesmo PNB *per capita*, pode-se ver que a primeira consome cerca de 50% a mais de energia que a segunda, fato que se deve essencialmente à diferença de nível de industrialização entre elas. Até pouco tempo atrás, a atividade agrícola era a base da economia francesa, enquanto que a Alemanha já havia investido maciçamente na industrialização do país. Os Estados Unidos, sendo o país mais industrializado, consomem cerca de um terço da energia total produzida no mundo, enquanto que a sua população é aproximadamente 6% da mundial.

Numa sociedade industrializada, pode-se dizer que quatro setores utilizam a maior parte da energia produzida: o setor industrial (consumindo a maior fração), o de transporte, o setor comercial-doméstico e as companhias geradoras de energia elétrica. É importante notar que esses setores interagem entre si, pois mesmo que uma redução de 50% no consumo doméstico só acarrete 10% de redução no consumo energético total do país, essa redução pode significar uma menor demanda de produtos industriais que, por sua vez, pode diminuir a energia utilizada pelo setor industrial. Assim, no cálculo ou na previsão da demanda energética, é necessário sempre considerar essa interligação entre os vários setores. No Brasil, o setor industrial consome cerca de 30% de energia, enquanto que o de transporte utiliza cerca de 20% e os setores comercial-doméstico e de produção de energia elétrica totalizam cerca de 50%.

Quadro 12.2 – Consumo e projeção do consumo de energia primária no Brasil. *Fonte*: *Balanço Energético Nacional*. Brasil, Ministério das Minas e Energia, 1980.

Consumo de energia primária
em unidade equivalente de petróleo

Anos	Petróleo		Gás natural		Álcool		Xisto		Hidráulica		Carvão mineral		Lenha		Bagaço de cana		Carvão vegetal		Nuclear		Novas fontes		Total
	1 000 t	%	1 000 t	%	1 000 t	%	1 000 t	%	1 000 t	%	1 000 t	%	1 000 t	%	1 000 t	%	1 000 t	%	1 000 t	%	1 000 t	%	1 000 t
1969	21 673	38,5	96	0,2	27	0,0	–	–	9 481	16,8	2 342	4,2	18 999	33,7	2 520	4,5	1 191	2,1	–	–	–	–	56 329
1970	22 814	37,8	104	0,2	155	0,3	–	–	11 494	19,1	2 391	4,0	18 809	31,2	3 030	5,0	1 484	2,4	–	–	–	–	60 281
1971	25 716	39,9	140	0,2	213	0,3	–	–	12 444	19,3	2 431	3,8	18 862	29,2	3 037	4,7	1 655	2,6	–	–	–	–	64 498
1972	28 206	40,9	166	0,2	328	0,5	–	–	14 632	21,2	2 491	3,6	17 661	25,6	3 542	5,1	1 978	2,9	–	–	–	–	69 004
1973	33 682	43,8	178	0,2	260	0,3	–	–	16 716	21,8	2 493	3,2	17 429	22,7	3 993	5,2	2 091	2,8	–	–	–	–	76 842
1974	36 363	43,6	339	0,4	160	0,2	–	–	18 962	22,7	2 469	3,0	18 541	22,2	3 989	4,8	2 636	3,1	–	–	–	–	83 459
1975	38 603	43,5	369	0,4	136	0,2	–	–	20 898	23,5	2 850	3,2	19 328	21,8	3 597	4,1	2 897	3,3	–	–	–	–	88 678
1976	42 114	42,9	367	0,4	144	0,1	–	–	23 954	24,4	3 435	3,5	21 294	21,7	4 095	4,1	2 870	2,9	–	–	–	–	98 273
1977	42 705	41,3	492	0,5	537	0,5	–	–	26 997	26,1	4 106	4,0	20 885	20,2	5 157	5,0	2 561	2,4	–	–	–	–	103 440
1978	45 862	41,4	483	0,5	1 266	1,2	–	–	29 796	26,9	4 781	4,3	20 676	18,7	5 243	4,7	2 559	2,3	–	–	–	–	110 666
1979	47 975	40,7	498	0,4	1 876	1,6	–	–	33 379	28,3	5 123	4,3	20 569	17,4	5 489	4,7	2 976	2,6	–	–	–	–	117 785

Projeção do consumo de energia primária
em unidade equivalente de petróleo

Anos	Petróleo		Gás natural		Álcool		Xisto		Hidráulica		Carvão mineral		Lenha		Bagaço de cana		Carvão vegetal		Nuclear		Novas fontes		Total
	1 000 t	%	1 000 t	%	1 000 t	%	1 000 t	%	1 000 t	%	1 000 t	%	1 000 t	%	1 000 t	%	1 000 t	%	1 000 t	%	1 000 t	%	1 000 t
1980	48 404	39,6	641	0,5	2 885	2,4	–	–	33 976	27,8	6 326	5,2	20 265	16,5	6 141	5,0	3 678	3,0	–	–	10	0,0	122 326
1981	46 863	36,5	649	0,5	3 279	2,5	–	–	39 024	30,4	6 873	5,5	20 062	15,6	6 657	5,2	4 411	3,4	464	0,4	24	0,0	128 306
1982	45 351	33,0	853	0,6	3 651	2,7	–	–	43 403	31,5	10 820	7,9	19 861	14,4	7 224	5,2	5 288	3,9	1 114	0,8	42	0,0	137 607
1983	43 533	29,6	1 095	0,7	4 359	3,0	–	–	49 043	33,3	13 623	9,3	19 663	13,4	7 894	5,4	6 841	4,3	1 114	0,8	303	0,2	146 968
1984	42 170	26,8	1 184	0,8	5 560	3,5	–	–	55 820	35,4	15 421	9,8	19 466	12,4	8 718	5,5	7 603	4,8	1 114	0,7	408	0,3	157 464
1985	40 944	23,6	1 186	0,7	7 057	4,1	1 154	0,7	65 994	37,9	17 719	10,2	19 272	11,1	9 646	5,5	9 115	5,6	1 114	0,6	730	0,4	173 931

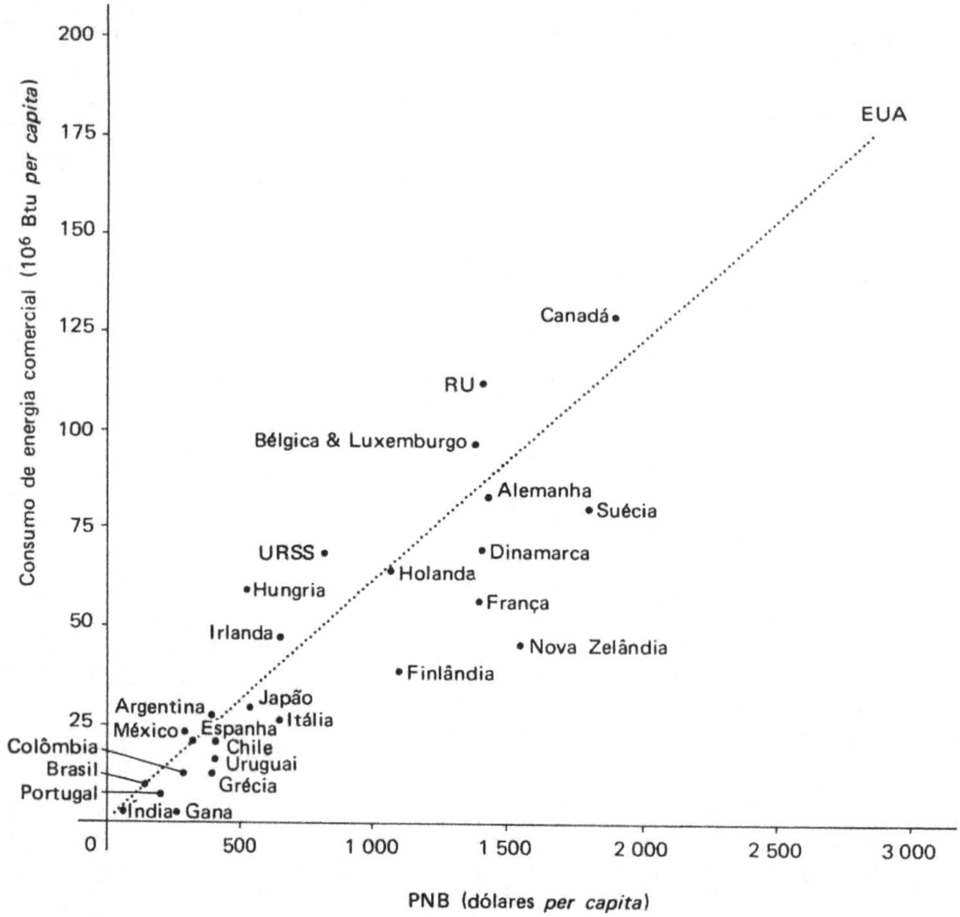

Figura 12.2 – Correlação aproximada entre o produto nacional bruto (PNB) e o consumo energético *per capita*. *Fonte*: Adaptado de COOK, E. – *Scientific American 224*: 134, Sept., 1971.

O consumo de energia pela população e as fontes produtoras dessa energia estão fortemente relacionados à renda familiar. O trabalho de V. R. Vanin, G. M. G. Graça e J. Goldemberg*, realizado com dados publicados pelo IBGE em 1979, mostra de que maneira, em 1970, o consumo de energia pela família brasileira estava vinculado com a sua renda familiar. As famílias com renda mensal superior a 10 salários mínimos consumiam em média cerca de 15 vezes mais energia que as famílias com renda mensal menor que 2 salários mínimos. As primeiras constituíam cerca de 4% e as últimas 66% do total das famílias brasileiras. Além disso, essa análise mostra também que as famílias com renda superior a 5 salários mínimos, cerca de 12% do total, consumiam 55% dos derivados de petróleo e 73% da gasolina produzida no país. Por outro lado, a principal fonte de energia das famílias de menor renda era a lenha, correspondendo a mais de 25% da total utilizada por elas. A Figura 12.3 mostra a energia total diária consumida, em 1970, por famílias brasileiras das diversas classes de renda.

---

* VANIN, V. R., GRAÇA, G. M. G. & GOLDEMBERG, J. – Padrões de Consumo de Energia – Brasil 1970. *Ciência e Cultura 33*: 477, 1981.

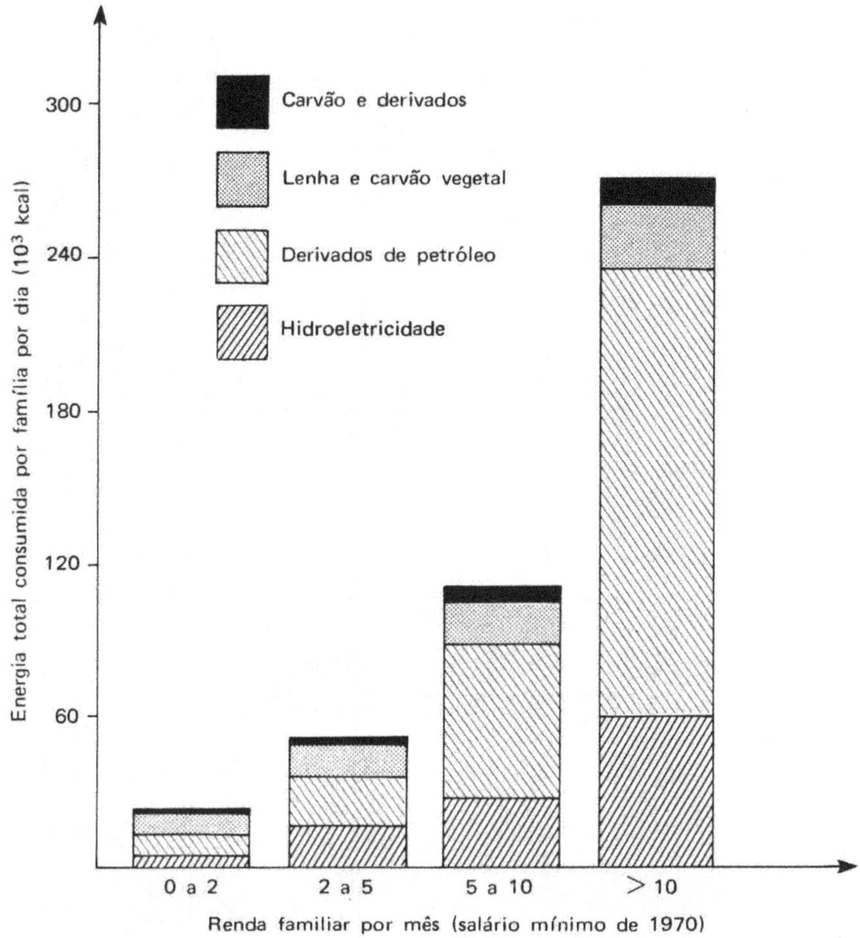

Figura 12.3 – Energia total diária consumida por famílias nas diversas classes de renda no Brasil durante 1970. (Cortesia de V. R. Vanin, G. M. G. Graça e J. Goldemberg – IFUSP.)

12.3 – A FONTE PRIMÁRIA DE ENERGIA DA TERRA: O SOL

A principal fonte de energia da Terra é o Sol, que é responsável por mais de 99% do seu balanço energético. A Figura 12.4 esquematiza o papel da energia solar em vários processos da natureza, comparado com o das outras fontes de origens gravitacional, nuclear e geotérmica. Da energia solar incidente decorrem os combustíveis fósseis e vegetais, a biomassa, as energias hidráulica e eólica etc.

O Sol, como as demais estrelas, é extremamente quente. A temperatura em sua superfície é da ordem de 6 000 K e chega a aproximadamente 2×10^7 K na região central. A essa temperatura, a matéria solar não é mais constituída de átomos, mas de núcleos e elétrons separados, num estado chamado *plasma*. Nessas condições, não ocorrem mais reações químicas, como a combustão (portanto, é incorreto dizer que o Sol está se queimando), mas somente reações nucleares. Dessa

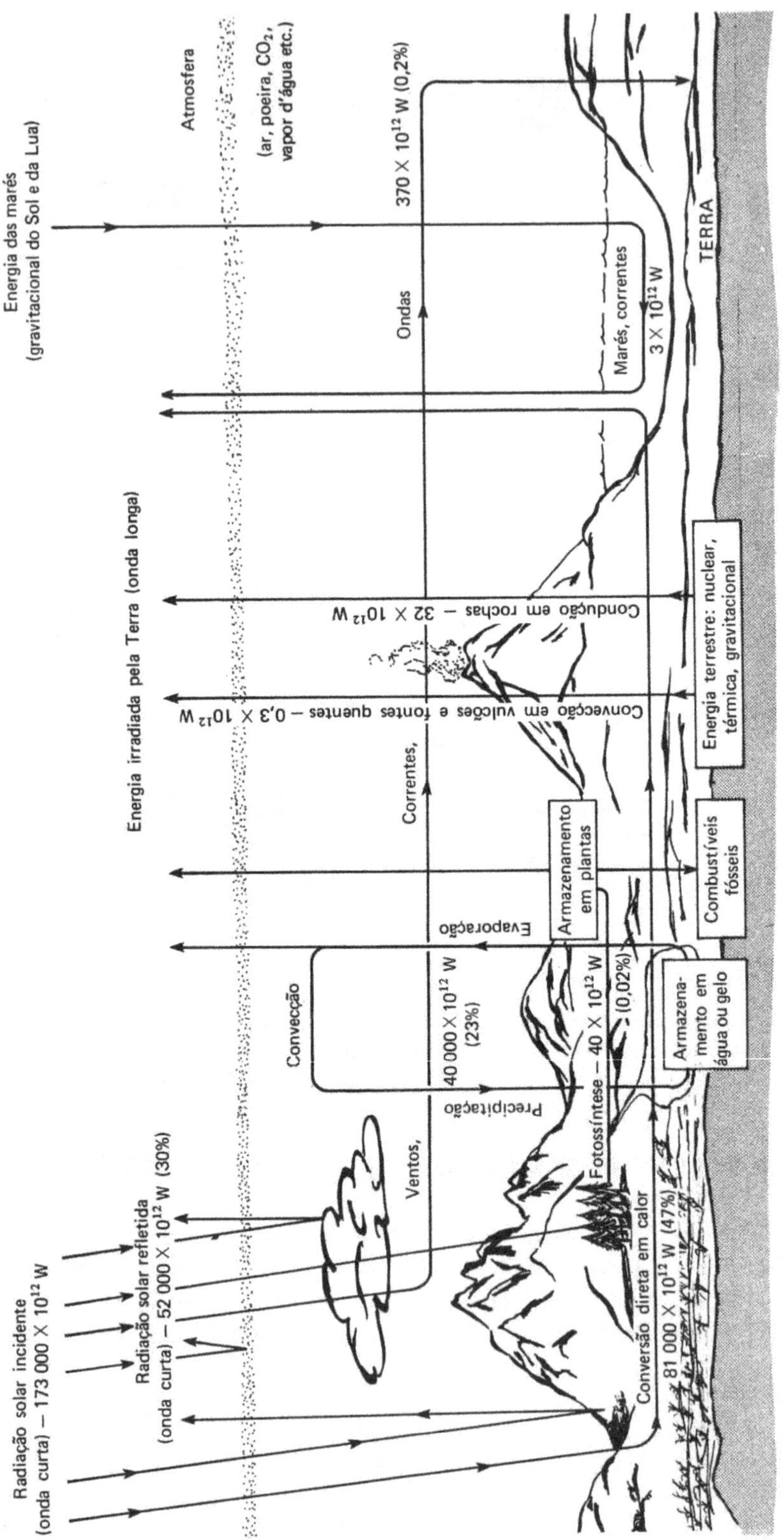

Figura 12.4 – Fluxos de energia na Terra. As fontes principais são a radiação solar ($>$ 99%), energia da maré e energias nuclear, térmica e gravitacional. Plantas e animais mortos e enterrados dão origem a combustíveis fósseis, contendo energia solar armazenada desde milhões de anos atrás. Adaptado de HUBBERT, M. K. – *Scientific American 224*:60, Sept., 1971.

maneira, a origem da energia solar são as reações nucleares. As reações mais importantes podem ser descritas pela seguinte cadeia de equações:

$$^1_1H + ^1_1H \longrightarrow ^2_1H + e^+ + \nu + \text{energia}$$

$$^2_1H + ^1_1H \longrightarrow ^3_2He + \gamma + \text{energia}$$

$$^3_2He + ^3_2He \longrightarrow ^1_1H + ^1_1H + ^4_2He + \text{energia}$$

Isso significa que, iniciando-se com 2 núcleos de hidrogênio (2 prótons), após as reações intermediárias com a emissão de pósitrons (e^+), neutrinos (ν), fótons (γ) e liberação de energia (em forma de energia cinética das partículas e energia das desintegrações), o produto final é o núcleo do isótopo normal de hélio (^4He). A essa série de reações dá-se o nome de *fusão nuclear*, e a energia total liberada nessa série é, aproximadamente, 26 MeV.

A Figura 12.5 resume a cadeia de reações nucleares que leva à formação do núcleo de hélio partindo dos núcleos de hidrogênio. O neutrino, partícula neutra, interage muito fracamente com a matéria e emerge do Sol levando consigo cerca de 10% da energia emitida. O pósitron, partícula igual ao elétron com exceção do sinal da carga elétrica que é positiva, produto da primeira reação, pode interagir com o elétron, num processo de aniquilação, dando origem a dois fótons. Essas reações ocorrem no interior do Sol. A radiação γ aí produzida interage com a matéria solar até atingir a parte externa da estrela, sendo então emitida essencialmente na forma de luz visível, radiações ultravioleta e infravermelha. Toda essa radiação eletromagnética está compreendida numa faixa de freqüências correspondentes à radiação de um corpo negro a 6 000 K, e é ela que atinge a Terra, dando origem a outras formas de energia. A Figura 12.6 mostra os espectros da radiação solar fora da atmosfera (b) e ao nível do mar num dia claro (c); os vales da curva (c) representam os comprimentos de onda das radiações absorvidas pela atmosfera.

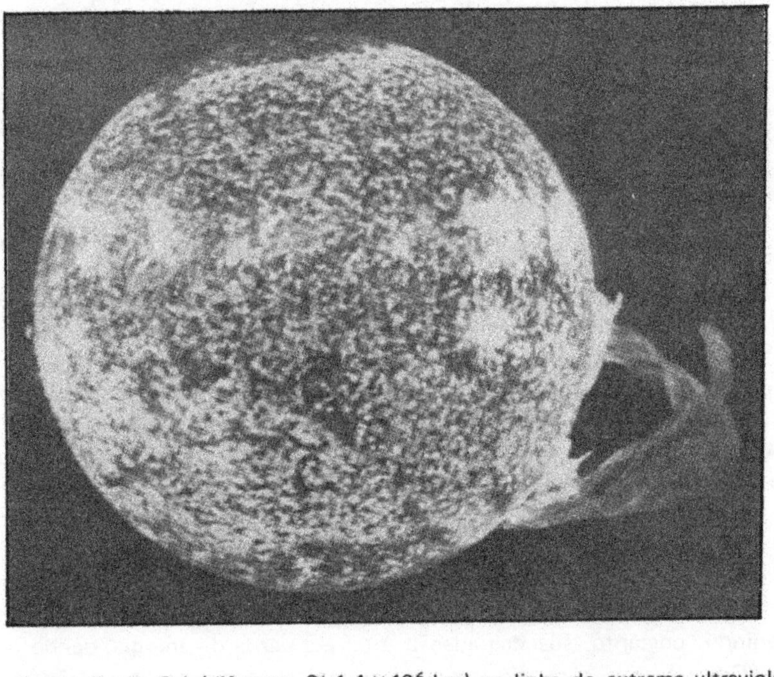

O Sol invisível – Fotografia do Sol (diâmetro $\cong 1{,}4 \times 10^6$ km) na linha do extremo ultravioleta (λ = 304 Å), obtida pelos astronautas do *Skylab* em 1973. A gigantesca protuberância se estende a mais de centenas de milhares de quilômetros espaço afora. As pequenas manchas granulares são centros de convecção de gases extremamente quentes, e seu diâmetro varia entre 300 km e 1 000 km. Pode-se notar uma maior atividade na faixa equatorial, enquanto que as nos pólos são menores devido ao efeito gravitacional. (Fotografia *Naval Research Laboratory/NASA*).

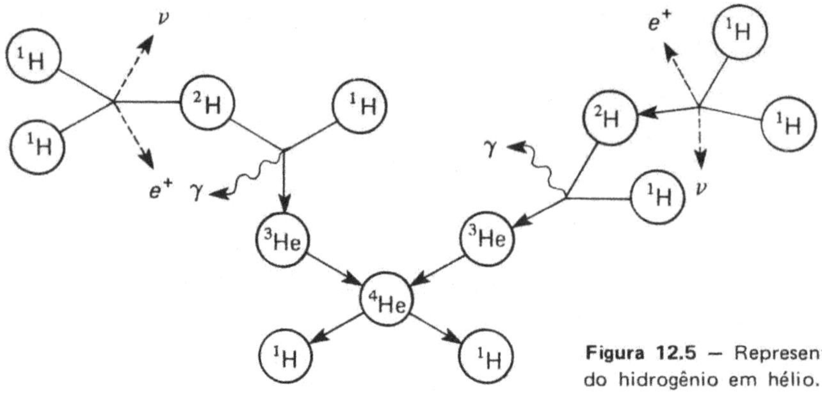

Figura 12.5 – Representação esquemática da fusão do hidrogênio em hélio.

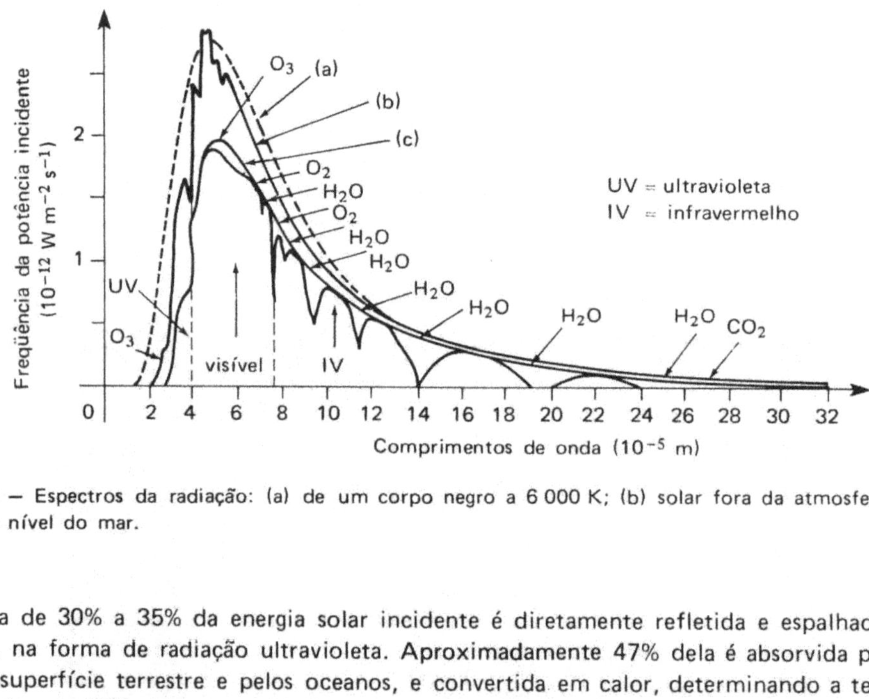

Figura 12.6 – Espectros da radiação: (a) de um corpo negro a 6 000 K; (b) solar fora da atmosfera terrestre; (c) solar ao nível do mar.

Cerca de 30% a 35% da energia solar incidente é diretamente refletida e espalhada de volta ao espaço, na forma de radiação ultravioleta. Aproximadamente 47% dela é absorvida pela atmosfera, pela superfície terrestre e pelos oceanos, e convertida em calor, determinando a temperatura ambiente. Outros 23% são consumidos na evaporação, convecção, precipitação e circulação superficial da água, formando o ciclo hídrico. Uma pequena fração, 0,2%, provoca convecções e circulações atmosférica e oceânica, produzindo ondas oceânicas, e finalmente é dissipada sob forma de calor devido ao atrito. Por fim, uma fração minúscula, cerca de 0,02%, é absorvida pela clorofila das plantas e de alguns microrganismos, iniciando o processo da fotossíntese que, em última análise, é a base energética do mundo vivo.

Uma pequena parte da matéria orgânica produzida, plantas e pequenos animais, fica depositada em ambientes onde existe deficiência de oxigênio, como areia sedimentar, lama, turfa, pântano etc., prevenindo, portanto, sua degradação total e a perda de energia, dando origem aos combustíveis fósseis. Dessa forma, o carvão mineral, o petróleo e o gás natural são combustíveis que contêm energia solar armazenada durante 600 milhões de anos. Esse processo ainda está ocorrendo, no entanto, talvez com velocidade menor, visto que o meio ambiente está sendo continuamente alterado pela sociedade industrializada.

12.4 — ENERGIA HIDRÁULICA

Uma fonte tradicional de energia é a água, tanto a proveniente de rios, lagos e cachoeiras, como a do mar. A potencialidade da água para fins de irrigação, fazendo uso de desníveis naturais já era conhecida pelos povos primitivos.

A roda d'água horizontal — com uma potência de cerca de 0,3 kW — surgiu, aproximadamente, no século 1. Por volta do século 4, a roda d'água vertical conseguiu aumentar a potência até cerca de 2 kW. As rodas d'água eram usadas, principalmente, para moer cereais. Por volta do século 16, a roda d'água era a máquina mais importante e desempenhou um papel fundamental na industrialização da Europa. No século 17, a potência das rodas d'água já atingira níveis bastante elevados. O complexo Marly-la-Machine, em Versalhes, possuía um sistema que produzia uma potência de 56 kW.

A partir das rodas d'água, essencialmente máquinas de conversão da energia hidráulica em energia mecânica, foram desenvolvidas posteriormente as usinas hidroelétricas. Um terço da energia elétrica do mundo é produzida por meios hidroelétricos. A seguir, serão descritas essas duas formas de conversão da energia proveniente do uso direto da água.

Questão — Cite algumas aplicações da energia hidráulica além das mencionadas.

Quando se fala em conversão de uma forma de energia em outra, é conveniente definir *eficiência de conversão* η como sendo a razão entre a potência produzida e a potência disponível:

$$\eta = \frac{P_{\text{prod}}}{P_{\text{disp}}} = \frac{P_{\text{saída}}}{P_{\text{entrada}}}$$

Se houver vários estágios de conversão, a eficiência final do conjunto será o produto entre as eficiências de cada estágio:

$$\eta_{\text{tot}} = \eta_1 \cdot \eta_2 \cdot \eta_3 \ldots$$

12.4.1 — Conversão hidromecânica

A maneira mais comum de converter energia hidráulica em energia mecânica é através da roda d'água. Existem rodas horizontais e verticais. A água, ao incidir sobre as pás de uma roda, exerce uma força que a move, como ilustra a Figura 12.7. O eixo da roda é ligado a um conjunto de engrenagens que move algum tipo de mecanismo como a moenda de cereais, de tecelagem, de serragem, de carga etc. O sistema de engrenagens serve para modificar a potência transmitida ou a velocidade do mecanismo final.

Analisando o sistema ilustrado mais detalhadamente, pode-se dizer que, devido a um desnível h, a água que desce por um ducto tem sua energia potencial, $U = mgh$, convertida em energia cinética, $K = mv^2/2$, que, por sua vez, é convertida em energia rotacional da roda. Assim, efetivamente, ocorre a conversão da energia potencial da água em energia cinética rotacional da roda. Existem situações em que não há um desnível, mas a água possui energia cinética suficiente para girar rodas, resultando também em conversão hidromecânica. Devido a dissipações resultantes do atrito entre as componentes do sistema, a energia rotacional não é exatamente igual a mgh, mas menor. As atuais turbinas são rodas modificadas de modo a aumentar a eficiência da máquina. Hoje em dia, as turbinas hidráulicas chegam a ter uma eficiência de 95%, isto é, 95% da energia hidráulica é convertida em energia mecânica.

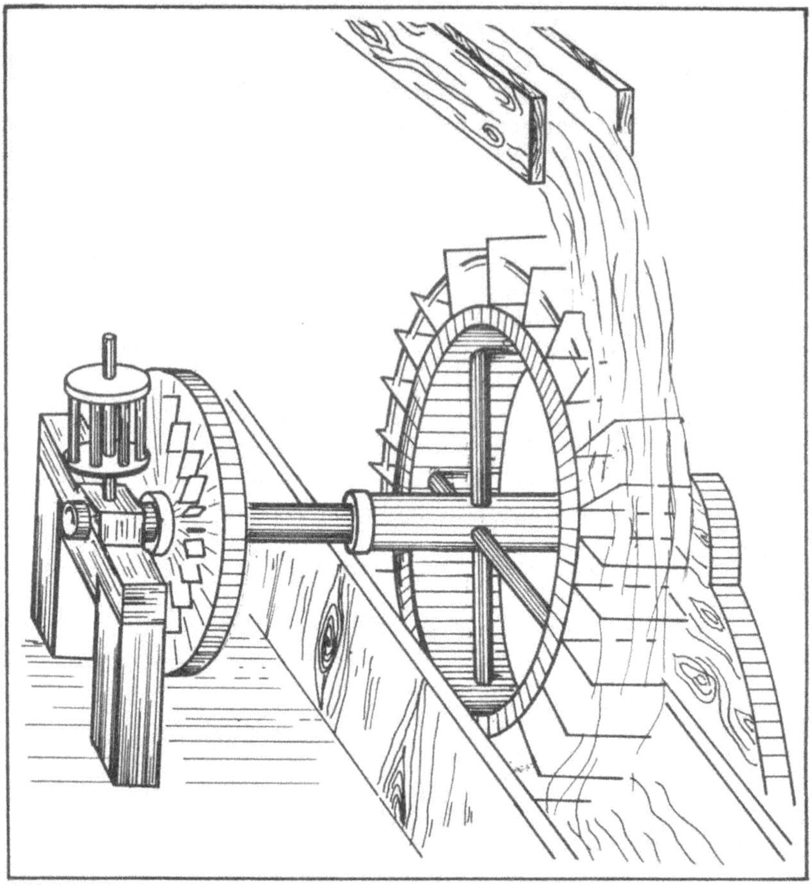

Figura 12.7 – Roda d'água cujo eixo está ligado a um sistema de engrenagens.

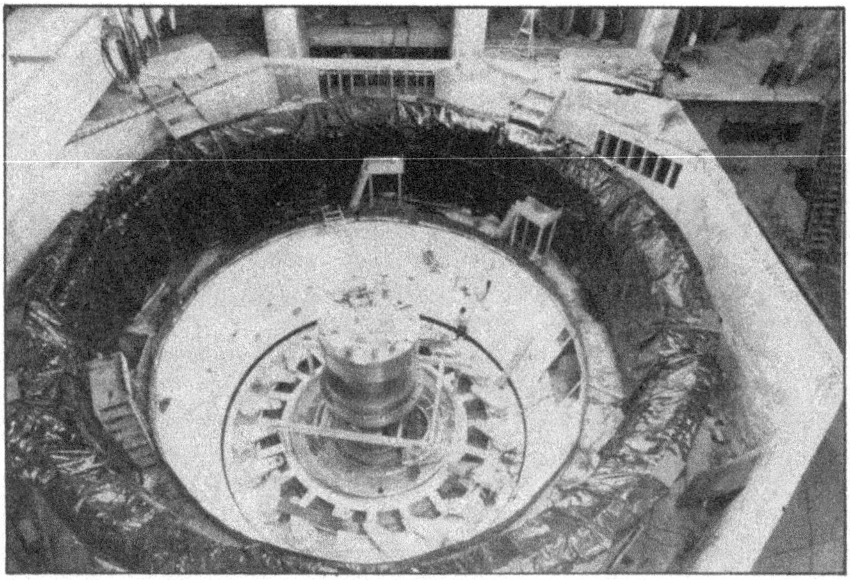

Vista parcial de uma das turbinas geradoras da usina hidroelétrica de Ilha Solteira. (Fotografia ABRIL PRESS/Cristiano Mascaro.)

12.4.2 — Conversão hidroelétrica

A conversão da energia hidráulica em elétrica é feita em duas etapas: na primeira, a energia hidráulica é transformada em energia mecânica rotacional da turbina, e na segunda, ocorre a conversão mecanoelétrica, isto é, essa energia mecânica é convertida em energia elétrica. Uma usina hidroelétrica está esquematizada na Figura 12.8. A corrente e a voltagem geradas por uma usina são transmitidas e distribuídas por sistemas constituídos por grandes extensões de cabos, suportados por altas torres, pois, em geral, as usinas estão situadas em regiões relativamente afastadas dos centros consumidores.

A transformação da energia mecânica em energia elétrica se baseia no *fenômeno de indução eletromagnética*, descoberto por Michael Faraday em 1831. O arranjo esboçado na Figura 12.9 mostra como isso pode ser feito. Uma espira condutora colocada no campo magnético $\vec{B}$ de um ímã permanente gira em torno de um eixo perpendicular a $\vec{B}$. Esse movimento provoca uma variação senoidal do fluxo de $\vec{B}$ com o tempo através da espira, e conseqüentemente, uma *corrente alternada* AC é induzida nela. Se forem ligados dois fios aos extremos da espira, aparecerá uma tensão alternada entre eles. Pode-se também induzir corrente se, ao invés da espira, o ímã for girado em torno dela.

Os geradores elétricos utilizados em usinas de energia elétrica possuem, em geral, um eletroímã no lugar do ímã permanente da Figura 12.9, e um conjunto de bobinas que forma a armadura

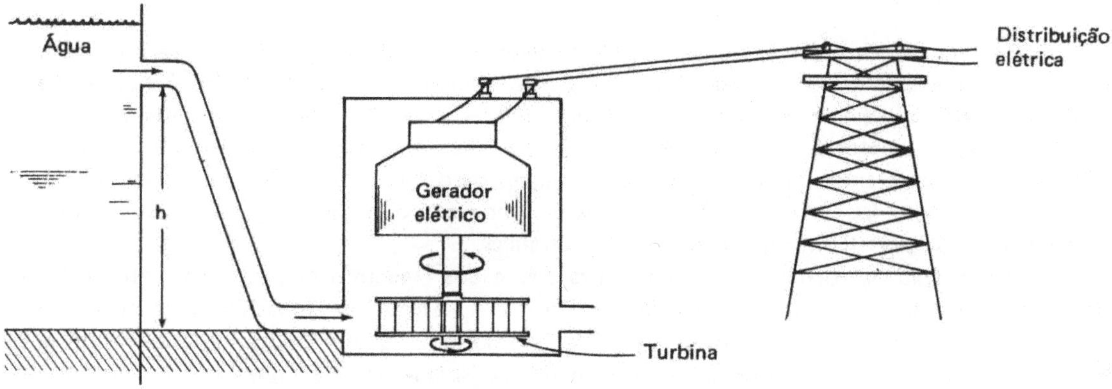

Figura 12.8 — Esquematização de uma usina hidroelétrica.

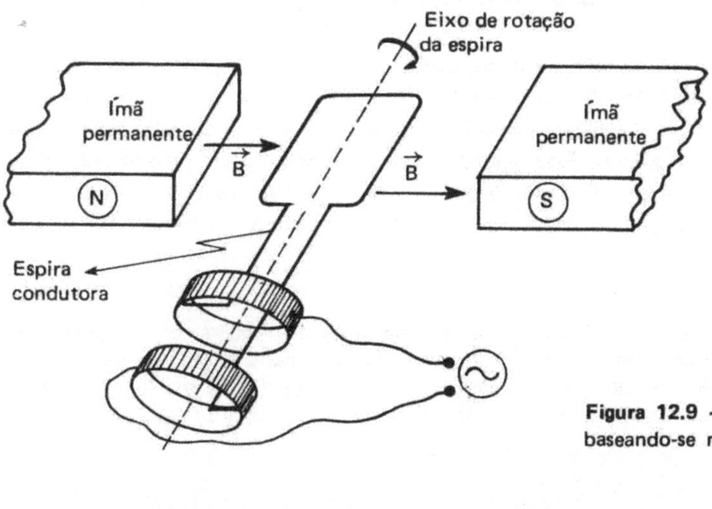

Figura 12.9 — Esquema de um gerador AC simples baseando-se na lei de indução de Faraday.

no lugar da espira. O eixo da turbina pode estar ligado ao eletroímã ou à armadura. Assim, quando a turbina gira, devido ao impacto da água, ela produz um movimento rotacional relativo entre o eletroímã e a armadura, induzindo uma corrente alternada nesta. O número de rotações do eletroímã ou da armadura determina a freqüência da corrente alternada produzida. Desse modo, a freqüência de 60 Hz significa que o fluxo magnético através da armadura se alterna entre os valores positivos e negativos 60 vezes por segundo, e conseqüentemente, o mesmo ocorre com a corrente e a tensão. No Brasil, a freqüência da rede elétrica é 60 Hz enquanto que as do Paraguai e da Inglaterra são 50 Hz.

Questão — Considere um motor de 50 Hz de freqüência. O que acontecerá a ele se for utilizado numa localidade onde a tensão varia 60 vezes por segundo?

Em geral, a tensão alternada produzida pelos geradores é relativamente baixa. Assim, para que se possa abastecer diferentes centros utilizando linhas de transmissão, essa tensão é aumentada até centenas ou milhares de kV por meio de transformadores. Ao atingir os centros de consumo, a tensão é **reduzida**, por exemplo, a algumas dezenas de kV, pelos transformadores das subestações e distribuída para o público.

Questão — Por que existem transformadores instalados em muitos postes espalhados pela cidade?

Apesar da corrente produzida pelo método descrito ser alternada, ela pode ser retificada e transmitida como *corrente contínua* — DC. Uma inconveniência da adoção de DC é a necessidade de se usar retificadores na saída de usinas e alternadores antes das subestações, uma vez que os transformadores e motores em geral utilizam corrente alternada. Isso aumenta muito o custo de sua instalação. Entretanto, como a tensão é estável, as perdas nas linhas de transmissão são essencialmente por calor (por efeito Joule ou ôhmicas), enquanto que nas linhas AC existem grandes perdas por irradiação eletromagnética, além das ôhmicas.

A transmissão de corrente alternada utiliza três cabos enquanto que a de corrente contínua necessita apenas de dois. Esse é um aspecto que favorece a escolha de linhas DC. Para uma mesma tensão efetiva, a tensão pico AC é maior (da ordem de 30-40%) que a tensão DC, que é constante. Dessa maneira, tanto as torres de transmissão como os isoladores para linhas DC podem ser menores que para linhas AC. Entretanto, essas vantagens só se tornam economicamente compensadoras para transmissões a longas distâncias, maiores que 600 km, já que o custo das instalações de retificação é bastante elevado. A energia elétrica a ser produzida pelo complexo de Itaipu será transmitida por linhas DC.

Existem, atualmente, linhas de transmissão supercondutoras, nas quais as perdas ôhmicas são reduzidas quase que completamente para tensões DC, e bastante para tensões AC. O material com que as linhas são manufaturadas é um supercondutor cuja resistência é extremamente baixa para temperaturas da ordem de dezenas de kelvin. Entretanto, para que essas linhas possam ser utilizadas, é necessário superesfriá-las, o que significa que é preciso consumir energia para diminuir as perdas. Assim, torna-se importante um cálculo cuidadoso para se determinar as perdas totais durante a transmissão.

Exemplo 12.1 — Aproveitando o desnível de 80 m de um rio, está sendo planejada a construção de uma usina hidroelétrica. Qual a vazão — quantidade por unidade de tempo — de água necessária para produzir uma potência de 200 MW? Considere as eficiências das turbinas hidráulicas η_t e do gerador elétrico η_g, respectivamente, iguais a 95% e 90%. Se não houver dissipação por atrito entre a água e as tubulações, com que velocidade média a água atinge as turbinas?

Solução

A energia disponível é a energia potencial

$U = \Delta m\, gh$

A eficiência da usina é o produto entre as eficiências das turbinas e do gerador, isto é:

$\eta = \eta_t \cdot \eta_g = 0{,}95 \times 0{,}90 = 0{,}855$

A potência desejada P é 200×10^6 W e está relacionada à energia disponível por

$$P = \eta \frac{U}{\Delta t} = \eta \frac{\Delta m\, gh}{\Delta t}$$

Substituindo os valores dados

$$200 \times 10^6 \text{ W} = 0{,}855 \times \frac{\Delta m}{\Delta t} \times 9{,}8 \times 80 = 670 \frac{\Delta m}{\Delta t} \text{ W}$$

Assim, a vazão necessária é

$$\frac{\Delta m}{\Delta t} \cong 3 \times 10^5 \text{ kg/s}$$

Como não há dissipação por atrito, toda a energia potencial disponível é convertida em energia cinética, isto é:

$$K = U \quad \text{ou} \quad \frac{1}{2} \Delta m\, v^2 = \Delta m\, gh$$

Assim, para uma quantidade Δm de água

$$v^2 = 2gh = 2 \times 9{,}8 \times 80 = 1\,568 \text{ m}^2/\text{s}^2$$

Logo, a velocidade média com que a água atinge as turbinas é

$$v \cong 39{,}6 \text{ m/s} \cong 142{,}6 \text{ km/h}$$

O potencial hidroelétrico brasileiro está avaliado em 213 000 MW, dos quais aproximadamente 10% estão instalados. A bacia do rio Paraná é a mais aproveitada de todas as bacias hidrográficas, que incluem as dos rios Amazonas, Tocantins, São Francisco, Uruguai e as do Atlântico NE, N, L e SE. A central de Ilha Solteira é ainda a maior hidroelétrica brasileira com 3 200 MW e a seguinte é a de Jupiá, com 1 400 MW.

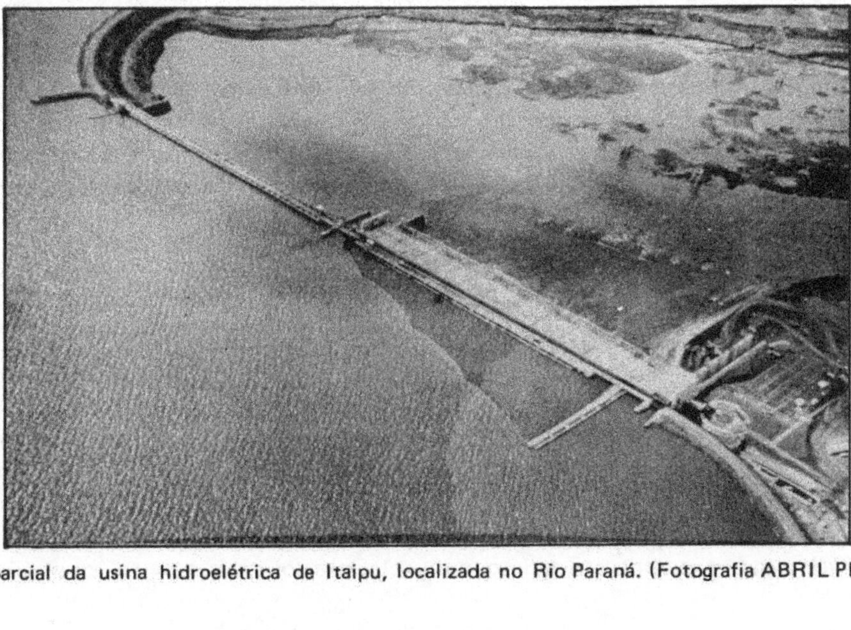

Vista aérea parcial da usina hidroelétrica de Itaipu, localizada no Rio Paraná. (Fotografia ABRIL PRESS.)

A potência da usina de Itaipu está projetada para 12 000 MW, dez vezes a da usina nuclear Angra II. Com a construção das usinas de Tucuruí na região norte, de Sobradinhos na região nordeste, de Itaipu na região sul, e de outras menores, a energia hidroelétrica deve duplicar até o final da década de 80. De toda energia elétrica produzida no Brasil, a hidroelétrica corresponde a cerca de 90%.

Como a demanda da energia elétrica não é constante, existem períodos em que a energia produzida se torna ociosa, ou mesmo perdida. Assim, foram projetadas as *usinas de bombeamento*, que aproveitam esses períodos para operar bombas que transferem a água já circulada pelas turbinas a reservatórios adicionais à represa principal. Dessa forma, em períodos de demanda máxima – demanda pico – a água desses reservatórios extras também pode ser aproveitada para impulsionar turbinas geradoras. Esse não é um método para armazenamento de energia, mas aumenta o aproveitamento das reservas naturais. No complexo da Companhia Energética de São Paulo (CESP), na Serra do Mar, existem quatorze usinas de bombeamento que totalizam em 20 000 MW a potência do complexo. Em muitas usinas de bombeamento, as turbinas geradoras são projetadas de tal modo que elas podem ser utilizadas também como bombas, isto é, as mesmas turbinas servem tanto para produzir eletricidade como para bombear água para os reservatórios extras.

Exemplo 12.2 – Considere a usina hidroelétrica do Exemplo 12.1. Suponha que ela é equipada com bombas de modo que, nos períodos de menor demanda, a água possa ser transferida para um reservatório extra, e que a eficiência dessas bombas é 83%. Com que eficiência será produzida a energia elétrica nesse reaproveitamento?

Solução

Sabe-se que a eficiência original η_O = 85,5%, e que a eficiência das bombas η_B = 83%. Assim, a eficiência da usina de bombeamento será

$$\eta = \eta_O \cdot \eta_B = 0{,}855 \times 0{,}83$$

$$\eta \cong 0{,}71$$

ou seja, a energia disponível será reaproveitada com uma eficiência de 71%.

De modo geral, as usinas de pequeno porte, onde se aproveita uma queda d'água natural, produzem poucos impactos ambientais, uma vez que não há construção de represas. As usinas com reservatórios de acumulação e as de bombeamento, entretanto, causam alteração não desprezível ao meio ambiente e ao ser humano. Isso porque sua construção requer o represamento das águas de um ou mais rios.

Entre as alterações provocadas pela construção de uma usina de grande porte estão os impactos geomórficos (erosão, assoreamento), climatológicos, hídricos, geopolíticos; os efeitos no ambiente biológico como as modificações nas macro e microfloras terrestre e aquática, na fauna terrestre e ictiológica fluvial e na ecologia do sistema biótico; e possíveis efeitos sócio-econômico-culturais.

12.5 – ENERGIA DE COMBUSTÍVEIS

Combustão é a reação em que átomos de um material se combinam quimicamente com átomos de oxigênio do ar, ou seja, é a *queima* do material. Essa reação é exotérmica, isto é, há liberação de energia, principalmente na forma de luz e calor. Essa energia liberada pode ser aproveitada para aquecimento, cozimento, produção de energia elétrica, movimentação de meios de locomoção, funcionamento de máquinas etc.

Os combustíveis, materiais que são passíveis de ser queimados, podem ser vegetais ou fósseis. Os combustíveis vegetais constituem, muito provavelmente, os mais antigos conhecidos pelo ser humano. Desde a descoberta do fogo, foram utilizados como combustíveis folhas, galhos, troncos de plantas etc. Os combustíveis fósseis, constituídos basicamente por gás natural, carvão mineral e petróleo, são, atualmente, a mais importante fonte de energia direta da sociedade industrializada.

12.5.1 — Combustíveis vegetais

A lenha, o carvão vegetal e as plantas constituem fontes de energia tradicionais. Até o século 19, a madeira era a principal fonte de energia de combustão, seguida de refugos de fazendas, como excremento de animais, palha, casca e talo de cereais, mato seco etc. De fácil obtenção, o consumo direto da lenha e do carvão vegetal é basicamente doméstico, seguido por pequenas indústrias como olarias, pequenas caldeiras e panificadoras. O carvão vegetal também é bastante utilizado em siderurgias.

Os combustíveis vegetais constituem uma fonte energética essencial, principalmente nos países em desenvolvimento. Na África e na Ásia, o combustível vegetal produz cerca de 50% da energia utilizada. Entre 1969 e 1979, a energia produzida por lenha, carvão vegetal e bagaço de cana no Brasil passou de 40,3% para 24,7% da energia total produzida, devido ao aumento das contribuições hidroelétricas e do petróleo; no entanto, a quantidade de material consumido aumentou de $22{,}7 \times 10^6$ para $28{,}9 \times 10^6$ toneladas. A casca do babaçu assim como o bagaço e a casca do milho são outros exemplos de combustíveis vegetais usados no Brasil.

O trabalho de V. R. Vanin, G. M. G. Graça e J. Goldemberg (citado no Item 12.2), mostra que para as famílias brasileiras de renda mensal entre 0 e 2 salários mínimos, a lenha e o carvão vegetal constituíam cerca de 40% de sua fonte energética disponível. Ao passo que para as famílias de maior renda, mais que 10 salários mínimos, menos de 9% de sua energia total consumida era proveniente da lenha e do carvão vegetal.

Os combustíveis vegetais constituem uma fonte de energia renovável. Entretanto, devido a sua fácil extração, quase nunca acompanhada do replante, sua renovabilidade pode se tornar precária. Além disso, o desmatamento traz grandes mudanças climáticas, inutilização das terras para agricultura, alterações na fauna e flora assim como um possível desequilíbrio entre as quantidades de oxigênio e dióxido de carbono.

Uma outra forma de se usar vegetais como combustíveis é a produção de álcool, que será apresentada no próximo capítulo.

12.5.2 — Combustíveis fósseis

Os combustíveis fósseis se formaram há centenas de milhões de anos, originando-se da decomposição incompleta de materiais orgânicos como planta, pequenos animais etc. Esses combustíveis começaram a ser usados intensamente no início do século 20 e hoje eles constituem mais da metade das fontes de energia primárias. No Brasil, essas fontes produzem cerca de 47% da energia total, enquanto que nos Estados Unidos, elas produzem mais de 75% da energia consumida.

Uma estimativa da energia contida numa quantidade padrão de cada um dos combustíveis é dada abaixo:

1 tonelada de carvão mineral:	$30{,}5 \times 10^9$ J
1 barril (159 ℓ) de óleo cru:	$6{,}12 \times 10^9$ J
1 pé cúbico (28,3 ℓ) de gás natural:	$1{,}05 \times 10^6$ J

Carvão mineral O carvão mineral foi usado inicialmente pelos chineses antes da viagem de Marco Polo ao Oriente, realizada em 1271. Seu uso como fonte primária de energia na Inglaterra começou por volta do século 12, quando se descobriu que pedaços de rochas negras podiam ser queimados. Em 1234, o Rei Henrique III da Inglaterra autorizou a extração do carvão em Newcastle-upon-Tyne, na costa nordeste. Em meados do século 13, Londres já começou a sofrer os efeitos da poluição proveniente da queima do carvão.

O carvão desempenhou um papel essencial na Revolução Industrial. Seu uso possibilitou o desenvolvimento dos processos metalúrgicos, da fabricação de vidros, da construção de ferrovias e de máquinas a vapor etc. Além disso, o carvão pode ser usado para produzir pigmentos, drogas e germicidas, margarina, plástico, fibras, colas líquidas, cosméticos, fertilizantes e muitos outros produtos industrializados.

Um exame detalhado de um pedaço de carvão mostra que ele contém pedaços de madeira, raízes e folhas. Em terra seca, as plantas mortas, constituídas principalmente de carbono, hidrogênio e oxigênio, se decompõem pela combinação com o oxigênio da atmosfera para formar dióxido de carbono e água, isto é, apodrecem. Em locais pantanosos, a matéria morta é coberta pela água, ficando portanto protegida contra a ação oxidante do ar. Nesse caso, a planta é atacada por bactérias anaeróbicas (bactérias que não precisam de oxigênio livre para sobreviver), há eliminação de hidrogênio e de oxigênio, aumentando gradualmente a concentração do carbono. O produto final é uma substância molhada (cerca de 90% de água), rica em carbono, chamada turfa. Com o passar do tempo, a turfa é coberta por areia, barro e lodo. Os sedimentos comprimem a turfa, forçando os gases para fora e aumentando mais ainda a proporção de carbono. Dessa forma, a turfa é convertida em linhita ou carvão marrom. Com o aumento das camadas sedimentares e a conseqüente compressão, a linhita se transforma em carvão betuminoso ou carvão mole. Devido ao aumento da temperatura e da pressão das camadas da crosta terrestre, a água e os compostos voláteis são removidos, transformando o carvão betuminoso em antracito, o carvão duro. A Figura 12.10 ilustra esse processo.

A linhita e o carvão mole são fáceis de incendiar e eliminam muita fumaça ao se queimarem, devido à presença de maior quantidade de componentes voláteis. O carvão duro, por sua vez, contém muito pouca substância volátil, de maneira que sua ignição é mais difícil, e também é menos poluente.

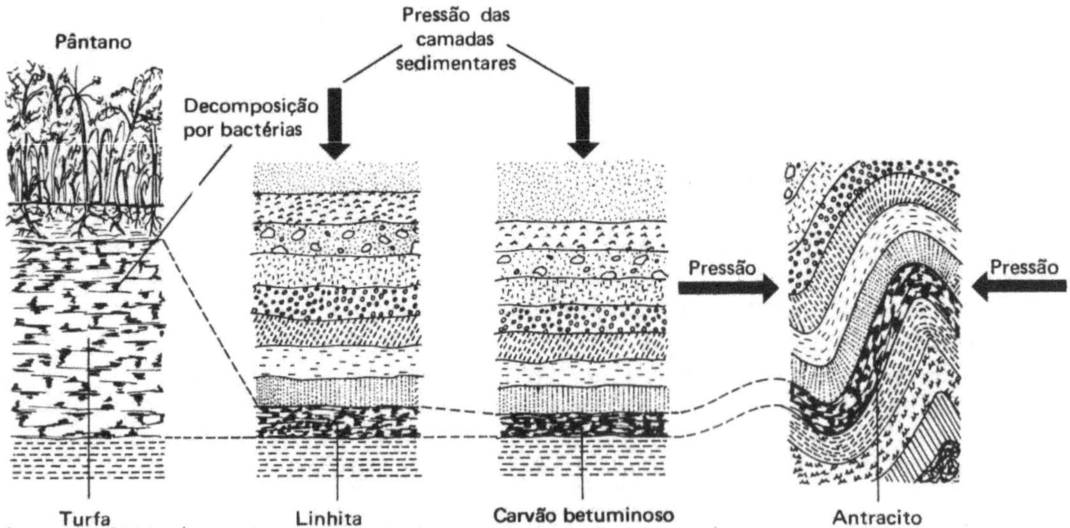

Figura 12.10 – Formação de linhita e carvão betuminoso a partir da deterioração de plantas. Aumento de temperatura e pressão dão origem ao antracito.

O carvão é um dos combustíveis mais abundantes e pode ser encontrado no mundo todo. Os maiores depósitos estão na União Soviética, que possui cerca de 60% das reservas mundiais. Quanto à qualidade do mineral, cerca de 50% das reservas mundiais se compõem de carvão mole, usado na produção da energia elétrica, na fabricação de aço, de carvão coque e para outros fins industriais, bem como para aquecimento de casas etc.

As reservas brasileiras de carvão mineral estão situadas principalmente em Santa Catarina e Rio Grande do Sul. As estimativas de 1979 mostram que a primeira é aproximadamente $5,7 \times 10^9$ ton enquanto que a segunda contém cerca de $14,4 \times 10^9$ ton. Da produção de carvão bruto de 1979, num total de 13 942 867 ton, 83,4% coube a Santa Catarina, 14,18% ao Rio Grande do Sul e 2,35% ao Paraná; cerca de 76,1% do carvão metalúrgico consumido é de origem estrangeira.

O carvão pode ser extraído de minas subterrâneas e da superfície. A mineração de profundidade é efetuada abrindo-se minas e o carvão extraído é de melhor qualidade, ao passo que a mineração da superfície é feita escavando-se camadas de terra ao longo de platôs até atingir os veios. O carvão obtido pelo segundo método é de mais baixa qualidade como o carvão mole ou a linhita. A "Jóia do Egito", uma escavadeira gigantesca da *Consolidation Coal Company*, em Ohio, nos Estados Unidos, pode extrair até 200 toneladas de terra de uma só vez. Por ser mais eficiente e barato que a mineração subterrânea, esse método está sendo bastante utilizado, apesar de serem grandes as alterações ambientais introduzidas.

Além da queima do carvão mineral para inúmeros fins, pode-se gaseificá-lo, isto é, produzir o gás metano (CH_4), que pode ser canalizado e distribuído para o consumo numa cidade. O gás constitui um combustível mais limpo que o próprio carvão, e no uso doméstico necessita uma infra-estrutura mais simples para seu armazenamento. O processo de gaseificação está esquematizado no Quadro 12.3. Um outro gás que pode ser produzido a partir do carvão mineral é o gás de síntese ou d'água ($CO + H_2$), usado na obtenção da gasolina sintética e do metanol.

Métodos de gaseificação do carvão já eram conhecidos há mais de 100 anos. Por ocasião da Segunda Guerra Mundial, devido à falta de petróleo, desenvolveram-se automóveis movidos a gás produzido por carvão. De maneira semelhante aos movidos a gás proveniente de madeira, esses automóveis traziam consigo um gerador que produzia o gás usado para mover o motor.

Petróleo O processo pelo qual o petróleo (ou simplesmente óleo) e o gás natural se formam é mais complexo que o da formação do carvão. O óleo consiste basicamente de materiais biológicos, incluindo organismos marinhos, em grande parte plantas que vivem próximo à superfície da água. Quando esses organismos morrem e se acumulam em bacias onde a água fica estagnada, eles são protegidos contra a oxidação. Como no caso da formação do carvão, o material orgânico é decomposto por bactérias. Oxigênio, nitrogênio e outros elementos são eliminados, permanecendo principalmente o carbono e o hidrogênio. Esse material é enterrado por sedimentos que destroem as bactérias. O aumento das camadas de sedimentação fornece calor e pressão que convertem os hidrocarbonetos em óleo líquido, sólido e gás natural. Com o contínuo depósito de sedimentos, a pressão aumenta e força o deslocamento do óleo líquido e do gás para regiões vizinhas porosas, por exemplo, regiões arenosas. Gradualmente, o gás e o óleo migram através da areia até a superfície ou até atingir um teto impermeável de rochas argilosas. A Figura 12.11 ilustra uma formação geológica na qual se encontram óleo e gás natural.

Devido ao fato de o óleo ser formado essencialmente de material marinho, os depósitos estão distribuídos, em sua maioria, em regiões litorâneas, em estuários de rios e sob as plataformas continentais dos oceanos. Entretanto, o óleo também pode ser encontrado no interior dos continentes, que em algum período de sua existência poderiam ter estado submersos, como partes do deserto do Saara e a região sudoeste dos Estados Unidos. Os depósitos no interior também podem ser formados pela migração do óleo através de falhas ou fraturas nas rochas.

Quadro 12.3 – Processo de gaseificação do carvão. *Fonte*: DORF, R. C. – *Energy, Resources and Policy*. USA, Addison-Wesley, 1978, Capítulo 6.

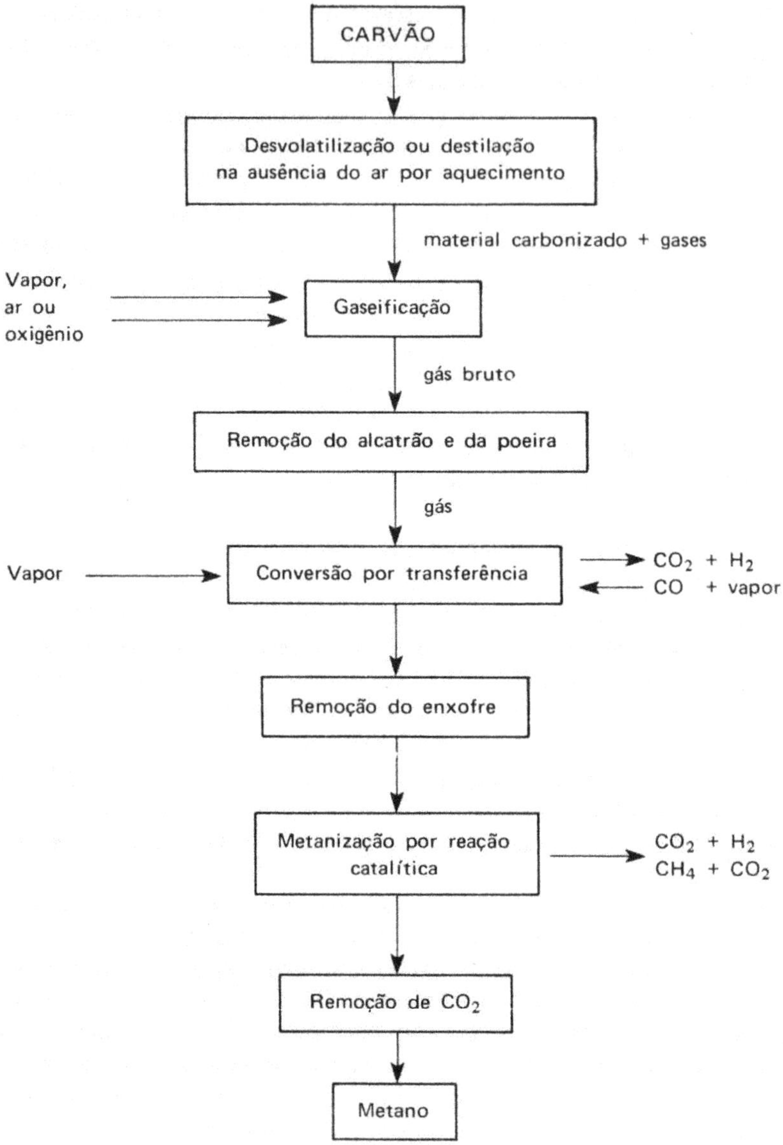

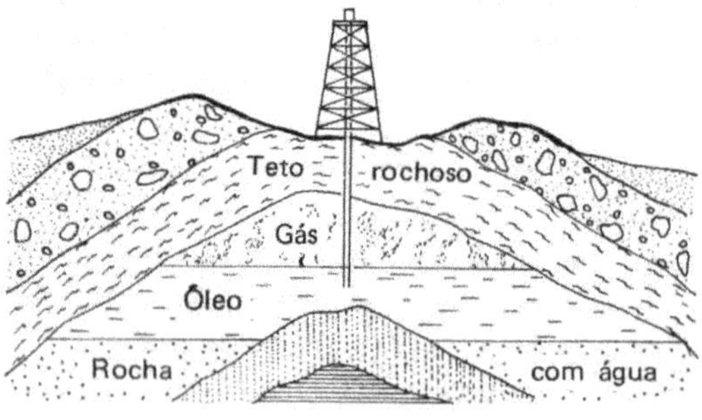

Figura 12.11 – Formação geológica onde o gás e o petróleo são encontrados.

Os hidrocarbonetos formados nesse processo de decomposição e de submissão a altas pressões não são necessariamente líquidos, ocorrendo também a formação do óleo sólido ou folhelho betuminoso ou betume. Esses folhelhos são rochas sedimentares folheadas que contêm a graxa de hidrocarbonetos chamada querógeno, altamente compactada entre calcário e argila. O querógeno pode ser decomposto a alta temperatura (450°C), e o óleo resultante pode ser refinado como óleo líquido ou o petróleo. Os depósitos de óleo sólido podem ser explorados de maneira semelhante à da extração de profundidade do carvão mineral. O principal problema é encontrar um processo que permita sua conversão econômica e ambientalmente viável ao óleo líquido.

O petróleo também pode ser extraído das areias alcatroadas, que são uma mistura de areia, água e betume. A água e o betume formam uma película fina em volta de cada grão de areia. Quando um punhado dessa mistura é comprimido, deixa uma mancha e o cheiro característico do óleo. Um dos maiores depósitos está no Canadá, na região de Athabaska, cobrindo uma área de $23,4 \times 10^3$ km^2, maior que o Estado de Sergipe (cuja área é 22×10^3 km^2).

Somente cerca de 10% dos depósitos de areia alcatroada existentes são superficiais, isto é, localizados a menos de 100 m de profundidade, o que permite operações a céu aberto. Para o restante serão necessários processos *in situ*, isto é, dentro dos depósitos profundos. Existem vários métodos propostos para o processamento *in situ*; por exemplo, fogo subterrâneo controlado, injeção de vapor, explosões atômicas subterrâneas etc. A idéia principal de todos esses projetos é a de aquecer o lençol de areia, aplicar pressão suficiente para provocar a migração do óleo para poços de recuperação. No entanto, existem muitos problemas técnicos, econômicos e ambientais ainda não resolvidos nos processos em uso.

Após a abertura de um poço, o óleo líquido tanto pode fluir para fora naturalmente como sob pressão. O fator que regula esse fenômeno é a formação das camadas superiores ao lençol de óleo. Se essas camadas forem de rocha rígida, formando uma espécie de caverna auto-sustentável a pressão à superfície do óleo seria praticamente igual à atmosférica àquela profundidade; portanto, não seria suficiente para fazer o óleo jorrar. No entanto, se as camadas superiores forem constituídas por sedimentos não rígidos, elas exercerão uma pressão equivalente a seu próprio peso por unidade de área sobre o óleo. Dessa forma, a pressão hidrostática pode ser suficientemente grande para empurrar o óleo para fora do poço. A pressão hidrostática varia entre $10,4 \times 10^{-2}$ atm até $22,3 \times 10^{-2}$ atm por metro de profundidade do poço, dependendo da formação geológica ao redor do lençol. Os poços são considerados rasos se sua profundidade for menor que 1 500 m, e os poços profundos chegam a atingir 9 000 m.

A prospecção do óleo no mar pode ser mais problemática que a feita em terra, tanto no aspecto técnico como no ambiental. Por exemplo, na prospecção no Mar do Norte têm ocorrido muitos acidentes devidos à violência das ondas, dos ventos, e ao próprio clima naquela região. Existe também o problema de trabalhos efetuados sob altas pressões, até cerca de 30 atm, o que equivale a uma profundidade de mais de 250 m no mar.

Apesar de o consumo excessivo do petróleo ser um fato atual, o uso de produtos derivados do petróleo, como o asfalto na construção e na combustão, já era conhecido desde 6000 a.C. na Mesopotâmia. O Quadro 12.4 dá alguns exemplos do uso do petróleo e de seus derivados nos tempos antigos.

O Quadro 12.5 mostra o início da exploração de petróleo em alguns países hoje produtores.

No Brasil, a procura de petróleo se iniciou na última década do século 19. A primeira sondagem profunda (488 m) foi feita em 1892, em Bofete (SP), de onde jorrou apenas água sulfurosa. Em 1925, trabalhos realizados no Estado do Amazonas, perto da localidade de Bom Jardim, revelaram vestígios de óleo e gás natural; foi com esse gás que se instalou nessa cidade a primeira iluminação a gás natural no Brasil. O petróleo jorrou pela primeira vez na localidade de Lobato, perto de Salvador (BA), no dia 21 de janeiro de 1939. As reservas brasileiras foram calculadas em 177 milhões de metros cúbicos em dezembro de 1977, incluindo as reservas da plataforma

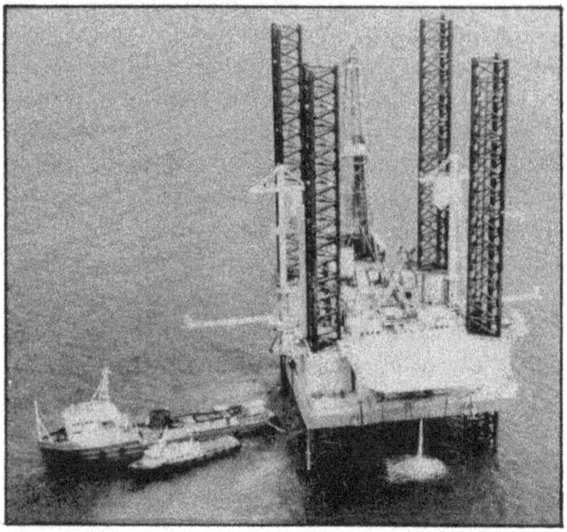

Plataforma de prospecção marítima da Petrobrás na costa do Rio de Janeiro. (Fotografia ABRIL PRESS.)

Quadro 12.4 — Uso de petróleo e seus derivados na antiguidade. *Fonte*: THIRRING, H. — *Energy for Man*. USA, Harper & Row, 1976. Capítulo 9.

6000 a.C.	Mesopotâmia: asfalto usado como combustível.
3000 a.C.	Mesopotâmia: chamas de gás natural em templos.
1000 a.C.	China: poços de 900 m perfurados para obtenção do gás natural, que era transportado por canalizações de bambu para iluminação e aquecimento.
300 a.C.	Mesopotâmia: uso de nafta líquida para fins militares.
Antes de 500 d.C.	América do Norte: poços de petróleo abertos a mão por índios.
Antes de 1000 d.C.	México e Peru: uso de petróleo e asfalto como combustíveis.
1000 d.C.	Birmânia: perfuração de poços para produção de petróleo.

Quadro 12.5 — Início da exploração de petróleo em alguns países produtores. *Fonte*: THIRRING, H. — *Energy for Man*. USA, Harper & Row, 1976, Capítulo 9.

Aprox. 1300	Baku (atual União Soviética): início da produção de petróleo
1640	Modena — Itália
1650	Romênia
1692	Peru
1750	Galícia — Polônia
1859	Pensilvânia
1876	Califórnia
1887	Texas
1893	Sumatra
1893	Bornéu Holandesa
1901	México
1908	Irã
1909	Trinidad
1913	Venezuela, Bornéu Britânica
1927	Iraque
1932	Bahrein
1938	Áustria, Arábia Saudita, Kuwait
1940	Catar

continental. Dados publicados pelo Conselho Nacional do Petróleo mostram que, em 1979, foram produzidos 9 660 773 m^3 do óleo bruto e 1 910 957 $\times$ 10^3 m^3 de gás natural. Do petróleo processado, somente 14% é nacional e o restante é de origem estrangeira. O maior fornecedor de óleo bruto para o Brasil é o Iraque (40,74%), seguido pela Arábia Saudita (30,41%) e pelo Irã (12,19%).

As principais bacias sedimentares do Brasil, incluindo a plataforma continental, até uma profundidade de 200 m, são:

Parte Terrestre

Acre	150 000 km^2	
Alto Amazonas	600 000 km^2	
Médio Amazonas	300 000 km^2	
Baixo Amazonas	100 000 km^2	
Marajó-Badajós	150 000 km^2	
Salinópolis-Vizeu-Bragança	5 000 km^2	
São Luís	15 000 km^2	
Barreirinhas	13 000 km^2	
Maranhão (Parnaíba)	700 000 km^2	
Potiguar	22 500 km^2	
Tucano Norte-Jatobá	14 000 km^2	
Tucano Sul e Central	21 500 km^2	
Sergipe-Alagoas	10 000 km^2	— Produção comercial
Recôncavo	11 500 km^2	— Produção comercial
Recife-João Pessoa	2 500 km^2	
Almada	200 km^2	
Jequitinhonha	2 000 km^2	
Espírito Santo	5 000 km^2	— Produção comercial
Campos	6 000 km^2	
Paraná	1 000 000 km^2	
Pelotas	45 000 km^2	

Parte Marítima

Foz do Amazonas	149 000 km^2	
Maranhão-Pará	90 000 km^2	
Barreirinhas	35 000 km^2	
Piauí-Ceará	46 000 km^2	
Potiguar	16 000 km^2	
R. G. do Norte-Pernambuco	17 000 km^2	— Produção comercial
Alagoas	6 500 km^2	— Produção comercial
Sergipe	5 500 km^2	— Produção comercial
Bahia-Norte	5 000 km^2	
Recôncavo-Almada	5 000 km^2	
Bahia-Sul-Espírito Santo	72 000 km^2	
Campos	32 000 km^2	— Produção comercial
Santos	201 000 km^2	
Pelotas	120 000 km^2	

Os derivados de petróleo constituem a base para o combustível do sistema de transporte atual, e a maior parte do petróleo produzido no mundo é utilizada para esse fim. O uso doméstico é essencialmente no aquecimento de água e no cozimento, ao passo que na indústria, o petróleo é usado como fonte de calor, nas maquinarias e nos processos químicos. A indústria petroquímica usa o petróleo como matéria-prima na fabricação de plásticos, náilon, fertilizantes, drogas medicinais, cosméticos etc.

O carvão pode ser usado diretamente como combustível. O petróleo, no entanto, necessita de processamento antes de poder ser utilizado. O óleo cru é constituído por uma grande variedade de hidrocarbonetos, que podem ser separados por processo de destilação fracionada baseado no fato de que diferentes hidrocarbonetos possuem pontos de ebulição diferentes. Compostos com pontos de ebulição mais elevados dão origem a querosene, óleo combustível, óleos lubrificantes etc. No Brasil, cerca de 23% do óleo cru destilado é gasolina, 30% óleo diesel, 32% óleo combustível e o restante, 15%, é formado por gases e outros derivados. O Quadro 12.6 mostra uma lista dos derivados do petróleo e suas aplicações.

A disponibilidade do petróleo e sua produção dependem de inúmeros fatores, alguns relacionados à geologia da região produtora e às técnicas de extração, e outros, em sua grande maioria, relacionados à situação econômica, aos regulamentos governamentais, ao fornecimento de equipamentos e materiais e à situação política dos países produtores. O Quadro 12.7 mostra os valores aproximados das reservas comprovadas dos principais grupos produtores de petróleo em 1978, e das produções no ano de 1978 e acumuladas de cada grupo. A medida é feita em barris de petróleo, sendo cada barril igual a 159 ℓ. A energia equivalente a um barril de petróleo é $6,1 \times 10^9$ J. Pelo quadro, pode-se notar que o Oriente Médio é responsável por aproximadamente 33% da produção total, possuindo cerca de 56% das reservas mundiais conhecidas. A maior parte dessa produção é exportada para os Estados Unidos, o Japão e a Europa Ocidental.

Gás natural O gás natural — o metano (CH_4) — pode ser encontrado junto com o petróleo ou independentemente. Esse gás é o combustível natural que contém menos elementos poluentes, mas também é mais difícil de armazenar e de transportar que os combustíveis líquido e sólido, especialmente nos casos em que o sistema de distribuição se estender de um continente para outro. Em campos associados de óleo e gás, a produção deste último está diretamente ligada à do primeiro, e o gás que não é usado pode ser reinjetado, destruído ou liquefeito. A reinjeção ajuda a manter a pressão no lençol de óleo e armazena o gás para uso futuro. Entretanto, a maior parte do gás natural, que é produzido junto com o petróleo, especialmente no Oriente Médio, ainda é destruída por combustão.

Quadro 12.6 — Petróleo cru, seus derivados e uso. *Fonte*: Adaptado de *McGraw-Hill Encyclopedia of Science and Technology*, 1960, vol. 10, p. 72.

- Gases, hidrocarbonetos
  - Gases liquefeitos — Iluminação, corte de metais
  - Éter de petróleo
  - Polímeros — Óleos lubrificantes
  - Álcoois, ésteres, acetonas — Solventes
  - Acetilenos
    - Aldeídos — Resinas
    - Ácido acético — Ésteres
    - Borracha sintética
  - Gás combustível
  - Naftas leves
- Destilados leves
  - Naftas
    - Naftas leves — Pentanas, hexanas
    - Naftas intermediárias
      - Gasolina de avião
      - Gasolina de motor de combustão
    - Naftas pesadas
      - Solventes comerciais
      - Nafta para corantes
  - Óleos refinados
    - Querosene refinado — Combustível de fogão, trator, lampiões
    - Óleo para sinalização — Ferrovias, rodovias
- Destilados intermediários
  - Gasóleo
    - Combustível para
      - Aquecimento doméstico
      - Indústrias leves
      - Metalurgia
    - Óleo diesel
  - Óleo absorvente — para recuperação de gasolina e metal

- Destilados pesados
  - Óleos técnicos
    - Óleos brancos
      - Técnicos
        - Para madeira
        - Para máquinas
      - Médicos
        - Lubrificantes internos
        - Cremes
        - Ungüentos
    - Óleos elétricos
      - Para transformador
      - Para recuperação de metal
    - Óleos de emulsão
      - Para cortes
      - Para indústria têxtil
      - Para couro
    - Óleos de saturação
      - Para lã
      - Para couro
      - Para corda
    - Óleo de flotação
  - Cera Parafina
    - Para fabricação de doces e gomas de mascar, de velas, para vedação
    - Cera isolante
    - Ceras medicinais
    - Álcoois e sulfatos oléicos
      - Detergente
      - Agentes umedecedores
    - Ácidos oléicos
      - Graxa, sabão, lubrificante
  - Óleos lubrificantes
    - De transformador, compressor
    - De motor, máquina, válvula
    - De transmissão, turbina
    - Graxas lubrificantes
    - Para tintas de impressão, jornal
- Resíduos
  - Graxas de petróleo
    - Petrolato
      - Medicinais
        - Cremes, ungüentos
      - Técnicos
        - Compostos antiferrugem
        - Compostos para revestimento de cabos
  - Óleo combustível residual
    - Para preservação de madeira
    - Combustível para caldeiras
    - Combustível metalúrgico
  - Asfalto
    - Asfalto líquido Fluxos
      - Bases de emulsão
      - Óleos de estrada
    - Asfaltos reduzidos por vapor
      - Pavimentação
      - Bases para tintas
      - Saturantes de assoalhos
    - Asfaltos oxidados
      - Revestimento de telhados
      - Substitutivos de borracha
      - Isolantes
  - Coque
    - Combustível, escovas e eletrodos de carvão
- Sedimentos de refinaria
  - Coque ácido
    - Combustível
  - Ácido sulfônico
    - Agente de saponificação
    - Agente de desemulsão
    - Agente emulsivo
  - Óleos combustíveis pesados
    - De refinaria
  - Ácido sulfúrico
    - Fertilizantes

Quadro 12.7 — Estimativas das comprovadas reservas remanescentes, produção anual e produção acumulada dos principais grupos produtores de petróleo. *Fonte*: EDEN, R., POSNER, M. *et al*. — *Energy Economics — Growth, Resources and Policies*. USA, Cambridge University Press, 1981, Capítulo 4.

	Reservas remanescentes comprovadas — 10^9 bbl (janeiro 1978)	Produção 10^9 bbl/ano (1978)	Produção acumulada 10^9 bbl (julho 1978)
I. OPEP	444,9	10,8	169,8
Arábia Saudita	165,7	2,8	32,1
Oriente Médio — restante	192,6	4,4	72,1
Outros países da OPEP	86,6	3,5	65,6
II. Bloco ocidental	102,7	6,2	149,8
América do Norte	34,5	3,7	123,2
Europa Ocidental	24,0	0,7	3,8
Restante não OPEP	44,2	1,8	22,8
III. Boclo comunista	94,0	5,0	N/D
TOTAL	641,6	22,0	319,6

OPEP = Organização dos Países Exportadores de Petróleo
N/D = não disponível
bbl = barris de petróleo

Como todo combustível, o gás natural é usado para aquecimento, para produzir energia elétrica, para acionar máquinas industriais e para transporte. A energia liberada pela queima de 28,3 ℓ, ou 1 pé cúbico, de gás natural é cerca de $1{,}088 \times 10^6$ J. O Quadro 12.8 dá as estimativas das reservas de gás natural do mundo.

As reservas brasileiras de gás natural foram avaliadas em 39 455 milhões de metros cúbicos em dezembro de 1977, e sua produção está praticamente vinculada à de petróleo.

Questão — Que percentagem da reserva mundial de gás natural é constituída pela brasileira? E da reserva da América do Sul?

O gás natural pode ser transportado por gasodutos ou, após ser liquefeito, por navios e/ou caminhões-tanques especiais. Os gasodutos a alta pressão levam o gás de núcleos produtores a centrais distribuidoras, de onde, através de canalizações a baixa pressão, esse combustível é distribuído aos consumidores individuais. Os gasodutos a alta pressão operam com uma série de com-

Quadro 12.8 — Estimativas das reservas mundiais de gás natural. *Fonte*: DORF, R. C. — *Energy, Resources & Policy*. USA, Addison-Wesley, 1978, Capítulo 7.

Nação ou região	Reserva (10^{12} ℓ)
Estados Unidos	42 450
Canadá	16 980
Oriente Médio	99 050
Extremo Oriente	36 790
América do Sul	39 620
Europa Ocidental	8 490
África	45 280
URSS e Europa Oriental	79 240
TOTAL	367 900

pressores colocados em intervalos de 100-160 km, que imprimem uma pressão de até 40 atm no gás. A potência transmitida chega a 10 000 MW, cerca de 15 vezes a capacidade de transmissão elétrica por linhas de alta tensão.

O transporte por gasoduto é limitado pelas distâncias a serem interligadas entre os núcleos produtores e as centrais distribuidoras. Assim, muitas vezes é preferível transportar o gás, em sua forma líquida, usando-se navios-tanques especialmente construídos. O gás natural líquido é obtido esfriando-se o gás a 147 K, e o volume ocupado pelo líquido é cerca de 1/600 do volume do gás normal. O primeiro serviço de transporte de gás natural líquido foi efetuado em 1964 entre a Argélia e o Reino Unido. Embora essa técnica já tenha atingido um estágio avançado, ainda existe a possibilidade de acidentes, que podem provocar vazamentos e incêndios principalmente em portos.

Exemplo 12.3 – Considere o aquecimento de ambiente, mostre que é mais econômico usar o gás natural, como fonte de energia direta, do que usá-lo para produzir energia elétrica para o mesmo fim.

Solução

Podem-se esquematizar os dois métodos da seguinte forma:

a. Uso do gás diretamente no aquecimento:

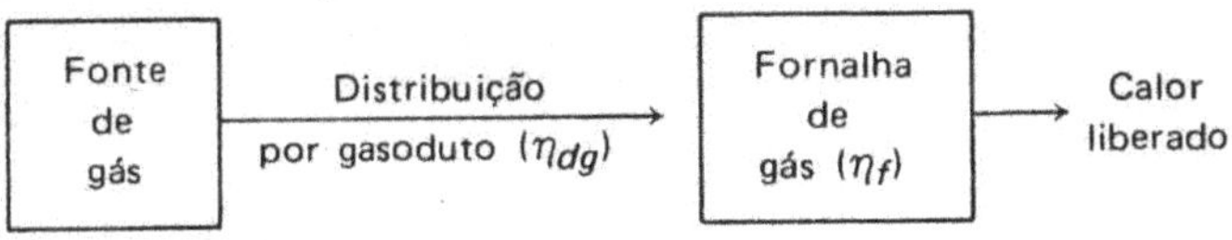

$$\eta_{gás} = \eta_{dg} \cdot \eta_f$$

b. Geração de calor por aquecimento elétrico:

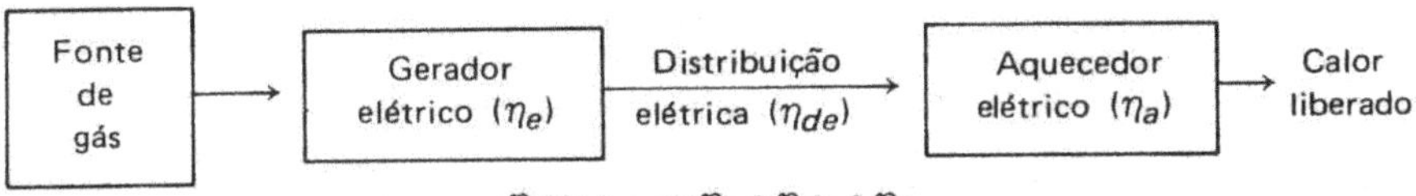

$$\eta_{elétrico} = \eta_e \cdot \eta_{de} \cdot \eta_a$$

Considerando-se os seguintes valores típicos para as eficiências:

$\eta_{dg} = 0{,}95$, $\eta_f = 0{,}75$

$\eta_e = 0{,}35$, $\eta_{de} = 0{,}90$, $\eta_a = 0{,}98$

Tem-se

$\eta_{gás} = 0{,}71$

$\eta_{elétrico} = 0{,}31$

Portanto, o uso direto de gás para aquecimento é mais eficiente.

Quando se fala em energia disponível, ou seja, energia liberada por uma determinada quantidade de um combustível, usam-se várias unidades, sendo as mais usadas:

Btu = *British thermal unit* = calor necessário para elevar 1 libra de água de 63°F a 64°F = 1 055 J
kWh = 1 000 W produzidos ou consumidos em 1 h = $3{,}6 \times 10^6$ J
cal = caloria = calor necessário para elevar de 1°C 1 cm^3 de água a 20°C = 4,186 J

Como o combustível atualmente mais importante é o petróleo, encontram-se, muitas vezes, termos como "unidade equivalente a 1 000 toneladas de petróleo", ou "*x* barris de equivalente de petróleo (bbl)". Isso significa que a energia produzida por certa quantidade de determinado combustível equivale à produzida por *x* barris de petróleo. Por exemplo, 10^3 m^3 de gás natural equivalem a 0,912 ton de equivalente de petróleo (tEP), 1 ton de lenha equivale a 0,301 tEP, 1 ton de bagaço de cana equivale a 0,209 tEP, 1 ton de carvão mineral importado equivale a 0,733 tEP, enquanto que 1 ton do carvão mineral de Santa Catarina equivale a 0,630 tEP.

Exercício Proposto – Determine os fatores de conversão de energia entre 10^3 kg de carvão, 1 barril de óleo cru e 28,3 ℓ de gás natural. Sabe-se que os equivalentes energéticos de cada um são, respectivamente, $3{,}05 \times 10^{10}$ J, $6{,}12 \times 10^9$ J e $1{,}05 \times 10^6$ J.

QUESTÕES

1. Foi sugerido que existe uma relação entre o consumo energético e o produto nacional bruto. É possível que essa afirmação se mantenha válida por tempo indeterminado ou existem processos de desenvolvimento que permitem separar o aumento do PNB do consumo de energia?

2. Sabe-se que cerca de $5{,}5 \times 10^{24}$ J de energia solar incide sobre a Terra. No entanto, sua temperatura média se mantém relativamente constante. Explique esse fato.

3. Considere a seguinte afirmação:

"É melhor construir poucas mas grandes usinas hidroelétricas do que muitas de pequeno porte para abastecer o Brasil".

Você é a favor dessa afirmação? Discuta em termos de produção, transmissão e impactos ambientais.

4. *a.* De que forma se pode tornar a madeira uma fonte efetivamente renovável?

b. Quais são as vantagens associadas a um programa de reflorestamento?

5. Considere a mineração a céu aberto do carvão mineral e a de profundidade. Cite e discuta algumas vantagens e desvantagens de cada método quanto aos impactos ambientais e à segurança de trabalho dos mineiros.

PROBLEMAS

1. Um forno elétrico dissipa 1 500 W e opera durante 2 horas por dia. Um exaustor dissipa 300 W e opera durante 10 horas por dia.

a. Qual aparelho possui uma demanda pico mais elevada?

b. Qual é o consumo energético diário de cada aparelho em joules?

c. Qual é a potência média dissipada por dia pelos dois aparelhos?

2. Considere o consumo de eletricidade de uma família.

a. Liste 5 aparelhos que são utilizados na rotina normal, na ordem decrescente de gasto. Considere todas as lâmpadas como um único aparelho.

b. Dê a potência de cada aparelho em watts.

c. Para cada aparelho, estime o seu uso total por dia em horas. Combinando com a informação do item *b* dê o consumo médio por dia de cada aparelho em kWh.

d. Determine a demanda energética média diária em kW, para os 5 aparelhos considerados. Calcule o consumo mensal.

e. Qual é a máxima potência consumida quando os 5 aparelhos estiverem ligados ao mesmo tempo – ou seja, a demanda pico?

f. Compare o resultado do item *d* com o consumo registrado na conta de luz do último mês de sua casa.

g. Sugira meios de diminuir sua conta de energia elétrica.

3. *a.* Qual será a energia disponível por litro de água a ser convertida em energia elétrica se o desnível de uma represa for 65 m? Se não houver atrito entre a água e as paredes, com que velocidade a água entrará nas turbinas?

b. Se a eficiência das turbinas for 90%, assim como a eficiência do gerador elétrico, qual será a vazão da água, em ℓ/s, necessária para produzir uma potência de 400 MW?

4. Deseja-se construir uma usina hidroelétrica de pequeno porte aproveitando uma queda d'água natural de 10 m de altura existente em um rio do interior mineiro. Utilizando-se traçadores radioativos, determinou-se que a velocidade média desse rio é 2 m/s num trecho rio acima onde sua largura é 10 m e a profundidade média 1,5 m.

a. Se a eficiência do conjunto hidráulico-elétrico for 0,80, calcule a potência que poderá ser produzida.

b. Se essa usina for utilizada apenas para fornecimento domiciliar, operando 60% do tempo e com uma perda de 10% em linhas de transmissão, verifique que população poderá ser atendida. (Para isso, estime o consumo elétrico domiciliar e considere uma média de 4 pessoas por domicílio.)

5. *a.* Uma usina termoelétrica queimando carvão possui uma eficiência de 32% para produzir 1 000 MW de potência elétrica. Sabendo-se que 1 ton de carvão produz $3,1 \times 10^{10}$ J de energia térmica, determine:

i. a taxa de combustível gasto na produção dessa usina;

ii. a quantidade de energia térmica produzida por esse montante de carvão.

b. Qual deve ser o desnível de uma represa para produzir a mesma potência acima por uma usina hidroelétrica funcionando com uma eficiência de 85%, se a vazão da água for 392 ton/s? E qual será a velocidade da água ao entrar nas turbinas geradoras, se a perda de energia por atrito durante a queda for 5%?

6. As eficiências de propulsão de um carro movido a gasolina e de outro movido por baterias elétricas estão esquematizadas abaixo. Levando-se em conta somente os estágios representados para propulsionar os carros, compare as suas eficiências e explique qual é o sistema energeticamente mais econômico.

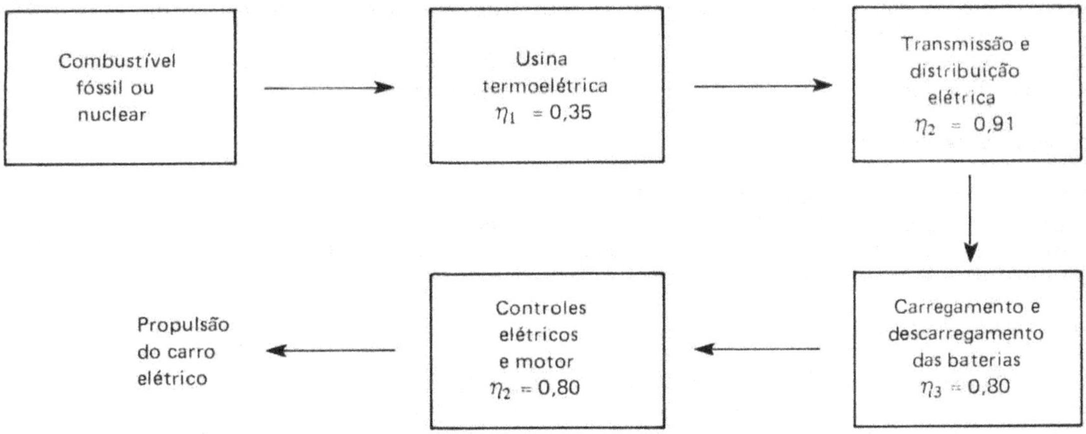

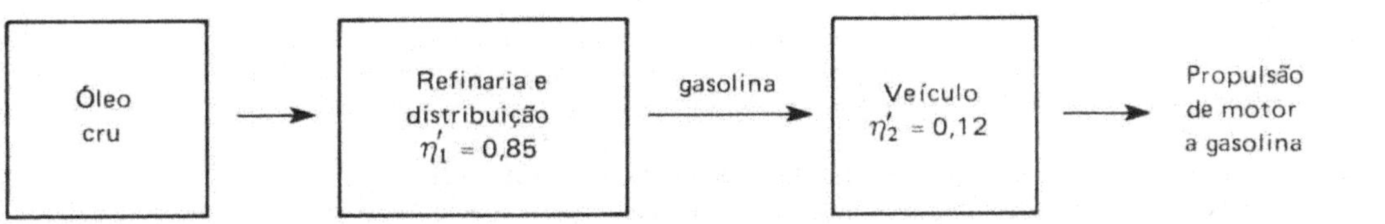

7. A central de Ilha Solteira possui uma capacidade máxima de 3 200 MW. O complexo é composto por 20 turbinas de 25 m de diâmetro, operando a 86 rpm, e a queda d'água é de 50 m. Se a eficiência durante a produção máxima for 85%, determine a vazão de água através de cada turbina para essa produção.

8. Uma família de 4 pessoas consome 180 kWh de energia elétrica num mês.

a. Determine a demanda energética média diária dessa família em kW.

b. Sabendo-se que o chuveiro elétrico é usado pela família durante 1,5 h, diariamente, e que esse consumo de energia corresponde a 50% do consumo total, calcule a potência desse chuveiro.

REFERÊNCIAS BIBLIOGRÁFICAS

Os dados e fatos mencionados neste capítulo foram extraídos dos seguintes trabalhos:

Anuário Estatístico Ano 1980 & Complemento 1979. Brasil, Conselho Nacional do Petróleo – M.M.E., 1980.
Balanço Energético Nacional. Brasil, Ministério das Minas e Energia, 1980.
Coal International – A Monthly Inventory of Information. USA, Feb., 1981, vol. II.
DESTIVAL, C. – Energia no ano 2000. *Energia Elétrica 35*:25, 1973.
GARCEZ, L. N. – *O Problema Energético Brasileiro.* Brasil, Companhia Energética de São Paulo, 1979.
GRUPO DE ESTUDOS DE POLUIÇÃO DO AR. – *Impactos Ambientais de Exploração de Energia.* IFUSP/ Preprint P-266, 1981.
O Petróleo e a Petrobrás. Brasil, Serviço de Relações Públicas da Petrobrás, 1978.

Livros

COOK, E. – *Man, Energy, Society*. USA, W. H. Freeman, 1976.

CRAWLEY, G. M. – *Energy*. USA, Macmillan, 1975.

DORF, R. C. – *Energy, Resources and Policy*. USA, Addison-Wesley, 1978.

EDEN, R., POSNER, M., BENDING, R., CROUCH, E. & STANISLAW, J. – *Energy Economics – Growth, Resources and Policies*. USA, Cambridge University Press, 1981.

GOLDEMBERG, J. – *Energia no Brasil*. Brasil, Livros Técnicos e Científicos, 1979.

MARION, J. B. – *Physical Science in the Modern World*. USA, Academic Press, 1974.

PENNER, S. S. & ICERMAN, L. – *Energy*. USA, Addison-Wesley, 1974, vol. 1.

ROMER, R. H. – *Energy – An Introduction to Physics*. USA, W. H. Freeman, 1976.

ROUSE, R. S. & SMITH, R. O. – *Energy – Resource, Slave, Pollutant – A Physical Science Text*. USA, Macmillan, 1975.

THIRRING, H. – *Energy for Man, from Windmill to Nuclear Power*. USA, Harper & Row, 1976.

WILSON, R. & JONES, W. J. – *Energy, Ecology and the Environment*. USA, Academic Press, 1974.

Artigos de Periódicos

Energia. Folhetim nº 146, *Folha de São Paulo*, 1979.

Scientific American 224, Sept., 1971 – Número especial sobre Energia.

VANIN, V. R., GRAÇA, G. M. G. & GOLDEMBERG, J. – Padrões de Consumo de Energia – Brasil – 1970. *Ciência e Cultura 33*:477, abril, 1981.

Publicações Especiais

Balanço Energético Nacional. Brasil, Ministério das Minas e Energia, 1980.

Boletim Especial nº 4: Energia. Brasil, Sociedade Brasileira de Física, 1977.

GARCEZ, L. N. – *O Problema Energético Brasileiro*. Brasil, Companhia Energética de São Paulo, 1979

GEPA (Grupo de Estudos de Poluição do Ar) – *Impactos Ambientais de Exploração de Energia*. IFUSP/Preprint P-266, 1981.

GRAÇA, G. M. G., VANIN, V. R. & GOLDEMBERG, J. – *Padrões de Consumo de Energia – Estado de São Paulo – 1974 – Área Rural, Urbana e Metropolitana*. IFUSP/Preprint P-243, 1980.

KRUGMANN, H. & GOLDEMBERG, J. – *The Energy Cost of Satisfying Basic Human Needs*. IFUSP/Preprint P-207, 1980.

O Petróleo e a Petrobrás. Brasil, Serviço de Relações Públicas da Petrobrás, 1978.

Problemas de Energia no Brasil. Brasil, Instituto de Pesquisas, Estudos e Assessoria do Congresso, 1976.

Fontes Não-convencionais de Energia

CAPÍTULO 13

13.1 — INTRODUÇÃO

Devido ao consumo crescente, pela sociedade moderna, de energia essencialmente baseada no petróleo, que é um combustível esgotável, tornou-se necessária a procura de fontes alternativas, de preferência renováveis, que possam vir a substituí-lo. Neste capítulo, serão descritas algumas fontes de energia não-convencionais, ou seja, aquelas que possuem tecnologias desenvolvidas mas que ainda não são totalmente aceitas devido a razões econômicas, ambientais ou outras, ou aquelas cujas tecnologias ainda estão em desenvolvimento.

Entre as fontes não-convencionais estão a geotérmica, a nuclear (produzida pela fissão ou fusão de átomos), a solar, a eólica, as provenientes da biomassa, das marés, do xisto etc.

13.2 — ENERGIA GEOTÉRMICA

Uma forma de energia usada há muito tempo é o calor proveniente da própria Terra — a energia geotérmica. Essa energia já era usada na Grécia antiga, no Império Romano, na Babilônia e no Japão, para fins medicinais, nas termas de água quente. No Brasil, a temperatura das águas das termas de Caldas Novas, em Goiás, varia entre 37°C e 54°C e em Águas de Lindóia, em São Paulo, a água sai das fontes em torno de 28°C.

Em 1904, foi construída a primeira usina geotermoelétrica em Larderello, na Itália, que hoje produz eletricidade com potência de 424 MW. Documentos romanos de mais de 2 000 anos já mencionavam a existência dessa fonte de água quente. Em 1958, uma segunda usina foi posta em produção comercial em Wairakei, na Nova Zelândia. Em 1960, o complexo dos Geysers, ao norte da Califórnia, foi colocado em funcionamento comercial, fornecendo hoje 516 MW de energia elétrica aos consumidores de São Francisco, a um custo menor que o da energia elétrica produzida por fontes convencionais.

A temperatura da Terra, abaixo da camada de penetração da energia solar, aumenta com a profundidade, variando de acordo com a região. O gradiente de temperatura varia entre 10 e 70 graus por quilômetro de profundidade. As principais fontes desse calor interno terrestre são, supostamente, a radioatividade natural e a energia térmica residual da formação da Terra. Essa energia residual é a proveniente da conversão da energia gravitacional em energia térmica durante a formação do planeta.

A evolução da Terra iniciou-se, aproximadamente, há 4,7 bilhões de anos, com uma temperatura de cerca de 1 000°C. Com a desintegração natural de enormes quantidades de elementos radioativos, existentes desde a formação, a temperatura interna da Terra foi aumentando. Quando essa temperatura atingiu o ponto de fusão do ferro, iniciou-se a formação do núcleo da Terra. Essa fusão do ferro teria liberado cerca de 2×10^{30} J de energia gravitacional em forma de calor. Essa fonte de calor foi suficientemente grande para produzir a fusão e a reorganização do material existente em larga escala, resultando em uma Terra dividida em zonas como o núcleo, o manto e a crosta.

Os principais tipos de rochas que formam a crosta são os granitos e os basaltos. O calor produzido nessas rochas pelas desintegrações das séries de urânio, tório e alguns potássios radioativos chega a cerca de $3{,}5 \times 10^{-2}$ J/(kg · ano). O granito possui maior concentração de elementos radioativos, produzindo, portanto, a maior parte do calor, 3×10^{-2} J/(kg·ano). Se a crosta fosse formada só dessa rocha, seria necessária uma espessura de somente 20 km para a produção anual de 10^{21} J de energia térmica. Essa energia é cerca de 1 000 vezes a liberada por terremotos num ano e é mais que 250 000 vezes a energia de uma explosão nuclear de 1 megaton (4×10^{15} J). A crosta, no entanto, não é constituída uniformemente de granitos, que só são encontrados nos continentes, pois o fundo do mar não possui esse tipo de formação. Desse modo, o fluxo de calor não é constante através da superfície terrestre.

Em geral, o fluxo de calor produzido no interior da Terra é difuso demais para ser utilizado como fonte de energia. Entretanto, em algumas localidades, como nas interfaces entre as *placas continentais**, o calor está mais acentuado devido às derivas continentais. A Figura 13.1 mostra a localização dessas áreas de maior atividade geotérmica. A *deriva continental* pode ser tanto um afastamento ou uma colisão das placas. As regiões em que as placas se afastam entre si são marcadas pela subida de massas magmáticas quentes (1 000°C-1 200°C), enquanto que nas regiões onde as placas se chocam, as rochas constituintes se acavalam, e enormes tensões são geradas, ocorrendo fraturas que fazem chegar à superfície massas magmáticas mais frias (800°C-1 000°C) e mais viscosas. O magma que flui para a superfície na deriva de afastamento forma as cristas médio-oceânicas, enquanto que o acavalamento das placas colididas forma cadeias montanhosas, como os Andes, o Himalaia e os Alpes.

A enorme quantidade de calor trazido pelas massas magmáticas é dissipada, parcialmente, pelas manifestações vulcânicas e parte aquece as rochas e os fluidos que impregnam essas rochas e circulam pelas cavidades magmáticas. Esse armazenamento concentrado do calor natural pelo líquido define as fontes *hidrotérmicas* de energia.

Em geral, a transmissão da energia térmica é efetuada pelos seguintes processos: irradiação, condução e convecção. Quando uma substância é aquecida, o calor pode ser transferido por *irradiação* de ondas longas, nas regiões vermelha e infravermelha do espectro eletromagnético. Esse processo, no entanto, é o menos eficiente na transmissão da energia geotérmica, pois os minerais que compõem a matéria no interior da Terra não são bons irradiadores. O fluxo térmico irradiado ϕ_{irr}, isto é, a energia térmica irradiada por unidade de tempo, por uma superfície de área A, devido ao aumento da temperatura absoluta de T_1 a T_2, é:

$$\boxed{\phi_{irr} = \epsilon\, \sigma A\, (T_2^4 - T_1^4)} \qquad (13.1)$$

onde ϵ é a emitância do material e σ a constante de Stefan-Boltzmann igual a $5{,}67 \times 10^{-8}$ W/(m^2 · K^4).

O processo de *condução*, por sua vez, é um mecanismo de transferência de calor em sólidos, líquidos e gases, que ocorre sempre que existir um gradiente de temperatura. Nos materiais que são bons condutores elétricos, por exemplo os metais, o transporte da energia é feito pelos elétrons

---

* A noção de que os continentes e as bacias oceânicas são fixos está sendo substituída pela teoria de que a crosta da Terra é formada por um conjunto de placas, denominadas placas continentais, que, por razões não inteiramente conhecidas, se movem em relação ao interior do planeta. Esse assunto pode ser visto com mais detalhes nos artigos de: DIETZ, R. S. & HOLDEN, J. C. – *Scientific American 223*:30, Oct., 1970, DEWEY, J. F. – *Scientific American 226*:56, May, 1972, e PICHON, X. Le – *La Recherche 11*:272, Mars, 1980.

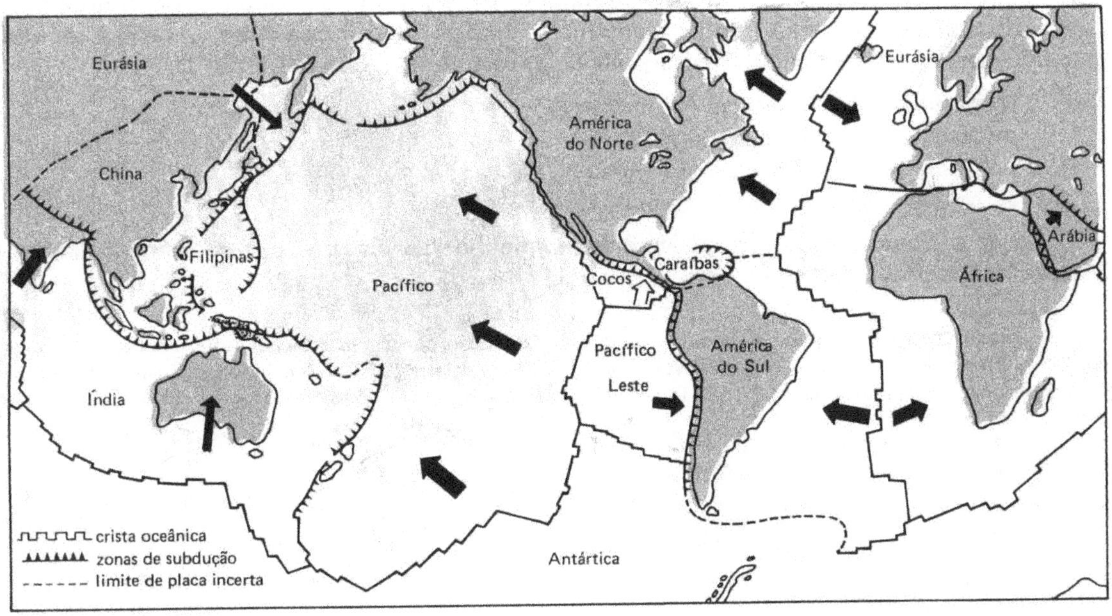

Figura 13.1 — Placas continentais que formam a superfície da Terra. *Fonte*: PICHON, X. Le. — La Subduction: Quand la Terre s'Enfonce sous la Terre, *La Recherche* *11*:272, Mars, 1980.

livres. No caso de outros materiais, esse transporte se faz pela vibração de seus átomos ou de suas moléculas. Macroscopicamente, essa vibração não precisa ser considerada explicitamente, e ela pode ser expressa pelo coeficiente de condutividade térmica de cada material. Considere uma fatia de espessura d e área A de um certo material, às temperaturas T_1 e T_2 nas suas faces, sendo $T_2 > T_1$, como mostra a Figura 13.2. O fluxo de calor ϕ_{cond}, ou seja, a energia térmica transmitida por condução na unidade de tempo, através da fatia é proporcional à área A e ao gradiente de temperatura $(T_2 - T_1)/d$, sendo o coeficiente de condutividade térmica do material κ, a constante de proporcionalidade, isto é:

$$\phi_{cond} = \kappa A \frac{T_2 - T_1}{d} \tag{13.2}$$

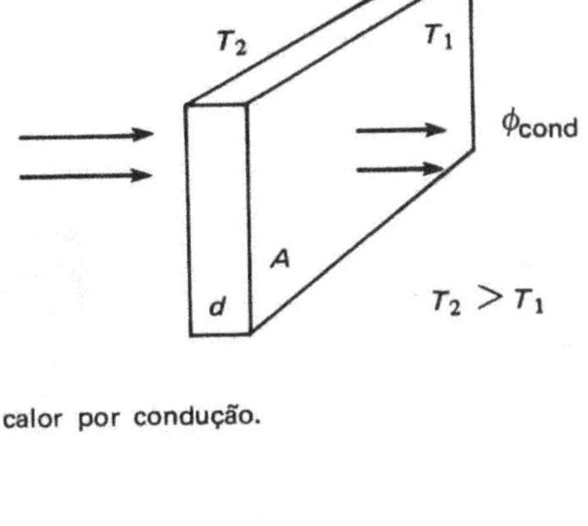

Figura 13.2 — Transferência de calor por condução.

O sentido do fluxo é do lado de temperatura mais elevada para o lado de temperatura mais baixa, isto é, do quente para o frio. O coeficiente κ varia de material para material, e é praticamente constante para um intervalo de temperatura não muito grande. Por exemplo, a 100°C:

κ do granito = 0,006 cal/(cm · s · grau)
κ da água = 0,016 cal/(cm · s · grau)
κ do alumínio = 0,46 cal/(cm · s · grau)
κ do cobre = 0,92 cal/(cm · s · grau)

Sendo o fluxo térmico a energia térmica transmitida por unidade de tempo, sua unidade no Sistema Internacional é J/s ou W.

Exemplo 13.1 – Determine o fluxo de calor por condução por unidade de área para a superfície numa região onde a espessura da crosta, composta por granito (70%) e basalto (30%), é 56 km. Nessa região, o gradiente de temperatura é 40°C/km. Dados: T (superfície) = T_0 = 20°C; κ (granito) = 0,006 cal/(cm · s · grau); κ (basalto) = = 0,004 cal/(cm · s · grau).

Solução

A temperatura a 56 km de profundidade é

$$T_{56} = (56 \text{ km} \times 40°\text{C/km}) + 20°\text{C} = 2\,260°\text{C}$$

A condutividade média da crosta pode ser calculada por

$$\bar{\kappa} = (0{,}7 \times 0{,}006) + (0{,}3 \times 0{,}004)$$

$$\bar{\kappa} = 0{,}0054 = 5{,}4 \times 10^{-3} \text{ cal/(cm} \cdot \text{s} \cdot \text{grau)}$$

O fluxo por condução por unidade de área é

$$\frac{\phi_{cond}}{A} = \frac{(5{,}4 \times 10^{-3})(2\,260 - 20)}{56 \times 10^5} \cong 216 \times 10^{-8} \text{ cal/(s} \cdot \text{cm}^2)$$

$$\frac{\phi_{cond}}{A} \cong 2{,}16 \times 10^{-6} \text{ cal/(s} \cdot \text{cm}^2) \cong 9{,}0 \times 10^{-2} \text{ J/(s} \cdot \text{m}^2)$$

$$\frac{\phi_{cond}}{A} \cong 9{,}0 \times 10^{-2} \frac{\text{W}}{\text{m}^2}$$

O mecanismo de transferência de calor por *convecção* só ocorre em fluidos, e a energia é transportada pelo movimento do fluido aquecido. O fluido junto a uma fonte de calor adquire uma densidade menor, o que faz com que ele atinja níveis mais elevados e afastados da fonte, onde a temperatura é menor e ele é resfriado, voltando então para o fundo. Dessa maneira, forma-se uma circulação ou uma corrente de convecção e, se o fluido estiver contido num recipiente, ao fim de certo intervalo de tempo, todo ele é aquecido. Esse processo é ilustrado pela Figura 13.3, para um recipiente com água aquecida ao fogo. Parte do fluido pode escapar na forma de vapor, levando

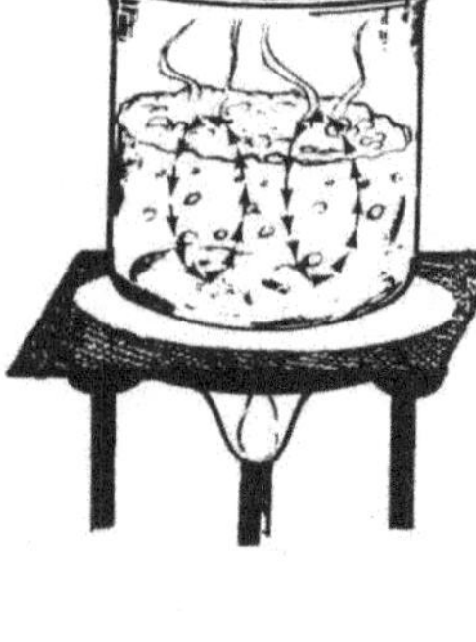

Figura 13.3 – Transferência de calor por convecção.

consigo parte da energia. Numa escala maior, as correntes de convecção do oceano transferem parte do calor dos trópicos para as regiões temperadas. Por exemplo, a corrente oriunda do Golfo do México é responsável pelo clima relativamente ameno da Grã-Bretanha e de parte da costa ocidental da Europa, que estão à mesma latitude do Labrador, no Canadá, e da Sibéria, na URSS, onde o clima é muito mais rigoroso.

O processo de convecção transfere energia mais rapidamente que o processo de condução devido ao movimento do fluido. Esse movimento pode ser natural ou forçado. No primeiro caso, o fluido se move devido à presença da fonte de calor, e o agente que ocasiona esse movimento é a gravidade. No caso da convecção forçada, o movimento do fluido é mantido pela ação de um agente externo, por exemplo, o vento. Em ambos os casos, a quantidade de calor transferida depende do coeficiente de expansão térmica, uma medida de quanto um material expandiu devido à elevação da temperatura, e também da viscosidade, que mede a resistência do fluido à movimentação.

O fluxo de calor transmitido por convecção é, em geral, determinado empiricamente, com base nas observações experimentais, em vez de cálculos exatos. A dependência do fluxo térmico com a diferença de temperatura é, na convecção natural (c.n.), $(T_2 - T_1)^{1,25}$, e na convecção forçada (c.f.) $(T_2 - T_1)^1$, ou seja:

$$\begin{aligned} \phi_{\text{c.n.}} &\propto (T_2 - T_1)^{1,25} \\ \phi_{\text{c.f.}} &\propto (T_2 - T_1) \end{aligned} \tag{13.3}$$

Os fluidos contidos nas rochas e nas cavidades magmáticas, quando aquecidos, tendem a subir em direção à superfície, pelo processo de convecção. Se as condições forem satisfatórias, por exemplo, existência de fraturas ou alta porosidade das rochas, eles alcançam a superfície formando fontes termais, gêiseres, fumarolas etc. Se a subida for impedida pela presença de rochas impermeáveis, formam-se depósitos geotérmicos com fluidos a elevadas temperaturas, chegando a 400°C ou mais. Esses depósitos constituem fontes de alto teor energético, com a vantagem de ser renováveis.

Questão — Explique a renovabilidade das fontes hidrotérmicas.

As fontes hidrotérmicas são classificadas de acordo com a presença de líquidos e/ou vapores. Assim, os sistemas vapor-dominantes e os sistemas água-dominantes são os dois grupos gerais. A Figura 13.4 esquematiza uma fonte geotérmica — o gêiser — através de um corte do perfil da terra.

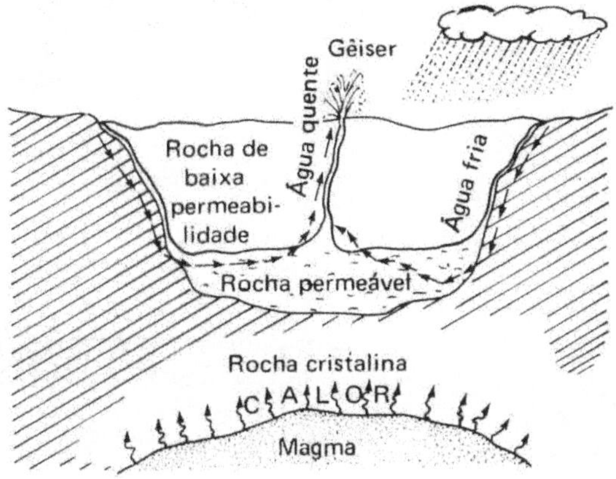

Figura 13.4 — Esquema da formação de gêiser.

Os sistemas *vapor-dominantes* produzem vapores saturados, ou superaquecidos, a temperaturas da ordem de 200°C e pressões entre 4 e 10 atm. Os depósitos consistem, geralmente, de rochas altamente fraturadas ou porosas. O fluxo de vapor pelos poços com profundidades entre 1 000 e 2 500 m varia de alguns mil a mais de 250 mil kg/h. A quantidade de sais dissolvidos é bastante pequena. O fato de a pressão nesses depósitos ser menor que a pressão hidrostática àquelas profundidades indica que não existe infiltração de água nos mesmos. Acredita-se que eles se desenvolveram a partir de sistemas líquido-dominantes a alta temperatura que tiveram suas saídas seladas pela precipitação de materiais dissolvidos, principalmente a sílica. O aumento da temperatura para manter o estado de vapor se deve provavelmente à massa magmática abaixo do depósito.

O vapor produzido pelos sistemas vapor-dominantes pode ser usado diretamente na produção de energia elétrica. Existem, atualmente, três usinas geotermoelétricas em funcionamento comercial: a de Larderello (424 MW), ao norte de Florença; a dos Geysers (516 MW), na Califórnia; e a de Matsukawa (30 MW), no Japão.

Os sistemas vapor-dominantes são os mais fáceis de aproveitar, sendo, no entanto, também os menos freqüentes entre todos os tipos de fontes geotérmicas.

Os sistemas *líquido-dominantes* podem ser divididos em dois tipos: de baixa temperatura — *baixa entalpia* ou baixo conteúdo de calor — e de alta temperatura — *alta entalpia* ou alto conteúdo de calor. A referência escolhida para separar os dois tipos é a quantidade de calor contida por unidade de massa, fixada em 200 cal/g. Essa divisão é conveniente, pois tende a separar os fluidos úteis para a produção elétrica daqueles úteis para outros fins. A profundidade dos sistemas líquido-dominantes varia entre algumas dezenas de metros até cerca de 1 000 m, a temperatura da água entre 38°C e 370°C, enquanto que sua pressão pode estar entre 2 e 10 atm.

Os sistemas de alta entalpia contêm água com sais dissolvidos (por exemplo: sódio, potássio, cloretos, sílica etc.), variando entre 2 000 a 350 000 partes por milhão, e a temperaturas entre

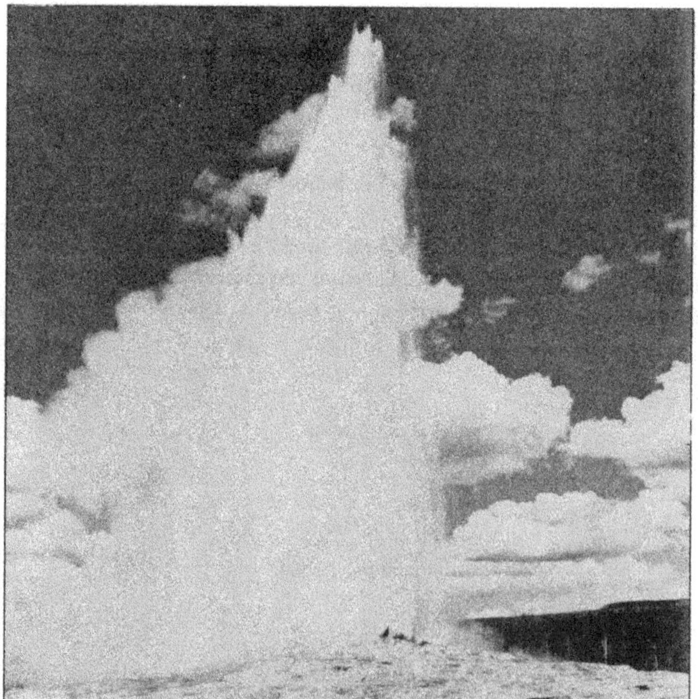

Gêiser *Old Faithful*, no Parque Nacional de Yellowstone, nos Estados Unidos.

200°C e 400°C. Devido à presença dessas partículas, ou seja, à alta salinidade, a água desses sistemas precisa ser tratada antes de ser injetada em turbinas geradoras, ou em câmaras de troca de calor para a produção de vapor.

A usina mais desenvolvida que utiliza a energia das fontes hidrotérmicas de alta entalpia é a de Wairakei, na Nova Zelândia, com uma potência de 150 MW. As centrais de Cerro Prieto, no México, e de El Salvador produzem, respectivamente, 75 e 95 MW, sendo a última, 32% da produção total de energia do país em 1977. Existem ainda usinas menores no Japão (Otake – 15 MW), na URSS (Kamchatka – 5 MW) e na Islândia (Namafjall – 3 MW).

Os sistemas de baixa entalpia produzem água a uma temperatura geralmente menor que 200° C, com um grau de salinidade também menor. As dimensões desses sistemas são maiores que as de alta entalpia. Esses sistemas não são muito usados para a produção de energia elétrica, devido à temperatura relativamente baixa. A tecnologia, nesse caso, envolve a transferência de calor para um fluido com ponto de ebulição mais baixo, por exemplo, isobutano ou freon, que é usado para girar as turbinas geradoras. A usina de Kamchatka, na URSS, usa freon e só produz 680 kW.

Os fluidos geotérmicos de baixa entalpia podem se tornar bastante úteis ao ser humano como uma alternativa a outras fontes de energia. Por exemplo, na Islândia, metade da população possui suas casas aquecidas por fluidos naturalmente quentes; na Hungria, usa-se água de baixa entalpia para o aquecimento de estufas; na Califórnia, estão sendo pesquisados métodos de dessalinização desses líquidos para torná-los potáveis etc.

Na Tabela 13.1 estão exemplificadas algumas aplicações da água e do vapor geotérmicos em função da temperatura. Os sistemas líquido-dominantes são mais abundantes e possuem mais aplicações que os vapor-dominantes.

A fonte geotérmica mais abundante é a *rocha quente*. No entanto, seu aproveitamento também é o mais difícil. Existem em desenvolvimento dois tipos de processos para isso. Um consiste em fraturar as rochas por explosões nucleares de pequena potência, depois injetar líquido e extraí-lo em outro ponto após absorver parte do calor ao atravessar essas fraturas. O outro consiste em perfurar um poço que serve para injetar água fria até as rochas quentes a temperaturas entre 300°C e 700°C, ou até maiores. A água, injetada sob pressão suficientemente alta, produz fraturas nas rochas. A circulação de água por elas permite a extração do calor das rochas. A água quente, ou o vapor superaquecido, sobe por um segundo poço e pode ser utilizada diretamente. Não existe, ainda, nenhuma usina ou aproveitamento em grande escala dessa energia armazenada.

O aproveitamento da energia geotérmica para a produção de energia elétrica é baseado na produção de vapor ou água/vapor para mover turbinas geradoras. Essa produção varia com as características do fluido portador do calor. De modo geral, o rendimento das usinas geotermoelétricas é da mesma ordem ou menor que o das usinas termoelétricas que utilizam combustíveis fósseis, isto é, entre 20%-35%.

Existem, no Brasil, algumas regiões onde estão localizados aqüíferos de baixa entalpia (por exemplo, o Aqüífero Botucatu, na Bacia do Paraná). Teoricamente, essas águas podem ser utilizadas na produção de energia elétrica, usando-se fluidos trocadores de calor como freon e isobutano. Entretanto, a eficiência da conversão termoelétrica é baixa demais para ser considerada economicamente conveniente. De modo geral, o potencial geotérmico brasileiro não é suficiente para ser aproveitado economicamente para a produção de energia elétrica.

13.3 – ENERGIA NUCLEAR

A energia nuclear é, provavelmente, a forma mais concentrada de energia disponível à humanidade. Essa energia pode ser liberada em processos de fissão (ruptura de núcleos pesados) e de fusão (fusão de núcleos leves para formar núcleos pesados).

Tabela 13.1 – Aplicações X faixas de temperatura da água e vapor geotérmico. *Fonte*: LINDAL, B. – Geothermal Energy for Space and Process Heating. In: Energy Technology Handbook. USA, McGraw-Hill, 1977, Capítulo 7.

°C	Aplicações	
180	Evaporação de soluções altamente concentradas Digestão de polpas de papel	Faixa de temperatura da produção elétrica convencional (180–140)
	Produção de água pesada	
160	Secagem de ração de peixe Secagem de madeira	
140	Secagem rápida de produtos agrícolas Enlatamento de alimentos	
	Evaporação na refinaria de açúcar Extração de sais por evaporação e cristalização	
120	Água doce por destilação A maior parte das evaporações, concentração de soluções salinas Refrigeração por temperaturas médias	
	Secagem e tratamento de blocos de cimento agregado leve	
100	Secagem de materiais orgânicos, algas, grama, vegetais etc. Lavagem e secagem de lã	
	Secagem de peixes Degelo intensivo	
80	Aquecimento de ambientes	
	Refrigeração por temperatura baixa	
60	Criação de animais Aquecimento de canteiros de estufas	
	Plantio de cogumelos Banhos terapêuticos	
40	Aquecimento de solo	
	Aquecimento de piscinas, biodegradação, fermentação Degelo	
20	Criação de peixes	

Vapor saturado: de 180 a 100 °C. Água: de 120 a 20 °C.

O desenvolvimento da energia nuclear de fissão começou em 1940 e culminou com a primeira explosão nuclear em Alamogordo, no Novo México, em julho de 1945.

Tanto na fissão como na fusão, a energia liberada ΔE pode ser descrita pela equação de Einstein (veja o Guia de Estudos nº 3, que trata da Velocidade-Limite)

$$\Delta E = \Delta m\, c^2$$

onde ΔE é a energia liberada, Δm a variação de massa e c a velocidade da luz no vácuo.

Essa energia seria utilizada para aquecer um fluido para produzir energia mecânica que, por sua vez, seria convertida em energia elétrica. Desse modo, o combustível nuclear desempenharia o mesmo papel que os combustíveis fósseis nas usinas termoelétricas.

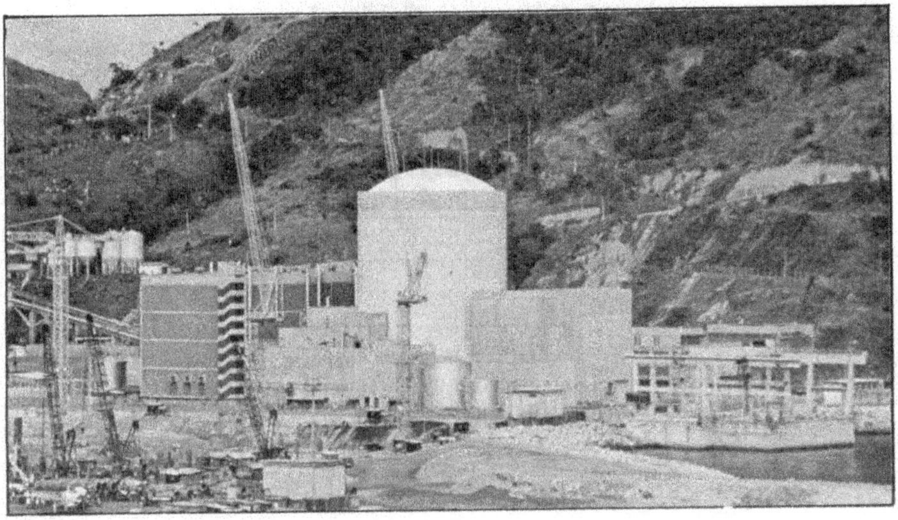

Usina nuclear Angra I, localizada em Angra dos Reis, Rio de Janeiro, O edifício cilíndrico no centro é o vaso de contenção, onde se localiza o reator de fissão nuclear, tipo PWR. O edifício maior ao lado esquerdo da foto contém os geradores elétricos. As obras no primeiro plano são da construção da usina Angra II. (Cortesia Délcio Rodrigues.)

13.3.1 — Fissão nuclear

Na fissão nuclear, o núcleo de um átomo pesado é separado em dois ou mais fragmentos. A reação tem início pela absorção de um nêutron como mostra a Figura 13.5. Uma reação típica é

$$^{235}_{92}\mathrm{U} + {}^{1}_{0}n \longrightarrow {}^{141}_{56}\mathrm{Ba} + {}^{92}_{36}\mathrm{Kr} + 3\,{}^{1}_{0}n + \Delta E$$

Nessa reação, o átomo de ^{235}U absorve um nêutron, torna-se instável e se fissiona em dois fragmentos mais três nêutrons, e uma quantidade ΔE de energia é liberada. Esse não é o único caminho de fissão do ^{235}U. Podem surgir outros produtos de fissão, como por exemplo

$$^{235}_{92}\mathrm{U} + {}^{1}_{0}n \longrightarrow {}^{94}_{38}\mathrm{Sr} + {}^{140}_{54}\mathrm{Xe} + 2\,{}^{1}_{0}n + \Delta E$$

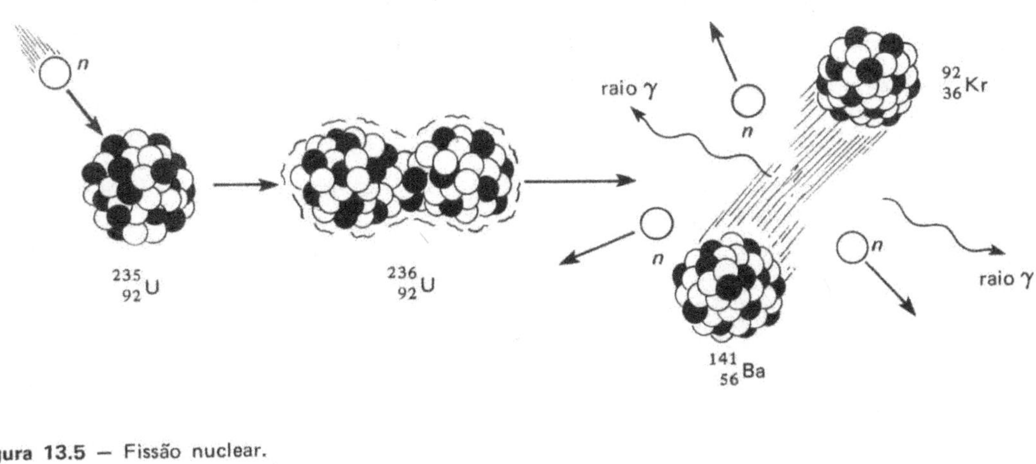

Figura 13.5 — Fissão nuclear.

Fazendo o balanço das massas antes e depois da fissão, pode-se determinar a energia liberada ΔE. Considerando a primeira reação:

$$^{235}_{92}U + ^{1}_{0}n \longrightarrow ^{141}_{56}Ba + ^{92}_{36}Kr + 3\,^{1}_{0}n + \Delta E$$

Antes da fissão:

$$\begin{aligned} &\text{massa do } ^{235}U &&= 235{,}0439 \text{ u.m.a.} \\ &\text{massa do } n &&= \underline{\quad 1{,}0087 \text{ u.m.a.}} \\ &\text{massa total antes} &&= 236{,}0526 \text{ u.m.a.} \end{aligned}$$

Depois da fissão:

$$\begin{aligned} &\text{massa do } ^{141}Ba &&= 140{,}9139 \text{ u.m.a.} \\ &\text{massa do } ^{92}Kr &&= 91{,}8973 \text{ u.m.a.} \\ &\text{massa dos } 3\,n &&= \underline{\quad 3{,}0261 \text{ u.m.a.}} \\ &\text{massa total depois} &&= 235{,}8373 \text{ u.m.a.} \end{aligned}$$

Logo,

$$\Delta m = 0{,}2153 \text{ u.m.a.}$$

onde

$$1 \text{ u.m.a.} = 1{,}66 \times 10^{-27} \text{ kg}$$

Dessa forma, a energia liberada é

$$\Delta E = \Delta m\, c^2 = (0{,}2153 \times 1{,}66 \times 10^{-27})(9 \times 10^{16}) \text{ J} \cong 3{,}2 \times 10^{-11} \text{ J}$$

Lembrando-se que

$$1 \text{ J} \cong 6{,}25 \times 10^{12} \text{ MeV}$$

a energia liberada é

$$\Delta E \cong 200 \text{ MeV}$$

Essa energia é distribuída, aproximadamente, do seguinte modo:

Energia cinética dos núcleos produtos	164 MeV
Energia cinética dos nêutrons.	6 MeV
Energia da radiação γ instantânea	7 MeV
Energia dos decaimentos radioativos	23 MeV

Essa é a energia produzida por uma única fissão. Se apenas 1% dos $2{,}5 \times 10^{24}$ átomos contidos num quilograma de urânio 235 sofresse fissão, a energia total liberada por esse combustível seria:

$$\Delta E_T = \text{energia por fissão} \times \text{nº de núcleos por kg} \times 1\%$$

$$\Delta E_T = (3{,}2 \times 10^{-11})(2{,}5 \times 10^{24})(0{,}01) \text{ J}$$

$$\Delta E_T = 8 \times 10^{11} \text{ J}$$

Exemplo 13.2 – A energia produzida pela queima de 1 ton de carvão é 3×10^{10} J. Qual a quantidade de ^{235}U energeticamente equivalente a 1 ton de carvão?

Solução

A fissão de 1% de 1 kg libera 8×10^{11} J

Logo

$$\Delta m = \frac{3 \times 10^{10} \text{ J}}{8 \times 10^{11} \text{ J/kg}}$$

$$\Delta m = 0{,}0375 \text{ kg} \quad \text{ou} \quad \Delta m = 37{,}5 \text{ g}$$

Exercício Proposto – Sabendo-se que 1 barril de petróleo produz $6{,}12 \times 10^9$ J de energia, que quantidade desse combustível produziria uma energia equivalente à produzida pela fissão de 1% do kg de ^{235}U?

Em geral são produzidos dois ou três nêutrons na fissão de um núcleo pesado. Esse excesso de nêutrons é que proporciona a reação em cadeia, isto é, o nêutron produzido numa reação colide com outro núcleo de ^{235}U, originando uma nova fissão e assim por diante, como ilustra a Figura 13.6. Para manter uma reação em cadeia, é necessário que o combustível nuclear esteja suficientemente compactado, para aumentar a probabilidade de colisão entre um nêutron e um núcleo de ^{235}U. A quantidade de material e a configuração em que esse material deve ser disposto para manter uma reação em cadeia definem a *massa crítica.*

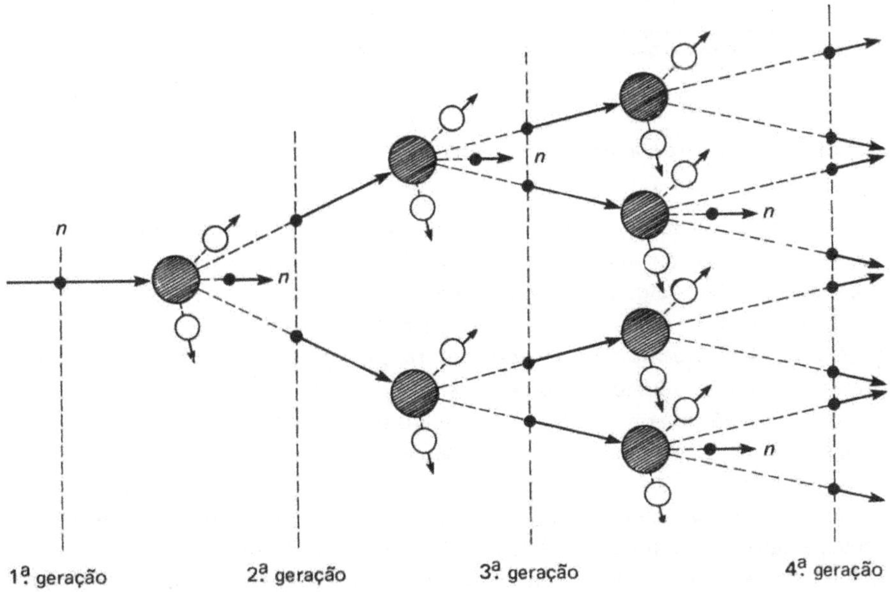

Figura 13.6 – Reação em cadeia.

Se o número total de nêutrons numa reação em cadeia for constante, a quantidade de calor produzido se mantém constante. Se o número de nêutrons produzidos numa geração for maior que o produzido na geração anterior, a taxa de fissão aumenta e, conseqüentemente, a quantidade de calor produzido também aumenta. Por essa razão, a taxa da produção de energia térmica continua aumentando, mesmo que a razão k, entre o número de nêutrons produzidos numa geração e o da geração anterior, seja mantida constante (num novo valor). A quantidade de calor produzido só se manterá no novo nível se a razão k for reduzida a seu valor inicial

Os *reatores nucleares* foram desenvolvidos para controlar as reações em cadeia, a fim de aproveitar a energia liberada nas fissões. Nos reatores esse controle é feito de modo que a quantidade de energia liberada e o fluxo de energia atinjam níveis estabelecidos para a produção de radioisótopos ou de energia ou para outra finalidade.

Os reatores nucleares possuem um *núcleo* ou *caroço*, que contém o combustível nuclear, um *refrigerante*, os *bastonetes de controle* e um *moderador* como está esquematizado na Figura 13.7. As pilhas nucleares são feixes de hastes que contêm o combustível nuclear na forma de pastilhas ou pequenos cilindros.

Para um dado tipo de reator, existe um número certo de feixes de hastes montados em determinada disposição para que a massa crítica seja alcançada e a reação em cadeia se inicie. Hastes

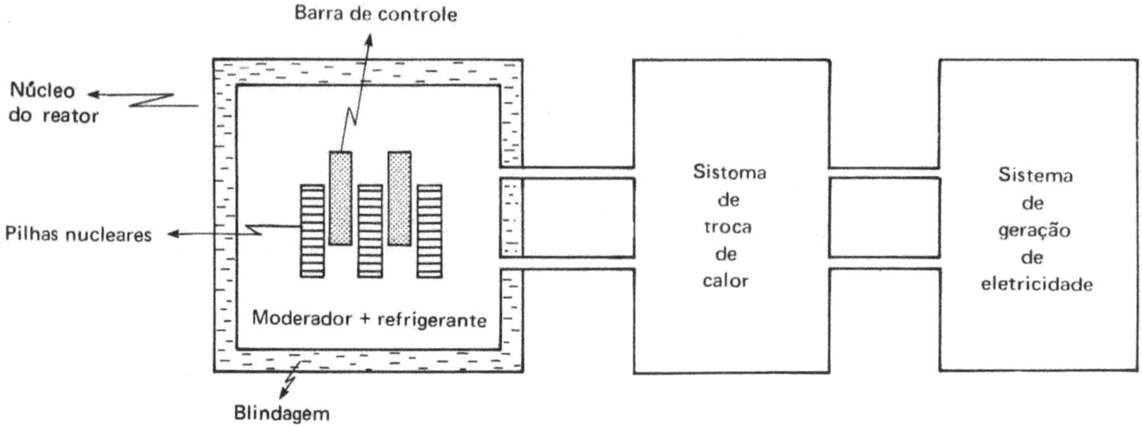

Figura 13.7 — Esquema de um reator térmico.

individuais não contêm suficiente combustível para formar uma massa crítica. Essas hastes devem ser hermeticamente seladas, de maneira que o combustível não entre em contato com o restante do sistema. Existem também algumas pequenas fontes de nêutron, por exemplo, antimônio-berílio, localizadas no caroço para iniciar a fissão do combustível.

O *refrigerante* ou *refrigerador*, que pode ser tanto gás como líquido, flui entre as pilhas do núcleo, retirando o calor produzido. Seu fluxo é um dos fatores que controla a temperatura do núcleo do reator. Se o refrigerante for líquido, poderá servir também de moderador. O *moderador* é um material contido no núcleo do reator, que serve para desacelerar os nêutrons resultantes das fissões, absorvendo parte de sua energia cinética. Isso é necessário pois os nêutrons, com energia cinética grande, não são facilmente capturados e, portanto, não poderiam provocar mais fissões. Em geral, a água, a água pesada ou a grafite são usadas como moderador.

O controle da taxa de fissão é feito por meio dos *bastonetes de controle*, que são hastes confeccionadas com ligas metálicas especiais (por exemplo, cádmio ou aço com 1,5% de boro) que possuem um elevado poder de absorção de nêutrons. Inicialmente, os bastonetes de controle são inseridos totalmente entre os feixes de combustível nuclear, como está esquematizado na Figura 13.8. Para iniciar a reação em cadeia, esses bastonetes são retirados lentamente. Em certo ponto, a percentagem de nêutrons absorvidos pelos bastonetes é suficientemente baixa para que a reação em cadeia seja auto-sustentável, isto é, $k > 1$. Os bastonetes são mantidos nessa posição até que o fluxo de nêutrons e o calor produzido atinjam os níveis estabelecidos. Nesse ponto, o movimento dos bastonetes é rapidamente invertido até que a razão k se torne unitária, ou seja, o número de nêutrons produzidos numa geração seja igual ao da geração anterior. Para "desligar" o reator, os bastonetes de controle são inseridos totalmente, sendo interrompida a reação em cadeia sem contudo terminar de imediato as fissões. Além disso, a produção de calor proveniente da desintegração radioativa dos produtos de fissão ainda se mantém por algum tempo, e, muitas vezes, um sistema auxiliar de esfriamento é ligado para acelerar a absorção dessa energia.

Podem-se dividir os combustíveis nucleares em duas categorias: *nuclídeos físseis*, os que sofrem fissão pela captura de nêutrons: ^{233}U, ^{235}U e ^{239}Pu; e os *nuclídeos férteis*, que reproduzem materiais físseis após a absorção de nêutrons: ^{232}Th, ^{238}U. O primeiro tipo é usado em *reatores térmicos*, onde os nêutrons possuem menor energia cinética (velocidade da ordem de 2 200 m/s), enquanto que o ^{232}Th e o ^{238}U são usados em *reatores rápidos*. Nos reatores rápidos, somente uma pequena parte de ^{232}Th e/ou ^{238}U é fissionada diretamente. Uma grande parte desses materiais é convertida em ^{233}U e/ou ^{239}Pu, respectivamente, através de absorção de nêutrons.

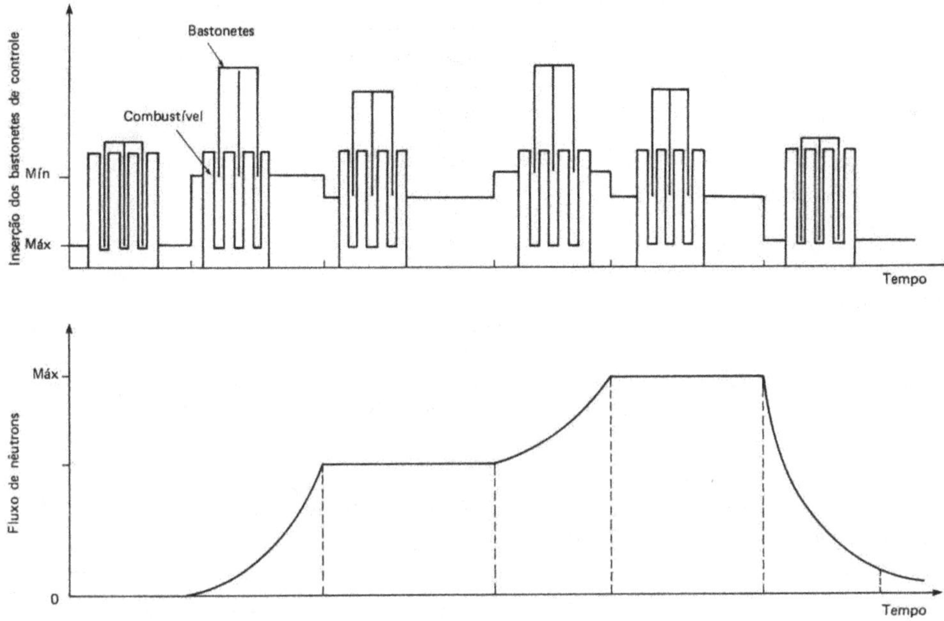

Figura 13.8 — Regulação do fluxo de nêutrons no núcleo do reator. *Fonte*: BARRETT, W. T. e colaboradores — Nuclear Energy Technology. In: *Energy Technology Handbook*. USA, McGraw-Hill, 1977, Capítulo 5.

Desse modo, esse tipo de reator não é simplesmente um consumidor de combustíveis, mas também um *reprodutor* ou *regenerador*. A reprodução também pode ocorrer em reatores térmicos, mas em escala bem menor. Em reatores térmicos, a razão entre o número de núcleos físseis reproduzidos e o número de núcleos consumidos é 0,33 ou 0,8, dependendo do moderador, e é maior que 1,0 em reatores regeneradores rápidos (*fast breeder reactors*). As reservas naturais de materiais férteis são mais de 100 vezes maiores que as de materiais físseis. Conseqüentemente, do ponto de vista de utilização das fontes disponíveis, esses reatores rápidos são importantes.

As reservas mundiais de urânio estão ilustradas na Tabela 13.2, enquanto que as de urânio e tório do Brasil até 1974 estão nas Tabelas 13.3 e 13.4. Segundo o Balanço Energético Nacional, publicado pelo Ministério das Minas e Energia, as reservas conhecidas até 1980 de urânio são de 215 300 ton de U_3O_8 contidos em minérios.

Reatores térmicos A grande maioria dos reatores de potência (que produzem energia elétrica para consumo) em funcionamento são reatores térmicos. Nesse tipo de reatores, a escolha do refrigerante e moderador é muito importante. Existem sistemas que usam água normal (leve) ou água pesada como meio de esfriamento e moderador ao mesmo tempo, enquanto que outros sistemas usam gás, para esfriar e absorver o calor produzido, e grafite como moderador.

Os reatores que utilizam a água leve são de dois tipos: reatores de água em ebulição (BWR) e reatores de água pressurizada (PWR).

Tabela 13.2 – Estimativas das reservas de urânio de países ocidentais, obteníveis por um preço até 130 dólares/kg. *Fonte*: EDEN, R. e colaboradores – *Energy Economics*: *Growth, Resources and Policies*. USA, Cambridge University Press, 1980, Capítulo 6.

	Reservas asseguradas (X 1 000 ton)	**Reservas adicionais estimadas (X 1 000 ton)**
América do Norte	825	1 710
África ao sul do Saara	544	163
Europa Ocidental	389	95
Austrália, Nova Zelândia e Japão	303	49
América Latina	65	66
Oriente Médio e África do Norte	32	69
Sul Asiático	30	24
Leste Asiático	3	1
TOTAL	2 191	2 177

Nota: A China e a União Soviética são supostamente auto-suficientes em urânio para seus programas nucleares.

Tabela 13.3 – Urânio no Brasil – 1974. *Fonte*: *Estatística Brasileira de Energia*, Boletim Semestral nº 19 do Comitê Nacional Brasileiro da Conferência Mundial de Energia, 1974.

Depósito	**Reserva recuperável (ton)**	**Teor médio (% de U_3O_8)**	**Recursos adicionais estimados (ton)**
Poços de Caldas	3 195	0,15–0,19	4 250
Areias monazíticas	49	0,18	37

Tabela 13.4 – Tório no Brasil. *Fonte*: *Estatística Brasileira de Energia*, Boletim Semestral nº 19 do Comitê Nacional Brasileiro da Conferência Mundial de Energia, 1974.

Depósito	**Reserva recuperável (ton)**	**Teor médio (% de ThO_2)**	**Recursos adicionais estimados (ton)**
Areias monazíticas	1 350	5,0	1 000
Araxá	65 000	0,09 a 1,0	1 200 000

A Figura 13.9 mostra um diagrama esquemático de um *reator de água em ebulição*. Nesse sistema a água serve tanto de refrigerante como de moderador. A água passa pelo caroço do reator e entra em ebulição. O vapor sob pressão produzido é usado para mover turbinas. Um BWR opera, tipicamente, a 68 atm de pressão e a temperaturas da ordem de 280°C. Esse sistema é bastante simples, no entanto, sua eficiência é de apenas 34%.

O *reator de água pressurizada* possui dois estágios de transferência de calor. No primeiro, a água é forçada a passar pelo núcleo do reator a pressões altas, da ordem de 135 atm e a temperaturas da ordem de 330°C. Devido à pressão elevada, a água não entra em ebulição e, após sair do caroço, passa por um segundo estágio constituído de um sistema de troca de calor, onde se produz vapor de água para acionar a turbina de um gerador, como está esquematizado na Figura 13.10. Devido ao segundo sistema de transferência de calor, a eficiência de um reator tipo PWR

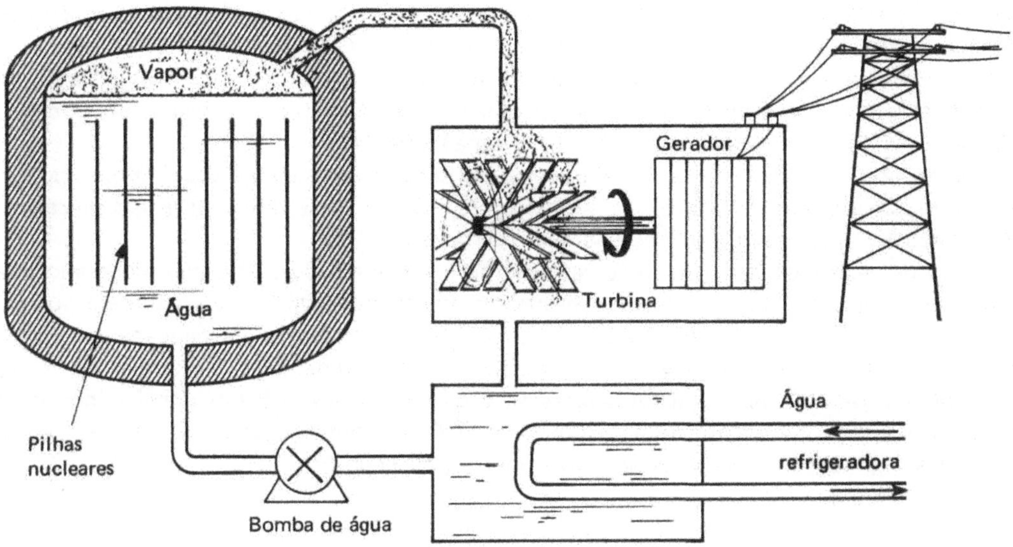

Figura 13.9 — Diagrama esquemático de reator de água em ebulição (BWR).

é um pouco menor que a do tipo BWR, ficando em torno de 30%. Esse é o tipo dos reatores que estão sendo instalados em Angra dos Reis.

Nos dois tipos de sistemas, a água, depois de passar pelas turbinas geradoras, é esfriada, condensada e bombeada de volta ao reator. O resfriamento é feito utilizando-se água de rio, lago ou mar nas proximidades da usina. No entanto, essa água refrigeradora absorve uma quantidade bastante grande de energia térmica, chegando a ter sua temperatura elevada em até alguns graus, e ao ser devolvida à fonte — rio, lago, mar — produz a poluição térmica da água.

Questão — Quais são as implicações de se elevar de vários graus a temperatura da água do mar nas vizinhanças de um reator nuclear?

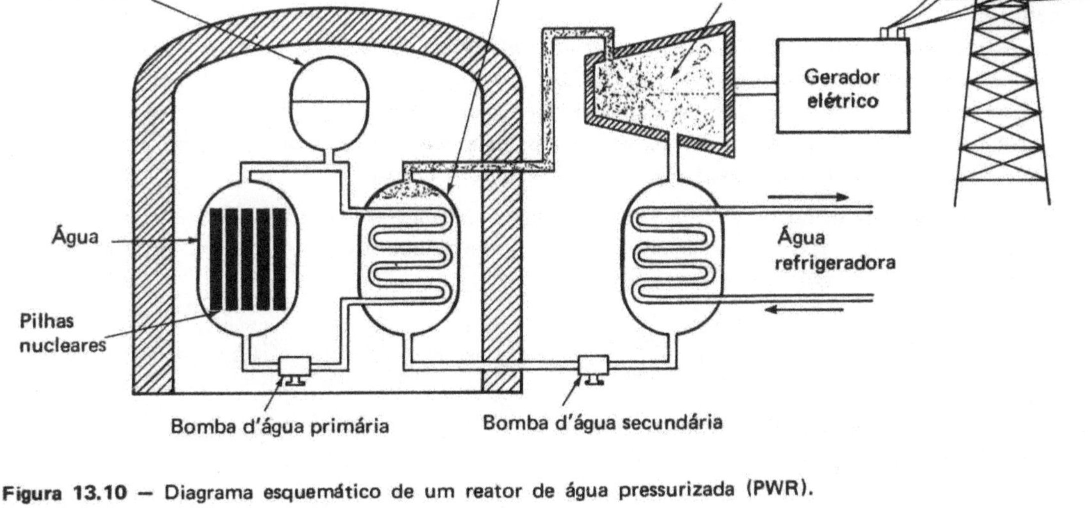

Figura 13.10 — Diagrama esquemático de um reator de água pressurizada (PWR).

Nos reatores esfriados a gás, existem também dois estágios de transferência de calor. Um gás, o hélio ou o dióxido de carbono purificado, passa sob pressão pelo caroço do reator, retirando o calor, que depois é transferido para um líquido usado para acionar as turbinas geradoras. A eficiência termodinâmica do reator esfriado a gás é maior quando a temperatura é mais elevada. Assim, um reator esfriado, por exemplo, com hélio, opera com temperaturas da ordem de 700°C, mas pode atingir até 1 000°C, aumentando a eficiência para mais de 40%.

Nos reatores esfriados a gás, o moderador é outro material — em geral a grafite — pois o gás praticamente não captura os nêutrons produzidos nas fissões. Desse modo, esse tipo de reator usa menos combustível que os reatores esfriados a água leve.

O uso de água pesada, D_2O, como refrigerante e moderador, ou só como moderador, se baseia no fato de que esse fluido possui as mesmas características térmicas e de manuseio que a água leve, H_2O, e a vantagem de uma moderação eficaz dos nêutrons e uma pequena absorção dos mesmos. Nos casos em que a água pesada só é usada como moderador, o reator pode ter como refrigerante um gás (CO_2 nos modelos franceses), água em ebulição ou sob pressão (nos modelos canadense e italiano), ou até um líquido orgânico. O Canadá desenvolveu um sistema que utiliza a água pesada tanto para esfriar como para moderar os nêutrons (sistema CANDU — Canadian Deuterium Uranium).

Questão — Qual a principal vantagem de usar um sistema que contém dois estágios de transferência de calor em vez de um, onde o refrigerante sai do caroço do reator para ser injetado nas turbinas?

O urânio encontrado na natureza é constituído 99,3% pelo isótopo fértil ^{238}U e somente cerca de 0,7% pelo isótopo físsil ^{235}U. Assim, torna-se necessário o enriquecimento do combustível nuclear, isto é, o acréscimo da percentagem do ^{235}U, para que a probabilidade de fissão aumente dentro do núcleo de um reator.

Os reatores também podem ser classificados de acordo com o fato de usarem ou não como combustível urânio enriquecido. Assim, de maneira geral, os reatores térmicos podem ser divididos em quatro grupos quanto à combinação do combustível e do moderador usados. Isto é:

a. Reator água/urânio enriquecido: tem a água leve como moderador e refrigerante e necessita de um enriquecimento de ^{235}U da ordem de 3%. Este é o tipo do reator do IPEN e dos de Angra dos Reis.

b. Reator água pesada/urânio natural: utiliza o urânio natural, na forma de óxido U_3O_8, como combustível e água pesada como moderador e refrigerante. Esse é o modelo dos reatores instalados na Argentina.

c. Reator gás carbônico/grafite/urânio natural ou enriquecido: esse tipo usa gás carbônico para esfriamento, grafite como moderador e urânio natural ou enriquecido a 2,5% como combustível. O uso do urânio enriquecido aumenta a eficiência desse tipo de reator.

d. Reator a alta temperatura refrigerado a gás: esse reator necessita do urânio enriquecido entre 3% a 5% para seu funcionamento, e o moderador é a grafite.

O uso de urânio natural permite a regeneração do combustível nuclear. Isto é, o nêutron é capturado pelo elemento fértil ^{238}U, e após uma seqüência de reações nucleares, produz o elemento físsil ^{239}Pu como indica o seguinte esquema:

$$^{238}_{92}U + ^{1}_{0}n \longrightarrow ^{239}_{92}U \xrightarrow[\text{decaimento } \beta]{23{,}5 \text{ min}} ^{239}_{93}Np \xrightarrow[\text{decaimento } \beta]{2{,}3 \text{ d}} ^{239}_{94}Pu$$

Dessa maneira, o uso do urânio natural permite uma autonomia maior em combustível do que o uso do urânio enriquecido.

Reatores regeneradores rápidos Nesses reatores, os combustíveis são uma combinação de ^{238}U e ^{239}Pu ou de ^{232}Th e ^{233}U. O ^{233}U é produto da reação

$$^{232}_{90}Th + ^{1}_{0}n \longrightarrow ^{233}_{90}Th \xrightarrow[\text{decaimento } \beta]{23,5 \text{ min}} ^{233}_{91}Pa \xrightarrow[\text{decaimento } \beta]{27,4 \text{ d}} ^{233}_{92}U$$

Os elementos férteis ^{238}U e ^{232}Th são convertidos em elementos físseis ^{239}Pu e ^{233}U, a uma taxa maior que o consumo do próprio combustível. Portanto, os reatores são ditos reprodutores ou regeneradores.

O refrigerante mais usado é o sódio líquido e não existe elemento moderador no núcleo do reator. A energia cinética dos nêutrons é bastante elevada e a probabilidade de captura dos mesmos pelos núcleos de ^{238}U é maior do que quando há um meio moderador. O primeiro estágio de transferência de calor é feito pelo sódio líquido, que transporta essa energia para um conversor, de onde o calor é transferido para outro líquido a fim de produzir vapor que acione as turbinas geradoras.

Os elementos físseis reproduzidos podem ser utilizados no próprio reator, assim como podem ser extraídos para ser processados e usados como combustíveis em outros reatores. A energia produzida por um reator reprodutor por unidade de massa de urânio é, aproximadamente, 40 a 50 vezes maior que a produzida por um reator de fissão pura.

A Tabela 13.5 resume as características de cada tipo de usina nuclear elétrica.

Tabela 13.5 — Tipos de reatores quanto ao combustível, moderador e refrigerante utilizados. *Fonte*: VARGAS, J. I. — Energia Nuclear. In: *Problemas de Energia no Brasil*. Brasil, Instituto de Pesquisas, Estudos e Assessoria do Congresso, 1976.

Tipos de reatores	Combustível	Moderador	Refrigerante
PWR (Reator de água pressurizada)	Urânio enriquecido	Água leve	Água leve
BWR (Reator de água fervente)	Urânio enriquecido	Água leve	Água leve
HWR (CANDU)	Urânio natural	Água pesada	Água pesada
HTGR (Reator a gás de alta temperatura)	Urânio enriquecido ou tório	Grafite	Hélio
FBR (Reatores regeneradores rápidos)	Urânio, plutônio e tório	—	Sódio ou hélio

Utilizações da energia de fissão nuclear A energia liberada pelas fissões nucleares pode ser convertida em energia elétrica. No entanto, a escolha das usinas nucleares para esse fim deve depender de fatores como a existência ou não de outra fonte disponível (por exemplo, a hidráulica), os riscos de segurança desse tipo de usina em relação a outro, o custo final do kWh, as dependências tecnológicas e do combustível etc. Além dessa aplicação, os reatores nucleares também são usados para produzir radioisótopos, que possuem inúmeras aplicações na indústria — testes de qualidade; Medicina — radioterapia, diagnoses; Biologia — taxas de crescimento de insetos, microrganismos; agricultura — melhoria de tipos de cereais; pecuária — esterilização de insetos portadores de doenças etc. (Veja detalhes das aplicações nos Capítulos 2 e 7.)

Como outros exemplos do uso pacífico da energia nuclear podem ser citadas as pequenas explosões nucleares na crosta terrestre para a liberação de gás natural armazenado ou aproveitamento do calor contido nas rochas quentes; propulsão de quebradores de gelo — existem dois na Rússia; propulsão de navios mercantes, foguetes, submarinos. Existem especulações e projetos de utilização da propulsão nuclear em trens de passageiros, na dessalinização da água do mar. Todavia, essas aplicações só devem ser usadas após estudos detalhados e o mais completos possível sobre os riscos envolvidos (principalmente devido à contaminação radioativa), além dos problemas relacionados aos sistemas equivalentes não-nucleares.

13.3.2 — Fusão nuclear

Enquanto que na fissão nuclear a energia é liberada quando um núcleo pesado se separa em dois outros núcleos de massas aproximadamente iguais mais alguns nêutrons, na *fusão* a energia provém da união de dois núcleos leves para formar outro mais pesado. A fusão é responsável pela energia emitida pelo Sol e pelas estrelas. Assim como na fissão, a energia liberada na fusão também é dada pela equação de Einstein:

$$\Delta E = \Delta m\, c^2$$

onde Δm é a diferença entre as massas iniciais e finais. Algumas reações básicas de fusão estão relacionadas na Tabela 13.6.

Tabela 13.6 — Exemplos de fusões nucleares.

Núcleos iniciais		Núcleos finais		Energia liberada/fusão
1) $^{2}_{1}H + ^{2}_{1}H$	$\longrightarrow$	$^{3}_{2}He + ^{1}_{0}n$	+	3,3 MeV
2) $^{2}_{1}H + ^{2}_{1}H$	$\longrightarrow$	$^{3}_{1}H + ^{1}_{1}H$	+	4,0 MeV
3) $^{2}_{1}H + ^{3}_{1}H$	$\longrightarrow$	$^{4}_{2}He + ^{1}_{0}n$	+	17,6 MeV
4) $^{2}_{1}H + ^{3}_{2}He$	$\longrightarrow$	$^{4}_{2}He + ^{1}_{1}H$	+	18,4 MeV

Deutério = $^{2}_{1}H$ = D Trítio = $^{3}_{1}H$ = T

Exemplo 13.3 — Considerando a reação **1** acima e sabendo que

M_i = massa total inicial = 4,028200 u.m.a.
M_f = massa total final = 4,024695 u.m.a.
1 u.m.a. = $1{,}66 \times 10^{-27}$ kg
1 MeV = $1{,}6 \times 10^{-13}$ J

determine a energia liberada.

Solução

$\Delta m = M_i - M_f = 0{,}003505$ u.m.a.
$0{,}003505$ u.m.a. $= 0{,}00582 \times 10^{-27}$ kg $= 5{,}82 \times 10^{-30}$ kg
$\Delta E = \Delta m\, c^2 = 5{,}82 \times 10^{-30}$ kg $\times 9 \times 10^{16}$ m^2/s^2
$\Delta E = 52{,}38 \times 10^{-14}$ J
$\Delta E = 32{,}7 \times 10^{-1}$ MeV
$\Delta E = 3{,}3$ MeV

Pelas reações exemplificadas, pode-se notar que o deutério é um dos componentes básicos numa reação de fusão. Esse isótopo estável de hidrogênio pode ser encontrado na água do mar e ocorre na proporção de **1 : 6 500** átomos, isto é, encontra-se, em média, um átomo de deutério em cada 6 500 átomos de hidrogênio. Assim, a energia liberada pela fusão de todos os deutérios num metro cúbico de água do mar é aproximadamente 12×10^{12} J correspondendo a 2×10^{3} barris de petróleo.

Exemplo 13.4 — Sabendo que a fusão de todo deutério contido em 1 m^3 de água do mar libera uma energia correspondente à de 2×10^3 barris (bbl) de petróleo, compare as reservas energéticas do petróleo (estimado em 2 000 bilhões de barris) e do volume oceânico (aproximadamente $1,5 \times 10^9$ km^3).

Solução

$$V_{oc} = 1,5 \times 10^9 \text{ km}^3 = 1,5 \times 10^{18} \text{ m}^3$$

$$\left.\begin{array}{l} 1 \text{ m}^3 \text{ ——— } 2 \times 10^3 \text{ bbl} \\ 1,5 \times 10^{18} \text{ m}^3 \text{ ——— } x \text{ bbl} \end{array}\right\} x = 3 \times 10^{21} \text{ bbl}$$

$$V_p = 2\,000 \times 10^9 \text{ bbl} = 2 \times 10^{12} \text{ bbl}$$

$$\frac{x}{V_p} = \frac{3 \times 10^{21}}{2 \times 10^{12}} \longrightarrow x = 1,5 \times 10^9\, V_p$$

Logo, a capacidade energética do oceano é mais de um bilhão de vezes maior que a capacidade energética das reservas mundiais estimadas de petróleo.

A fusão nuclear só pode ocorrer se os nucleos estiverem suficientemente próximos para que a força de atração nuclear vença a força de repulsão coulombiana (elétrica). Isso porque, sendo os núcleos positivamente carregados, aparece uma força de repulsão elétrica que tende a separá-los. Para que os núcleos se aproximem ao ponto em que a atração nuclear seja suficiente para fundi-los, é necessário que a energia cinética associada a cada um seja grande. Energia cinética grande implica alta velocidade ou alta temperatura, e isso significa que um gás deve ser superaquecido, a temperaturas da ordem de 10^7 K, para produzir a fusão. A essas temperaturas, o gás estaria completamente ionizado, isto é, os elétrons estariam dissociados dos núcleos. A esse gás ionizado dá-se o nome de *plasma*. Desse modo, o comportamento do plasma é completamente dominado pelos fenômenos eletromagnéticos.

Devido à temperatura extremamente alta do plasma, ele não pode ser contido em recipientes materiais. No entanto, por causa de suas propriedades eletromagnéticas, o confinamento do plasma pode ser efetuado através de campos magnéticos.

Cada reação de fusão produz a energia relacionada na Tabela 13.6. No entanto, é necessário que ocorra um número muito grande de reações por unidade de tempo para que a energia total produzida seja maior que a necessária para produzir, manter e aquecer o plasma. Isso significa que a densidade de íons precisa ser grande e esses íons precisam ser mantidos juntos por tempo suficiente para iniciar as interações. A condição necessária para atingir um balanço positivo de energia de fusão é dada pelo *critério de Lawson*, ou seja,

$$N\tau = \frac{\text{nº de íons}}{\text{unidade de volume}} \times \text{tempo de confinamento}$$

$$N\tau > 10^{14} \text{ (íons/cm}^3\text{)} \cdot \text{s}$$

Os projetos de reatores de fusão se resumem na tentativa de encontrar sistemas que possam manter as temperaturas altas e os tempos de confinamento suficientemente longos. Alguns valores razoáveis para um reator estável, se houver, são: densidade do plasma $N = 5 \times 10^{14}$ íons/cm^3, duração de confinamento $\tau = 0,5$ s, e temperatura do plasma $T = 10^8$ K.

Além do confinamento magnético, existe um outro método em desenvolvimento para produzir a fusão. Em vez de manter o combustível nuclear num campo magnético, incidem-se feixes de laser sobre esferas sólidas feitas com os combustíveis, de modo que elas sejam aquecidas até o ponto de fusão.

Das reações relacionadas na Tabela 13.6, a quarta apresenta a maior energia produzida por fusão. No entanto, as energias cinéticas necessárias para os núcleos de D e ^{3}He vencerem a repulsão coulombiana são muito grandes. Pelo mesmo motivo as reações de fusão que ocorrem no Sol (veja a secção 12.3) não são as mais fáceis de serem produzidas no laboratório. Assim, a reação mais adequada é a terceira, isto é, a reação D-T:

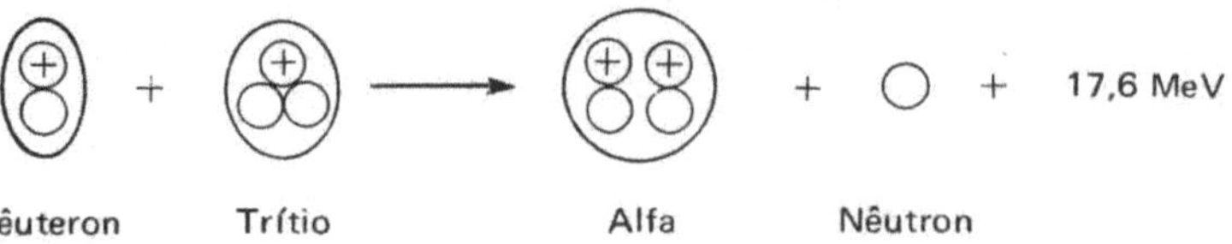

No entanto, não existem trítios na natureza. Para essa reação ocorrer, é necessário que uma outra reação, com o T como um dos produtos, ocorra simultaneamente, isto é

$$D + T \longrightarrow {}^4He + n + 17{,}6\ MeV$$

$$n + {}^6Li \longrightarrow {}^4He + T + 4{,}8\ MeV$$

O nêutron da reação D-T combina com o lítio (Li) para produzir a partícula alfa (^4He) e T, liberando 4,8 MeV. O T é então usado na reação D-T, completando o ciclo. Dessa maneira pode-se escrever o ciclo como:

$$D + {}^6Li \longrightarrow 2\,{}^4He + 22{,}4\ MeV$$

Além das dificuldades de natureza física, definidas pelo critério de Lawson, a necessidade de temperaturas extremamente elevadas e de produção do T, existem também muitos problemas de ordem técnica. Por exemplo, a produção de um campo magnético suficientemente intenso para confinar o plasma por tempo suficiente; a necessidade de usar materiais especiais para a construção do núcleo do reator e das instalações periféricas, assim como de alguns equipamentos, devido aos danos produzidos pela alta temperatura e pelas energias muito elevadas dos núcleos reagentes. As dimensões das instalações associadas a um reator desse tipo são bastante grandes e é necessário um número muito grande de pessoas envolvidas em sua operação. Outros problemas incluem a geração da energia elétrica, o sistema de realimentação do combustível etc. Atualmente, a energia consumida para manter um reator de fusão ainda é maior que a que poderia ser produzida.

O reator de fusão, quando viável, utilizaria o deutério extraído da água do mar. Esse combustível constituiria uma fonte de energia quase inesgotável, afetando muito pouco o meio ambiente durante a extração. Os produtos de fusão são isótopos de hélio e de hidrogênio, não existindo elementos pesados, de meia-vida longa como "lixo radioativo". O processo de fusão pode ser "desligado" junto com o campo magnético de confinamento e, conseqüentemente, as chances de acidente são menores que as de uma usina de fissão nuclear. Aparentemente, a principal fonte de danos para a saúde pública seria o trítio radioativo, um dos produtos da fusão, enquanto que a radiação induzida pelos nêutrons no material do reator seria a maior fonte de danos radioativos para os seus operadores.

13.4 — ENERGIA SOLAR

A existência da vida e a produção de energia na Terra dependem quase exclusivamente do Sol. Enquanto que os alimentos são o resultado da conversão da energia solar pela fotossíntese, os combustíveis fósseis constituem energia solar armazenada durante centenas de milhões de anos (veja o Capítulo 12). Esses são aproveitamentos indiretos da energia solar. Seu aproveitamento direto, em relação ao de outras fontes era muito pequeno, até recentemente, quando a conscientização do fim dos combustíveis fósseis deu impulso à procura de outras fontes de energia.

O uso direto da energia solar para produção de energia comercial tem três atrativos principais. O primeiro é sua renovabilidade quase infinita (para a escala de tempo humana); portanto, ela pode ser usada durante bilhões de anos. O segundo está relacionado com a proporção menor de impactos ambientais desagradáveis produzidos, quando comparada com aqueles provenientes da exploração e do uso das energias fóssil e nuclear. O terceiro é sua aplicação regional, diminuindo a necessidade de transporte através de grandes distâncias.

Muitos povos têm usado a energia solar diretamente na preservação de alimentos, através da desidratação. Por exemplo, índios pré-incaicos preservavam as batatas produzidas durante o verão secando-as ao sol, para que pudessem ser consumidas no inverno. Esses povos andinos acreditavam que a batata preservada dessa maneira guardava muita energia. Os brasileiros do nordeste costumam preservar a carne de vaca (carne-de-sol), e muitos outros povos (africanos, asiáticos e europeus) os peixes, secando-os ao sol.

A aplicação da tecnologia para o aproveitamento direto da energia solar começou com o uso da lente convergente e do espelho, para concentrar e/ou refletir os raios solares para a produção de calor. A primeira bomba térmica acionada pelo Sol foi desenvolvida por um engenheiro francês em 1615. Em 1872 foi construída, no deserto ao norte do Chile, uma unidade de destilação solar, cobrindo uma área de 4 750 m^2, que produziu, durante 40 anos, 6 000 galões de água potável por dia a partir de água salobra, para os mineiros das usinas de nitrato. Em 1878, na Exposição de Paris, a luz solar foi focalizada sobre uma caldeira a vapor que operava uma máquina ligada a uma prensa gráfica.

No início do século 20, vários coletores solares usados em conjunto com máquinas a vapor ou de aquecimento foram construídos nos Estados Unidos. Em 1913, uma grande máquina solar, de mais de 40 kW, foi usada para acionar bombas de irrigação no Egito. Devido ao preço mais baixo das máquinas movidas a combustíveis fósseis, por volta de 1925, essas máquinas solares perderam seu atrativo.

Como foi mencionado no Capítulo 12, a taxa de energia solar incidente sobre a Terra é aproximadamente 173×10^9 MW, ou seja, 1 362 W/m^2, já que a área da secção diametral da Terra é cerca de $1{,}27 \times 10^{14}$ m^2. Devido a sua reflexão direta para o espaço e a sua absorção pela atmosfera, a taxa efetiva de energia recebida é menor que o valor citado. O valor médio em 24 horas na superfície da Terra é de aproximadamente 630 W/m^2. A quantidade real da radiação recebida depende da região em consideração, isto é, da latitude, da estação do ano e da hora do dia. Desse modo, uma região próxima ao Equador recebe maior incidência solar do que regiões de outras latitudes.

Exemplo 13.5 — Sabe-se que o eixo de rotação da Terra forma um ângulo de 66°30′ com seu plano da órbita. Para fins de simplificação, considere esse ângulo igual a 90°, isto é, o plano equatorial paralelo à incidência solar. Calcule a relação entre a energia ΔE incidente sobre uma área A situada sobre o Equador, e a $\Delta E'$ incidente sobre uma mesma área situada 23° ao sul, por exemplo, São Paulo. Considere a energia incidente média igual a $\bar{E}$.

Solução

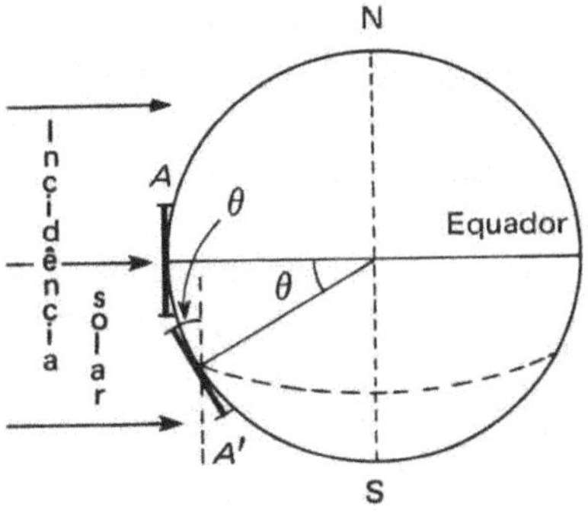

A = área real
$A' = A \cos\theta$ = área efetiva
ΔE sobre $A = \bar{E} \cdot A$
$\Delta E'$ sobre $A' = \bar{E} \cdot A' = \bar{E} \cdot A \cos\theta$

$$\frac{\Delta E}{\Delta E'} = \frac{1}{\cos\theta} \quad \therefore \quad \Delta E' = \Delta E \cos 23^\circ$$

$$\Delta E' = 0{,}92\, \Delta E$$

Questão — Considere o eixo de rotação da Terra perpendicular ao plano de sua órbita. Qual é a razão entre as energias incidentes sobre duas áreas iguais, localizadas à mesma latitude uma ao norte e a outra ao sul do Equador? O que acontece a essa razão no caso real, quando o eixo está inclinado em relação ao plano da órbita? Que outras conseqüências ocorrem devido a essa inclinação?

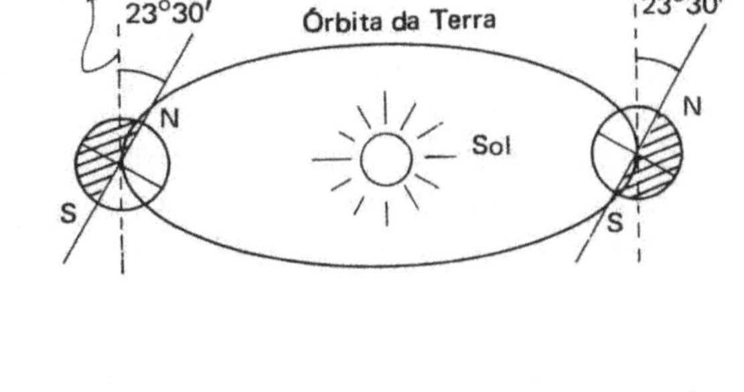

O aproveitamento direto da energia solar pode ser feito de duas maneiras: como fontes luminosa e de calor para produção direta de eletricidade. O uso indireto é através da biomassa, do vento, das marés, dos gradientes de temperatura da água dos oceanos, dos combustíveis vegetais e fósseis etc. Neste item, serão apresentados alguns métodos do uso direto da energia solar. As aplicações indiretas serão abordadas em itens posteriores. Os combustíveis vegetais e fósseis foram discutidos na secção 12.5.

13.4.1 — Coletores solares térmicos

Uma maneira de aproveitar mais eficientemente a energia solar incidente é o uso de *coletores térmicos*, que são dispositivos capazes de transformar a luz do Sol em calor. Esse calor pode ser usado diretamente no aquecimento de água que, por sua vez, pode ser utilizado na produção da energia elétrica ou, simplesmente, para o consumo doméstico.

As propriedades características de um material a serem consideradas para seu uso como coletor são as capacidades de emitir, de absorver e de refletir luz e calor. Todos os corpos, sólidos ou líquidos, irradiam, ou seja, emitem ondas eletromagnéticas, cujos espectros dependem de sua temperatura. Essa é a radiação térmica. Por exemplo, à temperatura ambiente, a maioria dos corpos vivos emite, principalmente, ondas infravermelhas. A potência emitida depende essencialmente do material. A *emitância* é a grandeza que caracteriza o corpo como emissor.

Além de emitirem ondas térmicas, os corpos também as absorvem, e a fração da energia incidente que é absorvida define a *absortância* (coeficiente de absorção) do material. Parte da energia incidente é refletida pela superfície do corpo, e a fração refletida é caracterizada pelo *coeficiente de reflexão* do mesmo. Sendo essas grandezas razões entre energia incidente e energia absorvida ou refletida, elas são adimensionais, isto é, são números puros, sem dimensões.

Questão — Qual é o intervalo de variação desses coeficientes?

Quando um corpo a certa temperatura T_1 é colocado em presença (mas não em contato) de um outro, à temperatura T_2, sendo $T_2 > T_1$, a troca de calor é feita pela irradiação e absorção da radiação térmica. Assim, o corpo à temperatura T_1 absorve mais radiação do que emite, enquanto que o corpo à temperatura T_2 emite mais. Essa troca continua até que os dois corpos atinjam a mesma temperatura final. Nesse ponto, toda a radiação absorvida é também emitida pelos dois corpos, isto é, o estado de equilíbrio térmico é atingido. Conseqüentemente, um sistema que é bom absorvedor térmico também é bom emissor térmico, mas é mau refletor. Isso porque um corpo que absorve muita radiação deve refletir pouco.

Um corpo ideal que emite toda a radiação possível, a uma dada temperatura, é chamado *corpo negro*. A emitância do corpo negro é 1, assim como a absortância, já que um emissor perfeito é também perfeito absorvedor.

Além das propriedades internas de um corpo, sua superfície também afeta seu grau de absorção e reflexão. Assim, para um mesmo material, a fração da radiação refletida aumenta com o grau de polimento da superfície, e a fração absorvida é maior para a superfície mais áspera.

Como foi mencionado, o coletor térmico é um dispositivo que transforma a luz solar em energia térmica. Um material ideal para esse fim deve ser um bom absorvedor da radiação visível (componente principal da luz solar) e emitir pouca radiação infravermelha, ou seja, calor.

Uma outra propriedade da matéria que deve ser considerada é sua *transparência* à luz visível e à radiação infravermelha. O vidro, por exemplo, é transparente à luz visível (λ entre 0,4 e 0,8 μm) e opaco à parte da radiação infravermelha (λ entre 2 e 100 μm). Essas características são ideais para produzir o *efeito estufa*, em que a radiação solar que penetra num recinto através dos vidros, é absorvida pelas paredes e objetos ou plantas no seu interior, que, após aquecidos, emitem radiação infravermelha. Essa radiação não consegue atravessar o vidro e é refletida de volta para o interior, aumentando o calor e a temperatura do recinto.

Coletores térmicos planos Esses coletores são muito usados em sistemas de aquecimento de água para várias finalidades. Como está esquematizado na Figura 13.11, eles são caixas rasas contendo uma superfície seletiva que absorve a luz solar e se aquece. Abaixo dessa superfície está um sistema de tubulações (radiador), feito de material bom condutor térmico, que permite uma eficiente troca de calor com o fluido que circula por ele e que será aquecido. A tampa dessa caixa é de vidro ou plástico, que aumenta a eficiência do coletor devido ao efeito estufa. As paredes e o fundo são feitos de material termicamente isolante para diminuir a perda por condução entre o radiador e as paredes e entre o coletor e o meio ambiente. Em geral, a superfície seletiva é pintada de preto, para aumentar a absortância e diminuir a emitância.

A temperatura de aquecimento atingida pela superfície seletiva varia, em geral, entre 50°C e 150°C, embora temperaturas de até 300°C possam ser obtidas. A eficiência é da ordem de 50%, isto é, metade da energia incidente sobre o painel é transferida para o líquido. O desempenho do painel depende da intensidade solar incidente sobre a superfície seletiva, da transmitância da placa de cobertura, da absortância da superfície seletiva, das temperaturas do coletor e do ambiente, e do coeficiente de perda do coletor para o meio ambiente. Assim, pode-se escrever a seguinte expressão para se determinar a potência absorvida P_{abs} por unidade de área por um painel solar

$$P_{abs} = P_{inc}\,\tau\,\alpha - U(T_c - T_a) \qquad (13.5)$$

onde P_{inc} é a potência incidente por unidade de área, τ a transmitância e α a absortância do coletor, U o coeficiente de perda da superfície seletiva para o meio ambiente, T_c a temperatura do coletor e T_a a do ambiente.

Como foi mencionado, a potência solar incidente depende da latitude do local considerado, da estação do ano e da hora do dia. Uma maneira de aproveitar ao máximo a potência incidente é posicionar os coletores de forma que recebam a incidência direta por um maior intervalo de tempo. Entretanto, devido ao efeito estufa, a radiação solar espalhada pelas camadas atmosféricas ou pelas nuvens também é aproveitada. A eficiência de um coletor plano é da ordem de 50%, variando, em geral, entre 40% e 60%.

Coletores térmicos focalizantes Esse tipo de coletor utiliza a propriedade de reflexão das superfícies para concentrar a energia solar em regiões limitadas. Dessa maneira, é possível obter temperaturas bastante elevadas. No entanto, esses coletores são geralmente mais caros e é necessário que sejam móveis para seguir o movimento solar, coletando a maior parte da radiação direta, pois

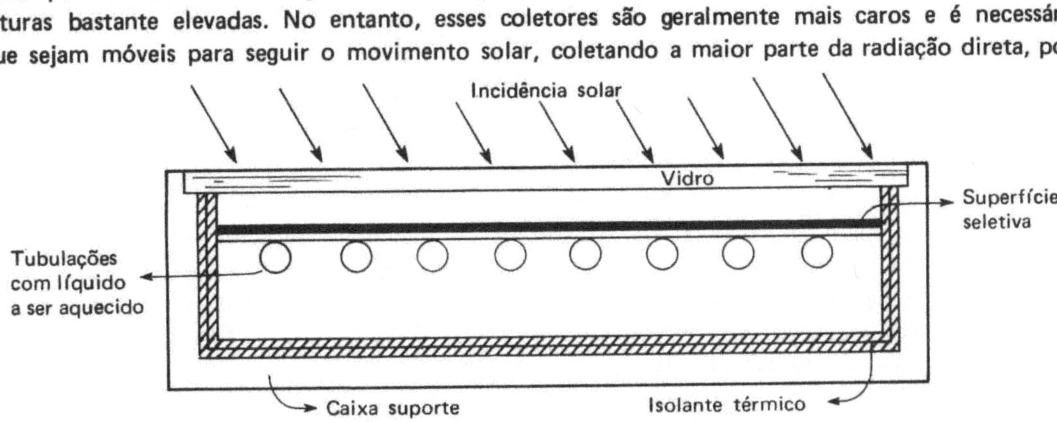

Figura 13.11 — Coletor térmico plano ou painel solar.

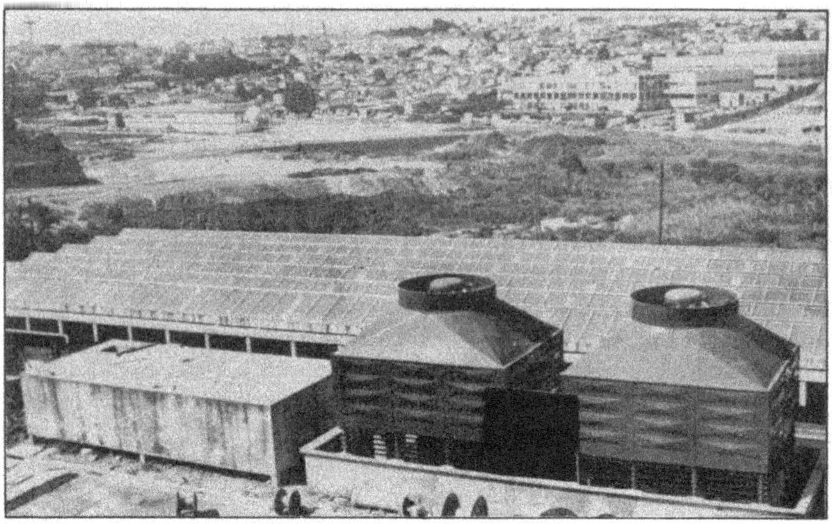

Sistema de pré-aquecimento das caldeiras do Hospital Universitário da USP, formado por coletores solares planos (desenvolvidos pelo Laboratório de Energia Solar do Instituto de Física – USP), cobrindo uma área de 1 000 m^2. Dependendo da incidência solar, a água pode ser aquecida até 35°C, sendo a temperatura média entre 20°C e 30°C. A vazão da água está prevista para 60 mil ℓ/h. (Cortesia do Laboratório de Energia Solar – IFUSP.)

esse tipo de dispositivo não opera com a radiação espalhada. A Figura 13.12 ilustra dois coletores focalizantes do tipo parabólico. O "forno", ou a região de concentração do calor, se localiza no foco da parábola. O forno solar experimental construído em Odeillo, nos Pirinéus franceses, atinge temperaturas da ordem de 3 000°C, utilizando um conjunto de espelhos parabólicos de 30 m de altura. Esse forno é usado para fazer ensaios de siderurgia a alta temperatura.

Os coletores focalizantes podem ser constituídos por espelhos, parabólicos ou planos, ou possuir um sistema de lentes que concentram a radiação solar num ponto focal ou numa linha focal, onde são colocados sistemas que devem absorver o calor. Esses sistemas absorvedores podem ser a água, um forno, ou simplesmente um depósito de calor. Em geral, define-se *razão de concentração* – c – como sendo a razão entre a área do concentrador – A_c – e a área do absorvedor – A_A – e seus valores variam de 10:1 a 10 000:1, ou mais, dependendo das dimensões e da finalidade. O forno de Odeillo possui a razão de concentração igual a 20 000:1. Existem sistemas que utilizam um conjunto bastante grande de pequenos espelhos, da ordem de 1 500 a 3 000, que refletem a radiação solar para absorvedores localizados em cima de torres de 100 a 200 m de altura. A razão de concentração chega a 100 : 1 e a temperatura do absorvedor é da ordem de 1 500°C.

A maior fonte de perda de energia é a irradiação. A potência irradiada pelo absorvedor é dada por

$$\boxed{P_{irr} = A_A \, \epsilon_A \, \sigma \, T_A^4} \qquad (13.6)$$

onde A_A é a área do absorvedor, ϵ_A sua emitância e T_A sua temperatura absoluta; σ é a constante de Stefan-Boltzmann. Assim, para que a perda por irradiação do absorvedor não seja muito grande, sua área deve ser pequena e o material com que é feito deve possuir uma emitância pequena.

A potência absorvida pelo absorvedor, P_A, por unidade de área do concentrador, pode ser estimada usando-se a Equação (13.5):

$$P_A = P_{inc} \, \tau_A \alpha_A - U(T_A - T_a)$$

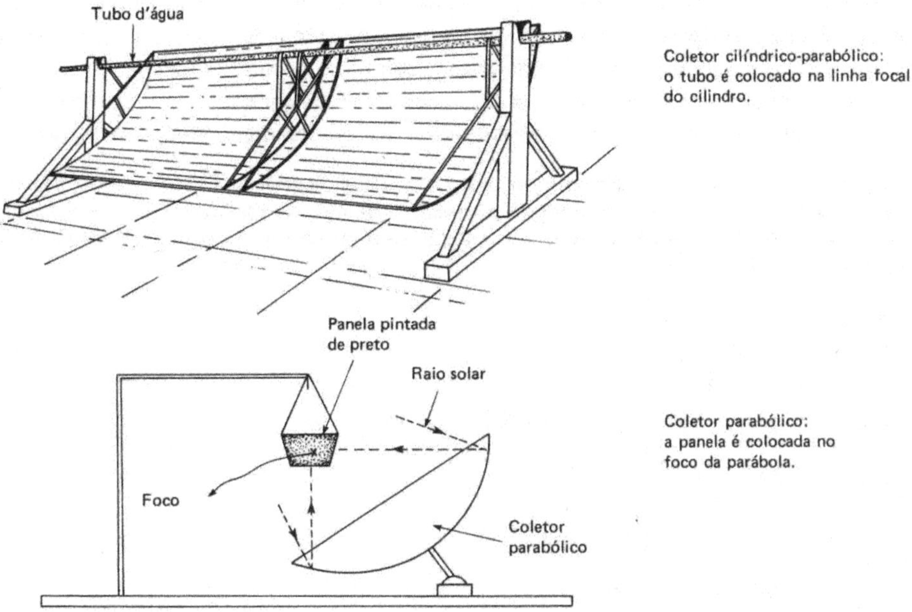

Figura 13.12 – Exemplos de coletores focalizantes e móveis. *Fonte*: *Manual de Energia Solar*. Brasil, Ministério da Indústria e Comércio/Secretaria de Tecnologia e Indústria, 1978.

Como, em geral, o coeficiente de perda para o ambiente é muito pequeno, a potência absorvida se reduz a

$$\boxed{P_A = P_{inc}\,\tau_A\alpha_A} \tag{13.7}$$

Assim, a potência total P_A^T recebida pelo absorvedor é

$$P_A^T = A_c P_A = A_c P_{inc}\,\tau_A\alpha_A \tag{13.8}$$

Costuma-se definir, para o coletor focalizante, a razão potência total recebida pela potência irradiada pelo absorvedor, isto é

$$\frac{P_A^T}{P_{irr}} = \frac{A_c P_{inc}\,\tau_A\alpha_A}{A_A\,\epsilon_A\,\sigma T_A^4}$$

Como

$$\frac{A_c}{A_A} = C = \text{razão de concentração}$$

tem-se

$$\boxed{\frac{P_A^T}{P_{irr}} = \frac{C\,\tau_A\alpha_A}{\epsilon_A}\,\frac{P_{inc}}{\sigma T_A^4}} \tag{13.9}$$

Assim, para que um coletor concentrador seja eficiente, é necessário que as razões α_A/ϵ_A e C sejam grandes.

De modo geral, os coletores térmicos podem ser utilizados para aquecer água para os consumos doméstico e industrial, e se a energia transferida para o fluido que circula pelo radiador num coletor plano, ou a temperatura atingida pelo "forno" num coletor focalizante for suficientemente alta, pode haver produção de vapor para acionar turbinas geradoras, ou bombas de irrigação etc. Em geral, a eficiência de uma usina elétrica que utiliza a energia solar não ultrapassa 30%.

Exemplo 13.6 — A incidência solar média por unidade de área numa dada região é 600 W/m^2, durante 6 horas por dia. Determine a energia disponível, por unidade de área, para ser coletada por dia por um coletor plano. Qual seria a área do coletor a ser instalado para aquecer uma residência que consome 1 200 × 10^6 J/d, sabendo-se que sua eficiência é cerca de 32%?

Solução

$$P_{inc} = 600\ \text{W/m}^2$$

$$\Delta t = 6\ \text{h} = 21\ 600\ \text{s}$$

$$E_{disp} = P_{inc}\,\Delta t = 600\ \frac{\text{J}}{\text{s}\cdot\text{m}^2} \times 21\ 600\ \text{s}$$

$$E_{disp} = 12{,}96 \times 10^6\ \frac{\text{J}}{\text{m}^2}$$

Como

$$E_{prod\ pelo\ coletor} = \eta\, E_{disp}$$

então

$$E_{prod} = 0{,}32 \times 12{,}96 \times 10^6$$

$$E_{prod} \cong 4{,}147 \times 10^6\ \text{J/m}^2$$

Para o consumo de 1 200 × 10^6 J/d, tem-se

$$E_{cons} = A E_{prod}$$

Portanto, a área a ser coberta é

$$A = \frac{E_{cons}}{E_{prod}} = \frac{1\ 200 \times 10^6\ \text{J}}{4{,}147 \times 10^6\ \text{J/m}^2}$$

$$A \cong 289{,}4\ \text{m}^2$$

correspondendo a uma superfície de aproximadamente 17 m × 17 m.

13.4.2 — Células fotovoltaicas

Uma outra maneira de aproveitar a energia solar é convertê-la diretamente em energia elétrica, utilizando as células fotovoltaicas. A *célula fotovoltaica* é feita de um material especial, chamado semicondutor, cujo comportamento elétrico está entre o de condutores metálicos e o de bons isolantes. Ao absorver luz, esse dispositivo produz uma pequena corrente elétrica, que pode ser aproveitada.

Os semicondutores feitos com silício (Si) são os mais usados na construção de células fotovoltaicas, e sua eficiência em converter a luz solar em eletricidade é cerca de 10%. Devido ao grau de pureza desses componentes, que são cristais, eles são muito difíceis de serem produzidos em grande quantidade e, conseqüentemente, têm custo elevado. Outros elementos utilizados para a construção de semicondutores são o arseneto de gálio (GaAs), sulfeto de cádmio (CdS) e o sulfeto de cobre (Cu_2S), com diferentes eficiências de conversão.

A potência produzida pelas células fotovoltaicas é dada por

$$\boxed{P = P_{inc}\,\eta\, A} \qquad (13.10)$$

onde P_{inc} é a potência solar incidente, η a eficiência do dispositivo e A a área do coletor.

Exemplo 13.7 – Se a potência solar incidente for cerca de 800 W/m^2 e a eficiência de uma célula fotovoltaica for de 10%, para produzir 1 000 MW de potência elétrica, qual deve ser a área total coberta por esses dispositivos?

Solução

$$A = \frac{P}{P_{inc}\,\eta} = \frac{1\,000 \times 10^6 \text{ W}}{800 \text{ W/m}^2 \times 0{,}1}$$

$$A = 12{,}5 \times 10^6 \text{ m}^2 = 12{,}5 \text{ km}^2$$

Isso significa que seria necessário um painel de aproximadamente 3 × 4 km^2 coberto de células fotovoltaicas para gerar 1 000 MW de potência elétrica.

Devido ao elevado custo de fabricação e de manutenção, à tecnologia mais sofisticada e às grandes áreas necessárias para um aproveitamento em larga escala, a utilização das células fotovoltaicas para a produção de energia elétrica para consumo comercial, na maioria dos casos não oferece vantagem sobre outros métodos de conversão de energia. Seu uso mais recomendável é nos satélites artificiais, onde os painéis de células fotovoltaicas são a fonte de energia para os equipamentos de bordo. Uma outra situação onde talvez seja economicamente vantajoso o uso de uma pequena usina solar elétrica é o abastecimento de regiões muito afastadas das centrais hidro ou termoelétricas, quando o custo para levar a eletricidade por linhas de transmissão até essas regiões com pequeno número de habitantes não é economicamente aceitável. Existem projetos de produção elétrica via satélite nos quais a energia solar seria convertida em energia elétrica e transmitida para a Terra via microondas.

13.4.3 – Conversão da energia solar armazenada pela biomassa

Cerca de 0,02% da energia solar incidente sobre a Terra é utilizada no processo biológico da *fotossíntese*, no qual a energia luminosa é convertida (eficiência da ordem de 3% a 5%) e armazenada na forma de energia bioquímica, representado pela série de reações:

$$6\,CO_2 + 6\,H_2O + \text{radiação solar} \longrightarrow C_6H_{12}O_6 + 6\,O_2$$

$$nC_6H_{12}O_6 \longrightarrow [H - (C_6H_{10}O_5)_n - OH] + (n\text{-}1)H_2O$$

onde $C_6H_{12}O_6$ é a glicose e $H - (C_6H_{10}O_5)_n - OH$ pode ser celulose, amido ou carboidrato.

Esse processo é o responsável pela formação da *biomassa* – que consiste em animais e plantas, e também de combustíveis fósseis, já descritos no Capítulo 12.

A biomassa constitui uma fonte de energia renovável que pode ser aproveitada de muitas maneiras: como alimento (carnes, frutas, peixes, legumes etc.); como combustível direto (lenha, casca de babaçu, bagaço de cana etc.); como produtor do gás metano (a partir de resíduos orgânicos); dos óleos vegetais (de mamona, de soja, de dendê); dos álcoois etílico e metílico (a partir da madeira, da cana-de-açúcar, do sorgo sacarino, da mandioca etc.), esses dois últimos para substituir os óleos combustível e diesel e a gasolina, respectivamente.

Além da fotossíntese, existem ainda as conversões *fotoquímicas*, como por exemplo, a fotodissociação da água por algas, que poderá vir a ser, a longo prazo, uma maneira de obter hidrogênio como combustível.

Materiais orgânicos secos, como madeira e alguns tipos de detritos urbanos, podem ser degradados por aquecimento na ausência de oxigênio. Esse processo é denominado *pirólise*. Os produtos dessa reação, para temperaturas acima de 500°C, são uma mistura de gases combustíveis, óleo de baixa qualidade e uma espécie de carvão.

Os processos citados são alguns exemplos entre os muitos de conversão da energia solar armazenada na biomassa em alimentos ou combustíveis. Existem outros que envolvem ainda reações catalíticas, reduções químicas etc. A seguir, serão descritas, com algum detalhe, as produções do biogás (gás metano) e dos álcoois etílico e metílico.

Produção do biogás — CH_4 Resíduos orgânicos, como lixo de cozinha, esterco, restos de plantas, esgoto doméstico etc., quando acumulados e deixados em repouso, se decompõem. Dessa decomposição, resultam produtos que são úteis como fonte de energia.

O primeiro estágio da decomposição depende da presença de oxigênio em volta dos resíduos. A existência do oxigênio permite a formação das bactérias aeróbicas, que se reproduzem com bastante facilidade, absorvendo oxigênio e liberando grandes quantidades de gás carbônico.

Quando acaba o oxigênio em torno dos detritos, o segundo estágio se inicia. Nessa fase, as bactérias ácidas anaeróbicas começam a se ativar, digerindo gorduras, proteínas e amidos, liquefazendo os resíduos e convertendo-os em ácido acético. Esse estágio não é muito sensível às variações do meio, como a temperatura, volume, pH, concentração dos componentes e tempo de retenção.

Uma vez completado o segundo estágio, as bactérias metanogênicas iniciam sua atividade, convertendo o ácido acético em gás metano, CH_4, que pode ser aproveitado como combustível. Essas bactérias se reproduzem lentamente e são muito sensíveis às variações do meio. O resíduo é uma pasta rica em nitrogênio e húmus, podendo ser aproveitado como fertilizante.

Esse processo pode ser acelerado colocando-se o material orgânico em recipientes fechados, chamados *digestores*. O digestor pode ser um simples tambor de óleo limpo e vazio, ou um sofisticado sistema usando até coletor solar para aumentar a temperatura dentro dele. Em média, o período de retenção do material orgânico no digestor é 55 dias.

No final da década de 30, a Índia e a Europa iniciaram pesquisas para a produção, em pequena escala e não-comercial, do biogás. A produção do biogás, em escala suficiente para o consumo em regiões rurais, teve os primeiros resultados positivos na China, por volta de 1970. Atualmente, muitas regiões rurais naquele país são auto-suficientes desse combustível para uso doméstico — iluminação, aquecimento e cozimento.

Os problemas mais críticos para uma produção do biogás são os controles do pH e da temperatura durante o terceiro estágio da degradação. Em regiões muito frias, as bactérias metanogênicas não são ativas; e também as variações de temperatura não podem ser maiores que $\pm 2°C$, apesar de que a fermentação pode ocorrer a temperaturas entre 28°C e 45°C. O meio orgânico deve ter o pH entre 6,8 e 7,4, próximo da neutralidade, quando a produção do gás é máxima. Assim, a proporção de cada tipo de matéria orgânica a ser adicionada no digestor deve ser bem controlada para que a produção seja mais eficiente. A Tabela 13.7 apresenta algumas estimativas da disponibilidade de esterco de algumas espécies, assim como a produção esperada do gás, enquanto que a Tabela 13.8 ilustra o consumo do gás para alguns usos domésticos.

Apesar dos problemas associados, a produção do biogás constitui uma fonte de energia relativamente barata, renovável e eficiente, além de ser não poluente. O subproduto desse processo é um excelente fertilizante. Outra vantagem é o aproveitamento de um material que, para ser eliminado ou tratado, necessitaria de consumo de energia.

Produção de álcoois A eficiência com que cada planta converte a energia solar em bioquímica e o seu armazenamento variam bastante, dependendo da natureza de cada uma. A cana-de-açúcar e o sorgo sacarino são exemplos de vegetais com boa eficiência de conversão, o que os torna, potencialmente, matéria-prima para a extração de álcool.

O processo de obtenção dos álcoois, etílico e metílico, a partir de fermentação e destilação de vegetais, como a batata, a beterraba, o milho, a cevada e outros cereais, é conhecido há muito tempo. No entanto, seu uso como combustível é muito mais recente, datando da Primeira Guerra

Tabela 13.7 – Produção de biogás. *Fonte*: *Manual de Energia Solar*. Brasil, Ministério da Indústria e do Comércio/Secretaria de Tecnologia Industrial, 1978.

Fonte animal	Disponibilidade (kg/d)	Gás por animal (ℓ/d)
Bovino	10	368
Humano	0,400	28
Suíno	2,250	178
Galináceo	0,180	11

Tabela 13.8 – Consumo doméstico de gás. *Fonte*: *Manual de Energia Solar*. Brasil, Ministério da Indústria e do Comércio/Secretaria de Tecnologia Industrial, 1978.

Utilização	Consumo de gás
Cozinhar	300 ℓ/(d · pessoa)
Iluminação (100 velas)	127 ℓ/h
Eletricidade	623 ℓ/kWh
Motores	453 ℓ/(h · hp)

Mundial. No Brasil, a retomada da pesquisa dessa forma de utilização indireta da energia solar, através do Plano Nacional do Álcool, em 1975, mostrou uma perspectiva de obter um substituto da gasolina automotiva.

Como foi mencionado no Capítulo 12, um dos grandes setores consumidores de energia é o de transporte. No Brasil, por exemplo, cerca de 26% do petróleo é usado sob a forma de gasolina para automóveis, com a adição de 20% de álcool etílico. Se em todos os carros particulares a gasolina fosse substituída por álcool carburante, o consumo de gasolina automotiva se reduziria para 2/3 do atual.

Duas perguntas básicas que surgem quando se discute sobre a viabilidade de substituir a gasolina pelo álcool para uso como combustível são:

a. O balanço energético da produção de álcoois a partir das matérias-primas disponíveis justifica essa produção?

b. Qual o efeito de plantar vastas regiões de cana-de-açúcar, sorgo sacarino, mandioca ou madeira, quando elas podem ser utilizadas para a produção de alimentos?

Parte da resposta à primeira pergunta pode-se obter analisando as tecnologias envolvidas na produção do álcool a partir das diversas fontes vegetais. Fatores sócio-econômicos precisam ser levados em conta para completar a primeira resposta, assim como para responder à segunda pergunta, o que não será feito aqui*

O *etanol* ou *álcool etílico* (C_2H_5OH),

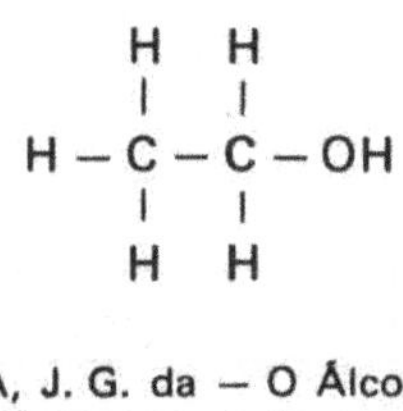

* Veja, por exemplo, (1) SILVA, J. G. da – O Álcool Etílico como Combustível. In: *Problemas de Energia no Brasil*. Brasil, IPEAC, 1976. (2) SILVA, J. G. da – O Pró-Álcool e as Responsabilidades do Setor Agrícola. In: *Boletim Especial – Energia*, Sociedade Brasileira de Física, 1977. (3) GOLDEMBERG, J. – *Energia no Brasil*. Brasil, Livros Técnicos e Científicos, 1979. (4) MOREIRA, J. R. & GOLDEMBERG, J. – *Alcohol – Its Use, Energy and Economics – A Brazilian Outlook*. Brasil, IFUSP/Preprint P-230, 1980.

é tradicionalmente obtido, no Brasil, pela fermentação do melaço, resíduo da indústria do açúcar. No entanto, devido às perspectivas da demanda em larga escala do álcool etílico como combustível, essa matéria-prima mais barata não seria suficiente para produzir a quantidade necessária desse substituto da gasolina. Existem outras matérias-primas que podem ser utilizadas. Os produtos agrícolas que podem ser utilizados para esse fim são a mandioca, o sorgo sacarino, a batata-doce, a batata, o babaçu etc. A longo prazo existem especulações teóricas sobre a utilização do aguapé e do aveloz. A produção de álcool também é possível a partir da celulose de madeira e de resíduos agrícolas de alto teor celulósico, como o bagaço da cana e o sabugo do milho.

A cana-de-açúcar é atualmente a principal fonte de produção do etanol, pois a tecnologia para isso já está bem estabelecida e data dos tempos coloniais. A Figura 13.14 mostra o fluxograma de produção do álcool etílico a partir da cana-de-açúcar.

A produção do etanol a partir dos amiláceos, como grãos, raízes e tubérculos, requer um estágio a mais no processo, pois o amido é um carboidrato que não sofre fermentação direta. É, portanto, necessário transformar o amido em açúcares através de sacarificação. Essa é uma fase bastante complexa de uma destilaria de álcool de amiláceos.

A sacarificação pode ser feita através de ácidos minerais, nos processos químicos, ou através de enzimas provenientes da germinação da matéria-prima ou de microrganismos, nos processos bioquímicos. Os estágios após a sacarificação são essencialmente os mesmos da cana-de-açúcar. O açúcar formado na sacarificação é a glicose.

A madeira e os resíduos agrícolas podem ser também utilizados na produção do álcool. A porção celulósica desses materiais, no entanto, precisa ser convertida em açúcares fermentáveis para que seja possível a obtenção do álcool. Devido à estrutura cristalina altamente ordenada da celulose, $(C_6H_{10}O_5)_n$, e também à presença de lignina rodeando as fibras de celulose e intimamente ligadas a elas, a hidrólise da celulose é bastante dificultada. É, portanto, necessário um tratamento prévio da madeira e dos resíduos celulósicos antes do processo de sacarificação. Após a ruptura da estrutura cristalina da celulose e da rede de lignina, a ação catalítica do ácido ou das enzimas para a produção dos açúcares (glicose) é facilitada. A hidrólise enzimática é mais lenta que a hidrólise ácida, que também está mais desenvolvida industrialmente.

No Brasil, cerca de 1% do etanol produzido comercialmente provém da mandioca, e um pouco menos do sorgo sacarino. Devido ao teor alimentar, a colheita e à industrialização mais complexas da mandioca, tudo indica que o sorgo sacarino será uma fonte mais adequada para a produção do etanol.

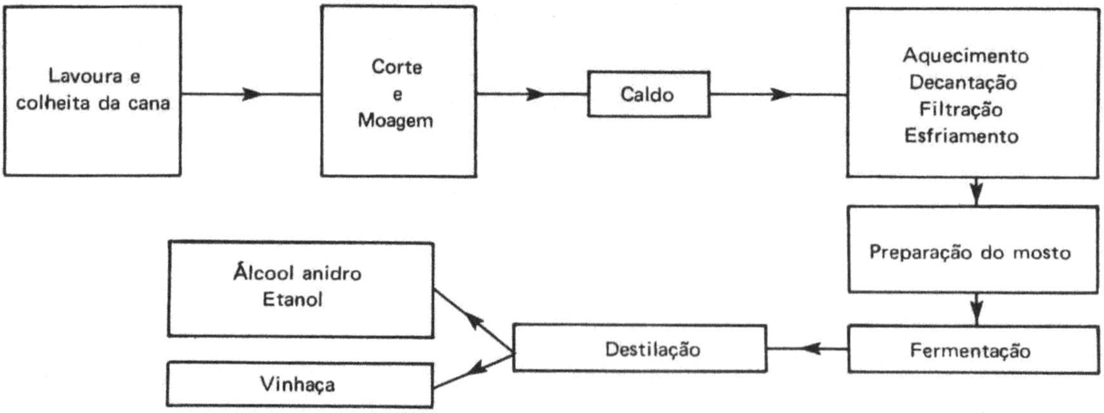

Figura 13.14 — Produção do etanol a partir da cana-de-açúcar. Adaptado de MOREIRA, J. R., VANIN, V. R., GOLDEMBERG, J. & SERRA, G. E. — *Energy Balance for the Production of Ethyl and Methyl Alcohol.* Brasil, IFUSP/Preprint P-165, 1979.

A produção do *álcool metílico* ou *metanol* (CH_3OH),

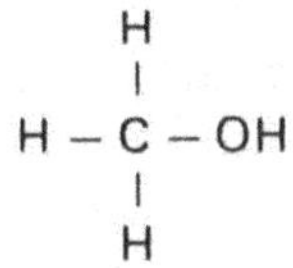

é basicamente diferente da produção do etanol. Enquanto que este último é obtido pela fermentação de açúcares e sua posterior destilação, o primeiro é produzido por reações do gás carbônico com o hidrogênio. A Figura 13.15 apresenta o fluxograma de uma usina de produção do álcool metílico.

Dependendo do tipo de gaseificador, além do monóxido de carbono e do hidrogênio, outros gases podem ser produzidos. Os gases indesejáveis são retirados, enquanto que hidrocarbonetos e carvão recuperados e utilizados para fornecer energia térmica para a usina.

A tecnologia envolvida na produção do metanol a partir de produtos agrícolas ainda está em desenvolvimento. Além disso, pouco se conhece sobre o uso desse tipo de álcool como substituto da gasolina automotiva em larga escala. As características poluentes e corrosivas do metanol, no atual estágio de pesquisa, são superiores às do etanol.

De modo geral, toda biomassa pode ser usada para produzir tanto o etanol como o metanol. O ponto principal consiste na análise da tecnologia envolvida e o balanço energético de cada método. A madeira, por exemplo, será quase totalmente aproveitada se for usada para produzir metanol, enquanto que, para a produção de etanol, seu aproveitamento é cerca de 50%.

Os cálculos de balanço energético existentes mostram a viabilidade da produção do etanol como substituto da gasolina automotiva. Entretanto, além das vantagens de ser, por exemplo, menos poluente quanto aos resíduos produzidos (como o chumbo e o enxofre presentes na gasolina) e renovável, existem ainda problemas técnicos e sócio-econômicos que precisam ser analisados com cuidado antes de se definir o álcool como uma das soluções para o problema da substituição da gasolina.

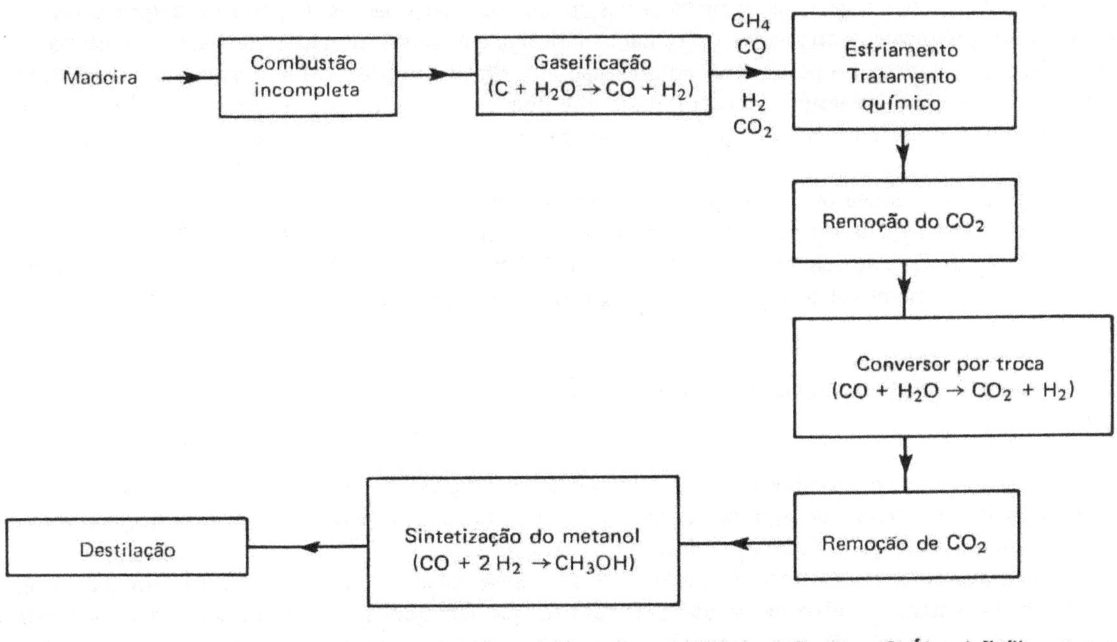

Figura 13.15 — Produção do metanol a partir da madeira. *Fonte*: SILVA, J. G. da — O Álcool Etílico como Combustível. In: *Problemas de Energia no Brasil*. Brasil, Instituto de Pesquisas, Estudos e Assessoria do Congresso, 1976.

13.5 – ENERGIA EÓLICA

Uma grande quantidade de potência está contida no movimento do ar na forma de vento. Os persas e os chineses desenvolveram os primeiros moinhos de vento alguns séculos a.C., e alguns desses ainda estão em funcionamento. As velas dos moinhos persas giravam em torno de um eixo vertical, da mesma maneira que um carrossel.

O uso de cataventos horizontais, cujas velas giravam em torno de um eixo horizontal, difundiu-se pelo mundo islâmico após a conquista do Irã pelos árabes. Os cataventos europeus do século 11 também eram do tipo com eixo horizontal. No século 17, a Holanda tornou-se a nação industrializada com o uso mais extensivo da potência eólica nos moinhos e navios. Por volta de 1750, havia 8 000 moinhos em funcionamento nos Países Baixos, e mais de 10 000 moinhos de vento na Alemanha na metade do século 19.

O desenho dos moinhos de vento sofreu muitas alterações desde sua invenção. O número de braços variava desde 3 até 32 e as velas eram de pano ou de madeira. O modelo do catavento e o material de que era feito variavam segundo a região em que fosse instalado e sua finalidade.

Os moinhos de vento eram usados, inicialmente, para fazer circular água e para acionar moendas. Por volta de 1890, La Cour desenvolveu na Dinamarca um tipo de moinho que foi utilizado, pela primeira vez, para produzir eletricidade. O catavento de eixo horizontal desenvolvido por La Cour possuía um rotor de cerca de 23 m de diâmetro, uma vela de 2,5 m de largura, e produzia 9 kW de eletricidade. Atualmente, existem vários tipos de aerogeradores, cataventos construídos para a produção de energia elétrica, produzindo mais de 1 MW de potência. Esses aerogeradores são bastante grandes, alguns instalados em torres de mais de 30 m de altura, com hélices de lâminas de mais de 50 m de diâmetro. Na região de Cabo Frio, no Rio de Janeiro, existem inúmeras salinas em que a água do mar é bombeada por moinhos de vento.

Além do uso terrestre dos moinhos de vento, a energia eólica é utilizada também para mover barcos e navios. Por exemplo, existem indícios de que os vikings vieram para o continente americano em suas embarcações a vela; os egípcios já navegavam com seus barcos de papiro movidos a vento, e os índios pré-incaicos atravessavam o Lago Titicaca em balsas providas de velas. As caravelas utilizadas para o descobrimento e a colonização do Brasil também eram movidas a vento. Elas possuíam inovações técnicas que permitiram aos portugueses dominar, durante muito tempo, a navegação marítima. Atualmente, dois esportes de moda movidos a vento são o da asa-delta e o do *wind-surf*.

O catavento converte a energia dos ventos em energia de rotação das pás, e essa energia mecânica é transformada em outros tipos de energia de diversas maneiras dependendo da utilização. Esses engenhos são empregados para extrair água dos poços, na irrigação, em moinhos de cereais, na produção de energia elétrica, para mover máquinas têxteis etc.

Questão – Cite outras aplicações da energia eólica.

Podem-se dividir os cataventos e os aerogeradores de acordo com a direção de seu eixo de rotação. Assim, o sistema de eixo vertical possui o eixo de rotação perpendicular ao solo, enquanto que no sistema de eixo horizontal o eixo de rotação é paralelo ao solo.

Os cataventos de eixo vertical operam independentemente da direção do vento. Em contraste, as pás de um sistema de eixo horizontal precisam ser reorientadas, por meio de leme, toda vez que houver mudança na direção do vento. Isso porque o vento deve incidir perpendicularmente sobre elas para que a conversão de energia seja máxima. A Figura 13.16 esquematiza alguns exemplos de cataventos verticais e horizontais.

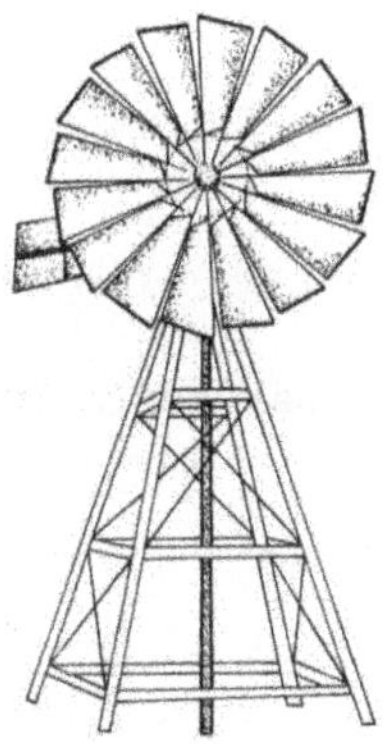

(a) Catavento tradicional

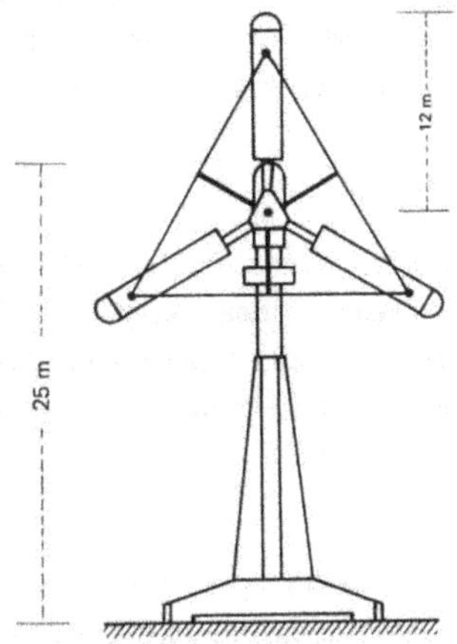

(b) Turbina eólica – Dinamarca

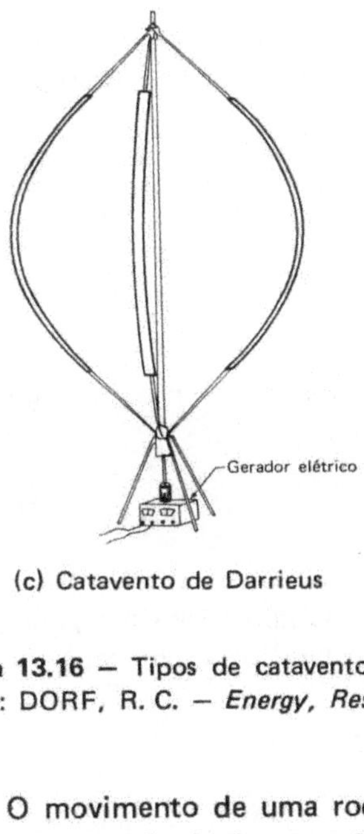

(c) Catavento de Darrieus

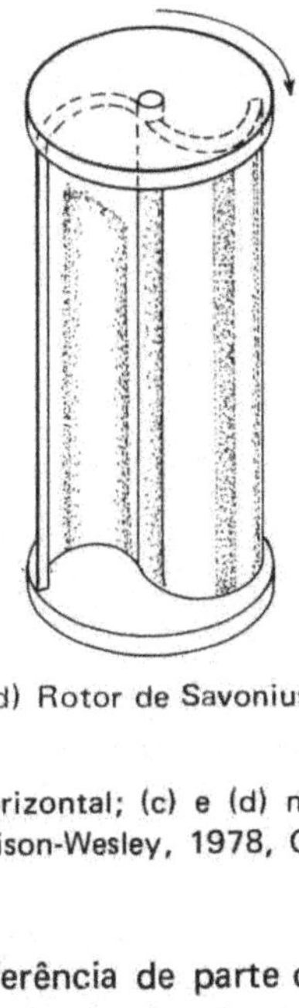

(d) Rotor de Savonius

Figura 13.16 – Tipos de catavento: (a) e (b) modelos de eixo horizontal; (c) e (d) modelos de eixo vertical. *Fonte*: DORF, R. C. – *Energy, Resources and Policy*. USA, Addison-Wesley, 1978, Capítulo 14.

O movimento de uma roda de vento se deve à transferência de parte da energia cinética do vento para as pás. Assim, se a incidência do vento for perpendicular às pás, grande parte da energia cinética do vento será transferida para elas.

Questão – Qual é a relação entre o plano que contém a área varrida pelas lâminas de um catavento de eixo horizontal e a direção do vento? E no caso de um catavento de eixo vertical?

A eficiência do catavento é definida como a razão entre a potência extraída do vento pela potência contida no vento que atravessa a área varrida pelas pás, ou seja:

$$\boxed{\eta = \frac{\text{potência extraída}}{\text{potência contida}} = \frac{P_{ext}}{P_{cont}}}$$

Levando-se em conta que da variação da energia cinética (ou quantidade de movimento) do vento resulta o movimento do catavento, e aplicando-se a teoria da hidrodinâmica, pode-se calcular a potência máxima extraída de um catavento de eixo horizontal, que é*:

$$P_{máx} = \left(\frac{8}{27}\right) \pi r^2 \rho v^3 \tag{13.11}$$

onde r é o raio do catavento, ρ a densidade do ar nas condições de operação, e v a velocidade do vento antes de incidir sobre as pás.

Se o catavento não causar turbulências no fluxo do ar incidente, a energia cinética (K) do ar incidente sobre a área varrida pelas pás será

$$K = \frac{1}{2} mv^2 = \frac{1}{2} \rho Vv^2$$

onde V é o volume do ar incidente.

Para um volume cilíndrico de secção igual à área do catavento e comprimento x

$$K = \frac{1}{2} \rho \pi r^2 x v^2$$

A potência contida no vento é exatamente a variação infinitesimal dK no intervalo de tempo infinitesimal dt, isto é,

$$P_{cont} = \frac{dK}{dt} = \frac{1}{2} \rho \pi r^2 \frac{dx}{dt} v^2$$

Entretanto,

$$\frac{dx}{dt} = v$$

onde dx é a variação infinitesimal do deslocamento do ar num intervalo de tempo dt. Logo,

$$P_{cont} = \frac{1}{2} \rho \pi r^2 v^3 \tag{13.12}$$

Essa fórmula será válida mesmo que a velocidade do vento varie. Com os valores obtidos para $P_{máx}$ e P_{cont}, chega-se à conclusão que a eficiência máxima teórica calculada para um catavento de eixo horizontal é

$$\eta_{máx} = \frac{P_{máx}}{P_{cont}} = \frac{(8/27)\, \pi r^2 \rho v^3}{(1/2)\, \pi r^2 \rho v^3} = \frac{16}{27}$$

ou seja,

$$\eta_{máx} = 0{,}593 = 59{,}3\%$$

quaisquer que sejam a velocidade do vento e as dimensões do catavento.

Na realidade, as eficiências atingidas são da ordem da metade do valor teórico máximo. Assim, a potência mecânica real máxima também será a metade da teórica, isto é,

$$\boxed{P_{real} = \frac{1}{2} P_{máx} = \left(\frac{4}{27}\right) \pi r^2 \rho v^3} \tag{13.13}$$

---

* PENNER, S. S. & ICERMAN, L. – *Energy, Non-Nuclear Energy Technologies*. USA, Addison-Wesley, 1975, vol. II. Capítulo 15.

Exemplo 13.8 – Qual a potência mecânica que se pode extrair efetivamente de um moinho de 10 m de raio, sujeito a um vento de 10 m/s, se a densidade do ar é ρ = 1,288 kg/m³?

Solução

$$P_{máx} = \frac{8}{27}\pi r^2 \rho v^3 = \frac{8}{27}\pi (10\ \text{m})^2 (1{,}288\ \frac{\text{kg}}{\text{m}^3})(10\ \frac{\text{m}}{\text{s}})^3$$

$$P_{máx} \cong 120\ \text{kW}$$

$$P_{real} = \frac{1}{2} P_{máx} \quad \therefore \quad P_{real} \cong 60\ \text{kW}$$

Exercício Proposto – Deseja-se construir um moinho de eixo horizontal numa região em que a velocidade média do vento é 54 km/h e a potência de saída é 2 000 kW. Qual deve ser o raio do catavento a ser construído? Quantas unidades dessas são necessárias para produzir uma potência de 1 000 MW (que é a produção de uma central termoelétrica moderna)? Considere ρ = 1,288 kg/m³.

Se os cataventos forem utilizados para a produção de energia elétrica, a eficiência real do sistema como um todo é menor que 50%. Cálculos otimistas mostram que a eficiência da conversão da energia eólica em energia elétrica é da ordem de 25%.

Questão – Se a eficiência da conversão da energia eólica em energia elétrica for 25%, e da conversão da energia eólica em energia mecânica for 50%, qual será a eficiência da conversão mecanoelétrica?

Para poder aproveitar melhor a energia eólica, os moinhos devem ser construídos afastados do chão. Isso porque a velocidade do vento aumenta com a altura, pois o fluxo de ar não é retardado pelo atrito com o solo. Outro fator que determina a eficiência de conversão de energia é o desenho das pás do catavento. Essas não devem criar condições de perda de energia com turbulências e arrastamento do ar.

Atualmente existem muitos tipos de aerogeradores em funcionamento. Alguns estão instalados em torres de mais de 30 m de altura, possuindo cataventos de mais de 50 m de diâmetro e produzindo mais de 1 MW.

Uma desvantagem inevitável de usar geradores a vento é a variabilidade do vento. O armazenamento de energia para ocasiões de menor atividade eólica se torna necessário. Uma das maneiras de fazê-lo seria transformar a energia mecânica de rotação em energia potencial de água, isto é, bombeando água para um reservatório, enquanto o catavento está funcionando, para ser utilizada numa turbina hidráulica posteriormente. Outra maneira é o uso de um acumulador elétrico.

QUESTÕES

1. Quais são, na sua opinião, as alternativas mais convenientes do ponto de vista econômico, social e político para suprir a demanda de energia no Brasil? Justifique sua resposta.

2. Além das fontes de energia descritas, existem muitas outras que podem ser aproveitadas, de uma forma ou de outra. Cite três delas e descreva, em linhas gerais, como suas energias podem ser convertidas para ser utilizadas numa sociedade industrializada.

3. Quais são os motivos principais que levaram à procura e ao desenvolvimento de métodos alternativos de conversão de energia?

4. Considere os processos de produção de energia a partir da fissão nuclear e da fusão nuclear.
   a. Qual a principal semelhança entre eles? Explique sua resposta.
   b. Cite duas diferenças básicas entre esses processos e faça uma análise delas.

5. Quais as diferenças básicas, do ponto de vista físico, entre a produção elétrica a partir da energia nuclear de fissão e da energia hidráulica? (Discuta sem considerar os aspectos técnicos, como os tipos de reatores, geradores etc.)

6. Considere os processos de produção do etanol a partir da cana-de-açúcar e do metanol a partir da madeira.

a. Qual é a diferença básica entre esses processos? Explique.

b. Por que esses processos são considerados processos de conversão indireta da energia solar? Explique.

PROBLEMAS

1. Qual é a quantidade de energia geotérmica disponível numa casca de 30 km de espessura da crosta da Terra, localizada a 100 km de profundidade, como ilustrado na figura? (Dê a resposta em kWh.) Suponha que: R_{Terra} = 6 370 km; densidade média da crosta = 2 700 kg/m^3; quantidade de energia necessária para elevar de 1°C, 1 kg de terra = 700 J; e temperatura da casca ≅ 1 000°C.

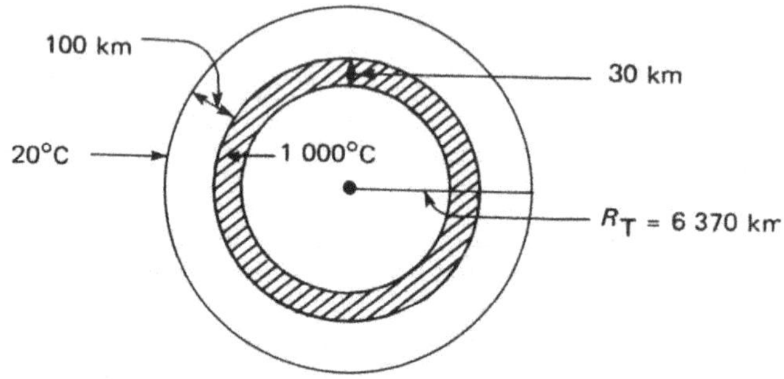

2. No problema anterior, suponha que a condutividade térmica da Terra seja aproximadamente igual a 0,006 cal/(cm • s • grau) (igual à do granito) e a temperatura média à superfície é 20°C.

a. Qual é o fluxo de energia geotérmica por unidade de área que chega à superfície, se o processo de transferência de calor for só por condução?

b. Quanto tempo levaria para toda essa energia chegar à superfície? (Considere, por simplicidade, que a crosta até 130 km de profundidade é uniforme.)

c. Relacione esse tempo com

i. a idade da Terra;

ii. o tempo de existência do homem na Terra.

3. A parede de 5 m de largura por 3 m de altura de uma sala é feita com um material cujo coeficiente de condutividade térmica é 0,005 cal/cm • s • grau. Qual é a espessura dessa parede, se a energia total dissipada num dia é 64,8 × 10^3 kcal, e a diferença de temperatura entre o interior e o exterior é 10 graus?

4. Num dia claro, a incidência solar sobre São Paulo é cerca de 1 000 W/m^2, por volta do meio-dia. Supondo que a incidência média diária é da ordem de 300 W/m^2, qual é a área necessária a ser coberta por células fotovoltaicas com eficiência de conversão de 8%, ligadas a uma usina elétrica de 32% de eficiência e 768 MW de potência produzida?

5. A incidência solar média por unidade de área numa dada região é 600 W/m^2, durante um intervalo de tempo efetivo de 6 h/d.

a. Qual é a energia disponível, orp unidade de área, para ser coletada por dia por um coletor solar plano? Dê a sua resposta em J/m^2.

b. Deseja-se usar um coletor cuja eficiência é 48% para aquecer uma residência que consome cerca de 1 115 × 10^6 J/d. Qual deve ser a área desse coletor?

c. Esse coletor é viável na prática? Por quê? Sugira uma maneira de produzir um sistema viável.

6. Sabe-se que a eficiência máxima teórica da conversão da energia eólica em energia mecânica é 0,6, para um catavento de eixo horizontal. Deseja-se construir um moinho de vento de 10 m de raio, numa região onde a velocidade média do vento é 10 m/s, resultando em uma potência mecânica extraída máxima de 120 kW. Qual será a potência efetiva extraída desse moinho se sua eficiência for de 45%?

REFERÊNCIAS BIBLIOGRÁFICAS

Os dados citados neste capítulo foram extraídos dos seguintes trabalhos:

Balanço Energético Nacional. Brasil, Ministério das Minas e Energia, 1980.

BARRETT, W. T. e colaboradores — Nuclear Energy Technology. In: *Energy Technology Handbook.* USA, McGraw-Hill, 1977, Capítulo 5.

BOWEN, R. G., GROH, E. A. — Geothermal Energy. In: *Energy Technology Handbook.* USA, McGraw-Hill, 1977, Capítulo 7.

DANIELS, F. — *Direct Use of the Sun's Energy.* USA, Yale University Press, 1964, Capítulo 2.

DORF, R. C. — *Energy, Resources and Policy.* USA, Addison-Wesley, 1978, Capítulos 14, 15 e 17.

GASPARINI, P., MANTOVANI, M. S. M. — *Energia Geotérmica: Perspectivas para a América Latina.* Suplemento Cultural de O Estado de São Paulo, nº 182, 27/4/80.

GOETHALS, R. — L'Energie Éolienne. *La Recherche 11*:262, Mars, 1980.

HELENE, M. E. M., GRAÇA, G. M. G. & VANIN, V. R. — Madeira como Fonte de Energia — Etanol a partir da Celulose. *Ciência e Cultura 32*:807, Jul., 1980.

KIELY, C. — *Solar Energy — A Do-It-Yourself Manual.* UK, Hamlyn, 1977.

Manual de Energia Solar. Brasil, Ministério da Indústria e do Comércio/Secretaria de Tecnologia Industrial, 1978.

MOREIRA, J. R., VANIN, V. R., GOLDEMBERG, J. & SERRA, G. E. — *Energy Balance for the Production of Ethyl and Methyl Alcohol.* Brasil, IFUSP/Préprint P-165, 1979.

PENNER, S. S. & ICERMAN, L. — *Energy, Non-Nuclear Energy Technologies.* USA, Addison-Wesley, 1975, vol. II, Capítulos 14, 15 e 18.

SILVA, J. G. da — O Pró-Álcool e as Responsabilidades do Setor Agrícola. In: *Boletim Especial — Energia.* Brasil, Sociedade Brasileira de Física, 1977.

SILVA, J. G. da — O Álcool Etílico como Combustível. In: *Problemas de Energia no Brasil.* Brasil, Instituto de Pesquisas, Estudos e Assessoria do Congresso, 1976.

SMIL, V. — *China's Energy — Achievements, Problems, Prospects.* USA, Praeger, 1976.

Livros

A Energia. Brasil, Biblioteca Científica Life, José Olympio, 1969.

CONSIDINE, D. M., Ed. — *Energy Technology Handbook.* USA, McGraw-Hill, 1977.

COOK, E. — *Man, Energy, Society.* USA, W. H. Freeman, 1976.

CRAWLEY, G. M. — *Energy.* USA, Mcmillan, 1975.

DORF, R. C. — *Energy, Resources and Policy.* USA, Addison-Wesley, 1978.

EDEN, R., POSNER, M., BENDING, R., CROUCH, E. & STANISLAW, J. — *Energy Economics: Growth, Resources and Policies.* USA, Cambridge University Press, 1980.

GOLDEMBERG, J. — *Energia Nuclear no Brasil.* Brasil, Hucitec, 1978.

GOLDEMBERG, J. — *Energia no Brasil.* Brasil, Livros Técnicos e Científicos, 1979.

LOFTNESS, R. L. — *Nuclear Power Plants.* USA, Van Nostrand, 1964.

MARION, J. B. — *Physical Science in the Modern World.* USA, Academic Press, 1974.

PENNER, S. S. & ICERMAN, L. — *Energy.* USA, Addison-Wesley, 1974, vol. I; 1975, vol. II.

PRESS, F. & SIEVER, R. — *Earth.* USA, W. H. Freeman, 1974.

ROMER, R. H. — *Energy — An Introduction to Physics.* USA, W. H. Freeman, 1976.

ROUSE, R. S. & SMITH, R. O. — *Energy — Resources, Slave, Pollutant.* USA, Macmillan, 1975.

SMIL, V. — *China's Energy — Achievements, Problems, Prospects.* USA, Praeger, 1976.

SØRENSEN, B. — *Renewable Energy.* UK, Academic Press, 1979.

THIRRING, H. — *Energy for Man, from Windmills to Nuclear Power.* USA, Harper & Row, 1976.

WILSON, R. & JONES, W. J. — *Energy, Ecology and the Environment.* USA, Academic Press, 1974.

Artigos de Periódicos

BROWN, R. I. — Um Esquema para Avaliar os Impactos de Estratégias Diversas para Etanol. Outras Substituições e a Racionalização na Demanda dos Derivados de Petróleo em 1985. *Ciência & Cultura 32*:1032, ago., 1980

ISMAIL, K. A. R. — Armazenamento de Energia Solar; Matérias e Técnicas. *Ciência & Cultura 32*:239, fev., 1980.

ISMAIL, K. A. R. — As Perspectivas dos Geradores Eólicos. *Ciência & Cultura 32*:949, jul., 1980.

MOREIRA, J. R., GOLDEMBERG, J. — Alcohols — Its Use, Energy and Economics — A Brazilian Outlook. *Resource, Management and Optimization 1*:231, Jan., 1981.

PASCHOA, A. S. — Retrospectiva das Atividades da SBPC/SBF sobre Poluição Nuclear. *Ciência & Cultura* *32*:1197, set., 1980.

Scientific American 224, Sept., 1971 — Número especial sobre Energia.

Publicações Especiais

Balanço Energético Nacional. Brasil, Ministério das Minas e Energia, 1980.

Energia. Boletim Especial XI Reunião Anual da SBF. Sociedade Brasileira de Física, 1977.

KRUGMANN, H. — *The Economics and Energy Input — Output of a Solar Water Heating System in São Paulo, Brazil.* IFUSP/Preprint P-187, 1979.

Manual de Energia Solar. Brasil, Ministério da Indústria e do Comércio/Secretaria de Tecnologia Industrial, 1978.

MOREIRA, J. R., VANIN, V. R. & GOLDEMBERG, J. — *Energy Balance for the Production of Ethyl and Methyl Alcohol.* IFUSP/Preprint. P-165, 1979.

MOREIRA, J. R. & GOLDEMBERG, J. — *Solving the Energy Problem in Latin America.* IFUSP/Preprint P-286, 1981.

Problemas de Energia no Brasil. Brasil, Instituto de Pesquisas, Estudos e Assessoria do Congresso, 1976.

Relatório do Grupo de Trabalho sobre a Poluição Nuclear. Boletim especial. Sociedade Brasileira de Física, 1977.

SERRA, G. E., GOLDEMBERG, J., CARVALHO, C. M. & MOREIRA, J. R. — *The Energetics* of *Alternative Biomass Sources for Ethanol Production in Brazil.* IFUSP/Preprint P-171, 1979.

LEITURAS SUPLEMENTARES

UM EXEMPLO DE CONVERSÃO DE ENERGIA

Amando Siuiti Ito
Departamento de Física Experimental
Instituto de Física
Universidade de São Paulo

INTRODUÇÃO

O processo de conversão de energia que assegura a vida em nosso planeta é o desenvolvido pelos organismos fotossintetizadores. Esses organismos conseguem captar a energia transportada pela radiação solar e transformá-la em energia química contida em moléculas como a de ATP e os carboidratos e fazer a síntese de macromoléculas essenciais à vida: proteínas, lipídios, ácidos nucléicos.

No laboratório do Grupo de Bioconversão de Energia do Instituto de Física da USP, estão sendo feitos dois tipos de estudos relacionados com o processo fotossintético. No primeiro deles, baseado na transformação da energia solar em química via fotossíntese, busca-se, como produto final da reação fotossintética, uma molécula combustível como o hidrogênio molecular (H_2). No segundo, parte-se do fato de que o fenômeno da fotossíntese ainda não está compreendido em sua totalidade, com muitas questões a serem esclarecidas, como, por exemplo, o mecanismo de ação das moléculas de clorofila durante a fotossíntese. A seguir, é apresentada uma breve descrição desses estudos.

PRODUÇÃO DE H_2 POR CIANOFÍCEAS

As cianofíceas ou algas azuis, como os organismos fotossintetizadores, utilizam a energia solar para o próprio crescimento. Diferentemente de outros vegetais, entretanto, tais algas realizam a reação de fixação do N_2 atmosférico. Essa reação (transformação de N_2 em NH_3) requer energia, que é cedida pelas moléculas de ATP geradas pela fotossíntese.

Verificou-se entretanto que, em determinadas condições, a enzima nitrogenase que cataliza a fixação de N_2 pode ser usada para uma outra reação: na ausência de N_2, a nitrogenase cataliza a formação de hidrogênio molecular H_2. Dessa forma, pode-se pensar na utilização do mecanismo fotossintético dessas algas para efetuar a fotólise da água:

$$H_2O \xrightarrow{\text{Luz}} H_2 + \frac{1}{2} O_2$$

O hidrogênio molecular assim gerado a partir da energia solar poderia ser armazenado e utilizado como combustível quando necessário. Na reação de combustão, apresentada a seguir, é liberada uma energia E = 57 800 cal/mol:

$$H_2 + O_2 \longrightarrow H_2O + E$$

Para demonstrar a viabilidade desse sistema de produção de H_2, foram estudadas culturas da alga azul *Anabaena flos-aquae*. Culturas estéreis dessa alga foram expostas à iluminação em frascos com atmosfera controlada (contendo argônio e CO_2). De tempos em tempos faziam-se medidas da quantidade de hidrogênio liberado pelas culturas e um resultado típico é ilustrado pelo gráfico seguinte:

---

* Trabalho apresentado na XXX Reunião Anual da SBPC-1978, "Medidas de Produção de H_2 por *Anabaena flos-aquae*" (A. S. Ito, C. A. Minto, M. J. Caldas e S. S. Viana).

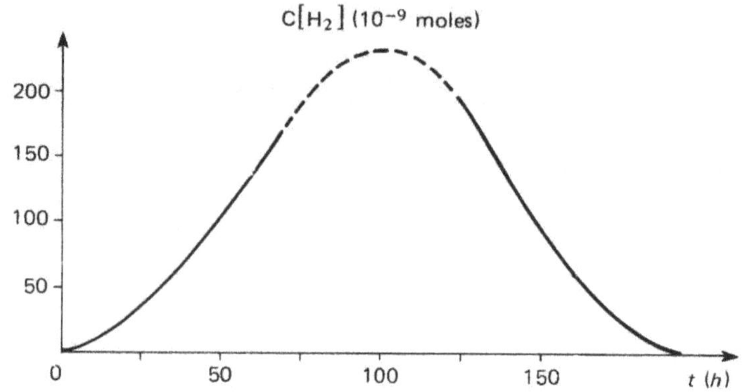

Na experiência referente ao gráfico*, uma cultura de 6 ml, a 25°C, foi exposta a uma lâmpada fluorescente, recebendo uma potência por unidade de área de 26 W/m^2. A taxa média de produção de H_2, nas primeiras 50 horas, foi de 10^{-9} mols/(ml de cultura • min).

Assim, durante certo intervalo de tempo ocorre um aumento na quantidade de H_2 liberado pelas algas. Após cerca de 100 horas de experimento, verificou-se uma diminuição da quantidade de H_2, ao mesmo tempo que o aspecto da cultura indicava que uma parte dela estava morrendo.

Esses resultados mostram que, para se ter um sistema estável de produção de H_2 via fotossíntese, é preciso buscar uma conciliação entre o crescimento e o desenvolvimento das culturas e a maior liberação possível de H_2. No decorrer da experiência diversos parâmetros devem ser medidos e controlados:

- quantidade de algas presentes no frasco medido
- quantidades de H_2 e O_2 liberados
- intensidade e espectro da radiação incidente
- temperatura das culturas
- meios de cultura
- estágio de crescimento da produção em estudo
- cuidados para manter a cultura isenta de contaminações

Para a execução da experiência, tornam-se necessários equipamentos variados: termômetros, balanças de precisão, destiladores, câmara de esterilização, autoclave, espectrofotômetro, cromatógrafo de gás etc. É, finalmente, patente, pela natureza do problema envolvido e pela diversidade dos equipamentos utilizados, a necessidade de uma grande interação entre especialistas em áreas como Biologia, Bioquímica e Biofísica.

ESTUDO SOBRE MONOCAMADAS DE CLOROFILA

Uma das maneiras de se tentar compreender a complexidade dos processos que ocorrem *in vivo* é a simulação dos mesmos em sistemas-modelo que buscam imitar, de maneira simplificada, aquilo que a natureza desenvolveu ao longo de milhões de anos de evolução dos seres vivos. A fotossíntese é um desses processos complexos: sua importância é vital para nossa existência, e ela, em essência, transforma a energia solar em energia química.

Muito já se sabe sobre a fotossíntese, sendo reconhecido que a clorofila é o pigmento mais importante no processo fotossintético das plantas superiores. Sua composição química é conhecida, assim como várias de suas propriedades físicas e químicas. Um dos fatos notáveis verificados nos vegetais é que as moléculas de clorofila se agrupam de maneira ordenada em unidades fotossintéticas (cerca de 300 moléculas por unidade), indicando uma participação coletiva e coordenada na captação da radiação luminosa e na transformação de sua energia em energia química.

Para um entendimento de como as moléculas interagem entre si nesse fenômeno de captação e transformação de energia, está sendo estudado um arranjo artificial de moléculas de clorofila. O arranjo em que se procura dispor as clorofilas de maneira ordenada é o de "monocamadas de clorofila", ou seja, uma camada de clorofilas que tem a espessura de uma molécula de clorofila.

Nessa camada, moléculas de clorofila se dispõem bastante próximas e de forma ordenada, num arranjo conhecido (ao contrário do que ocorre quando as clorofilas estão em solução, quando elas se

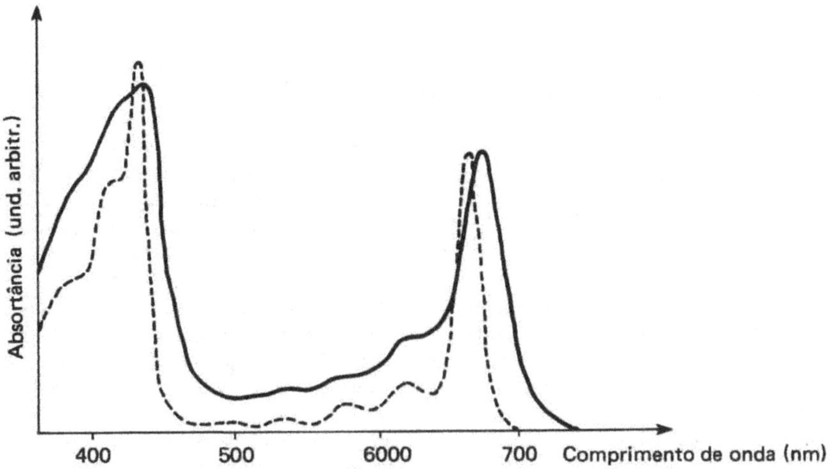

movimentam no solvente de maneira aleatória). Uma vez obtida a monocamada, estudos espectroscópicos permitem obter informação sobre a estrutura das moléculas e o mecanismo pelo qual elas interagem.

Como ilustração desse trabalho são apresentados abaixo espectros de absorção ótica da clorofila *a* em solução de benzeno e na forma de monocamadas. Nessa experiência extraiu-se clorofila *a* do espinafre.

Nesses espectros verifica-se que a clorofila *a* absorve intensamente radiação na região vermelha (comprimentos de onda próximos a 650 nm) e na região azul (comprimentos de onda próximos a 450 nm), transmitindo a luz verde, o que dá sua cor característica. Pode-se notar uma diferença importante entre os dois espectros de absorção ótica: enquanto na solução de clorofila *a* em benzeno o pico de absorção no vermelho está em 662 nm, a clorofila *a* em monocamadas mostra esse pico em 670 nm. Essa diferença está ligada ao fato de que, na solução em benzeno, moléculas de clorofila *a* apresentam-se na forma de monômeros enquanto o arranjo em monocamadas permite a formação de agregados de clorofila *a*. As monocamadas não são o arranjo real das clorofilas no cloroplasto, é claro, mas são uma aproximação melhor que as soluções de clorofila. Por esta razão estudos com monocamadas de clorofila podem ser importantes para uma melhor compreensão dos fenômenos que ocorrem *in vivo.*

Para execução desse tipo de experimento, novamente se destaca a participação conjunta de pesquisadores de áreas diferentes, como Biologia, Química, Física, que se misturam nos trabalhos de extração da clorofila dos vegetais, na purificação, na preparação das monocamadas, nas medições espectroscópicas e na interpretação dos resultados.

REFERÊNCIAS BIBLIOGRÁFICAS

Sobre a produção de H_2:

BENEMANN, J. R. & WEARE, N. W. – *Science 184*:174, 1974.
NEIL, E. e colaboradores – *Intern. Journal of Hydrog. En. 1*:44, 1976.

Sobre a fotossíntese:

RABINOVITCH, E. & GOVINDJEE, C. – *Photosynthesis.* USA, John Wiley & Sons, 1969.
CLAYTON, R. R. – *Light and Living Matter.* USA, McGraw-Hill, 1970.
GOVINDJEE, C. & GOVINDJEE, R. – *Scientific American 231*:68, 1974.

ASPECTOS ECOLÓGICOS DA ENERGIA NUCLEAR

Délcio Rodrigues
Paulo E. Artaxo Netto
Departamento de Física Experimental
Instituto de Física
Universidade de São Paulo

Todo o ciclo do combustível nuclear, esquematizado na Figura 1, desde a mineração até o reprocessamento, passando pelo reator, é acompanhado de uma contínua contaminação do meio ambiente por radioatividade. Isso significa que, em todas as etapas de extração, processamento, utilização e reprocessamentos dos combustíveis nucleares (como o urânio), efluentes de baixa, média e alta atividades são emitidos para o ambiente.

Vamos fazer uma descrição sumária do ciclo do urânio para visualizar os pontos de emissão de material radioativo (os números fornecidos são para um reator tipo PWR de 1 000 MW, análogo aos

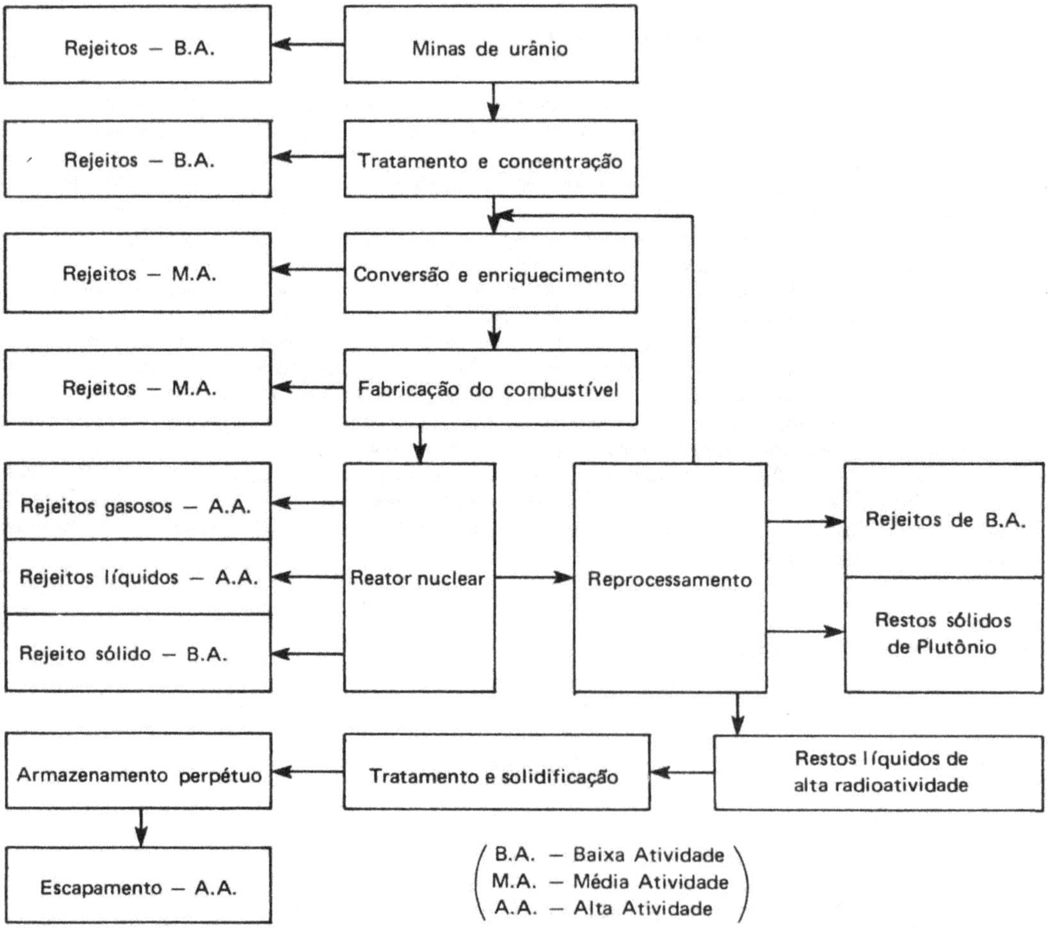

Figura 1 – Esquema de produção de rejeitos no ciclo simplificado do combustível nuclear.

constantes no Acordo Brasil-Alemanha, funcionando durante um ano). O urânio é encontrado na natureza, dentro das rochas, numa proporção de 99,3% do isótopo 238 e 0,7% do isótopo 235.

Para o reator considerado, é necessário extrair $85{,}7 \times 10^6$ kg de urânio a fim de se produzir o combustível. Devido a uma característica tecnológica dos reatores a serem instalados no Brasil, depois de concentrado, o urânio precisa ser enriquecido até uma proporção de 3,3% do isótopo 235. Isso é feito em fase gasosa, através do hexafluoreto de urânio (UF_6). Após o enriquecimento, o urânio é convertido para a forma de óxido de urânio (U_3O_8), que é sólido, e transformado em pequenas pastilhas que, empilhadas, constituem o combustível do reator. Nesse ponto, a quantidade de urânio é $3{,}45 \times 10^4$ kg a 3,3% de ^{235}U. Parte desse combustível é trocada a cada 6 meses, para manter a eficiência do processo de fissão nuclear.

No combustível já utilizado, grande parte ainda é urânio físsil que pode ser aproveitado. Temos, portanto, a necessidade do reprocessamento. Nessa etapa, uma parte do urânio é separada e levada para o enriquecimento. Ainda nesse estágio, também se separa o plutônio, material altamente estratégico, pois pode ser utilizado para a produção de bombas nucleares. O resíduo sólido, num volume de cerca de 3 m^3, constitui em grande parte o que se chama comumente de lixo atômico, e deve ser guardado perpetuamente.

Todas as manipulações do ciclo, em maior ou menor grau, geram efluentes radioativos. A Tabela 1 mostra as principais emissões, nas diversas etapas, no caso de um funcionamento normal do ciclo, isto é,

Tabela 1 — Principais quantidades de material processado e radiação emitida para o ambiente por um reator nuclear e todo o ciclo do combustível nuclear do tipo PWR (de 1 000 MW) por ano. B.A.: baixa atividade; M.A.: média atividade, e A.A.: alta atividade. *Fonte*: PASCHOA, A. S.: Documento Base sobre o Impacto do Ciclo do Combustível Nuclear no Meio Ambiente. Relatório do Grupo de Trabalho sobre a Poluição Nuclear. Brasil, Sociedade Brasileira de Física, 1977.

	Emissões de radioatividade para ambiente			
Atividade	Sólidos	Gases	Líquidos	Quantidade processada ou gerada
Mineração	—	^{222}Rn: $1{,}0 \times 10^5$ Ci	—	85×10^9 g
Tratamento e concentração	^{230}Th: 54 Ci ^{226}Ra: 57 Ci	^{222}Rn: 58 Ci	^{230}Th: 3 Ci	$1{,}7 \times 10^8$ g U (concentrado)
Conversão (UF_6)	—	—	—	$1{,}7 \times 10^8$ g U (convertido)
Enriquecimento	—	^{235}U: 56 Ci	—	$1{,}7 \times 10^8$ g U (3,3% ^{235}U)
Produção do combustível	—	^{235}U: 0,2 Ci	—	$3{,}45 \times 10^4$ g U
Geração de potência (reator)	—	^3H: 50 Ci $^{133}Xe + {}^{85}Kr$: 7×10^3 Ci	^3H: 450 Ci	$8{,}8 \times 10^9$ kWh (para 3×10^4 g U utilizados)
Reprocessamento	—	$^{133}Xe + {}^{85}Kr$: 1×10^5 Ci	^3H: $3{,}3 \times 10^3$ Ci	296×10^3 g Pu $1{,}5 \times 10^6$ ℓ B.A. 30×10^3 ℓ M.A. 2 m^3 A.A.
Armazenamento perpétuo	—	—	—	3 m^3 lixo ($1{,}8 \times 10^7$ Ci)

sem acidentes. Grande parte dos materiais emitidos entram no ciclo alimentar do ser humano seguindo o esquema básico da Figura 2. Por exemplo, o tório (^{230}Th) e o iodo (^{131}I) radioativos podem substituir os isótopos naturais contidos nos organismos vivos e ser, posteriormente, ingeridos; o radônio (^{222}Rn) e outros gases nobres podem ser aspirados pelos pulmões. Existe ainda a possibilidade de contaminação direta, ocorrida com pessoas que vivem num raio de cerca de 10 km em torno do reator; assim como a possível contaminação a grandes distâncias, atingindo até milhares de quilômetros.

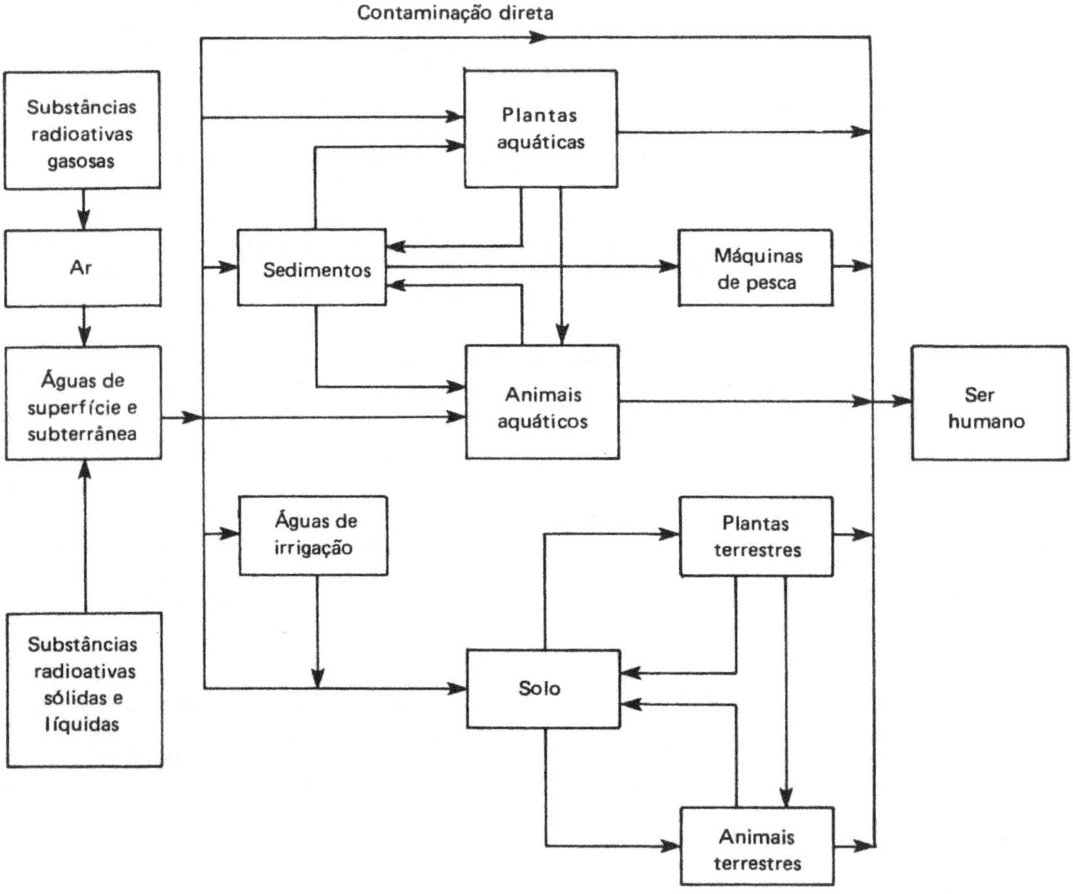

Figura 2 – Esquema simplificado das vias pelas quais substâncias radioativas dispersas nas águas subterrâneas e superficiais podem atingir o ser humano. *Fonte*: PASCHOA, A. S. – Documento Base sobre o Impacto do Ciclo de Combustível Nuclear no Meio Ambiente. Relatório do Grupo de Trabalho sobre a Poluição Nuclear. Brasil, Sociedade Brasileira de Física, 1977.

FUSÃO NUCLEAR – TOKAMAKS

Iberê Luiz Caldas
Departamento de Física Experimental
Instituto de Física
Universidade de São Paulo

Energia nuclear é liberada na fusão de núcleos mais leves, produzindo um outro mais pesado. Como já foi discutido anteriormente, esse é o processo pelo qual se origina a energia solar e também a de outras estrelas.

A fusão nuclear é possível no Sol porque a temperatura e a densidade em sua parte central são cerca de 2×10^7 K e 10^5 kg/m^3, respectivamente, e a atração gravitacional é suficientemente grande para manter a matéria solar coesa.

As bombas de hidrogênio, testadas a partir de 1951, são também um exemplo de liberação de energia pela fusão nuclear.

Um reator de fusão seria uma máquina capaz de controlar a produção dessa energia, permitindo seu aproveitamento para a realização de trabalho. Essa é uma alternativa que, se viabilizada técnica e economicamente, será uma importante fonte de energia, diminuindo a dependência dos combustíveis fósseis. Por isso, nos países industrializados há um grande esforço de pesquisa nessa direção.

A cadeia de reações responsável pela produção de hélio no Sol, mencionada no Capítulo 13, não é a mais favorável, sob os aspectos físico e técnico, para ser escolhida no laboratório. Um dos ciclos de reações mais convenientes é

$$D + T \longrightarrow {}^4\text{He}\ (3{,}5\ \text{MeV}) + n\ (14{,}1\ \text{MeV}) \qquad (1)$$

$$n + {}^6\text{Li} \longrightarrow {}^4\text{He}\ (2{,}1\ \text{MeV}) + T\ (2{,}7\ \text{MeV}) \qquad (2)$$

onde n indica um **nêutron** e D e T são respectivamente os núcleos de dêuteron e trítio, isótopos de hidrogênio ionizados. Os aumentos de energia cinética estão relacionados com as diminuições da massa de repouso Δm dos sistemas pela fórmula de Einstein:

$$\Delta E = \Delta m\, c^2 \qquad (3)$$

O dêuteron pode ser obtido da água do mar onde ele constitui cerca de 0,015% do hidrogênio encontrado. O trítio utilizado seria produzido através da reação (2), a partir do isótopo ^{6}Li e do nêutron produzido pela reação (1). As reações (1) e (2) devem ocorrer simultaneamente. O isótopo ^{6}Li é encontrado, na natureza, com abundância.

A energia cinética dos nêutrons (14,1 MeV), produzidos na reação (1) e não utilizados na reação (2), correspondente à maior parte da energia liberada nessas reações, seria aproveitada para aquecer algum trocador de calor, pelo qual circularia água. A eficiência máxima dessa troca é estimada em 40%. O grande número de nêutrons criados poderia afetar as paredes da máquina utilizada, além de produzir isótopos radioativos.

O trítio produzido em excesso, apesar de fracamente radioativo (é um emissor beta com meia-vida de 12,7 anos), possui o mesmo comportamento químico do hidrogênio comum, podendo ser absorvido por organismos vivos. Ainda assim, esses problemas parecem bem menores que os relacionados com os reatores de fissão, onde o lixo atômico constitui um problema sério.

Classicamente, para que a reação (1) ocorra, é necessário que os íons D e T se aproximem com uma energia cinética total K suficiente para vencer a repulsão eletrostática entre eles.

O gráfico da Figura 1 mostra a variação da energia potencial total U, devida às interações nuclear e eletrostática entre o dêuteron e o trítio, onde r é a distância entre os centros dos dois íons.

Para $r > R$, predomina a *repulsão eletrostática*, descrita pela energia potencial:

$$U_e = e^2/4\pi\epsilon_0 r \qquad (4)$$

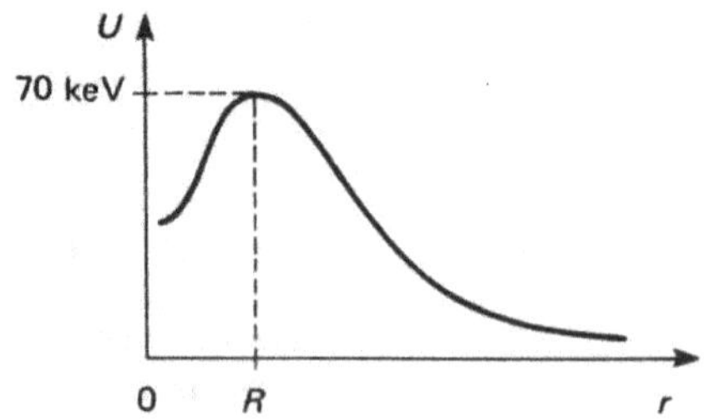

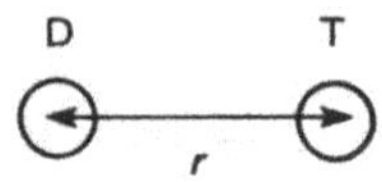

Figura 1 — Energia potencial U devida à interação entre o dêuteron e o trítio em função da distância r entre eles.

enquanto que para $r < R$, a *atração nuclear* é muito mais intensa que a repulsão coulombiana. O valor máximo da energia potencial U é da ordem de 70 keV. Como

$$E = K + U \tag{5}$$

é necessária, no mínimo, uma energia total E da ordem de 70 keV para que o dêuteron e o trítio se aproximem o suficiente para que a reação (1) ocorra.

Na realidade, devido a efeitos quânticos, a reação (1) ocorre mesmo quando $E < 70$ keV. A probabilidade de que ocorra essa reação varia com a energia total E dos íons. Na Figura 2 é mostrada a variação da *probabilidade relativa* σ de que ocorra a reação (1) em função de E. Nota-se, por exemplo, que quando E aumenta de 25 keV para 50 keV, a reação (1) torna-se aproximadamente dez vezes mais provável. A temperatura T dos íons é diretamente proporcional a sua energia cinética média, conforme indicado na Figura 2.

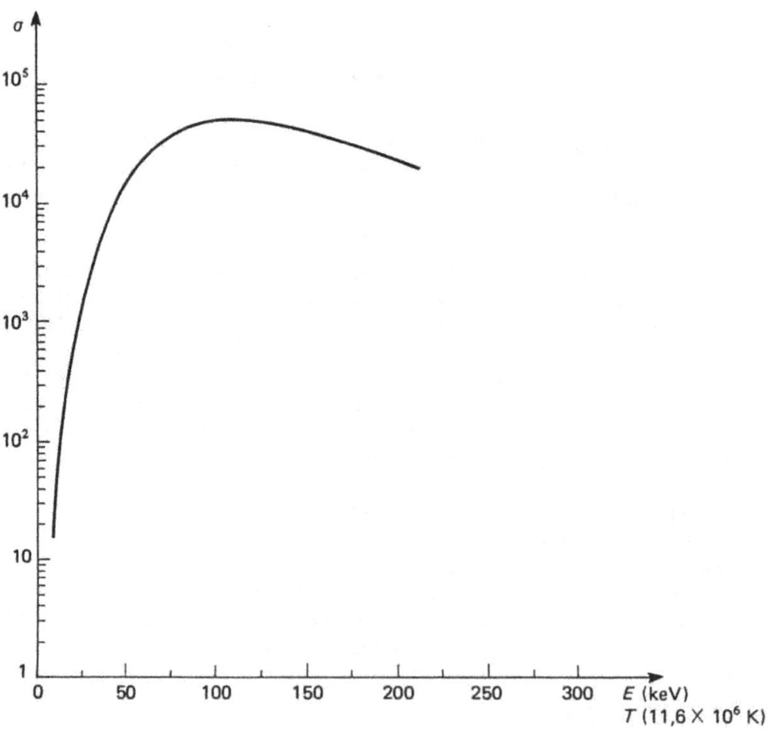

Figura 2 — Probabilidade relativa (σ) de que ocorra a reação (1) em função da energia total (E) do dêuteron e do trítio.

Como obter colisões entre dêuterons e trítios tão energéticos? Não se poderiam obter feixes de íons com um número suficiente de partículas que justificasse o uso de aceleradores, devido ao seu alto custo de operação. Nesse caso, a energia produzida na fusão seria muito menor que a gasta para manter os aceleradores em funcionamento. A solução é criar um gás de dêuterons e trítios ionizados. A velocidade média dos íons aumenta com a temperatura desse gás, de modo que a temperaturas suficientemente altas, os íons com velocidades maiores podem vencer a barreira de repulsão coulombiana e formar ^4He. Essa é a razão do uso do termo fusão termonuclear para uma reação como a (1). Como a temperatura desse gás ionizado é determinada pela energia cinética média dos íons positivos e dos elétrons, há uma correspondência entre a energia E (em keV) a a temperatura T (em K):

$$1 \text{ keV} \cong 11{,}6 \times 10^6 \text{ K} \tag{6}$$

como está indicado na Figura 2. Esse gás, apesar de ionizado, é localmente neutro, ou seja,

$$N_e \cong N_i = N \tag{7}$$

onde N_e e N_i indicam respectivamente as densidades dos elétrons e dos íons. A esse gás dá-se o nome de *plasma*.

O plasma está constantemente irradiando energia eletromagnética, devido à aceleração dos elétrons e íons e à perda de partículas neutras. Além disso é necessário, inicialmente, aquecer o plasma. Para que no processo de fusão seja produzida mais energia do que a gasta no início e na manutenção desse processo, é necessário que o plasma permaneça confinado, durante um intervalo de tempo mínimo, a uma temperatura alta, e também isolado, para que essa temperatura não diminua. Esse intervalo de tempo mínimo depende da densidade de partículas do plasma. Se a densidade diminuir, é necessário que as partículas permaneçam confinadas num intervalo de tempo maior. Os valores típicos da temperatura do plasma e do produto de sua densidade de íons pelo tempo de confinamento (τ), para a reação (1) são:

$$T \cong 10^8 \text{ K}$$

e (8)

$$N\tau > 10^{14} \frac{\text{íons}}{\text{cm}^3} \cdot \text{s}$$

A essa temperatura nas experiências atuais a densidade é

$$N \cong 10^{13} \text{ a } 10^{14} \frac{\text{íons}}{\text{cm}^3}$$

seria então necessário manter o plasma confinado por um período de

$$\tau \cong 1 \text{ a } 10 \text{ s}$$

o que ainda não se conseguiu.

Nas estrelas o confinamento do plasma é devido à atração gravitacional entre as partículas. Nas experiências de fusão, porém, a atração gravitacional é insignificante (devido à pequena densidade) quando comparada com as forças eletromagnéticas envolvidas. Como nenhum material conhecido seria capaz de isolar o plasma e mantê-lo sob as altas temperaturas exigidas, o confinamento é então obtido pela utilização de campos magnéticos.

Vários tipos de máquina têm sido propostos e desenvolvidos para tentar atingir as condições (8) e mostrar a viabilidade de um reator de fusão. Entre essas, uma denominada Tokamak (inicialmente desenvolvida na URSS) tem apresentado os resultados mais promissores. Atualmente diferentes modelos de Tokamak têm sido desenvolvidos nos principais laboratórios de pesquisa em plasma. Os resultados obtidos no Tokamak PTL do laboratório de Princeton (EUA) são os que mais se aproximam das condições (8):

$$T \cong 10^8 \text{ K}$$
$$N \cong 5 \times 10^{13} \text{ íons/cm}^3$$
$$\tau \cong 0{,}02 \text{ s}$$

Além de novos Tokamaks em execução e planejamento, outros tipos de máquina estão sendo desenvolvidos e testados. Acredita-se que um possível reator de fusão seria bem complexo, teria grande porte e empregaria tecnologia bastante sofisticada e difícil.

O Tokamak é um sistema toroidal, com simetria em torno da direção vertical, constituído basicamente de uma câmara de vácuo, onde o plasma (hidrogênio ou argônio ionizados) é confinado por intermédio de um campo magnético helicoidal (Figura 3). O plasma permanece separado da parede do toróide por uma camada de vácuo. O campo magnético possui uma componente toroidal B_ϕ, uma componente poloidal B_θ e uma componente vertical B_V. Os íons e elétrons, além do movimento devido à agitação térmica, percorrem as linhas de força do campo magnético, girando em torno delas.

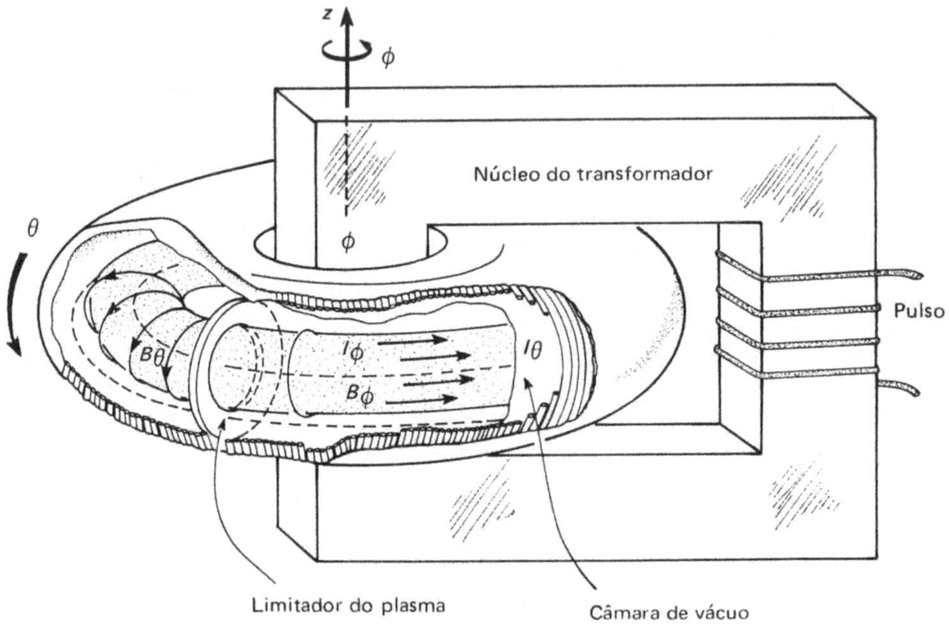

Figura 3 – Esquema de confinamento do plasma num Tokamak.

A figura a seguir apresenta um esquema do campo magnético mencionado.

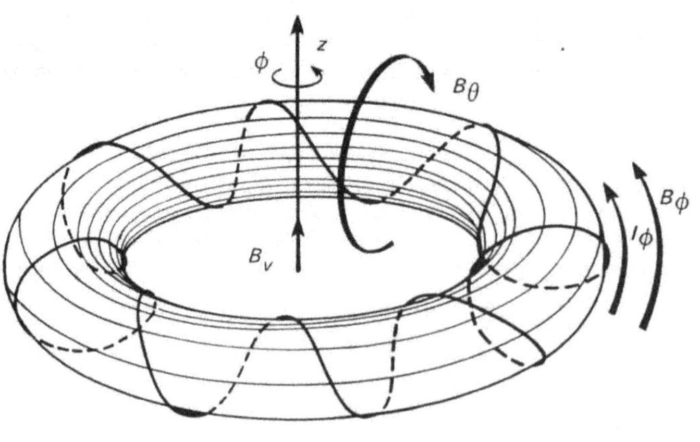

Figura 4 – Esquema do campo magnético num Tokamak.

A componente B_ϕ, produzida por correntes elétricas que circulam em bobinas externas enroladas em torno do toróide, é a componente mais intensa do campo magnético. Ela evita que o equilíbrio atingido pelo plasma seja destruído por rápidas alterações na posição da coluna de plasma que, nesse caso, entraria em contato com a parede do toróide. A componente B_θ, produzida pela corrente de plasma I_ϕ que circula na direção toroidal (a velocidade média dos íons e dos elétrons possui uma componente ao longo dessa direção), é a principal responsável pelo equilíbrio. Essa corrente é produzida por intermédio de um transformador, onde o secundário é o plasma (veja a Figura 3); por esse motivo os Tokamaks não operam em regime contínuo. A componente vertical B_V, também necessária ao equilíbrio, é produzida por bobinas externas ao toróide. O equilíbrio da coluna de plasma é obtido pelo balanceamento entre a força cinética de expansão do mesmo, relacionado com o gradiente de pressão, e as forças causadas pela interação dos campos magnéticos com a corrente que circula no plasma. O aquecimento do plasma, tal como num fio metálico condutor, é ôhmico; produzido pela própria corrente que nele circula.

No Brasil foram criados nos últimos anos grupos de pesquisa em física de plasma nas seguintes instituições:

- Instituto de Física, Universidade Estadual de Campinas (UNICAMP)
- Instituto de Física, Universidade de São Paulo (USP)
- Instituto de Física, Universidade Federal Fluminense (UFF)
- Instituto de Física, Universidade Federal do Rio Grande do Sul (UFRS)
- Instituto de Pesquisas Espaciais (INPE/CNPq)
- Instituto Tecnológico da Aeronáutica (ITA)

Dois desses grupos, o da USP e o da UNICAMP, possuem laboratórios nos quais várias experiências relevantes à fusão nuclear controlada estão em andamento.

A seguir são apresentados os valores dos parâmetros principais do TBR, um Tokamak projetado e construído na USP.

raio do toróide	30 cm
raio da câmara	11 cm
raio da coluna de plasma	8 cm
campo magnético toroidal (B_ϕ)	5 kG
campo magnético poloidal (B_θ)	500 G
campo magnético vertical (B_V)	230 G
densidade de íons (N)	$2 \times 10^{13}/\text{cm}^3$
corrente elétrica no plasma (I_ϕ)	15 kA
temperatura dos elétrons	240 eV
temperatura dos íons	10 eV
tempo de confinamento (τ)	$0{,}6 \times 10^{-3}$ s

Entre as pesquisas que estão sendo realizadas no TBR, estão as medidas sobre o equilíbrio atingido pelo plasma e as instabilidades que limitam o tempo de confinamento desses equilíbrios. Várias dessas medidas, importantes para uma melhor compreensão dos equilíbrios e das instabilidades, não podem ser feitas nos atuais Tokamaks de grande porte. Nesses, a preocupação principal é obter os valores máximos possíveis de T e do produto $N\tau$ mencionados anteriormente.

Atualmente, a partir de discussões entre os grupos de plasma existentes no Brasil e os órgãos governamentais financiadores e fomentadores de projetos de pesquisa, está sendo elaborado um programa nacional de física de plasma e fusão termonuclear controlada. Esse programa provavelmente incluirá a construção de um Tokamak maior do que o atualmente existente na USP.

REFERÊNCIAS BIBLIOGRÁFICAS

COPPI, B. & REM, J. – The Tokamak Approach in Fusion Research. *Scientific American 227*:65, July, 1972.

FURTH, H. P. – Progress Toward e Tokamak Fusion Reactor. *Scientific American 241*:38, Aug., 1979.

SMIRNOV, B. M. – *Introduction do Plasma Physics.* URSS, Mir Publishers, 1977.

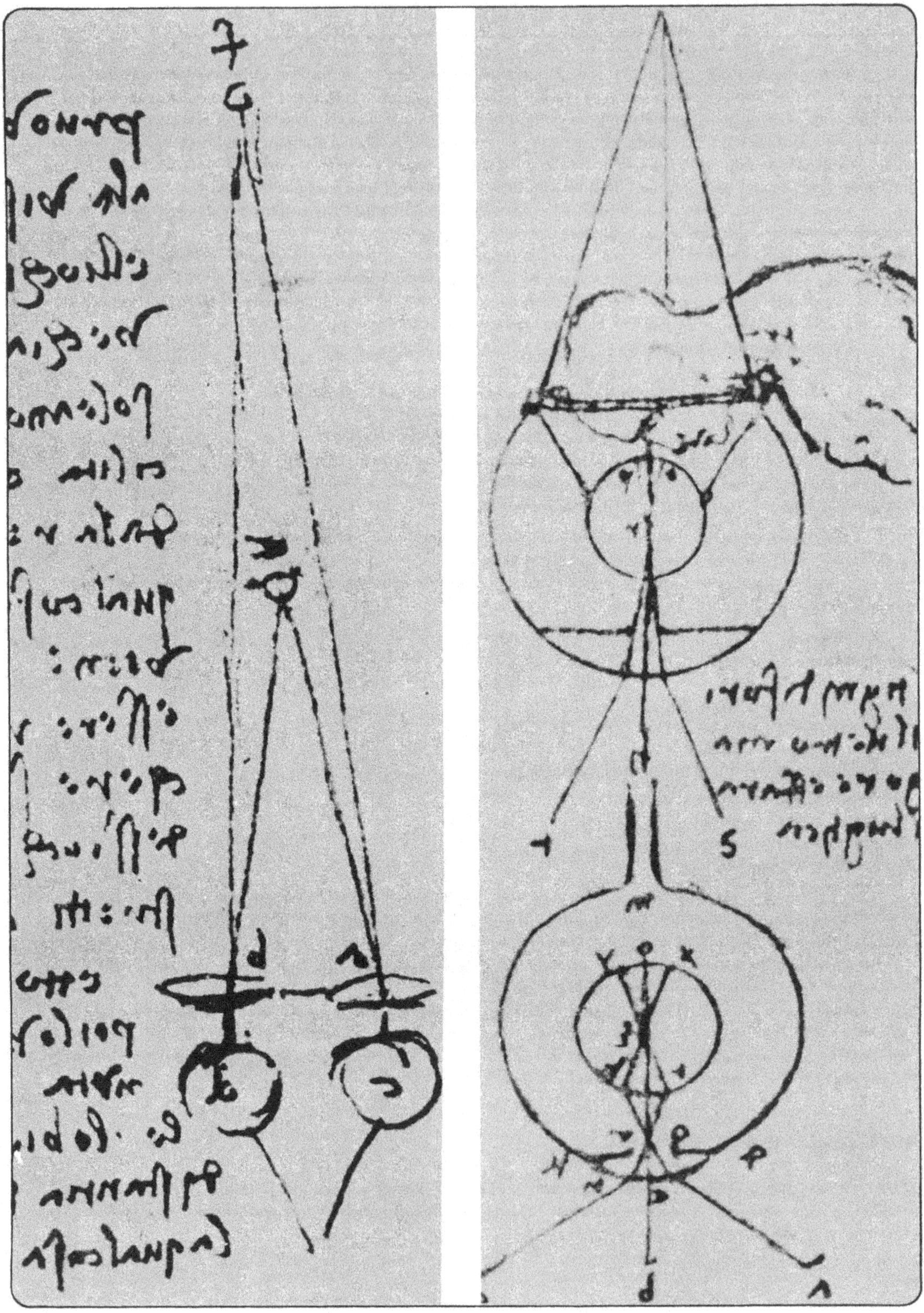

unidade III

Fenômenos Ondulatórios

Olhos e ouvidos são receptores de ondas luminosas e sonoras, respectivamente. Os próprios animais obtêm informações de seu ambiente detectando algum tipo de onda, e a comunicação entre eles também pode se processar por meios ondulatórios.

As ondas eletromagnéticas iluminam o céu e fornecem energia à Terra e, sem elas, aqui não haveria vida tal como se conhece.

É grande, enfim, a variedade de fenômenos ondulatórios na natureza.

Entretanto, as ondas observadas nesses fenômenos têm muitas propriedades em comum, uma das quais — talvez a mais importante — é o transporte de energia pelo espaço sem transporte simultâneo de matéria.

Nesta Unidade, após uma apresentação inicial das propriedades gerais das ondas, serão discutidas com mais detalhes o som e a luz.

Ondas

CAPÍTULO 14

14.1 — INTRODUÇÃO

Onda é uma perturbação ou distúrbio transmitido através do vácuo ou de um meio gasoso, líquido ou sólido.

Existe uma variedade muito grande de ondas; por exemplo, as ondas do mar as ondas numa corda, numa mola, as ondas sonoras, as ondas eletromagnéticas etc. Essas ondas podem diferir em muitos aspectos, mas todas podem transmitir energia de um ponto a outro; algumas através de grandes distâncias sem necessariamente haver transporte de matéria. Cada tipo de onda pode ser caracterizado pela oscilação de uma ou mais variáveis físicas que se propagam através do espaço.

Um tipo especial de onda são as eletromagnéticas. Nelas, as variáveis físicas que oscilam são os vetores campo elétrico e campo magnético. Os olhos são receptores especiais que detectam as ondas eletromagnéticas com comprimentos de onda entre 4 000 e 7 000 Å, chamadas *ondas luminosas visíveis* ou simplesmente ondas luminosas.

Nas *ondas sonoras* a variável física que sofre oscilação é a pressão. Os ouvidos constituem receptores especiais de ondas sonoras com freqüências de 20 a 20 000 Hz.

Neste capítulo são descritas as propriedades básicas do movimento ondulatório que serão usadas nos capítulos subseqüentes. Essas propriedades são muito importantes para se entender a produção da fala, o funcionamento do ouvido e as aplicações do ultra-som em Biologia, Medicina etc.

14.2 — TIPOS DE ONDAS

Dependendo do meio de propagação das ondas, elas podem ser *mecânicas* ou *não-mecânicas.*

Ondas *mecânicas* são as que se propagam em meios deformáveis ou elásticos. Ondas sonoras, ondas numa corda, ondas na água são exemplos de ondas mecânicas. Elas se originam de uma perturbação ou distúrbio numa região de um meio elástico. Tendo o meio propriedades elásticas, o distúrbio é transmitido sucessivamente de um ponto a outro. As partículas do meio vibram somente ao redor de suas posições de equilíbrio, sem no entanto se deslocar como um todo juntamente com a onda. Por outro lado, as ondas eletromagnéticas não necessitam de meio material para sua propagação, e são chamadas ondas *não-mecânicas*, como por exemplo a luz que atravessa o espaço interestelar praticamente vazio.

Analisando a relação entre a direção da perturbação e a da propagação, as ondas podem ser classificadas em *transversais* e *longitudinais.*

Se a perturbação for perpendicular à direção de propagação da onda, tem-se uma onda *transversal.* A Figura 14.1 ilustra uma onda transversal em que as partículas do meio, que no caso é a corda, vibram perpendicularmente à direção de propagação.

As ondas luminosas são também consideradas transversais, pois as oscilações dos vetores campo elétrico e campo magnético ocorrem em direções perpendiculares à direção de propagação.

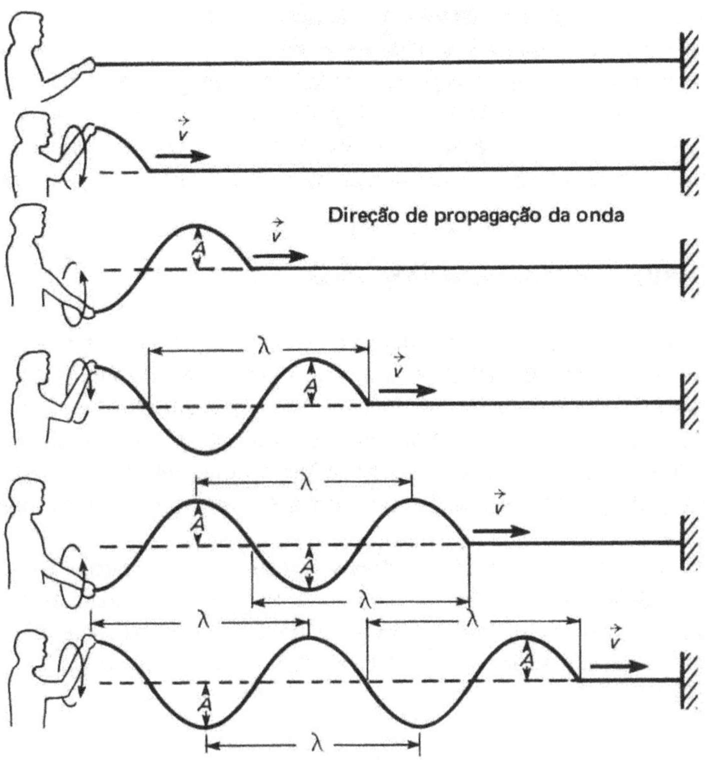

Figura 14.1 – Onda transversal numa corda.

Por outro lado, se a perturbação for paralela à direção de propagação, tem-se uma onda *longitudinal*. A Figura 14.2 mostra uma onda longitudinal produzida numa mola, presa por uma extremidade. Na outra extremidade produzem-se compressões e expansões que vibram na mesma direção de propagação da onda. Outro exemplo de ondas longitudinais são as ondas sonoras.

Dependendo da duração da perturbação provocada no meio, pode-se produzir um *pulso ou onda única*, um *trem de ondas* e uma *sucessão contínua de ondas.*

Uma característica do *pulso* e do *trem de ondas* é terem um princípio e um fim, sendo portanto uma perturbação de extensão limitada. Uma única sacudidela numa corda tensionada produz um pulso. Um *flash* de luz produz um pulso luminoso. Aplicando-se algumas sacudidelas na corda tensionada produz-se um *trem de ondas* que se move ao longo dela. Se, por outro lado, as sacudidelas forem periódicas, produz-se um movimento periódico em cada partícula da corda, havendo a produção de uma *sucessão contínua de ondas.*

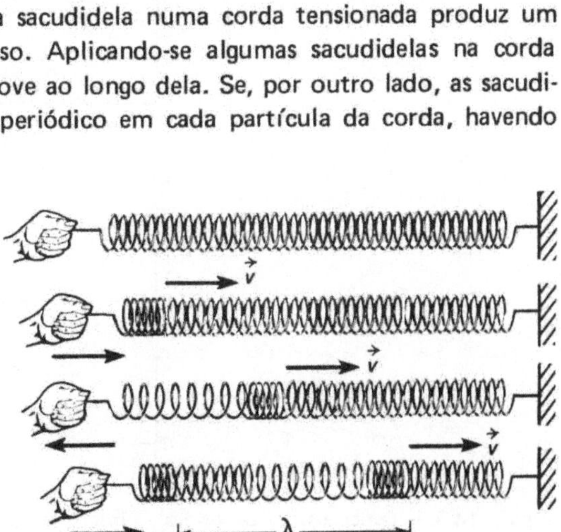

Figura 14.2 – Onda longitudinal numa mola.

As ondas ainda podem ser *progressivas* ou *estacionárias.*

Numa onda *progressiva*, cada partícula do meio vibra com a mesma amplitude, enquanto que numa onda *estacionária* a amplitude é função da posição do ponto, sendo máxima nos ventres. Uma outra característica das ondas estacionárias é que todos os pontos do meio oscilam com a mesma freqüência, exceto os nós, que estão permanentemente em repouso. As ondas sonoras produzidas na fala são progressivas, enquanto que as originadas no interior de uma flauta são estacionárias.

14.3 – PRINCÍPIO DA SUPERPOSIÇÃO

O que ocorre quando duas ou mais ondas se cruzam numa mesma região do espaço? Certamente, os resultados desse fenômeno diferem dos produzidos pelo choque entre objetos materiais. A resposta a essa questão é dada pelo *princípio da superposição* segundo o qual quando duas ou mais ondas passam por um dado ponto, em determinado instante, a perturbação resultante é a soma algébrica das perturbações de cada onda. Esse princípio é aplicável tanto a ondas eletromagnéticas como a ondas mecânicas, quando o deslocamento do ponto em torno de sua posição de equilíbrio não for muito grande.

Sejam dois pulsos movendo-se em sentidos opostos, numa corda, em diferentes tempos, conforme a Figura 14.3. A configuração da corda, quando os dois pulsos se encontram, pode ser determinada pela soma algébrica dos deslocamentos verticais produzidos separadamente pelos pulsos, segundo o princípio da superposição. Após o encontro, cada pulso continua a deslocar-se na forma original.

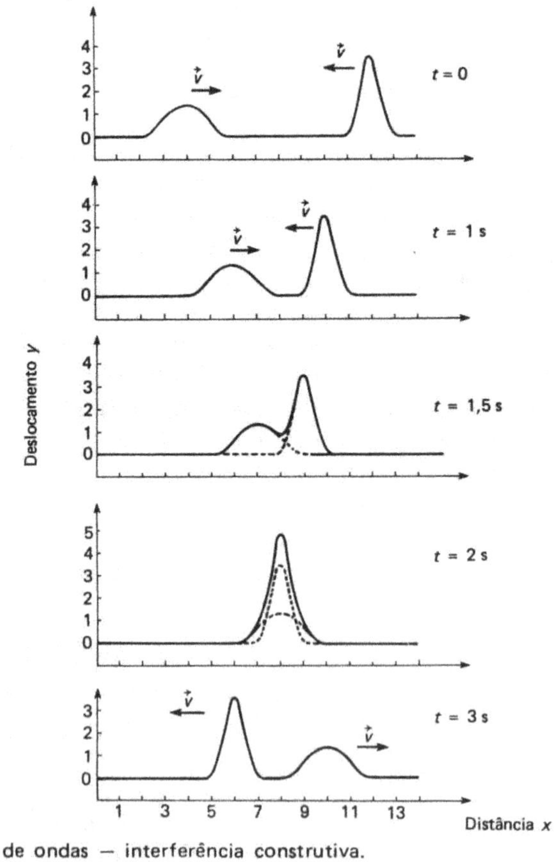

Figura 14.3 – Superposição de ondas – interferência construtiva.

O efeito combinado de duas ou mais ondas num ponto é chamado, de forma geral, *interferência*. Esse é um fenômeno característico e exclusivo do movimento ondulatório. Não existe nada análogo no movimento de partículas, pois elas não podem ser adicionadas dessa forma. Quando o pulso resultante da superposição é maior que qualquer de seus componentes, ocorre o que se chama *interferência construtiva*. Por outro lado, se um dos pulsos é invertido com relação ao outro, durante a superposição eles tendem a se anular. Essa interferência é chamada *destrutiva*. No caso especial em que os pulsos têm formas idênticas e são invertidos, como na Figura 14.4, ocorre a anulação total (Figura 14.4c).

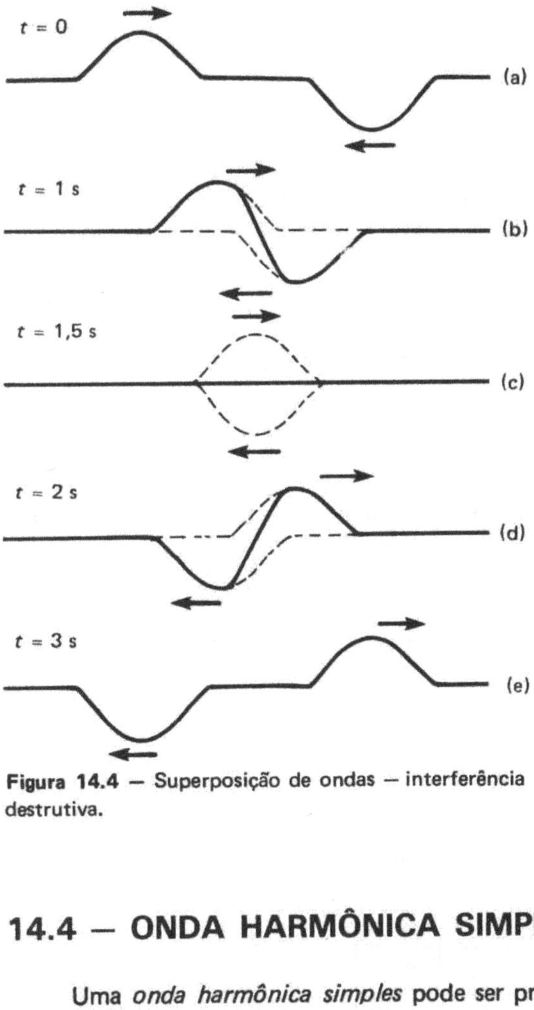

Figura 14.4 — Superposição de ondas — interferência destrutiva.

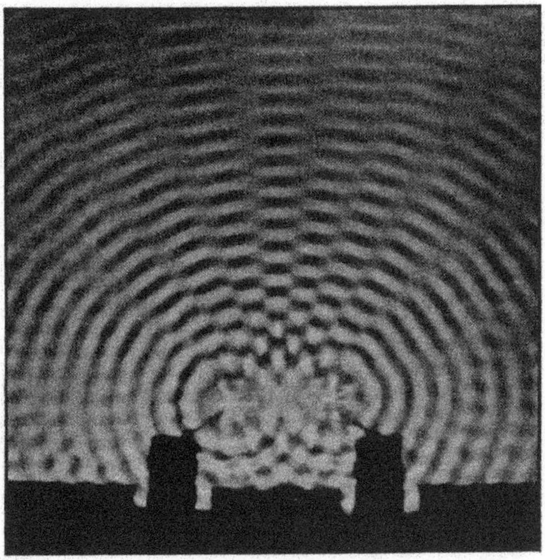

Modelo de interferência gerada na água por duas fontes puntiformes vibrantes de ondas na água.

14.4 — ONDA HARMÔNICA SIMPLES

Uma *onda harmônica simples* pode ser produzida numa corda longa movendo-se uma de suas extremidades para cima e para baixo, com igual deslocamento vertical. Após algumas oscilações da corda, sua configuração se torna periódica como ilustra a Figura 14.5. Ela pode ser descrita matematicamente pela função seno, e portanto esse tipo de onda é mais comumente chamado *onda senoidal*.

A *amplitude* A da onda senoidal é o deslocamento vertical máximo da onda. O *comprimento de onda* λ é a distância entre dois máximos consecutivos, ou melhor, a distância mínima em que a forma da onda se repete.

Considere, num instante $t = 0$, um comprimento de onda λ de uma onda senoidal de amplitude A, como mostra a Figura 14.6.

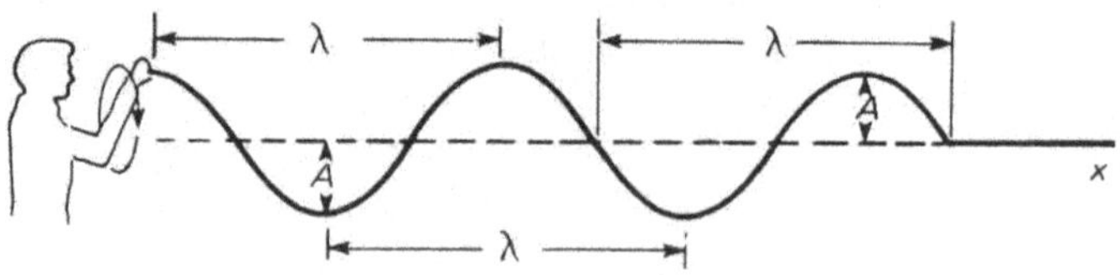

Figura 14.5 – Onda harmônica simples.

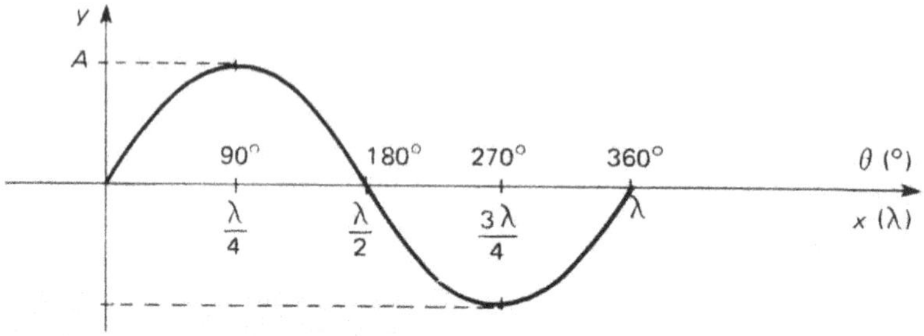

Figura 14.6 – Comprimento de onda de uma onda senoidal.

O deslocamento vertical y de uma onda senoidal em termos do ângulo θ é descrito por

$$\boxed{y = A \text{ sen } \theta} \tag{14.1}$$

Como a um comprimento de onda λ corresponde um ângulo θ de $360°$ ou 2π radianos, conforme mostra a Figura 14.6, o deslocamento vertical y também pode ser escrito em função da distância x. Assim,

$$\begin{array}{l} \lambda \text{ —— } 360° = 2\pi \text{ rad} \\ x \text{ —— } \theta \end{array}$$

Portanto,

$$\theta = \frac{360°}{\lambda}x = \frac{2\pi}{\lambda}x$$

Então, substituindo-se o ângulo θ na Fórmula (14.1),

$$\boxed{y = A \text{ sen}\left(\frac{360°}{\lambda}x\right) = A \text{ sen}\left(\frac{2\pi}{\lambda}x\right)} \tag{14.2}$$

Na equação dada, a perturbação é nula, isto é, $y = 0$, no ponto $x = 0$. Esse será o caso sempre considerado no texto, o que naturalmente não implica perda de generalidade.

Exemplo 14.1 – Uma onda senoidal tem amplitude $A = 1$ cm e comprimento de onda $\lambda = 30$ cm. Qual é seu deslocamento vertical em $x = 15$ cm?

Solução

$$y = (1 \text{ cm}) \text{ sen}\left(\frac{15 \text{ cm}}{30 \text{ cm}} 360°\right) = 1 \text{ (cm) sen } 180° = (1 \text{ cm})(0) = 0 \text{ cm}$$

Se, com o decorrer do tempo, essa onda se propagar para a direita com velocidade v, após um tempo t, a onda terá percorrido uma distância vt, conforme a Figura 14.7. Portanto, a equação da onda no instante t será

$$y = A \operatorname{sen}\left[\frac{2\pi}{\lambda}(x - vt)\right] \tag{14.3}$$

O *período* T de uma onda corresponde ao tempo necessário para que a onda percorra uma distância igual a um comprimento de onda λ, e é dado por

$$T = \frac{\lambda}{v} \tag{14.4}$$

O período T de uma onda senoidal é também o tempo necessário para um ponto do meio completar um ciclo.

A *freqüência* de uma onda senoidal é definida como

$$f = \frac{1}{T} \tag{14.5}$$

e é igual ao número de comprimentos de onda que passam num ponto por unidade de tempo. Sua unidade é s^{-1}, chamada hertz (Hz). A freqüência é também o número de oscilações ou ciclos gerados por unidade de tempo.

Substituindo (14.5) em (14.4) obtém-se que

$$v = \lambda f \tag{14.6}$$

e substituindo (14.4) em (14.3) obtém-se a nova equação da onda:

$$y = A \operatorname{sen}\left[2\pi\left(\frac{x}{\lambda} - \frac{t}{T}\right)\right] \tag{14.7}$$

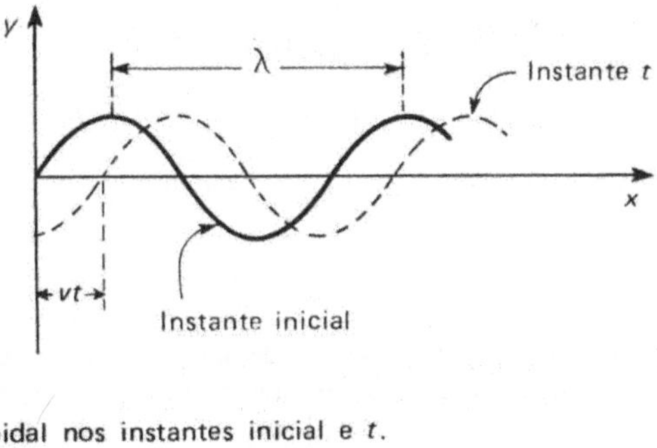

Figura 14.7 — Onda senoidal nos instantes inicial e t.

Define-se *número de onda* k como o número de comprimento de onda λ na distância 2π, ou seja

$$k = \frac{2\pi}{\lambda} \qquad (14.8)$$

O número de período T contido na distância 2π é chamado *freqüência angular* ω que está relacionada com a freqüência f por

$$\omega = \frac{2\pi}{T} = 2\pi f \qquad (14.9)$$

A equação de uma onda senoidal que progride para a direita, numa outra forma é obtida substituindo-se (14.8) e (14.9) em (14.7)

$$y = A \text{ sen } (kx - \omega t) \qquad (14.10a)$$

e a de uma onda que progride para a esquerda é

$$y = A \text{ sen } (kx + \omega t) \qquad (14.10b)$$

As discussões e fórmulas desenvolvidas neste capítulo, embora tenham sido feitas para o caso de uma onda harmônica simples transversal também são válidas para as ondas harmônicas simples longitudinais.

Exemplo 14.2 — A equação de uma onda transversal progressiva numa corda é: $y = 20 \text{ sen } [\pi (0{,}01x - 2{,}00t)]$ na qual x e y são medidos em centímetros e t em segundos. Determine a amplitude, o comprimento de onda, a velocidade e a freqüência da onda.

Solução

Comparando a equação dada com a Equação (14.3)

$$y = A \text{ sen} \left[\frac{2\pi}{\lambda}(x - vt)\right]$$

conclui-se imediatamente que a amplitude $A = 20$ cm e

$$\frac{2\pi x \text{ (cm)}}{\lambda \text{ (cm)}} = \pi\, 0{,}01 \text{ (cm}^{-1}) \, x \text{ (cm)} \Longrightarrow \lambda \text{ (cm)} = \frac{2}{0{,}01 \text{ (cm}^{-1})} = 200 \text{ cm}$$

$$\frac{2\pi v \text{ (cm/s) } t \text{ (s)}}{\lambda \text{ (cm)}} = \pi\, 2{,}00 \text{ (s}^{-1}) \, t \text{ (s)} \Longrightarrow v \text{ (cm/s)} = \lambda \text{ (cm)(s}^{-1}) = 200 \text{ cm/s}$$

desde que $f = \frac{v}{\lambda} = \frac{200}{200} = 1$ Hz

Exercício Proposto — A equação de uma onda transversal numa corda é $y = 2 \text{ sen } (0{,}628x - 314t)$. y é medido em metros, x em centímetros e t em segundos. Determine a amplitude, o comprimento de onda, a velocidade e a freqüência da onda.

14.5 – VELOCIDADE DE PROPAGAÇÃO DA ONDA EM MEIOS ELÁSTICOS

Um meio elástico é constituído de qualquer material que tende a preservar seu comprimento, forma e volume contra as forças externas. Tais materiais possuem forças restauradoras que tendem a retornar o material à sua condição original após a remoção das forças externas. A força restauradora é característica do material e tem origem nas forças de ligação entre seus átomos ou moléculas individuais.

A velocidade de propagação da onda em meios elásticos depende, em geral, das características de elasticidade e da densidade do meio. Podem-se deduzir as seguintes equações para ondas transversais e longitudinais em diversos meios:

a. para ondas transversais numa corda

$$\boxed{v = \sqrt{\frac{T}{\mu}}} \qquad (14.11)$$

onde T é a tensão na corda e μ é a massa por unidade de comprimento, também chamada densidade linear.

b. Para ondas longitudinais num fluido

$$\boxed{v = \sqrt{\frac{B}{\rho}}} \qquad (14.12)$$

onde B é o módulo volumétrico e ρ é a densidade do fluido. O módulo volumétrico B é definido como uma medida da tendência de um material em manter seu volume contra as forças externas:

$$B = \frac{F/A}{\Delta V/V} \qquad (14.13)$$

onde F é a intensidade da força externa que age sobre a área A, ΔV é a variação no volume e V o volume original.

c. Para ondas longitudinais num sólido

$$\boxed{v = \sqrt{\frac{Y}{\rho}}} \qquad (14.14)$$

onde Y é o módulo de Young do sólido e ρ é a densidade do sólido. O módulo de Young é definido como uma medida da tendência de um material em manter seu comprimento contra as forças externas:

$$Y = \frac{F/A}{\Delta L/L} \qquad (14.15)$$

onde F e A têm o mesmo significado da Equação (14.13), ΔL é a variação no comprimento e L é o comprimento original.

Sabe-se que a densidade e as características de elasticidade do meio variam com a temperatura e a pressão desse meio. Uma vez que as velocidades de propagação das ondas num meio dependem das características de elasticidade e da densidade desse meio (Fórmulas (14.11), (14.12) e (14.14)), elas dependerão também da temperatura e da pressão. Entretanto, é importante notar que essas velocidades são independentes do comprimento de onda e da freqüência das ondas. Nesse caso, os meios em que essas ondas se propagam são considerados *não-dispersivos* e diz-se que neles as ondas não sofrem dispersão. Em outras palavras, define-se como *meio não-dispersivo* aquele em que a forma da onda não se altera à medida que a onda se propaga e sua velocidade é constante, desde que sejam fixadas as características de elasticidade e a densidade do meio. Alguns exemplos de ondas que não sofrem dispersão são as ondas sonoras no ar e as ondas numa corda perfeitamente flexível e inextensível. Assim, o termo corda designará, no presente texto, uma corda nessas condições ideais, e as ondas, de modo geral, serão tratadas como não-dispersivas.

A velocidade de propagação da onda num meio não-dispersivo deve obedecer à Equação $f\lambda = v =$ constante; portanto, toda vez que a freqüência da onda aumentar ou diminuir, o comprimento de onda deve diminuir ou aumentar a fim de manter v constante. Por exemplo, a velocidade do som no ar a 20°C independe da freqüência e é igual a 344 m/s, isto é, a velocidade é a mesma para o som audível, o infra-som e o ultra-som.

Quando uma onda passa de um meio para outro, a velocidade e o comprimento de onda mudam, enquanto que a freqüência se mantém constante, pois ela é característica da fonte que produz a onda, obedecendo à Equação $f = v/\lambda =$ constante.

Por outro lado, existem ondas cuja forma se altera com a propagação, e a velocidade da onda varia com o comprimento de onda. Nesse caso, diz-se que a onda sofreu dispersão e o meio no qual ela se propaga é *dispersivo*. Um exemplo típico são as ondas oceânicas. As ondas eletromagnéticas que se propagam no vácuo, ou num meio rarefeito como o ar, não apresentam dispersão. Entretanto, em meios densos como a água ou o vidro, sua velocidade varia com o comprimento de onda. Devido à dispersão ocorre a separação da luz branca nas cores constituintes do arco-íris.

Não existe nenhuma relação entre a velocidade de propagação da onda num meio e a velocidade com que um ponto do meio oscila em torno da sua posição de equilíbrio. Essa última, proporcional à amplitude de oscilação, está relacionada à quantidade de energia da onda, enquanto que a primeira corresponde à velocidade com que essa energia é transmitida.

Exemplo 14.3 — Qual é a velocidade da onda numa corda de violão, cuja massa por unidade de comprimento é de 0,015 kg/m, na qual é aplicada uma tensão de 30 N?

Solução

$$v = \sqrt{\frac{T}{\mu}} = \sqrt{\frac{30 \text{ N}}{0{,}015 \text{ kg/m}}} = \sqrt{2\,000} = 44{,}7 \text{ m/s}$$

Exercício Proposto — Uma corda de 2 m, mantida sob tensão de 50 N, possui uma massa de 40 g. Determine o comprimento de onda de uma onda nessa corda cuja freqüência é de 200 Hz.

Exercício Proposto — Uma onda transversal senoidal é gerada na extremidade esquerda de uma longa corda horizontal, deslocando-a 8 cm para cima e 8 cm para baixo periodicamente, duas vezes por segundo. A corda é mantida sob a tensão de 10 N e sua densidade linear é de 0,278 kg/m. Determine a velocidade, a amplitude, o comprimento de onda, a freqüência e a equação de onda da onda gerada na corda.

14.6 — TEOREMA DE FOURIER

O teorema de Fourier fornece a base matemática para analisar qualquer forma de onda como uma superposição de ondas senoidais de comprimentos de onda e amplitudes específicos. Essas ondas senoidais, cada qual com determinada freqüência, são chamadas *componentes de Fourier* de uma onda complexa. É claro que esse teorema pressupõe a validade do princípio de superposição discutido anteriormente.

A Figura 14.8 mostra uma onda complexa, formada pela soma de três senóides. Se a velocidade de propagação dessa onda for de 12 m/s, uma vez que a velocidade da onda é característica do meio, todas as suas componentes senoidais também se propagarão à mesma velocidade.

A componente de Fourier de maior comprimento de onda tem uma amplitude de 1,5 cm e comprimento de onda de 5 cm. A freqüência dessa componente é

$$f = \frac{v}{\lambda} = \frac{12 \text{ m/s}}{0,05 \text{ m}} = 240 \text{ Hz}$$

A freqüência da componente de Fourier seguinte é

$f = \dfrac{12 \text{ m/s}}{0,0167 \text{ m}} = 720$ Hz e a da última, $f = \dfrac{12 \text{ m/s}}{0,01 \text{ m}} = 1\,200$ Hz e suas amplitudes são 0,5 cm.

A representação das amplitudes em função das freqüências das componentes de uma onda complexa se chama *espectro de freqüências*. A Figura 14.9 mostra esse espectro da onda complexa da Figura 14.8.

A análise de uma onda complexa em componentes de Fourier, chamada *análise de Fourier*, apresentada na forma de espectro de freqüências, tem muitas aplicações na Medicina. Por exemplo, o estudo das ondas cerebrais é feito pela análise de Fourier, bem como a análise da voz, que é característica de cada pessoa, fato esse importante nas investigações policiais. Entre outras aplicações, estão as análises do eletrocardiograma, dos espectros de ressonância paramagnética ou processamento de imagens da Lua, de Marte, radiológicas etc.

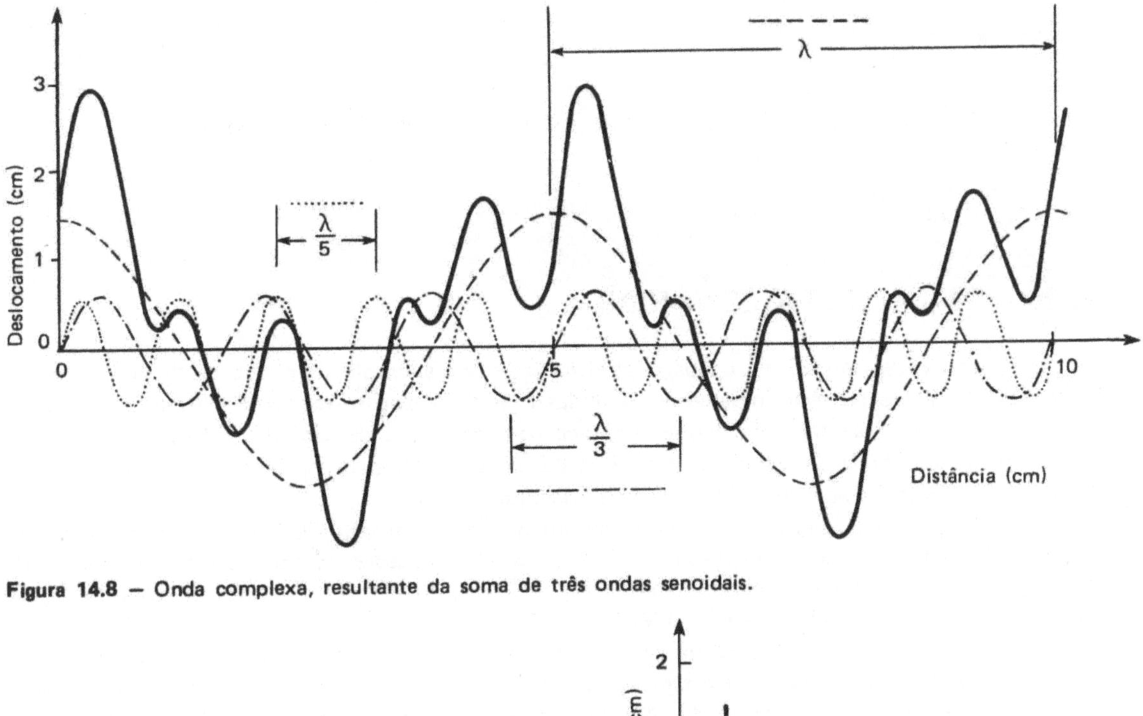

Figura 14.8 — Onda complexa, resultante da soma de três ondas senoidais.

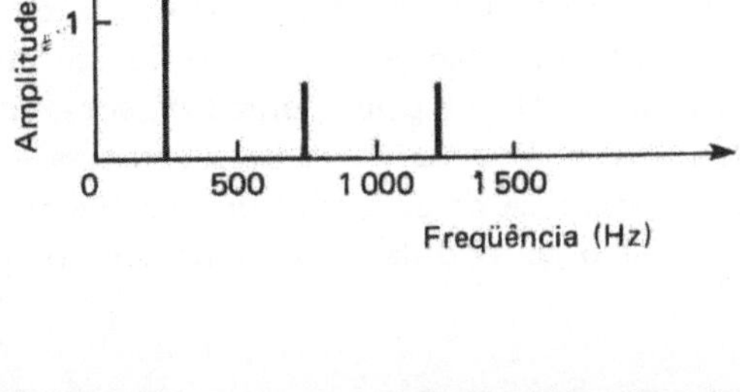

Figura 14.9 — Espectro de freqüências.

As ondas complexas podem ser *periódicas* ou *aperiódicas*. Numa onda *periódica* a forma da onda se repete a cada λ, enquanto que numa onda aperiódica, a forma da onda nunca se repete.

O espectro de freqüências de uma onda periódica consiste somente de membros de uma *seqüência harmônica*, isto é, ela é constituída de f_1, $2f_1$, $3f_1$, $4f_1$ ... nf_1, embora nem todas as freqüências estejam necessariamente presentes. A freqüência mais baixa f_1 se chama *fundamental*. Ela pode ser calculada a partir das outras componentes, determinando-se o máximo divisor comum entre as diversas freqüências. No caso do exemplo da Figura 14.8, as freqüências constituintes são de 240, 720 e 1 200 Hz. Calculando o máximo divisor comum, encontra-se para f_1 o valor de 240 Hz. Pode-se dessa forma concluir que, nesse caso, a seqüência harmônica é constituída de f_1, $3f_1$ e $5f_1$, isto é, de três harmônicas ímpares. No caso de uma onda *aperiódica* o seu espectro de freqüências é constituído por membros de mais de uma seqüência harmônica.

Exemplo 14.4 — Uma onda periódica se compõe de três ondas senoidais de freqüências 36, 60 e 84 Hz. Se a velocidade da onda for de 180 m/s qual será a menor distância em que a forma da onda se repete?

Solução

O problema se resume em calcular o comprimento de onda correspondente à freqüência fundamental. Este último pode ser obtido determinando-se o máximo divisor comum entre 36, 60 e 84:

	1	1	2
60	36	24	12
24	12	0	

	1	2	2
84	60	24	12
24	12	0	

Portanto, a freqüência fundamental vale 12 Hz, que nesse caso não faz parte do espectro.
Se $v = 180$ m/s

$$\lambda = \frac{v}{f} = \frac{180}{12} = 15 \text{ m}$$

14.7 — ONDAS ESTACIONÁRIAS

Quando existem ondas num espaço confinado — por exemplo, numa corda de comprimento ℓ, esticada e presa pelas extremidades — as ondas que se propagam na corda sofrem reflexões em suas extremidades. É exatamente o que acontece com as cordas do violão ou do piano. Em cada reflexão surge uma onda que se propaga pela corda no sentido oposto. As ondas refletidas se somam às ondas incidentes, de acordo com o princípio da superposição.

Sejam duas ondas senoidais de comprimento de onda e amplitude iguais, propagando-se em sentidos opostos numa corda esticada e presa pelas extremidades, como mostra a Figura 14.10. As curvas 1 e 2 são as componentes incidente e refletida, e a 3 é a resultante. Os instantes considerados são: $t = 0$, $(1/8)T$, $(1/4)T$, $(1/2)T$ e $(3/4)T$.

No instante $t = T$, a forma da onda resultante volta de novo a ser exatamente como no instante $t = 0$. Essa onda é chamada *onda estacionária*, porque apesar de a forma da onda mudar com o tempo, ela não se propaga pela corda. Alguns pontos da corda apresentam deslocamento vertical nulo e se chamam *nós* e são representados pelos pontos P da Figura 14.11. Esses pontos são fixos e igualmente espaçados em intervalos de meio comprimento de onda. Os pontos eqüidistantes dos nós, representados pelos pontos P', apresentam deslocamento vertical máximo, dado pela soma das amplitudes da onda incidente e refletida e são chamados *antinós* ou *ventres*. Nesse tipo de onda cada ponto da corda realiza um movimento harmônico simples, completando um ciclo num tempo T igual ao período das ondas senoidais componentes. A amplitude de cada ponto da corda é função

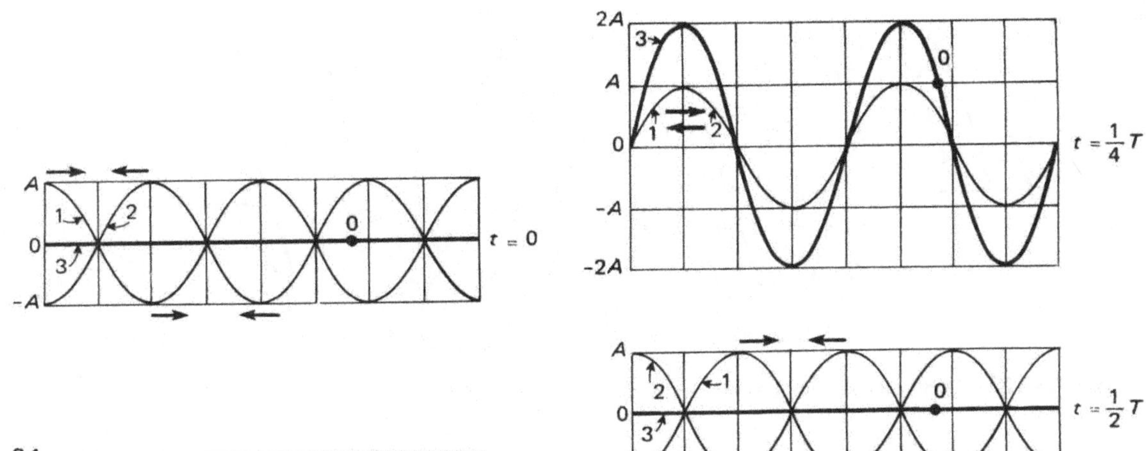

Figura 14.10 – Onda estacionária (3) resultante da soma de duas ondas (1) e (2), em diversos instantes.

do ponto e atinge o valor máximo no ventre e zero no nó. A_1, A_2 e A_3 são exemplos de algumas amplitudes.

Uma *onda progressiva* em cinco instantes sucessivos é mostrada na Figura 14.12. Nesse tipo de onda todos os pontos da corda representados por P_1, P_2 e P_3 vibram com a mesma amplitude A.

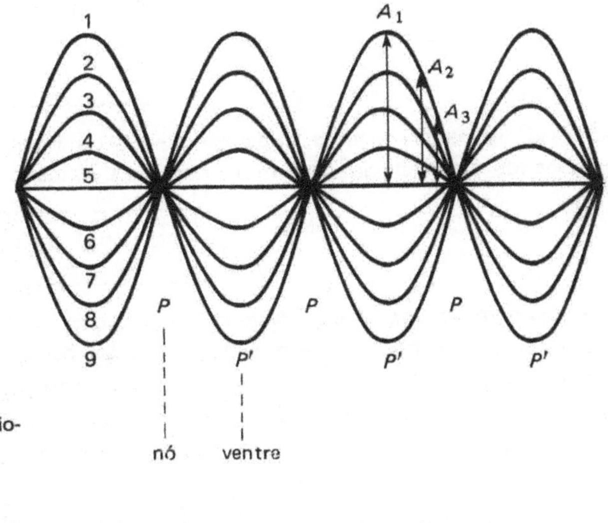

Figura 14.11 – Deslocamentos de uma onda estacionária em nove instantes sucessivos.

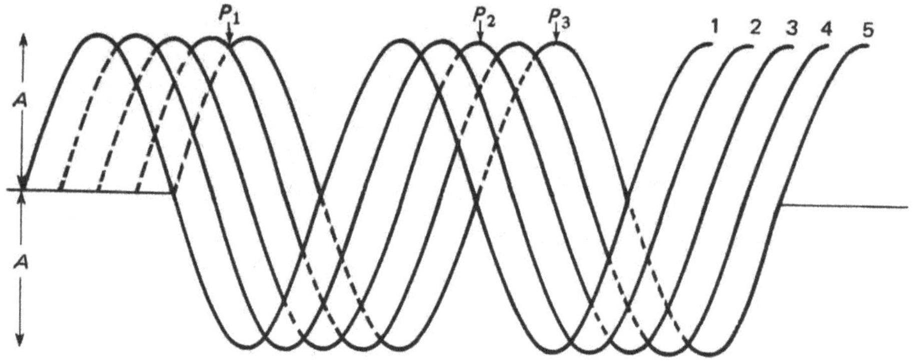

Figura 14.12 – Onda senoidal progressiva em cinco instantes sucessivos.

14.8 – TRANSPORTE DE ENERGIA POR ONDAS

Considere uma série de peças de dominó, enfileiradas em pé, separadas entre si por uma pequena distância. Ao se tocar a primeira delas, todas cairão, numa reação em cadeia, havendo transmissão de energia de uma peça a outra, sem que elas se desloquem. Isso é análogo ao transporte de energia por uma *onda progressiva*, em que cada ponto do meio (por exemplo, da corda) transmite a vibração ao ponto seguinte, e assim sucessivamente. Dessa forma, a *transmissão de energia* por uma onda progressiva é feita no *sentido de sua propagação.*

Se a corda for colocada no vácuo, não haverá perda de energia para o meio, mas, se estiver no ar ou na água, isso ocorrerá. Nesse caso, por transmissão de vibrações às partículas que a rodeiam, a corda dissipará energia continuamente e a onda irá se amortecendo.

No caso de *ondas estacionárias*, não há transmissão de energia ao longo da corda em nenhuma direção, pois a energia não pode ultrapassar os pontos nodais que estão sempre em repouso. Dessa forma, a energia permanece estacionária na corda, alternando-se entre energia cinética de vibração e energia potencial elástica.

De modo geral, quando não há dissipação de energia, pode-se dizer que a intensidade I de uma onda progressiva é igual à energia E transmitida pela onda dividida pela área S, perpendicular à direção de propagação, num intervalo de tempo Δt, isto é

$$\boxed{I = \frac{E}{S\,\Delta t}} \qquad (14.16)$$

No caso particular de uma onda transversal ou longitudinal de freqüência f e amplitude A, se propagando com velocidade v num meio de densidade ρ, pode-se deduzir que:

$$\boxed{I = 2\pi^2 \rho\, v f^2 A^2} \qquad (14.17)$$

A intensidade de uma onda é proporcional ao quadrado da freqüência e ao quadrado da amplitude. Essa propriedade é válida para todas as ondas harmônicas (senoidais). Por exemplo, no caso da corda, a intensidade é proporcional ao quadrado da amplitude de deslocamento A. Para as ondas luminosa e sonora a intensidade é proporcional a E_0^2 e P_0^2, respectivamente, sendo E_0 a amplitude do vetor campo elétrico e P_0 a amplitude da pressão.

Seja uma fonte puntiforme, isto é, com dimensões suficientemente pequenas em relação às distâncias consideradas, que emite ondas uniformemente em todas as direções. A área através da qual a onda se propaga é a área da superfície de uma esfera, tendo a fonte no centro. A Equação (14.16) pode ser escrita em termos da potência transmitida P

$$I = \frac{P}{S} \tag{14.18}$$

Assim, a uma distância d da fonte, a intensidade é

$$I = \frac{P}{4\pi d^2} \tag{14.19}$$

Se a potência transmitida por uma fonte for constante, as intensidades I_1 e I_2 às distâncias d_1 e d_2 serão

$$I_1 = \frac{P}{4\pi d_1^2}$$

$$I_2 = \frac{P}{4\pi d_2^2}$$

Como P é constante, obtém-se

$$\boxed{\frac{I_1}{I_2} = \frac{d_2^2}{d_1^2}} \tag{14.20}$$

Esse resultado é conhecido como *lei do inverso do quadrado da distância.*

Exemplo 14.5 — A intensidade do som de uma flauta que chega a um espectador na platéia a 5 m do flautista é de 10^{-5} W/m². Calcule a intensidade do som no fundo da platéia a 20 m do flautista.

Solução

Usando a Equação (14.20)

$$I_2 = \frac{I_1 d_1^2}{d_2^2} = \frac{(10^{-5}\ \text{W/m}^2)(25\ \text{m}^2)}{400\ \text{m}^2} = 6{,}25 \times 10^{-7}\ \text{W/m}^2$$

PROBLEMAS

1. A figura abaixo mostra dois pulsos numa corda tensionada no instante $t = 0$, propagando-se com a velocidade de 1 m/s em sentidos opostos. Faça o gráfico da configuração da corda nos instantes 4, 5, 6, 7, 8 e 9 milissegundos.

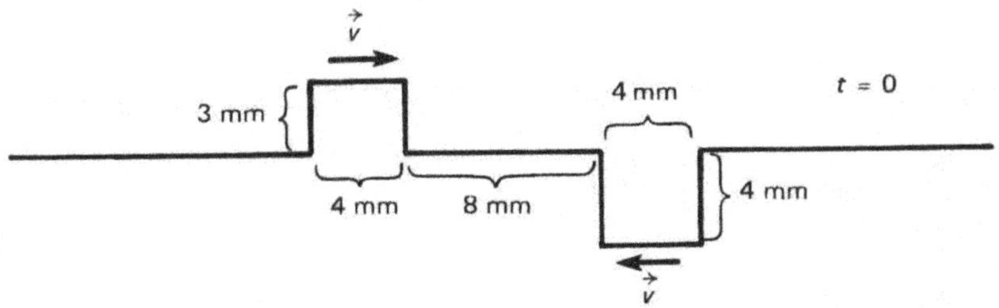

2. A figura abaixo mostra dois pulsos numa corda tensionada no instante inicial $t = 0$. Os pulsos movem-se em sentidos opostos com velocidade de 1 cm/s. Faça o gráfico da configuração da corda nos instantes 1; 1,5; 2; 2,5; 3 e 4 segundos.

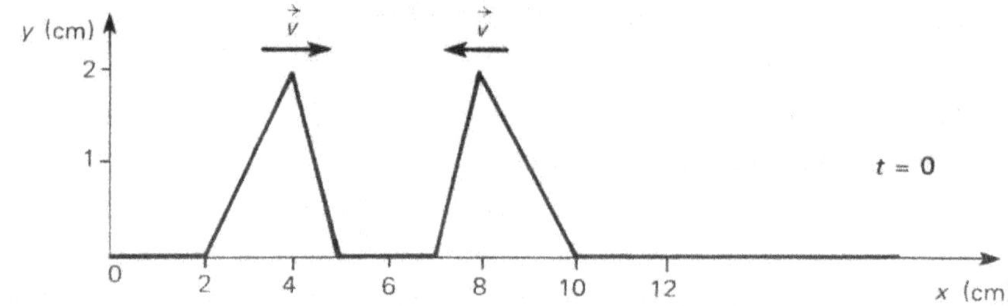

3. A figura abaixo mostra dois pulsos triangulares numa corda tensionada, no instante $t = 0$. A velocidade dos pulsos é de 0,5 m/s. Faça o gráfico da configuração da corda nos instantes 1, 2 e 3 segundos.

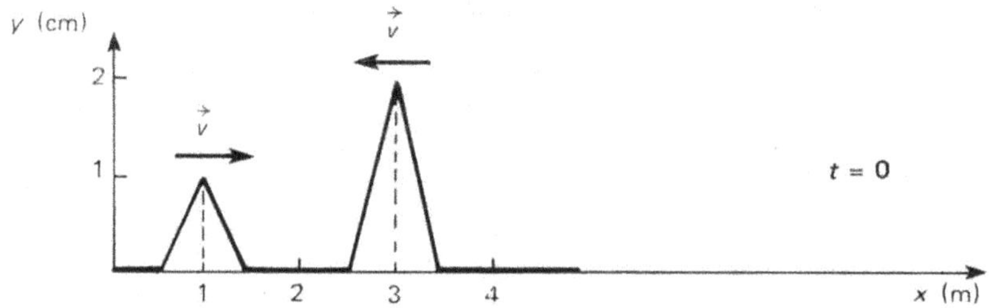

4. Dois pulsos, sendo um triangular e outro quadrado, se propagam ao longo de uma corda em sentidos opostos, como mostra a figura. Se a velocidade da onda é de 2 cm/s e os pulsos estão inicialmente separados por 6 cm, mostre a configuração da corda resultante após 1,5 s; 2,0 s; 2,5 s; 3,0 s; 3,5 s.

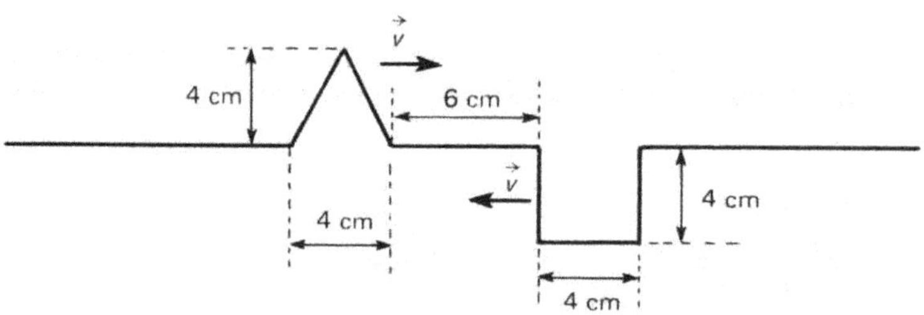

5. A figura abaixo mostra uma onda senoidal progressiva propagando-se para a direita numa corda tensa.

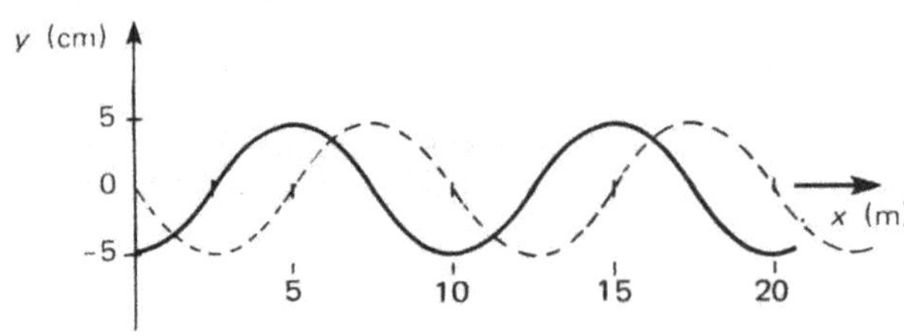

A curva cheia representa a configuração da corda no instante $t = 0$ e a curva tracejada no instante $t = 0{,}15$ s. Determine:

a. a amplitude;
b. o comprimento de onda;
c. a velocidade;
d. a freqüência;
e. o período da onda.

6. Um homem produz ondas, balançando um barco na superfície de um lago de águas paradas. Ele observa que o barco apresenta 12 oscilações em 20 segundos, sendo que cada oscilação produz uma onda. A crista de uma dada onda leva 6 segundos para alcançar uma praia que se encontra à distância de 12 m.

a. Calcule o comprimento de onda das águas na superfície do lago.

b. Se a amplitude dessa onda for de 10 cm, calcule seu deslocamento transversal a 5,83 m do barco.

7. Um vibrador ligado a uma mola espiralada produz uma onda longitudinal harmônica que se propaga ao longo dela. A freqüência da fonte é de 100 Hz e a distância entre duas rarefações consecutivas na mola é de 0,05 m.

a. Escreva a equação da onda, sabendo-se que o deslocamento longitudinal máximo de uma partícula da mola é de 1 cm.

b. Determine a velocidade da onda nessa mola.

8. O deslocamento y de um ponto a 5 m da origem de uma onda senoidal que se propaga para a direita, no instante $t = 0{,}15$ s é de 1,2 m. O comprimento de onda da senóide é de 6 m, e a velocidade da onda é de 30 m/s. Calcule a amplitude da onda.

9. Para $t = 0$ a equação de uma onda senoidal é $y = 0{,}2 \text{ sen } (0{,}5\pi x)$, sendo y e x dados em cm. Para essa onda, calcule:

a. sua amplitude;

b. seu comprimento de onda;

c. seu deslocamento para $x = 0{,}50$ cm;

d. desenhe essa onda até 2 cm;

e. se essa onda se deslocar para a direita com velocidade de 50 cm/s, calcule seu deslocamento vertical para $x = 0{,}66$ cm no instante 0,0066 s;

f. repita o item *e* para $t = 0{,}04$ s e $x = 0{,}5$ cm.

10. Uma onda progressiva transversal numa corda longa é descrita pela equação

$$y = 10 \text{ sen } [90° (x - 2t)]$$

sendo y dado em cm, x em m e t em s. Desenhe a configuração da corda até $x = 4$ m para os instantes $t = 0$, $(1/4)T$, $(1/2)T$, $(3/4)T$ e T. Determine a amplitude, a velocidade, o período e a freqüência da onda.

11. Seja uma onda estacionária com quatro nós, dois dos quais situados nas extremidades fixas (terceira harmônica), numa corda de violão de 45 cm de comprimento. No instante $t = 0$ o deslocamento vertical do ventre é máximo e vale 5 cm. Desenhe a forma da onda para os instantes $t = 0$, $(1/4)T$, $(1/2)T$, $(3/4)T$ e T.

12. O espectro de uma onda periódica contém as seguintes freqüências 12, 24, 48 e 96 Hz. Quais as harmônicas intermediárias que faltam?

13. Se a intensidade da radiação solar na Terra for de $1{,}35 \times 10^3$ W/m^2, qual a intensidade da radiação solar no planeta Mercúrio, cuja distância do Sol é 0,387 vezes a distância do Sol à Terra?

14. Se a razão entre as intensidades I_1/I_2 de duas ondas de igual freqüência no ar é de 0,16, calcule a razão entre suas amplitudes.

REFERÊNCIAS BIBLIOGRÁFICAS

Livros

CROMER, A. H. – *Physics for the Life Sciences.* USA, McGraw-Hill, 1977.

FULLER, H. Q; FULLER, R. M. & FULLER, R. G. – *Physics Including Human Applications.* USA, Harper & Row, 1978.

MACDONALD, S. G. G. & BURNS, D. M. – *Physics for the Life and Health Sciences.* Philippines, Addison-Wesley, 1977.

RESNICK, R. & HALLIDAY, D. – *Física.* Brasil, Livros Técnicos e Científicos, 1980, vol. 2.

STROTHER, G. K. – *Physics with Applications in Life Sciences.* USA, Houghton Mifflin, 1977.

TIPLER, P. A. – *Física.* Brasil, Guanabara Dois, 1978, vol. 2.

SOM

CAPÍTULO 15

15.1 — INTRODUÇÃO

O som é um dos meios pelo qual os animais superiores se comunicam e obtêm informações do ambiente ao seu redor. Esses animais possuem órgãos especiais para produzir e detectar os sons.

Como funcionam as cordas vocais?

De que forma o ouvido humano detecta os sons?

Antes de responder a essas perguntas, conceitos básicos de ondas sonoras, de sistemas vibrantes e de ressonância serão apresentados.

15.2 — ONDAS SONORAS

Uma *onda sonora* é produzida por um elemento vibrador que pode ser desde um cristal, uma corda — como no caso de alguns instrumentos musicais — até uma corda vocal. Todos esses elementos vibradores causam variações na densidade ou pressão do meio ao seu redor. Caso o meio seja o ar, ocorre a *compressão* e a *rarefação*, que se propagam como ondas progressivas. As partículas materiais que transmitem a onda oscilam paralelamente à direção de propagação da própria onda. Portanto, as ondas sonoras, freqüentemente chamadas ondas de compressão, ondas de pressão, ou simplesmente som, são ondas mecânicas longitudinais que podem se propagar em sólidos, líquidos e gases.

Essas ondas, ao se propagarem através de um meio elástico, podem atingir o ouvido e produzir uma sensação sonora. Entretanto, o aparelho de audição do ser humano é sensível somente a sons com freqüência entre 20 e 20 000 Hz. Ondas mecânicas longitudinais com freqüências abaixo de 20 Hz são chamadas infra-som e acima de 20 000 Hz, ultra-som.

A faixa de freqüência audível para animais pode ser diferente da do homem. No caso dos morcegos essa faixa é de 10 kHz a 120 kHz, no dos golfinhos de 10 kHz a 240 kHz, no dos cães de 15 Hz a 50 kHz e no dos gatos de 60 Hz a 65 kHz.

15.3 — ONDA HARMÔNICA SONORA

Uma onda harmônica sonora unidimensional pode ser produzida efetuando-se um movimento harmônico simples num pistão, que impele uma coluna de ar num tubo muito longo e estreito.

A Figura 15.1a mostra as direções nas quais pequenos volumes do ar, chamados *elementos de volume*, se movem, causando variação na densidade do ar. A Figura 15.1b mostra os deslocamentos horizontais y desses elementos de volume do ar sob forma de onda senoidal. Se o deslocamento horizontal dos elementos de volume do ar for para a *direita* ele é representado na Figura 15.1b como deslocamento *y positivo*; no caso de deslocamentos horizontais dos elementos de volume do ar para a *esquerda*, eles são representados pela parte *negativa* da senóide.

Os pontos x_1 e x_3 são pontos de deslocamento nulo. À esquerda de x_1 o ar se desloca para a esquerda, e à direita de x_1 para a direita. Portanto, x_1 é um ponto de densidade mínima e x_3 um ponto de densidade máxima. A pressão é máxima quando a densidade é máxima e o gráfico da variação da pressão em função da distância, no instante t, é mostrado na Figura 15.1c. Observe que a senóide do deslocamento y (Figura 15.1b) está defasada de 90° em relação a senóide de pressão (Figura 15.1c).

Se o pistão executar um movimento harmônico simples de freqüência angular ω, formar-se-á uma onda de pressão que pode ser descrita pela fórmula

$$P = P_0 \operatorname{sen}(kx - \omega t) \tag{15.1}$$

que é análoga à Equação (14.10a) para o deslocamento vertical de uma onda transversal numa corda.

É importante observar que P é a variação da pressão em relação à pressão de equilíbrio (não-perturbada), na ausência da onda, e a amplitude P_0 é o valor máximo dessa variação de pressão, comumente chamada amplitude de pressão.

A outra expressão (14.7) para a onda senoidal, em função de λ e T, vista no capítulo anterior, também é válida:

$$P = P_0 \operatorname{sen}\left[2\pi\left(\frac{x}{\lambda} - \frac{t}{T}\right)\right] \tag{15.2}$$

Quando o som passa de um meio para outro — por exemplo, do ar para a água — a freqüência da onda permanece constante, pois ela depende da propriedade da fonte e não do meio transmissor. Para o tipo de onda considerada, a velocidade é uma propriedade do meio elástico, através do qual a onda se propaga, e está relacionada com o comprimento de onda pela fórmula

$$v = f\lambda$$

A velocidade das ondas sonoras num fluido e num sólido pode ser calculada respectivamente pelas Fórmulas (14.12) e (14.14) do Capítulo 14.

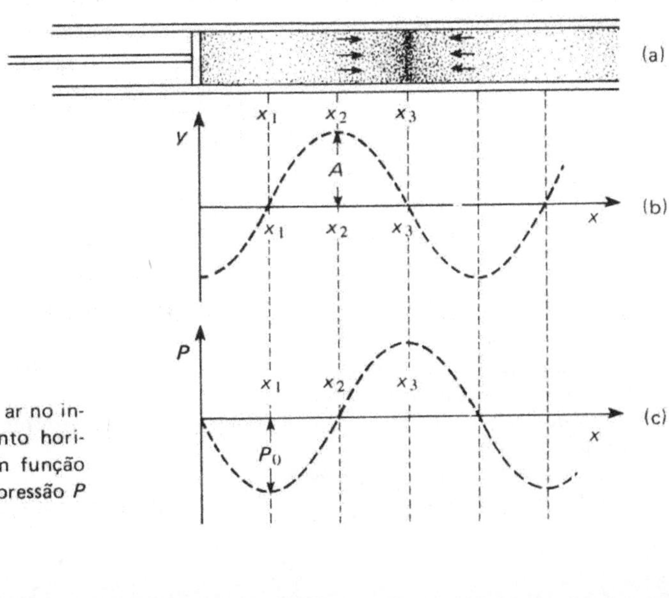

Figura 15.1 — (a) Variação na densidade do ar no interior do tubo no instante t; (b) deslocamento horizontal y dos elementos de volume do ar em função da posição x no instante t; (c) variação da pressão P em função da posição x no instante t.

15.4 — INTENSIDADE DO SOM

A intensidade I de uma onda, como já foi definida no Capítulo 14, é a energia E que atravessa uma área S num intervalo de tempo Δt.

$$I = \frac{E}{S\,\Delta t}$$

Exemplo 15.1 — Um microfone com uma área efetiva de 3 cm² recebe durante 5 s uma energia sonora de $1{,}5 \times 10^{-9}$ J. Qual é a intensidade do som?

Solução

$$I = \frac{E}{S\,\Delta t} = \frac{1{,}5 \times 10^{-9}\ \text{J}}{(3 \times 10^{-4}\ \text{m}^2)(5\ \text{s})} = 10^{-6}\ \frac{\text{J}}{\text{m}^2 \cdot \text{s}} = 10^{-6}\ \frac{\text{W}}{\text{m}^2}$$

Esse é o valor da intensidade sonora numa conversação normal.

A intensidade I do som pode ser expressa em função da amplitude A do deslocamento horizontal dos elementos de volume do ar pela equação

$$I = \frac{\rho v}{2} (A\,\omega)^2 \qquad (15.3)$$

sendo ρ, v e ω, respectivamente, a densidade do meio, a velocidade de propagação da onda nesse meio e a freqüência angular. Essa equação é obtida de (14.17), substituindo-se $2\pi f$ por ω.

Pode-se também deduzir a fórmula que relaciona a intensidade I do som com a amplitude de pressão P_0

$$I = \frac{P_0^2}{2\rho v} \qquad (15.4)$$

onde ρ e v têm o mesmo significado da Equação (15.3). A intensidade I da onda sonora é proporcional ao quadrado da amplitude de pressão P_0 e ao quadrado da amplitude de deslocamento horizontal dos elementos de volume do ar A, como já foi mencionado no Capítulo 14.

Das Equações (15.3) e (15.4) deduz-se uma relação entre A e P_0:

$$P_0 = \rho v \omega A \qquad (15.5)$$

O produto

$$\rho v = Z \qquad (15.6)$$

é chamado *impedância acústica do meio* e será utilizado no capítulo seguinte.

Exemplo 15.2 — A intensidade máxima do som com freqüência de 1 000 Hz que o ouvido humano pode tolerar é de aproximadamente 1 W/m².

a. Qual é o deslocamento máximo horizontal dos elementos de volume do ar correspondente a essa intensidade?

b. Calcule a amplitude da pressão.

Dados: a velocidade do som no ar a 20°C é de 344 m/s e a densidade do ar é de 1,2 kg/m³.

Solução

a. deslocamento máximo = amplitude A

$$\text{De } I = \frac{\rho v}{2}(A\, 2\pi f)^2 \Longrightarrow A = \frac{1}{2\pi f}\sqrt{\frac{2I}{\rho v}}$$

Substituindo os dados, obtém-se

$$A = \frac{1}{6{,}28 \times 10^3\ \text{s}^{-1}}\sqrt{\frac{(2)(1\ \text{W/m}^2)}{(1{,}2\ \text{kg/m}^3)(344\ \text{m/s})}} = 1{,}1 \times 10^{-5}\ \text{m}$$

O valor obtido é da mesma ordem de grandeza que o diâmetro médio da hemácia $(0{,}7 \times 10^{-5}\ \text{m})$.

b. $$\text{De } I = \frac{P_0^2}{2\rho v} \Rightarrow P_0 = \sqrt{I\, 2\rho v}$$

Substituindo os dados, obtém-se

$$P_0 = \sqrt{(1\ \text{W/m}^2)(2)(1{,}2\ \text{kg/m}^3)(344\ \text{m/s})} = 28{,}7\ \text{N/m}^2$$

Como P_0 é a variação máxima da pressão com relação à pressão atmosférica normal, cujo valor é de aproximadamente $1{,}01 \times 10^5\ \text{N/m}^2$, o resultado obtido mostra que essa variação é muito menor do que a pressão atmosférica.

Exercício Proposto — No som mais fraco que o ouvido pode detectar com freqüência de 1 000 Hz, a amplitude de pressão vale aproximadamente $2 \times 10^{-5}\ \text{N/m}^2$. Calcule a amplitude de deslocamento dos elementos de volume do ar correspondente. Compare o resultado obtido com o raio de um átomo, que é da ordem de 10^{-10} m.

O ouvido humano pode detectar intensidades sonoras que vão desde $10^{-12}\ \text{W/m}^2$ até $1\ \text{W/m}^2$. Devido a esse grande intervalo, uma escala logarítmica de base dez é usada para definir o *nível de intensidade sonora* β (decibel-dB):

$$\boxed{\beta\ (\text{dB}) = 10 \log\left(\frac{I}{I_0}\right)} \qquad (15.7)$$

onde I é a intensidade sonora e I_0 a intensidade de referência de $10^{-12}\ \text{W/m}^2$.

Os limites da faixa de nível de intensidade sonora audível para o ser humano são 0 dB e 120 dB, e são obtidos a partir das intensidades sonoras de $10^{-12}\ \text{W/m}^2$ e $1\ \text{W/m}^2$, isto é,

$$\beta = 10 \log \frac{10^{-12}}{10^{-12}} = 10 \log 1 = 0\ \text{dB}$$

$$\beta = 10 \log \frac{1}{10^{-12}} = 10 \log 10^{12} = 10 \times 12 \log 10 = 10 \times 12 \times 1 = 120\ \text{dB}$$

Exercício Proposto — Calcule o nível de intensidade sonora numa conversação normal, sabendo-se que a intensidade correspondente do som vale $10^{-6}\ \text{W/m}^2$.

Na Tabela 15.1 estão listados os valores aproximados das intensidades e dos níveis de intensidade de vários sons.

Tabela 15.1 — Intensidade e nível de intensidade de vários sons.

Som	Intensidade (W/m^2)	Nível de intensidade (dB)
Limiar de audição	10^{-12}	0
Respiração normal	10^{-11}	10
Murmúrio (a 5 m)	10^{-9}	30
Conversação normal (a 1 m)	10^{-6}	60
Tráfego pesado	10^{-5}	70
Metrô (interior)	10^{-3}	90
Concerto de *rock* (limiar doloroso)	10^{0}	120
Decolagem de jato (nas vizinhanças)	10^{3}	150

15.5 – SISTEMAS VIBRANTES

A seguir serão apresentados dois exemplos de sistemas vibrantes: cordas vibrantes e colunas de ar em vibração.

15.5.1 – Corda fixa em ambas as extremidades

Os instrumentos musicais que funcionam à base de cordas podem possuir muitas cordas como é o caso do piano e da harpa, ou poucas como no caso do violão e do violino. Cada instrumento produz sua própria faixa de freqüência como ilustrado na Tabela 15.2. Nos instrumentos com poucas cordas as diferentes freqüências, dentro de sua faixa característica, são produzidas variando-se o comprimento das cordas, pressionando-as em diferentes pontos.

Em todos os casos as cordas quando tocadas vibram, produzindo ondas transversais estacionárias que funcionam como fonte de ondas sonoras. As cordas, ao oscilarem, fazem vibrar o ar em redor, gerando uma onda sonora de igual freqüência.

Tabela 15.2 – Faixa de freqüência para voz humana, instrumentos de corda e de sopro.

	Tipo	Freqüência (Hz)
Voz humana	baixo	80-365
	barítono	100-450
	tenor	140-540
	contralto	180-730
	soprano	270-1230
Instrumentos de corda	contrabaixo	45-250
	violoncelo	80-830
	viola	150-1200
	violino	30-2200
	harpa	200-3500
	piano	30-4100
Instrumentos de sopro	baixo tuba	45-350
	trombone	85-500
	clarinete	210-1700
	oboé	150-1800
	flauta	300-2200

Seja uma dessas cordas de comprimento L, com ambas as extremidades fixas. Esse fato torna as extremidades das cordas nós naturais e, como conseqüência, só alguns comprimentos de onda da onda estacionária são possíveis, como se pode ver na Figura 15.2.

O maior comprimento de onda possível na corda é de $\lambda_1 = 2L$. Os possíveis comprimentos de onda em ordem decrescente são: $\lambda_2 = \frac{2L}{2}$, $\lambda_3 = \frac{2L}{3}$, $\lambda_4 = \frac{2L}{4}$, $\lambda_5 = \frac{2L}{5}$ e de forma geral, $\lambda_n = \frac{2L}{n}$ com $n = 1, 2, 3, 4 ...$

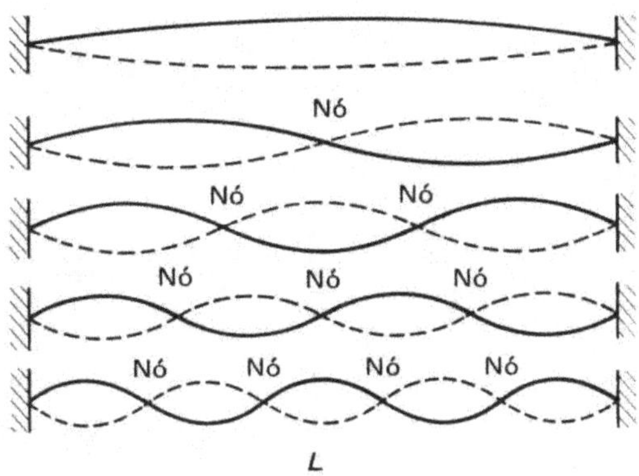

Figura 15.2 – Ondas estacionárias numa corda fixa em ambas as extremidades.

Sendo $f_n \lambda_n = v$, conclui-se que

$$\boxed{f_n = \frac{nv}{2L}} \tag{15.8}$$

Para $n = 1$,

$$f_1 = \frac{v}{2L}$$

Portanto,

$$\boxed{f_n = nf_1} \tag{15.9}$$

As possíveis freqüências de vibração numa corda esticada, presa nas duas extremidades, formam uma seqüência harmônica, sendo a primeira freqüência a fundamental. Essas freqüências também são chamadas *freqüências naturais*.

Quando a corda de um instrumento é tocada, a oscilação resultante se deve à superposição de várias harmônicas com diferentes amplitudes. A diferença na qualidade do som – o *timbre* produzido por diversos instrumentos, quando se toca a mesma nota, isto é, oscilando com a mesma freqüência fundamental – é causada pelas diferentes contribuições nas amplitudes das harmônicas. A Figura 15.3 mostra as formas de onda e seus respectivos espectros de freqüência obtidos pela análise de Fourier, quando é tocada a nota lá (freqüência fundamental de 440 Hz) no violino, no piano e no diapasão. Verifica-se que o diapasão é um instrumento que só produz vibrações na freqüência fundamental, sendo por isso usado para afinar outros instrumentos sonoros.

Exemplo 15.3 – Uma corda de 0,5 m de comprimento está fixa nas duas extremidades, sob uma tensão de 18 N. Se a densidade linear da corda for de 2×10^{-2} kg/m, calcule:

a. a velocidade de propagação do som na corda;
b. a freqüência da segunda harmônica nessa corda;
c. a freqüência fundamental.

Solução

a. $v = \sqrt{\frac{T}{\mu}} = \sqrt{\frac{18}{2 \times 10^{-2}}} = 30$ m/s

b. $f_n = \frac{nv}{2L}$; para $n = 2$, $f_2 = \frac{v}{L} = \frac{30}{0,5} = 60$ Hz

c. $f_2 = 2f_1$; $f_1 = \frac{f_2}{2} = \frac{60}{2} = 30$ Hz

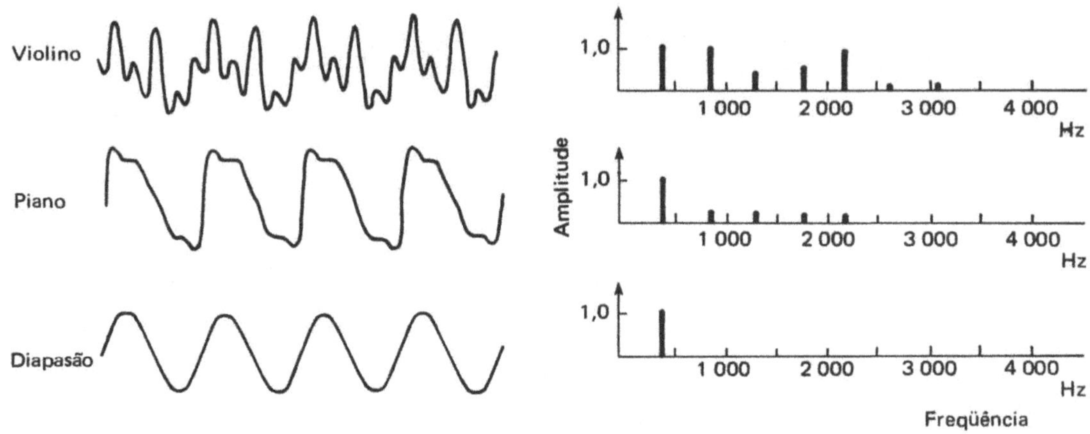

Figura 15.3 — Formas de onda e espectros de freqüência da nota lá produzida no violino, no piano e no diapasão.

Exercício Proposto — Uma corda de guitarra de 0,75 m de comprimento tem uma freqüência fundamental de 440 Hz.

a. Calcule a velocidade de propagação da onda nessa corda.

b. Para produzir notas com outras freqüências o comprimento da corda é encurtado, pressionando um ponto dela com um dedo. A que distância de uma das extremidades se deve pressionar a corda para produzir uma freqüência fundamental de 660 Hz?

15.5.2 — Coluna de ar no interior de tubos

O ar no interior de uma cavidade, como uma corda fixa por suas extremidades, pode produzir vibrações cujas freqüências são múltiplas de uma freqüência fundamental, e são limitadas pela forma e pelo comprimento da cavidade. O cálculo dessas freqüências torna-se fácil para tubos de forma cilíndrica de comprimento L, abertos em ambas as extremidades (tubo de órgão aberto) ou fechado numa das extremidades (tubo de órgão fechado).

a. No caso em que ambas as *extremidades* do tubo são *abertas*, se uma corrente de ar for dirigida a uma das extremidades, ondas longitudinais estacionárias poderão ser criadas no tubo. Exatamente pelo fato do tubo ser aberto em ambas as extremidades, a pressão nesses pontos é a *atmosférica*. Assim as *extremidades* serão sempre *nós de pressão*. Esse é o caso exatamente igual ao da corda esticada, presa pelas extremidades.

Portanto, as *freqüências naturais* formam uma seqüência harmônica e são dadas por

$$f_n = \frac{nv}{2L}, \text{ com } n = 1, 2, 3 \ldots \qquad (15.10)$$

Algumas ondas estacionárias num tubo aberto são mostradas na Figura 15.4a e 15.4b. As curvas em 15.4a mostram a *variação de pressão* no interior do tubo. Por outro lado, os *deslocamentos horizontais* dos elementos de volume do ar são representados pelas curvas da Figura 15.4b. Observe que existe uma defasagem de 90° entre as curvas de pressão e as de deslocamento horizontal dos elementos de volume do ar.

b. No caso do tubo *aberto* numa extremidade e *fechado* na outra, a pressão na primeira extremidade é atmosférica e na outra é máxima.

Algumas possíveis ondas estacionárias da variação de pressão podem ser vistas na Figura 15.5.

Exercício Proposto — Esboce as curvas de deslocamento horizontal dos elementos de volume do ar no interior do tubo aberto numa extremidade e fechado na outra, para freqüências correspondentes às da Figura 15.5.

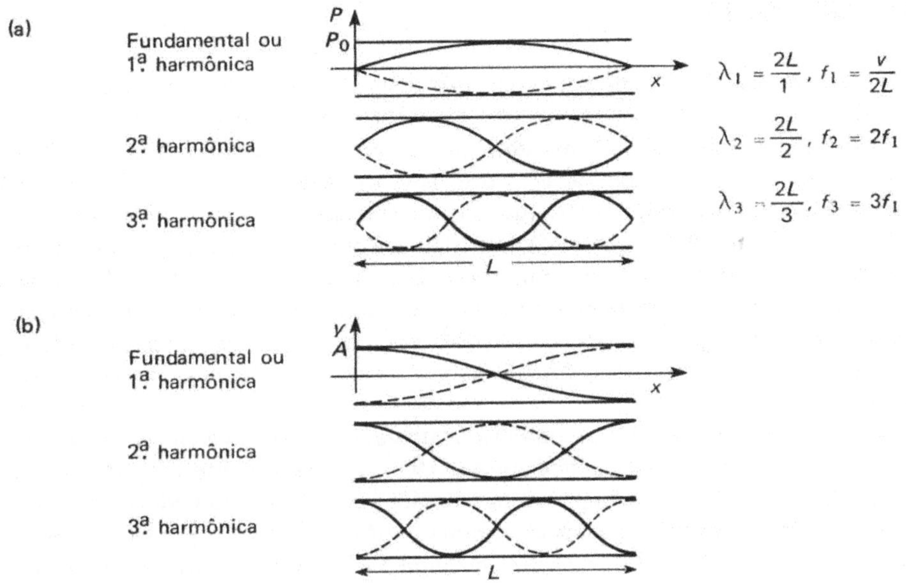

Figura 15.4 – (a) Variação de pressão no interior do tubo aberto em ambas as extremidades; (b) deslocamento horizontal dos elementos de volume do ar no interior do tubo aberto em ambas as extremidades.

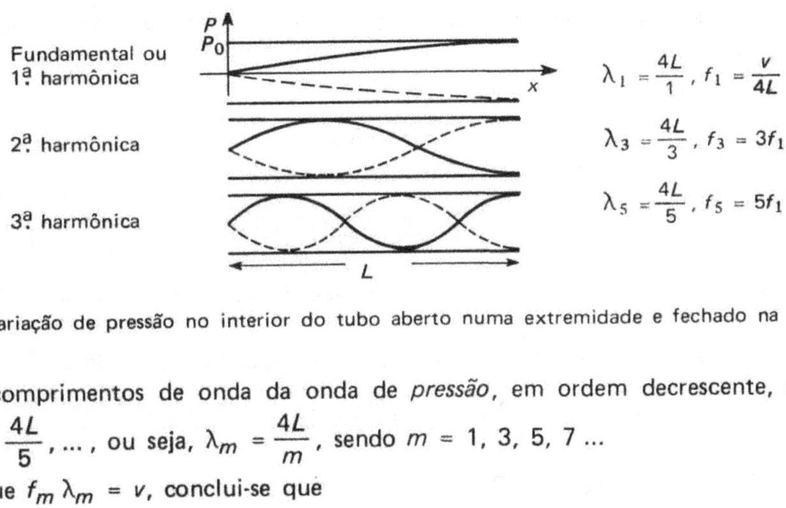

Figura 15.5 – Variação de pressão no interior do tubo aberto numa extremidade e fechado na outra.

Os possíveis comprimentos de onda da onda de *pressão*, em ordem decrescente, são $\lambda_1 = 4L$, $\lambda_3 = \frac{4L}{3}$, $\lambda_5 = \frac{4L}{5}$, ... , ou seja, $\lambda_m = \frac{4L}{m}$, sendo $m = 1, 3, 5, 7 ...$

Desde que $f_m \lambda_m = v$, conclui-se que

$$f_m = \frac{mv}{4L} \tag{15.11}$$

Portanto,

Para $m = 1$,

$$f_1 = \frac{v}{4L}$$

$$f_m = mf_1 \tag{15.12}$$

A Equação (15.12), mostra que as possíveis freqüências, quando uma das extremidades do tubo é fechada, são constituídas somente de harmônicas ímpares.

15.6 — RESSONÂNCIA

Quando um elemento vibrador, como um diapasão com freqüência de vibração f, é colocado na extremidade aberta de um tubo, não se observa, em geral, quase nenhuma alteração na intensidade do som emitido pelo diapasão. Nesses casos, uma pequena fração da energia mecânica do vibrador é transformada em energia sonora, e o resto em energia interna do ar. Por outro lado, se a freqüência de vibração f do diapasão for igual ou aproximadamente igual à *freqüência natural* do tubo, ocorre o que se chama *ressonância*. Quando isso acontece, uma grande fração da energia mecânica do vibrador é transformada em energia sonora, aumentando a amplitude das vibrações, com freqüência f, dos elementos de volume do ar (o que corresponde a uma intensificação do som nessa mesma freqüência). Essa é a razão pela qual os instrumentos musicais possuem uma cavidade ressonante, de forma e tamanho apropriados para amplificar não só uma nota, mas uma faixa de freqüências.

O fenômeno da ressonância pode ser observado através de uma experiência utilizando um simples tubo de vidro contendo água e um diapasão. Um diapasão vibrante com freqüência f é colocado próximo à boca do tubo. O comprimento da coluna de ar do tubo pode ser ajustado até que a intensidade do som produzido pelo diapasão atinja o máximo, ocorrendo a ressonância. Esse fenômeno ocorre quando a freqüência f coincidir com uma das freqüências naturais da coluna de ar do tubo.

Por meio dessa experiência pode-se ainda determinar a velocidade do som no ar. O tubo funciona como um tubo aberto numa extremidade e fechado na outra. A primeira ressonância ocorre quando a coluna de ar mede L_1, como se pode ver na Figura 15.6. As curvas correspondem à *variação de pressão*.

Na primeira ressonância

$$\lambda = 4L_1$$

e

$$f = \frac{v}{\lambda} = \frac{v}{4L_1}$$

Portanto, conhecendo-se a freqüência f de vibração do diapasão e o comprimento L_1, pode-se determinar v.

A ressonância ocorrerá também para as seguintes alturas da coluna de ar:

$$L_3 = \frac{3}{4}\lambda,\ L_5 = \frac{5}{4}\lambda,\ L_m = \frac{m}{4}\lambda, \text{ com } m = 1, 3, 5, 7 \ldots$$

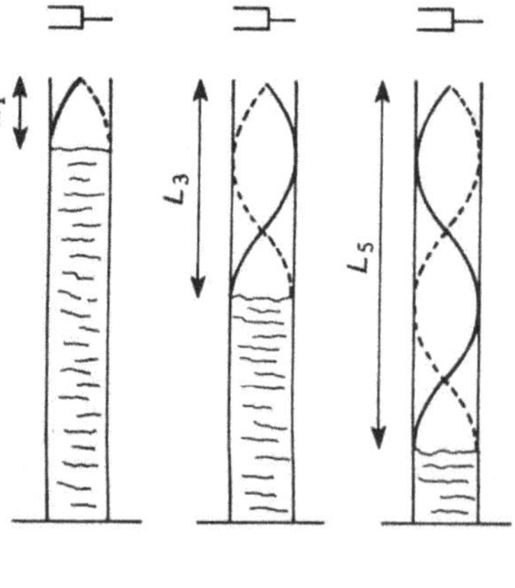

Figura 15.6 — Um sistema simples para medir a velocidade do som no ar utilizando a ressonância.

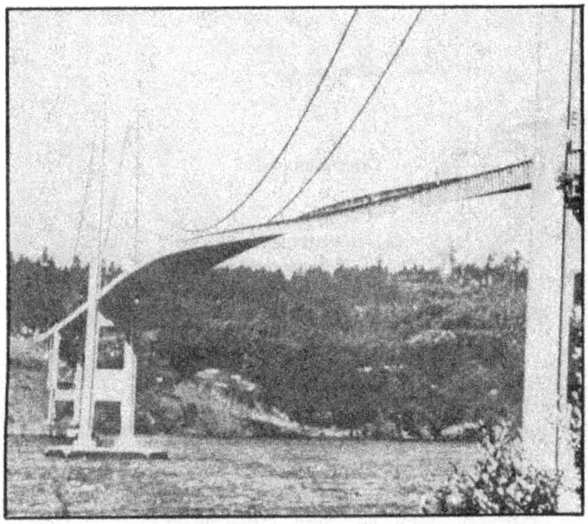 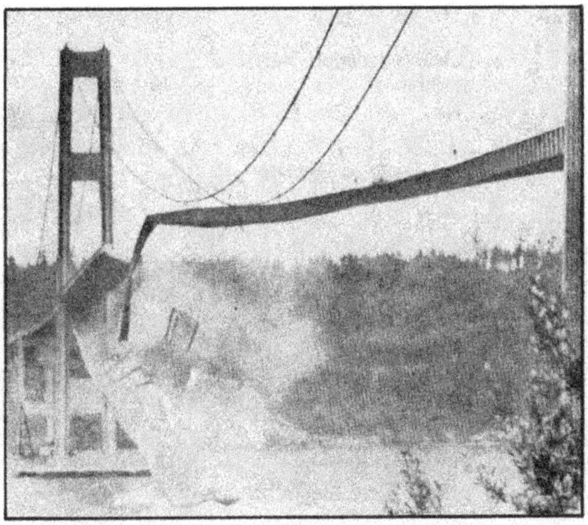

Fotografia da destruição da ponte de Tacoma Narrows por oscilações ressonantes provocadas por ventos fortes. Projetos mais recentes têm sido cuidadosos em evitar a possibilidade de oscilações ressonantes ou prover mecanismos para amortizá-las quando elas ocorrerem.

O fenômeno de ressonância é dos mais comuns na natureza. Em geral, todos os sistemas capazes de oscilar possuem freqüências características de ressonância que são importantes na sua interação com o meio externo. Cabe mencionar um exemplo macroscópico de ressonância que acarretou a destruição da ponte Tacoma Narrows nos Estados Unidos em 1º de julho de 1940. Dessa forma, no projeto de construção de uma ponte devem ser evitadas freqüências naturais facilmente excitáveis por vento ou qualquer outro fenômeno periódico. Um exemplo microscópico é a ressonância do átomo de hidrogênio, que só pode ser excitado por fótons incidentes que possuam uma de suas freqüências naturais.

15.7 — FONAÇÃO (PRODUÇÃO DA FALA)

A fonação envolve centros de controle específicos da fala no córtex cerebral, funções mecânicas da produção de um som audível (voz) e o controle desse som para produzir um fonema definido.

A voz é o efeito da corrente de ar que vem dos pulmões através da laringe e da boca, acompanhada de vibrações das cordas vocais, que são pregas situadas ao longo das paredes laterais da laringe, tensionadas e posicionadas por vários músculos específicos nos limites da laringe (Figura 15.7).

As cordas vocais não vibram na direção do fluxo de ar, mas lateralmente. A Figura 15.8a mostra as cordas vocais, vistas de cima, relaxadas, normalmente abertas durante a respiração, enquanto que na Figura 15.8b, durante a produção da voz, as cordas vocais estão fechadas. Nesse caso, o ar expirado dos pulmões aumenta a pressão logo abaixo das cordas vocais afastando-as para permitir o rápido fluxo aéreo. Isso produz uma diminuição na pressão entre as cordas vocais, que as aproxima novamente, acarretando um aumento de pressão e a repetição da seqüência. Dessa forma, é produzida uma série de pulsos de som com freqüências que dependem da tensão e da massa das cordas vocais. Uma análise do espectro de freqüências dos sons produzidos por um homem mostra que a freqüência fundamental típica é de cerca de 125 Hz, acompanhada de diversas harmônicas. Em geral, as cordas vocais do homem são mais compridas e possuem maior massa que

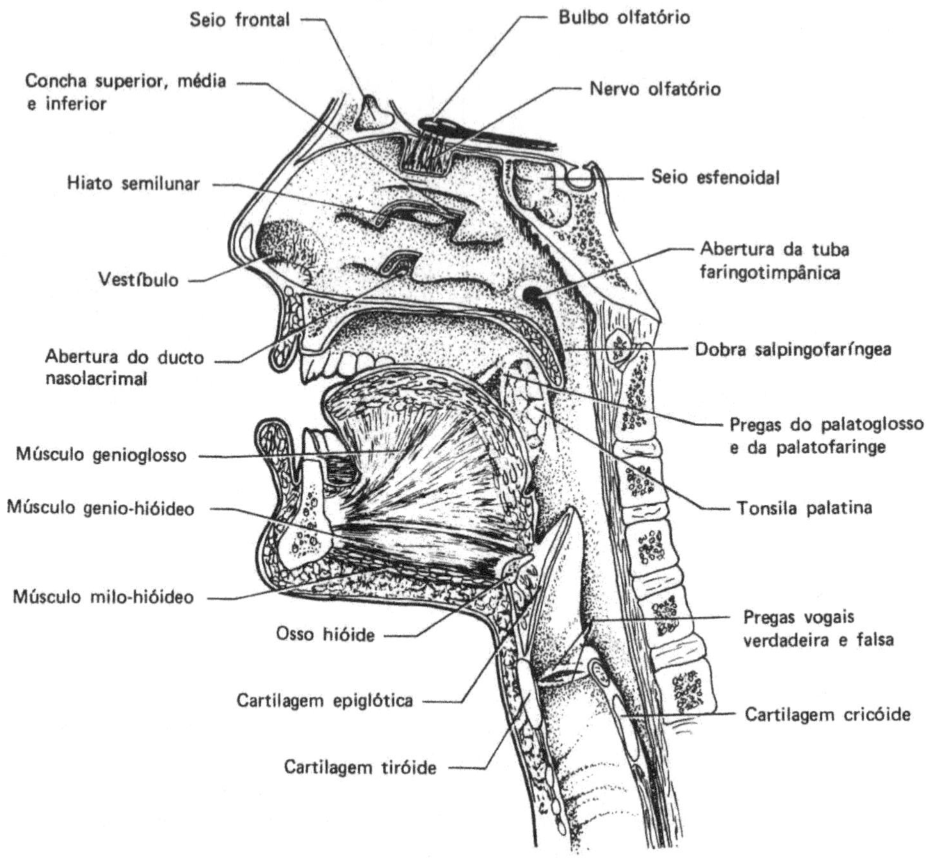

Figura 15.7 — Vista da cabeça e parte do pescoço, em corte sagital.

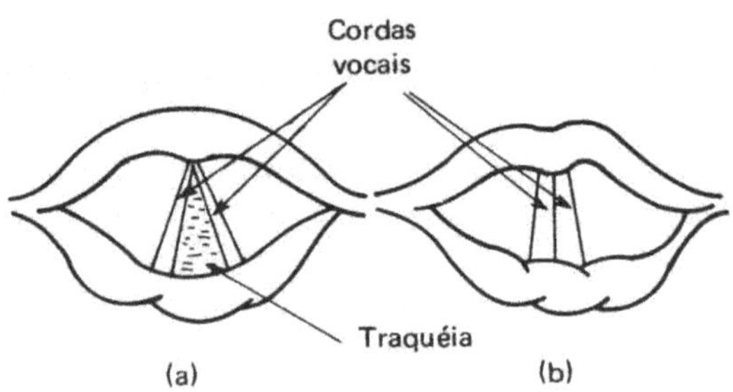

Figura 15.8 — (a) Cordas vocais abertas durante a respiração; (b) cordas vocais fechadas durante a fonação.

as da mulher, e como conseqüência a freqüência fundamental típica para mulheres é da ordem de 250 Hz. Entretanto, uma pessoa pode variar a freqüência da sua voz, mudando a tensão das cordas vocais.

O processo da articulação do som em fonema envolve os lábios, a língua e o palato mole. O fonema por sua vez é amplificado pelas cavidades ressonantes constituídas pela boca, nariz, seios nasais associados, faringe e até mesmo pela cavidade torácica. Pode-se verificar a influência da função do ressonador nasal, ao falar com as narinas tapadas ou quando se está resfriado.

A análise de Fourier dos sons emitidos numa conversação normal mostra que o espectro de freqüência varia de 300 Hz a 3 000 Hz. A energia sonora produzida por uma pessoa ao dizer uma frase típica com cinco palavras é da ordem de 10^{-5} J. Se uma pessoa falasse continuamente durante um ano, a energia sonora produzida seria menor que a quantidade de calor necessária para ferver um copo de água (8×10^4 J).

O nível de intensidade sonora numa conversação normal é de 60 dB. As pessoas ajustam esse nível, até inconscientemente, dependendo do local, podendo abaixá-lo para 45 dB num local silencioso e aumentá-lo para 90 dB numa festa barulhenta.

15.8 – O OUVIDO HUMANO

A fonação e a audição são meios importantes de comunicação do ser humano. A audição envolve um *sistema mecânico* que estimula as células receptoras do som, chamadas células ciliadas; *sensores* que produzem o potencial de ação nas células nervosas e o *córtex auditivo*, que é uma parte do cérebro que decodifica e interpreta esses estímulos nervosos. A física do sistema mecânico, melhor conhecida, será discutida a seguir.

A função do *ouvido* é converter uma fraca onda mecânica no ar em estímulos nervosos. O ouvido é constituído de três partes: o *ouvido externo* com a orelha e o canal auditivo, o *ouvido médio* com um sistema de três ossículos que são martelo, bigorna e estribo, e o *ouvido interno* com a cóclea contendo fluidos, onde ocorre a conversão do som em pulso elétrico. A Figura 15.9 mostra as principais partes do ouvido.

A orelha é a parte menos importante da audição e auxilia as ondas sonoras a convergirem para o canal auditivo. Esse canal, de cerca de 2,5 cm de comprimento, pode ser comparado a um tubo de órgão aberto numa extremidade e fechado na outra pela membrana timpânica, que separa o ouvido externo do médio, ambos contendo ar.

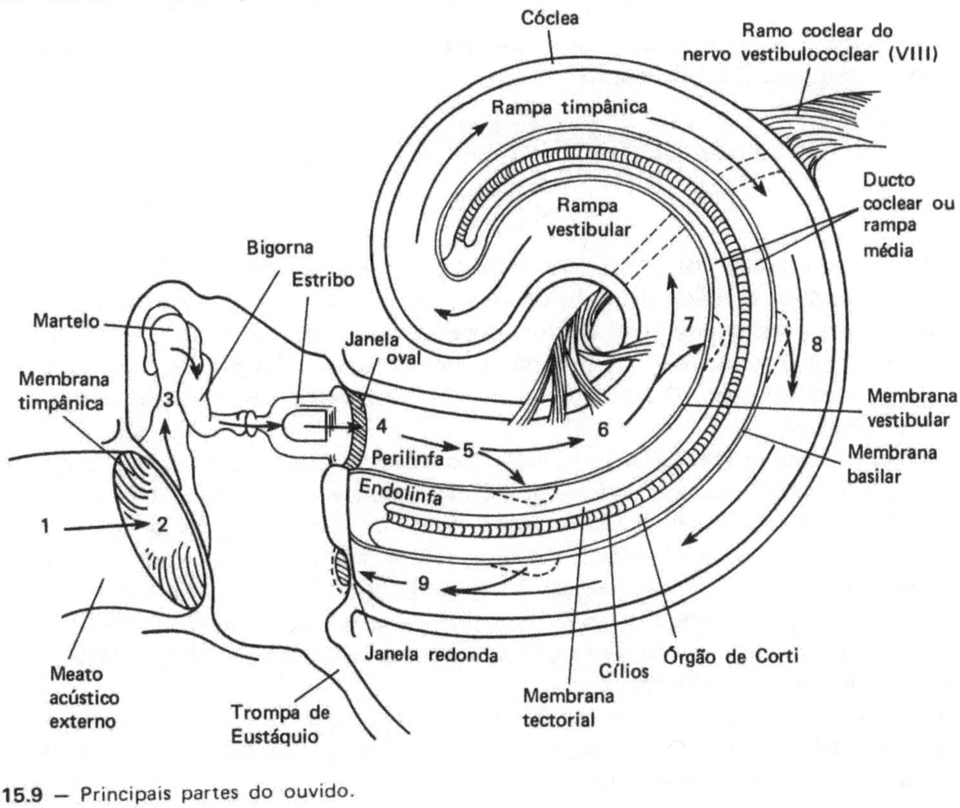

Figura 15.9 – Principais partes do ouvido.

Exercício Proposto – Sabe-se que o ouvido humano é mais sensível para sons com freqüência em torno de 3 300 Hz. Explique por quê.

Os três ossículos — martelo, bigorna e estribo — do ouvido médio transmitem a energia sonora da membrana timpânica ao fluido do ouvido interno, chamado *perilinfa*, através da janela oval.

As ondas sonoras não são transmitidas facilmente do ar para o fluido, pois a maior parte da energia sonora é refletida nas interfaces entre as várias partes do ouvido. Há, portanto, necessidade de amplificação da pressão na janela oval, a fim de se produzir audição adequada.

Desde que $P = \frac{F}{A}$ (P é a pressão devida à força F perpendicular à área A), as pressões no tímpano e na janela oval são:

$$P_{\text{tímpano}} = \frac{F_{\text{tímpano}}}{\text{Área do tímpano}}$$

$$P_{\text{janela oval}} = \frac{F_{\text{janela oval}}}{\text{Área da janela oval}}$$

A amplificação da pressão na janela oval pode ser calculada pelo quociente

$$\frac{P_{\text{janela oval}}}{P_{\text{tímpano}}} = \frac{\dfrac{F_{\text{janela oval}}}{\text{Área da janela oval}}}{\dfrac{F_{\text{tímpano}}}{\text{Área do tímpano}}} \tag{15.13}$$

A força aplicada sobre a janela oval é a força sobre o tímpano amplificada de um fator 1,3 pelos ossículos

$$F_{\text{janela oval}} = 1{,}3F_{\text{tímpano}}$$

As áreas do tímpano e da janela oval são, respectivamente, 0,55 cm² e 0,032 cm². Substituindo-se esses valores na Equação (15.13), tem-se

$$\frac{P_{\text{janela oval}}}{P_{\text{tímpano}}} = \frac{1{,}3\,\dfrac{F_{\text{tímpano}}}{0{,}032\text{ cm}^2}}{\dfrac{F_{\text{tímpano}}}{0{,}55\text{ cm}^2}} = \frac{1{,}3 \times 0{,}55}{0{,}032} = 22$$

Como se pode ver, a pressão na janela oval é igual a 22 vezes a pressão no tímpano.

O ouvido interno, também chamado labirinto, consiste de uma série de cavidades na porção petrosa do osso temporal e uma série de ductos membranosos que se situam dentro das cavidades ósseas. Estruturalmente, o ouvido interno pode ser dividido em duas porções principais: *labirinto ósseo* e *labirinto membranoso*. O labirinto ósseo pode ser dividido em três áreas: *vestíbulo*, *cóclea* e *canais semicirculares*.

A cóclea consiste de um canal ósseo espiralado, dividido (incompletamente) por finas lâminas ósseas em três canais separados: *rampa vestibular*, *rampa média* e *rampa timpânica*.

A rampa média contém um fluido chamado *endolinfa*, com elevada concentração de potássio e baixa concentração de sódio. Por outro lado, as rampas vestibular e timpânica são preenchidas pela *perilinfa* que possui baixa concentração de potássio e alta de sódio. As rampas média e timpânica são separadas pela membrana basilar, em cuja superfície se encontra o *órgão de Corti*, que contém uma série de células mecanicamente sensíveis chamadas *células ciliadas*, responsáveis pela conversão do som em sinais elétricos.

Como a cóclea está localizada numa cavidade do osso temporal, qualquer vibração do crânio pode causar vibração dos fluidos cocleares. Dessa forma, as pessoas podem ouvir através da condução das vibrações do som pelos ossos.

Quando uma pessoa fala ou canta, ela ouve a si própria. As vibrações de suas cordas vocais lhe chegam aos ouvidos através do ar e dos ossos. Um ouvinte, naturalmente, só ouve o som que lhe chega através do ar. Quando a transmissão do som é feita por meio do ar, algumas componentes de freqüência baixa das cordas vocais se perdem. Isso explica por que uma pessoa dificilmente reconhece a própria voz gravada.

15.8.1 — Sensibilidade do ouvido humano

A razão entre a intensidade mais alta e a mais baixa do som detectável pelo ouvido humano é cerca de 10^{12}. O intervalo de freqüência das ondas sonoras audíveis varia de 20 a 20 000 Hz. Entretanto, a sensibilidade não é uniforme em todo o intervalo de freqüência, sendo maior entre 2 kHz e 5 kHz, como se pode ver pela Figura 15.10. A curva cheia representa o limiar de audição, isto é, o mais baixo nível de intensidade em que um som pode ser ouvido, para uma pessoa jovem de bom ouvido. A curva tracejada (Média) mostra os níveis de intensidade necessários para que metade das pessoas testadas entre jovens e velhos ouça um som com uma determinada freqüência. Em ambas as curvas pode-se observar que para detectar um som de 100 Hz é necessário cerca de 30 dB a mais no nível de intensidade do que para um som de 1 000 Hz.

A sensibilidade do ouvido também varia com a idade. À medida que as pessoas envelhecem, a máxima freqüência audível diminui, e o nível de intensidade sonora deve aumentar para ser detectável.

Em média, a freqüência máxima que uma pessoa de 45 anos pode ouvir é da ordem de 12 kHz. O nível mínimo de intensidade sonora de uma nota, por exemplo de 4 000 Hz, deve ser, em média, cerca de 10 dB mais alto para uma pessoa de 45 anos do que para uma de 20.

Um dos fatores que contribui para esse fato é a perda de elasticidade dos tecidos do ouvido interno. Outro fator pode ser a contínua exposição a ruídos que podem degenerar o órgão de Corti da cóclea, e que causam também neurose, insônia e conseqüente queda de produtividade física e mental.

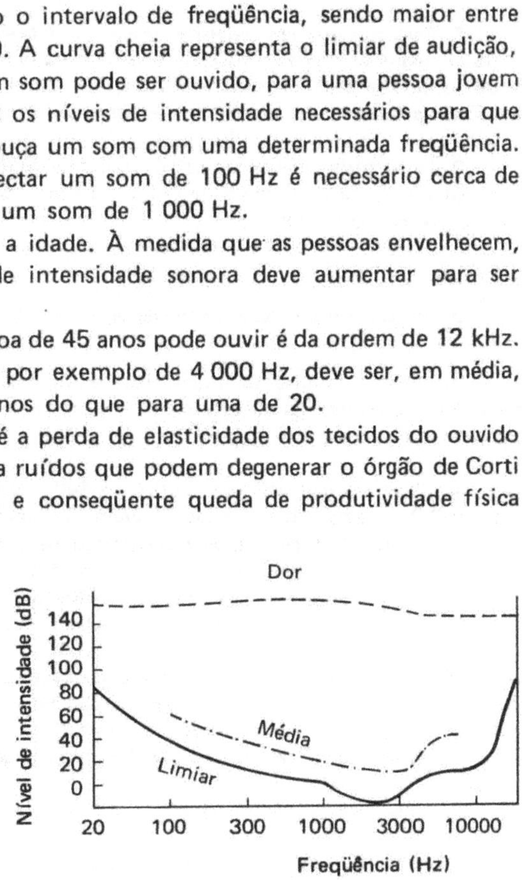

Figura 15.10 — Sensibilidade do ouvido humano.

PROBLEMAS

Observação: Para a resolução dos problemas abaixo, considere a velocidade do som no ar, quando não especificada, igual a 340 m/s.

1. Golpeia-se uma das extremidades de um trilho, no qual a velocidade do som é de 5 000 m/s. Uma pessoa, na outra extremidade, escuta dois sons, um deles produzido pela onda que se propagou ao longo do trilho e o outro produzido pela onda que se propagou no ar. O intervalo de tempo que separa a chegada dos dois sons é de 10 s. Calcule:

a. o comprimento do trilho;

b. o tempo gasto para o som atingir a outra extremidade através do ar.

2. Uma corda de piano de 1,21 m de comprimento e 150 g de massa está presa nas duas extremidades e sob uma tensão de 6 000 N.

a. Calcule a velocidade da onda produzida, quando ela é tocada.

b. Determine sua freqüência fundamental.

3. Uma onda sonora com um nível de intensidade de 70 dB atinge um tímpano cuja área é de 0,55 cm^2.

a. Qual a energia absorvida por esse tímpano em 10 min?

b. Compare essa energia com a de um fóton de luz ultravioleta de comprimento de onda de 3 000 Å.

4. Sons acima de 160 dB podem romper o tímpano.

a. Qual é a amplitude de pressão de uma onda sonora no ar com um nível de intensidade de 160 dB?

b. Qual é a força exercida sobre um tímpano de $0{,}55 \times 10^{-4}$ m^2 devida a essa onda? Considere a densidade do ar igual a 1,2 kg/m^3.

5. Para obedecer aos requisitos legais, um fabricante desenhou seus carros com um ruído máximo de 80 dB, correspondente ao limite legal. Um teste na estrada com um desses carros revelou que o ruído máximo era de 90 dB. O fabricante afirma que a diferença entre a intensidade medida e o limite legal é desprezível. Calcule o aumento na intensidade do ruído e verifique a afirmação do fabricante.

6. Uma corda de 30 cm, fixa em ambas as extremidades, está oscilando simultaneamente com as freqüências fundamental f_1 e a 3ª harmônica, f_3. A amplitude de ambas é de 5 cm. No instante $t = 0$ ambas as harmônicas têm o máximo deslocamento.

a. Desenhe em escala o deslocamento produzido por cada onda separadamente em $t = 0$ e depois a resultante das duas ondas.

b. Faça o mesmo para um instante $t = \frac{3}{4}T_3$, sendo T_3 o período da 3ª harmônica.

7. Um som de nível de intensidade de 90 dB é produzido num tubo longo cheio de ar, colocando-se numa das extremidades um diapasão vibrando com uma freqüência de 680 Hz. Escreva a equação da onda de pressão para essa onda sonora.

8. Um rojão explode a uma altura de 400 m produzindo um som de intensidade igual a $6{,}25 \times 10^{-2}$ W/m^2, durante 0,2 s, num ponto do chão, diretamente abaixo dele. (É dado $\log 6{,}25 = 0{,}8$.)

a. A que nível de intensidade corresponde esse som ouvido no chão?

b. Qual é a intensidade do som a uma distância de 10 m do rojão?

c. Qual é o nível de intensidade do som a essa distância?

d. Qual é a energia sonora total irradiada na explosão?

9. Os tubos mais curtos utilizados nos órgãos têm 7,6 cm de comprimento.

a. Qual é a freqüência fundamental de um desses tubos, se ele for aberto nas duas extremidades?

b. Qual é a harmônica mais alta desse tubo, dentro do limite de audibilidade?

c. Qual é a freqüência fundamental de um desses tubos, se ele for aberto numa extremidade e fechado na outra?

d. Qual é a harmônica mais alta desse tubo, dentro do limite de audibilidade?

10. Um tubo de 1 m de comprimento é fechado numa das extremidades. Um fio de 0,30 m de comprimento e massa de 0,01 kg, fixo em ambas as extremidades e colocado transversalmente à extremidade aberta do tubo, vibra com a freqüência fundamental. Em conseqüência, a coluna de ar vibra em ressonância, também com a freqüência fundamental. Determine:

a. a freqüência de vibração da coluna de ar no interior do tubo;

b. a tensão do fio.

11. Um flautista toca seu instrumento de sopro, ajustando seus lábios corretamente e assoprando com uma pressão adequada. Entre as notas produzidas estão as de freqüências: ... , 440, 660, ... , 1 100, ... , 1 540, 1 760 Hz, sem mudar o comprimento da coluna de ar.

a. De que tipo é essa flauta quanto a abertura das extremidades?

b. Desenhe a variação da pressão dos elementos de volume do ar das três primeiras ondas produzidas no interior dessa flauta.

c. Determine o comprimento dessa flauta.

12. Um diapasão vibra com uma freqüência de 500 Hz e é mantido acima de um tubo, contendo certa quantidade de água. A primeira ressonância ocorre quando a coluna de ar sobre o nível de água é de 17 cm.

a. Com esse dado calcule a velocidade do som no ar.

b. De quanto deve ser a altura da coluna de ar para que ocorra a segunda ressonância?

13. Dois alto-falantes, separados por uma distância *d*, oscilam em fase, isto é, o deslocamento dos elementos de volume do ar é igual a zero no instante $t = 0$ para ambos os alto-falantes.

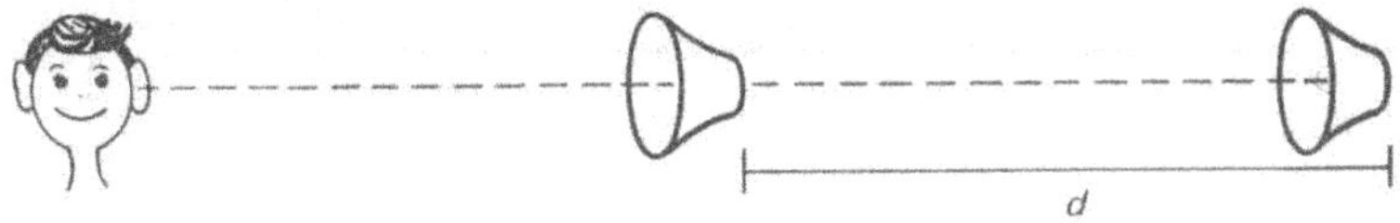

O ouvinte está alinhado com os dois alto-falantes, que emitem uma nota de 500 Hz. A intensidade da onda de cada alto-falante no ponto em que está o ouvinte é de 10^{-4} W/m^2. Determine:

a. os dois menores valores de *d* para os quais o ouvinte não ouvirá qualquer som proveniente dos alto-falantes;

b. os dois menores valores de *d* para os quais o ouvinte ouvirá um som com a máxima intensidade;

c. o valor da máxima intensidade;

d. o nível de intensidade correspondente ao item *c*.

14. Uma corda de 620 mg e 20 cm de comprimento é fixada em ambas as extremidades. Se a tensão aplicada à corda for de 96 N, é possível produzir uma onda sonora cuja decomposição em componentes de Fourier no instante $t = 0$ é apresentada ao lado.

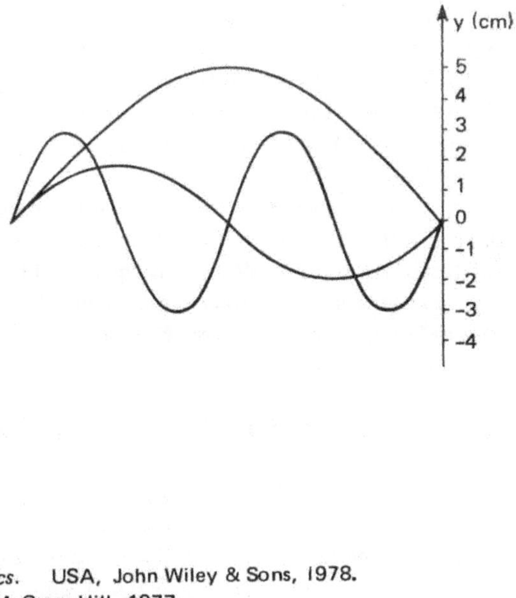

a. Desenhe o espectro de freqüências deste som. Quais as harmônicas intermediárias que faltam?

b. Suponha que nestas mesmas condições a corda fosse substituída por outra de maior massa. Nesse caso, o que aconteceria às freqüências do som produzido?

c. Mantendo a corda inicial e aumentando a tensão, o que aconteceria às freqüências do som produzido?

d. Desenhe a forma das ondas componentes para o instante $t = \frac{3}{4} T_1$, sendo T_1 o período da fundamental.

REFERÊNCIAS BIBLIOGRÁFICAS

Livros

CAMERON, J. R. & SKOFRONICH, J. G. — *Medical Physics.* USA, John Wiley & Sons, 1978.

CROMER, A. H. — *Physics for the Life Sciences.* USA, McGraw-Hill, 1977.

FLETCHER, H. — *Speech and Hearing.* USA, Van Nostrand, 1936.

FULLER, H. Q, FULLER, R. M. & FULLER, R. G. — *Physics Including Human Applications.* USA, Harper & Row, 1978.

GUYTON, A. C. — *Tratado de Fisiologia Médica.* Brasil, Interamericana, 1977.

GUYTON, A. C. — *Fisiologia Humana.* Brasil, Interamericana, 1976.

RESNICK, R. & HALLIDAY, D. — *Física.* Brasil, Livros Técnicos e Científicos, 1980, vol. 2.

STROTHER, G. K. — *Physics with Applications in Life Sciences.* USA, Houghton Mifflin, Boston, 1977.

TILEY, D. E. & THUMM, W. — *College Physics — A Text with Applications to the Life Sciences.* USA, Cummings Publishing, 1971.

Artigo de Periódico

BÉKÉSY, G. — The Ear. *Scientific American* *197*:66, Aug., 1957.

O Ultra-som Aplicado à Medicina

CAPÍTULO 16

16.1 — INTRODUÇÃO

Certos animais — como por exemplo, os morcegos, os golfinhos, as mariposas etc. — se locomovem, encontram alimento e fogem do perigo através das ondas ultra-sônicas que eles próprios emitem. As observações do comportamento desses animais sugeriram a idéia do desenvolvimento do sonar, durante a Segunda Guerra Mundial. Esse instrumento serve para detectar objetos sob a água, como submarinos e minas, e também para avaliar a profundidade do mar. Desde então, houve um aumento muito grande de aplicações do ultra-som nos mais diversos campos.

Como o ultra-som está fora da faixa de freqüência audível ao homem, ele pode ser empregado com intensidade bastante alta, além do seu uso à baixa intensidade.

As aplicações do ultra-som de baixa intensidade têm, como propósito, transmitir a energia através de um meio e com isso obter informações do mesmo. As aplicações típicas dentro dessa categoria são: ensaio não-destrutivo de materiais, medida das propriedades elásticas de materiais e diagnose médica.

As aplicações de alta intensidade têm como objetivo produzir alteração no meio através do qual a onda se propaga. Alguns exemplos são: terapia médica, atomização de líquidos, limpeza por cavitação, ruptura de células biológicas, soldas e homogeneização de materiais.

Neste capítulo, após a apresentação de alguns conceitos básicos sobre o ultra-som, serão discutidas suas aplicações na Medicina.

16.2 — USOS DE ULTRA-SOM NA MEDICINA

Todos os métodos de *diagnose médica* que usam ondas ultra-sônicas se baseiam na *reflexão do ultra-som nas interfaces* (superfícies de separação entre dois meios), ou no *efeito Doppler produzido pelos movimentos dentro do corpo* que serão discutidos em mais detalhes nos próximos itens. Ambos os métodos usam baixa intensidade de ultra-som.

Pode-se obter, com a técnica ultra-sônica, informações sobre:

a. *Tamanho* — medida das dimensões lineares ou do volume. Exemplos: cefalometria fetal, medida de volume do fígado, da bexiga.

b. *Anomalias anatômicas* — formação de imagem e identificação dos tumores. Exemplos: cisto do ovário, metástases hepáticas. Em particular, é possível distinguir sólidos dos líquidos.

c. *Função* — verificação sobre o funcionamento de órgãos e sistemas do corpo humano, Exemplos: estenose da válvula mitral, arteriosclerose.

Embora exista a possibilidade de que o ultra-som possa afetar tecidos e até danificá-los, dos milhões de pacientes submetidos a exames com ultra-som nestes últimos vinte anos, ainda não se tem registro seguro de nenhum dano. Portanto, tudo indica que a diagnose com ultra-som é mais segura do que com radiação ionizante, como os raios X, fato esse muito importante para o exame de crianças ou de mulheres grávidas.

As vantagens da diagnose com o ultra-som são sua segurança, sua conveniência por ser não-invasiva e não-traumática, além de sua capacidade de detectar fenômenos para os quais os raios X e outros meios de diagnose são insensíveis. Há um número muito grande de substâncias que não são radiopacas, mas que podem ser facilmente detectadas pelo ultra-som. Por exemplo, usando o ultra-som, pode-se distinguir, com relativa facilidade, o tecido humano de líquidos.

A possibilidade de identificar positivamente tecidos de diferentes tipos, por exemplo, distinguir um tecido maligno de outro são, por meio de medidas ultra-sônicas não-invasivas, representaria uma revolução na diagnose médica. Assim, desde o início do emprego dessa técnica na Medicina, pesquisas sobre caracterização de tecido têm sido levadas a efeito em muitos laboratórios.

16.3 — GERAÇÃO E DETECÇÃO DE ULTRA-SOM

As ondas ultra-sônicas são geradas por transdutores ultra-sônicos também chamados simplesmente transdutores. De uma forma geral, um transdutor é um dispositivo que converte um tipo de energia em outro. Os transdutores ultra-sônicos convertem energia elétrica em energia mecânica e vice-versa. Esses transdutores são feitos de materiais piezoelétricos ou ferroelétricos que apresentam um fenômeno chamado *efeito piezoelétrico*. Esse efeito foi descoberto por Pierre e Jacques Curie, em 1880, e consiste na variação das dimensões físicas de certos materiais sujeitos a campos elétricos. O contrário também ocorre, isto é, a aplicação de pressões — por exemplo, pressões acústicas — que causam variações nas dimensões de materiais piezoelétricos, provocam o aparecimento de campos elétricos neles. Ao se colocar um material piezoelétrico num campo elétrico, as cargas elétricas da rede cristalina interagem com o mesmo e produzem tensões mecânicas. Certos cristais naturais como o quartzo e a turmalina são piezoelétricos. Outros são crescidos artificialmente em laboratórios como o sulfato de lítio, o fosfato diidrogenado de amônia, o titanato de bário e o titanato zirconato de chumbo.

O cristal para poder ser utilizado como um transdutor deve ser cortado de forma que um campo elétrico alternado nele aplicado produza uma variação em sua espessura. Dessa variação

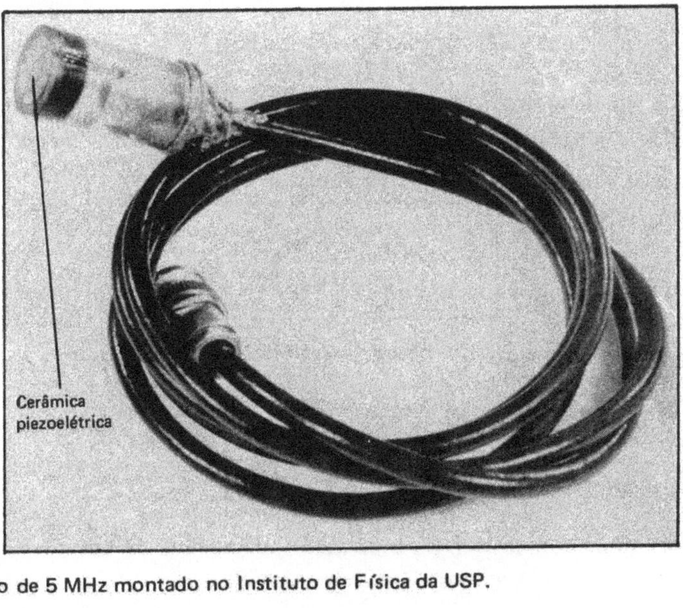

Transdutor ultra-sônico de 5 MHz montado no Instituto de Física da USP.

resulta um movimento das faces do cristal, originando as ondas sonoras. Cada transdutor possui uma freqüência de ressonância natural, tal que quanto menor a espessura do cristal, maior será sua freqüência de vibração.

O mesmo transdutor que emite o sinal ultra-sônico pode funcionar como detector, pois os ecos que voltam a ele produzem vibração no cristal, fazendo variar suas dimensões físicas que acarretam, por sua vez, o aparecimento de um campo elétrico. Esse campo gera sinais que são amplificados e mostrados num osciloscópio ou registrados por meio de um graficador.

Os sinais ultra-sônicos são transmitidos ao interior do corpo, colocando-se o transdutor em contato com a pele, usando-se água ou gel para eliminar o ar e obter um bom acoplamento transdutor-pele, que aumenta a transmissão dos sinais ultra-sônicos ao interior do corpo e do eco de volta ao detector.

16.4 – PROPRIEDADES DAS ONDAS ULTRA-SÔNICAS

Uma propriedade geral das ondas, de interesse para as aplicações do ultra-som, refere-se à situação em que uma onda encontra uma interface entre dois meios diferentes, quando parte dela é refletida e parte é transmitida. A onda refletida na interface, retorna através do meio incidente, com a mesma velocidade com que se aproximou da interface. Essa onda refletida, no caso do som, é chamada *eco*. A onda transmitida continua a se propagar após a interface, mas com velocidade característica do segundo meio. Os ângulos de incidência e de reflexão são iguais, e vale a lei de Snell como no caso da óptica geométrica.

Para comprimentos de onda do ultra-som pequenos, comparados às dimensões da interface, e incidindo perpendicularmente a ela pode-se deduzir o *coeficiente de reflexão da intensidade R*:

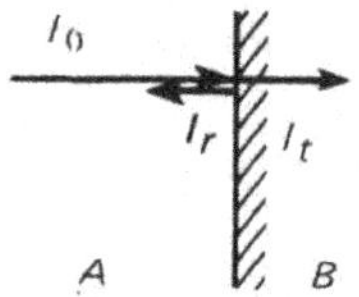

$$R = \frac{I_r}{I_0} = \frac{(Z_A - Z_B)^2}{(Z_A + Z_B)^2} \qquad (16.1)$$

onde I_r é a intensidade da onda refletida; I_0 a da onda incidente; Z_A a impedância acústica do meio A e Z_B a do meio B. Essas impedâncias, conforme mencionado no Capítulo 15, são dadas pela fórmula

$$Z = \rho v$$

sendo ρ a densidade do meio e v a velocidade de propagação da onda no meio.

A razão entre a intensidade transmitida I_t e a incidente I_0 fornece o *coeficiente de transmissão da intensidade T*:

$$T = \frac{I_t}{I_0} = \frac{4Z_A Z_B}{(Z_A + Z_B)^2} \qquad (16.2)$$

Note que, quando $Z_A = Z_B$, não há onda refletida, pois $I_r = 0$, e $I_t = I_0$, isto é, toda onda incidente é transmitida, e

$$\frac{I_r}{I_0} + \frac{I_t}{I_0} = 1$$

Na Tabela 16.1 estão listados, para vários meios, os valores de sua densidade ρ, da velocidade de propagação das ondas v e de sua impedância acústica Z.

Tabela 16.1 — Densidade e impedância acústica de alguns materiais e velocidade do ultra-som neles.

Material	ρ (kg/m^3)	v (m/s)	Z [kg/(m^2 · s)]
Ar	1,29	$3,31 \times 10^2$ (CNTP)	430
Água	$1,00 \times 10^3$	$14,8 \times 10^2$	$1,48 \times 10^6$
Cérebro	$1,02 \times 10^3$	$15,3 \times 10^2$	$1,56 \times 10^6$
Músculo	$1,04 \times 10^3$	$15,8 \times 10^2$	$1,64 \times 10^6$
Gordura	$0,92 \times 10^3$	$14,5 \times 10^2$	$1,33 \times 10^6$
Osso	$1,90 \times 10^3$	$40,4 \times 10^2$	$7,68 \times 10^6$

Exemplo 16.1 — Calcule o coeficiente de transmissão da intensidade do ultra-som na interface ar-músculo.

Solução

Usando a Fórmula (16.2) e os dados da Tabela 16.1 obtém-se

$$\frac{I_t}{I_0} = \frac{4 \times 430 \times 1,64 \times 10^6}{(430 + 1,64 \times 10^6)^2} = \frac{2\,820 \times 10^6}{2,69 \times 10^{12}} \cong 0,001$$

Esse mesmo resultado seria obtido se a onda fosse transmitida do músculo para o ar. É por essa razão que as batidas cardíacas quase não são transmitidas do tórax para fora.

Exemplo 16.2 — Calcule a percentagem da intensidade da onda sonora que é:

a. refletida

b. transmitida

da água para o músculo.

Solução

a. $$\frac{I_r}{I_0} = \frac{(1,48 \times 10^6 - 1,64 \times 10^6)^2}{(1,48 \times 10^6 + 1,64 \times 10^6)^2} = \frac{0,026 \times 10^{12}}{9,73 \times 10^{12}} = 2,7 \times 10^{-3}$$

$$\frac{I_r}{I_0} = 0,27\%$$

b. Desde que $\dfrac{I_t}{I_0} + \dfrac{I_r}{I_0} = 1$

$$\frac{I_t}{I_0} = 1 - 2,7 \times 10^{-3}$$

$$\frac{I_t}{I_0} = 99,73\%$$

Dos resultados do Exemplo 16.2 conclui-se que, quando as impedâncias acústicas dos dois meios são similares, quase toda a intensidade incidente é transmitida. É por essa razão que as aplicações do ultra-som são feitas na água ou colocando-se gel entre o transdutor e a pele para obter um bom acoplamento, comumente conhecido como casamento de impedâncias.

Outro fato que ocorre quando uma onda ultra-sônica atravessa um meio homogêneo como um tecido é o decréscimo de sua intensidade com a distância. Na prática, esse decréscimo, que é chamado *atenuação*, é causado principalmente pelo espalhamento, pela divergência da onda sonora e por sua *absorção*. Na absorção, a energia sonora é convertida em calor, e essa é a propriedade usada em fisioterapia.

A atenuação de uma onda ultra-sônica obedece à lei exponencial

$$\boxed{I = I_0\, e^{-2\alpha x}} \qquad (16.3)$$

onde I é a intensidade do ultra-som após atravessar uma espessura x de um material com coeficiente de atenuação α e I_0 é a intensidade inicial.

As intensidades do ultra-som são medidas em W/m^2, W/cm^2 ou mW/cm^2. Se x for medida em cm, α será expresso em cm^{-1}, pois αx deve ser adimensional.

O coeficiente de atenuação do ultra-som geralmente aumenta com a freqüência, razão pela qual existe um limite máximo na freqüência a ser empregada clinicamente.

Exemplo 16.3 — Uma onda ultra-sônica de 3,5 MHz incide sobre o músculo bíceps, no qual o coeficiente de atenuação α vale $0{,}6\ cm^{-1}$. De quanto por cento a intensidade do ultra-som será atenuada a 1 cm do ponto de incidência?

Solução

$$I = I_0\, e^{-2\alpha x} = I_0\, e^{-2 \times 0{,}6 \times 1} = I_0\, e^{-1{,}2}$$

$$\frac{I}{I_0} = e^{-1{,}2} = 0{,}30$$

$$I = 0{,}30 I_0$$

A intensidade do ultra-som após atravessar 1 cm de músculo será igual a 30% da intensidade incidente. Portanto a atenuação foi de 70%.

Em qualquer sistema formador de imagens, a resolução da imagem é fundamentalmente limitada pelo comprimento de onda da radiação empregada. Em princípio, a *resolução é aumentada* quando o comprimento de onda é diminuído, isto é, a *freqüência é aumentada*. Por outro lado, quando se aumenta a freqüência, aumenta a atenuação em meios biológicos. Portanto, em qualquer aplicação deve haver um compromisso entre resolução e alcance, ou seja, deve-se escolher freqüências suficientemente altas para obter boa resolução, mas baixas o suficiente para se detectarem ecos das estruturas em estudo.

Em exames abdominais ou neurológicos, as freqüências utilizadas variam de 1 a 3 MHz; em exames cardiovasculares de 2 a 5 MHz e em exames oftalmológicos de 5 a 20 MHz.

16.5 — FORMAÇÃO DE IMAGENS

A informação diagnóstica sobre a profundidade das estruturas no corpo pode ser obtida enviando-se um *pulso* de ultra-som através do corpo e medindo-se o intervalo de tempo Δt entre o instante de *emissão do pulso* e o de *recepção do eco*. Como o pulso viaja duas vezes a mesma distância d (ida e volta) entre o transdutor e a interface que produziu o eco num intervalo de tempo Δt a distância d será dada por:

$$d = \frac{v\, \Delta t}{2} \qquad (16.4)$$

onde v é a velocidade de propagação do pulso no meio.

Tanto o pulso quanto o eco podem ser *mostrados* num tubo de raios catódicos, de diversas maneiras. Uma delas é chamada *varredura-A*, ou *modo-A* (amplitude), de diagnose ultra-sônica. O eixo horizontal representa o tempo t e o eixo vertical a intensidade do sinal. Nesse tipo de apresentação é necessário ter-se um conhecimento prévio da estrutura ao longo da trajetória do pulso para se fazer uma interpretação clínica. A Figura 16.1a ilustra um exemplo típico.

O primeiro eco recebido vem da parede abdominal, o segundo e o terceiro, respectivamente da parede anterior e posterior do órgão, e o quarto da vértebra. O eco proveniente da parede posterior do órgão apresenta intensidade menor que o da parede anterior, devido à atenuação do

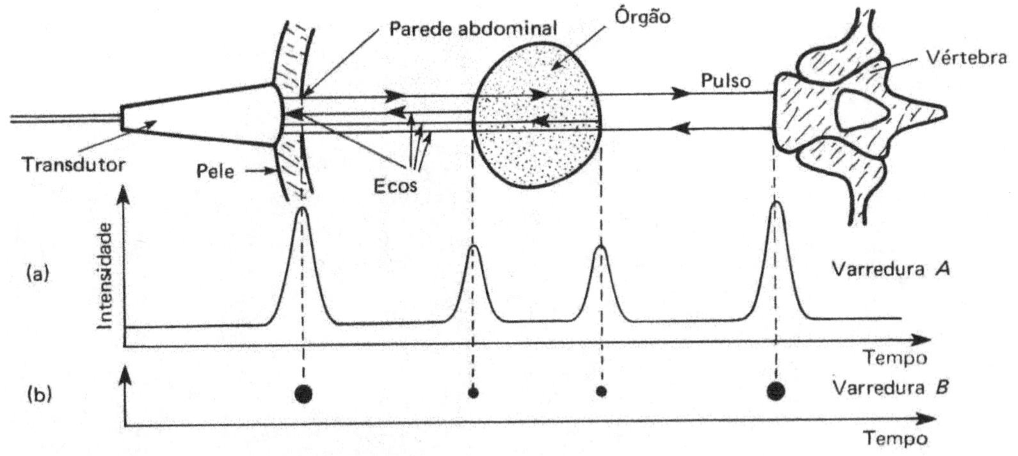

Figura 16.1 — Formação de imagens ultra-sônicas pelas varreduras *A* (a) e *B* (b).

ultra-som. O eco proveniente da vértebra é bastante intenso porque o osso reflete uma grande fração da energia ultra-sônica, enquanto que somente uma pequena fração dela é refletida por tecidos moles como a pele, os músculos, os líquidos etc.

Pode-se usar a varredura *A* para detectar tumores cerebrais, localizando a linha mediana do cérebro, que normalmente separa seus ventrículos simetricamente. O deslocamento dessa linha pode indicar a presença de um tumor. Esse procedimento é chamado ecoencefalografia.

Pela varredura *A* pode-se também distinguir diferentes tipos de tecido, por exemplo, o tecido mole produz ecos de baixa amplitude, enquanto que o líquido de um cisto quase não produz eco.

Uma importante aplicação da varredura *A* é em oftalmologia, na detecção de tumores, corpos estranhos, descolamento de retina, principalmente nos casos em que a córnea ou o cristalino é opaco.

Uma outra forma de visualizar os ecos num tubo de raios catódicos é chamada *varredura B*, ou *modo-B* (brilho), ilustrada na Figura 16.1b. O princípio de funcionamento é o mesmo que no caso do modo-*A*. Nesse modo, cada eco é representado por um ponto brilhante na tela. Tudo se passa como se os ecos do modo-*A* fossem vistos de cima. A intensidade do brilho dos pontos no modo-*B* corresponde à altura dos ecos no modo-*A*.

A varredura *B* é usada para formação de imagem bidimensional, cujo esquema é mostrado na Figura 16.2 para um objeto colocado no interior de uma cuba com água.

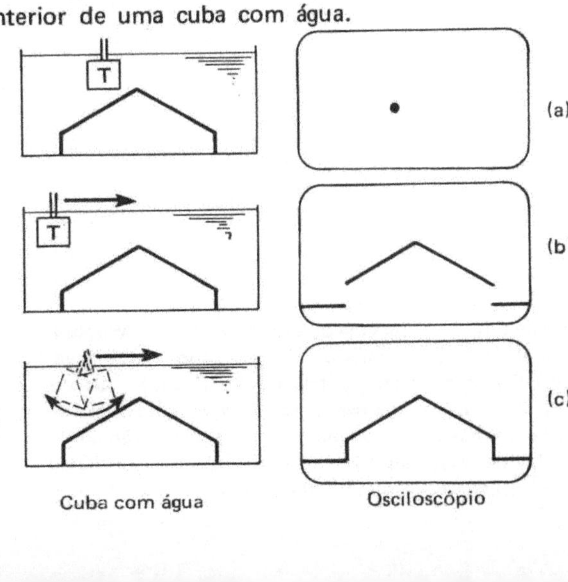

Figura 16.2 — Esquema de formação de imagem bidimensional com a varredura *B*. (a) Transdutor estacionário; (b) transdutor movendo-se para a direita; (c) transdutor com movimento de rotação e para a direita.

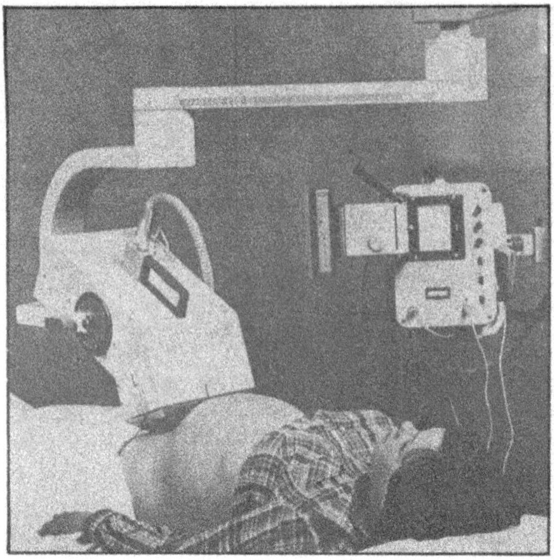

A unidade de imagem de ultra-som permite à mulher grávida observar sua criança no monitor. Em ginecologia e obstetrícia o ultra-som pode ser usado para a determinação dos movimentos embrionário e fetal.

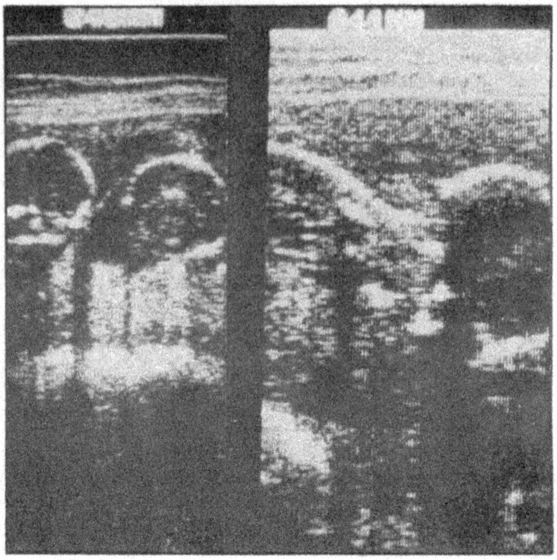

(a) Estudo ultra-sonográfico de gravidez gemelar com 12 semanas; (b) aspectos ultra-sonográficos de uma gravidez única com 18 semanas. (Cortesia de Marlene de Fátima Neves.)

A posição e o brilho do eco vão sendo armazenados na memória do sistema até completar o movimento do transdutor acima do objeto. Então, a imagem é integrada no tempo e mostrada nas coordenadas (x, y) da tela do osciloscópio (Figura 16.2b e 16.2c). Por esse método, pode-se obter informações sobre estruturas internas do corpo. Uma gravidez de cerca de cinco semanas já pode ser detectada, e informações sobre anomalias internas, bem como tamanho e localização do feto, podem ser obtidas.

A *varredura M*, ou *modo-M* (movimento), serve para detectar estruturas que se movem, como o coração e as válvulas cardíacas. No *modo-M*, o transdutor é estacionário e os ecos aparecem como pontos brilhantes na tela em função do tempo. A Figura 16.3 ilustra como uma membrana vibratória é visualizada na varredura *M*.

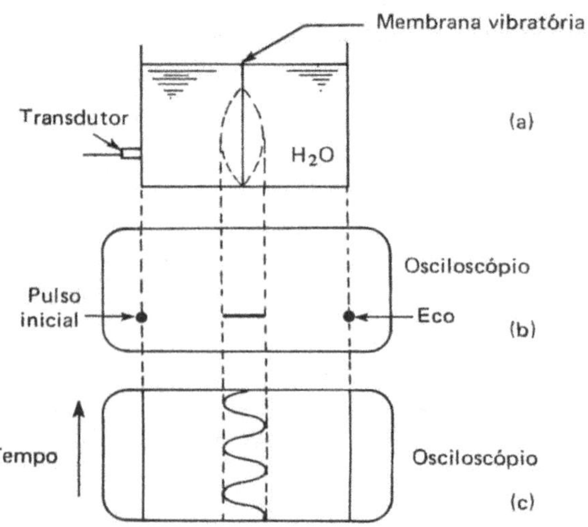

Figura 16.3 – Esquema da varredura *M*. (a) Membrana vibratória no interior de uma cuba com água. (b) Figura formada na tela do osciloscópio, caso a varredura seja estacionária. (c) O movimento da membrana é mostrado na tela, com o feixe eletrônico do tubo de raios catódicos do osciloscópio se movendo verticalmente em função do tempo.

O equipamento que usa esse modo para diagnose cardíaca se chama ecocardiógrafo. Dependendo da direção do feixe ultra-sônico com relação ao coração, os ecos podem provir de diferentes áreas, fornecendo informações sobre o comportamento de uma válvula em particular ou de uma região do coração. A estenose mitral (estreitamento na abertura da válvula mitral) ou a efusão do pericárdio (acúmulo de fluido no espaço entre o coração e o pericárdio) podem ser perfeitamente visualizadas.

Outra forma de analisar estruturas em movimento faz uso do efeito Doppler. Como já foi mencionado, a freqüência de uma onda ultra-sônica refletida na interface de uma estrutura *estacionária* é igual à freqüência da onda incidente. Se a estrutura for *móvel* – como é o caso do fluxo sangüíneo ou do coração – haverá uma variação na freqüência da onda refletida com relação à da onda incidente, e esse efeito se chama *efeito Doppler*.

Considere uma fonte sonora F movendo-se no ar para a direita com a velocidade v_F, como ilustra a Figura 16.4. Após um intervalo de tempo Δt, contado a partir do instante em que a fonte estava na posição 1, observa-se que as ondas emitidas nas diversas posições ocupam as esferas 1, 2, 3, ..., que não são concêntricas. Haverá portanto uma diminuição no comprimento de onda da onda que chega ao ouvinte O', isto é, ele ouvirá um som com uma freqüência f'_1 superior a efetivamente emitida pela fonte F.

Durante um intervalo de tempo igual ao período T da onda sonora emitida pela fonte F, essa percorre uma distância igual a $v_F T = v_F f^{-1}$. O comprimento de onda λ'_1 do som que chega ao ouvinte O' é igual ao comprimento de onda λ do som emitido pela fonte menos a distância percorrida pela fonte, isto é:

$$\lambda'_1 = \lambda - v_F f^{-1} = \frac{v}{f} - \frac{v_F}{f}$$

onde v é a velocidade de propagação da onda e v_F a da fonte sonora.

Portanto, a freqüência f'_1 correspondente ao som ouvido será

$$f'_1 = \frac{v}{\lambda'_1} = \frac{v}{\dfrac{v - v_F}{f}}$$

isto e,

$$\boxed{f'_1 = f\left(\frac{v}{v - v_F}\right)} \tag{16.5}$$

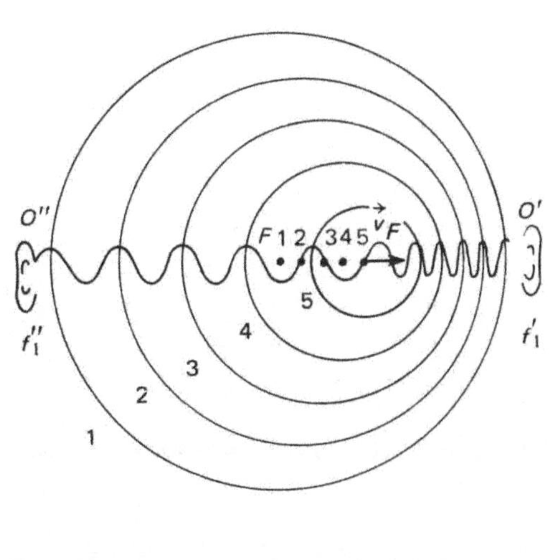

Figura 16.4 – Efeito Doppler envolvendo movimento da fonte.

Se a fonte se afastar do observador, isto é, no caso do ouvinte O'' da Figura 16.4, o comprimento de onda do som que chega a ele será aumentado de $v_F f^{-1}$ a cada λ. O som ouvido pelo observador terá freqüência f_1'', menor que a emitida pela fonte e será dada por

$$f_1'' = \frac{v}{\dfrac{v + v_F}{f}}$$

isto é,

$$\boxed{f_1'' = f\left(\frac{v}{v + v_F}\right)} \qquad (16.6)$$

Considere agora o caso de uma fonte sonora estacionária e um observador O' aproximando-se da fonte com uma velocidade v_0 como mostra a Figura 16.5. Se o observador estivesse em repouso com relação ao meio em que o som se propaga com a velocidade v, ele receberia $\frac{v\,\Delta t}{\lambda}$ ondas durante o intervalo de tempo Δt. Entretanto, devido a seu movimento em direção à fonte, ele recebe $\frac{v_0\,\Delta t}{\lambda}$ ondas adicionais durante o mesmo intervalo de tempo Δt. Portanto, a freqüência f_2' do som que ele ouve é o número de ondas recebidas por unidade de tempo, ou seja:

$$f_2' = \frac{v\,\Delta t/\lambda + v_0\,\Delta t/\lambda}{\Delta t} = \frac{v + v_0}{\lambda} \qquad (16.7)$$

Substituindo-se λ por v/f, na Equação (16.7)

$$f_2' = f\left(\frac{v + v_0}{v}\right)$$

ou seja,

$$\boxed{f_2' = f\left(1 + \frac{v_0}{v}\right)} \qquad (16.8)$$

isto é, a freqüência do som ouvido pelo observador será maior que a efetivamente emitida pela fonte F.

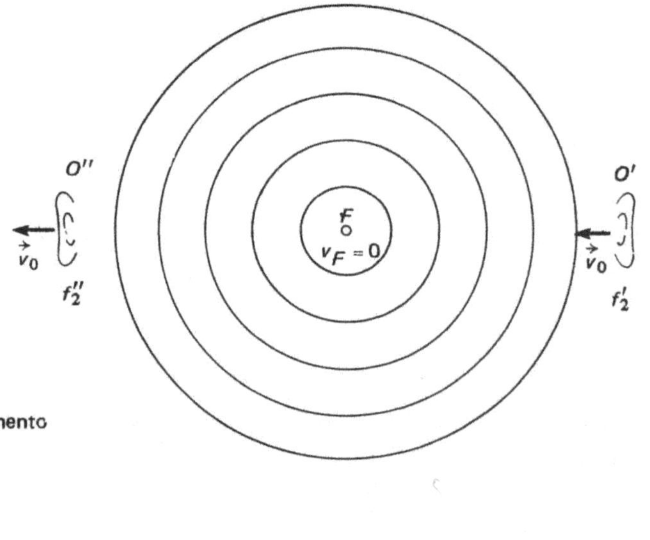

Figura 16.5 – Efeito Doppler envolvendo movimento do ouvinte.

Se, por outro lado, o observador O'' se afastar da fonte estacionária, ouvirá um som com freqüência f_2'' igual à efetivamente emitida pela fonte diminuída de $f(v_0/v)$:

$$f_2'' = f\left(1 - \frac{v_0}{v}\right) \tag{16.9}$$

O uso do efeito Doppler para examinar as partes internas do corpo humano que se movem, como a válvula mitral, as paredes do coração, a fisiologia fetal e os fluidos, especialmente o sangue, é chamado técnica Doppler de diagnose por ultra-som.

Na medida da velocidade V de sangue – por exemplo, numa artéria – uma onda ultra-sônica contínua emitida por um transdutor estacionário é "recebida" por algumas células vermelhas do sangue, que se afastam da fonte, conforme ilustra a Figura 16.6.

A freqüência f_2'' do ultra-som que chega ao sangue é ligeiramente inferior à freqüência f do originalmente emitido pelo transdutor. A onda que atinge a hemácia é refletida de volta e detectada pelo transdutor receptor. Dessa vez é a fonte que se afasta do receptor estacionário. Novamente, a freqüência f_1'' do som que volta ao transdutor será menor que a f_2'' do emitido.

A diferença Δf entre as freqüências do ultra-som emitido e recebido pode ser deduzida pelas Fórmulas (16.9) e (16.6), levando-se em conta que há um ângulo θ entre a direção de movimento do sangue e a do ultra-som, e que a velocidade v do ultra-som é muito maior que a velocidade V do sangue,

$$\Delta f = \frac{2fV\cos\theta}{v} \tag{16.10}$$

onde f é a freqüência inicial do ultra-som; $V\cos\theta$ a componente da velocidade do sangue na direção de incidência do ultra-som e v a velocidade do ultra-som.

Dessa forma, medindo-se Δf e θ e conhecendo-se f e v, pode-se determinar a velocidade do fluxo sangüíneo V. Isto permite detectar o bloqueio de vasos, tromboses, existência de placas ateromatosas etc.

Para vasos periféricos, as freqüências ultra-sônicas entre 5 e 10 MHz dão o melhor compromisso entre resolução e alcance. Para vasos mais profundos como a aorta torácica, usam-se freqüências da ordem de 2 MHz.

Nos exames pré-natais, a técnica Doppler é usada para detectar movimentos do coração fetal, gestação múltipla, localizar a placenta e monitorar a vida fetal, quando os exames radiológicos devem ser evitados.

Em geral, a potência utilizada na diagnose pela técnica Doppler é da ordem de 10 mW/cm^2.

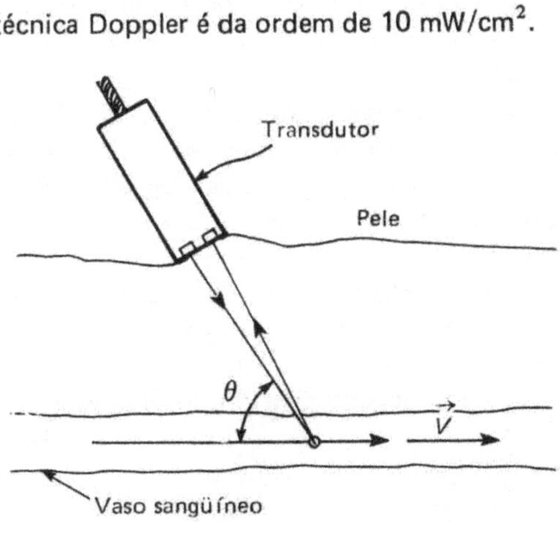

Figura 16.6 – Arranjo esquemático para medir a velocidade do sangue usando o efeito Doppler.

16.6 – FISIOTERAPIA ULTRA-SÔNICA

Quando as ondas ultra-sônicas passam através do corpo, podem ocorrer efeitos físicos e químicos e, como conseqüência, efeitos fisiológicos. As variáveis na fisioterapia ultra-sônica são a *freqüência* e a *intensidade do ultra-som* e ainda a *duração do tratamento*. Geralmente a freqüência varia de 1 a 3 MHz e a intensidade de 0,25 a 3 W/cm^2. Cada aplicação pode durar de 3 a 50 min, durante 10 dias.

A fisioterapia por ultra-som é empregada no tratamento de tenossinovite (inflamação da bainha do tendão), bursite, mialgia, artrite, dores lombares, doenças nas articulações. Levantamentos estatísticos mostram que a terapia por ultra-som é mais eficaz se adotada logo após o trauma que causou lesões no tecido mole, e o resultado será tanto melhor quanto mais rápido se iniciar o tratamento. Doenças crônicas, entretanto, raramente respondem ao tratamento com ultra-som.

Os mecanismos biológicos que ocorrem durante a fisioterapia ultra-sônica ainda não foram pesquisados sistemática e exaustivamente. Assim, não há no momento uma teoria que os explique de modo completo. Sabe-se no entanto que um dos efeitos físicos primários produzidos por ultra-som é a *elevação da temperatura*, que é devida à absorção da energia acústica pelo tecido. Pesquisas realizadas mostram que o ultra-som é mais eficaz em aumentar a temperatura dos ossos e das articulações até cerca de 44°C. Tais temperaturas altas são potencialmente perigosas podendo causar danos em tecidos e órgãos como as gônadas e os olhos.

Dessa forma, como no tratamento radioterápico, o feixe não deve ter direção fixa, mas variada, e para isso a posição do transdutor deve ser constantemente mudada.

16.7 – EFEITOS BIOLÓGICOS DO ULTRA-SOM

O ultra-som quando atravessa um tecido é absorvido e pode *elevar a temperatura local*. As mudanças biológicas devidas a isso seriam as mesmas se a elevação de temperatura fosse provocada por outro agente. A taxa de absorção do ultra-som aumenta com sua freqüência.

Outro efeito possível numa aplicação ultra-sônica está associado à *cavitação*, termo usado para descrever a formação de cavidades ou bolhas no meio líquido, contendo quantidades variáveis de gás ou vapor. No caso de células biológicas ou macromoléculas em suspensão aquosa, o ultra-som as pode alterar estrutural e/ou funcionalmente através da cavitação. A pressão negativa no tecido durante a rarefação pode fazer que os gases dissolvidos ou capturados se juntem para formar bolhas. O colapso dessas bolhas libera energia que pode romper as ligações moleculares, provocando a produção de radicais livres H e OH altamente reativos e, como conseqüência, causar mudanças químicas.

Com intensidades do ultra-som de 10^3 W/cm^2, tecidos a uma certa profundidade podem ser seletivamente destruídos com feixe focalizado. Pesquisas com cérebro de gatos indicam que a destruição do tecido é causada por alteração bioquímica e não por aquecimento local. Algumas células cancerosas têm sido destruídas por feixes intensos de ultra-som, efeito esse ainda em estudo.

Outro efeito biológico que pode ocorrer é devido às denominadas *forças de "radiação"*, que podem deslocar, distorcer, e/ou reorientar partículas intercelulares, ou mesmo células com relação a suas configurações normais. As novas posições podem não ser biologicamente favoráveis e, como conseqüência, podem produzir efeitos danosos.

Em outras situações, o fluido componente de uma suspensão biológica entra em movimento circulatório, ocorrendo o que se chama *microcorrenteza acústica*. A esses efeitos estão associadas tensões hidrodinâmicas grandes o suficiente para causar danos às células e macromoléculas suspensas.

Grande número de pesquisas continuam sendo feitas para verificar os efeitos biológicos do ultra-som. Os resultados até agora obtidos levam à suposição de que nenhum bioefeito substancial tem sido verificado com feixe ultra-sônico de intensidades inferiores a 100 mW/cm^2. Portanto, uma dosimetria correta é importante não só para proteger a saúde pública contra aplicações desnecessárias do ultra-som mas também para justificar níveis de exposição que resultem em efeitos biológicos significativos. Embora os efeitos danosos não sejam tão drásticos como no caso de radiações ionizantes, deve-se sempre fazer um balanço dos benefícios e prejuízos antes de se optar por uma exposição ultra-sônica.

PROBLEMAS

1. As ondas ultra-sônicas têm muitas aplicações tecnológicas e médicas, pelo fato de altas intensidades poderem ser usadas sem dano ao ouvido. Considere uma onda de ultra-som com intensidade de 10 W/cm^2. Calcule:

a. o nível de intensidade dessa onda;

b. a energia transmitida numa superfície de 1 cm^2 em 1 min;

c. a amplitude de pressão dessa onda no ar;

d. a intensidade na água de uma onda ultra-sônica com amplitude de pressão encontrada em *c*.

São dados: ρ_{ar} = 1,2 kg/m^3, $\rho_{água}$ = 10^3 kg/m^3, v_{ar} = 343 m/s a 20°C e $v_{água}$ = 1 500 m/s.

2. Compare o comprimento de onda do som audível com o do ultra-som (usado na Medicina) no ar.

3. Compare a intensidade e o nível de intensidade do som audível que o ouvido humano tolera com os do ultra-som usado na diagnose médica e na fisioterapia.

4. Num exame oftalmológico pelo modo-*A* detectou-se um eco proveniente de um elemento estranho no humor vítreo. O intervalo de tempo entre o pulso emitido e o eco recebido, medido no osciloscópio, foi de 0,01 ms. A velocidade do ultra-som no humor aquoso é de 1 500 m/s. A que distância da córnea se localiza o corpo estranho?

5. O diâmetro da carótida na altura do pescoço foi medido pela varredura *A*. O intervalo de tempo decorrido entre a recepção dos ecos provenientes das paredes anterior e posterior da carótida é de 15 μs. Calcule o diâmetro da carótida, supondo que a velocidade do ultra-som nesse meio seja de 1 500 m/s.

6. Calcule o coeficiente de reflexão e de transmissão de ondas ultra-sônicas na interface músculo-osso. Consulte a Tabela 16.1.

7. Um trem, ao passar por uma estação com uma velocidade de 100 km/h, apita emitindo um som com uma freqüência de 500 Hz. Quais são as freqüências sonoras do apito ouvidas por uma pessoa na estação, quando o trem se afasta e se aproxima?

8. Um ônibus toca a buzina ao se aproximar de um ponto de parada. Um passageiro parado no ponto afirma que a freqüência da buzina foi de 300 Hz, ao passo que o motorista do ônibus diz que ela foi de 280 Hz. Ambos estão certos? Determine a velocidade do ônibus.

9. Um ônibus está parado no ponto e toca a buzina, esperando um passageiro que se aproxima de carona num carro. O passageiro diz que a freqüência da buzina foi de 300 Hz, ao passo que o motorista do ônibus afirma que ela foi de 280 Hz. Determine a velocidade do carro e compare com a do ônibus do Problema 6.

10. Se o coeficiente de atenuação α de um feixe de ultra-som de 1 MHz no osso for de 1,2 cm^{-1}, para qual espessura do osso ocorrerá 90% de atenuação desse feixe?

11. Considere uma onda ultra-sônica de 1 MHz, utilizada na diagnose. Ela atravessa 1 cm de músculo e a seguir 1 cm de gordura até atingir o osso. A intensidade inicial do feixe incidente no músculo é de 10 mW/cm^2. Para ultra-som de 1 MHz, o coeficiente de atenuação do feixe no músculo, na gordura e no osso são respectivamente: 0,13 cm^{-1}; 0,05 cm^{-1} e 1,2 cm^{-1}. Calcule a intensidade inicial transmitida na gordura e no osso e a intensidade do eco que atinge o transdutor proveniente da interface gordura-osso. Consulte a Tabela 16.1.

12. Deseja-se medir a velocidade do fluxo sangüíneo na aorta de uma pessoa. Para isso, usa-se a técnica Doppler de ultra-som. Coloca-se um transdutor fazendo um ângulo de 45° com a direção do fluxo sangüíneo. A freqüência do ultra-som é de 5 MHz. A diferença máxima entre a freqüência emitida e a recebida, devida ao efeito Doppler, é de 3 kHz. Sabendo-se que a velocidade do ultra-som no sangue é de 1 500 m/s, calcule a velocidade máxima do fluxo sangüíneo na aorta.

13. O efeito Doppler é usado para examinar o movimento das paredes do coração, principalmente dos fetos. Para isso, ondas ultra-sônicas de comprimento de onda de 0,3 mm são emitidas, na direção do movimento da parede cardíaca. Se as velocidades de movimento dessa parede e do ultra-som no corpo humano forem respectivamente de 7,5 cm/s e 1 500 m/s, calcuie a variação de freqüência observada devida ao efeito Doppler.

REFERÊNCIAS BIBLIOGRÁFICAS

Livros

CAMERON, J. R. & SKOFRONICK, J. G. — *Medical Physics.* USA, John Wiley & Sons, 1978.
ENSMINGER, D. — *Ultrasonics: The Low — and High — Intensity Applications.* USA, Marcel Dekker, 1973.
FREDERICK, J. R. — *Ultrasonic Engineering.* USA, John Wiley & Sons, 1975.
FRY, F. J. (Ed.) — *Ultrasound: its Applications in Medicine and Biology.* Holland, The Netherlands Elsevier Scientific Publishing, 1978.
HUETER, T. F. & BOLT, R. H. — *Sonics.* USA, John Wiley & Sons, 1955.
NYBORG, W. L. — *Physical Mechanisms for Biological Effects of Ultrasound.* USA, Evelyn Byers Surles, 1977.
WELLS, P. N. T. — *Biomedical Ultrasonics.* Great Britain, Academic Press, 1977.
WHITE, D. N. (Ed.) — *Recent Advancements in Ultrasound in Biomedicine.* USA, Research Studies Press, 1977, vol. 1.

Artigos de Periódicos

ALAIS, P., FINK, M. & RICHARD, B. — Les Images Ultrasonores. *La Recherche* 101, Juin, 1979.
BACKER, M. L. & DALRYMPLE, G. V. — Biological Effects of Diagnostic Ultrasound: A Review. *Radiology 126,* (2):479, 1978.
ERIKSON, K. R., FRY, F. J. & JONES, J. P. — Ultrasound in Medicine — A Review. *IEEE Transactions on Sonics and Ultrasonics 21*:144, July, 1974.
WELLS, P. N. T. & DEVEY, G. B. — Ultrasound in Medical Diagnosis. *Scientific American 238:* 98, May, 1978.

Ata de Simpósio

Symposium on Biological Effects and Characterizations of Ultrasound Sources-Proceedings of a Conference — Maryland, June, 1977.

Olho Composto

CAPÍTULO 17

17.1 — INTRODUÇÃO

Um tipo de olho comumente observado na natureza é o composto ou facetado, próprio dos insetos e de alguns animais marinhos. Cada olho composto é formado por muitas pequenas facetas receptoras de luz chamadas *omatídios*. O número de omatídios varia bastante, dependendo da espécie; por exemplo, o olho composto da libélula é constituído de 28 000 omatídios; o da mutuca, 7 000; o da mosca doméstica, 4 000, e o da formiga subterrânea, 6.

A Figura 17.1 ilustra o olho composto de um inseto. Na extremidade de cada omatídio está a córnea, e logo abaixo o cone cristalino. Juntos, eles funcionam como uma lente minúscula que focaliza os raios luminosos para um grupo de elementos fotossensíveis, chamado *rabdoma*. Não há duas facetas orientadas na mesma direção. Cada omatídio capta uma imagem diminuta do campo visual a sua frente que é transmitida através das fibras nervosas até o cérebro, onde forma, juntamente com as imagnes de outros omatídios, um mosaico que é a imagem global.

Neste capítulo será estudado o olho composto dos animais sob o aspecto físico, com apresentação de leis e propriedades da óptica geométrica e física.

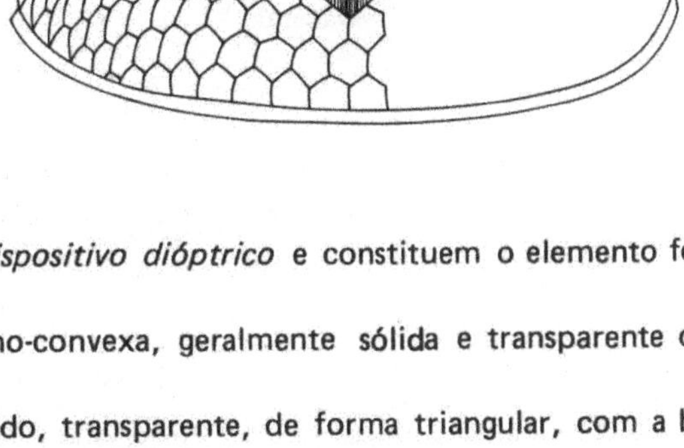

Figura 17.1 — Olho composto de um inseto.

17.2 — DISPOSITIVO DIÓPTRICO

A córnea e o cone cristalino formam o *dispositivo dióptrico* e constituem o elemento focalizador da luz.

A *córnea* é uma lente biconvexa ou plano-convexa, geralmente sólida e transparente com espessura de até 50 μm.

O *cone cristalino* pode ser sólido ou líquido, transparente, de forma triangular, com a base logo abaixo da córnea e o ápice em contato com as células fotossensíveis.

A focalização ocorre devido à mudança de direção de um feixe luminoso. Essa propriedade física, característica das ondas, chama-se *refração* e será discutida a seguir.

17.2.1 — Reflexão e refração da luz

Quando um raio luminoso, propagando-se em determinado meio, encontra a superfície de um outro meio transparente, parte dele pode ser refletida e parte transmitida. Os raios transmitidos mudam de direção, isto é, são *refratados*. As direções dos raios incidente, refletido e refratado são especificadas pelos ângulos θ_i, θ_r e θ_R que esses raios fazem com a perpendicular à superfície de separação chamada interface, conforme ilustra a Figura 17.2, no caso em que o primeiro meio é o ar e o segundo, a água. Os raios incidente, refletido e refratado e a normal estão todos num plano. Se I_0 for a intensidade da onda incidente, a intensidade da onda refletida valerá rI_0, onde r é a fração da onda refletida. A intensidade da onda refratada valerá $I_0 - rI_0 = (1 - r)I_0$; $0 < r \leqslant 1$, dependendo das interfaces. Se não houver raio refratado r será igual a 1, isto é, a onda incidente será toda refletida. Entretanto, r nunca é igual a zero, ou seja, sempre haverá alguma reflexão na interface entre dois meios.

No caso particular em que o raio luminoso incide perpendicularmente à superfície de separação dos dois meios podem-se deduzir fórmulas análogas aos coeficientes de reflexão da intensidade R (16.1) e de transmissão da intensidade T (16.2) do ultra-som. Para isso introduz-se a grandeza *índice de refração n*, de um dado meio, que é definido como

$$n = \frac{\text{velocidade da luz no vácuo}}{\text{velocidade da luz no meio}} = \frac{c}{v} \qquad (17.1)$$

O índice de refração do ar, em condições normais de temperatura e pressão (CNTP), vale 1,00029, usualmente considerado igual a 1,00.

O *coeficiente de reflexão da intensidade R* para a luz é a razão entre as intensidades das ondas luminosas refletida e incidente e é expressa por

$$R = \frac{I_r}{I_0} = \left(\frac{n_2 - n_1}{n_1 + n_2}\right)^2 \qquad (17.2)$$

onde n_1 e n_2 são os índices de refração do primeiro e segundo meio respectivamente.

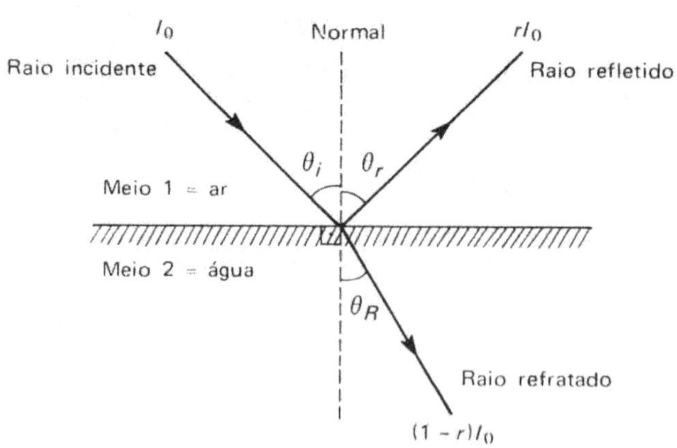

Figura 17.2 — Raios incidente, refletido e refratado.

O *coeficiente de transmissão de intensidade* T para a luz é a razão entre as intensidades das ondas luminosas transmitida e incidente e é dada por

$$T = \frac{I_t}{I_0} = \frac{4n_1n_2}{(n_1 + n_2)^2} \tag{17.3}$$

Pode-se verificar, utilizando-se as Equações (17.2) e (17.3) que

$$R + T = \frac{I_r}{I_0} + \frac{I_t}{I_0} = 1 \tag{17.4}$$

Exemplo 17.1 — Calcule a percentagem de intensidade da luz transmitida e refletida, no caso em que o primeiro meio é o ar e o segundo, o vidro, cujos índices de refração são 1,00 e 1,52, respectivamente. Considere a incidência da luz normal à interface ar-vidro.

Solução

$$T = \frac{I_t}{I_0} = \frac{4n_1n_2}{(n_1 + n_2)^2} = \frac{4 \times 1{,}00 \times 1{,}52}{(1{,}00 + 1{,}52)^2} = 0{,}957$$

A intensidade da luz transmitida para o vidro é de 95,7%. Se o primeiro meio fosse o vidro e o segundo o ar, o resultado seria o mesmo; em outras palavras, a luz transmitida para o ar seria também de 95,7%. De

$$\frac{I_t}{I_0} + \frac{I_r}{I_0} = 1$$

conclui-se que $R = 0{,}043$.

Portanto, a intensidade da luz refletida de volta para o ar é de 4,3%.

Exercício Proposto — Considere uma janela de vidro de 3 mm de espessura, cujo índice de refração é 1,52. Um feixe luminoso incide perpendicularmente sobre uma de suas superfícies. Determine a intensidade do feixe transmitido ao ar pela outra superfície.

Pode-se verificar experimentalmente que o ângulo de incidência θ_i é igual ao ângulo de reflexão θ_r (como indica a Figura 17.2). Essa igualdade é conhecida como *lei da reflexão*

$$\theta_i = \theta_r \tag{17.5}$$

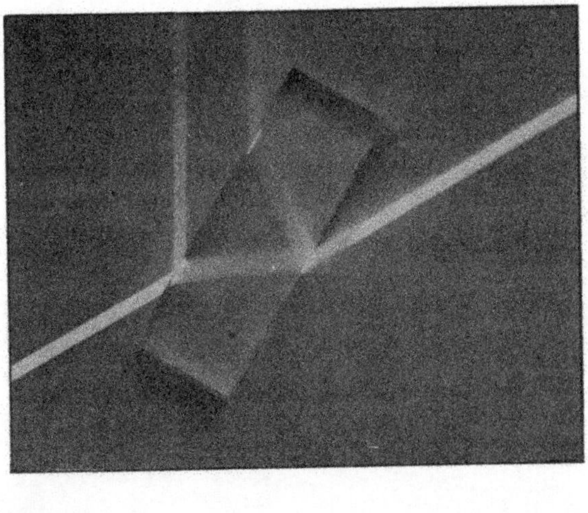

Comportamento da luz incidente sobre uma placa de vidro de faces paralelas. O raio incidente está à esquerda. Os ângulos de incidência e de reflexão são iguais. O raio refratado muda sua direção de acordo com a lei de Snell. Na face à direita, parte do raio é refletida e parte é refratada. O raio refletido na face inferior é refratado na face superior.

Os senos dos ângulos de incidência θ_i e de refração θ_R estão relacionados às velocidades da luz nos dois meios através da *lei da refração*, também conhecida como Lei de Snell e verificável experimentalmente

$$\frac{\operatorname{sen}\theta_i}{\operatorname{sen}\theta_R} = \frac{v_1}{v_2} \tag{17.6a}$$

sendo v_1 e v_2, respectivamente, as velocidades da luz no primeiro e no segundo meio.

A Equação (17.6a), pode ser escrita em função dos índices de refração n_1 e n_2, respectivamente do primeiro e do segundo meio, como

$$\frac{\operatorname{sen}\theta_i}{\operatorname{sen}\theta_R} = \frac{n_2}{n_1} \tag{17.6b}$$

Exercício Proposto — Um tanque retangular de 2 m de altura está cheio de água cujo índice de refração é igual a 1,33. Um raio luminoso incide na água num dos lados do tanque com um ângulo de 60° de incidência. Determine a distância atingida no fundo pelo raio, a partir desse lado.

A Figura 17.3 mostra a formação da imagem de um ponto objeto pelo dispositivo dióptrico de um omatídio, cujo índice de refração é maior que 1. Observe que θ_R é menor que θ_i. Isto ocorre porque

$$\frac{\operatorname{sen}\theta_i}{\operatorname{sen}\theta_R} = \frac{n_2}{n_1} > 1$$

isto é, $\operatorname{sen}\theta_i > \operatorname{sen}\theta_R$ ou $\theta_i > \theta_R$ para ângulos de incidência θ_i até 90°.

Os raios de curvatura das lentes dos olhos dos insetos são fixos, acarretando foco fixo. Diz-se, então, que eles não possuem poder de acomodação que é a capacidade de variar a distância focal, modificando a curvatura das lentes. Em geral, os insetos enxergam bem somente a distâncias muito pequenas, da ordem de alguns milímetros. As abelhas, por exemplo, vêem muito bem dentro de uma flor.

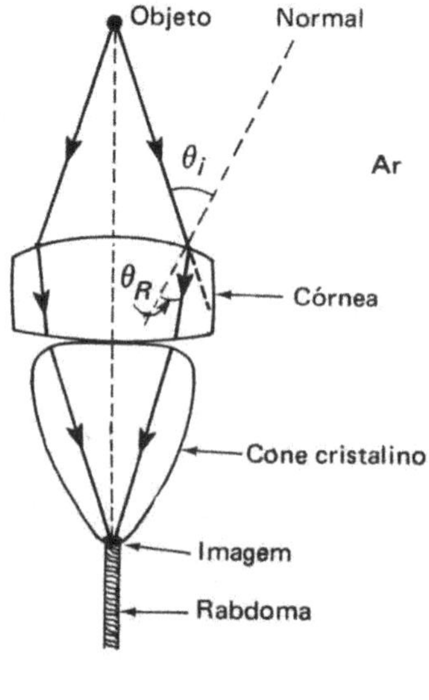

Figura 17.3 — Trajetória de raios luminosos através do dispositivo dióptrico de um omatídio.

17.3 – TRANSMISSÃO DE LUZ PELO RABDOMA

O *rabdoma* situa-se logo abaixo do cone cristalino, ao longo do eixo do omatídio, como indica a Figura 17.4, e mede de 100 a 600 μm de comprimento. Ele contém um pigmento fotossensível que absorve fótons. A absorção da luz é o primeiro passo na cadeia do processo visual, ou seja, da formacão de imagem.

A luz que é focalizada pelo dispositivo dióptrico sobre a extremidade do rabdoma o atravessa, sofrendo reflexões internas em suas paredes. Essas últimas funcionam como uma interface entre dois meios ópticos diferentes, e o rabdoma serve de guia de onda luminosa.

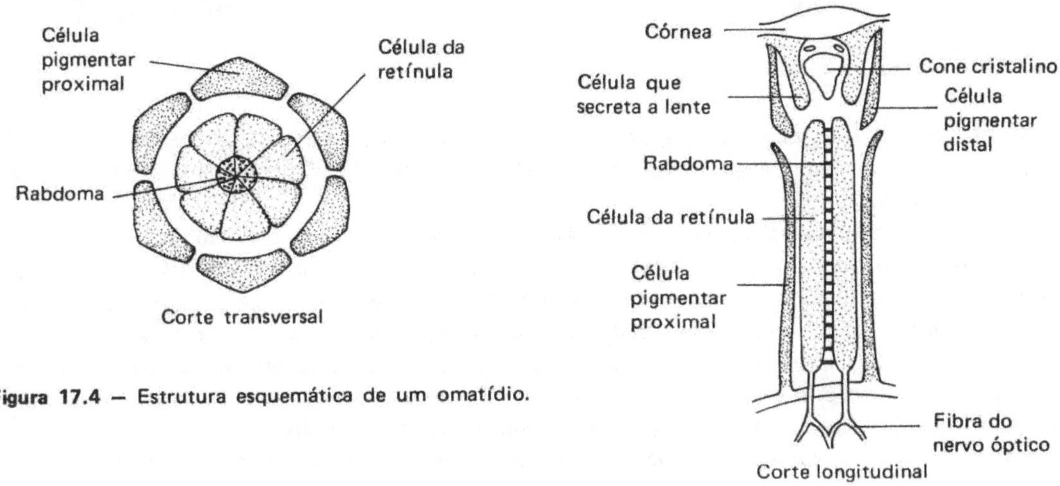

Figura 17.4 – Estrutura esquemática de um omatídio.

17.3.1 – Reflexão interna total da luz

A *reflexão interna total da luz* pode ocorrer quando um raio luminoso vai de um meio para outro, sendo o índice de refração do primeiro meio maior que o do segundo.

Considere o caso em que a luz se origina num material como o vidro e passa para o ar. Na interface vidro-ar, tanto haverá raio refratado como refletido. Sempre haverá alguma reflexão na interface entre materiais de diferentes índices de refração. Na Figura 17.5 estão indicadas as intensidades relativas aproximadas dos raios de luz refletido e refratado.

Aplicando a Lei de Snell ao raio 2 da Figura 17.5 e supondo $\theta_i = 30°$, obtém-se

$$\frac{\text{sen}\,\theta_i}{\text{sen}\,\theta_R} = \frac{1}{1{,}5}$$

$$\text{sen}\,\theta_R = 1{,}5 \times \text{sen}\,30° = 1{,}5 \times 0{,}5 = 0{,}75$$

Assim,

$$\theta_R = \text{arc sen}\,0{,}75 = 48{,}6°$$

Observe que $\theta_R > \theta_i$. Se o ângulo de incidência for aumentado continuamente, o ângulo de refração também aumentará até atingir 90°. Isso ocorre quando

$$\frac{\text{sen}\,\theta_i}{\text{sen}\,90°} = \frac{1}{1{,}5}$$

$$\text{sen}\,\theta_i = \frac{\text{sen}\,90°}{1{,}5} = \frac{1}{1{,}5} = 0{,}66$$

$$\theta_i = 41{,}8°$$

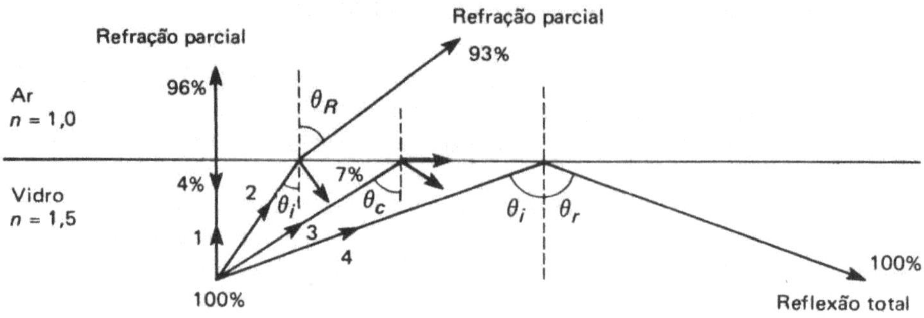

Figura 17.5 — Luz incidindo na interface vidro-ar.

O ângulo $\theta_i = \theta_c$ é chamado *ângulo crítico*. Para ângulos de incidência maiores que θ_c não haverá luz refratada, sendo toda a luz incidente refletida. A esse fenômeno dá-se o nome de *reflexão interna total*.

Existem importantes aplicações dela no campo das fibras ópticas, que são fios longos, finos e flexíveis de vidro ou de plástico transparente. A luz que entra numa extremidade vai sofrendo reflexões internas totais na parede da fibra, sem escapar da mesma, até atingir a outra extremidade. Um feixe contendo milhares de fibras, cada uma com diâmetro de cerca de 20 μm pode ser usado para visualizar objetos localizados dentro de cavidades. Assim, as fibras ópticas são usadas em Medicina para examinar, por exemplo, o estômago de um paciente. Um feixe de fibra óptica lhe é introduzido no estômago, juntamente com uma fonte de luz que ilumina suas paredes. A presença de lesões pode ser detectada examinando-se a imagem formada pela luz que volta sofrendo as reflexões internas totais.

O índice de refração do rabdoma de um omatídio de uma mosca de gênero *Calliphora* foi determinado como sendo 1,365, e o do meio que o rodeia 1,339. Assim, a luz que atinge o rabdoma em certo ângulo, pode sofrer reflexões internas totais e não escapar dele.

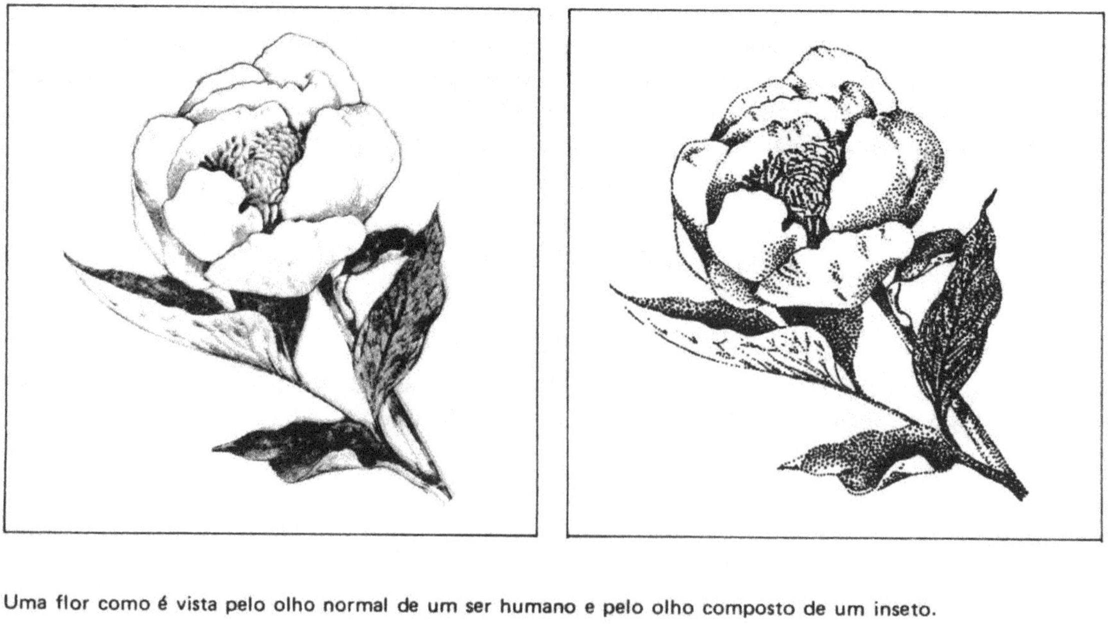

Uma flor como é vista pelo olho normal de um ser humano e pelo olho composto de um inseto.

Exemplo 17.2 – Seja um prisma reto de vidro, cuja secção transversal é um triângulo isósceles, colocado no ar. Um raio de luz incide perpendicularmente sobre uma das faces como indica a figura. Sabendo-se que 45° é o ângulo crítico para esse prisma,

a. desenhe a trajetória do raio de luz;

b. determine o índice de refração do vidro de que é feito o prisma.

Se o prisma for colocado no interior de uma cuba com água, cujo índice de refração é 1,33, e mantendo-se a incidência do raio de luz perpendicular a uma das faces

c. desenhe a trajetória seguida pelo raio de luz;

d. calcule o novo ângulo crítico.

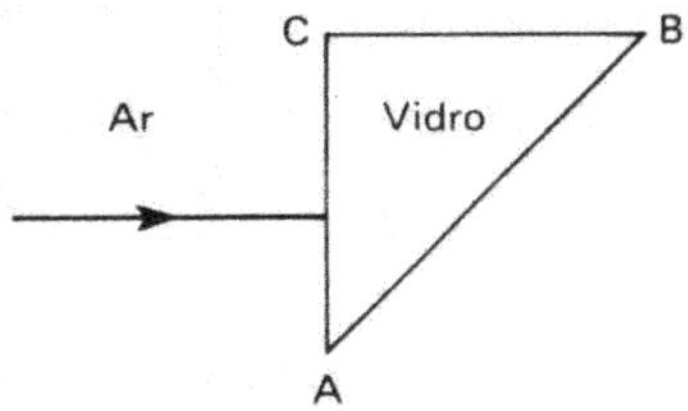

Solução

a. Sendo a incidência do raio luminoso normal à face *AC*, o raio refratado também será normal, atingindo a face *AB* em *P*.

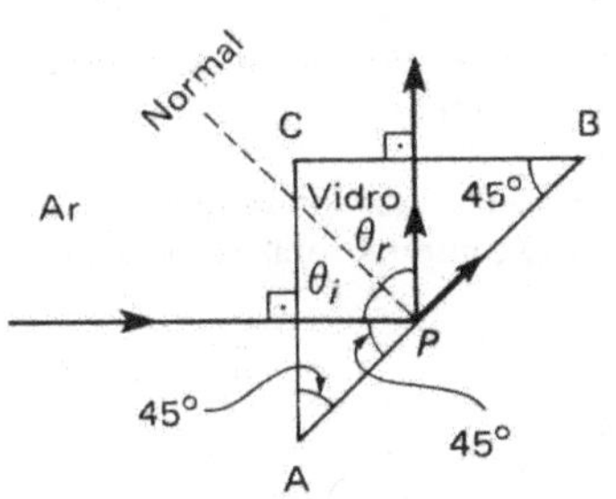

Por considerações geométricas, determina-se que o ângulo de incidência θ_i em *P* na face *AB* vale 45°, que é exatamente o ângulo crítico θ_c para o prisma. Portanto, o raio refratado em *P* é rasante à face *AB*. O ângulo de reflexão θ_r é igual ao de incidência θ_i que vale 45°. Dessa forma, o raio de luz refletido em *P* atinge a face *CB* perpendicularmente, e emerge do prisma.

b. Escrevendo a Lei de Snell:

$$\frac{\text{sen}\,\theta_i}{\text{sen}\,\theta_R} = \frac{n_{\text{ar}}}{n_{\text{prisma}}}$$

Sendo $\theta_i = \theta_c = 45°$ conclui-se que $\theta_R = 90°$. Portanto,

$$n_{\text{prisma}} = n_{\text{ar}} \frac{\text{sen}\,\theta_R}{\text{sen}\,\theta_i} = 1 \frac{\text{sen}\,90°}{\text{sen}\,45°}$$

$$n_{\text{prisma}} = \frac{2}{\sqrt{2}} = \frac{2\sqrt{2}}{2} = \sqrt{2}$$

c. $\theta_i = \theta_r$

Aplicando a Lei de Snell $\dfrac{\text{sen}\,\theta_i}{\text{sen}\,\theta_R} = \dfrac{n_{\text{água}}}{n_{\text{prisma}}}$ onde $\theta_i = 45°$ por consideração geométrica e $n_{\text{prisma}} = \sqrt{2}$, calculado no item *b*.

Portanto,

$$\text{sen}\,\theta_R = \frac{n_{\text{prisma}}}{n_{\text{água}}} \text{sen}\,\theta_i = \frac{\sqrt{2}}{1{,}33} \times \frac{\sqrt{2}}{2} = \frac{1}{1{,}33} = 0{,}75$$

$$\theta_R = \text{arc sen}\,0{,}75 = 48{,}7°$$

O raio incidente em *P* se divide em dois, um que é refletido e emerge do prisma perpendicularmente à face *CB* e outro que é refratado com ângulo $\theta_R = 48{,}7°$.

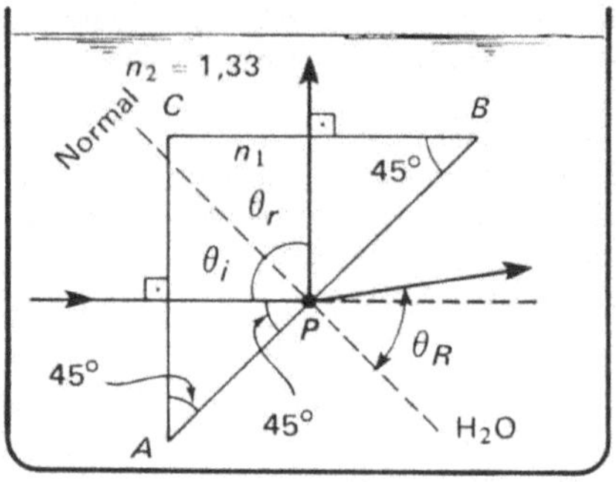

d. Para determinar o novo ângulo crítico, basta fazer θ_R = 90° na Equação (17.6b).

$$\text{sen}\,\theta_c = \text{sen}\,\theta_R \, \frac{n_{\text{água}}}{n_{\text{prisma}}} = 1 \times \frac{1,33}{1,41} = 0,94$$

$$\theta_c = \text{arc sen}\,0,94 = 70,6^\circ$$

Exercício Proposto — As leis de reflexão e refração são as mesmas para a luz e para o som. Para o som, o índice de refração de um meio também é definido como a razão entre a velocidade do som no ar (344 m/s) e a velocidade do som no meio.

a. Determine o índice de refração da água, sabendo-se que a velocidade do som na água vale 1 500 m/s.

b. Qual é o ângulo crítico para reflexão interna total do som na interface ar-água?

17.4 — ACUIDADE VISUAL

A *acuidade visual* significa a capacidade que o olho possui para distinguir dois objetos muito próximos como duas entidades distintas, em vez de uma só. A acuidade visual de uma abelha doméstica equivale a cerca de um centésimo da acuidade visual humana, enquanto que a de uma drosófila é de aproximadamente um milésimo.

A expressão em Física para designar a acuidade visual é o *poder de resolução*. Para muitos instrumentos ópticos, o poder de resolução define a qualidade do equipamento.

Um raio luminoso para atingir o rabdoma deve formar com o eixo central do omatídio um ângulo igual ou menor que ϕ, como mostra a Figura 17.6. Se o ângulo de incidência for maior que ϕ, o raio refratado pela córnea e pelo cristalino não atingirá o rabdoma. Esse ângulo ϕ determina o poder de resolução do omatídio.

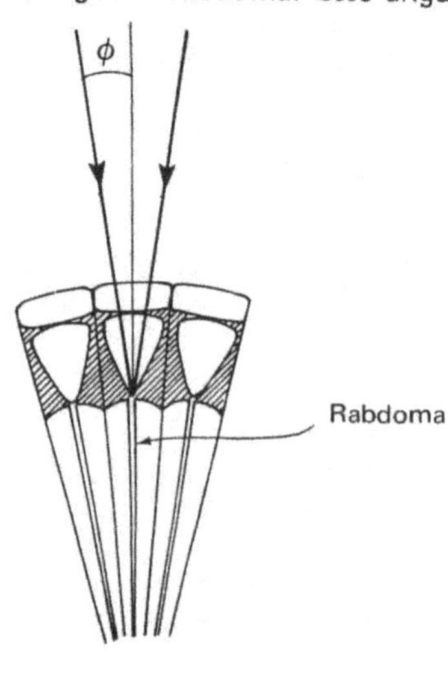

Figura 17.6 — Raio luminoso incidente sobre o rabdoma de um omatídio.

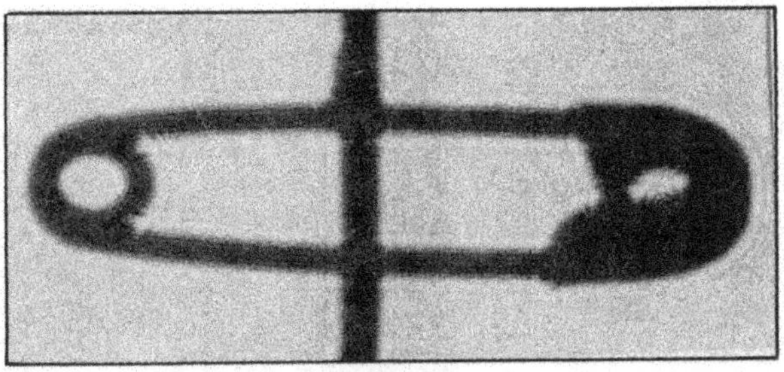

Fotografia mostrando a difração da luz por um alfinete de segurança.

Se cada omatídio fosse muito grande, isto é, se ϕ fosse muito grande, o poder de resolução seria pequeno. Isso porque, um omatídio recebe informação de uma direção, o seguinte de outra, e assim por diante, o que torna descontínua a imagem formada, resultando em uma má definição dos objetos situados entre os omatídios.

Em princípio, portanto, quanto menor ϕ, melhor a acuidade visual, ou seja, maior o poder de resolução. Isso pode ser conseguido aumentando-se o comprimento do omatídio ou diminuindo-se o tamanho de cada faceta. O comprimento do omatídio não pode ser aumentado indefinidamente, pois ocuparia muito espaço na cabeça do inseto. Por outro lado, a diminuição do tamanho de cada faceta para tornar o ângulo ϕ menor, também não pode ir além de um certo valor, a partir do qual o fenômeno da difração se torna importante, resultando em uma imagem borrada.

Com a evolução, o olho dos insetos parece ter atingido tamanho e forma que lhes dão a máxima acuidade visual.

A seguir o fenômeno da *difração*, comum a todas as ondas, será discutido para a luz.

17.4.1 — Difração da luz por uma fenda horizontal longa

Quando um feixe de luz passar por uma fenda estreita ou encontrar um objeto e depois incidir sobre um anteparo, a imagem nele formada apresentará franjas de interferência, isto é, haverá zonas claras e escuras no contorno da fenda ou do objeto. Este é o fenômeno da *difração*.

O comprimento de onda da luz incidente sobre a fenda de largura b é λ. Os raios que chegam aos pontos P_1, P_1', P_2 e P_2' da Figura 17.7 produzem interferência destrutiva devido a uma diferença no comprimento de trajetória de múltiplos ímpares de $\lambda/2$. Esses pontos são, portanto, pontos de intensidade nula e formam uma franja escura.

A distância $\overline{P_0P_1}$ vale:

$$\overline{P_0P_1} = D \operatorname{tg} \theta_1$$

onde D é a distância da fenda ao anteparo.

Se $\overline{P_0P_1} << D$,

$$\operatorname{tg} \theta_1 \cong \theta_1 \text{ (rad)} \cong \operatorname{sen} \theta_1$$

portanto,

$$\overline{P_0P_1} \cong D \operatorname{sen} \theta_1 \tag{17.7}$$

e analogamente

$$\overline{P_0P_2} \cong D \operatorname{sen} \theta_2 \tag{17.8}$$

Um desenho ampliado da região da fenda é mostrado na Figura 17.8.

A diferença no comprimento da trajetória x entre dois raios que atingem o ponto P_1, um partindo do centro da fenda e outro da extremidade A da fenda, é de $\lambda/2$. Um terceiro raio lumi-

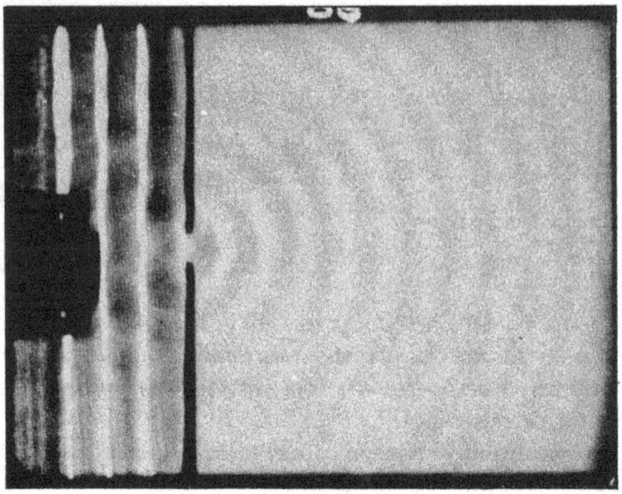

Difração de ondas de água por uma fenda única.

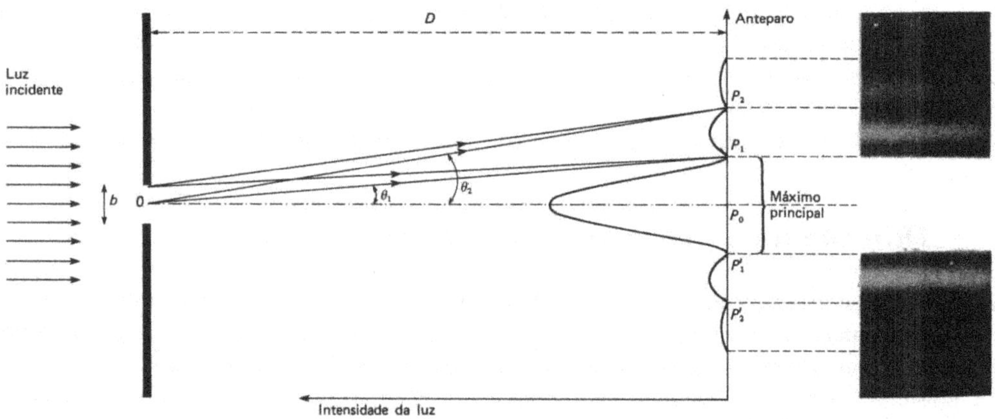

Figura 17.7 — Difração da luz por uma fenda horizontal longa.

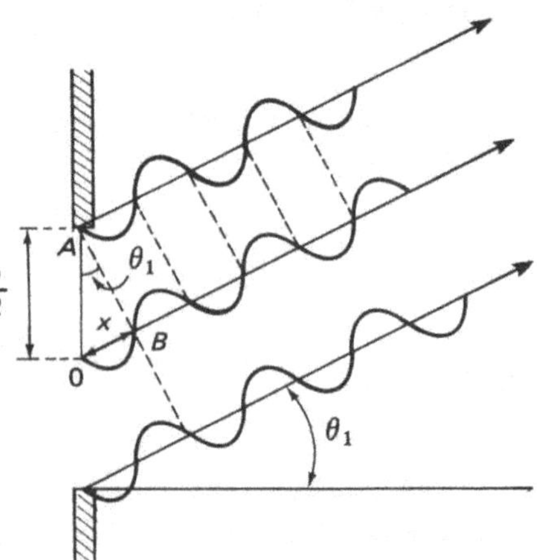

Figura 17.8 — Desenho ampliado da região da fenda.

noso partindo logo abaixo do centro da fenda e um quarto logo abaixo da extremidade A também apresentam uma diferença no comprimento de trajetória de $\lambda/2$, e assim por diante. Esses raios, ao atingir o ponto P_1, se encontram defasados por uma distância $x = \lambda/2$, produzindo por isso uma interferência destrutiva.

Aplicando a lei dos senos ao triângulo OAB,

$$\overline{OB} \equiv x = (b/2) \operatorname{sen} \theta_1 \qquad (17.9)$$

Substituindo $x = \lambda/2$ em (17.9), obtém-se

$$\frac{\lambda}{2} = \frac{b}{2} \operatorname{sen} \theta_1$$

isto é, para o ponto P_1

$$\operatorname{sen} \theta_1 = \frac{\lambda}{b} \qquad (17.10)$$

Para o ponto P_2, obter-se-á

$$\operatorname{sen} \theta_2 = 2\frac{\lambda}{b} \qquad (17.11)$$

De uma forma mais geral, os pontos de interferência destrutiva obedecem à seguinte equação:

$$\boxed{\operatorname{sen} \theta_n = n\frac{\lambda}{b}} \qquad (17.12)$$

com $n = \pm 1, \pm 2, \pm 3, \pm 4$ ... O sinal positivo se refere aos pontos $P_1, P_2, ...$ no anteparo da Figura 17.7, enquanto que o sinal negativo aos pontos $P'_1, P'_2, ...$

Se $b >> \lambda$, sen θ será pequeno, ou melhor, θ será pequeno e a difração não será observável. Por outro lado, se b for da ordem de grandeza de λ, sen θ será grande, ou seja, θ será grande e a difração observável.

Substituindo (17.10) em (17.7), obtém-se que

$$\overline{P_0P_1} \cong D\frac{\lambda}{b}$$

e (17.11) em (17.8)

$$\overline{P_0P_2} \cong D \times 2\frac{\lambda}{b}$$

De onde se conclui que

$$\overline{P_0P_2} \cong 2\,\overline{P_0P_1} \qquad (17.13)$$

Isto é, a largura da zona clara central, chamada *máximo principal* é o dobro da largura dos outros máximos.

Exemplo 17.3 — *a*. Encontre a largura angular total do máximo principal, $2\theta_1$, da figura de difração por uma fenda horizontal longa com

i. $b = 50\lambda$,

ii. $b = 10\lambda$ e

iii. $b = 5\lambda$, sendo λ o comprimento de onda da luz incidente sobre a fenda.

b. Qual dessas figuras será mais brilhante para uma dada fonte de luz?

c. Calcule a largura do máximo principal, no caso em que $b = 50\lambda$, e o anteparo estiver a 5 m da fenda.

Solução

a. Encontrar a largura angular total do máximo principal significa obter $2\,\theta_1$. Portanto:

i. $\text{sen}\,\theta_1 = \dfrac{\lambda}{50\,\lambda} = \dfrac{1}{50}$; $\theta_1 = \text{arc sen}\,0{,}02 = 1{,}15°$

$2\,\theta_1 = 2{,}30°$

ii. $\text{sen}\,\theta_1 = \dfrac{\lambda}{10\,\lambda} = \dfrac{1}{10}$; $\theta_1 = \text{arc sen}\,0{,}1 = 5{,}74°$

$2\,\theta_1 = 11{,}48°$

iii. $\text{sen}\,\theta_1 = \dfrac{\lambda}{5\,\lambda} = \dfrac{1}{5}$; $\theta_1 = \text{arc sen}\,0{,}2 = 11{,}54°$

$2\,\theta_1 = 23{,}07°$

b. A figura mais brilhante ocorre no caso em que $b = 50\,\lambda$, pois quase toda a luz é concentrada em 2,30°.

c. $\overline{P_0P_1} = D\,\text{tg}\,\theta_1$

$\theta_1 = 1{,}15°$, $\text{tg}\,\theta_1 \approx 0{,}02$

$\overline{P_0P_1} = 5\text{ m} \times 0{,}02 = 0{,}1\text{ m} = 10\text{ cm}$

A largura do máximo principal no anteparo a 5 m é de

$2\,\overline{P_0P_1} = 20\text{ cm}$

Exercício Proposto – Luz vermelha de comprimento de onda igual a 7 000 Å sofre difração por uma fenda horizontal de 1,4 μm de largura.

a. De quanto deve ser a freqüência de uma onda sonora que sofre igual difração por uma porta de 1 m de largura?

b. Essa onda sonora é audível por uma pessoa? Justifique.

17.4.2 – Difração por uma fenda circular

Para aberturas circulares, como no caso de muitos tipos de olhos, ou lentes de instrumentos ópticos, o primeiro mínimo da figura de difração ocorre para θ dado por

$$\text{sen}\,\theta = 1{,}22\,\frac{\lambda}{b} \tag{17.14}$$

sendo λ o comprimento de onda da luz incidente, e b o diâmetro da fenda circular. O fator numérico 1,22 é uma conseqüência da geometria.

O máximo principal central é chamado *disco de Airy* e está ilustrado na Figura 17.9.

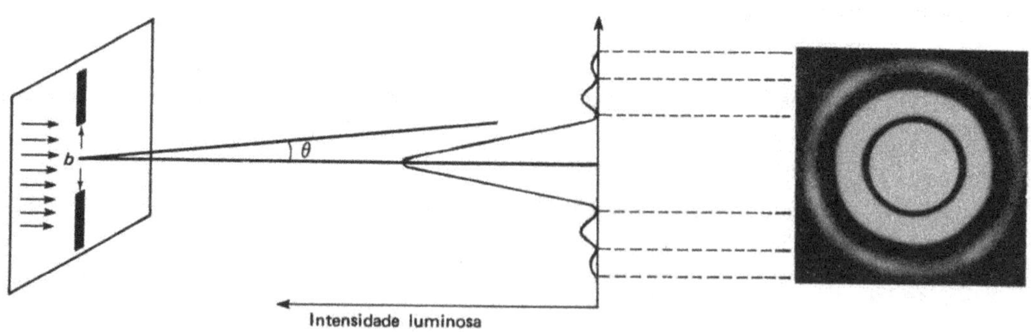

Figura 17.9 – Difração por uma fenda circular.

17.4.3 – Poder de resolução

A capacidade de um sistema de lentes de mostrar objetos em detalhe é descrita por seu poder de resolução. Desde que uma lente se comporta como uma fenda circular, as imagens de dois pontos objetos separados por uma certa distância, formadas pela lente, são basicamente pequenas figuras de difração. Se a superposição entre as imagens for muito grande, um observador não poderá distingui-las.

A Figura 17.10 mostra a figura de difração produzida por uma fenda circular, iluminada por duas fontes puntiformes. No caso (a) os discos de Airy estão bem separados, isto é, completamente resolvidos; em (b) estão próximos; em (c) os discos individuais estão apenas resolvidos, segundo o *critério de resolução de Rayleigh* descrito a seguir, e em (d) os discos estão tão próximos que não podem ser resolvidos.

Lord Rayleigh propôs o critério para quantificar o *poder de resolução* de uma lente como a separação angular entre dois pontos objetos, tal que o máximo da figura de difração do 1º ponto coincida com o 1º mínimo da figura de difração do 2º ponto. É o caso (c) da Figura 17.10. Essa separação angular é justamente o θ da Equação (17.14) e para uma fenda circular de diâmetro b e comprimento de onda λ da luz incidente vale

$$\boxed{\theta = \text{arc sen}\left(1{,}22\,\frac{\lambda}{b}\right)} \tag{17.15}$$

O poder de resolução de uma lente ou de um sistema de lentes é dado por θ. Quanto menor o ângulo θ, maior o poder de resolução. Para uma dada lente, isso pode ser obtido, conforme a Equação (17.15), aumentando-se a abertura b da fenda e/ou usando-se menores comprimentos de onda da luz.

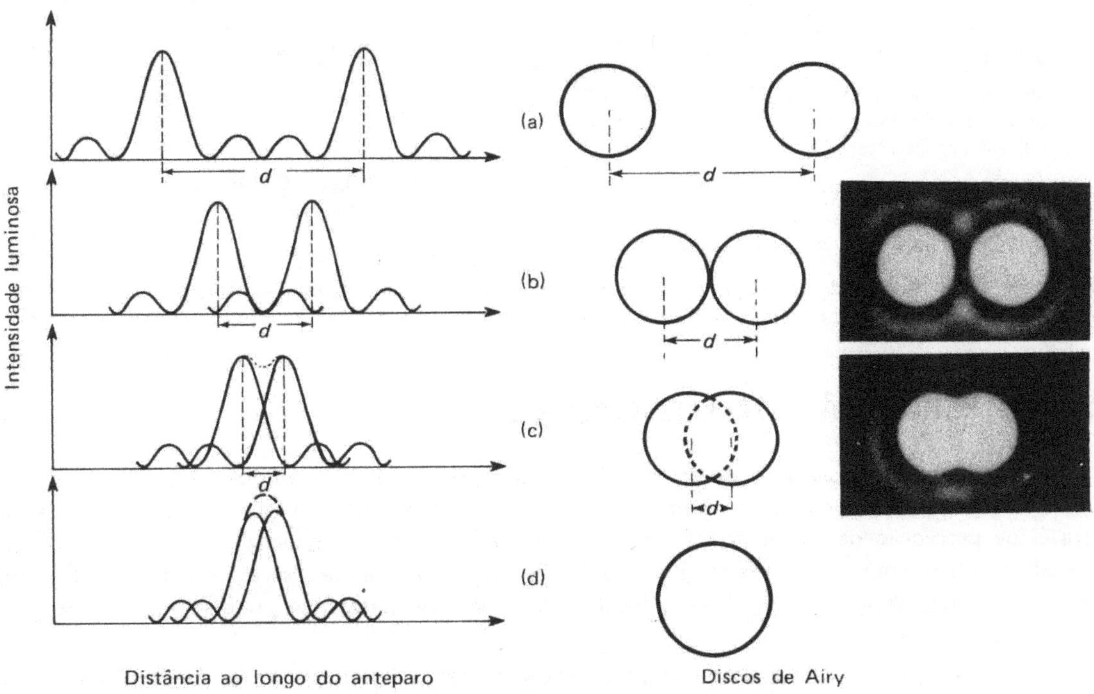

Figura 17.10 – Figura de difração por uma fenda circular de dois pontos objetos.

O critério de resolução, segundo Rayleigh, para o olho humano é ilustrado na Figura 17.11.

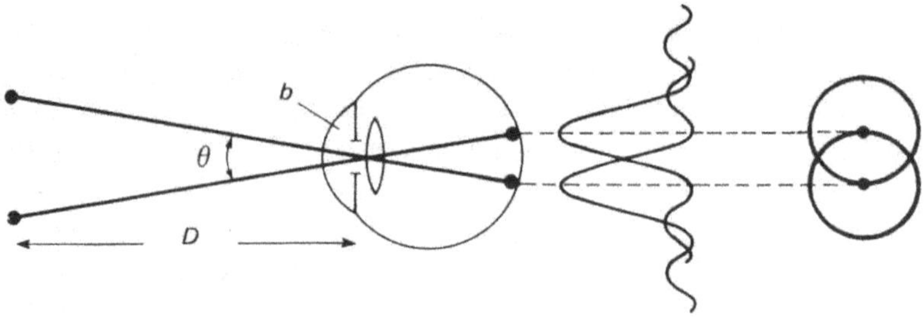

Figura 17.11 — Critério de resolução, segundo Rayleigh, para o olho humano.

Exemplo 17.4 — O diâmetro da córnea de um omatídio da abelha doméstica é de cerca de 30 μm. Calcule o poder de resolução de um desses omatídios, para λ = 5 000 Å (luz verde).

Solução

$$\theta = \text{arc sen}\left(1{,}22 \times \frac{5 \times 10^{-7}\ \text{m}}{30 \times 10^{-6}\ \text{m}}\right)$$

$$\theta = \text{arc sen}\ 2{,}03 \times 10^{-2}$$

Portanto, $\theta\ (\text{rad}) \cong \text{sen}\,\theta = 0{,}02\ \text{rad} = 1{,}16°$

Exemplo 17.5 — Uma abelha doméstica, em vôo a 2 m acima do chão, pode enxergar uma flor de cerca de 1 cm no chão?

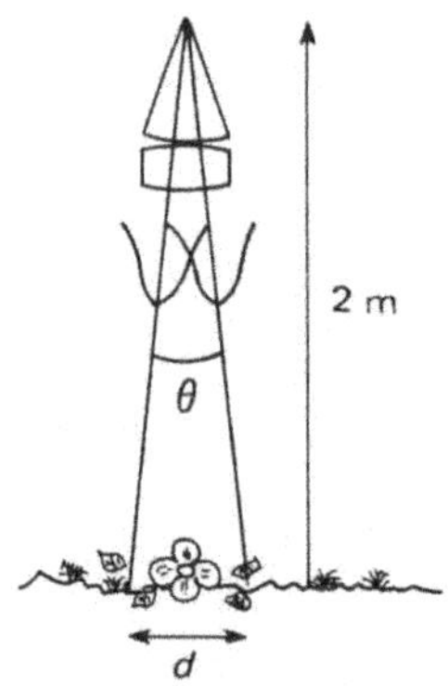

Solução

De acordo com o Exemplo 17.4, θ = 0,02 rad
Sendo d a distância mínima entre dois pontos objetos apenas resolvidos,

$$\frac{d}{2} = \text{tg}\,\theta \cong \text{sen}\,\theta = 0{,}02$$

$$d = 2 \times 0{,}02 = 0{,}04\ \text{m} = 4\ \text{cm}$$

Desde que a flor de 1 cm é menor que a distância mínima que a abelha pode resolver, ela não enxergará a flor, a 2 m dela, a menos que o tamanho da flor seja igual ou superior a 4 cm.

17.5 — PERCEPÇÃO DA LUZ POLARIZADA

Experiências realizadas, a partir de 1948, por Karl von Frisch e colaboradores mostraram uma característica extremamente interessante da visão dos insetos: sua capacidade de orientação através de percepção da *luz polarizada*. Estudando a maneira de comunicação das abelhas, os pesquisadores observaram que, mesmo que o Sol não fosse diretamente visível, a abelha seria capaz de orientar sua "dança" para indicar o local onde encontrou néctar, se pudesse ver um pequeno pedaço de céu azul.

Desde então, tem-se verificado que diferentes insetos e alguns artrópodes e crustáceos também possuem essa capacidade.

17.5.1 — Polarização da luz

Já foi mencionado que as ondas luminosas são ondas transversais, isto é, consistem de vibrações transversais do vetor campo elétrico $\vec{E}$ e do vetor campo magnético $\vec{B}$. Muitas substâncias são fortemente afetadas pelo vetor campo $\vec{E}$, o mesmo não ocorrendo com o vetor campo $\vec{B}$. Portanto, a onda luminosa será representada somente pelo vetor campo $\vec{E}$, mesmo porque deste pode ser obtido o vetor campo $\vec{B}$.

A Figura 17.12 mostra a propagação de um vetor campo elétrico, cuja amplitude é E e o sentido é para a direita.

As ondas luminosas emitidas, por exemplo, por um sólido aquecido possuem os vetores campo elétrico $\vec{E}$ em todas as direções. Algumas possíveis orientações do vetor campo elétrico $\vec{E}$, quando uma onda luminosa é vista de frente, são ilustradas na Figura 17.13.

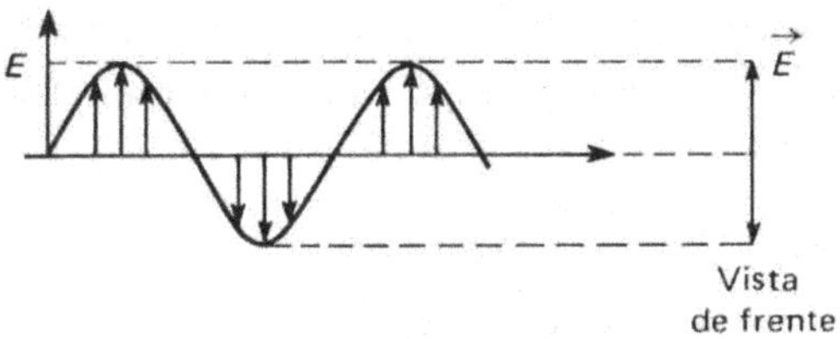

Figura 17.12 — Oscilação de um vetor campo elétrico $\vec{E}$ perpendicular à direção de propagação.

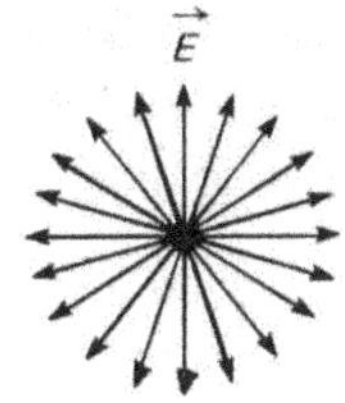

Figura 17.13 — Possíveis orientações do vetor campo elétrico $\vec{E}$ vistas de frente.

Polarizar uma onda luminosa significa conseguir obter vibrações do vetor campo elétrico $\vec{E}$ numa única direção, como são mostradas na Figura 17.14. Isso pode ser conseguido com uma folha de plástico chamada *polarizador*, contendo uma longa cadeia de macromoléculas orientadas numa única direção que forma o eixo óptico. Quando um polarizador intercepta uma onda luminosa contendo vibrações do vetor campo $\vec{E}$ em todas as direções, somente as vibrações ao longo da orientação molecular são transmitidas, e diz-se que a luz emergente é *polarizada*, como ilustra a Figura 17.15.

Se a intensidade da luz não-polarizada for I_0, pode-se demonstrar que a intensidade I_1 da luz polarizada resultante será dada por

$$I_1 = \frac{1}{2} I_0$$

Como foi mencionado no Capítulo 15 a intensidade de uma onda em geral é proporcional ao quadrado da amplitude e, no caso da luz, ela é proporcional ao quadrado da amplitude do vetor campo elétrico. Nessas condições

$$I_0 \propto E_0^2$$
$$I_1 \propto E_1^2$$

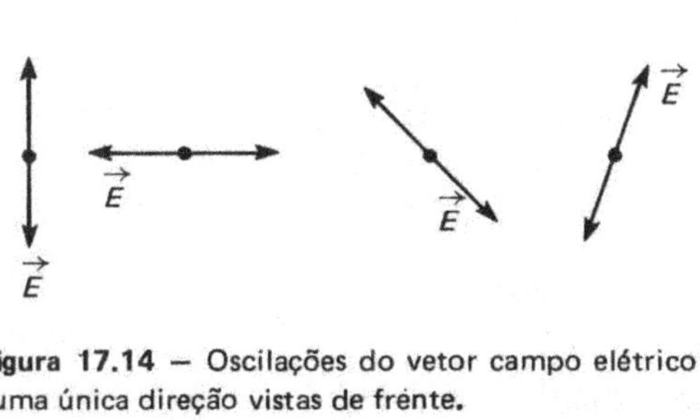

Figura 17.14 — Oscilações do vetor campo elétrico $\vec{E}$ numa única direção vistas de frente.

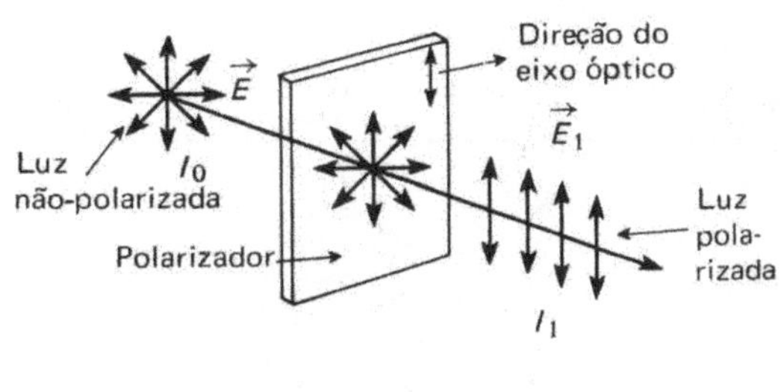

Figura 17.15 — Polarização da luz.

Seja um feixe verticalmente polarizado como o da Figura 17.15. Um segundo polarizador intercepta esse feixe, agora, com o eixo óptico fazendo um ângulo θ com a vertical. O segundo polarizador é chamado *analisador*. Se a amplitude do feixe incidente for E_1, a do feixe emergente será $E_1 \cos\theta$, correspondente à projeção de E_1 ao longo do eixo do analisador, como mostra a Figura 17.16, pois a outra projeção E_1 sen θ, perpendicular ao eixo do analisador será absorvida. Portanto, a intensidade da luz I_2 transmitida através do analisador é proporcional a $(E_1 \cos\theta)^2$, ou seja,

$$I_2 \propto E_1^2 \cos^2\theta$$

$$\boxed{I_2 = I_1 \cos^2\theta} \qquad (17.16)$$

onde I_1 é a intensidade do feixe incidente no analisador.

Se $\theta = 0°$, a luz incidente no analisador será totalmente transmitida. Se $\theta = 90°$, nenhuma luz será transmitida, e se $\theta = 45°$, $\cos^2 45° = (\sqrt{2}/2)^2 = 0{,}5$, isto é, 50% da luz será transmitida.

Alguns exemplos do que ocorre com um polarizador e um analisador são mostrados na Figura 17.17.

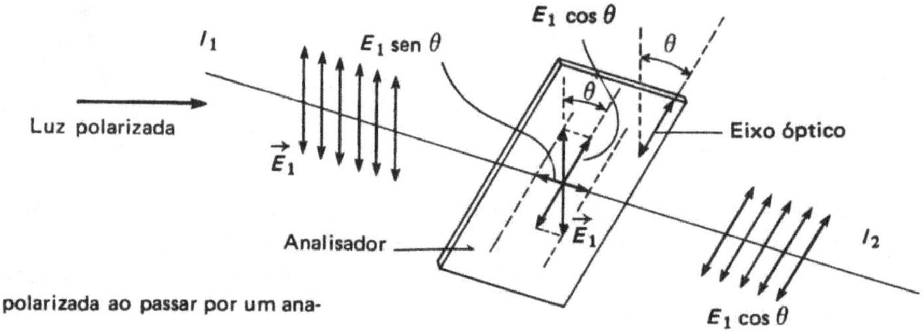

Figura 17.16 — Luz polarizada ao passar por um analisador.

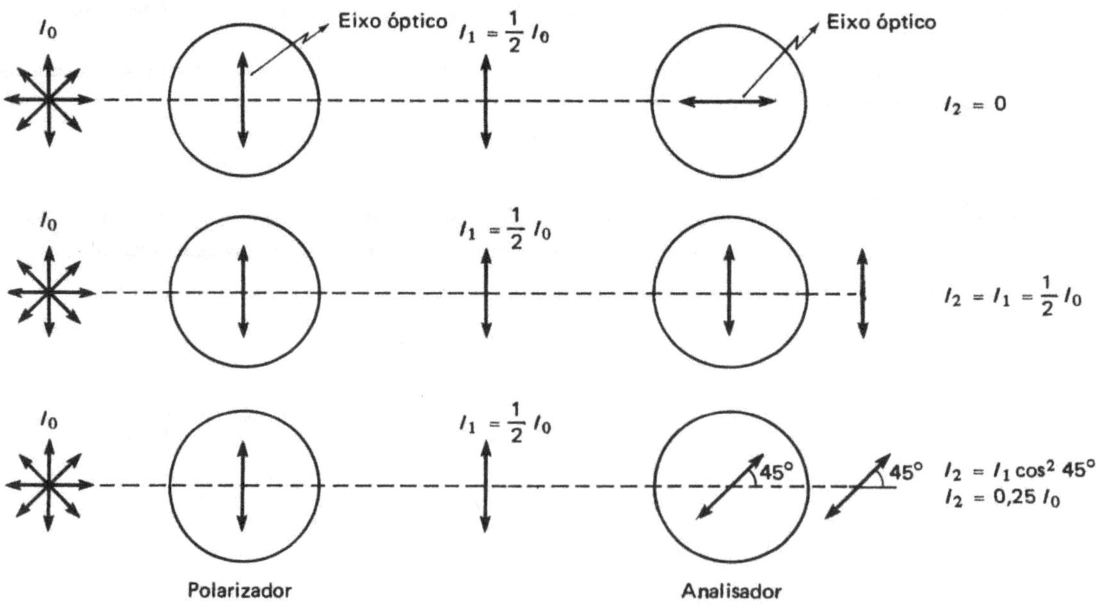

Figura 17.17 — Luz não-polarizada ao passar por um polarizador e um analisador.

Exercício Proposto — Luz não-polarizada de intensidade I_0 incide sobre um sistema polarizador-analisador. O eixo óptico do analisador faz um ângulo de 60° com o do polarizador. Indique a direção de polarização da luz após o analisador. Qual é a intensidade da luz transmitida através do analisador?

Luz parcialmente polarizada é uma mistura de luz polarizada e não-polarizada, podendo variar desde zero até 100% de polarização. Luz não-polarizada pode se tornar parcialmente polarizada após ser refletida por uma superfície, por exemplo, metálica, e a direção de polarização é paralela à superfície refletora.

Os óculos para sol com lentes polaróides, cujos eixos ópticos são verticais, servem para eliminar a luz refletida de superfícies refletoras horizontais que ofuscam os olhos.

A luz solar é parcialmente polarizada pelas moléculas da atmosfera. A direção e a intensidade da luz polarizada em qualquer ponto do céu dependem do ponto em relação ao Sol.

O omatídio de uma abelha, por exemplo, consegue perceber a direção e a intensidade da luz polarizada, e com isso determinar a posição do Sol, para se orientar. Nesses omatídios, a luz que atravessa a córnea e o cone cristalino atinge o rabdoma. O rabdoma é formado de sete ou oito células chamadas rabdômeros. Em cada rabdômero os fotopigmentos são localizados em minúsculos microtubos linearmente arranjados, como indicam as setas na Figura 17.18.

Se a luz solar for polarizada numa direção paralela ao par de rabdômeros 2 e 6, não haverá transmissão de luz pelos rabdômeros 4 e 8. Portanto, o rabdoma funciona também como analisador e o cérebro dos insetos interpreta essas informações para sua orientação.

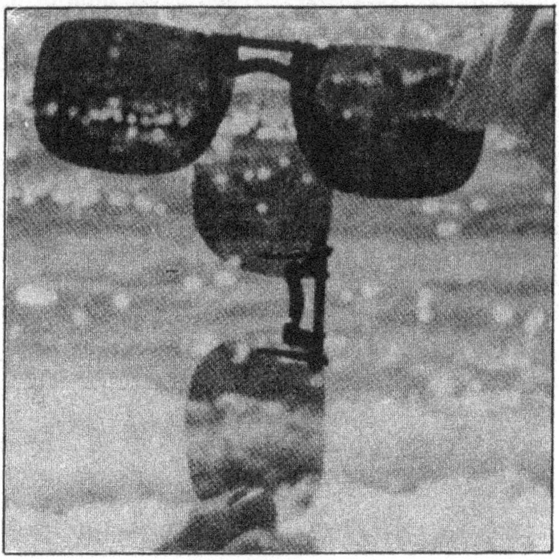

A luz refletida pela superfície da água é polarizada horizontalmente. As lentes polaróides na posição horizontal possuem o eixo óptico na direção vertical e portanto elas diminuem o brilho devido à luz refletida. O eixo óptico das lentes na posição vertical é horizontal, portanto há transmissão da luz refletida pela superfície da água.

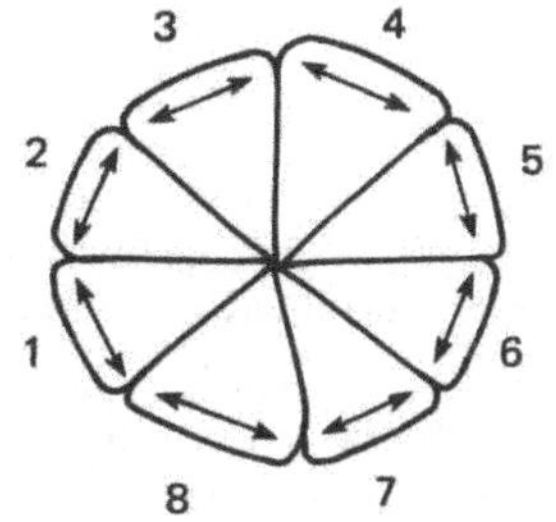

Figura 17.18 — Secção transversal de oito rabdômeros que formam um rabdoma.

17.6 – VISÃO A CORES

A maior parte dos objetos encontrados na natureza não são luminosos por si; esses objetos absorvem uma parte e refletem outra parte da luz que incide sobre eles. A cor de um objeto é determinada pela composição da luz por ele refletida. Os objetos vermelhos absorvem todos os raios do espectro visível exceto os vermelhos, isto é, estes últimos são raios refletidos. Os objetos verdes absorvem o vermelho, o azul e o violeta, enquanto que os objetos amarelos absorvem uma estreita faixa do espectro visível que corresponde ao azul-violeta e refletem os raios verde, amarelo e alaranjado.

Quando se diz que um animal distingue, por exemplo, o amarelo do verde, isso significa que o olho desse animal é excitado de modo diferente por essas radiações. Entretanto, não se sabe exatamente como isso ocorre.

A reação do animal à radiação eletromagnética de diferentes comprimentos de onda pode ser estudada de duas maneiras: pelo comportamento e pelas mudanças funcionais fisiológicas, bioquímicas ou histológicas que ocorrem no olho.

Em 1914 Frisch demonstrou que as abelhas possuem visão a cores mas sua capacidade de distinguir o amarelo do verde e do laranja só foi estabelecida em 1956, separadamente por K. Daumer e Georgii A. Mazokhin-Porshnyakov.

A faixa de radiação eletromagnética perceptível dos insetos é deslocada com relação à dos seres humanos que é de 4 000 a 7 000 Å. Em geral, os insetos são cegos para o vermelho, com exceção das borboletas, e o seu limite inferior da radiação eletromagnética perceptível é de 3 000 Å.

Dentre todos os olhos de insetos, o das abelhas é o que tem sido mais estudado. O conhecimento de como as abelhas vêm as cores das plantas pode ser de interesse prático em apicultura e agricultura.

As flores vermelhas em geral não são visitadas pelos insetos. As poucas flores vermelhas polinizadas pelas abelhas refletem parte da radiação ultravioleta, visível para elas.

Pelo fato das abelhas serem cegas para o vermelho e enxergarem o ultravioleta, as cores dos objetos para elas são diferentes das vistas pelos seres humanos.

A seguir é dada uma relação de como as cores das flores são vistas pelos seres humanos e pelas abelhas.

Abelha	Ser humano
Amarelo ou púrpura	Amarelo-esverdeado ou branco-esverdeado
Azul-esverdeado	Branco
Azul ou violeta	Azul, violeta ou púrpura
Ultravioleta	Vermelho
Preto	Vermelho-escuro ou quase preto

As folhas verdes são vistas como cinza pelas abelhas, e as flores coloridas, contrastando com o fundo cinza, são facilmente distinguidas.

PROBLEMAS

1. Faça um gráfico do ângulo de incidência em função do ângulo de refração para um feixe de luz amarela incidindo sobre uma interface água-ar, sendo $n_{\text{água}} = 1{,}33$. Comente.

2. O ângulo de incidência de um raio luminoso numa lâmina de faces paralelas, de espessura ℓ, vale θ_1. O índice de refração da lâmina vale n_2 e ela está num meio com índice de refração n_1. Determine o ângulo do raio emergente da lâmina.

3. Um prisma de índice de refração $\sqrt{2}$ tem por secção reta um triângulo isósceles e está no ar. O que acontece a um feixe que incide perpendicularmente à face *AB*?

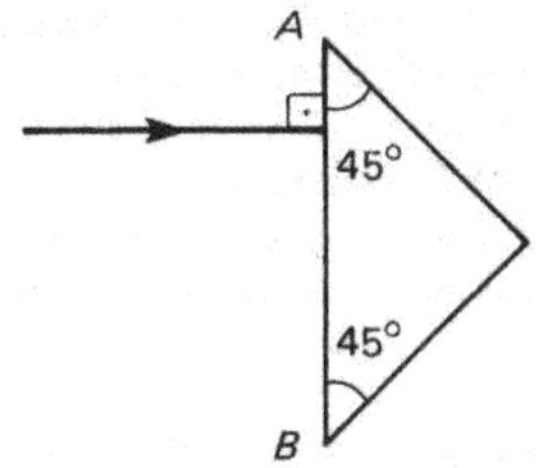

4. O prisma da figura está colocado no ar, e tem um índice de refração igual a $\sqrt{2}$ e os ângulos *A* são iguais a 30°. Considere dois raios de luz incidentes perpendicularmente à face maior.

a. Calcule o ângulo entre os raios emergentes do prisma.

b. Qual deve ser o índice de refração do prisma para que haja reflexão total na face *OA*?

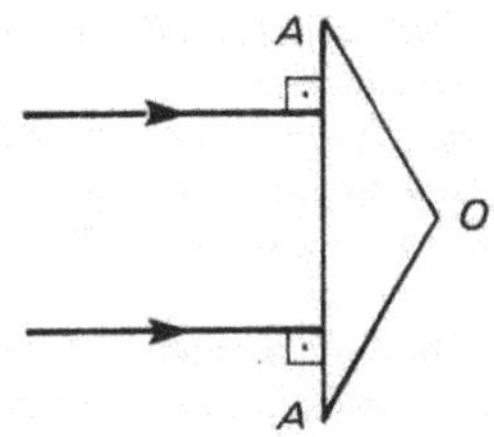

5. Um raio incide em um prisma de vidro no ar, de ângulo interno $A = 60°$. O ângulo de incidência $\theta_i = 45°$ é tal que o raio emergente também faz um ângulo igual a θ_i com a normal a outra face.

a. Qual é o índice de refração do vidro do prisma com relação ao ar?

b. Se o comprimento de onda da luz incidente for igual a 7 000 Å (vermelha), qual será o λ da luz no interior do prisma, sabendo-se que sua freqüência não muda?

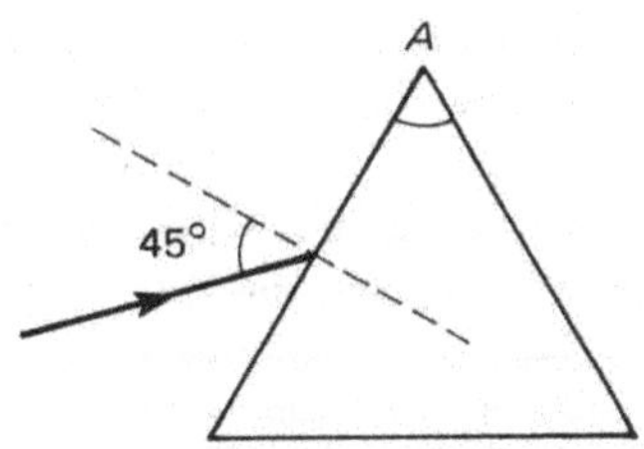

6. As leis da reflexão e refração são as mesmas para as ondas luminosas e sonoras. Define-se índice de refração de um meio como sendo a razão entre a velocidade da onda no ar e a velocidade da onda no meio. Dados: velocidade do som na água = 1 500 m/s e velocidade do som no acrílico = 2 800 m/s.

a. Calcule o ângulo crítico para que ocorra a reflexão total do som na interface ar-água de uma piscina.

b. Determine a trajetória do som supondo que o ângulo de incidência na água seja de 11,5° e que as paredes da piscina sejam de acrílico.

c. Você poderia dizer por que dentro da piscina é tão silencioso? Justifique.

7. Seja a secção longitudinal de um diamante lapidado, cujo índice de refração vale 2,4. Um feixe luminoso incide sobre a face *AE* perpendicularmente.

a. Determine a trajetória desse feixe até que ele saia do cristal. Justifique.

b. Qual deve ser o maior ângulo θ_i de incidência na face *AE* de forma que ainda ocorra reflexão total na face *BC*?

c. Um diamante lapidado é chamado brilhante. Esse nome é justificável?

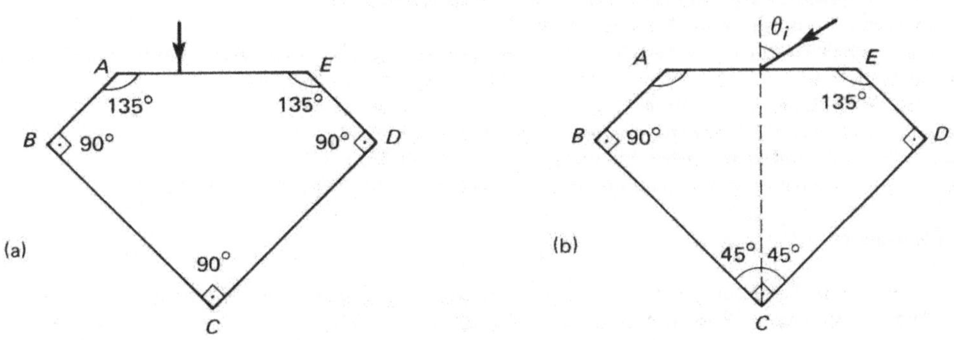

8. O bastão mostrado ao lado representa um guia de onda luminosa, que pode ser o rabdoma de um omatídio. Os índices de refração dos diferentes meios estão indicados na figura. Encontre o valor máximo do ângulo θ, para que a luz incidente no rabdoma seja totalmente transmitido por reflexões internas.

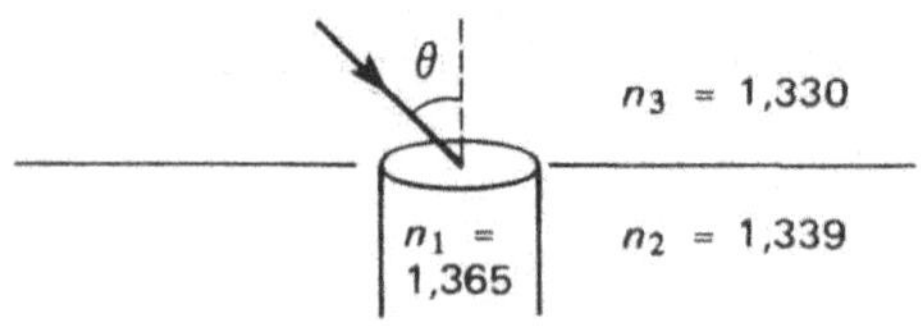

9. Uma fibra óptica tem 2 m de comprimento, diâmetro de 2×10^{-3} cm e é colocada no ar.

a. Qual o maior ângulo de incidência de um raio de luz na extremidade da fibra para que seja totalmente refletido pela sua parede?

b. Para um ângulo de incidência $\theta = 40°$, quantas reflexões ocorrerão antes do raio emergir na outra extremidade da fibra, sendo $n_{fibra} = 1,30$?

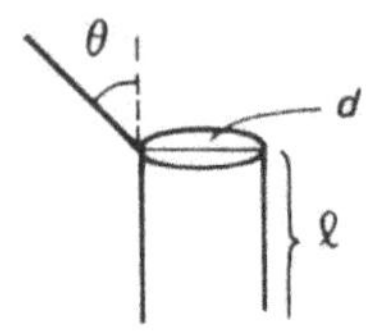

10. *a.* Represente graficamente a figura obtida num anteparo produzida por uma fenda vertical longa de largura *b*, quando se faz incidir luz monocromática de comprimento de onda λ. Represente graficamente, comparando com o item *a* e justificando, a figura obtida quando:

b. aumenta-se a largura da fenda, mantendo λ constante;

c. aumenta-se λ, mantendo *b* constante.

11. Um astronauta em órbita a uma altura de 240 km disse que podia identificar as casas da cidade enquanto passava sobre elas. Pode-se dar crédito a isso? Suponha $\lambda = 5,5 \times 10^{-7}$ m e o diâmetro da pupila igual a 1 mm.

12. O diâmetro da pupila de uma águia mede 4 mm. A 1 km do chão, essa águia em vôo consegue enxergar um rato de 4 cm de comprimento? Considere $\lambda = 5\,500$ Å.

13. Qual é a distância mínima entre 2 pontos que apenas podem ser resolvidos pelo olho humano, a 25 cm do olho, se seu poder de resolução vale $1,3 \times 10^{-4}$ rad?

14. Luz não-polarizada pode, em determinadas condições, ser refletida por uma superfície como luz polarizada. Constatou-se experimentalmente que isso ocorre quando os raios refletido e refratado são perpendiculares entre si. Considere um feixe de luz incidindo sobre uma placa de vidro ($n = 1,5$). Determine o ângulo de polarização, ou seja, o ângulo de incidência para o qual é observado a polarização da onda refletida.

15. Os eixos ópticos de um polarizador e de um analisador são orientados em ângulo reto entre si. Um segundo polarizador é colocado entre eles com seu eixo a 30° com o eixo do primeiro.

a. Se uma luz não-polarizada de intensidade I_0 incidir sobre esse sistema, qual será a intensidade da luz transmitida após cada lâmina polaróide? Indique a direção de polarização da luz após cada uma.

b. Qual a intensidade da luz transmitida quando se remove a lâmina intermediária?

REFERÊNCIAS BIBLIOGRÁFICAS

Livros

CROMER, A. H. – *Physics for the Life Sciences.* USA, McGraw-Hill, 1977.
FARB, P. – *Os insetos.* Brasil, José Olympio, 1971.
FEYNMAN, R. P., LEIGHTON, R. B. & SANDS, M. – *Lectures on Physics.* USA, Addison-Wesley, 1966, vol. 1.
MAZOKHIN-PORSHNYAKOV, G. A. – *Insect Vision.* USA, Plenum Press, 1969.
MUELLER, C. G., RUDOLPH, M. – *Luz e Visão.* Brasil, José Olympio, 1966.
RAMSAY, J. A. – *Introdução à Fisiologia Animal.* Brasil, EDUSP, 1973.
SNODGRASS, R. E. – *Principles of Insect Morphology.* USA, McGraw-Hill, 1935.
STROTHER, G. K. – *Physics with Applications in Life Sciences.* USA, Houghton Mifflin, 1977.

Artigos de Periódicos

HORRIDGE, G. A. – The Compound Eye of Insects. *Scientific American* *237*:108, July, 1977.
WALD, G. – Eye and Camera. *Scientific American* *183*:32, Aug., 1950.

O Olho Humano

CAPÍTULO 18

18.1 — INTRODUÇÃO

Neste capítulo será apresentado o funcionamento do olho humano — órgão sensório fotorreceptor, que percebe a luz, as cores, as formas, os movimentos, o espaço. A seguir será também examinado o funcionamento básico das lentes delgadas e algumas de suas aplicações. Por fim, estudar-se-ão alguns tipos de defeitos visuais — devidos em geral a falhas no sistema de refração do olho — bem como a função das lentes corretoras.

18.2 — CARACTERÍSTICAS GERAIS DO OLHO HUMANO

O olho é opticamente equivalente a uma máquina fotográfica comum, sendo constituído basicamente de um sistema de lentes, um sistema de diafragma variável e uma retina que corresponde a um filme a cores. Um desenho do olho pode ser visto na Figura 18.1.

O olho tem características especiais, muitas das quais inexistentes mesmo nas câmaras mais sofisticadas:

1. um sistema automático de focalização que permite ver, por exemplo, objetos a 25 cm e logo a seguir outros a grandes distâncias;

2. a íris, que corresponde ao diafragma, controla automaticamente a quantidade de luz que entra no olho;

3. eficiência de operação para ver tanto em ambientes com muita luz como em outros pouco iluminados;

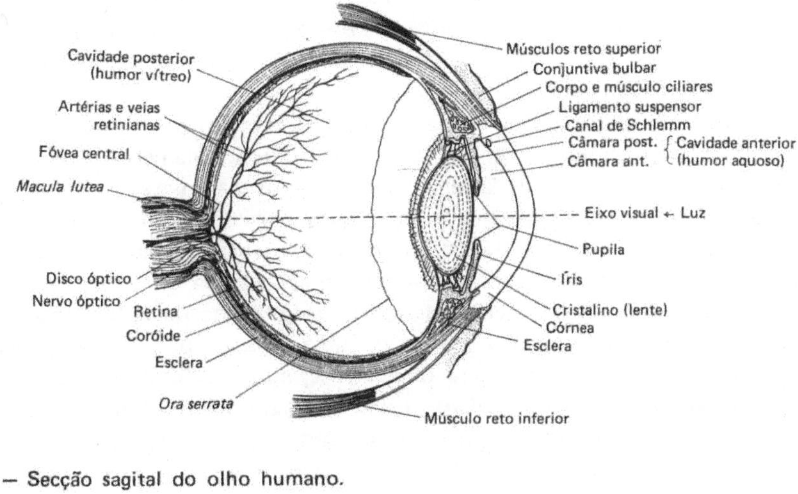

Figura 18.1 — Secção sagital do olho humano.

4. visão angular muito grande: horizontal – 90° na direção da têmpora e 50° na direção do nariz – e vertical – 50° para cima e 65° para baixo, a partir do ponto central do olho;

5. a imagem de um objeto formada na retina é invertida.

18.3 – PRINCIPAIS ELEMENTOS DO OLHO HUMANO

A parte anterior do olho é formada pela *córnea*, uma camada curva, clara e transparente, responsável por dois terços da focalização da luz na retina. Os raios luminosos incidentes na superfície externa da córnea são refratados devido a sua curvatura e à diferença entre seu índice de refração (1,37) e o do ar (1,00). A refração dos raios luminosos nas diversas partes do olho é que produz sua focalização na retina. Os índices de refração das partes transparentes do olho estão listados na Tabela 18.1.

Quando uma pessoa se encontra dentro d'água, a córnea, em contato com a água, tem seu poder de focalização diminuído, uma vez que o índice de refração da córnea (1,38) é quase igual ao da água (1,33).

Tabela 18.1 – Índices de refração das partes transparentes do olho humano.

Parte do olho	Índice de refração
Córnea	1,37-1,38
Humor aquoso	1,33
Cristalino	1,38 a 1,41
Humor vítreo	1,33

Atrás da córnea existe um fluido claro, praticamente incolor, chamado *humor aquoso*. Esse fluido é produzido continuamente e o excesso é eliminado pelo canal de Schlemm. Ele mantém a pressão do olho em 15 mmHg, além de fornecer nutrientes à córnea e ao cristalino que não são vascularizados.

A seguir vem a *íris*, de cor azul, verde, castanha ou cinza, que é um diafragma composto principalmente de músculos circulares e radiais que ao se contraírem ou se distenderem, diminuem ou aumentam o tamanho da abertura – a *pupila* – por onde entra a luz. A principal função da íris é controlar a quantidade de luz que penetra no olho. O diâmetro da pupila pode variar desde 1,5 mm até 8 mm. A íris não responde instantaneamente a variações de intensidade luminosa. Cerca de 5 segundos são necessários para ela se fechar ao máximo e 300 segundos para se abrir ao máximo.

Depois de ter atravessado a córnea, o humor aquoso e a pupila, a luz encontra o *cristalino*, também chamado lente, pois funciona como tal, responsável por praticamente o terço restante da focalização da luz na retina. Sua curvatura é maior atrás do que na frente. Ele é constituído de um número muito grande de fibras transparentes e envolto por uma membrana clara e elástica. Os ligamentos suspensores que ligam o cristalino aos músculos ciliares podem alterar a forma do mesmo tornando-a mais convexa, aumentando assim sua capacidade de desviar os raios luminosos, ou seja, seu poder de focalização. Esse processo de mudar a forma do cristalino para convergir na retina raios luminosos provenientes de objetos que estão a uma distância pequena ou grande é conhecido por *acomodação*. Ela se processa quase instantaneamente, mas o olho só focaliza objetos numa dada posição por vez. Quando os músculos ciliares estão relaxados e o cristalino achatado, o olho apresenta o mais baixo poder de refração, focalizando somente objetos que estão a grandes distâncias. Para focalizar objetos próximos, os músculos ciliares se contraem e o cristalino se torna mais convexo, aumentando seu poder de refração.

A parte seguinte do olho atingida por um raio luminoso incidente é o *humor vítreo*, uma substância clara e gelatinosa que preenche todo o espaço entre o cristalino e a retina. Como seu índice de refração é quase igual ao do cristalino, ele mantém os raios luminosos no curso estabelecido pela lente.

Finalmente, o raio luminoso chega à *retina* que é cor-de-rosa e possui uma espessura aproximada de 0,5 mm. Ela cobre quase toda a superfície interna do olho, como ilustra a Figura 18.1; é altamente vascularizada e contém uma rede de nervos. A retina é a parte do olho sensível à luz, onde ocorre a conversão da imagem luminosa em impulsos elétricos nervosos, os quais são enviados ao cérebro para serem processados. Um fóton da radiação luminosa com energia suficiente causa uma reação fotoquímica no fotorreceptor que dá origem a um potencial de ação. Um fóton infravermelho não tem energia suficiente para iniciar a reação e portanto não é detectado pelo olho. Por outro lado, um fóton ultravioleta possui energia suficiente, mas é absorvido antes de atingir a retina e também não é detectado. Isso explica a faixa da radiação eletromagnética (4 000 Å-7 000 Å) visível ao ser humano.

Na retina há dois tipos de fotorreceptores: os cones e os bastonetes, como ilustra a Figura 18.2. Em cada olho existem cerca de 6,5 milhões de *cones* que são bulbiformes e responsáveis pela visão detalhada à luz do dia. Sua concentração é máxima na região central da retina, numa pequena depressão chamada *fóvea*. O ser humano utiliza constantemente a fóvea para conseguir uma visão mais detalhada, movendo o globo ocular para manter a imagem nessa pequena área circular da ordem de 0,3 mm de diâmetro.

Acredita-se, com base em testes psicológicos, que os cones nos olhos humanos são sensíveis às cores primárias: azul, verde e vermelho. As cores intermediárias são interpretadas pelo cérebro de acordo com a combinação de respostas dos vários tipos de cones. Por exemplo, a luz amarela estimula os cones sensíveis ao verde e ao vermelho de maneira aproximadamente igual. Assim, quando esses tipos de cones forem estimulados igualmente, o cérebro interpreta a cor como amarelo. Se não existirem os cones sensíveis a uma determinada cor ocorre o daltonismo.

Os *bastonetes*, com sua forma reta e delgada, cobrem quase toda a retina. Em cada olho existem cerca de 120 milhões de bastonetes, que funcionam mais eficientemente que os cones quando se está sob luz fraca, sendo no entanto pouco sensíveis a cores.

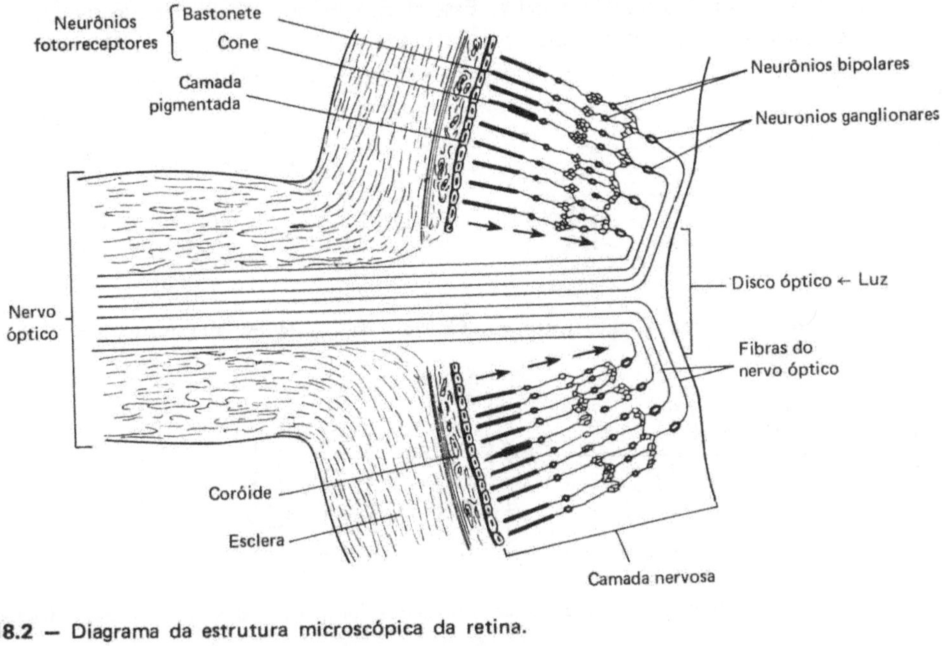

Figura 18.2 — Diagrama da estrutura microscópica da retina.

18.4 – LENTES DELGADAS

As lentes fazem parte de todos os instrumentos ópticos (o projetor de diapositivos, a câmara fotográfica, a lupa, o microscópio óptico, os óculos e até o próprio olho). Com exceção do cristalino, que é um corpo lenticular transparente biconvexo, e constitui parte do mecanismo de refração do olho, as lentes, de um modo geral, são feitas de vidro, plástico ou quartzo – meios nos quais ocorre a refração.

As lentes podem ser convergentes (positivas) ou divergentes (negativas). As lentes *convergentes* são mais espessas no centro do que nas bordas e o contrário ocorre nas lentes *divergentes*, como mostra a Figura 18.3.

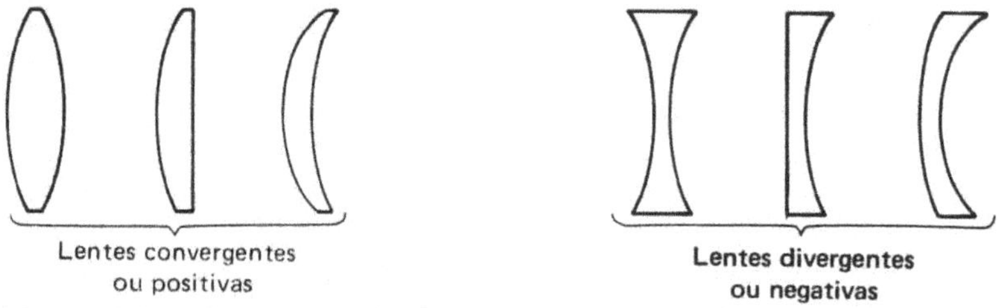

Figura 18.3 – Secção transversal de alguns tipos comuns de lentes delgadas.

O *eixo óptico* é definido pela reta que passa pelo *centro geométrico O* da lente e é perpendicular a suas superfícies nos pontos de intersecção.

O *ponto focal primário F* ou simplesmente foco *F* é um ponto situado sobre o eixo óptico e possui a propriedade de que qualquer raio luminoso que se origina dele – lente convergente – ou se dirige para ele – lente divergente – após a refração, torna-se paralelo ao eixo óptico (Figura 18.4). A distância do foco *F* à lente é chamada *distância focal f*.

Quando a espessura da lente é pequena comparada com as distâncias a ela associadas, a lente é considerada *delgada*. Tais distâncias são por exemplo, os raios de curvatura e a distância focal da lente e as distâncias do objeto e da imagem à lente.

As lentes delgadas possuem um outro foco, chamado *ponto focal secundário F'*, do lado oposto ao foco *F* e de igual distância focal *f*. Esse ponto possui a propriedade de que qualquer raio incidente paralelo ao eixo óptico, após ser refratado pela lente, ou converge para ele – lente convergente – ou diverge dele – lente divergente – como ilustra a Figura 18.5.

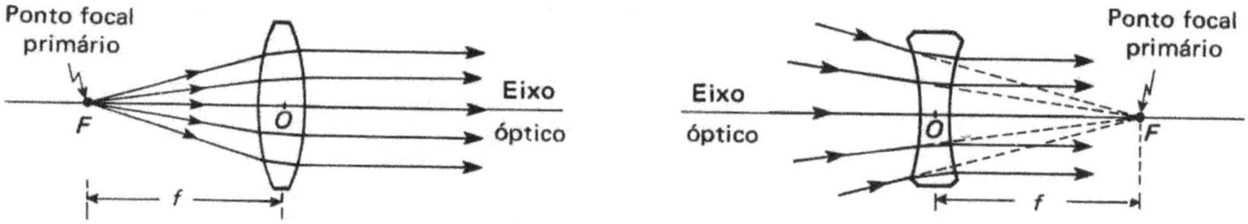

Figura 18.4 – Ponto focal primário *F*, eixo óptico e distância focal das lentes convergente e divergente.

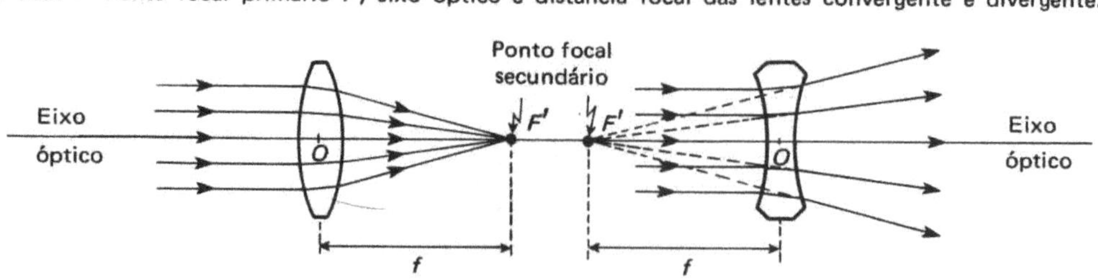

Figura 18.5 – Ponto focal secundário *F'*, eixo óptico e distância focal das lentes convergente e divergente.

18.5 – FORMAÇÃO DE IMAGEM

Considere um objeto de comprimento ou altura h a uma distância o de uma lente convergente, como ilustra a Figura 18.6. Sua imagem, de comprimento ou altura h', formar-se-á a uma distância i da lente. Para a localização da imagem podem ser traçados os seguintes raios luminosos: 1 e 3 usando-se respectivamente as propriedades dos focos F' e F e o 2 levando-se em conta que qualquer raio que passa pelo centro geométrico O da lente não é desviado.

As relações entre as *distâncias objeto o* e *imagem i*, assim como entre os comprimentos ou alturas h e h', podem ser deduzidas por simples considerações geométricas. Na Figura 18.6 observa-se que os triângulos retângulos ABO e $A'B'O$ são semelhantes. Portanto,

$$\frac{h}{h'} = \frac{o}{i} \tag{18.1}$$

Os triângulos retângulos $OF'P$ e $A'B'F'$ também são semelhantes, conseqüentemente

$$\frac{h}{h'} = \frac{f}{i - f} \tag{18.2}$$

Igualando-se as Equações (18.1) e (18.2), obtém-se que

$$\frac{o}{i} = \frac{f}{i - f}$$

que pode ser escrita na seguinte forma

$$\boxed{\frac{1}{f} = \frac{1}{o} + \frac{1}{i}} \tag{18.3}$$

Da Equação (18.3) pode-se constatar que quando a distância objeto o for muito grande ($o \rightarrow \infty$), $1/o$ tenderá a zero e a distância imagem i será igual à distância focal f. Da mesma forma, quando i for muito grande ($i \rightarrow \infty$), $1/i$ tenderá a zero e o será igual a f.

Define-se *aumento linear transversal A* de uma lente como sendo a relação entre os comprimentos ou alturas h' e h da imagem e do objeto, ou seja,

$$\boxed{A = -\frac{h'}{h}} \tag{18.4a}$$

O sinal (–) na Equação (18.4a) significa que a imagem é invertida com relação ao objeto. Nesse caso considera-se $h'/h > 0$. Das Equações (18.1) e (18.4a) pode-se mostrar que

$$\boxed{A = -\frac{h'}{h} = -\frac{i}{o}} \tag{18.4b}$$

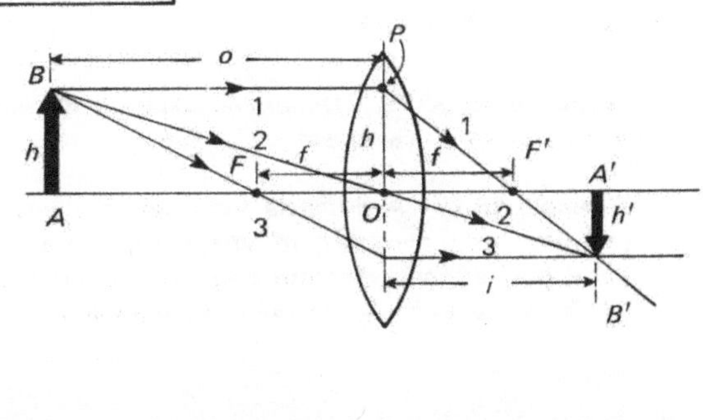

Figura 18.6 – Imagem de um objeto produzida por uma lente convergente.

As distâncias objeto o e imagem i podem ser tanto positivas como negativas. A distância objeto o será considerada positiva sempre que o objeto estiver do lado de incidência da luz com relação à lente e será negativa se estiver do outro lado. No primeiro caso, diz-se que o objeto é *real* e no segundo *virtual*. Por outro lado, a distância imagem i será considerada positiva toda vez que a imagem estiver do outro lado da lente com relação à incidência de luz e negativa se estiver do mesmo lado. Assim, a imagem será considerada *real* para i positiva e *virtual* para i negativa. A distância focal f de uma lente convergente é sempre considerada positiva.

Pode-se fazer uma análise da Equação (18.3) reescrevendo-a como

$$\frac{1}{f} = x + y$$

onde

$$x = \frac{1}{o} \quad \text{e} \quad y = \frac{1}{i}$$

ou ainda,

$$y = \frac{1}{f} - x$$

Comparando essa equação com a de uma reta

$$y = a + bx$$

sendo a o coeficiente linear e b o coeficiente angular da reta, conclui-se que $1/f$ é o coeficiente linear e -1, o coeficiente angular da reta que relaciona $1/i$ com $1/o$. Para $x = 0$, $y = 1/f$ e para $y = 0$, $x = 1/f$; colocando-se esses dois pontos no gráfico de y em função de x, obtém-se a reta da Figura 18.7.

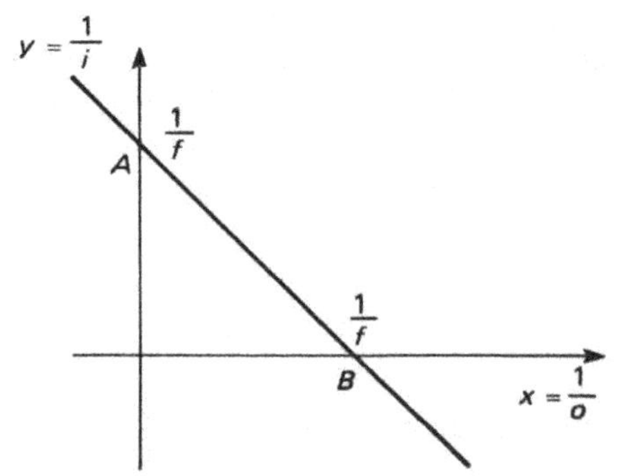

Figura 18.7 — Representação gráfica da Equação (18.3) para uma lente convergente delgada.

A análise dessa reta permite determinar as relações entre i e o, para todos os seus valores desde $-\infty$ a $+\infty$. Entre os pontos A e B da reta, por exemplo, o objeto e a imagem são reais e $i > f$ e $o > f$. À direita de B, o objeto é real e a imagem virtual e à esquerda de A, o objeto é virtual e a imagem real.

Exercício Proposto — Determine o ponto da reta da Figura 18.7 em que $i = o$; descreva a natureza da imagem e encontre a relação entre i, o e f.

Exemplo 18.1 — A distância focal de uma lente convergente de um projetor de diapositivos é de 16 cm. A imagem deve ser projetada num anteparo colocado a 5 m da lente. A figura no diapositivo mede 1,6 cm.

a. A que distância da lente deve ser colocado o diapositivo?

b. Calcule o tamanho da figura no anteparo.

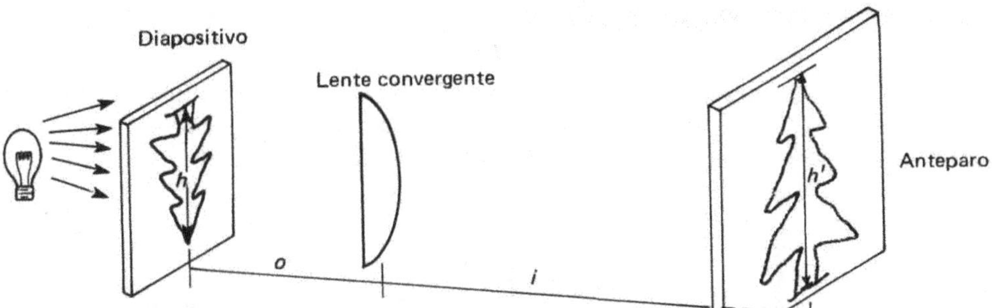

Solução

a. Substituindo-se os dados do exemplo na Equação (18.3)

$$\frac{1}{o} = \frac{1}{f} - \frac{1}{i} = \frac{1}{0{,}16} - \frac{1}{5} = 6{,}25 - 0{,}2 = 6{,}05$$

Portanto, $o = 16{,}5$ cm

b. Sabendo que $A = -\dfrac{h'}{h} = -\dfrac{i}{o}$

tem-se

$$A = -\frac{5}{0{,}165} = -30{,}3$$

O sinal (-) significa que o diapositivo deve ser colocado invertido para se obter uma imagem direta.

$$h' = h \times 30{,}3 = 1{,}6 \times 30{,}3 = 48{,}5 \text{ cm}$$

Tudo o que foi dito neste item é, também, válido para lentes divergentes, com exceção de que, para essas lentes, a distância focal f é negativa.

A formação da imagem de um objeto real por uma lente divergente é mostrada na Figura 18.8. Pode-se verificar tanto pela figura como pelas Equações (18.3) e (18.4b) que a imagem neste caso é virtual, direta e diminuída.

Pode-se obter, também, um gráfico equivalente ao da Figura 18.7 para as lentes divergentes. A equação que relaciona $1/i$ e $1/o$ para essas lentes é

$$y = -\frac{1}{f} - x$$

Para $x = 0$, $y = -1/f$ e para $y = 0$, $x = -1/f$. Colocando-se esses dois pontos no gráfico de y em função de x, obtém-se a reta da Figura 18.9. Também neste caso, a análise dessa reta permite determinar as relações entre i e o para todos os seus valores desde $-\infty$ até $+\infty$. Entre os pontos A e B, por exemplo, tanto o objeto como a imagem são virtuais.

Exercício Proposto – Determine, a partir do gráfico da Figura 18.9, para quais valores de distância objeto o, haverá formação de imagens reais por uma lente divergente de distância focal f.

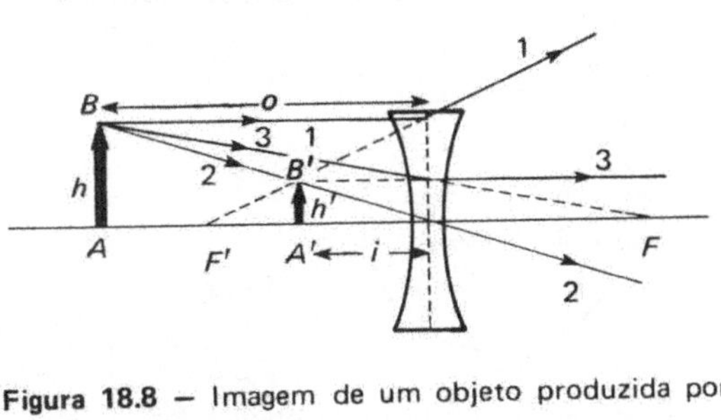

Figura 18.8 – Imagem de um objeto produzida por uma lente divergente.

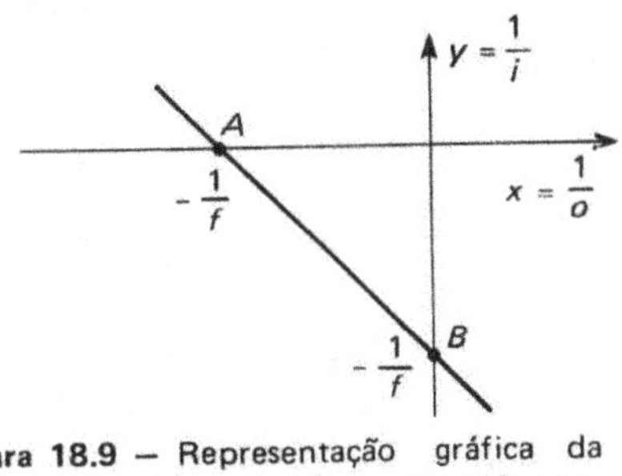

Figura 18.9 – Representação gráfica da Equação (18.3) para uma lente divergente delgada.

18.6 – LENTES DE AUMENTO

Pode-se obter uma imagem direta, ampliada e virtual, colocando-se o objeto entre o ponto focal F e a lente convergente que nessas condições funciona como uma lente de aumento. A Figura 18.10 mostra a formação de uma imagem por uma lente de aumento.

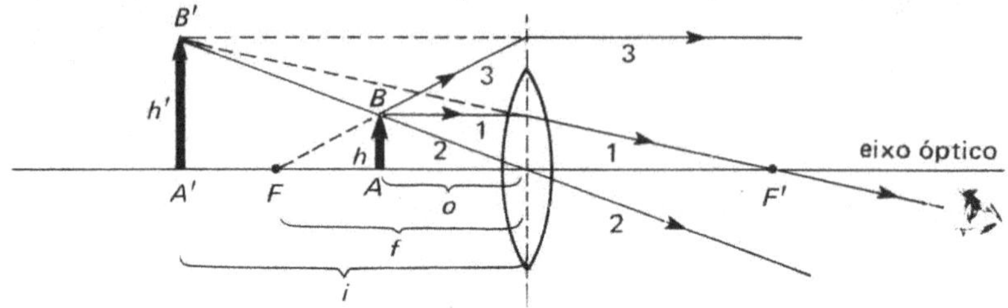

Figura 18.10 – Formação de imagem virtual por uma lente de aumento.

Exemplo 18.2 – Se um objeto for colocado a 7,2 cm de uma lente de aumento de distância focal de 10 cm, onde será formada sua imagem? Discuta a natureza da imagem.

Solução

$$\frac{1}{f} = \frac{1}{i} + \frac{1}{o}$$

$$\frac{1}{i} = \frac{1}{10} - \frac{1}{7{,}2} = \frac{7{,}2 - 10}{72} = \frac{-2{,}8}{72}$$

$$i = -26 \text{ cm}$$

O sinal (–) indica que a imagem é virtual e sendo

$$A = -\frac{i}{o} = -\frac{-26}{7{,}2} = +3{,}6$$

a imagem é direta e ampliada.

18.7 – AUMENTO ANGULAR

No caso da formação de imagem na retina, quanto maior for a área da região sensível coberta pela imagem, mais detalhes de um dado objeto poderão ser observados. Como se pode ver na Figura 18.11, quanto mais próximo do olho estiver o objeto, maior será a imagem formada na retina e maior será o ângulo subtendido pelo objeto no olho. Entretanto, existe um limite de máxima aproximação do objeto, a partir do qual o olho não consegue produzir uma imagem nítida na retina. O valor desse limite varia de pessoa para pessoa, tendo sido fixado como padrão a distância de 25 cm. O ponto a essa distância é denominado *ponto próximo* para um olho normal. Contudo, um objeto a distâncias menores que 25 cm ainda pode ser visto nitidamente com o uso de uma lente de aumento.

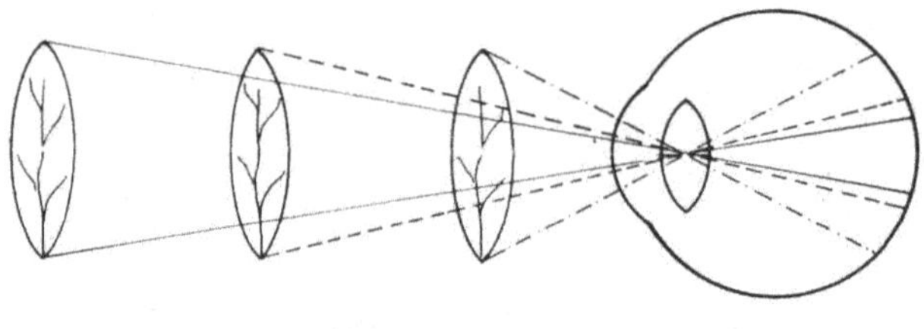

Figura 18.11 – Relação entre o tamanho da imagem na retina e a distância do objeto ao olho.

No caso de um objeto a 25 cm do olho, visto sem o auxílio de uma lente como ilustra a Figura 18.12a, o ângulo subtendido pelo objeto no olho é α. Quando o objeto é visto através de uma lente de aumento (Figura 18.12b), o ângulo α' subtendido pela imagem virtual que deve estar pelo menos a 25 cm do olho é maior que α.

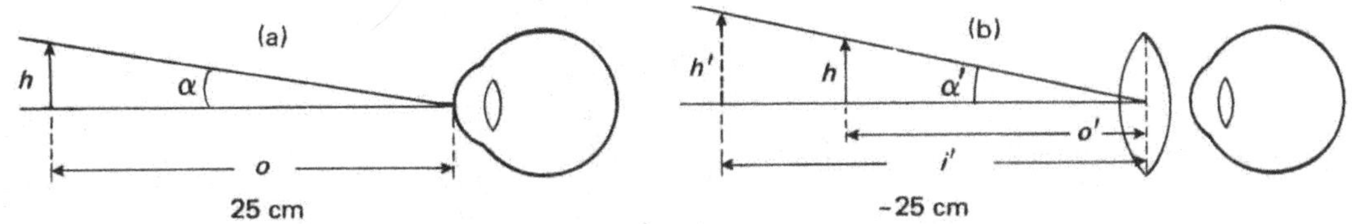

Figura 18.12 — Objeto visto sem (a) e com (b) a lente de aumento.

Define-se *aumento angular* θ como sendo

$$\boxed{\theta = \frac{\alpha'}{\alpha}} \qquad (18.5)$$

Os ângulos α e α' são pequenos e portanto podem ser substituídos pelas suas tangentes, isto é,

$$\theta \cong \frac{\operatorname{tg}\alpha'}{\operatorname{tg}\alpha} = \frac{\dfrac{h}{o'}}{\dfrac{h}{o}} = \frac{o}{o'} = \frac{25}{o'} \qquad (18.6)$$

Para haver formação de uma imagem virtual, a distância o' deve ser menor do que f. No caso em que $o' = f$ formar-se-á uma imagem virtual no infinito que poderá ser vista com o olho relaxado, sendo o aumento angular o menor possível.

O aumento angular θ pode ainda ser escrito em função da distância focal f da lente de aumento; no caso da Figura 18.12b

$$\frac{1}{f} = \frac{1}{o'} + \frac{1}{i'}$$

onde $i' = -25$ cm.
Portanto,

$$\frac{1}{o'} = \frac{1}{f} + \frac{1}{25}$$

que, substituído na Equação (18.6), dá

$$\boxed{\theta = \frac{25}{f} + 1} \qquad (18.7)$$

Exercício Proposto — Uma lente de aumento para leitura tem uma distância focal de 5 cm. Determine os aumentos linear transversal e angular da lente.

Exemplo 18.3 — Algumas pessoas idosas usam lente de aumento para leitura, mas com o olho afastado da lente, que por sua vez fica próxima ao objeto. Calcule os aumentos angulares quando um objeto é visto através de uma lente de aumento com distância focal de 10 cm e colocado a 7,5 cm dela, quando o olho for colocado:

a. junto à superfície da lente;
b. a 20 cm da lente.

Solução

a. $\theta = \dfrac{25}{o'}$

Sendo $o' = 7{,}5$ cm

$$\theta = \frac{25}{7{,}5} = 3{,}3$$

b. $\theta = \dfrac{\alpha'}{\alpha} \cong \dfrac{\operatorname{tg}\alpha'}{\operatorname{tg}\alpha} = \dfrac{\dfrac{h'}{20 + |i'|}}{\dfrac{h}{o}}$

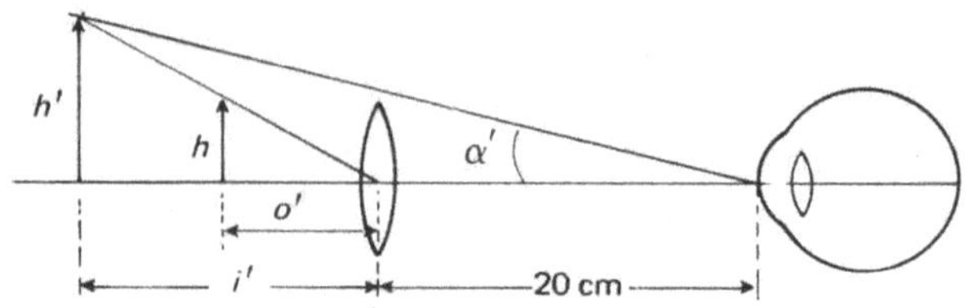

Para determinar i':

$$\frac{1}{f} = \frac{1}{i'} + \frac{1}{o'}\ ; \quad \frac{1}{i'} = \frac{1}{10} - \frac{1}{7{,}5}$$

$i' = -30$ cm (o sinal (–) significa que a imagem é virtual). Para obter a relação entre h' e h:

$$A = -\frac{i'}{o'} = -\frac{-30}{7{,}5} = +4 \quad \text{(imagem direta e ampliada)}$$

Sendo a imagem direita, $h'/h < 0$ e dessa forma $A = \mathbf{4} = h'/h$

Portanto,

$$h' = 4h \quad \text{e} \quad \theta = \frac{\dfrac{4h}{50}}{\dfrac{h}{25}} = 2$$

18.8 — CÂMARAS FOTOGRÁFICAS

As câmaras fotográficas e os olhos operam, geralmente, na região de distância objeto *o* grande e distância imagem *i* pequena, praticamente fixada pela geometria da câmara e do olho. Veja a ilustração da Figura 18.13.

As lentes das câmaras mais simples têm distância focal fixa tal que $f = i$. Isto significa que somente objetos com *o* muito grande estão sempre focalizados.

As lentes das câmaras mais sofisticadas são móveis, e a focalização da imagem no filme é feita variando-se a distância *i*. É exatamente dessa forma que os peixes acomodam seus olhos deslocando o cristalino para frente ou para trás. No caso do olho humano, a acomodação é feita variando-se a forma do cristalino.

Exercício Proposto — Considere uma câmara fotográfica com lente móvel, em que a distância mínima de focalização é 80 cm. Se a lente for de 50 mm, isto é, se sua distância focal for 50 mm, de quanto se deve deslocar a lente para focalizar no filme objetos que estão no infinito e a 80 cm?

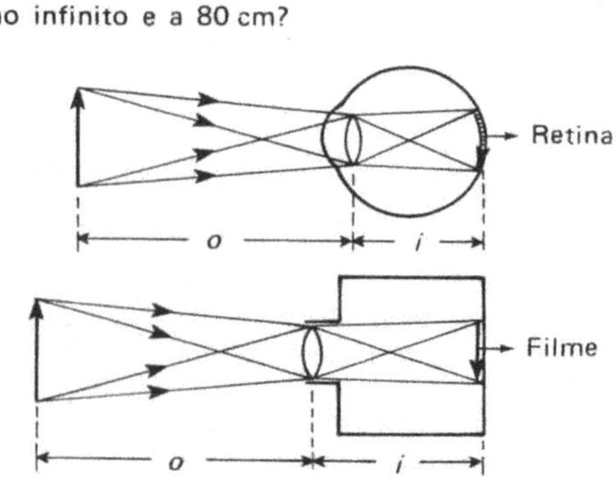

Figura 18.13 — Comparação entre o olho e a máquina fotográfica.

18.9 – MICROSCÓPIOS ÓPTICOS

Um microscópio óptico composto, esquematizado na Figura 18.14, consiste basicamente de duas lentes convergentes. A lente que fica mais próxima do objeto chama-se *objetiva* e forma uma imagem real do objeto. A que fica mais próxima do olho é a *ocular* e funciona como uma lente de aumento para observar a imagem formada pela objetiva. O objeto (1) é colocado a uma distância um pouco maior que a distância focal f_{ob} da objetiva. Portanto, sua imagem (1) é real, invertida e aumentada. Essa imagem funcionará como objeto (2) para a ocular e deverá estar a uma distância menor que a distância focal f_{oc} da ocular. Formar-se-á, então, uma imagem (2) virtual, direta e ampliada do objeto (2). Finalmente essa imagem (2) será o objeto (3) para o olho, sendo a imagem (3) formada na retina.

O aumento total M de um microscópio composto é dado pelo produto do aumento linear transversal A da objetiva pelo aumento angular θ da ocular, ou seja,

$$\boxed{M = A \cdot \theta} \qquad (18.8)$$

Substituindo-se A e θ respectivamente pelas Equações (18.4b) e (18.7), obtém-se

$$M = -\frac{i_1}{o_1}\left(\frac{25}{f_{oc}} + 1\right)$$

Em geral, i_1 é aproximadamente igual ao tubo do microscópio, estabelecido convenientemente em 16 cm e o_1 é praticamente igual à distância focal f_{ob} da objetiva. Dessa forma,

$$M = -\frac{16}{f_{ob}}\left(\frac{25}{f_{oc}} + 1\right)$$

O sinal (–) indica que a imagem final é invertida em relação ao objeto inicial.

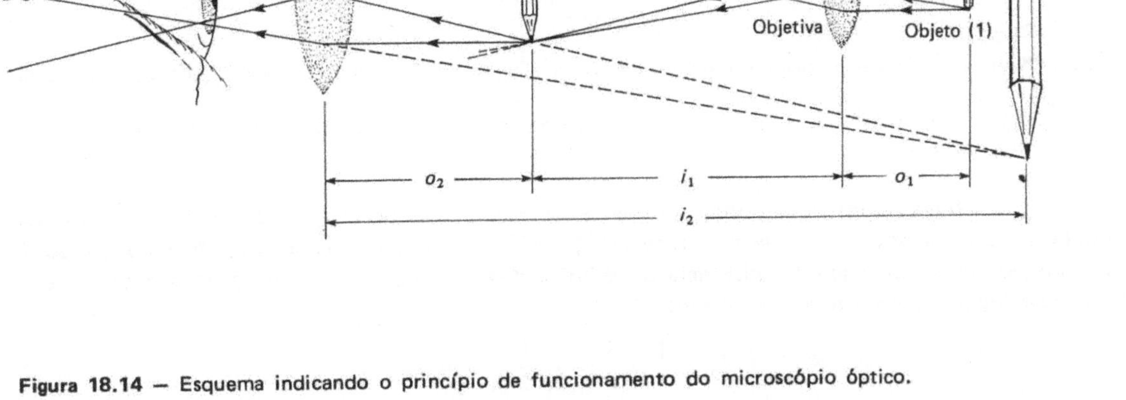

Figura 18.14 – Esquema indicando o princípio de funcionamento do microscópio óptico.

18.10 — CONVERGÊNCIA DE UMA LENTE

Define-se *convergência* C de uma lente como sua capacidade de desviar os raios luminosos por refração; ela é expressa pelo inverso da distância focal f da lente, isto é,

$$C = \frac{1}{f} \tag{18.9}$$

Uma lente de alta convergência tem pequena distância focal. A unidade de convergência é a dioptria (di), quando f é medida em metros (m). A relação entre a convergência e a distância focal para três lentes é mostrada na Figura 18.15.

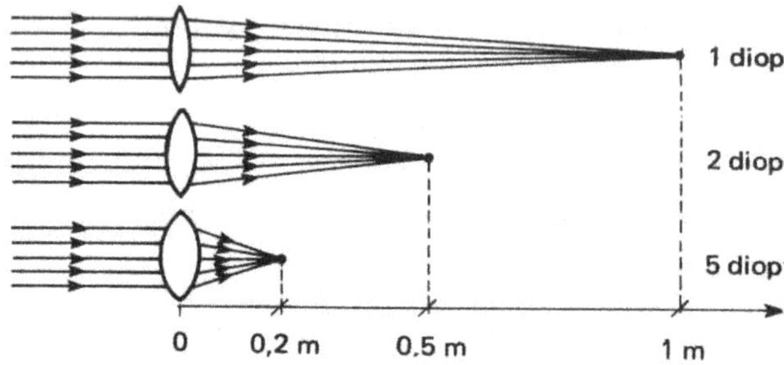

Figura 18.15 — Relação entre a convergência e a distância focal.

A convergência do olho humano é variável graças ao cristalino. Se ele estiver descontraído, como ilustra a Figura 18.16a, a imagem de um objeto distante será focalizada na retina. Por outro lado, se o cristalino tiver a curvatura de sua superfície aumentada (cristalino engrossado), como se pode ver na Figura 18.16b, sua convergência será maior e poderá formar uma imagem nítida na rteina, de um objeto colocado próximo ao olho.

Assim como o ponto próximo (item 18.7), pode-se definir o *ponto distante* como sendo o mais distante que o olho ainda consegue focalizar na retina. Para olhos normais ele está no infinito.

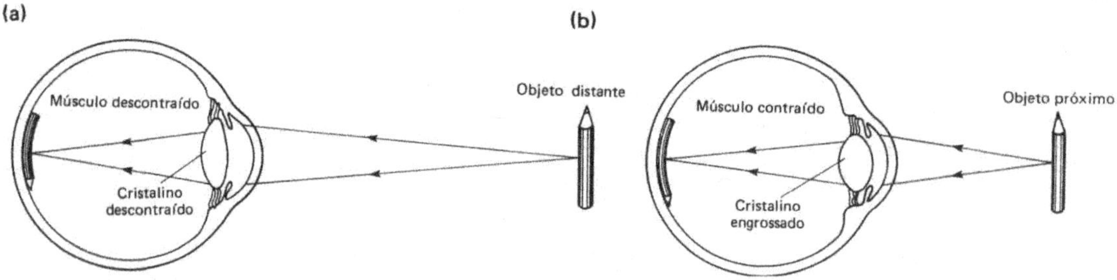

Figura 18.16 — (a) Cristalino descontraído para visão de longe. (b) Cristalino engrossado para visão de perto.

Questão — Determine o ponto próximo e o ponto distante de seus olhos. Se você usa óculos, faça isso com e sem os óculos.

A convergência do olho humano pode ser calculada usando-se a Equação (18.3) e considerando a distância imagem i, que é a distância do cristalino à retina, igual a 2 cm. Para o caso de um objeto colocado a grande distância do olho, a distância objeto $o \to \infty$, portanto $1/o \to 0$, e a convergência C_d para o ponto distante é

$$C_d = \frac{1}{f} = \frac{1}{i} = \frac{1}{0{,}02\ \text{m}} = 50\ \text{di}$$

Para um objeto próximo ao olho, a distância objeto o = 25 cm e a convergência C_p para o ponto próximo vale

$$C_p = \frac{1}{f} = \frac{1}{0{,}02\ \text{m}} + \frac{1}{0{,}25\ \text{m}} = 50 + 4 = 54\ \text{di}$$

O *poder de acomodação* de um olho é definido como a diferença entre as convergências associadas aos extremos da visão nítida. No caso do olho humano normal ele vale $C_p - C_d = 4$ di.

18.11 — DEFEITOS VISUAIS DO OLHO HUMANO

Os defeitos mais comuns da visão humana são devidos ao sistema de refração do olho. Eles podem ser corrigidos com o uso de lentes. Cada um desses defeitos serão discutidos a seguir.

18.11.1 — Miopia

Um globo ocular comprido demais ou a córnea do olho com curvatura exagerada não consegue focalizar na retina objetos distantes, pois a focalização ocorre antes da retina como ilustra a Figura 18.17a. Uma pessoa com esse tipo de olho é *míope*. A miopia pode ser corrigida com lente divergente ou negativa, que diverge um pouco os raios luminosos vindos do objeto, de modo que, ao incidir sobre o cristalino, sejam focalizados na retina, para formar a imagem como se pode ver na Figura 18.17b.

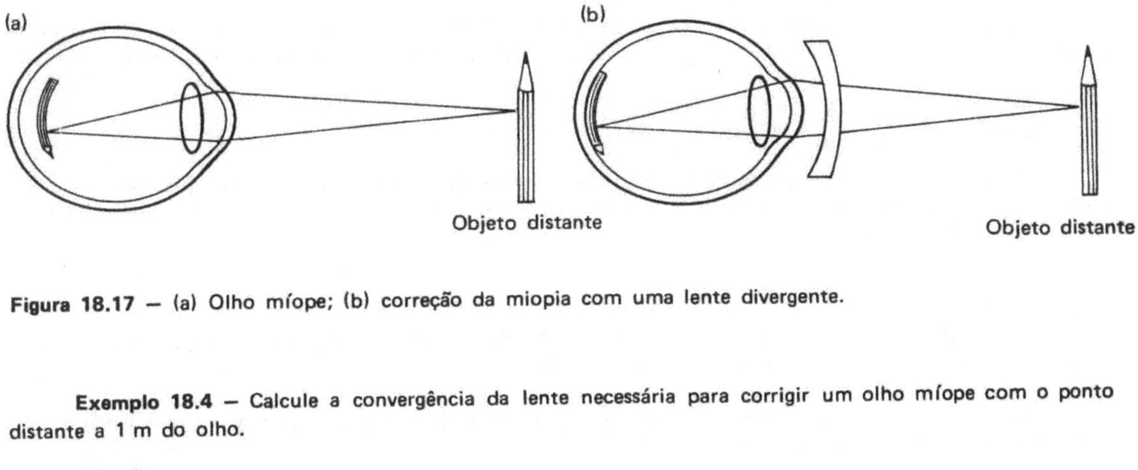

Figura 18.17 — (a) Olho míope; (b) correção da miopia com uma lente divergente.

Exemplo 18.4 — Calcule a convergência da lente necessária para corrigir um olho míope com o ponto distante a 1 m do olho.

Solução

Essa questão pode ser resolvida de duas maneiras.

i. Impondo-se a condição de que um objeto no infinito forme uma imagem virtual a 1 m da lente corretora, que é o ponto distante desse míope. Essa imagem será o novo objeto para o olho. Substituindo as distâncias $o \to \infty$ e $i = -1$ m na Equação (18.3) obtém-se

$$\frac{1}{f} = \frac{1}{-1\ \text{m}}$$

Portanto,

$$C_d = \frac{1}{f} = -1\ \text{di}$$

O sinal (–) indica que a lente é divergente.

ii. Calculando-se a convergência do olho míope, para o ponto distante, considerando i = 2 cm e comparando o resultado com a de um olho normal. Nesse caso, o = 1 m

$$C_d = \frac{1}{f} = \frac{1}{1\text{ m}} + \frac{1}{0{,}02\text{ m}} = 51\text{ di}$$

Uma vez que a convergência C_d para o ponto distante de um olho normal é 50 di, o resultado obtido indica que o olho míope possui 1 di a mais. Portanto a lente corretora deve ter convergência −1 di.

Exercício Proposto — Uma pessoa com lentes de distância focal de −200 cm vê nitidamente objetos localizados entre 25 cm e o infinito. Onde se situam os pontos próximo e distante de seus olhos quando ela não estiver usando as lentes? Qual o poder de acomodação de seu olho?

18.11.2 — Hipermetropia

Um globo ocular curto demais não consegue focalizar na retina objetos próximos, pois a focalização ocorre atrás da retina como se pode ver na Figura 18.18a. Uma pessoa com esse tipo de olho é *hipermétrope*. A hipermetropia é corrigida com lente convergente ou positiva, como indica a Figura 18.18b, pois ela converge os raios luminosos, ajudando a compensar a distância insuficiente entre o cristalino e a retina.

Exemplo 18.5 — O ponto próximo de uma pessoa hipermétrope está a 2 m de seus olhos. Calcule a convergência da lente que ela deve usar para poder enxergar a 25 cm.

Solução

Existem duas maneiras de se resolver essa questão.

i. Sabendo-se que a pessoa vê nitidamente um objeto a 2 m, a lente deve formar uma imagem a essa distância de um objeto situado a 25 cm. Essa imagem virtual deverá ser o novo objeto para o olho. Assim, o = 25 cm e i = −2 m.

$$C_p = \frac{1}{f} = \frac{1}{0{,}25\text{ m}} - \frac{1}{2\text{ m}} = 4{,}0 - 0{,}5 = 3{,}5\text{ di}$$

ii. Calculando-se a convergência desse olho hipermétrope para o ponto próximo, considerando i = 2 cm e comparando-se o resultado obtido com a de um olho normal. As distâncias o e i serão, respectivamente, 2 m e 2 cm.

$$C_p = \frac{1}{f} = \frac{1}{2\text{ m}} + \frac{1}{0{,}02\text{ m}} = 50{,}5\text{ di}$$

Sendo a convergência C_p para o ponto próximo de um olho normal 54 di, o resultado obtido indica que o olho hipermétrope deve ser corrigido com uma lente de +3,5 di.

Exercício Proposto — Uma pessoa usa óculos com lentes de 1,33 dioptrias. Onde se localiza o ponto próximo dessa pessoa quando ela não estiver usando óculos?

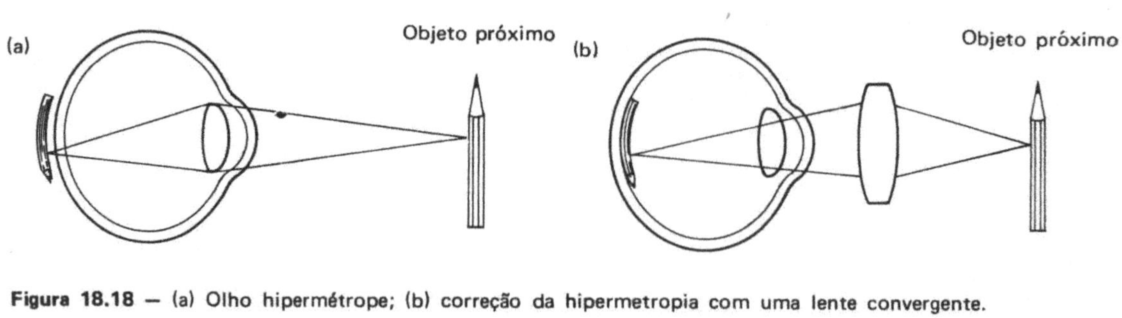

Figura 18.18 — (a) Olho hipermétrope; (b) correção da hipermetropia com uma lente convergente.

18.11.3 — Presbiopia

À medida que as pessoas envelhecem, o cristalino se torna menos flexível e sua capacidade de acomodação se reduz. Esse fenômeno se chama *presbiopia*. Tanto o presbíope como o hipermétrope não enxergam bem a pequenas distâncias, isto é, seus pontos próximos estão a distâncias superiores a 25 cm. A lente corretora para um presbíope é a mesma, portanto, que para um hipermétrope.

Exercício Proposto — Para ler um livro colocado a 25 cm dos olhos, um presbíope usa óculos com lentes cuja convergência é 2 di. Com o passar dos anos, sua presbiopia aumenta e o livro deve ser colocado a 35 cm do olho para que ele possa ler, usando ainda os mesmos óculos. Qual deve ser a convergência das novas lentes para que essa pessoa possa ler a 25 cm? Qual é o ponto próximo dessa pessoa nas duas situações?

18.11.4 — Astigmatismo

Uma curvatura irregular da córnea (Figura 18.19a) ou uma forma irregular do cristalino (Figura 18.19b) produz uma imagem distorcida e/ou borrada na retina. Esse tipo de defeito se chama *astigmatismo*. Sua correção não pode ser feita por uma simples lente convergente ou divergente, mas deve ser feita por meio de uma lente cilíndrica cuja convergência é maior numa direção que em outra.

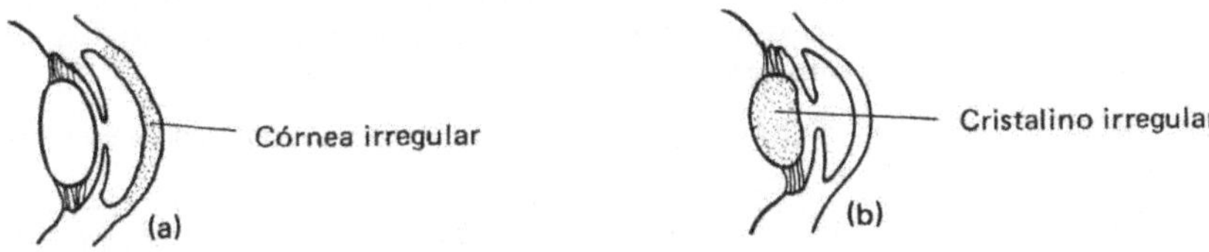

Figura 18.19 — (a) Astigmatismo causado por curvatura irregular da córnea; (b) astigmatismo devido à forma irregular do cristalino.

Problemas

1. Comente sobre posição, natureza e tamanho da imagem formada por uma lente convergente quando o objeto (real) é colocado

a. no ponto focal;
b. entre o ponto focal e a lente;
c. além da distância focal.

2. Um objeto (real) é colocado a 15 cm de uma lente convergente de distância focal 5,0 cm. Do outro lado dessa lente, a 5,0 cm dela, é colocada uma lente divergente de distância focal 20 cm. Determine a posição, a natureza e o tamanho da imagem final formada.

3. Anton van Leeuwenhoek (1632-1723) descobriu a bactéria e o protozoário usando uma simples lente de aumento, com distância focal de 0,125 cm. De quanto era o aumento angular dessa lente?

4. A distância entre a lente de um projetor e o diapositivo pode ser variada de 22 a 30 cm. Considere a distância focal da lente igual a 21 cm.

a. Calcule a menor e a maior distância entre a lente e o anteparo para que a imagem possa ser focalizada.
b. Calcule o aumento linear transversal da lente para cada caso.

5. Uma câmara fotográfica com uma lente de distância focal de 5 cm é usada para fotografar uma árvore de 1,68 m de altura.

a. A que distância da árvore deve ser posicionada a lente da câmara para que o tamanho da imagem no filme seja de 2 cm?
b. Calcule a distância entre a lente e o filme.

6. Uma lente macro com distância focal de 4 cm é usada para fotografar objetos a pequenas distâncias. A maior e a menor distância possível da lente ao filme são, respectivamente 5,2 cm e 5,0 cm. Determine:

a. a maior e a menor distância entre o objeto e a lente para que uma fotografia nítida possa ser obtida;

b. a natureza das imagens no filme para as situações do item *a*;

c. o tamanho das imagens se o objeto for uma abelha de 1 cm de comprimento para os casos do item *a*.

7. Quais são os aumentos angulares, quando um objeto é visto através de uma lente de aumento com distância focal igual a 4,8 cm e colocado a 4 cm dela, nas condições em que o olho está:

a. junto à superfície da lente;

b. a 10 cm da lente;

c. a 20 cm da lente.

8. Uma lente com distância focal de 10 cm é usada como uma lupa simples, por duas pessoas cujos pontos próximos estão, respectivamente, a 25 cm e 50 cm do olho. Considere o tamanho do olho igual a 2 cm, e o olho junto à superfície da lente. Calcule:

a. o aumento angular para cada uma dessas pessoas;

b. a relação entre o tamanho do objeto e o da imagem na retina para cada uma dessas pessoas quando estão usando a lupa.

9. As distâncias focais da objetiva e da ocular de um microscópio são, respectivamente, 0,5 cm e 1,0 cm. Um objeto colocado a 0,52 cm da objetiva produz uma imagem virtual a 25 cm do olho. Calcule a distância de separação das duas lentes e o aumento total do microscópio.

10. A objetiva de um microscópio possui uma distância focal de 0,5 cm e está a 16 cm da ocular. Sabendo-se que o aumento total desse microscópio é de −600 e que a imagem final é vista no infinito, determine a distância focal da ocular e seu aumento angular.

11. Uma pessoa vê nitidamente só os objetos colocados entre 25 cm e 400 cm de seus olhos. Determine o poder de acomodação do olho dessa pessoa.

12. Qual deve ser a convergência das lentes corretoras para a pessoa do problema 11? A que distância mínima dos olhos deve ser colocado o livro para que ele possa ser lido pela pessoa utilizando esses óculos?

13. Lentes bifocais com distâncias focais de 40 cm e −300 cm são prescritas a um paciente.

a. Para que serve cada uma das partes dessas lentes?

b. Descreva a localização e calcule a convergência de cada uma das partes dessas lentes.

c. Determine os pontos próximo e distante do olho desse paciente sem os óculos.

14. O intervalo de visão nítida de uma pessoa é de 175 cm, a partir de 75 cm de seus olhos.

a. Que tipo de lente corretora ela precisa para ver objetos a grandes distâncias e ler livros a 25 cm de seus olhos?

b. Determine o intervalo em que sua visão não é muito nítida, quando essa pessoa usa os óculos corretores.

REFERÊNCIAS BIBLIOGRÁFICAS

Livros

CAMERON, J. R. & SKOFRONICK, J. G. — *Medical Physics*. USA, John Wiley & Sons, 1978.

GUYTON, A. C. — *Tratado de Fisiologia Médica*. Brasil, Interamericana, 1977.

JENKINS, F. A. & WHITE, H. E. — *Fundamentals of Optics*. USA, McGraw-Hill, 1957.

MACDONALD, S. G. G. & BURNS, D. M. — *Physics for the Life and Health Sciences*. Philippines, Addison-Wesley, 1975.

MILLER, F. J. — *College Physics*. USA, Harcourt, Brace & World, 1967.

MUELLER, C. G. & RUDOLPH, M. — *Luz e Visão*. Rio de Janeiro, José Olympio, 1966.

TILLEY, D. E. & THUMM, W. — *College Physics — A Text with Applications to the Life Sciences*. USA, Cummings, 1971.

Artigo de Periódico

WALD, G. — Eye and Camera. *Scientific American 183*:32, Aug., 1950.

LEITURA SUPLEMENTAR

O MICROSCÓPIO ACÚSTICO

Emico Okuno
Departamento de Física Nuclear
Instituto de Física da
Universidade de São Paulo

INTRODUÇÃO

Muitas descobertas significativas nas ciências biológicas e médicas foram feitas por meio de microscópios, nas suas variadas formas de operação. Os mais comuns são os microscópios ópticos que funcionam com ondas eletromagnéticas — principalmente luz visível, mas também radiação ultravioleta e raio X. Os microscópios eletrônicos possuem alto poder de resolução e fazem uso do caráter ondulatório dos elétrons.

As propriedades ópticas e acústicas dos materiais estão relacionadas a parâmetros completamente diferentes. Isso sugeriu a cientistas a idéia de construir microscópios acústicos para obter imagens de objetos sob um aspecto não abordado pelos microscópios ópticos.

A microscopia acústica é a única que permite investigar diretamente a estrutura elástica dos materiais. Ela fornece informações sobre propriedades físicas que governam a propagação do som, como por exemplo a compressibilidade, a densidade e a viscoelasticidade. Além disso, amostras opacas às ondas luminosas podem ser transparentes às ondas sonoras. Dessa forma a detecção de defeitos, falhas, inclusões internas e o controle de qualidade de materiais são algumas de suas aplicações nas ciências dos materiais.

HISTÓRICO

A idéia do microscópio acústico foi proposta, segundo Lawrence W. Kessler, pelo cientista soviético S. Y. Sokolov em 1936. Entretanto, devido a limitações tecnológicas da época, a construção do primeiro microscópio acústico só foi possível em 1959 por F. Dunn e W. J. Fry, possuindo resolução de 75 μm e utilizando ondas sonoras com freqüência de 12 MHz. Até 1970 poucos progressos foram feitos nessa área. Posteriormente, dois tipos complementares de microscópios acústicos, com poderes de resolução comparáveis aos de microscópios ópticos e diferentes modos de operação, foram desenvolvidos por dois grupos independentemente.

MICROSCÓPIO ACÚSTICO DE VARREDURA

Esse tipo de microscópio foi desenvolvido por Calvin F. Quate e Ross A. Lemons, podendo operar por transmissão e reflexão das ondas sonoras.

A onda acústica emitida por um transdutor piezoelétrico passa através de um bloco de safira de forma conveniente e é focalizada sobre a amostra como ilustra a Figura 1.

A velocidade da onda sonora na safira é bem maior do que na água, onde é colocada a amostra. Dessa forma a onda proveniente do cristal passa para o líquido numa direção aproximadamente radial. Esse fato permite construir um sistema livre de aberrações esféricas.

A amostra é montada sobre um filme de *mylar* de 2 μm de espessura que é deslocado mecanicamente no plano focal do sistema dentro de uma célula contendo água.

O segundo bloco de safira, de mesma forma geométrica que o primeiro, coleta e colima a energia sonora que atravessa e diverge da amostra transmitindo-a ao transdutor receptor.

No caso de microscópio acústico por reflexão, não há o segundo bloco de safira e o transdutor único funciona como transmissor e receptor.

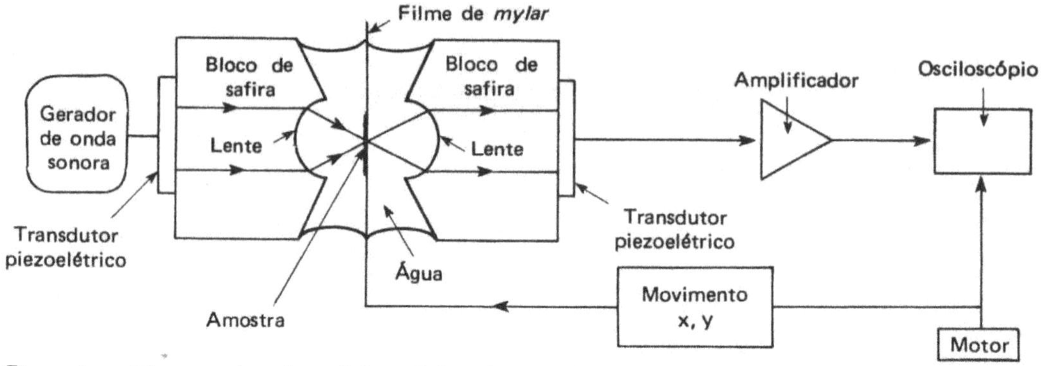

Figura 1 – Diagrama do microscópio acústico de varredura por transmissão. Os transdutores são filmes piezoelétricos. O filme de *mylar* é montado sobre um anel metálico ligado a um sistema de varredura. *Fonte*: LEMONS, R. A. & QUATE, C. F. – *Science 188*:905, 1975.

O sinal acústico que chega ao transdutor receptor é convertido em sinal elétrico que, amplificado, pode ser mostrado na tela de um osciloscópio.

A resolução obtida numa micrografia acústica quando se usam ondas sonoras com freqüência de 3 GHz é comparável à de uma micrografia óptica com luz verde de 5×10^5 GHz.

MICROSCÓPIO ACÚSTICO DE VARREDURA POR LASER

Esse tipo de instrumento foi desenvolvido por Lawrence W. Kessler e colaboradores. Nele, a onda sonora não é focalizada sobre a amostra. O transdutor piezoelétrico emite uma onda acústica que é uniformemente distribuída sobre a amostra imersa na água que a absorve e espalha de acordo com sua microestrutura elástica. Uma superfície opticamente refletora, colocada no campo sonoro acima da amostra, como mostra a Figura 2, sofrerá distorção devido à interação da onda sonora com a própria amostra. Um feixe de laser é usado para medir o grau de distorção local. Um fotodetector coleta o sinal luminoso refletido num ângulo exatamente igual ao incidente que é processado e mostrado na tela de um osciloscópio.

Nesse tipo de microscópio a resolução é limitada pelo comprimento de onda do laser. A amostra permanece estacionária e a freqüência da onda acústica utilizada é de 100 a 500 MHz. Uma de suas vantagens é a obtenção simultânea de imagem óptica produzida pelo feixe de laser transmitido através da amostra.

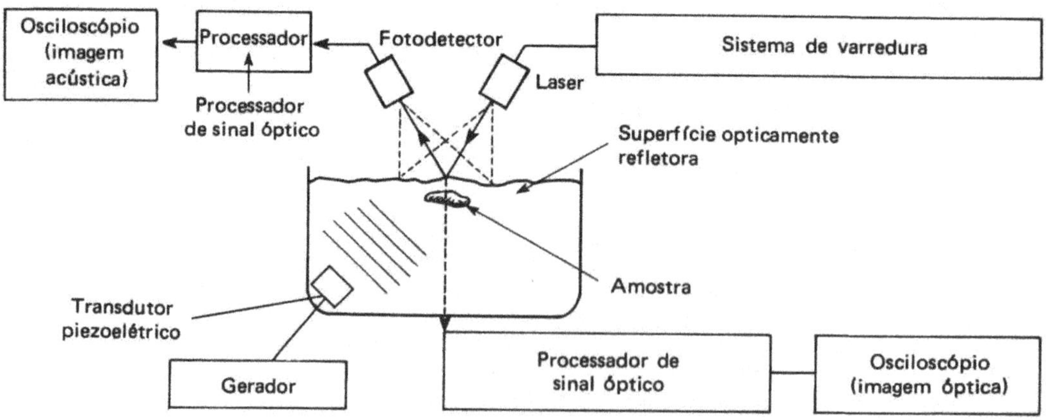

Figura 2 – Diagrama do microscópio acústico de varredura por laser. *Fonte*: KESSLER, L. W. & YUHAS, D. A. – *Proceedings of the IEEE 67*, (4):526, 1979.

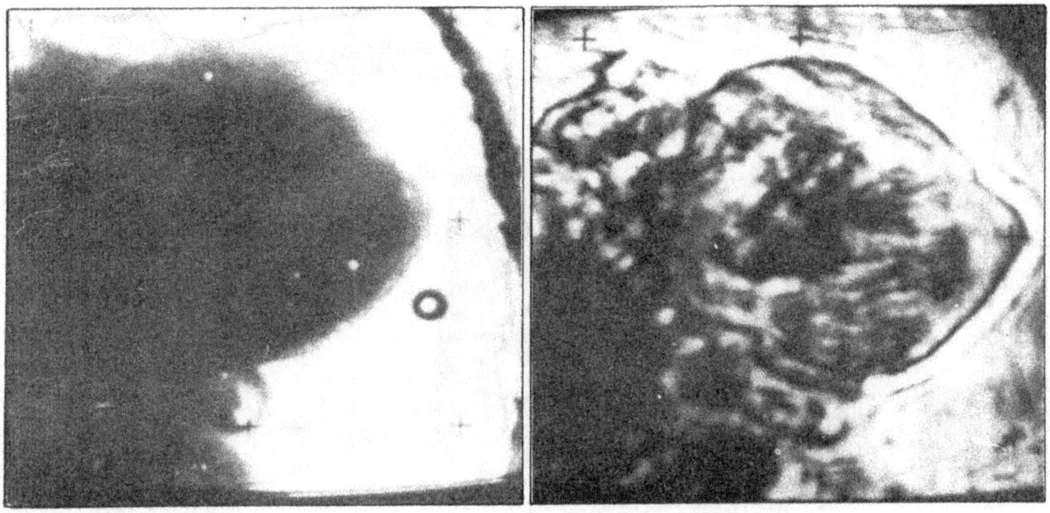

(a) (b)

Imagem de um coração fetal de camundongo mantido vivo em cultura. O espaçamento entre duas cruzes corresponde a 1 mm. (a) Micrografia óptica de transmissão; (b) micrografia acústica de varredura por laser. Nela pode se notar a anatomia do ciclo cardíaco: as posições instantâneas das fibras musculares e válvulas em diástole.

APLICAÇÕES BIOLÓGICAS

O microscópio acústico, embora ainda em desenvolvimento, mostra um amplo espectro de aplicações, principalmente nas áreas biológicas, médicas e tecnológicas.

As propriedades elásticas de células microscópicas e de estruturas biológicas são de grande importância numa série de questões biomédicas. Entre outras podem ser citadas o mecanismo associado a contração muscular, a capacidade de deformação das células sangüíneas, e a grande variação nas propriedades elásticas que ocorre durante os processos mitóticos nas células.

A idade das células sangüíneas foi determinada por micrografias acústicas. As células sangüíneas jovens são bastante elásticas e nos seus 120 dias de existência normal elas vão perdendo elasticidade. Dessa forma, certos tipos de anemia em que a elasticidade dos eritrócitos (glóbulos vermelhos do sangue) diminui mais rapidamente que a dos normais podem ser estudados.

A elasticidade parece ser também uma característica importante das células malignas, o que pode explicar a ocorrência de metástases. A micrografia acústica de materiais biológicos apresenta a vantagem de ser obtida com a amostra no seu estado natural sem a necessidade de corantes (microscópio óptico) ou de vácuo (microscópio eletrônico). O contraste é dado pelas diferenças na elasticidade e na densidade do tecido.

O microscópio acústico apresenta uma nova maneira de visualizar objetos. Ele pode ser usado para completar e estender as análises das imagens obtidas pelos microscópios ópticos e eletrônicos.

REFERÊNCIAS BIBLIOGRÁFICAS

KESSLER, L. W. – Review of Progress and Applications in Acoustic Microscopy. *The Journal of the Acoustical Society of America 55,* (5):909, 1974.

KESSLER, W. L. & YUHAS, D. E. – Acoustic Microscopy – 1979. *Proceedings of the IEEE 67,* (4):526, 1979.

LEMONS, R. A. & QUATE, C. F. – Acoustic Microscopy: Biomedical Applications. *Science 188*:905, 1975.

MAUGH II, T. H. – Acoustic Microscopy: A New Window to the World of the Small. *Science 201*: 1 110, 1978.

QUATE, C. F., ATALAR, A. & WICKRAMASINGHE, H. K. – Acoustic Microscopy with Mechanical Scanning – A Review. *Proceedings of the IEEE 67,* (8): 1 092, 1979.

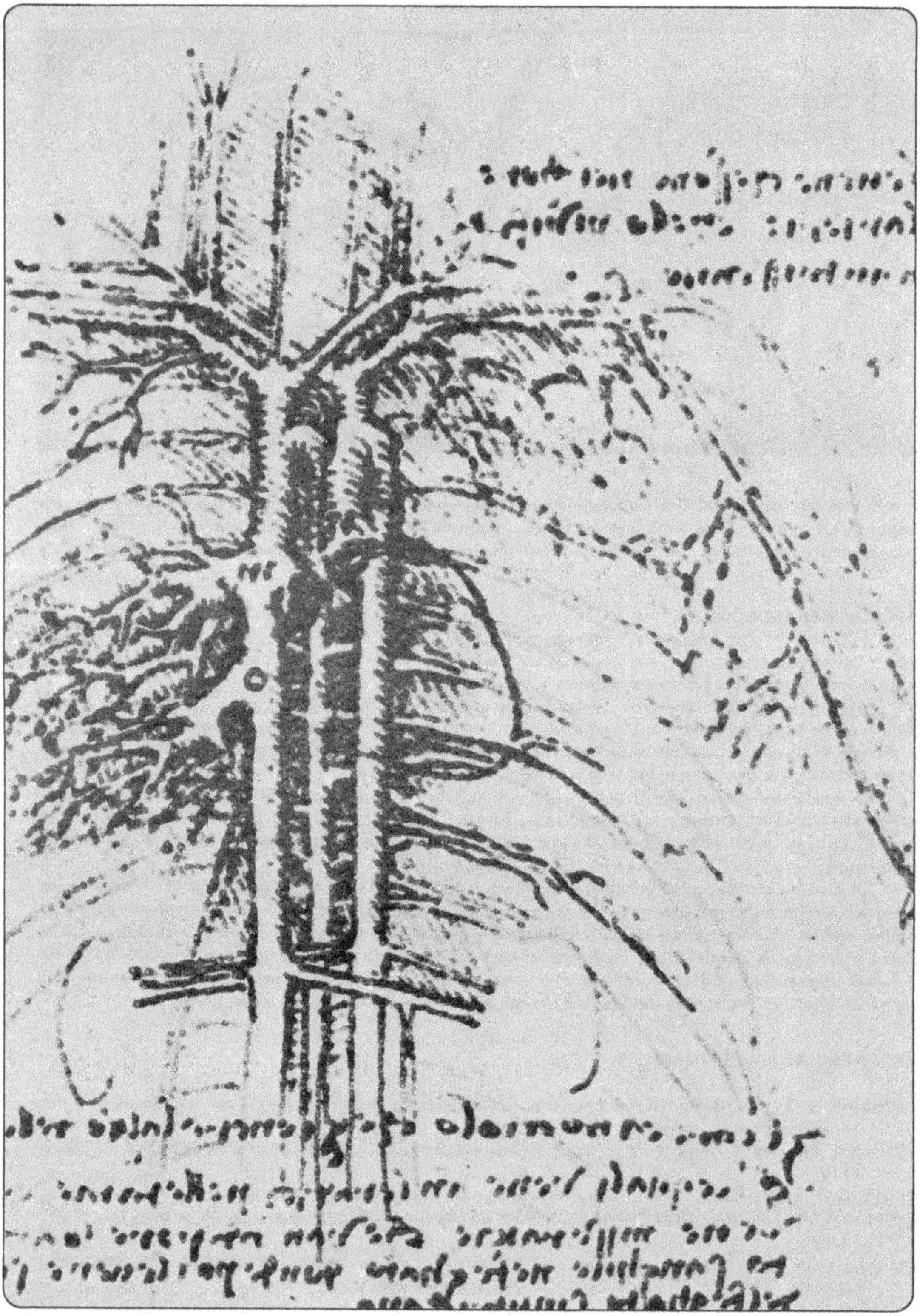

unidade IV

Fluidos em Sistemas Biológicos

Os organismos vivos são formados de sólidos, gases e principalmente líquidos. Nos seres humanos, por exemplo, cerca de 60% de sua massa é constituída de fluidos intracelular e intersticial, além de plasma.

Para se entender, por exemplo, o efeito da variação da pressão externa sobre a fisiologia humana, a passagem de gases dos alvéolos do pulmão ao sangue e vice-versa, a filtragem efetuada pelos rins e pelo fígado, o transporte da seiva nas árvores e outros fenômenos em seres vivos, é necessário o conhecimento de alguns conceitos de fluidos e dinâmica dos fluidos. Essas noções serão introduzidas nos capítulos que se seguem. Serão apresentadas também algumas aplicações na Fisiologia e na Biologia.

Fluidos

CAPÍTULO 19

19.1 — INTRODUÇÃO

Neste capítulo serão introduzidos, entre outros, os conceitos de pressão hidrostática, de gases ideal e real, assim como as condições de equilíbrio hidrostático. Alguns efeitos fisiológicos da variação de pressão de fluidos serão também discutidos.

19.2 — PRESSÃO HIDROSTÁTICA

O termo *fluido* abrange tanto líquidos como gases, que são substâncias que não possuem forma definida, como os sólidos, podendo adquirir a dos recipientes que os contêm. Quando submetidas a forças apropriadas, essas substâncias fluem, isto é, uma camada desliza em relação às adjacentes. As forças que mantêm as moléculas ligadas nos fluidos são menores que as que interligam as moléculas nos sólidos. Devido ao fato das forças de ligação entre as moléculas de um gás serem menores que aquelas que agem num líquido, o primeiro ocupa o volume total do recipiente que o contém e é altamente compressível, ao passo que o segundo já possui um volume definido e é praticamente incompressível.

O fluido contido num recipiente exerce sobre uma área ΔA de sua parede uma força $\Delta\vec{F}$ que é perpendicular a ela, como está ilustrado na Figura 19.1. Pode-se caracterizar essa força por meio da *pressão hidrostática P*, definida como

$$\boxed{P = \frac{\Delta F}{\Delta A}} \qquad (19.1)$$

onde ΔF é o módulo da força. De modo geral, qualquer superfície de área $\Delta A'$ localizada dentro do fluido estará sujeita à ação da força $\Delta F'$, perpendicular a ela, tal que a pressão P' sobre essa área seja $P' = \Delta F'/\Delta A'$.

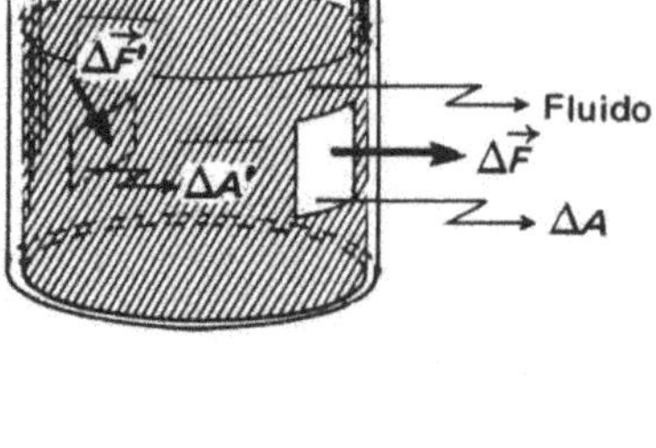

$$P = \frac{|\Delta\vec{F}|}{\Delta A}$$

$$P' = \frac{|\Delta\vec{F}'|}{\Delta A'}$$

Figura 19.1 — Pressão exercida pelo fluido.

Se um fluido, contido num recipiente, não estiver sujeito a nenhuma força externa – como por exemplo a força gravitacional – a pressão em todos os pontos do mesmo será constante. Entretanto, existindo a força gravitacional, mesmo que o fluido esteja em equilíbrio, sua pressão não será uniforme, na direção vertical, como será verificado a seguir.

Seja um elemento de volume ΔV (volume muito pequeno) de um fluido em repouso, de espessura Δz e bases de área A, a uma distância z acima de um nível de referência, como esquematiza a Figura 19.2.

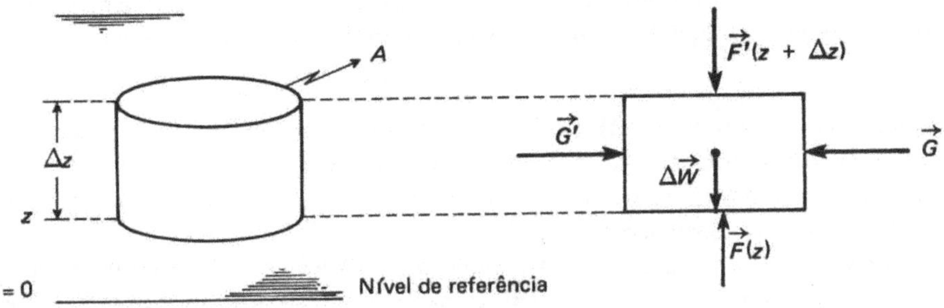

Figura 19.2 – Forças sobre um elemento de volume de um fluido.

A densidade média ρ do fluido é dada por

$$\rho = \frac{\Delta m}{\Delta V} = \frac{\Delta m}{A\,\Delta z}$$

Assim, a massa Δm contida no elemento de volume é

$$\Delta m = \rho A \Delta z$$

e seu peso é

$$\Delta\vec{W} = \Delta m\,\vec{g} = \rho A \Delta z\,\vec{g}$$

onde $\vec{g}$ é a aceleração da gravidade.

Como o fluido está em repouso, a força total sobre o elemento de volume deve ser nula. Desse modo, a soma das forças horizontais deve ser nula, assim como a das forças verticais.

As forças horizontais são causadas pela pressão do fluido, que é a mesma para todos os pontos contidos num plano horizontal distante z do nível de referência. Conseqüentemente, as forças $\vec{G}$ e $\vec{G}'$, que atuam em pontos diametralmente opostos do elemento de volume, são iguais em módulo mas com sentidos opostos, o que produz uma força resultante horizontal nula.

As forças verticais que agem sobre o elemento de volume são a força peso, e as forças resultantes da pressão do fluido acima e abaixo do volume, ou seja, $\Delta m\vec{g}$, $\vec{F}(z + \Delta z)$ e $\vec{F}(z)$. Pela condição de equilíbrio, a resultante vertical é nula, isto é:

$$\Delta m g + F'(z + \Delta z) - F(z) = 0 \tag{19.2}$$

Essa condição de equilíbrio para as forças também pode ser escrita em termos das pressões usando-se a Equação (19.1), ou seja,

$$\rho A \Delta z g + P(z + \Delta z) A - P(z) A = 0 \tag{19.3}$$

A pressão sobre a base inferior do elemento de volume em z é

$$P(z) \equiv P$$

e a que age sobre a base superior em $z + \Delta z$ é

$$P(z + \Delta z) \equiv P + \Delta P$$

A diferença ou variação de pressão ΔP entre as bases do elemento de volume depende da diferença ou variação de distância Δz. Assim, a relação entre ΔP e Δz pode ser obtida substituindo-se as expressões de $P(z)$ e $P(z + \Delta z)$ na equação de equilíbrio (19.3)

$$\rho A \Delta z g + (P + \Delta P)A - PA = 0$$
$$\rho A \Delta z g \; \Delta P = 0$$
$$\Delta P = -\rho \Delta z g \tag{19.4}$$

Se a diferença Δz for infinitesimal, a diferença de pressão ΔP também o será. Nesse caso, são usadas as notações dz e dP, e a Equação (19.4) pode ser escrita na forma

$$dP = -\rho g \, dz \tag{19.5}$$

O sinal menos nas expressões (19.4) e (19.5) significa que, num fluido em repouso, a diferença de pressão dP se dá em sentido contrário à diferença de nível dz. Isso significa que se dz for positivo e aumentar, dP aumentará negativamente; no caso contrário, se dz for negativo e seu módulo aumentar, dP aumentará positivamente.

Se a densidade ρ do fluido não depender da distância z e da pressão P, ou seja, se ρ for constante, a variação de pressão será também proporcional à variação de distância, sendo o produto $(-\rho g)$ a constante de proporcionalidade. Nesse caso, a fórmula para a pressão poderá ser obtida calculando-se a variação dP entre P_0 e P correspondente à variação dz entre 0 e z. Logo

$$P - P_0 = -\rho g z$$

$$\boxed{P = P_0 - \rho g z} \tag{19.6}$$

Se, no entanto, a densidade do fluido depender da distância z, ou seja, $\rho = \rho(z)$, a Equação (19.5) torna-se

$$dP = -\rho(z) \, g \, dz \tag{19.7}$$

e a pressão já não pode mais ser dada por (19.6), mas pela expressão

$$\boxed{\int_{P_0}^{P} dP = -g \int_0^z \rho(z) \, dz} \tag{19.8}$$

ou

$$P - P_0 = -g \int_0^z \rho(z) \, dz$$

Isto é, a variação de pressão entre um nível de referência 0 e um outro qualquer z é dada pela integral da densidade do fluido calculada entre os dois níveis multiplicada por $(-g)$. Nesse caso, para que a integral possa ser calculada é necessário conhecer a dependência da densidade ρ com a distância z.

Nas situações em que a densidade do fluido estiver relacionada à pressão, isto é, $\rho = \rho(P)$, a expressão (19.5) pode ser escrita como

$$dP = -\rho(P) \, g \, dz \tag{19.9}$$
$$\frac{dP}{\rho(P)} = -g \, dz$$

Nesse caso, a variação da pressão só poderá ser calculada se a função $\rho(P)$ for conhecida.

O ar, ou seja, a atmosfera que circunda a Terra, exerce uma pressão sobre a mesma, que é denominada *pressão atmosférica*. Num modelo simples onde a temperatura do ar não varia com a altitude, sua densidade pode ser considerada proporcional à pressão. Nessa aproximação, pode-se obter uma idéia da variação da pressão atmosférica com a altitude, a partir do nível do mar.

Quando ρ é proporcional a P, é válida a relação

$$\frac{\rho}{\rho_0} = \frac{P}{P_0}$$

ou seja,

$$\rho(P) = \frac{\rho_0}{P_0} P$$

onde ρ_0 é a densidade do ar e P_0 a pressão atmosférica ao nível do mar ($z = 0$); ρ a densidade do ar e P a pressão atmosférica à altitude z.

Substituindo-se esta relação na Equação (19.9), obtém-se

$$dP = -g \frac{\rho_0}{P_0} P\, dz \tag{19.10}$$

$$\frac{dP}{P} = -\frac{g\,\rho_0}{P_0} dz$$

A Equação (19.10) é uma equação diferencial cuja solução (veja o Apêndice no final deste Capítulo) é

$$P = P_0\, e^{-\frac{g\rho_0}{P_0} z} = P_0 \exp\left[-\frac{g\,\rho_0}{P_0} z\right] \tag{19.11}$$

Isto é, a pressão atmosférica diminui exponencialmente com o aumento da altitude z. Para $z = 0$, ou seja, ao nível do mar, a pressão atmosférica é igual a P_0. A Figura 19.3 ilustra o comportamento da pressão dada pela Equação (19.11).

Exercício Proposto — Considere a densidade ρ da água do mar constante, já que a água é praticamente incompressível, e que está em repouso. Seja P_0 a pressão atmosférica ao nível do mar.

a. Mostre que a pressão P da água aumenta linearmente com o aumento da profundidade z, isto é, $P = P_0 + \rho g z$.

b. Faça o gráfico de P em função de z.

c. Esse resultado é coerente com o comportamento da pressão atmosférica?

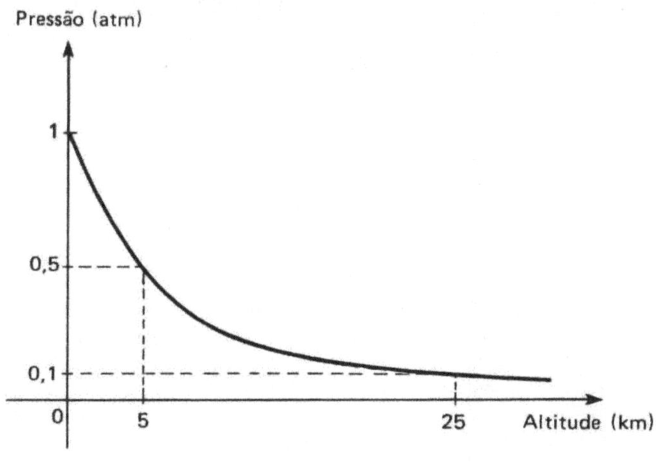

Figura 19.3 — Variação da pressão atmosférica com a altitude z.

19.3 — MEDIDAS DE PRESSÃO

Sendo a pressão definida como o quociente entre uma força e a área sobre a qual ela atua, suas unidades são:

$$P = N/m^2 = 1 \text{ pascal}$$
$$P = \text{dina/cm}^2$$

Essas unidades, no entanto, nem sempre são utilizadas. Por exemplo, a calibração de pneus é expressa em lb/pol^2 = psi; ou a pressão atmosférica é dada em atm (atmosferas); existem ainda as unidades dadas em termos da altura de colunas de mercúrio e água.

A medida da pressão atmosférica, em termos da altura de uma coluna de mercúrio, foi efetuada por Evangelista Torricelli (1608-1647), por meio de um barômetro de mercúrio que consistia em um tubo de vidro contendo mercúrio e invertido numa cuba contendo esse líquido, como indica a Figura 19.4. O espaço acima da coluna contém apenas o vapor de mercúrio, cuja pressão é praticamente nula quando comparada com a pressão atmosférica. A coluna de mercúrio possui uma altura h acima do nível de referência ($z = 0$) e a pressão exercida por essa coluna sobre uma secção do tubo ao nível de referência é igual à pressão atmosférica, isto é, $P_1 = P_{atm}$, devido ao equilíbrio do sistema. A diferença de pressão entre o topo da coluna e o nível de referência é

$$P(h) - P_1 = -\rho_{Hg} gh$$

Como $P(h)$ é aproximadamente nula, a pressão no nível $z = 0$ é

$$P_1 = \rho_{Hg} gh$$

Assim,

$$\boxed{P_{atm} = \rho_{Hg} gh}$$

A pressão atmosférica em qualquer ponto do espaço é numericamente igual ao peso de uma coluna de ar, de secção unitária e altura igual à distância desse ponto até a camada mais externa da atmosfera, dividido pela área unitária. Desse modo, à medida que aumenta a altitude, a pressão atmosférica diminui. Ao nível do mar, a altura da coluna de mercúrio é 760 mm e a pressão correspondente é uma atmosfera (1 atm). Logo:

$$1 \text{ atm} = \rho_{Hg} gh = \left(\frac{13{,}6 \text{ g}}{\text{cm}^3}\right)\left(\frac{980 \text{ cm}}{\text{s}^2}\right)(76 \text{ cm})$$
$$1 \text{ atm} = 1{,}01 \times 10^5 \text{ N/m}^2$$

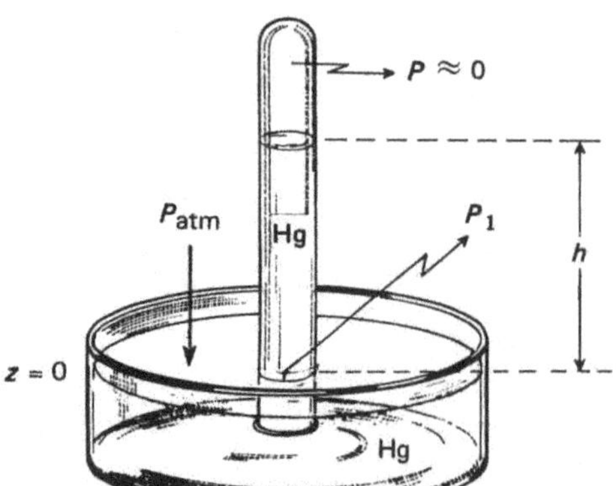

Figura 19.4 — Barômetro de mercúrio.

Isso significa que a pressão que a atmosfera exerce sobre uma superfície ao nível do mar é igual ao peso, $1{,}01 \times 10^5$ N, de uma coluna de ar de 1 m^2 de secção aplicado sobre uma área de 1 m^2. Como o valor da aceleração da gravidade pode ser considerado praticamente constante na extensão da atmosfera, a massa dessa coluna de ar é, aproximadamente, igual a:

$$m \times 9{,}8 \text{ m/s}^2 = 1{,}01 \times 10^5 \text{ N}$$
$$m = 1 \times 10^4 \text{ kg}$$

O resultado obtido significa que a pressão atmosférica ao nível do mar equivale à aplicação da força peso de 10 toneladas de ar sobre 1 m^2. Os seres vivos não são esmagados por essa enorme massa de ar porque o interior dos corpos desses seres exerce uma pressao para fora igual à pressão exercida pela atmosfera sobre eles.

A maioria dos manômetros — instrumentos para medir pressão de reservatórios — usa como referência a pressão atmosférica e dá como medida a *pressão manométrica*, que é a diferença entre a pressão existente no reservatório e a pressão atmosférica do local. Assim, a pressão manométrica será positiva, se a pressão existente for maior que a atmosférica, e negativa se ocorrer o contrário. Para se determinar a *pressão absoluta* basta somar à pressão manométrica a pressão atmosférica local. No presente texto, salvo indicações explícitas, as pressões consideradas são as manométricas.

Um tipo de manômetro usado é o manômetro aberto, que consiste de um tubo em U e que contém um líquido de densidade conhecida. Uma extremidade do tubo é ligada ao sistema cuja pressão se deseja medir, e a outra extremidade é aberta à atmosfera, como ilustra a Figura 19.5. A diferença de altura do líquido, $h = h_2 - h_1$, é devida à diferença de pressão que age nas duas superfícies livres, isto é,

$$P - P_{atm} = \rho g(h_2 - h_1) = \rho gh$$

Em geral, se a pressão a ser medida é alta, costuma-se usar o mercúrio no manômetro, e se a pressão é baixa usa-se a água ou outro líquido menos denso. Entretanto, para pressões muito baixas ($< 10^{-3}$ mmHg), usam-se outros tipos de manômetros, por exemplo, medidor iônico.

Podem-se relacionar as pressões medidas pela diferença de altura de líquidos diferentes. Por exemplo:

$$P(1 \text{ cmHg}) = \rho_{Hg} gh$$
$$P(1 \text{ cmH}_2\text{O}) = \rho_{H_2O} gh$$

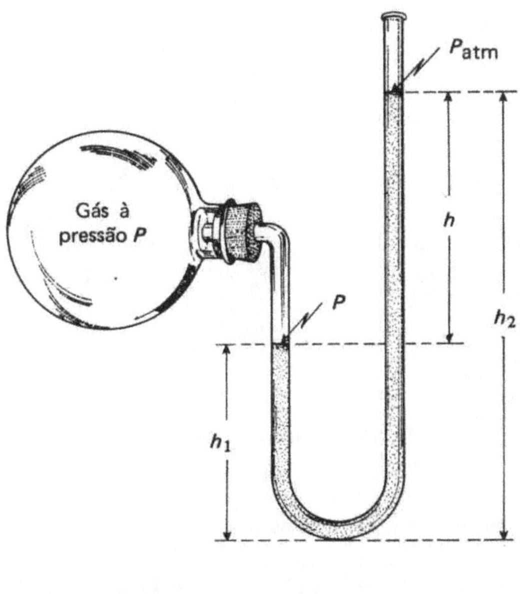

Figura 19.5 — Manômetro em U aberto para determinar a pressão num reservatório.

Como h = 1 cm para ambos os líquidos,

$$\frac{P(1\ \text{cmHg})}{P(1\ \text{cmH}_2\text{O})} = \frac{\rho_{Hg}}{\rho_{H_2O}} = 13{,}6$$

ou seja,

$$P(1\ \text{cmHg}) = 13{,}6\,P(1\ \text{cmH}_2\text{O})$$

Assim, a pressão exercida por 1 cm de mercúrio corresponde à exercida por 13,6 cm de água.

19.3.1 — Pressão intra-ocular

Os fluidos do globo ocular, os humores aquoso e vítreo, que transmitem a luz à retina (parte fotossensível do olho), estão sob pressão e mantêm o globo numa forma e dimensão aproximadamente fixas. As dimensões do olho são críticas para se ter uma boa visão. Uma variação de 0,1 mm no seu diâmetro pode produzir um efeito significativo no desempenho da visão. A pressão em olhos normais varia de 13 a 28 mmHg, sendo a média de 15 mmHg.

O humor aquoso, fluido contido na parte frontal do olho, é essencialmente água. O olho produz continuamente o humor aquoso, cerca de 5 ml por dia, e existe um sistema de drenagem que permite a saída do excesso. No entanto, se ocorresse um bloqueio nesse sistema de drenagem, a pressão ocular aumentaria comprimindo a artéria retiniana e isso poderia restringir a circulação sangüínea na retina, provocando a visão tunelada ou até mesmo a cegueira. A essa situação se dá o nome de *glaucoma*, e a pressão intra-ocular pode aumentar até 70 mmHg, embora em circunstâncias normais se eleve até 30 ou 45 mmHg.

A pressão intra-ocular era estimada pelos médicos pressionando o olho com os dedos e "sentindo" a reação produzida pelo mesmo. Hoje em dia isso é feito pelo *tonômetro*, que mede a pressão ocular determinando a deflexão da córnea sob a ação de uma força conhecida.

19.3.2 — Pressão sangüínea

A pressão sangüínea é medida com o *esfigmomanômetro*, que consiste de uma coluna de mercúrio com uma das extremidades ligada a uma bolsa, que pode ser inflada através de uma pequena bomba de borracha, como indica a Figura 19.6. A bolsa é enrolada em volta do braço, a

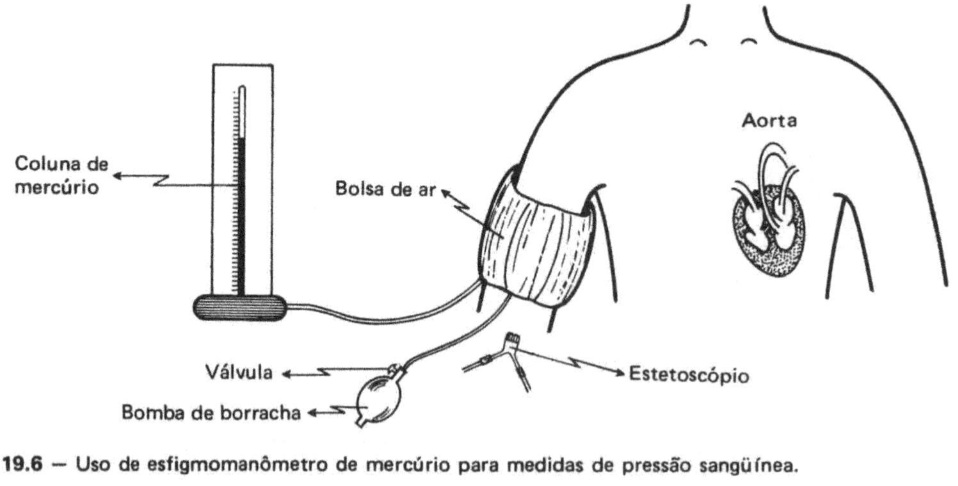

Figura 19.6 — Uso de esfigmomanômetro de mercúrio para medidas de pressão sangüínea.

um nível aproximadamente igual ao do coração, a fim de assegurar que as pressões medidas sejam mais próximas às da aorta. A pressão do ar contido na bolsa é aumentada até que o fluxo sangüíneo através das artérias do braço seja bloqueado. A seguir, o ar é gradualmente eliminado da bolsa ao mesmo tempo que se usa um estetoscópio para detectar a volta das pulsações ao braço. O primeiro som ocorre quando a pressão do ar contido na bolsa se igualar à pressão sistólica, isto é, a máxima pressão sangüínea. Nesse instante, o sangue que está à pressão sistólica consegue fluir pela artéria (os sons ouvidos através do estetoscópio são produzidos pelo fluxo sangüíneo na artéria e são chamados sons Korotkoff). Assim, a altura da coluna de mercúrio lida corresponde à pressão manométrica sistólica. À medida que o ar é eliminado, a intensidade do som ouvido através do estetoscópio aumenta. A pressão correspondente ao último som audível é a pressão diastólica, isto é, a menor pressão sangüínea, quando o sangue a baixa pressão consegue fluir pela artéria não oclusa.

19.4 — PRINCÍPIO DE PASCAL

Pelo que foi exposto anteriormente, pode-se verificar que a variação de pressão de um ponto a outro de um fluido em repouso depende da diferença de nível entre eles e da densidade do fluido. Assim, se houver um aumento de pressão num ponto de um fluido contido num recipiente, pela ação de uma pressão externa, esse aumento se transmitirá a todos os outros pontos do fluido, inclusive às paredes do recipiente. Esse fato foi inicialmente estabelecido pelo francês Blaise Pascal (1623-1662) e é conhecido como *Princípio de Pascal*. No entanto, ele é mais uma conseqüência natural das leis da mecânica dos fluidos do que um princípio.

A transmissão do aumento de pressão é instantânea em líquidos, devido a sua incompressibilidade. A validade desse princípio também se mantém para fluidos compressíveis desde que o equilíbrio tenha se estabelecido.

19.4.1 — Prensa hidráulica

Uma aplicação do Princípio de Pascal é a prensa hidráulica, que consiste de dois cilindros, de secções A_1 e A_2, $A_1 < A_2$, interligados e contendo um líquido, como ilustra a Figura 19.7. Ao se aplicar uma força $\vec{F}_1$ sobre o pistão colocado no cilindro de secção menor, o líquido fica sujeito à pressão P_1 dada por

$$P_1 = \frac{F_1}{A_1}$$

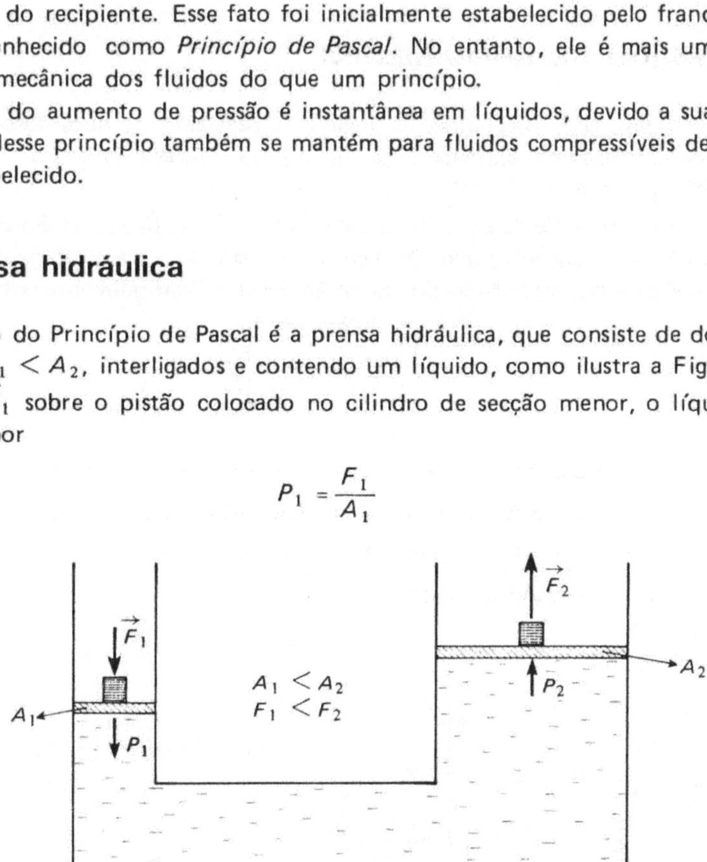

Figura 19.7 — Prensa hidráulica.

A pressão P_1 sobre a área A_1 é transmitida para A_2:

$$P_1 = P_2$$

Como

$$P_2 = \frac{F_2}{A_2}$$

assim,

$$F_2 = F_1 \frac{A_2}{A_1}$$

Isso significa que, aplicando-se uma força $\vec{F}_1$ no pistão de área A_1, a intensidade da força $\vec{F}_2$, exercida no pistão de área A_2, será igual à intensidade F_1 aumentada de um fator A_2/A_1, para $A_2 > A_1$.

Por exemplo, se o raio de A_1 for 0,5 cm, o raio de A_2 for 4,0 cm e a força F_1 for 50 N, a força F_2, sobre o pistão maior, será

$$F_2 = \frac{\pi\,(4,0)^2}{\pi\,(0,5)^2} \times 50 = 3\,200\text{ N}$$

Isto é, F_1 será amplificada 64 vezes.

19.5 — PRINCÍPIO DE ARQUIMEDES

Um corpo de peso $\vec{W}_c$, mergulhado completa ou parcialmente num fluido em repouso, sofre pressão em todos os pontos de sua superfície. Os pontos da parte de baixo do corpo sofrem uma pressão maior tal que a força de contato resultante sobre o corpo é vertical e dirigida de baixo para cima, como ilustra a Figura 19.8. Essa força resultante $\vec{E}$ é conhecida como *empuxo* e independe do material e da forma do corpo imerso. Se o corpo permanecer em equilíbrio estático a intensidade do empuxo é igual à da força peso do corpo, condição expressa vetorialmente por

$$\boxed{\vec{E} = -\vec{W}_c}$$

onde

$$\boxed{\vec{E} = \text{peso do volume do fluido deslocado} = m_f\vec{g}}$$

é conhecido como *Princípio de Arquimedes*.

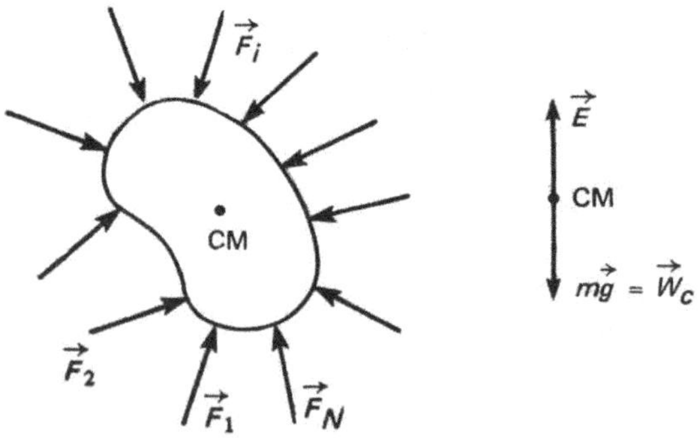

$$\vec{E} = \text{empuxo} = \sum_{i=1}^{N} \vec{F}_i.$$

Figura 19.8 — Forças sobre um corpo imerso num fluido em repouso.

A condição de equilíbrio pode ser escrita em função das massas, densidades e volumes do fluido deslocado (m_f, ρ_f, V_f) e do corpo (m_c, ρ_c, V_c)

$$m_f g = m_c g$$

ou seja,

$$\boxed{\rho_f V_f = \rho_c V_c} \quad \text{ou} \quad \boxed{\frac{\rho_c}{\rho_f} = \frac{V_f}{V_c}} \tag{19.12}$$

Exemplo 19.1 — Determine a percentagem do volume total V_i de um *iceberg* que está acima do nível do mar. As densidades do gelo ρ_g e da água do mar ρ_m são, respectivamente, 0,92 g/cm³ e 1,03 g/cm³.

Solução

A massa do *iceberg* é

$m_i = \rho_g V_i$

Seu peso é

$W_i = m_i g = \rho_g V_i g$

A massa do volume da água do mar V_m deslocado pelo *iceberg* é

$m_m = \rho_m V_m$

O empuxo é

$E = m_m g = \rho_m V_m g$

Como o *iceberg* está em repouso, é válida a igualdade

$E = W_i$

Logo,

$\rho_m V_m g = \rho_g V_i g$

$$\frac{V_m}{V_i} = \frac{\rho_g}{\rho_m} = \frac{0{,}92}{1{,}03} = 0{,}89$$

Como o volume da água do mar deslocado é igual ao da parte submersa do *iceberg*, a relação obtida indica que 89% do volume total do *iceberg* está abaixo do nível da água. Portanto, só 11% está acima do nível do mar.

O fato dos animais aquáticos se manterem em repouso em profundidades diversas da água também se explica pela força de empuxo. Assim, se um peixe está a uma profundidade h, como ilustra a Figura 19.9, ele está sujeito a três forças, a força peso $m\vec{g}$, a força $\vec{F}_1$ do líquido que está

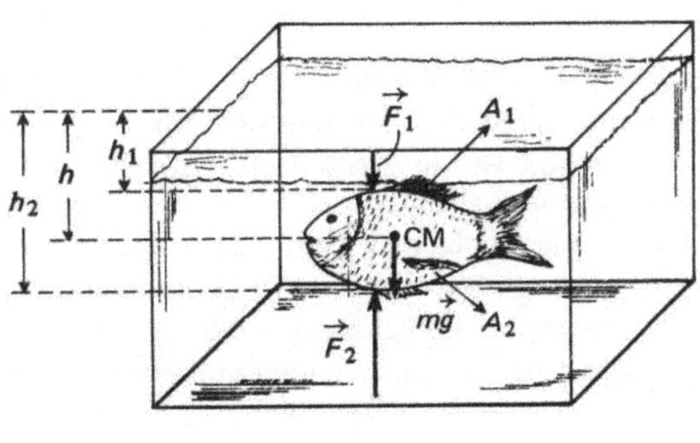

Figura 19.9 — A força empuxo, $\vec{E} = \vec{F}_2 - \vec{F}_1$, que age sobre um peixe em repouso cujo centro de massa está à profundidade h da superfície.

acima do mesmo, e a força $\vec{F}_2$ da água que está abaixo. Como o sistema peixe e água está em repouso, a intensidade da força $\vec{F}_1$ é igual à pressão da coluna do líquido acima do peixe multiplicada pela área de contato

$$F_1 = \rho_a g h_1 A_1$$

Analogamente,

$$F_2 = \rho_a g h_2 A_2$$

O módulo da força empuxo $|\vec{E}|$, dada pela diferença $|\vec{F}_2 - \vec{F}_1|$, é igual ao da força peso do peixe, desde que ele esteja em repouso, ou seja,

$$E = F_2 - F_1 = m_p g$$
$$E = \rho_a g(h_2 A_2 - h_1 A_1) = m_p g$$

O volume do peixe V_p é igual ao volume de água deslocada V_a e é dado pela diferença

$$V_p = h_2 A_2 - h_1 A_1 = V_a$$

Substituindo essa igualdade na expressão para o empuxo E, obtém-se

$$E = \rho_a g V_a = m_p g = \rho_p V_p g$$
$$\rho_a V_a = \rho_p V_p$$

ou seja,

$$\rho_a = \rho_p{}^*$$

Assim, chega-se à conclusão de que o peixe, para poder se manter parado dentro da água, deve ter densidade igual à da água. Como as densidades dos tecidos e ossos dos peixes são um pouco maiores que a da água, alguns possuem um sistema que lhes permite modificar sua densidade. Esse sistema é a bexiga natatória que contém gás e está localizada na cavidade abdominal. A variação do volume de gás dessa bolsa permite variar a densidade do peixe de modo a igualá-la à da água, possibilitando a permanência do mesmo, em repouso, em diferentes profundidades. Os peixes que não possuem a bexiga natatória não conseguem permanecer parados em relação à água. Eles estão sempre em movimento.

Questão — Existe algum outro mecanismo com o qual animais aquáticos conseguem variar sua densidade?

19.6 — GÁS IDEAL

Quando o fluido é um gás seu volume é definido pelo recipiente que o contém. Assim, se determinada massa m de um gás for colocada num recipiente de volume V_1, sua densidade será m/V_1. Se, no entanto, essa mesma massa for colocada num outro recipiente de volume V_2, sendo $V_2 > V_1$, sua densidade m/V_2 será menor que a anterior.

Denomina-se *gás ideal* aquele cujas moléculas estão suficientemente afastadas de modo que as interações entre elas sejam desprezíveis. Dessa maneira, o gás ideal tem um comportamento relativamente simples sob quaisquer condições de pressão e temperatura. A maioria dos gases se comporta como gás ideal a densidades baixas, ou a temperaturas não excessivamente baixas nem pressões muito altas.

---

* Desde que o peixe esteja totalmente imerso e em repouso, essa igualdade continua válida, apesar de h_1 e h_2 não serem constantes ao longo do peixe, pois ela não depende dessas variáveis.

Para um gás ideal, existe uma relação entre seu volume, sua pressão e sua temperatura dada por

$$\boxed{PV = nRT} \tag{19.13}$$

onde P é a pressão absoluta, V o volume, T a temperatura absoluta, R a constante universal dos gases — 8,314 J/(mol • K) — e n o número de mols dado por

$$n = \frac{\text{massa do gás}}{\text{massa molecular do gás}^*}$$

e também conhecido como concentração molecular.

A Relação (19.13) é chamada *equação de estado de um gás ideal* e caracteriza seu comportamento macroscópico.

Exemplo 19.2 — Um cilindro, contendo oxigênio gasoso à temperatura de 17°C e sob pressão de 10 atm, possui um volume inicial de 100 ℓ. Com o auxílio de um êmbolo colocado numa das extremidades, o volume do cilindro é reduzido a 80 ℓ. No estado final, a temperatura do gás elevou-se até 27°C. Qual é sua pressão final?

Solução

Como a quantidade de gás não variou, a relação $\frac{PV}{T}$ se manteve constante. Ou seja,

$$\frac{P_i V_i}{T_i} = \frac{P_f V_f}{T_f}$$

Substituindo os valores

$V_i = 100\ \ell \qquad T_i = 290\ \text{K} \qquad P_i = 10\ \text{atm}$

$V_f = 80\ \ell \qquad T_f = 300\ \text{K}$

Obtém-se

$$P_f = \left(\frac{P_i V_i}{T_i}\right)\left(\frac{T_f}{V_f}\right) = \left(\frac{10\ \text{atm} \times 100\ \ell}{290\ \text{K}}\right)\left(\frac{300\ \text{K}}{80\ \ell}\right)$$

$P_f \cong 13$ atm

A partir da equação de estado do gás ideal, Equação (19.13), pode-se verificar que, sob condições normais de temperatura e pressão (CNTP), $T = 273$ K, $P = 1$ atm, um mol de qualquer gás ocupa o volume de 22,4 ℓ. Isso significa que o volume ocupado pelo mol de gás independe de sua natureza, dependendo somente da pressão e da temperatura. Assim, por exemplo, colocando 1 mol de O_2 e 1 mol de He em cilindros munidos de êmbolos móveis (sem atrito), sob condições normais de pressão e temperatura, os volumes finais atingidos serão, em ambos os casos, 22,4 ℓ.

19.7 — PRESSÃO PARCIAL

Seja dada uma mistura de gases ideais com n_1 mols do gás G_1, n_2 mols do gás G_2 etc. Se essa mistura ocupar um volume V e estiver à temperatura absoluta T, sua equação de estado será dada por

$$P = \frac{nRT}{V} = (n_1 + n_2 + \ldots)\frac{RT}{V} \tag{19.14a}$$

* Massa molecular é também conhecida por peso molecular. Entretanto, no presente texto, o termo peso é usado para designar a força que a Terra exerce sobre qualquer corpo próximo a sua superfície.

pois o número total de mols é a soma dos números de mols de cada gás. Assim:

$$P = n_1 \frac{RT}{V} + n_2 \frac{RT}{V} + \ldots = P_1 + P_2 + \ldots \qquad (19.14b)$$

As pressões P_1, P_2, ... são denominadas *pressões parciais* dos gases constituintes. Isso significa que a pressão P_1 exercida pelo gás G_1 na mistura é igual à que o mesmo exerceria se ocupasse sozinho todo o volume V à temperatura T. Assim,

$$P_i = n_i \frac{RT}{V}$$

A relação entre cada pressão parcial e a pressão total é dada por

$$\frac{P_i}{P} = n_i \frac{RT}{PV}$$

Como

$$n = \frac{PV}{RT}$$

Então

$$\frac{P_i}{P} = \frac{n_i}{n}$$

ou

$$P_i = \frac{n_i}{n} P \qquad (19.15)$$

onde (n_i/n) é chamada *fração molar* do gás G_i.

As Equações (19.14) e (19.15) traduzem a *Lei das Pressões Parciais de Dalton*, que afirma: "numa mistura de gases ideais, quimicamente inertes, a pressão exercida por cada constituinte é igual a sua pressão parcial P_i, que é proporcional a sua concentração molecular n_i, e que a pressão total é igual à soma das pressões parciais de cada gás".

Exemplo 19.3 — O ar que compõe a atmosfera terrestre consiste de uma mistura de gases, dos quais 78% é nitrogênio, 21% oxigênio, 0,9% argônio e 0,03% dióxido de carbono. Quais são as pressões parciais exercidas por cada gás sob condições normais de temperatura e pressão?

Solução

Como as pressões parciais estão relacionadas com a pressão total, P_n = 1 atm, através da Equação (19.15), e as frações molares são dadas, tem-se:

$$P_{O_2} = 0{,}21\,P_n \longrightarrow P_{O_2} = 0{,}21 \text{ atm}$$
$$P_{N_2} = 0{,}78\,P_n \longrightarrow P_{N_2} = 0{,}78 \text{ atm}$$
$$P_{Ar} = 0{,}009\,P_n \longrightarrow P_{Ar} = 0{,}009 \text{ atm}$$
$$P_{CO_2} = 0{,}0003\,P_n \longrightarrow P_{CO_2} = 3 \times 10^{-4} \text{ atm}$$

Exemplo 19.4

a. Quantos mols de gás existem em 1 m^3 sob condições normais de temperatura e pressão?
b. Se o gás for o ar atmosférico, quantos mols de oxigênio e de nitrogênio estão presentes nesse m^3?
c. Qual é a densidade de cada gás em condições normais?

Solução

a. $n = \frac{PV}{RT} = \frac{(1{,}01 \times 10^5 \text{ N/m}^2)(1 \text{ m}^3)}{[8{,}31 \text{ J/(mol} \cdot \text{K)}](273 \text{ K})}$

n = 44,5 mols

Logo, existem 44,5 mols de um gás ideal num volume unitário de 1 m^3.

b. Como 78% do ar é nitrogênio e 21% oxigênio, tem-se

$$n_{N_2} = 0{,}78 \times 44{,}5 \longrightarrow n_{N_2} = 34{,}71 \text{ mols}$$

$$n_{O_2} = 0{,}21 \times 44{,}5 \longrightarrow n_{O_2} = 9{,}35 \text{ mols}$$

c. Como a massa de 1 mol de N_2 é 28 g, e existem 44,5 mols em 1 m^3 sob condições normais, a massa desse volume unitário de N_2 vale

$$m_{N_2} = (44{,}5)(28 \text{ g}) = 1\,246 \text{ g}$$

Logo:

$$\rho_{N_2} = 1{,}246 \text{ kg/m}^3$$

Analogamente, como a massa de 1 mol de O_2 é 32 g,

$$m_{O_2} = (44{,}5)(32 \text{ g}) = 1\,425 \text{ g}$$

$$\rho_{O_2} = 1{,}425 \text{ kg/m}^3$$

Exercício Proposto — Os pneus de um carro foram calibrados, à temperatura de 20°C, à pressão manométrica de 22 psi. Após percorrer 100 km, a temperatura dos pneus se elevou a 50°C. Qual é a pressão absoluta a essa temperatura? (A pressão atmosférica é igual a 14,7 psi.)

19.8 — GÁS REAL — PRESSÃO DE VAPOR — UMIDADE

Como foi mencionado anteriormente, um gás só pode ser considerado ideal se sua densidade for suficientemente pequena tal que as interações entre as moléculas possam ser desprezadas. Entretanto, se a densidade de um gás assumir valores grandes, o que, por exemplo, pode ser conseqüência de uma diminuição de volume, a Equação (19.13) deixa de ser válida. Esse decréscimo pode ser causado por um aumento de pressão ou por um abaixamento de temperatura. No primeiro caso, com o aumento de pressão, o volume ocupado por n mols de um gás diminui, acarretando um aumento de densidade que torna não-desprezíveis as interações entre as moléculas. No caso da diminuição de temperatura, a agitação das moléculas também diminui, ou seja, sua energia cinética decresce, o que torna menor o volume ocupado pelas moléculas e, conseqüentemente, mais importante as interações entre elas. Os gases que não obedecem à equação de estado do gás ideal se chamam *gases reais*. Nesse caso, uma equação que relaciona a pressão, o volume e a temperatura é a Equação de Van der Waals:

$$\left(P + \frac{a}{v^2}\right)(v - b) = RT \tag{19.16}$$

onde P é a pressão absoluta; v o volume ocupado por mol $\left(v = \dfrac{V}{n}\right)$; T a temperatura absoluta; e a, b as constantes dependentes do gás e obtidas experimentalmente.

A Equação (19.16) não é a única que descreve os gases reais. Em determinadas situações, pode ser necessário o uso de equações de estado mais complexas.

Questão — Quais devem ser as dimensões de a e b?

Em geral, costuma-se representar o comportamento de gases, à temperatura constante, pelo diagrama pressão-volume. Assim, para um gás ideal, as curvas, chamadas *isotermas*, correspondentes à expressão PV = constante, são hipérboles, como estão representadas pelas linhas A na Figura 19.10, às temperaturas $T_1 < T_2 < T_3 < T_4$. As curvas B, C, D e E são exemplos de isotermas de um gás real às temperaturas $T_4 > T_3 > T_2 > T_1$. Pode-se observar que as isotermas reais diferem bastante

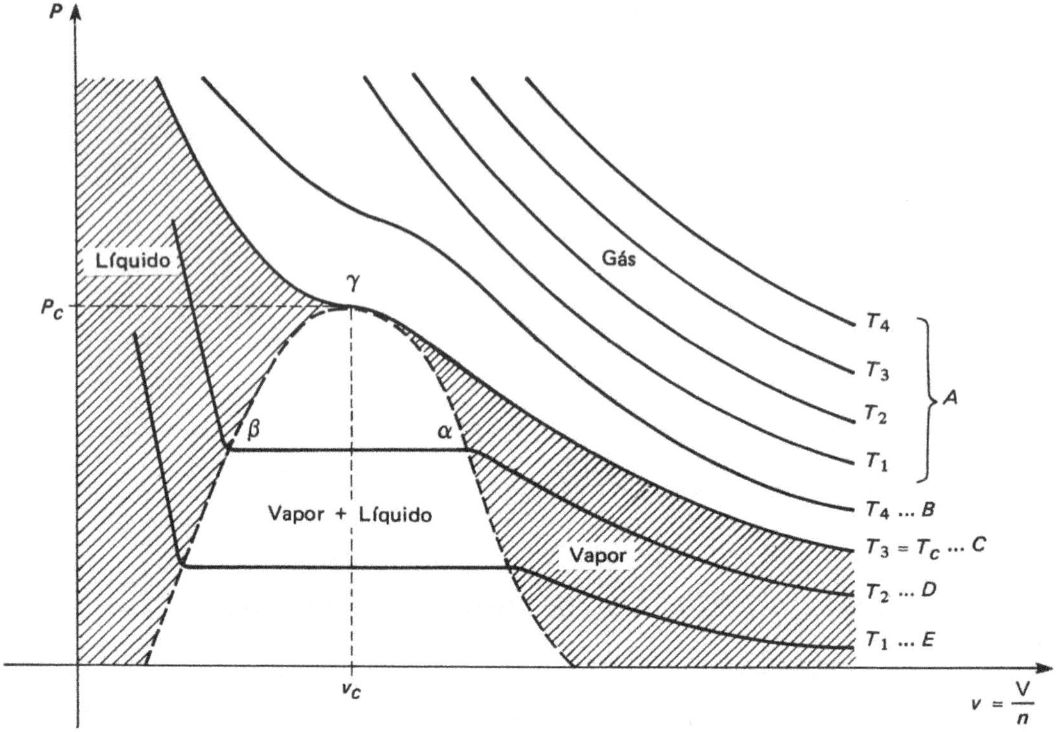

Figura 19.10 — Isotermas de gás real (B, C, D, E) comparadas com as de um gás ideal (A) às mesmas temperaturas.

das ideais às temperaturas correspondentes. As curvas A e B caracterizam gases em todos os seus pontos. Para a curva D, se a pressão for aumentada gradualmente, observa-se que o volume ocupado por mol diminui até o ponto α. Desse ponto em diante, mesmo sem variação da pressão, o volume diminui até atingir o ponto β. Esse comportamento da isoterma representa o início da liquefação em α, onde algumas moléculas do gás se condensam, isto é, começa a mudança do estado gasoso para o estado líquido. Em β, termina a liquefação, ou seja, todo o gás se tornou líquido. Do ponto β em diante, mesmo que se aumente a pressão, a variação do volume é muito pequena, o que caracteriza a incompressibilidade do líquido.

A curva C é chamada *isoterma crítica*, e a temperatura correspondente é a *temperatura crítica* T_c. Essa curva marca o limiar entre as isotermas onde ocorre liquefação, como as curvas D e E, e as isotermas de gases, como as curvas A e B. Assim, no *ponto crítico* γ, o gás se liquefaz totalmente, sem variação de volume e pressão. O volume do ponto γ é o *volume crítico* V_c e a pressão é a *pressão crítica* P_c. A linha tracejada, contendo os pontos α, β e γ, representa estados onde o gás e o líquido podem coexistir em equilíbrio dinâmico, e é chamada *curva de saturação*.

Convencionou-se chamar de *vapor* o gás que está abaixo de sua temperatura crítica, e sua pressão de *pressão de vapor*. Chama-se *pressão de vapor saturado* a pressão em que o vapor e o líquido existem em equilíbrio dinâmico, isto é, o número de moléculas do vapor que se condensam é igual ao número de moléculas do líquido que se evaporam. Desse modo, a pressão de vapor saturado é a máxima que um vapor pode exercer a determinada temperatura, menor que a crítica. Essa pressão é uma característica da substância e só depende da temperatura e não de seu volume.

O vapor de água desempenha um papel muito importante em Biologia, e sua presença na atmosfera é essencial à vida. A pressão parcial do vapor de água no ar é geralmente mais baixa que a do vapor de água saturado, a determinada temperatura. Assim, define-se como *umidade relativa* do ar, a uma dada temperatura, a seguinte relação expressa em percentagem:

$$\textit{umidade relativa } (\%) = \frac{\textit{pressão parcial do vapor de água}}{\textit{pressão de vapor saturado}} \times 100$$

Essa relação não é significativa por si só, a menos que esteja acompanhada de outras informações como a temperatura do ar, ou uma das pressões de vapor. Uma outra maneira de expressar a umidade relativa do ar, a uma dada temperatura, é através da relação entre a quantidade de vapor de água no ar e o montante que este conteria se estivesse saturado àquela temperatura, isto é,

$$\textit{umidade relativa} = \frac{\textit{massa de vapor de água no ar}}{\textit{massa de vapor de água saturado}}$$

De maneira análoga se define a *umidade absoluta* como a massa de vapor de água no ar por unidade de volume de ar

$$\textit{umidade absoluta} = \frac{\textit{massa de vapor de água}}{\textit{volume de ar}}$$

A uma dada pressão, a existência ou não de vapor de água é uma função da temperatura do ar. Com a queda da temperatura, pode-se chegar ao ponto em que o ar se torne saturado de vapor de água. Esse é o processo de formação de névoa, neblina, nuvem. A temperatura em que o ar úmido pode ser saturado define o *ponto de orvalho*, que é uma grandeza facilmente mensurável, ao mesmo tempo que é uma quantidade absoluta. Para determinar o ponto de orvalho de um gás, basta esfriar uma superfície metálica até a temperatura em que esta fique embaçada com a umidade condensada, sob uma pressão constante. Uma outra forma de saturar o ar é aumentando a quantidade de água do ambiente até que a pressão parcial de vapor se iguale à pressão de vapor saturado. A Tabela 19.1 mostra a pressão de vapor (P_v) de água saturado a várias temperaturas, assim como o volume ocupado por 1 mol de água, à pressão P_v, nas fases líquida (V_ℓ) e gasosa (V_g).

Tabela 19.1 – Pressão de vapor de água saturado e os volumes ocupados por 1 mol de H_2O nas fases líquida (V_ℓ) e gasosa (V_g).

Temperatura	Pressão (P_v)		V_ℓ	V_g
(°C)	(atm)	(mmHg)	(ℓ)	(ℓ)
300	84,8	64432	0,0252	0,39
250	39,2	29818	0,0225	0,90
200	15,3	11659	0,0208	2,04
150	4,69	3570	0,0196	7,01
100	1,00	760	0,0188	30,1
80	0,466	355	0,0185	61,4
60	0,196	149	0,0183	138
40	0,0728	55,3	0,0182	352
30	0,0418	31,82	0,0181	593
20	0,0230	17,54	0,01804	1042
10	0,0121	9,21	0,01802	1917
0	0,00626	4,58	0,01800	3717

Exemplo 19.5 – Numa sala a 20°C, a superfície metálica de um higrômetro de ponto de orvalho é esfriada lentamente. A superfície se torna úmida a 10°C. Qual é a umidade relativa?

Solução

Pela Tabela 19.1, à temperatura do ponto de orvalho observada, a pressão de vapor da água saturado é 9,2 mmHg, que é igual à pressão parcial do vapor de água da sala. A pressão de vapor saturado a 20°C é 17,54 mmHg. Portanto, a umidade relativa é

$$\frac{P_p}{P_v} = \frac{9,2}{17,54} \times 100 = 52\%$$

Exemplo 19.6 — O ar expirado contém vapor de água saturado a 37°C e pressão parcial manométrica igual a 47 mmHg. Esse ar é coletado e tornado seco mantendo-se o volume constante. A fração molar do O_2 no ar seco é 16%. Qual é a pressão do O_2 nos pulmões?

Solução

Pela Expressão (19.15), a pressão parcial do O_2 no ar seco é:

$$P_{O_2} = \frac{n_{O_2}}{n} P_{seco} = 0,16 P_{seco}$$

O ar seco está à pressão:

$$P_{seco} = P_{atm} - P_{H_2O} = 760 - 47 = 713 \text{ mmHg}$$

Assim:

$$P_{O_2} = 114 \text{ mmHg}$$

O conceito de umidade relativa é muito importante em Fisiologia. A evaporação de água na superfície da pele humana requer calor, que é fornecido pelo corpo. Assim, suar é um mecanismo pelo qual ocorre o esfriamento do corpo. Entretanto, se a umidade relativa do ambiente for alta, por exemplo, 90%, só uma quantidade muito pequena do suor é evaporada, o que diminui o esfriamento. Por outro lado, se a umidade relativa for baixa, as superfícies úmidas se tornam secas muito rapidamente. Em regiões de climas quentes e úmidos — por exemplo, florestas tropicais — a temperatura máxima que o homem pode suportar é em torno de 35°C. Entretanto, em regiões quentes mas secas — por exemplo, os desertos — o homem pode suportar temperaturas muito mais elevadas.

Questão — Por que os tuaregues, povo nômade do deserto do Saara, apesar das temperaturas elevadas das regiões onde vivem, usam indumentárias que cobrem todo o corpo, inclusive a cabeça?

A quantidade de vapor de água presente na atmosfera varia com a latitude. Assim, ao nível do mar, na região equatorial, 2,9% do ar é vapor de água, ao passo que, a 50° N (50° latitude Norte), a percentagem cai para 0,9, e a 70° N (70° latitude Norte), somente 0,2% do ar é vapor de água.

A presença do vapor de água na atmosfera é essencial para os mecanismos de troca de gás dos organismos vivos, nos processos de fixação de nitrogênio por plantas etc.

19.8.1 — Troca de gás em folhas de plantas

As plantas verdes são capazes de, utilizando a energia solar, transformar o dióxido de carbono, composto inorgânico de baixo teor energético, em açúcares, compostos orgânicos de alto teor de energia. Esse é o processo de fotossíntese. Nesse processo, a folha absorve o gás carbônico e devolve o oxigênio para o ambiente, produzindo a glicose segundo a equação:

$$6\,CO_2 + 12\,H_2O \xrightarrow{\text{luz}} C_6H_{12}O_6 + 6\,O_2 + 6\,H_2O$$

Essa reação só ocorre na presença de água, e o oxigênio é produzido da água e não do gás carbônico. A troca de gás ocorre nas células úmidas da camada esponjosa e é absolutamente essencial que a umidade se mantenha. À medida que o ar penetra na camada esponjosa, a tendência é ressecar a folha através da transpiração. Essa perda de água depende da umidade relativa do ar. Se o ar estiver muito seco, a taxa de perda de água por transpiração pode ser maior que a taxa de absorção de água pelas raízes. Isso provoca o fechamento dos estômatos, que são orifícios por onde sai a água, de modo que a transpiração possa ser drasticamente reduzida.

19.9 — ALGUNS EFEITOS FISIOLÓGICOS DA VARIAÇÃO DA PRESSÃO DE FLUIDOS

19.9.1 — Efeito da postura na pressão sangüínea

O coração é uma "bomba" muscular que, no homem, pode exercer uma pressão manométrica máxima de cerca de 120 mmHg no sangue durante a contração (sístole), e de cerca de 80 mmHg durante a relaxação (diástole). Devido à contração do músculo cardíaco, o sangue sai do ventrículo esquerdo, passa pela aorta e pelas artérias, seguindo em direção aos capilares. Dos capilares venosos o sangue segue para as veias e chega ao átrio direito com uma pressão quase nula. Em média, a diferença máxima entre as pressões arterial e venosa é da ordem de 100 mmHg.

Como a densidade do sangue ($\rho \approx 1{,}04$ g/cm^3) é quase igual à da água, a diferença de pressão hidrostática entre a cabeça e os pés numa pessoa de 1,80 m de altura é 180 cmH_2O. A Figura 19.11 mostra as pressões arterial e venosa médias (em cm de água), para uma pessoa de 1,80 m de altura, em vários níveis em relação ao coração. Uma pessoa deitada possui pressão hidrostática praticamente constante em todos os pontos e igual à do coração. Se um manômetro aberto contendo mercúrio fosse utilizado para medir as pressões arteriais em vários pontos de um indivíduo deitado, a altura da coluna de mercúrio seria de aproximadamente 100 mm, ou seja 136 cmH_2O.

As pressões arteriais em todas as partes do corpo de uma pessoa deitada são aproximadamente iguais à pressão arterial do coração. Quando a pessoa está sentada, ou em pé, devido à elevação da cabeça em relação ao coração, a pressão arterial é mais baixa na cabeça e é dada por:

$$P_a(\text{cabeça}) = P_a(\text{coração}) - \rho_s\, gh$$

onde ρ_s é a densidade do sangue e h a diferença de nível entre o centro da cabeça e o centro do coração.

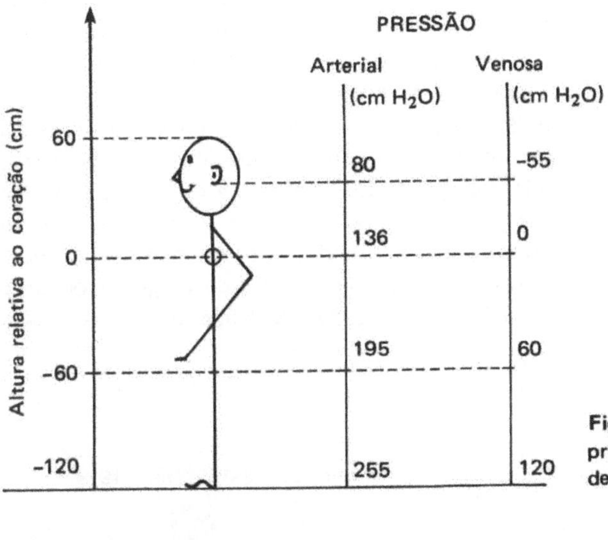

Figura 19.11 — Pressões médias nas artérias e veias principais em várias posições em relação ao coração de uma pessoa de 1,80 m de altura em pé.

Assim, quando uma pessoa deitada se levantar rapidamente, a queda de pressão arterial da cabeça será de $\rho_s gh$, o que implicará uma diminuição do fluxo sangüíneo no cérebro. Como o fluxo deve ser contínuo e como o ajuste do fluxo pela expansão das artérias não é instantâneo, a pessoa pode sentir-se tonta. Em casos de variações de pressão muito rápidas, a diminuição da circulação pode ser tal que provoque desmaio.

Um animal que possui propriedades fisiológicas extraordinárias é a girafa. Sua altura varia de 4,0 m a 5,5 m. Seu coração está, aproximadamente, eqüidistante da cabeça e das patas, ou seja, a uns 2 m abaixo da cabeça. Isso significa que a pressão arterial da girafa precisa ser muito maior que a do homem, ou de outro animal mais baixo, para que a cabeça possa ser atingida pelo fluxo sangüíneo. J. V. Warren* e sua equipe mediram as pressões nas artérias de algumas girafas de uma reserva, no Quênia, cujos resultados estão ilustrados na Figura 19.12. Na posição 1, quando a girafa está deitada, sua cabeça e seu coração estão no mesmo nível, e a pressão arterial da carótida varia entre 180 e 240 mmHg e o ritmo cardíaco é 96/min. Quando o animal levanta a cabeça, posição 2, a pressão se mantém aproximadamente igual à da posição 1, mas a freqüência cardíaca diminui. Na posição ereta 3 e em movimento normal 4, aumenta a freqüência cardíaca a cerca de 150/min, enquanto que a pressão arterial cai para 90 a 150 mmHg. O galope 5 eleva a freqüência cardíaca ao valor de 170/min e produz uma variação da pressão arterial entre 80 e 200 mmHg.

A pressão sistólica ao nível do coração da girafa varia entre 200 e 300 mmHg, enquanto que a diastólica varia entre 100 e 170 mmHg. O valor médio da razão pressão sistólica/pressão diastólica é de 260/160. Esse valor, comparado com o valor médio de uma pessoa – 120/80 – classificaria a girafa como hipertensa. Entretanto, essa hipertensão não se deve a problemas vasculares, mas é uma condição necessária para suprir o cérebro do animal com sangue quando ele está ereto.

19.9.2 – Mergulho subaquático

O corpo humano é composto principalmente por estruturas sólidas e líquidas, que são quase incompressíveis. Por esse motivo, mudanças de pressão externa têm pequeno efeito sobre essas estruturas. No entanto, existem cavidades contendo gás no corpo que, sob mudanças bruscas de pressão, podem produzir fortes efeitos no indivíduo.

O ouvido médio é uma cavidade de ar atrás do tímpano, dentro da cabeça. Se a pressão nessa cavidade não for igual à pressão no lado externo do tímpano, a pessoa pode sentir mal-estar. Ela pode evitar isso equalizando as pressões através do bocejo, da mastigação ou da deglutição.

Quando uma pessoa mergulha na água, a equalização das pressões nos dois lados do tímpano pode não ocorrer, e uma diferença de pressão de 120 mmHg pode ocasionar sua ruptura. Uma maneira de equalizar essas pressões é aumentar a pressão da boca, mantendo boca e nariz fechados e forçando um pouco do ar dos pulmões para as trompas de Eustáquio.

A pressão nos pulmões a qualquer profundidade atingida num mergulho é maior que a pressão ao nível do mar. Isso significa que as pressões parciais dos componentes do ar são também mais elevadas. O aumento da pressão parcial do oxigênio faz que maior número de moléculas desse gás seja transferido para o sangue. Dependendo desse acréscimo, pode ocorrer envenenamento por oxigênio. Um possível efeito do envenenamento por oxigênio é a oxidação de enzimas dos pulmões, que pode provocar convulsões. Em bebês prematuros, colocados em tendas de oxigênio puro, há grandes riscos de se desenvolver cegueira devida ao bloqueio do desenvolvimento dos vasos sangüíneos dos olhos.

---

* WARREN, J. V. – The Physiology of the Giraffe. *Scientific American 231*:96–105, Nov., 1974.

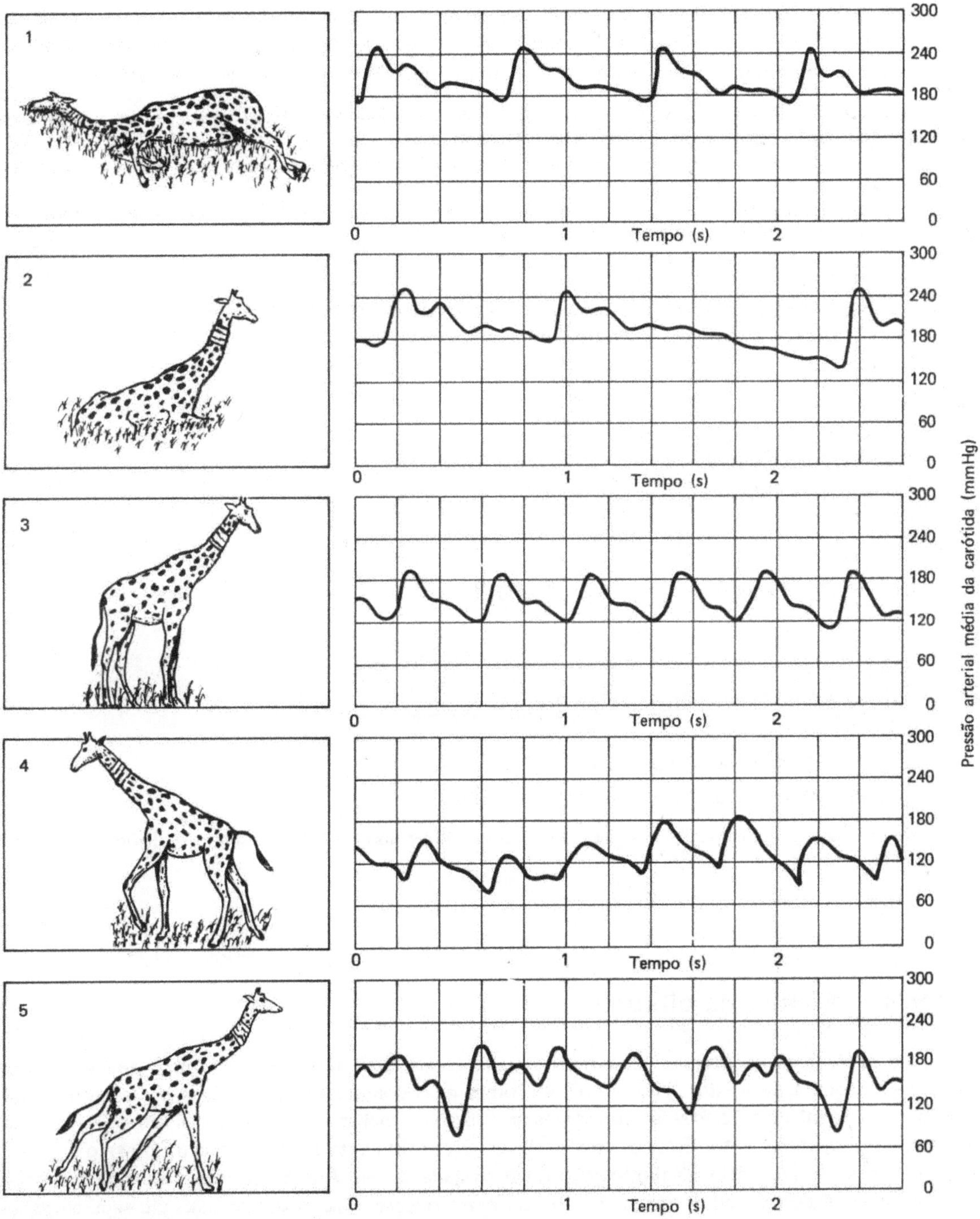

Figura 19.12 – Variação da pressão arterial média com a postura da girafa. *Fonte*: WARREN, J. V. – The Physiology of the Giraffe. *Scientific American 231*:96, Nov., 1974.

Se for usado o ar nos tanques de mergulho, a altas pressões o nitrogênio se dissolve no sangue. Se o mergulhador voltar rapidamente à superfície, o nitrogênio dentro do sangue pode "ferver", formando bolhas. Isso pode provocar lesões graves nos ossos, levando até à necrose do tecido ósseo. A razão dessa necrose são os infartos no tecido, causados pelo bloqueio da circulação do sangue pelas bolhas. Por isso, a subida de um mergulhador deve ser feita lentamente. Caso ocorra a formação de bolhas, um dos efeitos sobre o mergulhador é a produção de cãibras. Nesse caso, o acidentado deve ser recolocado num ambiente à pressão alta e ser lentamente descompressado.

Exemplo 19.7 — *a*. Qual é o volume de ar à pressão atmosférica necessário para encher um tanque de ar de mergulho de 14 ℓ, sob uma pressão de $1{,}45 \times 10^7$ N/m²?

b. Se ao nível do mar uma pessoa consumir 13,5 ℓ de ar por minuto, quanto tempo durará o ar contido no tanque acima?

c. Quanto tempo durará o ar contido nesse tanque a uma profundidade de 10 m, onde a pressão aumentou de 1 atm? Suponha que o consumo seja o mesmo que ao nível do mar.

Solução

a. Considerando o ar um gás ideal, pode-se usar a Equação de estado (19.13):

$$P_1 V_1 = nRT_1$$

Como a temperatura não é modificada,

$$P_1 V_1 = P_2 V_2$$

onde

$$P_1 = 1 \text{ atm} = 1{,}01 \times 10^5 \text{ N/m}^2$$
$$P_2 = 1{,}45 \times 10^7 \text{ N/m}^2$$
$$V_2 = 14 \ \ell$$

Então,

$$V_1 = \frac{1{,}45 \times 10^7}{1{,}01 \times 10^5} \times 14 \longrightarrow V_1 = 2 \times 10^3 \ \ell$$

b.

$$\left.\begin{array}{l} 13{,}5 \ \ell \text{ ——— } 1 \text{ min} \\ 2 \times 10^3 \text{ ——— } \Delta t_0 \end{array}\right\} \quad \Delta t_0 = \frac{2 \times 10^3}{13{,}5} \text{ min} = 148 \text{ min}$$

c. Para $z = 0$, tem-se $P_0 = 1$ atm, $\Delta t_0 = 148$ min.

Para $z = 10$ m, tem-se $P_{10} = P_0 + 1 \text{ atm} = 2$ atm.

Como o consumo é constante nos dois níveis, e a pressão é o dobro a 10 m, então a duração do ar contido no tanque será a metade, isto é, $\Delta t_{10} = 74$ min.

19.9.3 — Efeitos da altitude

Ao subir uma montanha, uma pessoa pode sentir uma série de distúrbios, que se tornam mais acentuados a partir dos 3 000 m. Os sintomas mais comuns são dificuldade de respirar, taquicardia com freqüências cardíacas superiores a 100/min, mal-estar generalizado, dores de cabeça, náusea, vômito, insônia etc. Esses efeitos se devem essencialmente à diminuição da pressão atmosférica, o que é conseqüência da diminuição da densidade do ar. Aos 5 000 m de altitude a pressão parcial de O_2 é aproximadamente a metade da pressão parcial ao nível do mar. Ou seja, só existe metade da quantidade de O_2 com relação ao nível do mar. Esse efeito é chamado *hipoxia*, isto é, baixo fornecimento de oxigênio, e é também observado em balões dirigíveis em ascensão.

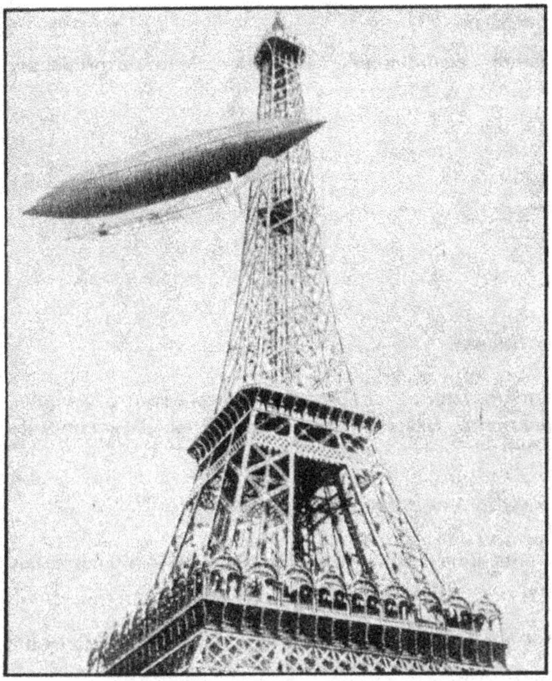

Balão dirigível a hidrogênio projetado por Santos Dumont, com o qual contornou a Torre Eiffel, em 1901, conquistando o Prêmio Deutsch de La Meurthe.

Qualitativamente, podem-se resumir as mudanças funcionais com a altitude, para um indivíduo saudável, normal e não treinado, da seguinte maneira*:

- Abaixo de 3 000 m: não existem efeitos detectáveis no desempenho da respiração, e o ritmo cardíaco, em geral, não se altera.
- Entre 3 000 e 4 600 m: região de "hipoxia compensada" em que aparece um pequeno aumento nos ritmos cardíaco e respiratório, e uma pequena perda de eficiência na execucão de tarefas complexas.
- Entre 4 600 e 6 100 m: mudanças dramáticas começam a ocorrer. As freqüências respiratória e cardíaca aumentam drasticamente; pode aparecer a perda de julgamento crítico e controle muscular, e também entorpecimento dos sentidos. Estados emocionais podem variar desde a letargia até grandes excitações com euforia ou mesmo com alucinações. Esse é o estado de "hipoxia manifesta".
- Entre 6 100 e 7 600 m: essa é a região de "hipoxia crítica". Os sintomas são perda rápida do controle neuromuscular, da consciência seguida de parada respiratória, e finalmente morte.

Esses vários sintomas foram verificados na ascensão do balão "Zenith", a 15 de abril de 1875, na França, que chegou a atingir 8 600 m, causando a morte de dois dos três membros da expedição. Apesar de reservatórios de gás contendo 70% de oxigênio haverem sido incluídos no equipamento, a hipoxia provocou a redução do juízo crítico e do controle muscular de seus tripulantes, não permitindo o uso do oxigênio quando isso se fez necessário.

---

* BENEDEK, G. B. & VILLARS, F. M. H. – *Physics with Illustrative Examples from Medicine and Biology*. USA, Addison-Wesley, 1974, vol. 1, Cap. 3.

PROBLEMAS

1. Três vasos de mesma base e formas diferentes contêm água à mesma altura. Compare (e justifique seu raciocínio):

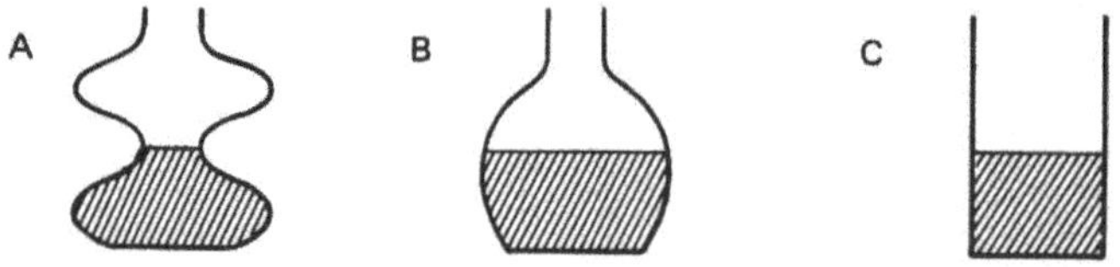

a. as pressões no fundo de cada vaso;
b. as forças exercidas na base de cada vaso;
c. os pesos dos vasos quando colocados sobre uma balança.

2. Num manômetro de tubo aberto, o diâmetro de um dos ramos é o dobro do diâmetro do outro. Explique de que modo esse fato afeta as medidas feitas com o manômetro. Haverá interesse em saber qual dos ramos do manômetro está ligado à câmara cuja pressão se quer medir?

3. Quais são os fatores de conversão entre as unidades de pressão N/m^2, atm, mmHg, cmH_2O e psi?

4. Qual é a pressão absoluta dos pulmões se, durante uma respiração normal, a pressão manométrica pulmonar for $-7\ cmH_2O$?

5. A pressão média com que o coração bombeia o sangue para a aorta é 100 mmHg. Qual é a força média exercida pelo coração sobre o sangue que está entrando na aorta, se a secção desta for $3\ cm^2$?

6. A transfusão de sangue é feita ligando-se, à veia do paciente, com um tubo, uma bolsa contendo plasma ($\rho_p \cong 1{,}04\ g/cm^3$) a uma altura h acima do paciente.
a. Se a altura h for 1 m, qual será a pressão do plasma ao entrar na veia em mmHg?
b. A que altura mínima deve ser colocada a bolsa de plasma se a pressão venosa for 3 mmHg?
c. Qual seria a altura mínima em que se deveria colocar a bolsa de plasma num planeta cuja aceleração de gravidade fosse 70% do valor da aceleração gravitacional da Terra?
(*Observação*: Devido à viscosidade do plasma, a bolsa deve ser colocada em alturas maiores que as calculadas. Este fato será considerado no próximo capítulo.)

7. Um tubo longo, de secção $S_1 = 4 \times 10^{-4}\ m^2$, foi conectado a um tambor cheio de água, como indica a figura ao lado. Foi colocada água no tubo até 20 m, quando a tampa de secção $S_2 = 0{,}12\ m^2$ explodiu. Qual é a intensidade da força, causadora da explosão, sobre a tampa?

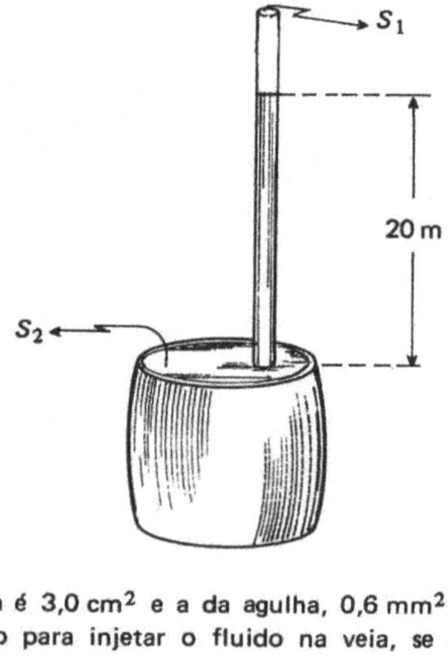

8. A área de secção transversal de uma seringa hipodérmica é $3{,}0\ cm^2$ e a da agulha, $0{,}6\ mm^2$.
a. Qual a força mínima que deve ser aplicada ao êmbolo para injetar o fluido na veia, se a pressão sangüínea venosa for 12 mmHg?
b. Qual a pressão manométrica do fluido dentro da seringa se a força aplicada ao êmbolo for uma vez e meia maior que a força mínima?

9. Uma "bolha" de ar quente (30°C) é formada ao nível do chão num ambiente a 10°C e sobe para uma camada de ar mais alta. Dados: ρ_{ar} (10°C) $\cong$ 1,25 kg/m^3; ρ_{ar} (30°C) $\cong$ 1,16 kg/m^3

a. Se o volume da "bolha" for 8 m^3, qual é a força total que age sobre ela?

b. Qual é a aceleração ascendente inicial da "bolha", se a resistência do ar for desprezível?

c. Qual será o novo volume da "bolha" quando ela atingir equilíbrio térmico com o meio?

10. Um bloco de granito está suspenso na água por meio de um barbante amarrado a um dinamômetro (veja a figura ao lado). Mostre que o peso efetivo, isto é, a leitura do dinamômetro é dado por

$$W' = W\left(1 - \frac{\rho_{H_2O}}{\rho'}\right)$$

onde W é o peso do bloco no ar; W' o peso efetivo; ρ' a densidade do bloco; e ρ_{H_2O} a densidade da água.

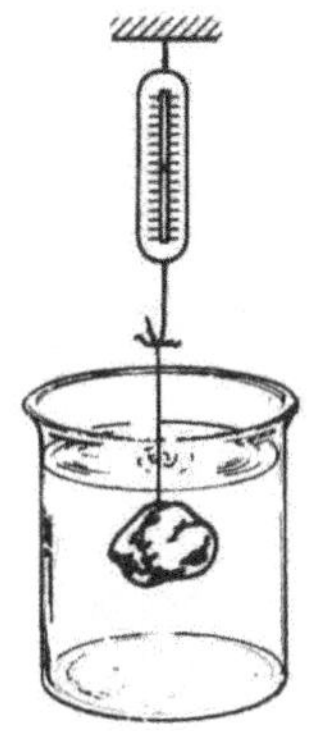

11. Um objeto está suspenso no ar por um dinamômetro cuja leitura é 300 N. Quando o mesmo objeto é suspenso ao dinamômetro na água, a leitura é 250 N. Determine o volume e a densidade do objeto.

12. Um cilindro de aço de 400 cm^3 é desenhado para suportar uma pressão interna de 10^7 N/m^2. Quantos gramas do gás hélio podem ser guardados a 300 K sem que o cilindro expluda?

13. No fundo de um lago, onde a temperatura é de 7°C, a pressão é de 2,8 atm. Uma bolha de ar de 4 cm de diâmetro sobe para a superfície, onde a temperatura é de 27°C. Qual será o diâmetro da bolha na superfície?

14. Uma amostra de um gás ideal, a 27°C, foi colocada num recipiente com êmbolo móvel. Sob uma pressão de 1 atm, o volume ocupado foi de 0,5 ℓ. O recipiente foi aquecido até 177°C, e o volume aumentou para 1,5 ℓ. Qual é a nova pressão do gás?

15. Na inspiração o diafragma é deslocado para baixo, de modo que a pressão do ar dentro dos pulmões (ar alveolar) fique cerca de 3 mmHg abaixo da pressão atmosférica, provocando a entrada de ar para dentro dos mesmos. Na expiração, ocorre o processo contrário, isto é, o diafragma é levantado, aumentando a pressão interna dos pulmões para cerca de 3 mmHg acima da pressão atmosférica. Desse modo, a pressão média do ar dentro dos pulmões é aproximadamente igual à pressão atmosférica do ambiente.

a. Se a pressão parcial do CO_2 no ar alveolar for 42 mmHg, qual seria sua percentagem na constituição desse ar?

b. Se somente 14% do ar fosse constituído de O_2, qual seria sua pressão parcial?

c. Se, além do CO_2 e O_2, o ar alveolar ainda estiver saturado de vapor de água (a pressão de vapor saturado a 37°C é 47 mmHg), qual a fração molecular do N_2 nesse ar?

d. Qual a percentagem do volume total ocupado pelo O_2, supondo que ele se comporte como um gás ideal nas condições dadas? Considere que existe 0,1 mol de ar nos pulmões.

APÊNDICE

Resolução da equação diferencial:

$$\frac{dP}{P} = -\frac{g\,\rho_0}{P_0}\,dz \tag{A.1}$$

Essa equação é do tipo:

$$\frac{dx}{x} = -C\,dy \tag{A.2}$$

onde C é uma constante. A solução é obtida integrando-se ambos os membros da igualdade

$$\int \frac{dx}{x} = -C \int dy$$

Os limites de integração são escolhidos de modo que a $x = x_1$ e $x = x_2$ correspondam, respectivamente, $y = y_1$ e $y = y_2$. Assim

$$\int_{x_1}^{x_2} \frac{dx}{x} = -C \int_{y_1}^{y_2} dy \qquad (A.3)$$

A integral do lado direito corresponde à variação de y entre y_1 e y_2, ou seja:

$$-C \int_{y_1}^{y_2} dy = -C(y_2 - y_1) \qquad (A.4)$$

A integral do lado esquerdo pode ser obtida consultando-se uma tabela de integrais:

$$\int_{x_1}^{x_2} \frac{dx}{x} = \ell n \frac{x_2}{x_1}$$

Desse modo, a Equação (A.3) torna-se:

$$\ell n \frac{x_2}{x_1} = -C(y_2 - y_1) \qquad (A.5)$$

Usando-se a definição de logaritmo neperiano (veja o Apêndice Matemático),

$$\ell n\, x = a \longrightarrow x = e^a$$

obtém-se

$$\frac{x_2}{x_1} = e^{-C(y_2 - y_1)}$$

ou,

$$x_2 = x_1\, e^{-C(y_2 - y_1)} \qquad (A.6)$$

No caso da Equação (A.1), os limites de integração em z são 0 e z, aos quais correspondem, respectivamente, os limites da pressão P_0 e P. A solução dessa equação é análoga ao resultado (A.6), ou seja,

$$P = P_0\, e^{-(g\,\rho_0/P_0)z} \qquad (A.7)$$

REFERÊNCIAS BIBLIOGRÁFICAS

Livros

BENEDEK, G. B. & VILLARS, F. M. H. — *Physics with Illustrative Examples from Medicine and Biology*. USA, Addison-Wesley, 1974, vol. 1.

CAMERON, J. R. & SKOFRONICK, J. G. — *Medical Physics*. USA, John Wiley & Sons, 1978.

CROMER, A. H. — *Physics for the Life Sciences*. USA, McGraw-Hill, 1977.

GUYTON, A. C. — *Tratado de Fisiologia Médica*. Brasil, Interamericana, 1977.

MACDONALD, S. G. G. & BURNS, D. M. — *Physics for the Life and Health Sciences*. Philippines, Addison-Wesley, 1977.

RESNICK, R. & HALLIDAY, D. — *Física*. Brasil, Livros Técnicos e Científicos, 1980, vol. 2.

STROTHER, G. K. — *Physics with Applications in Life Sciences*. USA, Houghton Mifflin, 1977.

Movimento e Propriedades de Fluidos

CAPÍTULO 20

20.1 — INTRODUÇÃO

Na Biologia existem muitos fenômenos em que escoamento de fluidos, viscosidade, tensão superficial, ação capilar, difusão e osmose desempenham um papel importante. Assim, o conhecimento dos conceitos básicos da Hidrodinâmica e de algumas propriedades de fluidos é fundamental para a compreensão desses fenômenos. Nesse capítulo, serão introduzidas essas noções e alguns exemplos de sua aplicação nas áreas biológica e médica.

20.2 — ESCOAMENTO DE FLUIDOS IDEAIS

De modo geral, o escoamento de um fluido não é descrito pelo movimento individual de cada uma de suas partículas, mas é especificado por sua densidade ρ e velocidade de escoamento ou de fluxo $\vec{v}$, numa posição $\vec{r}$ e num instante t.

Se a velocidade $\vec{v}$ do fluido em qualquer ponto for constante em relação ao tempo, ou seja, se todos os elementos infinitesimais de volume dV do fluido, que passarem por determinado ponto O_1, tiverem sempre a mesma velocidade $\vec{v}_1$, o escoamento se diz *permanente*. Nesse caso, em outro ponto O_2, todos os elementos dV também passarão com uma mesma velocidade $\vec{v}_2$, que, por sua vez, pode ser diferente daquela ($\vec{v}_1$) do ponto O_1. Se as velocidades $\vec{v}_i$ variarem com o tempo, isto é, se um elemento de volume passando por O_i possuir velocidade $\vec{v}_i$ no instante t, e um outro elemento de volume passando por esse mesmo ponto possuir uma velocidade $\vec{v}_i'$ diferente de $\vec{v}_i$, no instante posterior t', o escoamento se diz *variado*.

Se a densidade de um fluido em movimento variar, ele é considerado *compressível*; caso contrário, diz-se que é *incompressível*. Apesar de os gases, por exemplo, serem altamente compressíveis, a variação de suas densidades pode ser desprezível em certos tipos de movimento. Quando isso acontece, o fluido pode ser considerado incompressível, como é o caso dos problemas estudados na aerodinâmica subsônica, onde as velocidades consideradas são menores que a do som no meio. Os líquidos são, em geral, incompressíveis. Assim, a incompressibilidade considerada nos estudos de escoamento não é propriedade intrínseca dos fluidos, mas está diretamente relacionada ao tipo de movimento que eles desenvolvem.

Se o fluido em estudo for incompressível e não apresentar resistência ao movimento, ele se diz *fluido ideal*.

O *fluxo* ou *vazão* Q de um fluido que escoa por uma tubulação, ou por um rio, é definido como o volume do fluido que passa por unidade de tempo por determinado ponto. Assim, o fluxo Q pode ser medido em m^3/s ou ℓ/s. Na Figura 20.1, o fluxo Q_1 do fluido que passa por O_1 é dado pelo quociente entre o volume $A_1 x_1$ e o intervalo de tempo Δt, onde x_1 é a distância percorrida ao longo da tubulação, naquele intervalo de tempo, pelo fluido que possui velocidade $\vec{v}_1$, isto é:

$$Q_1 = \frac{A_1 x_1}{\Delta t} = A_1 v_1 \tag{20.1}$$

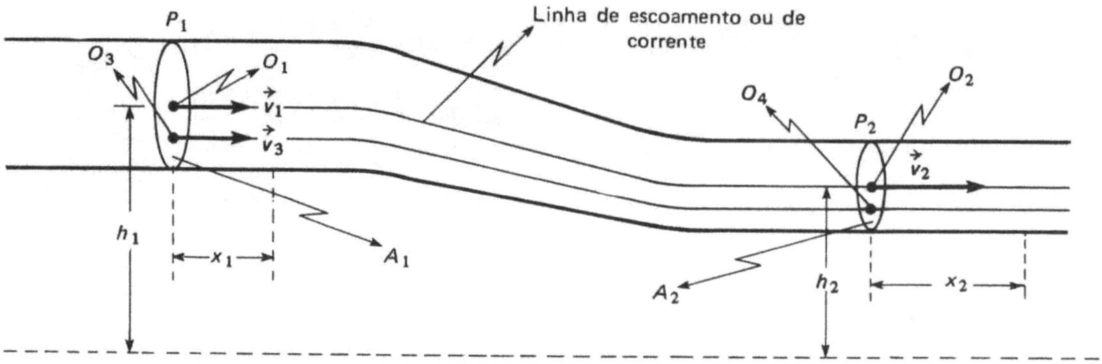

Figura 20.1 — Escoamento permanente de um fluido ideal por uma tubulação.

Analogamente, o fluxo Q_2 pelo ponto O_2 é dado por:

$$Q_2 = \frac{A_2 x_2}{\Delta t} = A_2 v_2$$

Se o fluido for ideal e o escoamento permanente, o fluxo será constante ao longo do tubo, pois não haverá perda de fluido. Então:

$$Q_1 = Q_2 \quad \text{ou} \quad A_1 v_1 = A_2 v_2 \tag{20.2}$$

Como A_1 e A_2 são as áreas de duas secções transversais do tubo, a Equação (20.2) mostra que quanto mais estreito for o tubo, mais rápido o fluido escoará.

Como o fluido ideal não oferece resistência ao movimento, a velocidade de fluxo deve ser a mesma para qualquer ponto de uma secção transversal. Assim, a velocidade $\vec{v}_3$ no ponto O_3 da secção A_1 deve ser igual à no ponto O_1 da mesma secção.

Seja um volume V de uma tubulação, por onde escoa um fluido com velocidade $\vec{v}$. A energia cinética K por unidade de volume do fluido é dada por

$$\frac{K}{V} = \frac{1}{V}\frac{1}{2}mv^2 = \frac{1}{2}\rho v^2 \tag{20.3}$$

onde ρ é a densidade do fluido.

A energia potencial U por unidade de volume é

$$\frac{U}{V} = \frac{1}{V}mgh = \rho gh \tag{20.4}$$

onde g é a aceleração da gravidade.

Os pontos na parte mais larga do tubo na Figura 20.1 estão à pressão P_1 e, portanto, sujeitos a uma força de intensidade $P_1 A_1$, aplicada pelo fluido à sua esquerda. Da mesma forma, os pontos na parte mais estreita estão sujeitos à força de intensidade $P_2 A_2$, onde P_2 é a pressão nessa parte do tubo. Assim, o trabalho W_1 realizado sobre o fluido que se deslocou de uma distância x_1, na parte mais larga é:

$$W_1 = P_1 A_1 x_1 = P_1 V_1 \tag{20.5a}$$

O trabalho realizado por unidade de volume é

$$\frac{W_1}{V_1} = P_1 \tag{20.5b}$$

O trabalho realizado sobre um sistema aumenta sua energia de uma quantidade igual a esse trabalho. Assim, a energia total por unidade de volume de um fluido ideal, que escoa em regime permanente com velocidade $\vec{v}$, por um ponto O a uma distância h do nível de referência da energia potencial, sob uma pressão P, é

$$\frac{E}{V} = \frac{K}{V} + \frac{U}{V} + \frac{W}{V}$$

$$\boxed{\frac{E}{V} = \frac{1}{2}\rho v^2 + \rho gh + P} \qquad (20.6)$$

Assim, para os pontos O_1 e O_2 considerados na Figura 20.1:

$$\left(\frac{E}{V}\right)_{O_1} = \frac{1}{2}\rho v_1^2 + \rho gh_1 + P_1 \qquad (20.7a)$$

$$\left(\frac{E}{V}\right)_{O_2} = \frac{1}{2}\rho v_2^2 + \rho gh_2 + P_2 \qquad (20.7b)$$

Como o escoamento é permanente e o fluido é ideal, a energia se conserva, isto é:

$$\boxed{\frac{1}{2}\rho v_1^2 + \rho gh_1 + P_1 = \frac{1}{2}\rho v_2^2 + \rho gh_2 + P_2 = \text{constante}} \qquad (20.8)$$

Essa Relação (20.8) é conhecida como *Teorema de Bernoulli* (formulada por Daniel Bernoulli no século XVIII) para escoamento permanente de um fluido ideal, e exprime a conservação da energia no fluido. É importante notar que os pontos O_1 e O_2 considerados estão numa mesma linha de escoamento, que no caso do tubo da Figura 20.1 é a linha central. Se os pontos considerados forem O_3 e O_4, a Relação (20.8) continuará válida, mas o valor da constante poderá ser diferente daquele obtido para os pontos O_1 e O_2.

20.2.1 — Tubo de Venturi

Um dispositivo utilizado para medir a velocidade de escoamento de um fluido é o tubo de Venturi.

Esse tubo, esquematizado na Figura 20.2, consiste de uma tubulação de secção A_1 com um estrangulamento cônico no meio, chamado garganta, de secção A_2, onde $A_2 << A_1$. O tubo é colocado em posição horizontal, de modo que a energia potencial do fluido ideal de densidade ρ, que escoa em regime permanente pelo mesmo, é constante. Assim, a Equação de Bernoulli aplicada aos pontos O_1 e O_2 pode ser escrita na seguinte forma:

$$\frac{1}{2}\rho v_1^2 + P_1 = \frac{1}{2}\rho v_2^2 + P_2$$

$$(P_1 - P_2) = \frac{1}{2}\rho\,(v_2^2 - v_1^2) \qquad (20.9)$$

Como o fluxo é constante, pode-se expressar v_2^2 em termos de v_1^2, usando a Equação (20.2):

$$v_2^2 = \left(\frac{A_1}{A_2}\right)^2 v_1^2$$

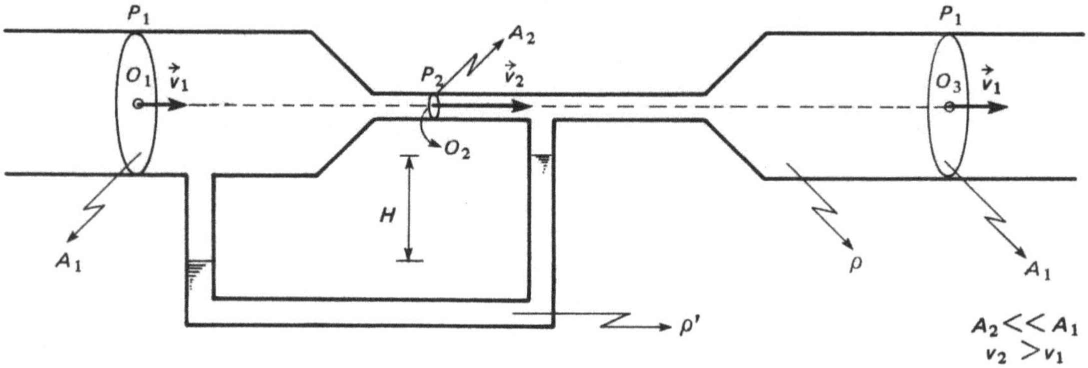

Figura 20.2 – Tubo de Venturi.

Então a Expressão (20.9) fica:

$$(P_1 - P_2) = \frac{1}{2}\rho v_1^2 \left(\frac{A_1^2}{A_2^2} - 1\right) \tag{20.10}$$

Como $A_1 >> A_2$, então o lado direito da Igualdade (20.10) é positivo, o que significa que a diferença de pressão $(P_1 - P_2)$ é também positiva, isto é, $P_1 > P_2$. Isso mostra que a pressão na garganta do tubo é menor que na parte de maior secção. Se um manômetro for colocado com uma extremidade na parte mais larga e a outra na garganta, como indica a Figura 20.2, o desnível H estará relacionado com essa diferença de pressão pela relação:

$$P_1 - P_2 = \rho' gH \tag{20.11}$$

onde ρ' é a densidade do líquido contido no manômetro. Assim, a Expressão (20.10) fica:

$$\rho' gH = \frac{1}{2}\rho v_1^2 \left(\frac{A_1^2}{A_2^2} - 1\right)$$

Conseqüentemente, a velocidade v_1 do fluido, ao passar pela parte de maior secção, será dada por:

$$v_1 = A_2 \sqrt{\frac{2\rho' gH}{\rho (A_1^2 - A_2^2)}} = A_2 \sqrt{\frac{2(P_1 - P_2)}{\rho (A_1^2 - A_2^2)}} \tag{20.12}$$

e a velocidade v_2 por

$$v_2 = A_1 \sqrt{\frac{2\rho' gH}{\rho (A_1^2 - A_2^2)}} = A_1 \sqrt{\frac{2(P_1 - P_2)}{\rho (A_1^2 - A_2^2)}} \tag{20.13}$$

Pelo que foi exposto, pode-se concluir que num escoamento em regime permanente de um fluido ideal, a pressão num dado ponto diminuirá se a velocidade do fluido nesse ponto aumentar. Esse efeito, conhecido como *Efeito Venturi*, também observado em escoamento de fluidos reais, é de particular importância nos problemas criados pelo estreitamento das tubulações que transportam líquido nos seres humanos. Por exemplo, na aterosclerose, uma artéria é estreitada internamente, o que provoca uma diminuição da pressão na região parcialmente obstruída. Como em condições normais existe uma pressão externa à artéria que contrabalança a pressão arterial, com o estreitamento a força externa pode se tornar maior que a interna, provocando o colapso total da artéria.

Exemplo 20.1 – Um tubo de Venturi de 4,0 cm de diâmetro, com uma garganta de 2,0 cm de diâmetro, é usado para medir a velocidade de um líquido ideal. A diferença de pressão dada pelo manômetro é 25 mmHg. Calcule:

a. a velocidade do líquido no tubo principal;

b. a vazão do líquido.

Dadas: densidade do líquido = 10^3 kg/m³ e densidade do Hg = 13,6 × 10^3 kg/m³.

Solução

a.
$$v_1^2 = A_2^2\left[\frac{2\rho' gH}{\rho(A_1^2 - A_2^2)}\right] = \frac{2\rho' gH}{\rho\left[\dfrac{A_1^2}{A_2^2} - 1\right]}$$

$$\frac{A_1}{A_2} = \frac{\pi r_1^2}{\pi r_2^2} = \frac{2^2}{1^2} = 4$$

$$\frac{A_1^2}{A_2^2} - 1 = 15$$

$$v_1^2 = \frac{2\,(13{,}6 \times 10^3\ \text{kg/m}^3)(9{,}8\ \text{m/s}^2)(25 \times 10^{-3}\ \text{m})}{(10^3\ \text{kg/m}^3)(15)}$$

$$v_1^2 = 0{,}44\ \text{m}^2/\text{s}^2$$

$$v_1 = 0{,}66\ \text{m/s} = 2{,}4\ \text{km/h}$$

b.
$$Q_1 = A_1 v_1 = \pi r_1^2 v_1 = \pi\,(0{,}02\ \text{m})^2 \times 0{,}66\ \text{m/s}$$

$$Q_1 = 8{,}4 \times 10^{-4}\ \text{m}^3/\text{s} = 0{,}84\ \ell/\text{s}$$

20.3 – ESCOAMENTO DE FLUIDOS REAIS

O escoamento de um fluido ideal por um tubo horizontal pode ser mantido sem aplicação de forças externas, pois não existem forças dissipativas entre o fluido e o tubo, ou entre camadas adjacentes do próprio fluido. Isso, entretanto, não ocorre com fluidos reais.

Uma experiência que ilustra claramente a existência de forças dissipativas dentro de um fluido real em escoamento está esquematizada na Figura 20.3. Um reservatório $\mathcal{R}$ está ligado a um tubo horizontal. Ao longo desse tubo estão ligados três tubos verticais, *A*, *B* e *C*. O nível do líquido em $\mathcal{R}$ é mantido constante ajustando-se o fluxo de entrada por *T* e o de saída por *S*. Os tubos verticais *A*, *B* e *C* funcionam como manômetros, e as alturas do líquido em cada um indicam as pressões dos pontos I, II, III no mesmo nível do tubo horizontal. Se não houvesse dissipação de

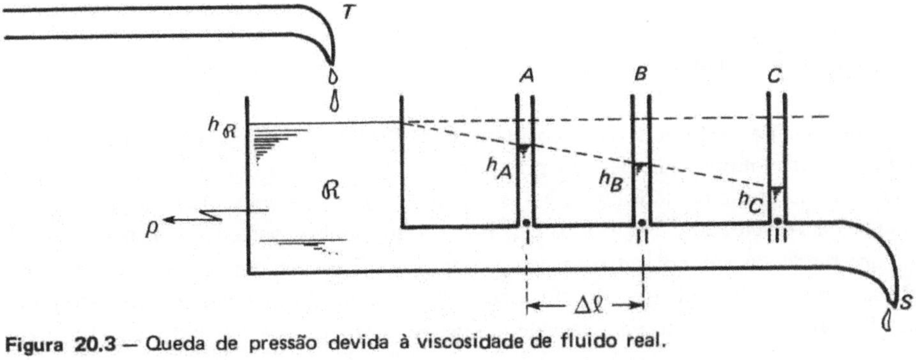

Figura 20.3 – Queda de pressão devida à viscosidade de fluido real.

energia mecânica, as alturas h_A, h_B e h_C deveriam ser iguais a $h_{\mathcal{R}}$. No entanto, $h_{\mathcal{R}} > h_A > h_B > h_C$, indicando uma diminuição da pressão ao longo do tubo. Usando o Teorema de Bernoulli, pode-se interpretar esse fato como uma diminuição da energia, o que mostra a existência de forças de resistência ao movimento no líquido que está escoando pelo tubo horizontal. A propriedade de um fluido que caracteriza essas forças dissipativas é a *viscosidade*, cujo coeficiente é representado por η. A Tabela 20.1 mostra os valores dos coeficientes de viscosidade de alguns líquidos e gases. A unidade de η é $(N \cdot s)/m^2$ ou $kg/(m \cdot s)$.

Tabela 20.1 — Valores de η para alguns gases e líquidos.

Fluido	Temperatura (°C)	η (N · s/m²)
Glicerina	20	1,49
Sangue	37	4×10^{-3}
Mercúrio	20	$1{,}55 \times 10^{-3}$
Plasma do sangue	37	$1{,}5 \times 10^{-3}$
Etanol	20	$1{,}20 \times 10^{-3}$
Acetona	25	$3{,}16 \times 10^{-4}$
Vapor de água	100	$1{,}25 \times 10^{-5}$
Hélio	20	$1{,}94 \times 10^{-5}$
Óleo de máquina leve	16	0,113
	38	$3{,}4 \times 10^{-2}$
Água	0	$1{,}79 \times 10^{-3}$
	20	$1{,}00 \times 10^{-3}$
	37	$6{,}91 \times 10^{-4}$
	100	$2{,}82 \times 10^{-5}$
Ar	0	$1{,}71 \times 10^{-5}$
	18	$1{,}83 \times 10^{-5}$
	40	$1{,}90 \times 10^{-5}$

Todos os líquidos se tornam mais viscosos com a diminuição da temperatura. Assim, quando uma pessoa entra em estado de choque devido a um acidente, por exemplo, a temperatura de seu corpo cai; conseqüentemente, aumenta a viscosidade do sangue. Isso pode produzir uma queda do fluxo sangüíneo. Essa é uma das razões pelas quais as vítimas de acidentes devem ser cobertas para evitar uma diminuição grande de suas temperaturas.

O fato de as pressões nos pontos I, II, III da Figura 20.3 não serem iguais pode ser descrito pelo *gradiente de pressão* dado pela razão $\Delta P/\Delta \ell$, onde ΔP é a diferença de pressão entre dois pontos — I e II, por exemplo — separados pela distância $\Delta \ell$.

20.3.1 — Escoamento laminar

Uma das conseqüências da existência de viscosidade num fluido é a variação da velocidade de escoamento de elementos de volume que passam por pontos diferentes de uma dada secção transversal da tubulação. Assim, no esquema da Figura 20.1, se o fluido for real, a velocidade de fluxo $\vec{v}_1$ no ponto O_1 será diferente da velocidade $\vec{v}_3$ no ponto O_3, mesmo que ambos pertençam à secção A_1. A Figura 20.4 ilustra um perfil de velocidade para um fluido real. Esse perfil pode ser obtido, por exemplo, colocando-se um corante num líquido em escoamento. O fluido que está em contato com a parede da tubulação está em repouso, e sua velocidade aumenta com a aproximação ao eixo,

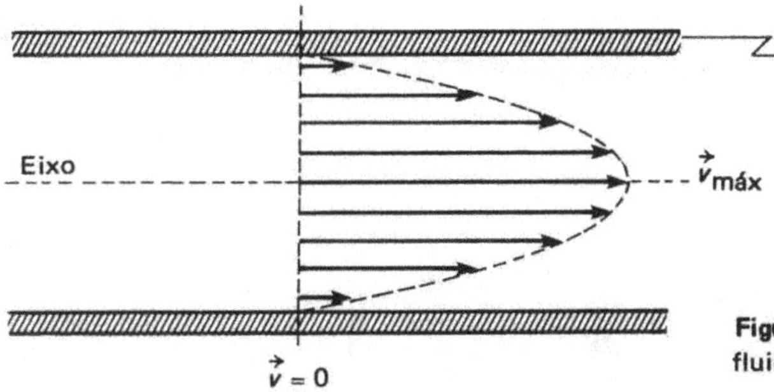

Figura 20.4 – Perfil parabólico da velocidade de um fluido real escoando por um tubo.

onde atinge o valor máximo. A diminuição da velocidade é produzida pela força de atrito tangencial entre duas camadas adjacentes do fluido que, por sua vez, é função do seu coeficiente de viscosidade.

Quando a velocidade de fluxo através de uma secção é máxima no centro e decresce segundo uma parábola até zero na camada adjacente à parede do tubo, o escoamento se diz *laminar*. Nesse caso, o fluxo Q de um fluido com coeficiente de viscosidade η ao longo de um tubo de raio r pode ser determinado pela *Lei de Poiseuille*

$$\boxed{Q = \frac{\pi r^4 \Delta P}{8 \eta \Delta \ell}} \tag{20.14}$$

onde $\Delta P/\Delta\ell$ é o gradiente de pressão ao longo do tubo.

No escoamento de fluidos reais, a velocidade não é constante para elementos infinitesimais de volume que atravessam uma secção do tubo. No entanto, pode-se determinar uma velocidade média de fluxo através de uma secção como sendo:

$$\textit{velocidade média de fluxo} = \bar{v} = \frac{\text{vazão}}{\text{secção do tubo}} = \frac{Q}{A} \tag{20.15}$$

Essa velocidade pode ser calculada usando-se a Lei de Poiseuille:

$$\bar{v} = \frac{\pi r^4 \Delta P}{8 \eta \Delta \ell} \, \frac{1}{\pi r^2}$$

ou seja,

$$\boxed{\bar{v} = \frac{r^2 \Delta P}{8 \eta \Delta \ell}} \tag{20.16}$$

Segundo essa expressão, a velocidade média do fluxo através de uma secção de raio r é proporcional ao quadrado desse raio, ao gradiente de pressão ao longo do tubo, $\Delta P/\Delta\ell$, e inversamente proporcional à viscosidade do fluido.

Muitas vezes é conveniente escrever a Lei de Poiseuille na seguinte forma

$$Q = \frac{\Delta P}{R}$$

onde

$$\boxed{R = \frac{8 \eta L}{\pi r^4}} \tag{20.17}$$

é definida como a *resistência* de uma tubulação, de comprimento L e raio r, ao fluxo de viscosidade η. Essa definição continua válida mesmo para uma rede de tubos e R representa a resistência total da rede.

Exemplo 20.2 — Qual será o gradiente da pressão do sangue ao longo de um capilar de raio igual a 4 μm, se a velocidade média de escoamento for 0,33 mm/s? A viscosidade do sangue a 37°C é 4×10^{-3} kg/(m • s).

Solução

Pela Equação (20.16) pode-se obter:

$$\frac{\Delta P}{\Delta \ell} = \frac{\bar{v} \times 8 \times \eta}{r^2}$$

$$\frac{\Delta P}{\Delta \ell} = \frac{(3{,}3 \times 10^{-4}\ \text{m/s})(8)(4 \times 10^{-3}\ \text{kg/(m} \cdot \text{s}))}{(4 \times 10^{-6}\ \text{m})^2} \qquad \therefore \frac{\Delta P}{\Delta \ell} = 13{,}2 \times 10^5\ \frac{\text{N/m}^2}{\text{m}}$$

Ou, em unidades de mmHg/mm,

$$\frac{\Delta P}{\Delta \ell} \cong 10\ \text{mmHg/mm}$$

Exercício Proposto — Qual é a vazão sangüínea através da aorta de um adulto, sabendo-se que o raio da aorta é 1 cm e a velocidade média de escoamento laminar é 0,30 m/s?

Foi visto no item 20.2 que a vazão de um fluido incompressível é constante ao longo de um tubo. No caso de fluido ideal, sua velocidade através de uma secção transversal também é constante e a vazão Q é dada por

$$Q = A_1 v_1 = A_2 v_2$$

onde A_1 e A_2 são as áreas de duas secções transversais quaisquer e v_1 e v_2 as velocidades do fluido nessas áreas.

No caso de escoamento laminar de um fluido real, o fluxo ao longo do tubo também é constante, pois se as vazões forem diferentes, a quantidade de fluido que chega a P (Figura 20.5) será diferente da que sai do mesmo ponto. Como essa quantidade não se altera, pois o fluido não é criado nem perdido, os fluxos devem ser iguais. Entretanto, como a velocidade através de uma secção transversal não é a mesma para todos os pontos, o fluxo Q deve ser expresso, nesse caso, em termos da velocidade média calculada sobre cada secção, ou seja,

$$Q = A_1 \bar{v}_1 = A_2 \bar{v}_2$$

onde $\bar{v}_1$ e $\bar{v}_2$ são as velocidades de escoamento médias nas secções A_1 e A_2, respectivamente. Para um tubo cilíndrico,

$$A_1 = \pi r_1^2 \quad \text{e} \quad A_2 = \pi r_2^2$$

tem-se

$$Q = \pi r_1^2 \bar{v}_1 = \pi r_2^2 \bar{v}_2 \tag{20.18}$$

Exemplo 20.3 — Sabe-se que o sangue, ao sair da aorta, é distribuído para as várias artérias, de onde flui para as arteríolas e, finalmente, para os capilares. Se a soma das secções das artérias for 20 cm^2 e a vazão sangüínea através da aorta 90 ml/s, qual deverá ser a velocidade média de escoamento do sangue pelas artérias?

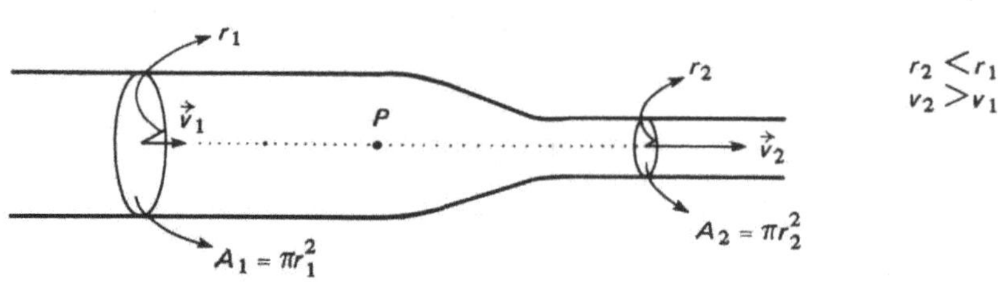

Figura 20.5 — Variação da velocidade de escoamento de fluido viscoso com o raio do tubo.

Solução

Como o fluxo deve ser constante, o fluxo Q da aorta deve ser igual à soma dos fluxos Q_i das artérias.

$$Q = \sum_i Q_i = \sum_i A_i \bar{v}_i$$

Supondo que as velocidades médias nas artérias sejam iguais a $\bar{v}_a$, tem-se

$$Q = \bar{v}_a \times \sum_i A_i = \bar{v}_a \times 20 \text{ cm}^2$$

$$Q = 90 \text{ cm}^3/\text{s} = \bar{v}_a \times 20 \text{ cm}^2$$

Portanto,

$$\bar{v}_a = 4{,}5 \text{ cm/s}$$

20.3.2 — Escoamento turbulento

Em geral um fluido escoa laminarmente quando sua velocidade não é muito grande e o tubo é liso, sem protuberâncias. Entretanto, se a velocidade de fluxo atingir valores acima de certo limite (que depende de vários fatores, como a natureza do fluido e sua temperatura), o fluido pode escoar de maneira irregular com formação de redemoinhos, resultado da mistura entre camadas adjacentes de fluido. A esse tipo de escoamento dá-se o nome de *escoamento turbulento*. O engenheiro inglês Osborne Reynolds mostrou que, de modo geral, um escoamento por um tubo regular e retilíneo de diâmetro D deixa de ser laminar quando o *número de Reynolds*, definido por

$$R_e = \frac{\bar{v} D \rho}{\eta} \qquad (20.19)$$

for maior que um valor crítico. Esse valor depende basicamente da natureza do fluido, do formato e da superfície interna do tubo de escoamento. Para um grande número de fluidos, seu escoamento por tubo de secção circular torna-se turbulento para $R_e > 2\,000$.

A partir de (20.19), pode-se calcular a *velocidade média crítica*, $\bar{v}_c$, para determinado fluido que escoe numa dada tubulação, acima da qual o escoamento passa a ser turbulento:

$$\bar{v}_c = \frac{\eta R_e}{D \rho} \qquad (20.20)$$

Exemplo 20.4 — O diâmetro da aorta de um adulto é da ordem de 2,2 cm. A velocidade sistólica média $\bar{v}_{sis}$ do sangue é cerca de 60 cm/s. Considere a densidade do sangue igual à da água e sua viscosidade igual a 0,004 kg/(m • s). Determine se o fluxo do sangue na aorta é laminar ou turbulento.

Solução

$$R_e = \frac{2\,\bar{v}_{sis}\, r_a\, \rho_s}{\eta_s} = \frac{(2)(0{,}6 \text{ m/s})(0{,}011 \text{ m})(1\,000 \text{ kg/m}^3)}{(0{,}004 \text{ kg/(m} \cdot \text{s}))}$$

$$R_e = 3\,300 > 2\,000$$

Portanto, o fluxo do sangue é turbulento na aorta.

20.4 — TENSÃO SUPERFICIAL

As propriedades de superfície aparecem sempre que houver duas substâncias em contato. Essas substâncias podem ser: líquido-líquido, líquido-gás, líquido-sólido, ou sólido-gás. Essas propriedades se devem à assimetria das forças entre as moléculas dos dois meios na superfície. A Figura 20.6 ilustra o caso de um líquido contido num recipiente aberto. Dentro de um líquido, ou de um só-

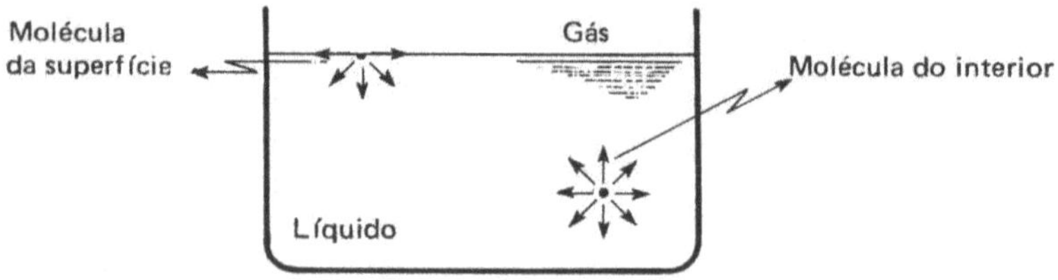

Figura 20.6 – Diferença entre as forças que atuam sobre uma molécula da superfície e sobre outra do interior do líquido.

lido, cada molécula é cercada por outras que a atraem e, em repouso, a força resultante média sobre ela é nula. Na superfície, no entanto, isso não ocorre, e a força resultante média que age sobre cada partícula é dirigida para dentro da substância. Como conseqüência, as moléculas da superfície estão submetidas a uma força não-nula que as mantém ligadas à substância. Dessa maneira, a uma dada superfície pode-se associar uma *energia potencial de superfície* que é proporcional a sua área. Convencionou-se chamar de *tensão superficial*, γ, a energia potencial de superfície por unidade de área. Para qualquer substância, a tensão superficial é constante a uma dada temperatura e é medida em J/m^2.

A fim de minimizar sua própria energia potencial, a superfície de uma substância tende a diminuir. No entanto, para o sólido, essa diminuição não é possível porque as forças de coesão intermoleculares são muito intensas, tornando muito difícil a mudança de forma. Isso não significa, entretanto, que a energia potencial superficial dos sólidos seja nula. A evidência disso é que é necessária a realização de um trabalho para riscar ou trincar a superfície de um sólido.

Se a substância fosse um líquido e estivesse sobre uma superfície lisa, a interface com o gás tenderia a uma forma esférica onde a energia potencial seria mínima. No entanto, dependendo de condições como, por exemplo, a natureza do líquido, a superfície pode assumir uma forma elíptica. Esse é o caso da superfície de uma gota de mercúrio que, se não for muito pequena, adquire uma forma elipsoidal. Entretanto, a superfície final será sempre curva e lisa, não podendo conter protuberâncias, pois a presença destas representa a existência de uma força dirigida para fora do líquido, o que não ocorre.

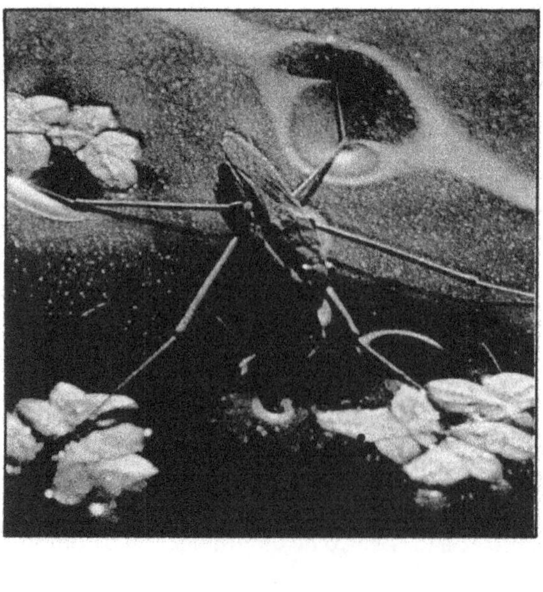

Alguns insetos, como o hemíptero da foto, vivem na superfície da água, submergindo apenas de quando em quando. As longas patas do hemíptero formam depressões na película da superfície da água, mas não a perfuram.

Em aplicações biológicas a energia potencial de superfície e, conseqüentemente, a tensão superficial, são de grande importância toda vez que houver duas ou mais substâncias em contato. Por exemplo, a tensão superficial desempenha um papel fundamental no funcionamento dos pulmões em animais, da traquéia de insetos, ou no movimento de pequenos insetos sobre uma superfície líquida. Existem alguns tipos de artrópodes que carregam consigo uma bolha de ar quando submergem nas águas de um lago e usam-na como reservatório temporário de oxigênio; a existência dessa bolha depende das propriedades de superfície da interface entre o ar e a água.

A fim de aumentar a superfície de um líquido, é necessário que algumas moléculas de camadas não-superficiais sejam levadas para a superfície. Isso só será possível se um trabalho for realizado sobre as mesmas, ou seja, se houver um aumento na energia potencial de superfície devido ao aumento da área. Uma maneira de verificar esse fato está ilustrada na Figura 20.7. Uma película (ou filme) de face dupla de um líquido (por exemplo, água com sabão) é formada na parte interna de um quadro constituído de um arame em "U" fixo e um arame deslizante, de comprimento ℓ, ligando os dois braços do "U". O trabalho W realizado pela força $\vec{F}$, aplicada perpendicularmente ao arame deslizante, para esticar a película de um comprimento Δx é

$$W = F\,\Delta x$$

e corresponde ao aumento da energia potencial de superfície. O trabalho realizado por unidade de área é

$$\frac{W}{A} = \frac{F\,\Delta x}{2(\ell\,\Delta x)}$$

onde $\ell\,\Delta x$ é o aumento na área e o fator 2 corresponde às duas faces da película. Esse trabalho por unidade de área corresponde à tensão superficial. Assim, para uma película de face dupla como o filme de sabão.

$$\boxed{\gamma_d = \frac{F}{2\ell}} \qquad (20.21a)$$

Para uma película de face simples ou única, por exemplo, a superfície do leite contido num copo,

$$\boxed{\gamma_s = \frac{F}{\ell}} \qquad (20.21b)$$

Dessa maneira, pode-se imaginar que a tensão superficial exprime a força por unidade de comprimento necessária para manter o perímetro da superfície de uma substância fechada. Essa força atua tangencialmente à superfície e perpendicularmente ao perímetro.

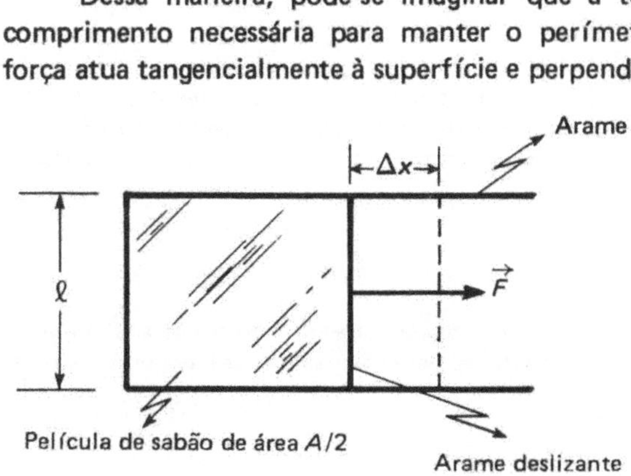

Figura 20.7 — Medida da tensão superficial.

Questão — Dê exemplos de películas de face simples e de face dupla.

Questão — O que acontecerá no exemplo da Figura 20.7, quando a força $\vec{F}$ deixar de ser aplicada?

A energia potencial de superfície e, conseqüentemente, a tensão superficial, dependem da natureza das substâncias em contato, assim como de suas temperaturas. A Tabela 20.2 mostra a tensão superficial de alguns líquidos na interface líquido-ar à temperatura de 20°C. Na Tabela 20.3 está ilustrada a variação da tensão superficial da água com a temperatura na interface líquido-ar.

Tabela 20.2 — Valores da tensão superficial na interface líquido-ar à temperatura ambiente de 20°C.

Substância	γ **(10^{-3} N/m)**
Éter	17
Clorofórmio	27
Benzina	29
Óleo de oliva	32
Água	73
Mercúrio	465

Tabela 20.3 — Variação da tensão superficial da água, na interface líquido-ar, com a temperatura.

t (°C)	γ (10^{-3} N/m)
-5	76,4
0	75,6
5	74,9
10	74,2
15	73,5
20	72,8
25	72,0
30	71,2
40	69,6
50	67,9
70	64,4
100	58,9

Exemplo 20.5 — Um inseto de n pernas está parado sobre um líquido de tensão superficial γ. Determine a condição para que ele não afunde.

Solução

A Figura 20.8 ilustra a perna de um inseto que está sobre um líquido. A força devida à tensão superficial age, em cada ponto, tangencialmente à superfície do líquido que está depressionada, e perpendicularmente à curva de nível que passa por aquele ponto. Assim, em todos os pequenos segmentos $\Delta \ell$ da curva de nível age a força $\vec{F}_\gamma$. Como a tensão superficial do líquido é γ e a superfície depressionada é de face única, o módulo de $\vec{F}_\gamma$ pode ser obtido pela Equação (20.21b):

$$F_\gamma = \gamma \Delta \ell$$

As componentes horizontais $F_{\gamma,x}$ das forças $\vec{F}_\gamma$ aplicadas em segmentos diametralmente opostos se anulam, e as componentes verticais, tendo as mesmas direções e os mesmos sentidos, se adicionam. A componente vertical $F_{\gamma,y}$ é dada por:

$$F_{\gamma,y} = F_\gamma \cos \alpha = \gamma \Delta \ell \cos \alpha$$

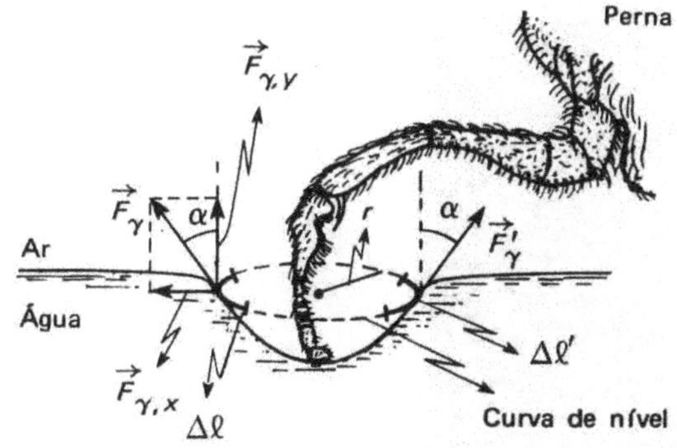

Figura 20.8 – A perna de um inseto sustentada pela tensão superficial do líquido.

Como a força resultante $\vec{R}_\gamma$ é a soma de todas as forças que atuam em cada trecho $\Delta\ell$, sua componente na direção vertical fica:

$$R_{\gamma,y} = 2\pi r \gamma \cos\alpha$$

onde r é o raio da curva de nível considerada. Assim, a força total devida à tensão superficial que sustenta cada perna do inseto é a resultante na direção perpendicular à superfície de contato entre a perna e a água. Se o inseto estiver parado, $R_{\gamma,y}$ será igual ao seu peso W dividido pelo número n de pernas

$$R_{\gamma,y} = \frac{W}{n} = 2\pi r \gamma \cos\alpha$$

ou seja, a relação entre o raio de uma curva de nível e a inclinação da superfície do líquido ao longo dessa curva deve ser dada por

$$r\cos\alpha = \frac{W}{2\pi n \gamma}$$

As forças intermoleculares variam de acordo com a natureza das substâncias. Portanto, é de esperar que os fenômenos observáveis nas superfícies de separação entre duas ou mais substâncias também sejam característicos das mesmas. Reciprocamente, esses fenômenos de superfície devem fornecer informações sobre as forças intermoleculares. Por exemplo, quando uma gota de um líquido for colocada em contato com uma superfície sólida e limpa, e ambas em contato com um gás, a superfície do líquido formará um ângulo com a superfície sólida. Esse é o *ângulo de contato* θ (Figura 20.9) e seu valor pode ser maior ou menor que 90°, dependendo das forças entre as moléculas

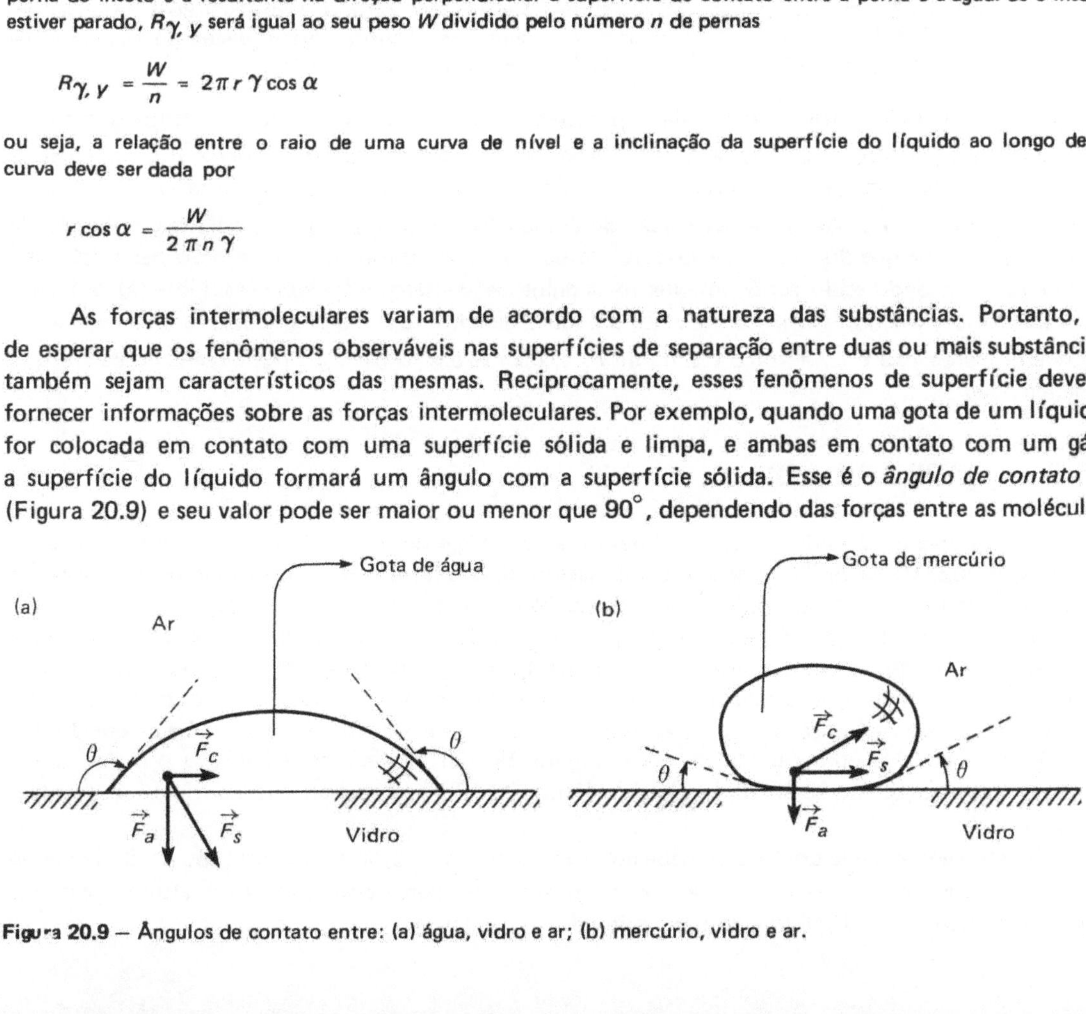

Figura 20.9 – Ângulos de contato entre: (a) água, vidro e ar; (b) mercúrio, vidro e ar.

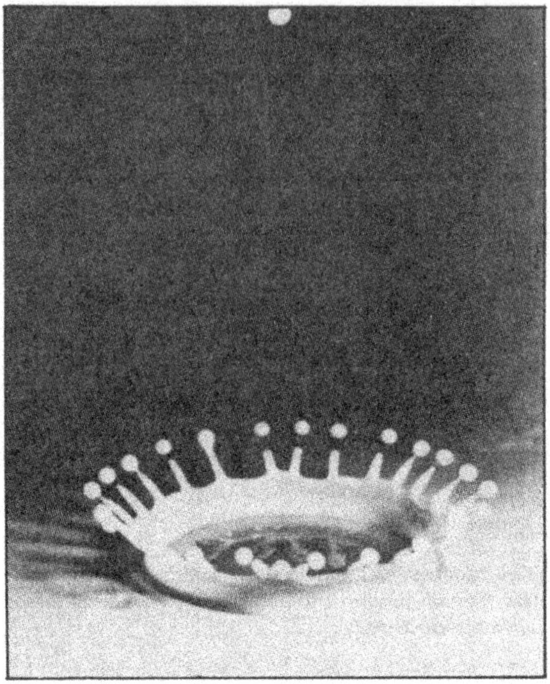

Respingo de uma gota de leite com formação em coroa. Isto ilustra o papel da tensão superficial na formação de gotas.

do líquido e aquelas entre as moléculas do líquido e as do sólido. As forças atrativas entre as moléculas ou átomos de uma mesma substância são as *forças de coesão* ou *coesivas*, $\vec{F}_c$, e as entre as moléculas da superfície de uma substância com as da superfície de outra substância são as *forças de adesão* ou *adesivas*, $\vec{F}_a$. Assim, se as forças de coesão forem menores que as adesivas, o ângulo de contato será maior que 90°, e menor que 90° se ocorrer o contrário. Uma ilustração desse fato está na Figura 20.9, onde estão representados os ângulos de contato entre dois líquidos, (a) a água e (b) o mercúrio e o vidro. No primeiro caso, o ângulo de contato é maior que 90°, enquanto que no segundo é menor que 90°. A força resultante $\vec{F}_s$ é a soma das forças $\vec{F}_c$ e $\vec{F}_a$, e o ângulo de contato depende dela.

20.5 — CAPILARIDADE

Num recipiente de vidro contendo líquido, a superfície de separação entre o líquido e o ar é, em geral, horizontal na região central e curva nas proximidades do vidro. Esse fenômeno se tornará mais acentuado se um tubo capilar for introduzido no recipiente, como mostra a Figura 20.10. Além da curvatura da superfície do líquido, o menisco dentro do tubo capilar, existe também um desnível entre as superfícies do líquido no tubo e no recipiente. Esse desnível pode ser positivo, quando a coluna dentro do capilar for mais alta, ou negativo, quando ocorrer o contrário. Tanto o menisco como essa diferença de nível dependem da relação entre as forças de adesão e de coesão. No caso da água contida num capilar de vidro (Figura 20.10a), o menisco é côncavo e o desnível é positivo, ao passo que no caso do mercúrio (Figura 20.10b), o menisco será convexo e o desnível negativo.

O fenômeno em que um líquido sobe até determinada altura dentro de um tubo capilar, quando este é colocado dentro do recipiente que o contém, se chama *ação capilar*. A altura alcançada depende da natureza do líquido e do tubo e do raio do capilar.

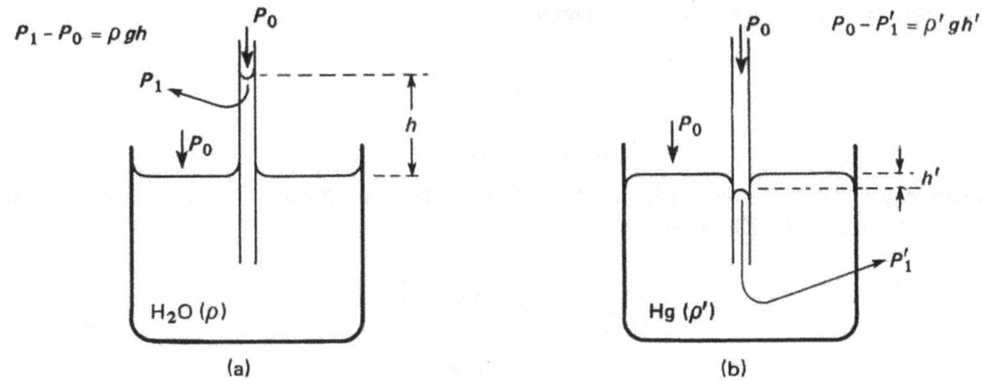

Figura 20.10 – Curvatura e nível do líquido num tubo capilar em relação a sua superfície livre no recipiente.

Considere uma coluna de líquido de densidade ρ que subiu até a altura h acima do nível externo, como ilustra a Figura 20.11. Se o líquido estiver em equilíbrio, a força associada à tensão superficial deve contrabalançar o peso da coluna do líquido. A força resultante devida à tensão superficial atuando sobre toda a superfície de contato é dada por (veja o Exemplo 20.5):

$$R_\gamma = 2\pi r \gamma$$

onde r é o raio do capilar e γ é a tensão superficial do líquido. A componente horizontal dessa força é nula, pois contribuições diametralmente opostas se anulam. A componente vertical é a soma das contribuições verticais, isto é:

$$R_{\gamma,y} = 2\pi r \gamma \cos\alpha \tag{20.22}$$

O peso da coluna de líquido é

$$W = mg = \rho\pi r^2 hg$$

Em equilíbrio

$$\begin{aligned} R_{\gamma,y} &= W \\ 2\pi r \gamma \cos\alpha &= \pi r^2 \rho gh \\ 2\gamma \cos\alpha &= r \rho gh \end{aligned}$$

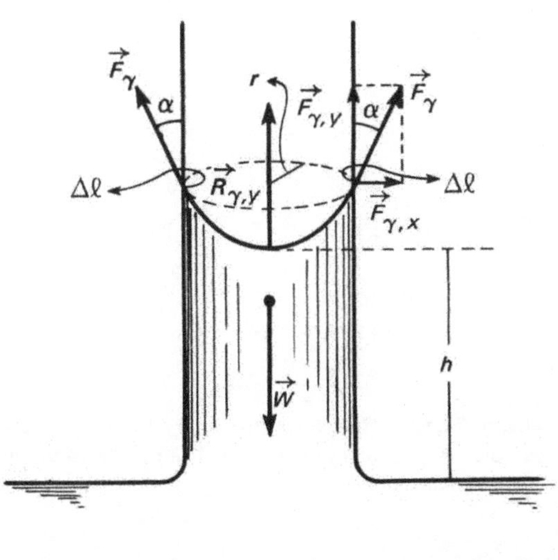

Figura 20.11 – A força de tensão superficial do líquido contrabalança o peso da coluna de líquido.

Assim, a altura alcançada pelo líquido no capilar é:

$$h = \frac{2\gamma \cos\alpha}{r\rho g} \tag{20.23}$$

No caso em que o ângulo α, entre a força de tensão superficial e a parede do capilar, é muito pequeno, *cos* $\alpha \cong 1$, a Fórmula (20.23) se reduz a:

$$h = \frac{2\gamma}{r\rho g} \tag{20.24}$$

Para a água e um grande número de líquidos contidos em capilares de vidro, a Expressão (20.24) é aplicável, pois o ângulo $\alpha \cong 0°$.

20.5.1 — Pressão dentro de uma bolha de ar

A seguir será determinada a pressão dentro de uma bolha de ar. Esse cálculo torna-se mais simples quando se considera um capilar de raio r, contendo um líquido de densidade ρ até a altura h, como indica a Figura 20.12. O menisco do líquido no capilar pode ser considerado como sendo parte de uma superfície esférica de raio R e com o centro O no eixo do capilar. A relação entre os raios R e r é

$$r = R\cos\alpha \tag{20.25}$$

pois o ângulo formado por $\overline{OB}$ (=R) e $\overline{AB}$ (=r) é α. Substituindo (20.25) em (20.23), tem-se:

$$h = \frac{2\gamma}{\rho g R}$$

ou seja,

$$\rho g h = \frac{2\gamma}{R} \tag{20.26}$$

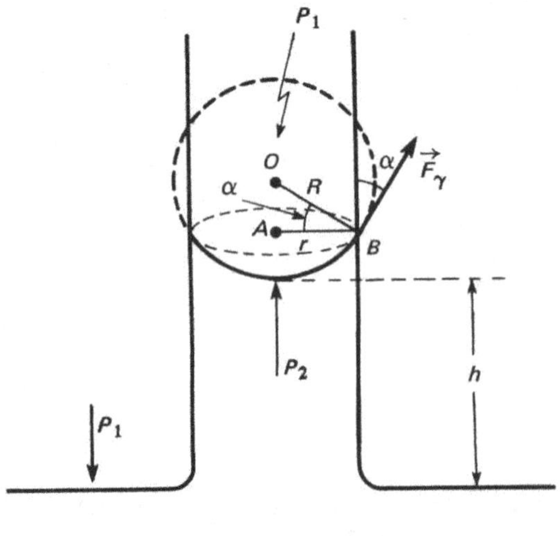

Figura 20.12 — Relação entre uma superfície esférica de raio R e o menisco de um líquido contido num tubo capilar de raio r.

Entretanto, ρgh é igual à diferença de pressão entre os dois lados do menisco:

$$P_1 - P_2 = \rho gh$$

onde P_1 é a pressão exercida pelo ar sobre o lado côncavo do menisco e P_2 a pressão exercida pelo líquido sobre o lado convexo do menisco. Assim,

$$P_1 - P_2 = \frac{2\gamma}{R} \qquad (20.27a)$$

Isto é, a diferença de pressão entre os lados côncavo e convexo de uma superfície esférica é inversamente proporcional ao raio da superfície e diretamente proporcional à tensão superficial.

A Expressão (20.27a) é válida para qualquer superfície esférica simples, desde uma pequena fração até uma superfície esférica de área $4\pi r^2$. Assim, no caso de uma bolha de raio R, a pressão interna, P_i, é igual à pressão do lado côncavo, enquanto que a pressão externa, P_e, é a pressão do lado convexo. Portanto, a pressão interna de uma bolha é maior que sua pressão externa:

$$P_i - P_e = \frac{2\gamma}{R} \qquad (20.27b)$$

ou

$$\boxed{P_i = P_e + \frac{2\gamma}{R}} \qquad (20.28)$$

No caso de uma bolha de sabão, a superfície esférica é dupla, pois a película de sabão possui uma espessura não-nula, apesar de pequena. Assim, se R for o raio médio da bolha, como mostra a Figura 20.13, a diferença de pressão entre seus lados interno e externo será o dobro do valor dado pela Expressão (20.27b):

$$P_i - P_e = \frac{4\gamma}{R}$$

ou seja,

$$\boxed{P_i = P_e + \frac{4\gamma}{R}} \qquad (20.29)$$

Exercício Proposto — De quanto a pressão interna de uma gota de chuva de 3 mm de diâmetro excede a pressão atmosférica? A tensão superficial da água é 73×10^{-3} J/m^2.

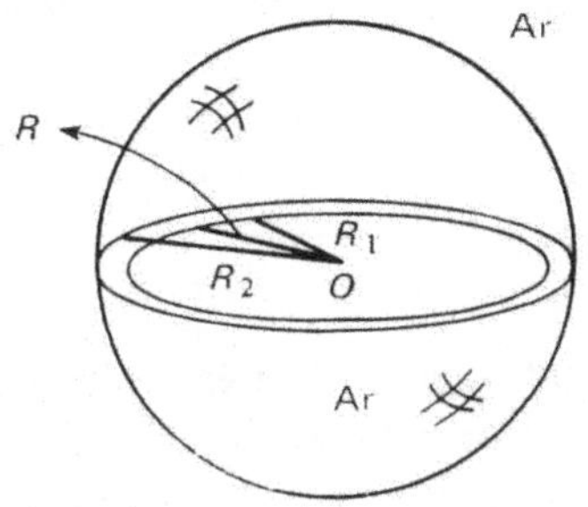

$$R = \frac{R_1 + R_2}{2}$$

Figura 20.13 — A bolha de sabão possui duas superfícies esféricas de raios R_1 e R_2.

Pelas Expressões (20.28) e (20.29), pode-se ver que a pressão interna de uma bolha é inversamente proporcional a seu raio, isto é, quanto menor for a bolha, maior será sua pressão interna. Isso leva imediatamente à seguinte pergunta: o que acontece com duas bolhas de sabão de dimensões diferentes interligadas? Essa situação está ilustrada na Figura 20.14. Inicialmente, $R_1 < R_2, P_1 > P_2$ e a válvula está fechada. Ao abrir a válvula, o ar que está dentro da bolha menor fluirá para a bolha maior, pois a pressão da primeira é maior. Assim, a bolha menor se tornará menor, enquanto que a maior aumentará mais ainda sua dimensão. O equilíbrio só será atingido quando as pressões nas duas bolhas se igualarem. Nessa situação, a bolha menor é tal que seu raio de curvatura é igual ao raio da bolha maior, no outro lado do tubo de vidro.

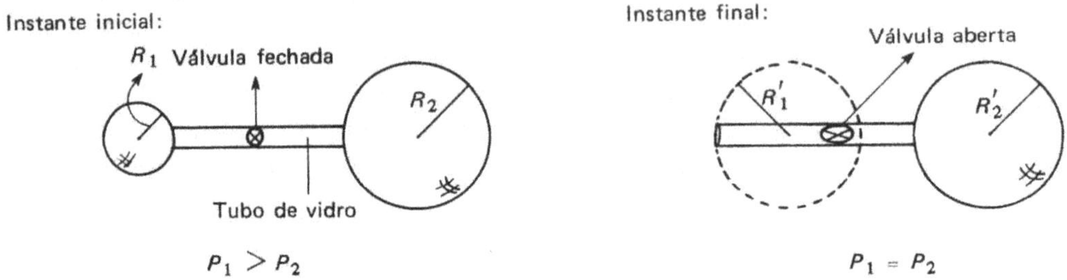

Figura 20.14 — Duas bolhas de sabão interligadas por uma válvula.

20.6 — DIFUSÃO E OSMOSE

A dispersão da fumaça que sai de uma chaminé na atmosfera, ou a do café no leite, são exemplos de *difusão*. Em contraste com os escoamentos considerados anteriormente, o processo de difusão está relacionado com o movimento aleatório individual de cada molécula. Nesse fenômeno, as moléculas de uma substância se movem de uma região do meio onde estão mais concentradas para outra onde estão menos. Essa substância é o *soluto*. A substância dentro da qual o soluto se move é o *solvente*. Nos exemplos considerados, a fumaça e o café são solutos se movendo, respectivamente, no ar atmosférico e no leite. A mistura final é chamada *solução*. A *concentração* (C) do soluto é a quantidade m de sua massa contida no volume (V) da solução, isto é,

$$C = \frac{m}{V} \tag{20.30}$$

Define-se também a *concentração molar* C_M do soluto como sendo seu número de mols n contido no volume V da solução

$$C_M = \frac{n}{V} \tag{20.31}$$

A *taxa* ou *fluxo j de difusão* de um fluido através de uma área A devida a um gradiente de concentração $\Delta C/\Delta x$ é descrita pela *Lei de Fick*:

$$\boxed{j = \frac{\Delta m}{\Delta t} = -DA\frac{\Delta C}{\Delta x}} \tag{20.32a}$$

Essa expressão mostra que a quantidade Δm de soluto difundida através da área A, Figura 20.15, num intervalo de tempo Δt é proporcional ao gradiente de concentração $\Delta C/\Delta x$. O coeficiente de difusão D depende da natureza e da temperatura do fluido. O sinal (-) indica que o fluxo é no sentido

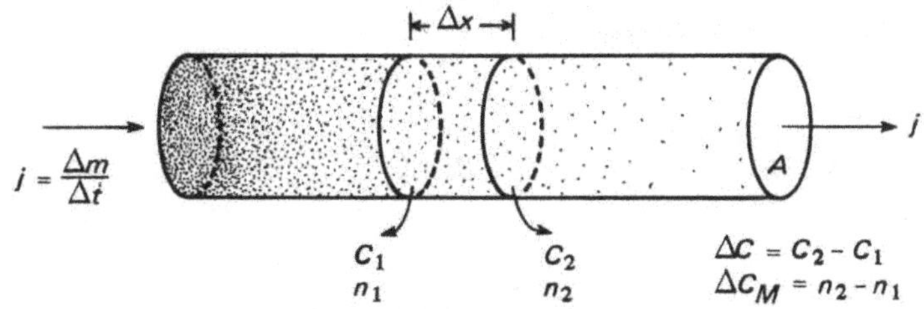

Figura 20.15 – Difusão devida ao gradiente de concentração.

contrário ao do gradiente de concentração, isto é, da região de maior concentração para a de menor concentração.

Em termos da concentração molar, a Lei de Fick pode ser escrita como

$$j_M = \frac{\Delta n}{\Delta t} = -DA\frac{\Delta C_M}{\Delta x} \qquad (20.32b)$$

As Tabelas 20.5 e 20.6 mostram valores dos coeficientes de difusão D de algumas moléculas no ar e na água, respectivamente.

No caso do fluido ser um gás, a constante de difusão D depende da velocidade média $\bar{v}$ de suas moléculas, que, por sua vez, é inversamente proporcional à raiz quadrada da densidade ρ do gás.

Tabela 20.5 – Coeficientes de difusão de moléculas no ar à pressão atmosférica.

Molécula	Temperatura (°C)	D (cm²/s)
Hidrogênio	0°	0,634
Vapor de água	8°	0,239
Oxigênio	0°	0,178
Dióxido de carbono	0°	0,139
Vapor de álcool	40°	0,137

Tabela 20.6 – Constantes de difusão de moléculas na água a 20°C.

Molécula	Massa molecular M (g/mol)	Raio (Å)	D (cm²/s)
H_2O	18	~1,5	$2,0 \times 10^{-5}$
O_2	32	~2	$1,0 \times 10^{-5}$
$CO(NH_2)$ – Uréia	60	~4	$1,1 \times 10^{-5}$
$C_6H_{12}O_6$ – Glicose	180	~5	$6,7 \times 10^{-6}$
Ribonuclease	13 683	~18,0	$1,2 \times 10^{-6}$
β-lactoglobulina	35 000	~27,4	$7,8 \times 10^{-7}$
Hemoglobina	68 000	~31,0	$6,9 \times 10^{-7}$
Catalase	250 000	~52,2	$4,1 \times 10^{-7}$
DNA	6 000 000		$0,13 \times 10^{-7}$
Vírus do mosaico do tabaco	50 000 000		$0,39 \times 10^{-7}$

Como ρ é proporcional à massa molecular M do gás, a taxa de difusão j passa a ser, também, inversamente proporcional a sua raiz quadrada:

$$j_{\text{gás}} = \left(\frac{\Delta m}{\Delta t}\right)_{\text{gás}} = -DA\,\frac{\Delta C}{\Delta x} \propto \bar{v} \propto \frac{1}{\sqrt{\rho}} \propto \frac{1}{\sqrt{M}}$$

ou seja,

$$\boxed{j_{\text{gás}} = \propto \frac{1}{\sqrt{M}}} \tag{20.33}$$

A difusão de um gás também pode ocorrer devido a sua diferença de concentração em duas regiões separadas por uma membrana ou uma substância porosa.

O fato descrito pela Relação (20.33) foi usado, no final da Segunda Guerra Mundial, na preparação do isótopo físsil ^{235}U do urânio natural ^{238}U para a produção de bombas atômicas. O processo de difusão do gás hexafluoreto de urânio (UF_6) foi feito através de 4 000 barreiras. As massas moleculares M de cada UF_6 são:

$$M\,(^{235}UF_6) = 235 + 6 \times 19 = 349 \text{ u.m.a.}$$

$$M\,(^{238}UF_6) = 238 + 6 \times 19 = 352 \text{ u.m.a.}$$

Desse modo, a razão entre as taxas de difusão dos dois gases é dada pela raiz quadrada da razão entre o inverso de suas massas moleculares:

$$\frac{\text{Difusão}(^{235}UF_6)}{\text{Difusão}(^{238}UF_6)} = \frac{j_{235}}{j_{238}} = \sqrt{\frac{M(^{238}UF_6)}{M(^{235}UF_6)}} = \sqrt{\frac{352}{349}} = 1{,}004$$

Essa diferença tão pequena é a causa da necessidade de uma seqüência de 4 000 difusões sucessivas para a separação dos isótopos.

Um outro exemplo da difusão de gases através de uma membrana devido à diferença de concentração de cada gás nos dois lados é a troca de O_2 e CO_2 nos alvéolos. O gradiente de concentração de cada gás através da membrana alveolar produz um gradiente de pressão parcial que está diretamente relacionado à taxa de difusão de cada gás.

No caso em que o fluido é um líquido, a constante de difusão D depende diretamente da temperatura e inversamente da viscosidade η e do raio a da molécula do soluto, considerada esférica. Disso resulta a proporcionalidade inversa entre a taxa de difusão j e o raio a da molécula. Como a é proporcional à raiz cúbica da massa molecular M, tem-se:

$$j_{\text{líq}} = \left(\frac{\Delta m}{\Delta t}\right)_{\text{líq}} = -DA\,\frac{\Delta C}{\Delta x} \propto \frac{1}{a} \propto \frac{1}{\sqrt[3]{M}}$$

isto é,

$$\boxed{j_{\text{líq}} \propto \frac{1}{\sqrt[3]{M}}} \tag{20.34}$$

A dispersão de uma gota de tinta na água e a passagem de moléculas de água e de substâncias dissolvidas no sangue através das membranas capilares nos tecidos são exemplos de difusão de fluidos. A seguir será descrita a difusão das moléculas de açúcar na água.

Considere um recipiente separado em duas partes por uma pequena placa. Num lado — (1) — é colocada uma solução aquosa de açúcar, enquanto que no outro — (2) — é colocada água pura, como ilustra a Figura 20.16a. Quando a placa é removida, algumas moléculas de açúcar começam a se difundir para o lado que contém somente água pura, devido ao seu próprio movimento aleatório, Figura 20.16b. No entanto, a difusão não se dá só com as moléculas de açúcar, mas também com as de água, que passam do compartimento (2) para o compartimento (1). Assim, existem fluxos tanto do soluto como do solvente de um compartimento a outro. Ao atingir o equilíbrio, Figura 20.16c, as concentrações do açúcar nos dois compartimentos são iguais. Nessa situação, o número de moléculas de açúcar que se difundem do compartimento (1) para o compartimento (2) é igual ao número daquelas que vão em sentido contrário. Desse modo, no equilíbrio, a taxa de difusão total é nula.

Se, em vez de se colocar uma pequena placa removível separando a solução de água com açúcar da água pura, como na descrição anterior, for colocada uma membrana que não deixe passar as moléculas de açúcar, a difusão do soluto para a água fica inibida. Diz-se então que a membrana é *impermeável ao soluto* açúcar. Entretanto, as moléculas de água podem se difundir livremente do compartimento (2) para aquele contendo a solução de açúcar, causando-lhe uma elevação de nível. Quando isso ocorrer, a membrana se diz *semipermeável*.

Um processo muito importante que ocorre na natureza é a *osmose*, que é a difusão seletiva através de uma membrana semipermeável. A Figura 20.17 ilustra esse processo para uma membrana impermeável ao açúcar. Uma coluna contendo solução de água com açúcar, fechada por uma membrana semipermeável, é colocada num recipiente contendo água pura. A água se difunde de fora para dentro da coluna, devido a sua maior concentração naquele lado da coluna. O aumento da coluna da solução acarreta um aumento de sua pressão hidrostática. A difusão da água só cessa se essa pressão for suficiente para impedi-la, no caso em que não ocorre o rompimento da membrana. Assim, define-se *pressão osmótica* Π da solução como a pressão que deve ser aplicada à mesma para que a

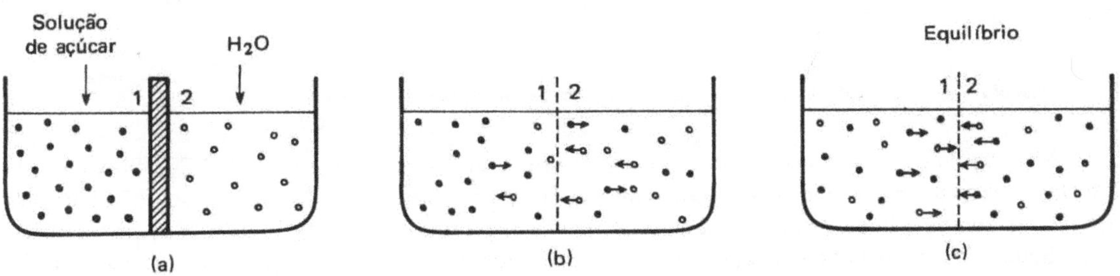

Figura 20.16 — Difusão de moléculas de açúcar e da água pura até que o equilíbrio seja atingido.

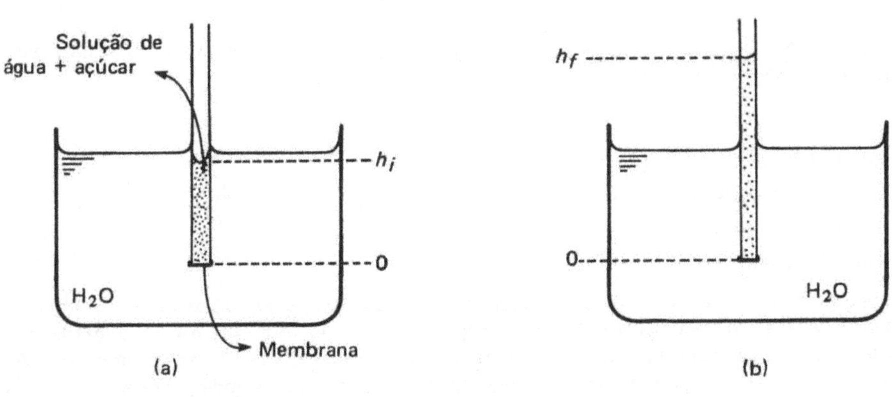

Figura 20.17 — Osmose através de uma membrana semipermeável.

osmose não ocorra. No exemplo da Figura 20.17, a diferença de pressão hidrostática da solução entre os estados final e inicial é

$$\Delta P = \rho_{solução}\, g(h_f - h_i)$$

No estado final, Figura 20.17b, a osmose cessa porque a pressão osmótica é compensada pelo aumento da pressão hidrostática, isto é,

$$\Pi = \Delta P$$

À primeira vista, parece estranho que a água passe de uma região de menor pressão, o recipiente, a outra de maior pressão, a coluna. Entretanto, antes do início do processo, a pressão da água na solução é menor que a da água fora, que, por sua vez, é igual à pressão total da solução, já que a membrana não está deformada. Essa pressão total é igual à soma das pressões do soluto e do solvente. Assim, o processo de osmose tende a igualar as pressões da água nos dois lados da membrana. Quando isso acontecer a pressão osmótica será igual à variação da pressão hidrostática da solução, que, por sua vez, é igual à pressão exercida pelas moléculas do soluto.

Observou-se experimentalmente que, para soluções de baixa concentração, a pressão osmótica Π de uma solução pode ser obtida por

$$\Pi V = nRT \tag{20.35}$$

que é equivalente à lei dos gases perfeitos, onde n é o número de mols do soluto presente. Logo:

$$\boxed{\Pi = C_M RT} \tag{20.36}$$

onde C_M é a concentração molar do soluto $\left(\frac{n}{V}\right)$, R é a constante universal dos gases e T é a temperatura da solução.

Questão — Por que a alface desidrata quando é colocado sal sobre suas folhas?

No caso em que a solução contém mais que um soluto dissolvido, a Equação (20.36) continua válida, e a concentração molar é a concentração total de todas as moléculas na solução para as quais a membrana é impermeável. A concentração desses solutos é chamada *osmolalidade* da solução, e o cálculo da osmolalidade independe de o soluto ser proteína ou íon. A unidade associada à osmolalidade é osmol/ℓ. Um osmol é um mol de moléculas ou de íons numa solução para os quais uma membrana é impermeável.

Exemplo 20.6 — Qual é a pressão osmótica do fluido intracelular cuja osmolalidade é 0,3 osmol/ℓ? Considere a temperatura igual à do corpo humano (37°C).

Solução

Pela Equação (20.36):

$$\Pi = \left(0{,}3\ \frac{\text{osmol}}{\ell}\right)\left(\frac{0{,}082\ \text{atm}\cdot\ell}{\text{osmol}\cdot\text{K}}\right)(310\ \text{K})$$

$$\Pi = 7{,}63\ \text{atm} = 5\,800\ \text{mmHg}$$

Note-se que essa pressão não é a pressão do fluido intracelular, mas é a pressão exercida pelos solutos impermeáveis à membrana da célula. A pressão real dentro da célula depende do fluido fora dela e da rigidez da membrana. Suponha que essa célula esteja colocada num recipiente com água pura à pressão atmosférica P_0. A osmose ocorrerá até que as osmolalidades dentro e fora da célula sejam iguais, ou seja, quando a pressão dentro da célula ficar igual a $(P_0 + \Pi)$.

Exemplo 20.7 – Determine a pressão osmótica de uma hemácia quando a célula for imersa em água destilada a 27°C. Considere que a concentração molar C_{Hb} da hemoglobina seja 10 mM dentro da hemácia.

Solução

$$C_{Hb} = 10 \text{ mM} = 10 \times 10^{-3} \frac{\text{mol}}{\ell} = \frac{10 \times 10^{-3} \text{ mol}}{10^{-3} \text{ m}^3} = 10 \frac{\text{mol}}{\text{m}^3}$$

$$\Pi = C_{Hb}RT = \left(10 \frac{\text{mol}}{\text{m}^3}\right)\left(8{,}314 \frac{J}{\text{mol} \cdot \text{K}}\right)(300 \text{ K})$$

$$\Pi = 25\,000 \text{ N/m}^2 = 0{,}25 \text{ atm}$$

Isso significa que a osmose só cessará quando a pressão interna da hemácia exceder a externa em 0,25 atm. No entanto, a parede da hemácia é relativamente rígida e não suporta esse aumento de pressão, razão pela qual ela se rompe, ou seja, ocorre a *hemólise*, quando é colocada em água.

A Relação (20.36) só é válida para soluções a baixa concentração. A concentrações mais elevadas, essa equação não é mais válida, assim como a equação dos gases ideais deixa de ser aplicável a gases reais.

A osmose é muito importante em processos biológicos, pois todas as células vivas são revestidas por membranas semipermeáveis e são também subdivididas internamente por tais membranas. Desse fato resultam as difusões seletivas, quando somente as moléculas relevantes à vida e às funções de determinada célula se difundem através de suas membranas. Além da osmose, a passagem de fluidos ou solutos através das membranas celulares pode ser efetuada pela difusão ou por algum tipo de transporte ativo.

Um exemplo de osmose nos seres humanos e animais é a *diálise*, processo pelo qual os produtos metabólicos inúteis e/ou tóxicos são removidos do sangue pelos rins. Os glomérulos contidos nos néfrons – Figura 20.18 – são membranas semipermeáveis e também possuem a propriedade de filtragem. A separação de solutos do solvente (sangue) ocorre devido à pressão osmótica (da ordem de 30 mmHg) existente face à variação de concentração dos solutos; enquanto que a filtragem só se processa quando há uma diferença de pressão hidrostática (da ordem de 40 mmHg) através da membrana. Assim, para que os rins, com cerca de 1 milhão de néfrons em cada um, possam funcionar, a pressão sangüínea deve ser no mínimo, da ordem de 70 mmHg. Portanto, uma queda de pressão sangüínea prolongada pode provocar problemas graves. De modo geral, somente um dos rins já é suficiente para manter a função de depurar o sangue. Entretanto, se os dois falharem,

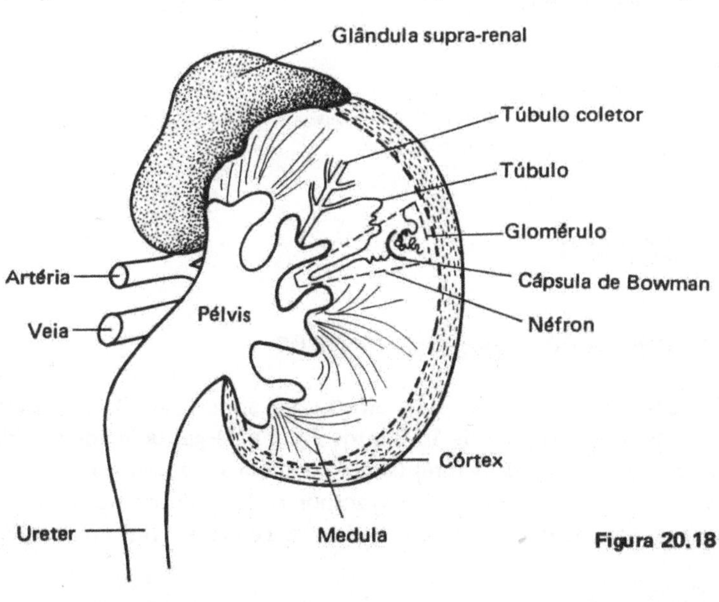

Figura 20.18 – Esquema da estrutura renal.

ocorrerá a uremia, isto é, intoxicação conseqüente da retenção de substâncias nocivas no sangue. Um ser humano não pode viver mais que três semanas com o sangue não depurado. A diálise pode ser feita, para essas pessoas, extracorporeamente, utilizando-se máquinas chamadas rins artificiais.

Quando uma pressão maior que a pressão osmótica de uma solução for aplicada à mesma, o solvente se difundirá para o meio externo. Essa é a *osmose inversa*.

Uma aplicação desse processo é a dessalinização da água do mar. A osmolalidade da água do mar é 1,08 osmol/ℓ. A 20°C, a pressão osmótica é:

$$\Pi = \left(1{,}08\ \frac{\text{osmol}}{\ell}\right)\left(\frac{0{,}082\ \text{atm}\cdot\ell}{\text{osmol}\cdot\text{K}}\right)(293\ \text{K})$$

$$\Pi = 25{,}9\ \text{atm}$$

Assim, se a água do mar for colocada em um lado de uma membrana semipermeável, e uma pressão maior que Π for aplicada a ela, como ilustra a Figura 20.19, ocorrerá a difusão de água pura para o outro lado da membrana. Esse é um processo que requer pouca energia para purificar a água, em comparação com outros processos como o da evaporação. Um mol de água do mar ocupa cerca de 18 cm^3 a 20°C. Assim, se a pressão aplicada for 26 atm, o trabalho realizado para purificar esse mol será:

$$W = PV = \left(26 \times 10^5\ \frac{\text{N}}{\text{m}^2}\right)(18 \times 10^{-6}\ \text{m}^3) = 46{,}8\ \text{J}$$

Pela evaporação, o trabalho realizado para purificar essa mesma quantidade de água do mar é $44{,}2 \times 10^3$ J, isto é, quase 1 000 vezes maior que por osmose inversa.

É interessante notar que a difusão ocorre tanto em gases como em líquidos, ou em gases dissolvidos em líquidos. No entanto, a osmose é uma propriedade só de líquidos.

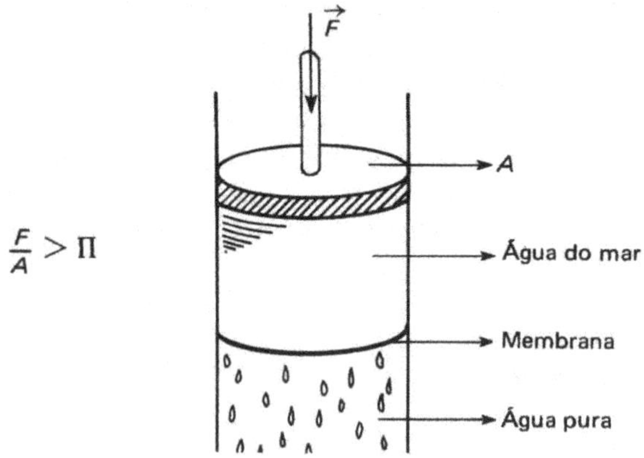

Figura 20.19 — Dessalinização da água do mar pela osmose inversa.

20.7 — APLICAÇÕES BIOLÓGICAS

20.7.1 — Movimento ascendente da seiva nas árvores

A distância entre as folhas no topo de uma árvore e suas raízes pode atingir até 90 m ou mais. Como a pressão atmosférica corresponde a uma coluna de 10,3 m de água, a pergunta imediata seria sobre o mecanismo de transporte da seiva até o topo de árvores como a sequóia e o eucalipto.

No sentido ascendente, das raízes às folhas, o líquido flui transportando os nutrientes minerais retirados do solo, que mantêm vivas as células da árvore. No sentido descendente, flui um líquido contendo carbono, fixado pelo processo da fotossíntese, e que serve de alimento para o crescimento da árvore. O líquido circulante constitui a seiva, cujo transporte ascendente se dá através do xilema, situado na parte interna das várias secções — por exemplo, o tronco — da planta, enquanto que seu trajeto descendente é ao longo do floema, formado por pequenos tubos e esclerênquimas, localizado logo abaixo da casca. O xilema é formado por células mortas que perderam suas membranas citoplasmáticas, resultando em condutores contínuos, por onde passa a seiva. Esses condutores possuem diâmetros variando entre 0,01 a 0,5 mm. O floema, por sua vez, é constituído por células vivas, e as membranas de seus tubos são diferencialmente permeáveis às moléculas contidas na seiva que flui das folhas às raízes.

Um mecanismo sugerido para tentar explicar a subida da seiva pelo xilema é a osmose. Esse processo ocorreria se as concentrações molares C_M das substâncias dissolvidas na seiva, contidas nas raízes, fossem maiores que suas concentrações no solo. Para um bordo típico de 30 m, por exemplo, a pressão osmótica necessária para elevar a seiva é:

$$\Pi = \rho gh \cong \left(10^3 \frac{\text{kg}}{\text{m}^3}\right)\left(9{,}8\frac{\text{m}}{\text{s}^2}\right)(30\ \text{m})$$

$$\Pi \cong 3 \times 10^5\ \text{N/m}^2 = 3\ \text{atm}$$

Essa pressão osmótica, a 20°C, corresponde a uma concentração molar de

$$C_M = \frac{\Pi}{RT} = \frac{3\ \text{atm}}{0{,}082\ \dfrac{\text{atm} \cdot \ell}{\text{osmol} \cdot \text{K}}\ (293\ \text{K})}$$

$$C_M = 0{,}12\ \text{osmol}/\ell$$

Essa é a concentração mínima necessária para produzir uma pressão osmótica de 3 atm. Durante a primavera, é possível encontrar valores dessa ordem, que poderiam explicar a subida da seiva. Entretanto, nas outras estações, as concentrações não atingem esses valores, e a pressão osmótica não é suficiente para forçar a seiva árvore acima.

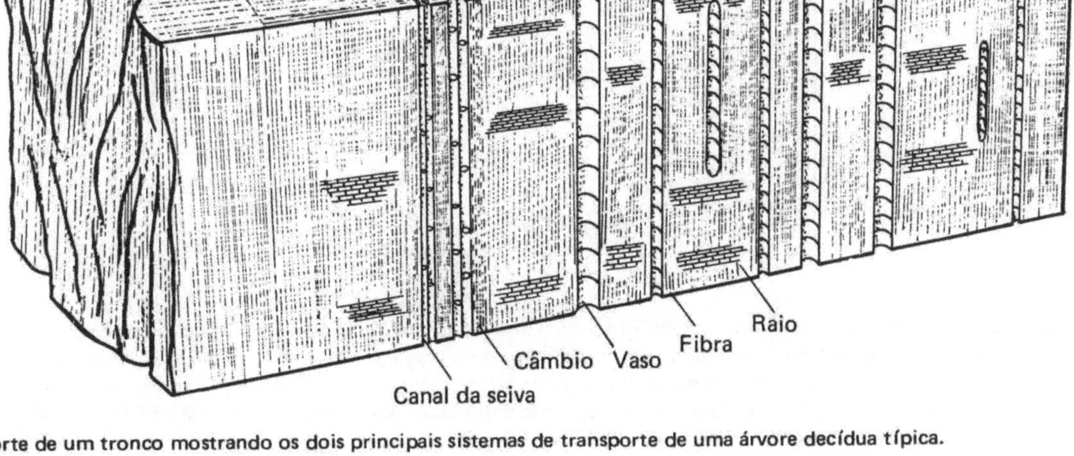

Corte de um tronco mostrando os dois principais sistemas de transporte de uma árvore decídua típica.

Um outro processo sugerido é a ação capilar. Supondo que o diâmetro do xilema seja 0,02 mm, pela Equação (20.24) pode-se determinar a altura máxima atingida. Considerando a tensão superficial da seiva igual a 0,073 N/m, tem-se:

$$h = \frac{2\gamma}{\rho g a} = \frac{(2)(0{,}073\ \mathrm{N/m})}{(10^3\ \mathrm{kg/m^3})(9{,}8\ \mathrm{m/s^2})(1 \times 10^{-5}\ \mathrm{m})}$$

$$h = 1{,}5\ \mathrm{m}$$

Isto é, a altura atingida devido à ação capilar é 1,5 m, o que poderia explicar a subida da seiva em árvores menores que 1,5 m de altura.

A explicação mais aceita para o movimento ascendente da seiva é a ação da força devida à tensão superficial e a da força de coesão entre suas moléculas. Cerca de 90% da água que chega às folhas se difunde pelos estômatos para a atmosfera. A passagem das moléculas de água pelos estômatos ocorre uma a uma, isto é, a molécula que escapa para o ar é substituída por uma outra, logo abaixo, "puxada" pela força devida à tensão superficial. As colunas de água são contínuas, desde os pêlos absorventes das raízes até os capilares microscópicos nas folhas. Essa continuidade é mantida pelas forças de coesão, entre as moléculas da água, e de adesão, entre as moléculas da água e as células do xilema. Assim, a molécula que se difunde por um estômato "puxa" a molécula imediatamente inferior, que, por sua vez, "puxa" a seguinte, até que toda a coluna de líquido dentro do xilema sofra uma elevação de nível. Essa elevação é, então, resultado de uma pressão menor nas folhas devida à tensão que está atuando sobre as moléculas da coluna. Quando isso ocorre, diz-se que há uma *pressão negativa*. Um exemplo prático é a subida de um refrigerante por um canudo quando este é sugado, isto é, uma pressão negativa é produzida pela boca na parte do canudo ligada a ela.

Esse princípio foi demonstrado experimentalmente, pela primeira vez, pelo botânico austríaco Josef Böhm em 1893. Ele conseguiu elevar a altura de uma coluna de mercúrio em mais de 100 cm, evaporando a água contida dentro de um recipiente de cerâmica ligado a um tubo capilar mergulhado em mercúrio, como mostra a Figura 20.19. Em 1895, os botânicos irlandeses H. H. Dixon e J. Joly repetiram essa experiência, usando a transpiração de um galho de pinheiro para elevar o nível de uma bolha de mercúrio, e formularam a teoria da coesão na subida da seiva.

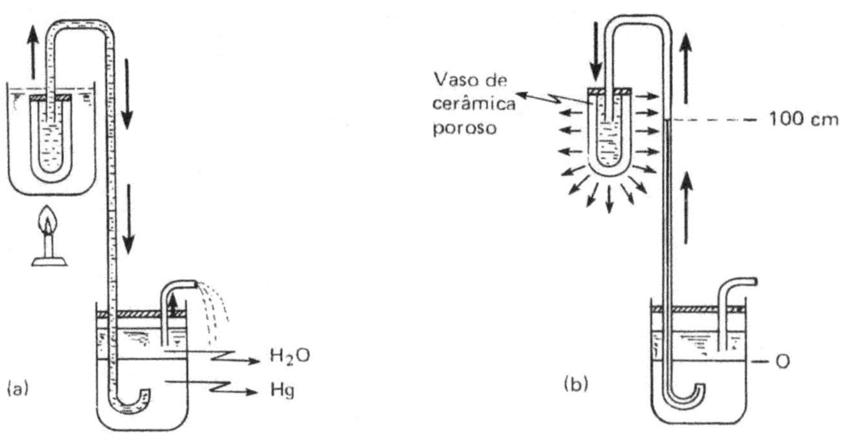

Figura 20.19 — Experiência de J. Böhm demonstrando a ação da pressão negativa. (a) O vaso de cerâmica poroso é imerso num recipiente com água fervendo; um fluxo de vapor é forçado pelo tubo capilar, através da camada de mercúrio, até o tubo de saída. (b) Com a remoção da fonte de calor, ocorre evaporação através do vaso poroso, produzindo uma pressão negativa no capilar, puxando o mercúrio para dentro dele. *Fonte*: ZIMMERMANN, M. H. — How Sap Moves in Trees. *Scientific American 208*:132, March, 1963.

20.7.2 – Tensão superficial nos pulmões

Os alvéolos pulmonares são fisicamente semelhantes a milhões de pequenas bolhas de 100 a 300 μm de diâmetro, interligadas, formando os sacos alveolares. Existem de 250 a 350 milhões de alvéolos num adulto, com uma superfície total de cerca de 75 m^2, que aumenta quando ocorre a inspiração. Uma rede intensa de capilares cobre quase a totalidade dessa área. Os sacos alveolares possuem dimensões variadas, e suas paredes são compostas por uma membrana fina, que é banhada por uma camada de fluido. As propriedades elásticas dos alvéolos dependem principalmente das propriedades mecânicas da membrana e da tensão superficial do fluido.

Os pulmões estão localizados dentro da cavidade pleural. Durante a inspiração, a pressão manométrica dos pulmões, conseqüentemente dos alvéolos, é -3 mmHg, e a pressão intrapleural é cerca de -4 mmHg. Assim, a diferença de pressão entre os lados interno e externo do alvéolo é 1 mmHg. Entretanto, a tensão superficial do fluido que compõe o alvéolo é cerca de 0,050 N/m, e considerando o raio do alvéolo igual a 50 μm, a diferença de pressão entre os lados interno e externo de cada alvéolo será, de acordo com a Equação (20.27b):

$$P_i - P_e = \frac{2\gamma}{R} = \frac{(2)(0{,}050\ \text{N/m})}{5 \times 10^{-5}\ \text{m}} = 2 \times 10^3\ \text{N/m}^2 = 15\ \text{mmHg}$$

Esse valor é cerca de 15 vezes maior que a diferença de pressão observada. Isso significa que, teoricamente, a pressão interna alveolar de -3 mmHg não é suficiente para manter um alvéolo de 50 μm de raio aberto, já que a pressão externa real de -4 mmHg é maior que -18 mmHg, o resultado teórico. A conseqüência disso seria o colapso dos alvéolos.

O fato de não ocorrer o colabamento alveolar se deve à secreção de uma mistura de lipoproteínas, denominadas *surfactantes*, por células secretoras especiais, componentes do epitélio alveolar. Essas lipoproteínas atuam da mesma forma que os detergentes, isto é, diminuem a tensão superficial dos líquidos. Assim, a existência desses surfactantes nos alvéolos reduz a tensão superficial do fluido alveolar, reduzindo também a pressão interna necessária para manter abertos os alvéolos. Aparentemente a quantidade de surfactantes produzida em cada alvéolo é fixa. Portanto, quando o alvéolo sofre uma redução, a concentração dos surfactantes por unidade de área é maior, diminuindo mais a tensão superficial do que durante uma expansão do alvéolo.

PROBLEMAS

1. Um líquido não-viscoso de densidade igual a 950 kg/m^3 flui por um tubo de 4,5 cm de raio. Numa região constrita do tubo, de raio igual a 3,2 cm, a pressão é 1,5 $\times$ 10^3 N/m^2 menor que na tubulação principal. Determine a velocidade do líquido no tubo. Qual é a vazão desse líquido?

2. Durante a micção, a urina é expelida da bexiga para o exterior através da uretra. Sabendo-se que a pressão manométrica da bexiga é 45 mmHg, a vazão do fluido é 28 cm^3/s e o comprimento da uretra feminina é 4 cm, determine a secção da uretra. A viscosidade da urina é 6,9 $\times$ 10^{-4} N · s/m^2.

3. Determine a resistência total do sistema circulatório sistêmico, sabendo que a vazão média de um adulto é 0,83 $\times$ 10^{-4} m^3/s e que a queda de pressão entre a aorta e os capilares é 90 mmHg.

4. As concentrações e as massas moleculares médias das três principais proteínas dissolvidas no plasma sangüíneo são:

albumina – 45 g/ℓ, 69 000 u.m.a.
globulina – 25 g/ℓ, 140 000 u.m.a.
fibrinogênio – 3 g/ℓ, 400 000 u.m.a.

Se as paredes dos capilares forem impermeáveis a essas proteínas, qual será a pressão osmótica do plasma provocada por elas? Dê sua resposta em mmHg.

Nota: A pressão osmótica normal do plasma sangüíneo é cerca de 28 mmHg. A diferença aproximada de 12 mmHg entre essa pressão e o valor obtido no Problema 4 se deve à presença dos íons positivos no plasma. As moléculas de proteína, que são carregadas negativamente, atraem os íons positivos e impedem que estes se difundam através das paredes dos capilares. Dessa maneira, mesmo que as paredes sejam permeáveis aos íons positivos, eles também contribuem para a pressão osmótica do plasma. Esse fenômeno é um exemplo do Equilíbrio de Donnan, detalhado no Capítulo 21.

5. *a.* Qual deveria ser o diâmetro dos condutores no xilema de uma árvore de 100 m, se fosse possível explicar satisfatoriamente através do fenômeno de tensão superficial o mecanismo pelo qual a seiva é transportada até seu topo?

b. Que conclusão é possível tirar desse resultado?

6. Os rins retiram do sangue cerca de 180 ℓ de fluido por dia (125 ml/min). Esse processo é uma osmose inversa e a pressão osmótica do sangue é 28 mmHg. Que trabalho os rins realizam por dia para filtrar esse líquido do sangue?

7. O sistema indicado na figura ao lado pode ser utilizado para medir a tensão superficial γ de um líquido *A*.

a. Explique como essa medida pode ser efetuada com o dispositivo dado.

b. Mostre que a expressão que permite determinar γ é dada por

$$\gamma = \frac{r \rho g h}{2}$$

c. Se o raio *r* do capilar imerso no líquido *A* for 0,1 mm, e a diferença *h* entre as alturas dos dois braços do manômetro de água for igual a 15 cm, calcule a tensão superficial do líquido.

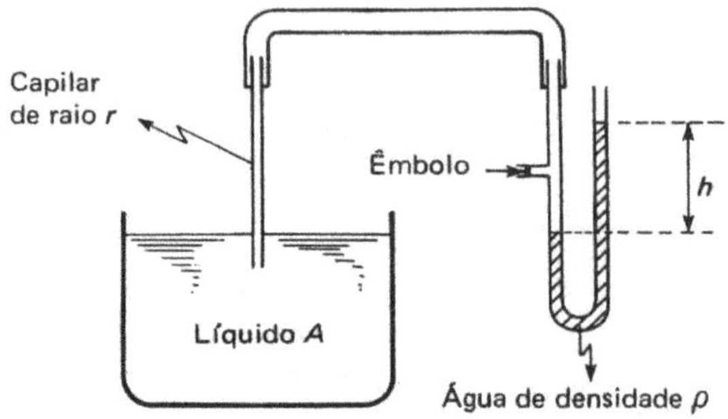

8. Considere duas placas de vidro quadradas, de 15 cm de lado e separadas por uma pequena distância *d*. Se essas placas forem molhadas e mergulhadas perpendicularmente em uma cuba contendo água, qual deve ser a separação *d* para que todo o espaço entre elas seja preenchido por ação capilar? Suponha que o ângulo α formado pela direção da força $\vec{F}_\gamma$, devida à tensão superficial, e a vertical seja quase nulo e que a viscosidade de água durante a experiência seja $7{,}2 \times 10^{-2}$ N/m. A parte mergulhada das placas corresponde a 1/3 do total.

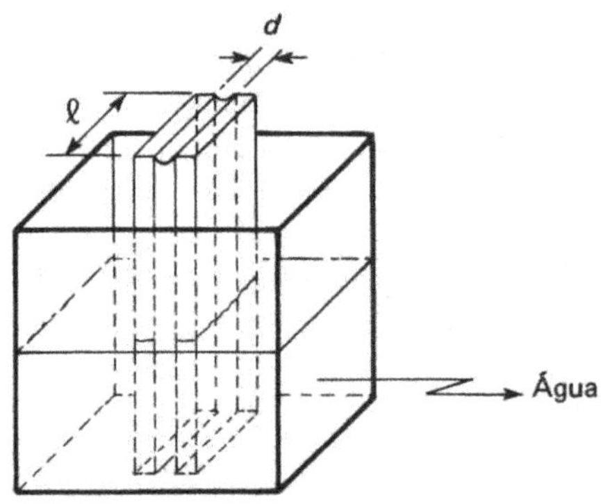

9. Considere um tubo capilar, de raio *r*, em cuja extremidade se forma uma gota de raio *R*. O líquido adere à circunferência do tubo. Quando a gota se destacar qual será o seu raio? Dados: densidade do líquido é $1{,}5 \times 10^3$ kg/m^3, tensão superficial do líquido γ é 0,27 N/m e raio do capilar 1 mm.

10. Numa transfusão de sangue, o recipiente que o contém está colocado a 1,5 m acima da agulha ligada à veia. Suponha que o diâmetro interno da agulha seja 0,4 mm e seu comprimento 3,14 cm, e que 4,5 cm^3 de sangue passem pela agulha por minuto. Quanto vale a viscosidade do sangue se sua densidade for $1{,}05 \times 10^3$ kg/m^3, e a pressão na veia igual à atmosférica?

11. *a.* O coeficiente de difusão da sacarose na água é $5{,}2 \times 10^{-10}$ m^2/s. Quanta sacarose se difundirá em 20 s através de uma tubulação horizontal, de 1,5 cm de raio, se o gradiente de concentração for 0,25 kg/m^3 em cada metro de tubulação?

b. Se 10 g dessa sacarose, cuja massa molar é 360 g, forem dissolvidos em 1 ℓ de água a 87°C, qual será a pressão osmótica da solução?

12. Que excesso de pressão é necessário para enviar sangue através de uma agulha hipodérmica de 2,0 cm de comprimento e 0,2 mm de diâmetro, a uma taxa de 1 cm^3/s? A viscosidade do sangue a 37°C é 4×10^{-3} kg/(m · s).

13. *a*. Sabe-se que a vazão de sangue bombeado pelo coração é da ordem de 5 ℓ/min. Com que velocidade média o sangue passa por uma aorta cuja área é 4,5 cm^2?

b. Ao chegar nos capilares de diâmetro médio igual a 8 μm, o fluxo sangüíneo continua aproximadamente igual a 5 ℓ/min. Determine a velocidade média do sangue ao passar por um capilar, admitindo que existem cerca de 5×10^9 deles na rede capilar.

REFERÊNCIAS BIBLIOGRÁFICAS

Livros

BENEDEK, G. B. & VILLARS, F. M. H. – *Physics with Illustrative Examples from Medicine and Biology*. USA, Addison-Wesley, 1974, vols. 1 e 2.
CROMER, A. H. – *Physics for the Life Sciences*. USA, McGraw-Hill, 1977.
FEYMAN, R. P., LEIGHTON, R. B. & SANDS, M. – *Lecture on Physics*. USA, Addison-Wesley, 1965, vol. II.
HILYARD, N. C. & BIGGIN, H. C. – *Physics for Applied Biologists*. England, Edward Arnold, 1977.
MACDONALD, S. G. G. & BURNS, D. M. – *Physics for the Life and Health Sciences*. Philippines Addison-Wesley, 1977.
McKELVEY, J. P. & GROTCH, H. – *Física*. Brasil, Harper & Row, 1979, vol. 2.
PERUCCA. E. – *Fisica Generale e Sperimentale*. Italia, Unione Tipografico-Editrice Torinese, 1932, vol. 1.
RESNICK, R. & HALLIDAY, D. – *Física*. Brasil, Livros Técnicos e Científicos, 1978, vol. 2.
RUCH, T. C. & PATTON, H. D. (ed.) – *Physiology and Biophysics*. USA, W. B. Saunders, 1965.
STROTHER, G. K. – *Physics with Applications in Life Sciences*. USA, Houghton Mifflin, 1977.
WHITE, D. C. S. – *Biological Physics*. England, Chapman and Hall, 1974.

Artigos de Periódicos

BIDDULPH, S. & BIDDULPH, O. – The Circulatory System of Plants. *Scientific American 200*:44, Feb., 1959.
CLEMENTS, J. A. – Surface Tension in the Lungs. *Scientific American 207*:120, Dec., 1962.
COMROE, Jr, J. H. – The Lung. *Scientific American 214*: 56, Feb., 1966.
ZIMMERMANN, M. H. – How Sap Moves in Trees. *Scientific American 208*:132, March, 1963.

LEITURA SUPLEMENTAR

UM EXEMPLO DE SISTEMA ESPECIAL DE FLUIDO NO CORPO HUMANO: LÍQUIDO CEFALORRAQUIDIANO

Jacyra Bertoncini Torres
Médica Chefe (Substituta) da
Divisão de Radioisotopia Clínica do
Centro de Medicina Nuclear
Universidade de São Paulo

O líquido cefalorraquidiano (LCR), ou líquor, é um líquido extracelular, incolor, transparente, alcalino, não coagulável, que envolve todo o neuro-eixo, ou sistema nervoso central (SNC), e se encontra também dentro dele.

Seu papel é variado e de grande importância pois suporta e protege o SNC contra movimentos bruscos e traumatismos; compensa variações do volume cerebral conseqüentes das alterações da volemia; participa também da nutrição e metabolismo dos neurônios.

ANATOMIA DO CONTINENTE

O LCR circula em dois compartimentos que se intercomunicam, um interno e um externo ao neuro-eixo.

O espaço interno ao neuro-eixo corresponde aos ventrículos laterais, 3º e 4º ventrículos e ao canal medular.

O espaço externo ao neuro-eixo é delimitado pela pia-máter e a aracnóide e é, na sua maior parte, um espaço virtual; observam-se espaços reais onde a aracnóide cruza os sulcos e as cisuras. Os locais onde esses espaços reais têm grande volume são denominados cisternas. Podemos assinalar, como pontos de maior interesse para o estudo, cisterna magna, situada atrás do cerebelo e acima do bulbo e em comunicação com o 4º ventrículo pelo forame de Magendie e forame de Luschka; cisterna da base, situada ao redor do círculo de Willis; cisterna da ponte, na região ventral da protuberância; cisternas supra-selares; cisterna quadrigêmia entre os corpúsculos quadrigêmios; espaços inter-hemisféricos; conduto medular e espaços perivasculares.

FORMAÇÃO, COMPOSIÇÃO E REABSORÇÃO

Formação

O líquido cefalorraquidiano origina-se principalmente nos plexos coróides dos ventrículos. Não se pode porém considerar que seja todo produzido num local e reabsorvido em outro. Cada constituinte tem um destino apropriado estando correlacionados entre si por interferências físico-químicas.

A água entra principalmente pelos espaços subaracnóideos (ESA) e nos ventrículos. Sua velocidade de difusão e tempo de trânsito estão diretamente correlacionados com a superfície do ESA.

Os íons interpassam do líquor para o plasma e vice-versa com velocidades diferentes, e inferiores àquela da água, por toda superfície do espaço liquórico.

As proteínas e moléculas maiores são secretadas na sua maior parte no plexo coróide no interior dos ventrículos.

Fenômenos ativos, principalmente no plexo coróide, e fenômenos de difusão e ultrafiltração, ao nível do espaço subaracnóideo, são evocados para explicar a formação do LCR.

O volume médio do LCR num adulto é avaliado em 150 ml com a seguinte distribuição: volume ventricular: 30 a 40 ml; volume pericerebral: 15 a 20 ml; volume perimedular: 75 a 100 ml. Considera-se que o LCR é renovado totalmente a cada 3 ou 4 horas, com produção estimada de 0,3 ml por minuto, tendo sido obtidos vários litros por dia sob uma drenagem artificial contínua.

As pressões do LCR variam com a posição da pessoa. Sentado, a pressão altera com o local da punção, sendo 300 à 400 mmHg na região lombar, próximo a zero na região suboccipital e negativa em relação à atmosférica nos ventrículos. Em decúbito lateral a pressão independe do local da punção mantendo-se constante entre 120 e 150 mmHg.

Composição

A composição do LCR é semelhante à do plasma, não sendo porém um dializado do mesmo. A densidade do LCR é de 1,007 g/cm^3 com um teor de água maior que o do plasma, contendo os mesmos componentes, por exemplo, NaCl–0,7 g%*, proteínas plasmáticas na razão de 1,2 g% (não sendo observado a presença do fibrinogênio), glicose 70 mg%. Apresenta também uréia, creatinina, aminoácidos e outras substâncias normalmente presentes no sangue.

Observa-se uma diferença de gradiente de concentração entre o líquido cefalorraquidiano intraventricular e o perimedular, sendo que o primeiro é mais rico em cloro, sódio e magnésio e mais pobre em proteínas.

Reabsorção

Para eletrólitos e moléculas pequenas a absorção tem lugar em todos os níveis, como por exemplo proximidades de vasos, epêndima, plexo coróide, cada constituinte sendo reabsorvido a uma velocidade determinada e não uniforme.

As proteínas e compostos maiores são mais lentamente reabsorvidos e sua reabsorção se dá principalmente ao nível das vilosidades aracnóides em contato com as veias das leptomeninges e dos seios venosos sagitais. A reabsorção pode ser estudada com a injeção de diversas substâncias no ESA e vendo seu aparecimento na corrente circulatória.

Temos, como fatores que atuam na formação e reabsorção do LCR, a pulsação arterial nos plexos, movimentos respiratórios e todos os outros movimentos que modificam a pressão venosa, portanto modificando as diferenças de pressão hidrostática do LCR nos seios venosos. As mudanças de posição não exercem influência nesse mecanismo.

CIRCULAÇÃO

Dos locais de formação até os de saída ou reabsorção o LCR circula com lentidão banhando todo o SNC. Do que foi visto anteriormente é difícil aceitar um deslocamento em bloco do LCR.

Seu trajeto pode ser seguido através do uso de corantes ou substâncias radioativas.

No caso de se usar corantes injetados no ESA o estudo da sua progressão só será possível realizando-se uma série de punções do LCR, o que faz com que esse método não seja aceitável para uso humano nem prático para uso em animais.

Utilizando-se substâncias marcadas com radioisótopos podemos seguir o seu trajeto com um detector de radiação externo, sendo possível também observar a anatomia desses espaços.

Em princípio qualquer composto radioativo não irritante para as meninges permite o estudo do trajeto do LCR. Diversos produtos já foram testados como, por exemplo, colóides, corantes, sais e pro-

---

* g% = g/100 ml

teínas. Entre eles os sais e as proteínas são os que mantêm melhor as condições fisiológicas uma vez que são componentes já existentes no LCR.

Quando se utilizam sais como, por exemplo, cloreto de sódio, $^{24}NaCl$, ou pertecnetato de sódio marcado com $^{99}Tc^{m}$, os seus íons vão ser rapidamente reabsorvidos por toda parede do ESA, servindo então para exames que demandam menor tempo. Quanto às proteínas, vão ser mais lentamente absorvidas e em sua maior parte na região do seio sagital superior (vilosidades aracnóides). Admite-se que o trajeto das proteínas (entre as quais a albumina) entre os locais de produção e reabsorção reflita melhor a "corrente" principal do LCR.

Na Figura 1 temos esquematicamente os espaços liquóricos e seus trajetos principais.

Para estudos da circulação liquórica os locais mais utilizados para punção são região lombar (ponto 1 da Figura 1), a suboccipital (ponto 2) — cisterna magna — e, eventualmente, o ventrículo lateral (ponto 3).

Injetando-se o traçador nos ventrículos laterais pode-se seguir todo o trajeto acima esboçado e indicado com mais detalhes no fluxograma da Figura 2.

Dos ventrículos laterais o LCR passa rapidamente para o 3º e o 4º ventrículos. Deixa o sistema ventricular por três forames localizados neste último, atingindo a cisterna magna e cisterna da ponte. Desse ponto, o LCR toma três trajetórias principais:

a. em torno e para a frente do tronco cerebral preenchendo as diversas cisternas da base; em seguida, as inter-hemisféricas e silvianas e o ESA periférico;

b. através da cisterna magna para cima ao redor do ESA pericerebral e cerebral;

c. no ESA perimedular.

A fração que segue cada uma dessas vias ganha em maior ou menor parte todo ESA da convexidade cerebral e se acumula nas áreas de reabsorção até sua eliminação pelos seios venosos. A parte inicial do trajeto será suprimida se o indicador for injetado na cisterna magna ou por via lombar, uma vez que normalmente não se observa fluxo das cisternas para o ventrículo.

TEMPOS DE CIRCULAÇÃO

Vamos considerar aqui os tempos obtidos nos estudos efetuados com albumina marcada com ^{131}I ou $^{99}Tc^{m}$.

Injetando o traçador na região lombar vamos notar sua presença nas cisternas magna e da base em 1 a 2 horas. Em 2 a 4 horas, ele estará ao redor do cérebro, em direção à região frontal. Após 6 horas nota-se a presença do traçador nas cisternas anteriores, quadrigêmea, do corpo caloso, e para cima, nos espaços inter-hemisférico e pericerebral. Após 24 h quase todo traçador encontra-se na região sagital superior.

Deve-se salientar que em crianças o fluxo é mais rápido, durando aproximadamente 12 horas, e que uma demora de 48 horas para se atingir os seios sagitais superiores pode ser considerada normal em pessoas idosas.

Com injeção do traçador na região suboccipital o trajeto observado é semelhante, obtendo-se porém uma melhor delimitação dos espaços devido à menor diluição do traçador.

CONSIDERAÇÕES FISIOPATOLÓGICAS

Hipersecreção do LCR é disfunção rara que pode complicar uma ependimite, ou menos freqüentemente um papiloma do plexo coróide. O desequilíbrio entre a produção e a reabsorção pode levar à hidrocefalia.

As perturbações patológicas mais freqüentes ocorrem na circulação (bloqueio, fístula, reservatórios anormais) e na reabsorção.

A presença do bloqueio vai prolongar o tempo de trânsito ou impedir o fluxo de LCR acima de determinado nível, podendo também fazer com que haja uma inversão do fluxo da cisterna magna para o 4º ventrículo. Esses bloqueios podem ser devidos a traumas cranianos com hemorragias, meningite anterior, tumor ou malformação.

Fístulas colocam o ESA diretamente em contato com o meio externo.

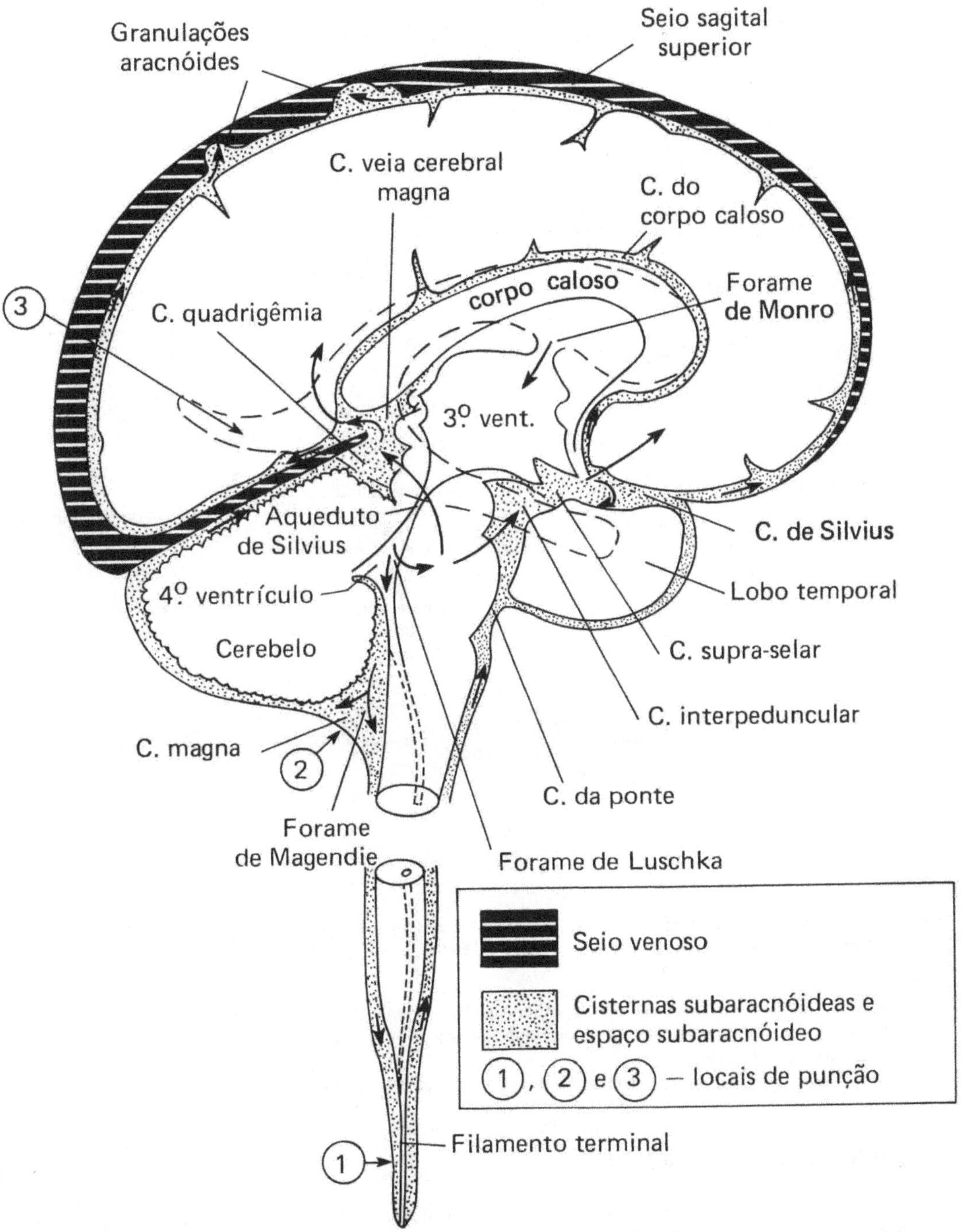

Figura 1 – Corte do sistema nervoso central mostrando o espaço liquórico e os trajetos da circulação do líquor. Adaptado de DELAND, F. H. & WAGNER, H. N. – *Atlas of Nuclear Medicine – Brain.* USA, W. B. Saunders, 1969, vol. 1.

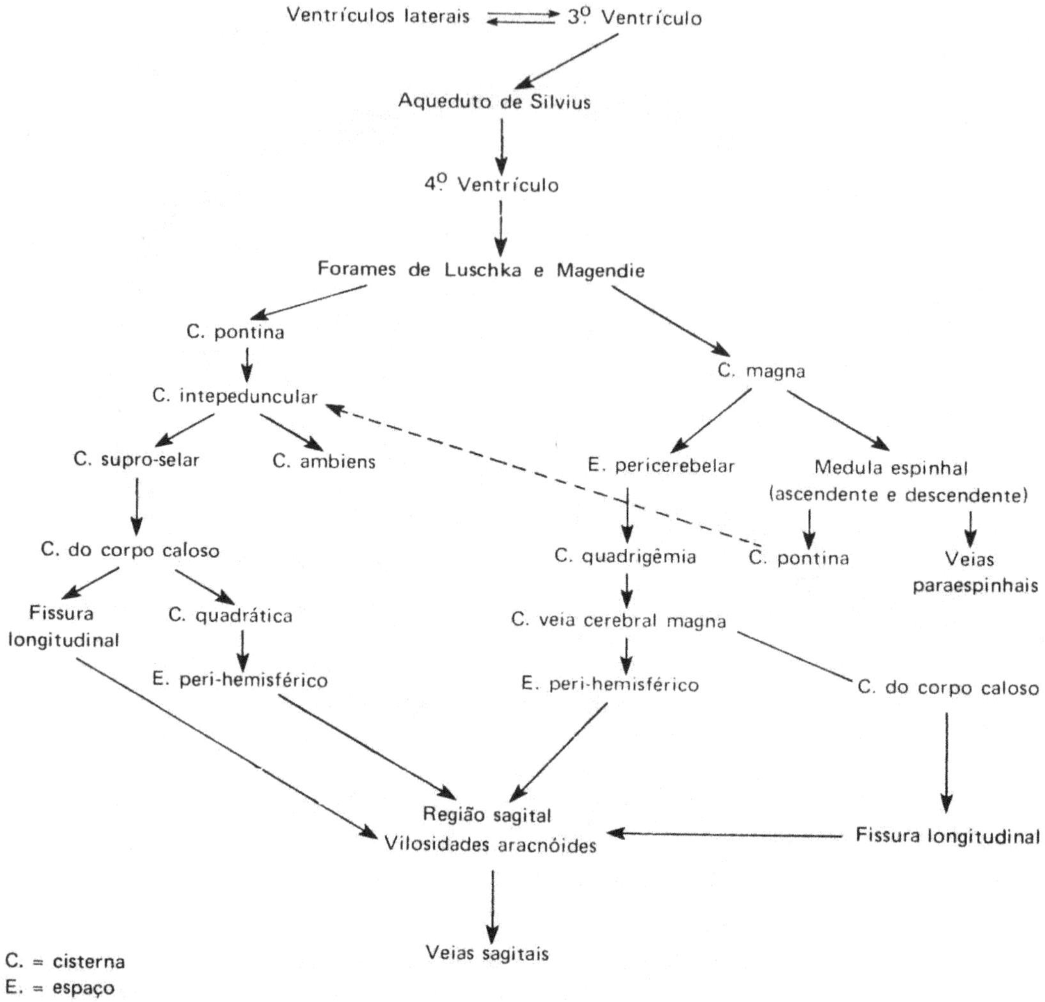

Figura 2 — Fluxograma da circulação liquórica. *Fonte*: Adaptado de DELAND, F. H. & WAGNER, H. N. — *Atlas of Nuclear Medicine — vol. I — Brain.* USA, W. B. Saunders, 1969.

Reservatórios anormais como, por exemplo, cistos poroencefálicos retêm por mais tempo o LCR.

A insuficiência de reabsorção como entidade isolada é rara e em geral é secundária a meningites serosas ou obstruções venosas.

Além dessas patologias, a circulação liquórica engloba também o estudo de permeabilidade de *shunts* artificiais.

REFERÊNCIAS BIBLIOGRÁFICAS

AKERMAN, M., DEROME, P. & GUIOT, G. — Le Transit Radio-isotopique dans les Hydrocéphalies. *Neuro-Chirurgie 16*(2): 117, 1960.

DELAND, F. H. & WAGNER, H. N. — *Atlas of Nuclear Medicine — Brain.* USA, W. B. Saunders, 1969, vol. 1. p. 177.

HOUSSAY, B. A. *et al* — *Fisiologia Humana.* Argentina, El Ateneo, 1973.

JAMES, E. A. *et al* – Use of Serial Cisternograms to Document Dynamic Changes in Development of Communicating Hydrocephalus: Clinical and Experimental Study. *Acta Neurological Scandinavian* *50*:153, 1974.

KIEFFER, A. S. *et al* – Scinticisternography in Individuals Without Known Neurological Disease. *The American Journal of Roentgenology, Radiochemistry and Nuclear Medicine 112*:225, Jun., 1971.

MEYNIEL, G. *et al* – *Traité de Médicine Nucleaire.* France, Flammarion, 1975, vol. II.

STEIN, S. C. & LANJFITT, T. W. – Normal Pressure Hydrocephalus. Predicting the Results of Cerebrospinal Fluid Shunting, *J. Neurosurgery 41*:463, Oct., 1974.

STRECKER, E. P. *et al* – Cerebrospinal Fluid Absorption in Communicating Hydrocephalus. *Neurology* *23*:854, 1973.

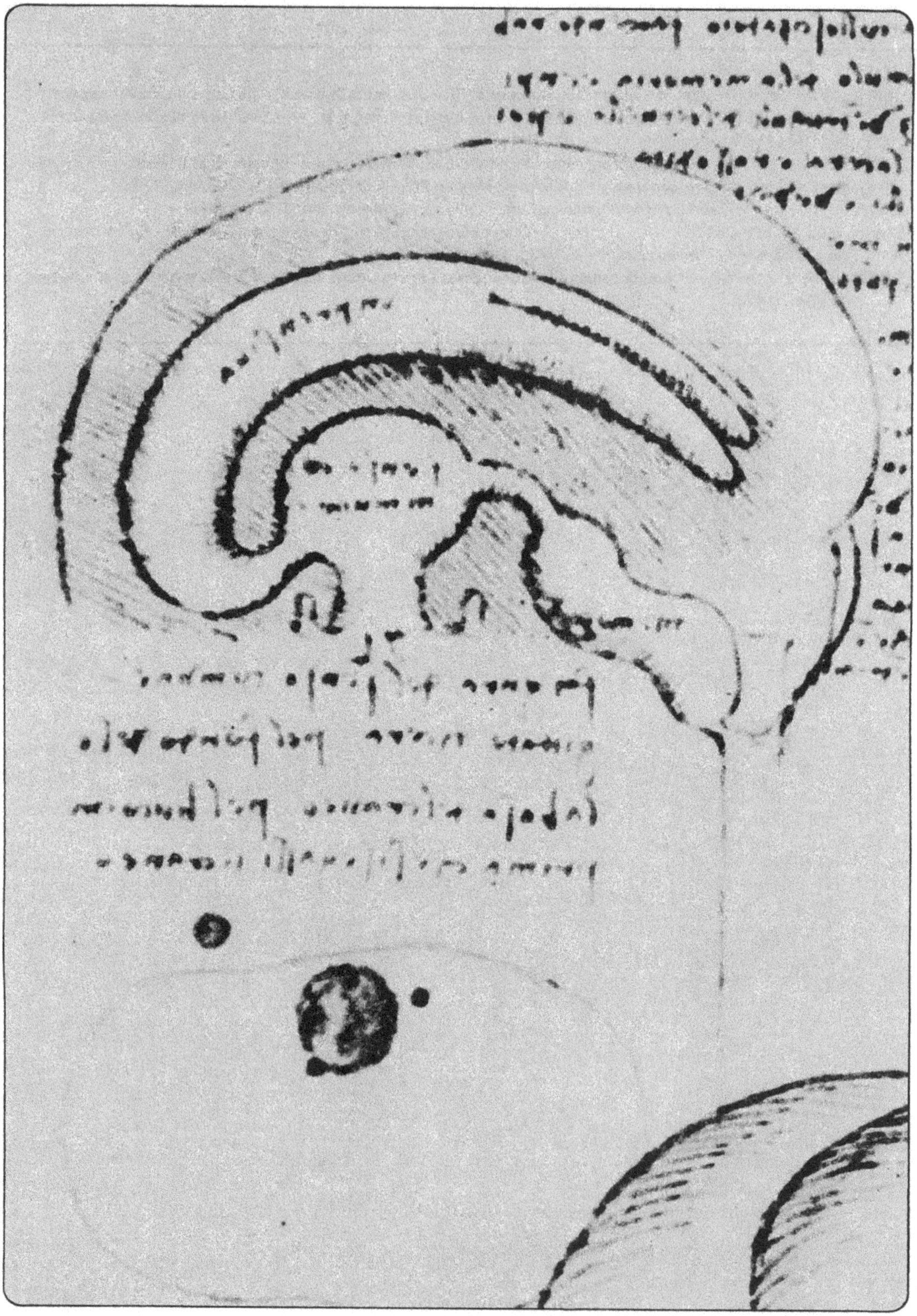

unidade V

Fenômenos Elétricos nas Células

Nos capítulos a seguir serão discutidos alguns dos principais fenômenos elétricos nos organismos vivos.

Inicialmente será apresentado o potencial de repouso de uma célula necessário à manutenção das diferenças entre suas concentrações iônicas internas e externas, sem as quais a célula perderia sua capacidade funcional.

A seguir descrever-se-á o potencial de ação de uma célula nervosa, principal responsável pela comunicação entre as diferentes partes de um organismo.

O Potencial de Repouso de uma Célula

CAPÍTULO 21

21.1 — INTRODUÇÃO

O conhecimento dos fenômenos elétricos é importante para uma melhor compreensão dos complexos processos físicos e químicos que caracterizam a vida. Um dos mais impressionantes entre eles é o relacionado ao excesso de íons nos lados externo e interno da superfície celular, e às diferenças entre as concentrações iônicas no interior da célula e no meio extracelular. Nos seres humanos e nos animais, uma grande quantidade de energia metabólica (cerca de 20% da taxa metabólica basal) é constantemente despendida para manter esse processo, o que indica sua importância.

O interior da célula está separado do seu meio externo por uma membrana celular. Graças a ela, são mantidas as diferenças de composição entre as soluções no interior e no exterior da célula.

Neste capítulo serão introduzidos vários conceitos como potencial elétrico, capacitores, corrente elétrica e difusão iônica. A seguir, eles serão usados para mostrar como se mantém o potencial de repouso de uma célula.

21.2 — POTENCIAL ELÉTRICO

Uma distribuição de cargas elétricas cria em torno de si um campo elétrico $\vec{E}$. As *linhas de força* (imaginárias) são uma maneira conveniente de visualizar esse campo. A tangente a uma linha de força em dado ponto indica a direção do vetor $\vec{E}$ nesse ponto. As linhas de força são traçadas de tal forma que o número de linhas, por unidade de área, que atravessam uma secção perpendicular à direção das mesmas é proporcional ao módulo E do campo elétrico $\vec{E}$. Assim sendo, nas regiões em que as linhas estão próximas E é grande, e nas regiões em que elas estão afastadas E é pequeno. A Figura 21.1 mostra as linhas de força de uma superfície plana infinita uniformemente carregada com cargas positivas.

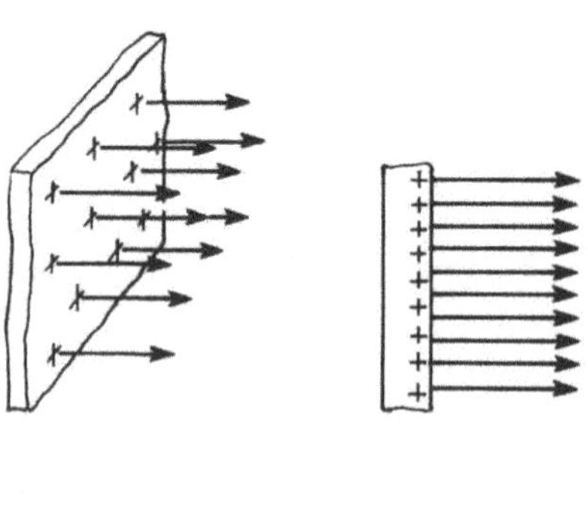

Figura 21.1 — Campo elétrico uniforme criado por uma superfície carregada infinita.

Nesse exemplo, o campo elétrico $\vec{E}$, em qualquer ponto, é perpendicular ao plano da superfície. As linhas de força são uniformemente espaçadas, logo o módulo E é o mesmo em qualquer ponto.

Quando uma partícula, com carga elétrica q, se movimenta numa região do espaço em que há um campo elétrico $\vec{E}$, age sobre ela uma força $\vec{F}$

$$\boxed{\vec{F} = q\vec{E}} \tag{21.1}$$

O sentido da força $\vec{F}$ é o mesmo ou oposto ao sentido de $\vec{E}$, dependendo da carga q ser positiva ou negativa. A partir da Equação (21.1), pode-se verificar que a unidade de E é N/C.

O trabalho W realizado por essa força, quando a partícula se desloca, é igual à variação de sua energia cinética ΔK:

$$W = \Delta K \tag{21.2}$$

A energia mecânica E dessa partícula é constante:

$$E = K + U \tag{21.3}$$

onde U é a energia potencial elétrica. Assim, havendo uma variação na energia cinética da partícula, haverá também uma variação em sua energia potencial·

$$\Delta U = -\Delta K \tag{21.4}$$

A partícula carregada possui essa energia potencial devido a sua interação com o campo elétrico. O valor de U depende da posição da partícula. Quando a partícula se move, há uma variação de U devida ao trabalho realizado pela força elétrica:

$$\boxed{\Delta U = -W} \tag{21.5}$$

de acordo com as Fórmulas (21.2) e (21.4). As Fórmulas (21.2) a (21.5) foram discutidas no Capítulo 9.

Se o campo elétrico for uniforme, a variação de energia potencial elétrica ΔU, quando uma partícula de carga q se deslocar de uma posição x_1 para uma posição x_2, como indica a Figura 21.2, poderá ser facilmente obtida. O trabalho realizado pela força elétrica, durante esse deslocamento, é

$$W = F\,\Delta x = qE\,\Delta x$$

onde

$$\Delta x = x_2 - x_1$$

Substituindo esse resultado na Fórmula (21.5), obtém-se

$$\Delta U = -qE\,\Delta x$$

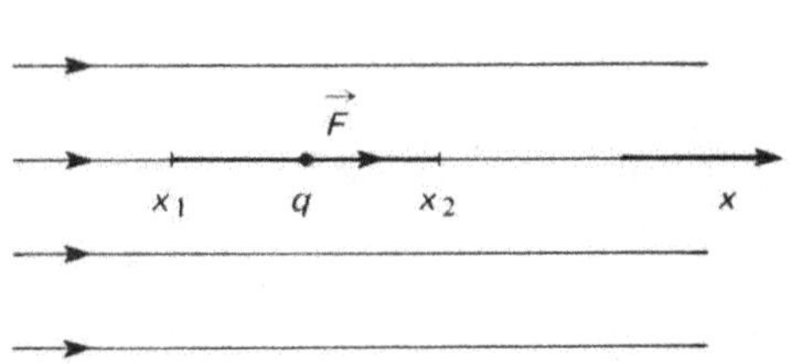

Figura 21.2 — Trabalho realizado sobre uma partícula carregada em um campo elétrico uniforme.

Se a carga q da partícula for positiva, o trabalho W será positivo se $x_2 > x_1$, caso contrário ele será negativo. Assim, se essa partícula se deslocar no sentido das linhas de força, o trabalho realizado será positivo e haverá uma diminuição da energia potencial ($\Delta U < 0$). Se a carga elétrica for negativa, o sentido da força será oposto ao das linhas de força. Nesse caso, a energia potencial aumentará no sentido das linhas de força do campo ($\Delta U > 0$). Portanto, haverá uma diminuição da energia potencial elétrica U no sentido da força.

A variação ΔU é proporcional à carga elétrica. É conveniente definir a variação ΔV

$$\boxed{\Delta V = \frac{\Delta U}{q}} \tag{21.6}$$

Substituindo a expressão de ΔU, tem-se

$$\Delta V = -E\,\Delta x \tag{21.7}$$

A variação ΔV, denominada *diferença de potencial elétrico*, independe da carga q, sendo função apenas do campo elétrico E e da variação Δx. Sua unidade é o volt:

$$1\ \text{V} = \frac{1\ \text{J}}{1\ \text{C}}$$

A diferença de potencial ΔV será sempre negativa quando a variação Δx for no sentido das linhas de força ($\Delta x > 0$). Caso contrário, ΔV será positiva. Como para qualquer energia potencial, o ponto em que o potencial elétrico é nulo pode ser escolhido arbitrariamente.

A intensidade de um campo elétrico uniforme em função da diferença de potencial é

$$\boxed{E = -\frac{\Delta V}{\Delta x}} \tag{21.8}$$

Para campos não uniformes, a variação ΔU é também proporcional à carga elétrica q. Assim, pela Equação (21.6) pode-se concluir que ΔV independe de q. Se E variar com a posição, deve-se usar a fórmula

$$E = -\lim_{\Delta x \to 0} \frac{\Delta V}{\Delta x} = -\frac{dV}{dx}$$

onde dV representa a variação infinitesimal do potencial elétrico correspondente a uma variação infinitesimal dx. O campo elétrico pode ser descrito tanto pelo vetor $\vec{E}$ como pela variação ΔV. Esta última pode ser calculada entre dois pontos, mesmo que nenhuma partícula carregada se desloque entre eles.

Exemplo 21.1 — Considere um campo elétrico uniforme de intensidade $E = 5{,}0 \times 10^6$ N/C. Calcule:

a. a variação ΔV do potencial elétrico quando um cátion monovalente se desloca, no sentido das linhas de força, entre dois pontos separados por uma distância $\Delta x = 60$ Å;

b. a variação da energia potencial, em eV, desse cátion;

c. repita os cálculos dos itens *a* e *b* para um ânion monovalente.

Solução

a. $\Delta x = 60\ \text{Å} = 6{,}0 \times 10^{-9}$ m

$\Delta V = -E\,\Delta x = -(5{,}0 \times 10^6\ \text{N/C})(6{,}0 \times 10^{-9}\ \text{m}) = -30 \times 10^{-3}\ \text{V} = -30$ mV

pois

$$1\ \frac{\text{N}\cdot\text{m}}{\text{C}} = 1\ \frac{\text{J}}{\text{C}} = 1\ \text{V}$$

b. $\Delta U = q\,\Delta V = (1\,e)(-30 \times 10^{-3}\text{ V}) = -3{,}0 \times 10^{-2}\text{ eV}$

c. Como a diferença de potencial não depende da carga do íon, o valor de ΔV é igual ao obtido no item *a*, ou seja,

$$\Delta V = -30\text{ mV}$$

Entretanto a diferença de energia potencial para o ânion é positiva

$$\Delta U = q\,\Delta V = (-e)\,\Delta V = 3{,}0 \times 10^{-2}\text{ eV}$$

21.3 — O POTENCIAL DE REPOUSO

Entre o líquido no interior de uma célula e o fluido extracelular há uma diferença de potencial elétrico denominada *potencial de membrana*. Esse potencial pode ser medido ligando-se, por meio de microeletrodos, os pólos de um medidor de voltagem ao interior de uma célula (ponto A), e ao líquido extracelular (ponto B), como mostra a Figura 21.3. Esses eletrodos são, em geral, capilares de vidro, com uma ponta com menos de 1 μm de diâmetro, contendo uma solução condutora de KCl. Essa solução está em contato com o medidor de voltagem por meio de um fio metálico. A Figura 21.4 mostra o resultado de uma experiência típica para medir a diferença de potencial elétrico entre as partes externa e interna de uma célula. Para isso colocam-se, inicialmente, os eletrodos *A* e *B* no líquido extracelular. A seguir o eletrodo *A* é colocado no interior da célula. O deslocamento do eletrodo *A* é indicado na Figura 21.4 pela variação de *x*, coordenada na direção perpendicular à membrana de espessura *d*.

Quando as pontas dos dois eletrodos estão no meio externo, a diferença de potencial medida ΔV é nula, indicando que o potencial elétrico é o mesmo em qualquer ponto desse meio. O mesmo aconteceria se os dois eletrodos pudessem ser colocados no interior da célula, pois ambos os meios são condutores. O potencial elétrico do fluido extracelular, por convenção, é considerado nulo e V é o potencial no interior da membrana. Assim, a diferença de potencial ΔV entre os dois meios é

$$\Delta V = V - 0 = V$$

Quando a ponta do eletrodo *A* penetra na célula, o potencial elétrico V diminui bruscamente para -70 mV como indica a Figura 21.4.

Na maioria das células, o potencial de membrana V permanece inalterado, desde que não haja influências externas. Quando a célula se encontra nessa condição, dá-se ao potencial de membrana V, a designação de *potencial de repouso* representado por V_0. Numa célula nervosa ou muscular o potencial de repouso é sempre negativo, apresentando um valor constante e característico. Nas fibras nervosas e musculares dos animais de sangue quente, os potenciais de repouso se situam entre -55 mV e -100 mV. Nas fibras dos músculos lisos, os potenciais de repouso estão entre -30 mV e -55 mV.

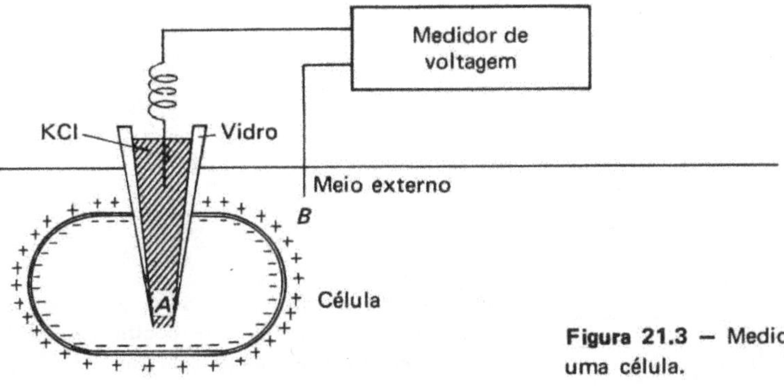

Figura 21.3 — Medida do potencial de repouso de uma célula.

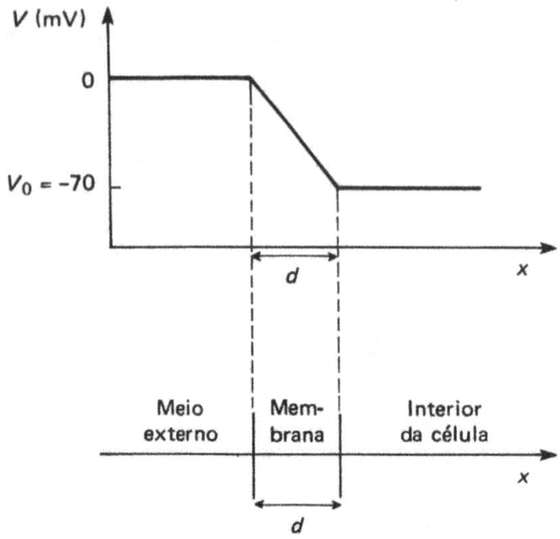

Figura 21.4 — Potencial de repouso de uma célula.

O potencial V, mostrado na Figura 21.4, é constante dentro e fora da célula, devendo, portanto, variar no interior da membrana. Nessa figura, a variação linear de V dentro da membrana é apenas hipotética, baseada em considerações físicas que serão apresentadas nos itens seguintes. Essa variação não pode ser medida, pois a espessura da membrana é bem menor que o diâmetro da ponta do microeletrodo. A partir da Fórmula (21.8) pode-se calcular o campo elétrico existente nessas regiões. Dentro e fora da célula o campo elétrico é nulo

$$E = 0$$

pois nessas regiões

$$\Delta V = 0$$

Na membrana o campo elétrico é

$$E = -\frac{V_0}{d} = \frac{70 \text{ mV}}{80 \text{ Å}} = \frac{70 \times 10^{-3} \text{ V}}{80 \times 10^{-10} \text{ m}} = 8{,}8 \times 10^6 \text{ N/C}$$

onde d = 80 Å é a espessura da membrana. A Figura 21.5 ilustra esse comportamento do campo E.

A carga elétrica de um íon monovalente, como os existentes dentro e fora da célula, é

$$q = 1\,e = 1{,}6 \times 10^{-19} \text{ C}$$

A força elétrica exercida sobre um desses íons no interior da membrana é

$$F = qE = 1{,}4 \times 10^{-12} \text{ N}$$

Essa força é muito mais intensa que o peso desses íons.

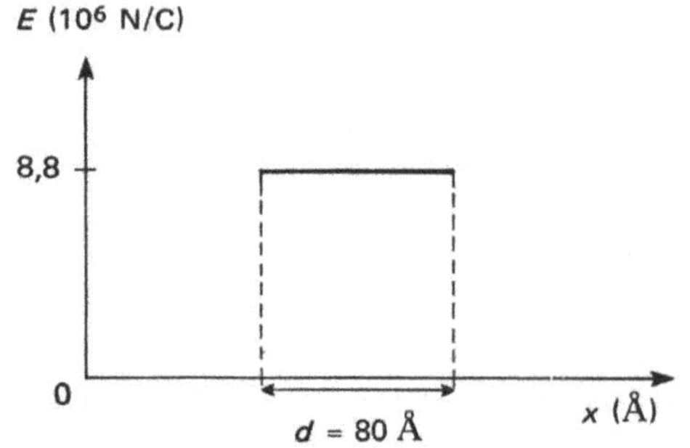

Figura 21.5 — Intensidade do campo elétrico correspondente a um potencial de repouso V_0 = −70 mV em uma membrana celular de espessura d = 80 Å.

21.4 – CAPACITORES

Capacitores são dispositivos usados para armazenar cargas elétricas. O tipo mais simples de capacitor é o mostrado na Figura 21.6. Ele consiste de duas placas paralelas, carregadas com cargas elétricas $+Q$ e $-Q$, de área A e separadas por uma distância d. Se as dimensões das placas forem bem maiores que a distância entre elas, o campo elétrico $\vec{E}$ pode ser considerado uniforme entre as placas e nulo fora delas. As densidades superficiais de carga nas placas positiva e negativa são, respectivamente, $+\sigma$ e $-\sigma$, onde

$$\sigma = \frac{Q}{A} \tag{21.9}$$

A intensidade do campo elétrico entre as placas é proporcional à densidade superficial de carga elétrica σ; portanto,

$$E = \frac{\sigma}{\epsilon} = \frac{1}{\epsilon}\frac{Q}{A} \tag{21.10}$$

onde a constante ϵ é a permitividade elétrica do material isolante entre as placas. As permitividades elétricas do vácuo e do ar são aproximadamente iguais.

$$\epsilon = \epsilon_0 = 8{,}85 \times 10^{-12} \frac{C^2}{N \cdot m^2}$$

(A constante ϵ é a mesma que aparece na expressão da lei de Coulomb.)

Entre as placas do capacitor da Figura 21.6 há uma diferença de potencial

$$\Delta V = -Ed = -\frac{1}{\epsilon}\frac{Q}{A}d \tag{21.11a}$$

Como o potencial elétrico diminui no sentido das linhas de força do campo, o potencial da placa positiva é maior que o da placa negativa. O potencial da placa positiva será escolhido como nulo, sendo designado por V ($V < 0$) o potencial da placa negativa. A diferença entre esses potenciais é

$$\Delta V = V - 0 = V$$

Com essa escolha, a Equação (21.11a) pode ser escrita como

$$V = -\frac{Qd}{\epsilon A}$$

ou

$$-\frac{Q}{V} = \frac{\epsilon A}{d} \tag{21.11b}$$

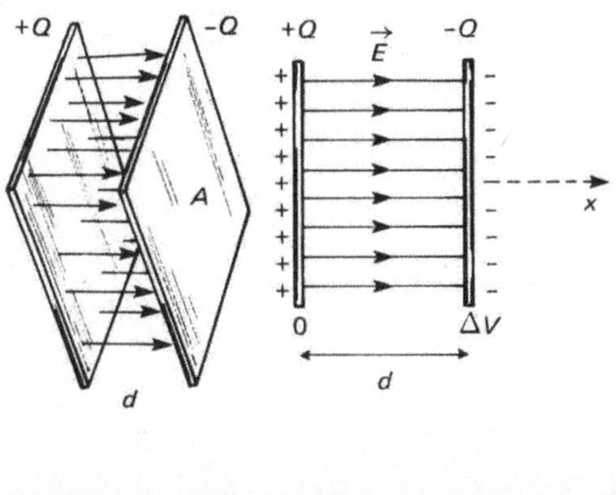

Figura 21.6 – Capacitor de placas paralelas.

A razão que aparece do lado esquerdo da Equação (21.11b) é denominada *capacitância C* do capacitor:

$$\boxed{C = -\frac{Q}{V}} \tag{21.12}$$

A capacitância C é um número positivo pois $-V > 0$ e sua unidade é o farad

$$1\text{ F} = \frac{1\text{ C}}{1\text{ V}}$$

Das Equações (21.11b) e (21.12) obtém-se

$$C = \frac{\epsilon A}{d} \tag{21.13}$$

A partir dessa equação conclui-se que a capacitância é constante, sendo determinada pela forma do capacitor (A e d) e pelo material entre as placas (ϵ). Assim, a carga Q armazenada no capacitor é proporcional a diferença de potencial elétrico $-V$ entre as placas.

$$Q = -CV$$

A definição (21.12) pode ser estendida para outros capacitores, mas a Fórmula (21.13) é válida apenas para os capacitores considerados neste item, embora a capacitância dos primeiros também seja constante e dependa apenas de suas formas e do material entre as placas.

Para um capacitor infinito de placas paralelas, a capacitância por unidade de área é

$$\boxed{\frac{C}{A} = \frac{\epsilon}{d}} \tag{21.14}$$

Dividindo os dois lados da Equação (21.12) pela área A, obtém-se

$$\frac{Q}{A} = -\frac{C}{A}V$$

ou

$$\boxed{\sigma = -\frac{C}{A}V} \tag{21.15}$$

Exemplo 21.2 — Considere um capacitor de placas paralelas, separadas por uma distância d = 0,1 mm, com cargas elétricas $+Q$ e $-Q$, sendo $Q = 4{,}4 \times 10^{-8}$ C. A área dessas placas é $A = 5{,}0\text{ cm}^2$ e entre elas há apenas ar. Calcule:

a. a capacitância C desse capacitor;

b. o campo elétrico E entre as placas.

Solução

a. Substituindo os valores

$A = 5{,}0\text{ cm}^2 = 5{,}0 \times 10^{-4}\text{ m}^2$

$d = 0{,}1\text{ mm} = 1 \times 10^{-4}\text{ m}$

$\epsilon_0 = 8{,}85 \times 10^{-12}\ \frac{\text{C}^2}{\text{N} \cdot \text{m}^2}$

na Equação (21.13) obtém-se

$$C = \frac{(8{,}85 \times 10^{-12}\ C^2/N \cdot m^2)(5{,}0 \times 10^{-4}\ m^2)}{(1 \times 10^{-4}\ m)} = 4{,}4 \times 10^{-11}\ F$$

pois

$$1 \frac{C^2 \cdot m^2}{N \cdot m^2 \cdot m} = \frac{1\ C}{N \cdot m/C} = \frac{1\ C}{J/C} = \frac{1\ C}{V} = 1\ F$$

b. A densidade superficial de cargas é

$$\sigma = \frac{Q}{A} = \frac{4{,}4 \times 10^{-11}\ C}{5{,}0 \times 10^{-4}\ m^2} = 8{,}8 \times 10^{-8}\ \frac{C}{m^2}$$

Substituindo este valor na Equação (21.10) obtém-se

$$E = \frac{\sigma}{\epsilon} = \frac{8{,}8 \times 10^{-8}\ C/m^2}{8{,}85 \times 10^{-12}\ C^2/(N \cdot m^2)} = 9{,}9 \times 10^3\ N/C$$

21.5 — ORIGEM DO POTENCIAL DE REPOUSO

Tanto o interior da célula como o meio extracelular estão cheios de uma solução salina. Em soluções salinas muito diluídas, a maior parte das moléculas se decompõe em íons. Esses íons movem-se livremente numa solução aquosa. Os fluidos dentro e fora da célula são sempre neutros, isto é, a concentração de ânions em qualquer local é sempre igual à de cátions, não podendo haver um acúmulo local de cargas elétricas nesses fluidos.

Pode-se imaginar a membrana celular como um capacitor no qual duas soluções condutoras estão separadas por uma delgada camada isolante — a membrana (Figura 21.7).

As cargas elétricas em excesso, $+Q$ e $-Q$, que provocam a formação do potencial de repouso se localizam em torno da membrana celular. Esse potencial se origina também na membrana celular: a superfície interna da membrana é coberta pelo excesso de ânions ($-Q$), enquanto que, na superfície externa, há o mesmo excesso de cátions ($+Q$).

A espessura de uma membrana isolante é cerca de 80 Å, ou seja,

$$d \cong 80\ \text{Å} = 8 \times 10^{-9}\ m$$

Supondo uma célula de forma cúbica de lado

$$\ell \cong 10^{-5}\ m$$

o volume típico dessa célula é

$$V \cong \ell^3 = 10^{-15}\ m^3$$

enquanto que a área típica da membrana celular é

$$A \cong 6\,\ell^2 = 6 \times 10^{-10}\ m^2$$

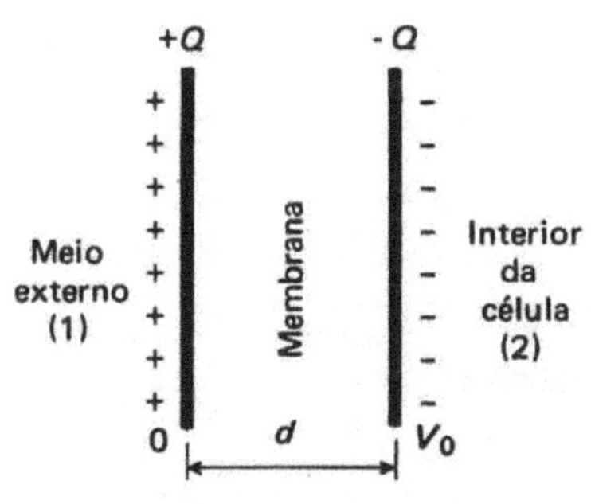

Figura 21.7 — Membrana celular vista como um capacitor de placas paralelas.

Como

$$d \ll \ell$$

pode-se considerar as cargas elétricas $+Q$ e $-Q$ como localizadas em duas placas paralelas infinitas. Aplicando-se a Fórmula (21.14), pode-se calcular a capacitância elétrica da membrana celular por unidade de área. Um valor característico para a constante de permitividade elétrica da membrana é

$$\epsilon \cong 10\epsilon_0$$

Assim,

$$\frac{C}{A} = \frac{\epsilon}{d} = \frac{8{,}85 \times 10^{-11}}{80 \times 10^{-10}\,\text{m}} \frac{\text{C}^2}{\text{N} \cdot \text{m}^2} = 1{,}1 \times 10^{-2} \frac{\text{F}}{\text{m}^2}$$

A diferença de potencial V_0 entre as superfícies interna e externa da membrana está relacionada, segundo a Fórmula (21.15), com a densidade superficial de carga elétrica σ nessas superfícies

$$\frac{C}{A} = \frac{-\sigma}{V_0}$$

Conhecendo-se a capacitância por unidade de área de uma membrana, pode-se calcular σ, a partir do valor de V_0 medido. Para um potencial de repouso $V_0 = -70$ mV,

$$\sigma = 7{,}7 \times 10^{-4} \frac{C}{\text{m}^2}$$

Exemplo 21.3 — Com os dados apresentados neste item, faça os gráficos de V e σ em função da coordenada x na direção perpendicular à membrana celular.

Solução

Nas superfícies interna e externa da membrana há uma descontinuidade no potencial elétrico V; nessas superfícies estão localizadas as cargas elétricas representadas pelas densidades $+\sigma$ e $-\sigma$.

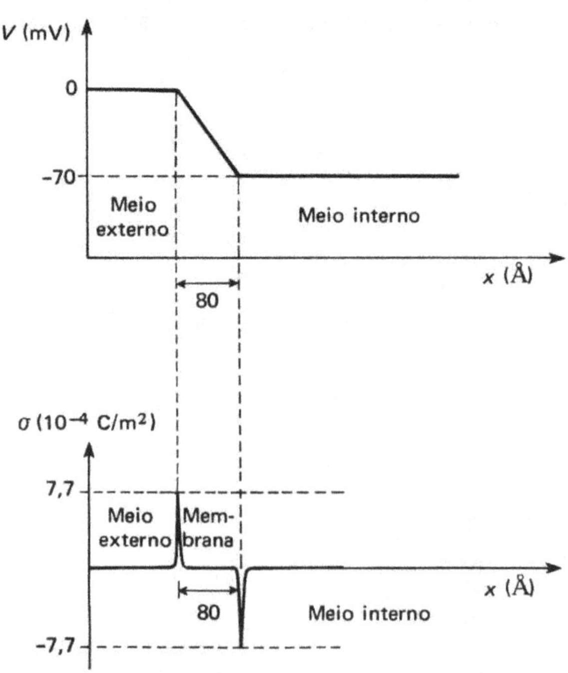

21.6 – CONCENTRAÇÃO IÔNICA DENTRO E FORA DA CÉLULA

As concentrações iônicas nos fluidos dentro e fora das células são bem diferentes. Na parte interna a concentração de íons K^+ é bem maior que na parte externa. O oposto ocorre com os íons Cl^- e Na^+. A maior parte dos ânions intracelulares não são íons de Cl^-, mas grandes ânions protéicos designados aqui por A^-. Devido à mobilidade dos íons, o fluido deve ser neutro. A Tabela 21.1 mostra as concentrações iônicas no exterior $C(1)$ e interior $C(2)$ de uma célula muscular de rã.

Tabela 21.1 – Concentrações iônicas de uma célula muscular de rã.

Íon	Concentração $C(1)$ fora da célula (10^{-3} mol/ℓ)	Concentração $C(2)$ no interior da célula (10^{-3} mol/ℓ)
K^+	2,25	124
Na^+	109	10,4
Ca^{++}	2,1	4,9
Mg^{++}	1,25	14,0
Cl^-	77,5	1,5
HCO_3	26,6	12,4
Íons orgânicos	13	74

Para esse tipo de célula, a concentração de potássio é 55 vezes maior dentro, enquanto que a concentração de cloro é quase 53 vezes maior no meio extracelular. Assim,

$$\frac{C_K(2)}{C_K(1)} \cong \frac{C_{Cl}(1)}{C_{Cl}(2)} \tag{21.16}$$

A concentração de sódio é quase 11 vezes maior do lado de fora da célula. A solução salina extracelular é essencialmente uma solução de sal de cozinha com um conteúdo salino de 9 g/ℓ.

O excesso de íons na superfície interna da membrana é muito pequeno, comparado ao número de íons dentro da célula. Por exemplo, para os íons K^+, segundo a Tabela 21.1,

$$C_K(2) = 0{,}124 \text{ mol/ℓ} = \frac{0{,}124 \times 6{,}02 \times 10^{23} \text{ íons}}{10^{-3} \text{ m}^3} = 7{,}5 \times 10^{25} \text{ íons/m}^3$$

Considerando o volume dessa célula aproximadamente 10^{-15} m³, o número de íons de potássio em seu interior é

$$N_K \cong 7{,}5 \times 10^{25} \frac{\text{íons}}{\text{m}^3} \times 10^{-15} \text{ m}^3 = 7{,}5 \times 10^{10} \text{ íons}$$

No item anterior foi obtida a densidade superficial de cargas σ. Para uma área de 6×10^{-10} m², a carga elétrica em cada uma das superfícies da membrana considerada é

$$Q = 7{,}7 \times 10^{-4} \frac{\text{C}}{\text{m}^2} \times 6 \times 10^{-10} \text{ m}^2 = 4{,}6 \times 10^{-13} \text{ C}$$

A carga elétrica de um íon K^+ é

$$1\,e = 1{,}6 \times 10^{-19} \text{ C}$$

Portanto, a carga Q anterior corresponde à carga de ΔN íons

$$\Delta N = \frac{Q}{e} = \frac{4{,}6 \times 10^{-13}}{1{,}6 \times 10^{-19}} = 2{,}9 \times 10^6 \text{ íons}$$

Os valores obtidos para N_K e ΔN neste item são típicos. A razão entre eles é

$$\frac{\Delta N}{N_K} \cong \frac{2{,}9 \times 10^6}{7{,}5 \times 10^{10}} = 3{,}9 \times 10^{-5} << 1$$

Esse resultado mostra que apenas uma fração muito pequena dos íons presentes na célula permanece na superfície da membrana, criando o potencial V_0.

Exercício Proposto — Usando os valores da Tabela 21.1, calcule o número de íons Na^+ e Cl^- no interior da célula muscular de rã.

21.7 — CORRENTE ELÉTRICA

A maioria dos fenômenos elétricos está relacionada às cargas elétricas em movimento. Se as placas de um capacitor carregado forem ligadas por um fio metálico, as cargas elétricas se moverão de uma placa para a outra, devido à diferença de potencial elétrico entre elas. As placas do capacitor se tornarão rapidamente neutras e deixará de existir diferença de potencial entre as mesmas.

Uma *corrente elétrica* é um fluxo de cargas elétricas. Para que seja mantida uma corrente elétrica num certo meio condutor é necessário que haja uma diferença de potencial, isto é, um campo elétrico nesse meio.

Num condutor ou numa solução eletrolítica, define-se a intensidade média de corrente elétrica I, através de uma área A, como sendo

$$\boxed{I = \frac{\Delta Q}{\Delta t}} \tag{21.17}$$

onde ΔQ é a carga elétrica total que atravessa a área A durante o intervalo de tempo Δt (Figura 21.8). Se a corrente elétrica variar com o tempo, usa-se a definição

$$I = \lim_{\Delta t \to 0} \frac{\Delta Q}{\Delta t} = \frac{dQ}{dt} \tag{21.18}$$

onde dQ é a carga elétrica infinitesimal que atravessa a área A durante o intervalo de tempo infinitesimal dt.

As unidades de I e ΔQ são, respectivamente, ampère (A) e coulomb (C), sendo que

$$1\ \text{A} = \frac{1\ \text{C}}{1\ \text{s}}$$

Se houver uma diferença de potencial ΔV entre dois pontos de um condutor, haverá nele uma corrente elétrica I. Define-se a *resistência elétrica* R como a razão

$$R = -\frac{\Delta V}{I} \tag{21.19}$$

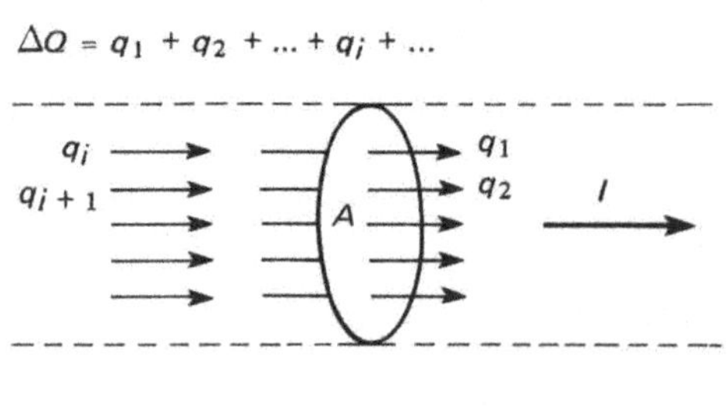

Figura 21.8 — Cargas elétricas atravessando uma área A num intervalo de tempo Δt.

A corrente I será positiva se cargas elétricas positivas se deslocarem no sentido das linhas de forças do campo elétrico $\vec{E}$ (ou cargas negativas no sentido contrário); nesse caso a diferença de potencial ΔV será negativa. Assim, pela definição pode-se concluir que $R > 0$. A unidade de resistência elétrica é o ohm (Ω):

$$1\,\Omega = 1\,\frac{V}{A}$$

Quando R for constante, a corrente elétrica I será proporcional à diferença de potencial ΔV. Nesse caso, a Equação (21.19) corresponde à lei de Ohm.

Em cada instante, pode-se definir a densidade de corrente elétrica por unidade de área como

$$\boxed{j = \frac{I}{A}} \tag{21.20}$$

A unidade de j é A/m^2.

Exemplo 21.4 — Cerca de 10^6 íons Na^+ penetram numa célula nervosa, excitada (veja o Capítulo 22), num intervalo de 1 ms, atravessando sua membrana. A área da membrana celular é aproximadamente $6 \times 10^{-10}\ m^2$. Calcule a intensidade de corrente elétrica I e a densidade média de corrente elétrica através da membrana.

Solução

Aplicando as Fórmulas (21.17) e (21.20) obtém-se

$$I = \frac{\Delta Q}{\Delta t} = \frac{10^6 \times 1{,}6 \times 10^{-19}\ C}{10^{-3}\ s} = 1{,}6 \times 10^{-10}\ A$$

$$j = \frac{I}{A} = \frac{1{,}6 \times 10^{-10}\ A}{6 \times 10^{-10}\ m^2} = 0{,}27\ A/m^2$$

A corrente elétrica num metal se deve ao deslocamento de elétrons e numa solução eletrolítica ao deslocamento de íons. Além do movimento de agitação térmica, essas partículas possuem um movimento devido ao campo elétrico $\vec{E}$ que produz a corrente elétrica. Esse movimento ordenado de cargas elétricas, na direção do campo, é que constitui a corrente elétrica. A relação entre a densidade de corrente j^E e a intensidade do campo elétrico E é

$$j^E = \frac{1}{\rho} E \tag{21.21}$$

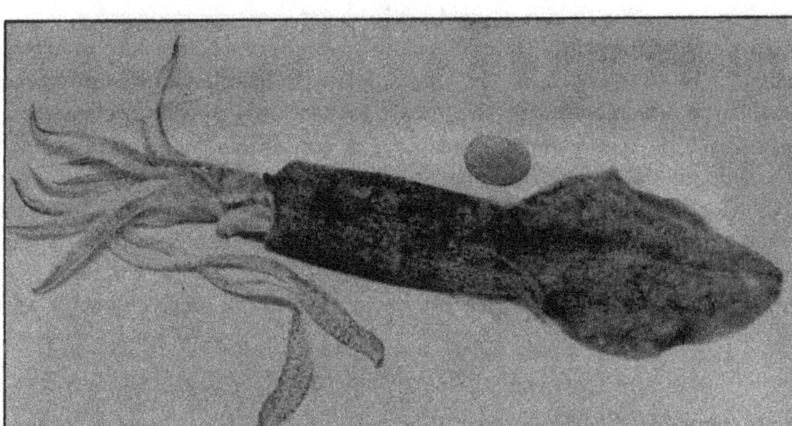

Lula *Loligo brasiliensis* cujo axônio é utilizado para o estudo de potenciais de repouso e de ação.

onde ρ é a *resistividade elétrica* do meio considerado. Sua unidade é o $\Omega \cdot$ m. Por exemplo, o líquido (axoplasma) no interior do axônio de uma célula nervosa de uma lula é um líquido condutor com resistividade elétrica $\rho \cong 0{,}6\ \Omega \cdot$ m.

Exemplo 21.5 — Calcule a resistência elétrica R de um fio metálico de comprimento ℓ, secção A e resistividade ρ.

Solução

A partir das Fórmulas (21.7) e (21.20) pode-se escrever a Fórmula (21.21) como

$$\frac{I}{A} = \frac{1}{\rho}\left(-\frac{\Delta V}{\Delta x}\right)$$

ou

$$-\frac{\Delta V}{I} = \frac{\rho\, \Delta x}{A}$$

Usando a Definição (21.19) obtém-se

$$R = \frac{\rho\, \ell}{A}$$

pois $\Delta x = \ell$.

Numa solução eletrolítica, a resistividade elétrica ρ_i é diferente para cada íon i. Pode-se verificar experimentalmente que ρ_i é inversamente proporcional ao quadrado da carga elétrica q_i e à concentração C_i (número de íons por unidade de volume) desse íon, ou seja,

$$\frac{1}{\rho_i} = \mu_i q_i^2 C_i \tag{21.22}$$

A constante μ_i é denominada constante de mobilidade. A partir das Fórmulas (21.21) e (21.22) pode-se escrever

$$j_i^E = \mu_i q_i^2 C_i E \tag{21.23}$$

21.8 — DIFUSÃO

No item anterior foram consideradas soluções iônicas como exemplos de condutores elétricos. Entretanto, as concentrações iônicas foram consideradas uniformes e homogêneas. Quando isso não ocorrer, haverá uma *difusão* que poderá uniformizar essas concentrações.

O processo de difusão, numa solução a uma temperatura T (em K), está relacionado ao movimento de agitação térmica dos íons. Os íons colidem freqüentemente com as moléculas do solvente, dando origem a um movimento aleatório sem nenhuma direção preferencial. A distribuição de um grande número de íons caracteriza-se por sua concentração C_i, correspondente ao número desses íons por unidade de volume (as concentrações são expressas, geralmente, em mol/ℓ). Se essa concentração C_i não for uniforme, a agitação térmica dos íons fará a concentração se uniformizar. Isso corresponde a um fluxo de cargas elétricas, ou seja, a uma densidade de corrente elétrica.

Se, para os íons i, o gradiente de concentração iônica $\Delta C_i/\Delta x$ for uniforme na direção x, haverá uma densidade de corrente elétrica j_i^D, devida à difusão, proporcional a esse gradiente

$$j_i^D = -q_i D_i \frac{\Delta C_i}{\Delta x} \tag{21.24}$$

onde D_i é a constante de difusão para os íons i. O sinal (-) indica que a densidade de corrente elétrica j_i é no sentido da diminuição da concentração C_i, como indica a Figura 21.9. A Equação (21.24) é conhecida como Lei de Fick.

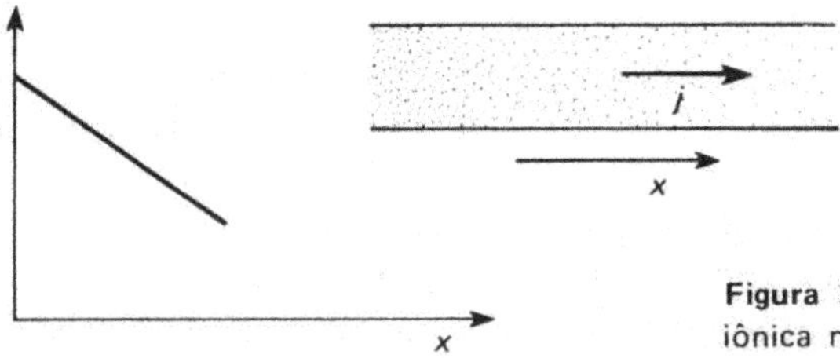

Figura 21.9 – Variação uniforme de concentração iônica na direção x.

Se a concentração C_i não variar uniformemente com x, a Fórmula (21.24) deve ser substituída por

$$j_i = -q_i D_i \lim_{\Delta x \to 0} \frac{\Delta C_i}{\Delta x} = -q_i D_i \frac{dC_i}{dx} \tag{21.25}$$

A constante de mobilidade μ_i, que aparece nas Fórmulas (21.22) e (21.23), e a constante de difusão D_i estão relacionadas por

$$\mu_i = \frac{D_i}{kT} \tag{21.26}$$

onde

$$k = 1{,}38 \times 10^{-23}\ \text{J/K}$$

é a constante de Boltzmann. Essa relação expressa a influência da temperatura T da solução na difusão iônica. Assim, a densidade j_i^D devida à difusão iônica pode ser escrita como

$$j_i^D = -q_i \mu_i kT \frac{dC_i}{dx} \tag{21.27}$$

21.9 – EQUAÇÃO DE NERNST-PLANCK

Numa solução com concentrações iônicas não uniformes, e na presença de um campo elétrico $\vec{E}$, a densidade de corrente para cada tipo de íon i é

$$j_i = j_i^D + j_i^E$$

onde j_i^D é a densidade de corrente devida à difusão iônica (item 21.8) e j_i^E é a densidade de corrente induzida pelo campo elétrico $\vec{E}$ (item 21.7).

Neste capítulo serão consideradas apenas soluções com simetrias planas, isto é, todas as grandezas (j, C, E etc.) dependerão apenas de uma direção – por exemplo x – perpendicular aos planos de simetria. Nesse caso, o campo elétrico pode ser escrito como

$$E = -\frac{dV}{dx}$$

Assim, a densidade de corrente j_i, para íons de carga elétrica q_i, pode ser escrita como

$$\boxed{j_i = -q_i \mu_i \left(kT \frac{dC_i}{dx} + q_i C_i \frac{dV}{dx} \right)}$$

Esta é a *Equação de Nernst-Planck*. Ela é fundamental para uma razoável compreensão do potencial de uma célula, como será visto nos itens a seguir.

21.10 – EQUILÍBRIO DE DONNAN

O potencial de repouso é sempre observado quando há diferenças de concentrações iônicas dentro e fora da célula. Assim, essas diferenças de concentrações devem estar de alguma forma ligadas à existência desse potencial.

As diferentes concentrações iônicas logo se igualariam por difusão, se isso não fosse impedido pela membrana celular. Se a membrana não permitisse a passagem de íons, isto é, se fosse completamente impermeável, as concentrações permaneceriam indefinidamente inalteradas em ambos os lados da membrana. A membrana celular, porém, não é completamente impermeável, podendo ocorrer a passagem de certos íons. De modo geral, ela é mais permeável para íons monovalentes inorgânicos e pequenos, bem menos para íons multivalentes e totalmente impermeável para íons orgânicos complexos. Ela é permeável para os íons K^+ e Cl^-. A permeabilidade para os íons Cl^-, nas células nervosas, é muito menor que para os íons K^+. A membrana também é permeável, embora em menor escala, para outros íons, como o Na^+.

Ao contrário da concentração de Cl^-, a concentração intracelular de K^+ não pode se modificar apreciavelmente. Os íons de potássio são necessários para manter a neutralidade elétrica no interior da célula, devido à presença de ânions intracelulares. Os ânions intracelulares são, principalmente, grandes moléculas de albumina, que não atravessam a membrana; sua concentração no interior da célula é, portanto, constante. A solução intracelular é eletricamente neutra, sendo o número de ânions igual ao de cátions. Como a concentração intracelular de Na^+ se mantém muito baixa, a neutralidade da solução deve ser garantida pelos íons K^+.

Por causa da presença de ânions impermeáveis A^- no interior da célula, nela a concentração dos cátions permeáveis deve ser maior que a de ânions permeáveis (veja a Tabela 21.1). Além disso, a concentração de íons K^+ não é a mesma dentro e fora da célula. Como a célula é permeável para íons K^+ é, então, necessário que haja uma diferença de potencial elétrico (correspondente a um campo elétrico) através da membrana celular, para manter essa diferença de concentrações.

Por ter uma concentração maior na parte interna da célula, os íons K^+ tendem a sair para o meio externo, atravessando a membrana. Contudo, devido à existência do potencial de repouso V_0, uma força elétrica dirigida para o interior da célula atua na membrana sobre cada um desses íons. Assim, dois fenômenos físicos ocorrem em sentidos contrários, devendo haver um equilíbrio entre eles e, conseqüentemente, uma relação entre as concentrações interna e externa e o potencial de repouso observados. Se uma dessas concentrações fosse alterada, o equilíbrio atingido seria diferente. Raciocínio análogo pode ser desenvolvido para os outros íons permeáveis. A seguir será determinada, para cada tipo de íon permeável, a relação entre suas concentrações e o potencial de membrana, para a qual ele permaneceria em equilíbrio.

O *modelo de Donnan* considera a membrana uma barreira porosa, através da qual alguns íons monovalentes ($q = \pm e$) podem se mover. O fluxo de cada tipo de íon permeável i corresponde à passagem de uma densidade de corrente elétrica j_i. Em equilíbrio, as concentrações iônicas interna e externa permanecem constantes,

$$j_i = 0 \tag{21.28}$$

e o campo elétrico através da membrana não se altera.

Como foi visto no item 21.9, a densidade de corrente elétrica, para cada tipo de íon que atravessa a membrana. é dada pela Equação de Nernst-Planck

$$j_i = -q_i\mu_i \left(kT \frac{dC_i}{dx} + q_i C_i \frac{dV}{dx} \right) \tag{21.29}$$

As variações dC_i e dV são consideradas ao longo da direção x perpendicular à membrana considerada infinita como ilustra a Figura 21.10.

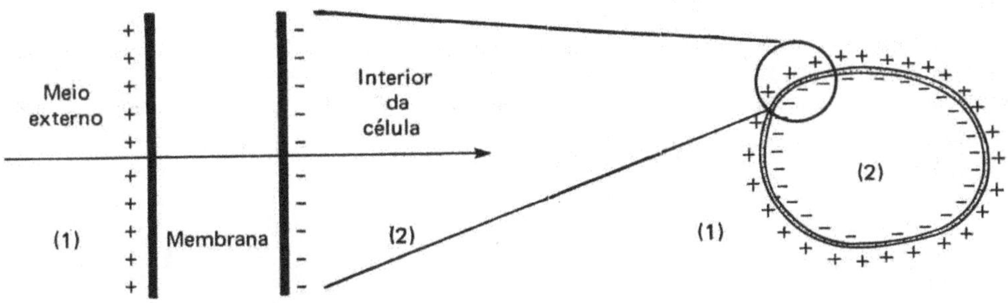

Figura 21.10 — Secção transversal de uma célula e o esquema ampliado de uma parte dela.

O primeiro e o segundo termo do lado direito da Equação (21.29) correspondem respectivamente às densidades de corrente elétrica, devidas ao gradiente de concentração iônica e ao campo elétrico através da membrana.

A partir das Equações (21.28) e (21.29) obtém-se a condição de equilíbrio

$$kT \frac{dC_i}{dx} + q_i C_i \frac{dV}{dx} = 0 \tag{21.30}$$

válida para cada tipo de íon permeável.

Na equação diferencial (21.30), C_i e V variam com a coordenada x no interior da membrana e são constantes no fluido extracelular (1) e no interior da célula (2). Resolvendo-se essa equação pode-se obter uma relação entre a diferença de potencial elétrico e as concentrações iônicas nos meios (1) e (2). Uma solução (veja o Apêndice do Capítulo 19) dessa equação é

$$\boxed{V(2) - V(1) = -\frac{kT}{q_i} \ln \frac{C_i(2)}{C_i(1)}} \tag{21.31}$$

O lado esquerdo da Equação (21.31) corresponde à diferença de potencial elétrico através da membrana e é o mesmo para qualquer tipo de íon. Essa diferença de potencial é denominada *potencial de Donnan* V_D

$$V_D = V(2) - V(1) \tag{21.32}$$

e deve ser igual ao potencial de repouso V_0 se o modelo suposto estiver correto.

O termo do lado direito da Equação (21.32), dependente das concentrações iônicas, é conhecido como *potencial de Nernst*:

$$\boxed{V_i^N = \frac{-kT}{q_i} \ln \frac{C_i(2)}{C_i(1)}} \tag{21.33}$$

Os potenciais V_i^N são calculados, para os íons i, a partir das medidas das concentrações iônicas $C_i(2)$ e $C_i(1)$.

Se o modelo aqui considerado estiver correto, obtém-se, a partir da Equação (21.31) e das definições de V_D e V_i^N, que, em equilíbrio,

$$V_D = V_i^N \tag{21.34}$$

para todos os íons permeáveis.

Exemplo 21.6 — Obtenha, a partir da Equação (21.31), o resultado expresso pela Equação (21.16).

Solução

Como a diferença entre $V(2)$ e $V(1)$ é a mesma para qualquer íon permeável, a quantidade que aparece do lado direito da Equação (21.31) é a mesma para os íons K^+ e Cl^-. Isso permite obter uma relação entre as concentrações iônicas desses íons. Assim, lembrando que para os íons K^+ e Cl^-, q_i é, respectivamente, $+e$ e $-e$,

$$\frac{-kT}{e} \ln \frac{C_K(2)}{C_K(1)} = \frac{kT}{e} \ln \frac{C_{Cl}(2)}{C_{Cl}(1)} = \frac{-kT}{e} \ln \frac{C_{Cl}(1)}{C_{Cl}(2)}$$

ou

$$\frac{C_K(2)}{C_K(1)} = \frac{C_{Cl}(1)}{C_{Cl}(2)}$$

Este resultado corresponde à Equação (21.16).

21.11 — CONCENTRAÇÕES IÔNICAS E POTENCIAIS DE REPOUSO OBSERVADOS

Neste item são apresentadas tabelas com os valores das concentrações iônicas dentro e fora de dois tipos de células, assim como os potenciais de Nernst calculados pela Fórmula (21.33).

A Tabela 21.2 mostra as concentrações iônicas para as células musculares de uma rã.

Tabela 21.2 — Concentrações iônicas fora $C(1)$ e dentro $C(2)$ das células musculares de rã, razão entre essas concentrações, os respectivos potenciais de Nernst calculados e o potencial de repouso observado.

Íon	$C(1)$ (10^{-3} mol/ℓ)	$C(2)$ (10^{-3} mol/ℓ)	$C(2)/C(1)$	V_i^N (mV)
K^+	2,25	124	55	-99,8
Na^+	109	10,4	0,095	+58,6
Ca^{++}	2,1	4,9	2,3	-10,4
Mg^{++}	1,25	14,0	11,2	-30,1
Cl^-	77,5	1,5	0,019	-98,7
HCO_3^-	26,6	12,4	0,47	-18,8
Íons orgânicos	13	74	—	—
$V_0 \cong -98$ mV				

Exemplo 21.7 — Calcule os valores dos potenciais V_i^N, a partir das concentrações mostradas na Tabela 21.2. Essas concentrações foram medidas à temperatura de 16°C.

Solução

As cargas elétricas dos íons da Tabela 21.2 são múltiplas da carga do elétron. Assim, é conveniente calcular inicialmente a constante

$$\frac{kT}{e} = \frac{(1{,}38 \times 10^{-23}\ \text{J/K})(289\ \text{K})}{1{,}60 \times 10^{-19}\ \text{C}} = 24{,}9\ \text{mV}$$

Para os íons K^+, $q_i = +e$ e, usando a Fórmula (21.33), obtém-se

$$V_K^N = -24{,}9\ \text{mV} \ln \frac{C_K(2)}{C_K(1)} = -24{,}9\ \text{mV} \ln 55 = -99{,}8\ \text{mV}$$

Para os íons Na^+, obtém-se

$$V_{Na}^N = -24{,}9\ \text{mV} \ln 0{,}095 = 58{,}6\ \text{mV}$$

Analogamente,

$$V_{Ca}^{N} = -\frac{24{,}9\ \text{mV}}{2}\ \ell n\ 2{,}3 = -10{,}4\ \text{mV}$$

$$V_{Mg}^{N} = -\frac{24{,}9\ \text{mV}}{2}\ \ell n\ 11{,}2 = -30{,}1\ \text{mV}$$

(para os íons Ca^{++} e Mg^{++}, $q_i = +2e$)

$$V_{Cl}^{N} = -(-24{,}9\ \text{mV})\ \ell n\ 0{,}019 = -98{,}7\ \text{mV}$$

$$V_{HCO_3}^{N} = -(-24{,}9\ \text{mV})\ \ell n\ 0{,}47 = -18{,}8\ \text{mV}$$

($q_i = -e$ para os íons Cl^- e HCO_3^-)

O potencial de repouso medido nas células musculares de rã é

$$V_0 \cong -98\ \text{mV}$$

Apenas os potenciais de Nernst para os íons de potássio e cloro estão próximos ao valor observado de V_0. Assim os resultados apresentados na Tabela 21.2 parecem indicar que a membrana dessas células seria permeável apenas aos íons de potássio e cloro. Contudo, como a membrana também é permeável aos íons Na^+, conclui-se que apenas o equilíbrio de Donnan não é suficiente para explicar a baixa concentração de sódio no interior dessas células. Apesar disso, esse modelo explica razoavelmente o equilíbrio atingido pelos íons de potássio e de cloro, principalmente este último.

Na Tabela 21.3 são apresentadas as concentrações iônicas para a célula nervosa da lula.

Tabela 21.3 — Concentrações iônicas fora $C(1)$ e dentro $C(2)$ das células nervosas da lula, razão entre essas concentrações, os respectivos potenciais de Nernst calculados e o potencial de repouso observado.

Ion	$C(1)$ (10^{-3} mol/ℓ)	$C(2)$ (10^{-3} mol/ℓ)	$C(2)/C(1)$	V_i^N (mV)
K^+	20	400	20	-75
Na^+	440	50	0,113	+54
Ca^{++}	10	0,4	0,04	+40
Mg^{++}	54	10	0,185	+21
Cl^-	500	40 a 150	0,08 a 0,30	-30 a -63
Íons orgânicos	—	360	—	—
		$V_0 \cong -70$ mV		

Exercício Proposto — Calcule, a partir das concentrações iônicas e dos potenciais V_i^N da Tabela 21.3, a temperatura em que as concentrações foram medidas.

Para a célula nervosa da lula os potenciais de Nernst do cloro e do potássio, principalmente deste último, estão próximos do potencial de repouso observado. Contudo, apesar dessa membrana ser permeável aos íons Na^+, V_{Na}^N é positivo e não negativo, como V_0.

As observações feitas nos parágrafos anteriores são características de vários tipos de células, inclusive células de plantas.

A concentração intracelular de K^+ é determinada, como foi mencionado anteriormente, pela concentração dos grandes ânions no interior da célula. A concentração intracelular do Cl^- ocorre de acordo com o potencial da membrana, sendo portanto uma conseqüência da distribuição dos íons K^+. Isso explica a relação entre as concentrações de K^+ e Cl^-, dada pela Equação (21.16).

21.12 — O POTENCIAL DE REPOUSO E O FLUXO DE Na^+

É possível alterar experimentalmente a concentração de K^+ fora de uma célula e, ao mesmo tempo, medir a variação de potencial de repouso.

Os resultados de uma dessas medidas estão colocados no gráfico de V_0 em função do logaritmo da concentração extracelular de K^+, como mostra a Figura 21.11. No meio natural em que se encontra a célula considerada, a concentração de potássio é tal que o potencial de repouso é -90 mV. Quando se eleva a concentração extracelular de potássio, o potencial de repouso aumenta a partir de -90 mV. Diminuindo-se essa concentração, o potencial de repouso torna-se menor que -90. Para as diferentes concentrações extracelulares de K^+, o potencial V_K^N pode ser calculado pela Fórmula (21.33)

$$V_K^N = \frac{-kT}{e} \ln \frac{C_K(2)}{C_K(1)}$$

cujo resultado está representado pela reta da Figura 21.11.

Apenas para altas concentrações extracelulares de potássio, os valores medidos concordam com a previsão teórica, enquanto que para baixas concentrações os valores medidos são maiores que os calculados.

A causa do desvio do potencial de repouso do valor V_K^N pode ser identificada com uma experiência que é uma variação da anterior. Nessa experiência, foi feita a substituição, no fluido extracelular, do Na^+ por um cátion volumoso (colina), que não pode atravessar a membrana. Nesse caso, o potencial de repouso medido coincide exatamente com o potencial de Nernst para o potássio, mesmo para baixas concentrações extracelulares de K^+ (Figura 21.12).

Quando a solução contém Na^+, a diferença entre V_0 e V_K^N deve ser causada, portanto, pelo afluxo de íons Na^+ através da membrana. Assim, esses íons, cuja concentração extracelular é bem maior que a interna, penetram na célula, anulando em parte o excesso de cargas elétricas negativas nas superfícies da membrana e tornando o seu potencial menos negativo.

Exercício Proposto — Explique por que os valores de V_K^N obtidos teoricamente podem ser colocados em uma reta nas Figuras 21.11 e 21.12.

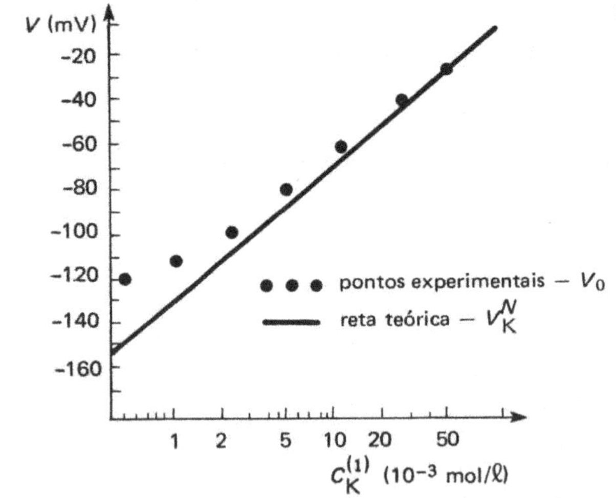

Figura 21.11 — Variação do potencial de repouso com a concentração extracelular de K^+. (Segundo Adrian: *Journal of Physiology* *133*: 631, 1956.)

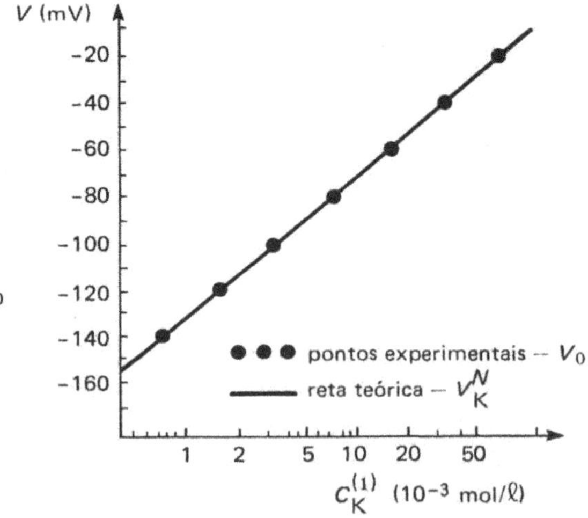

Figura 21.12 — Variação do potencial de repouso, com a densidade extracelular de K^+, quando os íons Na^+ foram substituídos no meio externo por outros cátions (colina).

21.13 – O FLUXO DE Na^+ ATRAVÉS DA MEMBRANA

O uso de isótopos radioativos permite verificar diretamente se um determinado tipo de íon *i* atravessa a membrana celular. Para isso são adicionados isótopos radioativos desse íon ao meio externo ou interno. Medindo-se o número de isótopos radioativos que aparecem no outro meio é possível saber o fluxo desses íons através da membrana.

As quantidades dos radioisótopos adicionados são bem menores que as concentrações originais e insuficientes para alterar o potencial de repouso.

Usando essa técnica, experiências com células nervosas e musculares mostraram que a membrana é permeável aos íons de sódio, embora menos do que aos íons de potássio ou cloro.

O fluxo de sódio através da membrana será melhor compreendido analisando-se os resultados das duas experiências relatadas a seguir. Nessas experiências, isótopos radioativos de $^{24}Na^+$ são adicionados ao interior da célula. O número desses íons que podem abandonar a célula devido à difusão deve ser insignificante devido a sua carga elétrica positiva e à menor concentração de sódio no interior da célula. Assim, os íons só podem ser levados para fora da célula com dispêndio de energia.

Os resultados das experiências realizadas com uma célula nervosa estão representados nas Figuras 21.13 e 21.14, pelos gráficos do logaritmo da densidade de corrente j^*_{Na}, através da membrana, em função do tempo.

Na primeira experiência (Figura 21.13), inicialmente a densidade de corrente de $^{24}Na^+$ diminui lentamente a 18,3°C, pois a própria corrente faz diminuir a concentração intracelular de $^{24}Na^+$. A seguir o nervo é subitamente resfriado a 0,5°C, o que provoca uma queda na densidade da corrente de escoamento dos isótopos $^{24}Na^+$. Com o reaquecimento, essa densidade retorna ao nível anterior. A grande variação de j^*_{Na} com a temperatura mostra que se trata de um processo químico *ativo* e não de uma difusão *passiva* (assim denominada por ser devida à diferença de concentrações dentro e fora da célula e à diferença de potencial através da membrana).

Comprovação semelhante é realizada na experiência (Figura 21.14) descrita a seguir. No início dessa experiência, há um escoamento de íons $^{24}Na^+$, que foram adicionados ao meio intracelular. A seguir é adicionado dinitrofenol (DNP) à solução extracelular, o que provoca uma queda contínua e acentuada na densidade de corrente elétrica de escoamento até que ela, decorrida quase uma hora, se torna praticamente nula. Após a dissolução do DNP, a densidade de corrente elétrica volta a se normalizar. O DNP é um veneno que penetra na célula e bloqueia os processos metabólicos do fornecimento de energia, sem entretanto afetar os processos de difusão através da membra-

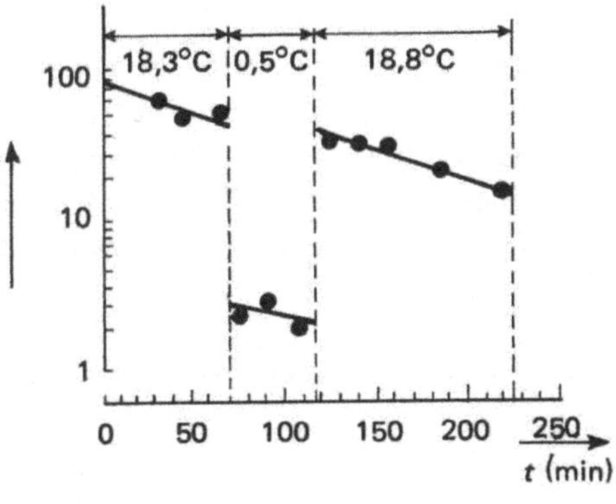

Figura 21.13 – Variação da densidade de corrente dos íons $^{24}Na^+$ com a temperatura de uma célula nervosa. (Segundo Hodgkin e Keynes: *Journal of Physiology 128*: 28, 1955.)

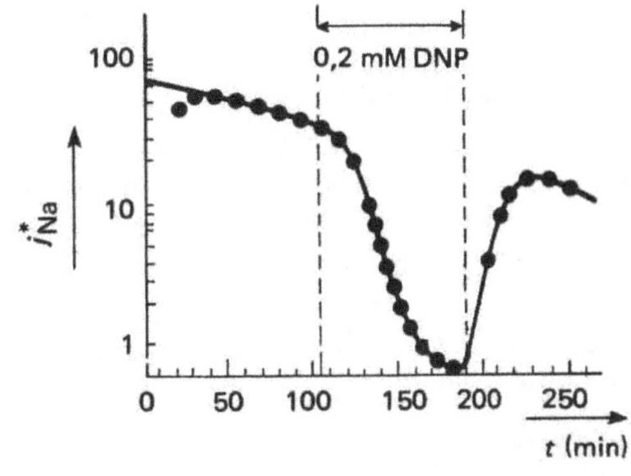

Figura 21.14 – Variação da densidade de corrente dos íons $^{24}Na^+$ quando DNP é adicionado ao meio intracelular. (Segundo Hodgkin e Keynes: *Journal of Physiology 128*: 28, 1955.)

na. A diminuição da densidade de corrente do $^{24}Na^+$, em presença do DNP, é portanto causada pela carência de energia metabólica.

Os resultados dessas duas experiências mostram que o transporte de Na^+ através da membrana não é apenas passivo, mas depende de um fornecimento de energia.

21.14 – A BOMBA DE SÓDIO

Numa célula em equilíbrio, segundo o modelo de Donnan, há um afluxo constante de íons de sódio para o interior da célula e um escoamento constante de íons de potássio para o fluido externo. Isso ocorre porque os potenciais de Nernst V_{Na}^N e V_K^N diferem do potencial de repouso V_0 (principalmente o primeiro), como foi visto no item 21.11. Se, através da membrana, houvesse apenas o transporte passivo, a célula teria suas concentrações iônicas alteradas. Como essas concentrações são constantes, deve haver um outro tipo de transporte, denominado ativo, por ocorrer, com dispêndio de energia, no sentido contrário ao determinado pela força elétrica na membrana celular e pela diminuição de concentração iônica.

Sem o transporte ativo de íons através da membrana, haveria uma diminuição constante na concentração intracelular de K^+ e, conseqüentemente, um aumento do potencial de repouso V_0. Com um potencial de repouso menos negativo, a concentração intracelular de Cl^- aumentaria (veja a Relação (21.31)). Assim, as concentrações intracelulares de Na^+, K^+ e Cl^- se aproximariam das extracelulares, deixando de existir o potencial de repouso V_0. Isso causaria o desaparecimento da capacidade funcional das células, provocando nelas lesões irreversíveis. O abastecimento energético da célula, através de seu metabolismo, necessário para a manutenção do sistema de transporte ativo de Na^+ e K^+, pode se tornar insuficiente por uma carência de oxigênio ou ainda por um envenenamento (Figura 21.14).

Existem dois tipos de transporte ativo, através das membranas celulares, presentes em quase todas as células. Um deles é o transporte para o interior da célula de nutrientes orgânicos essenciais, como a glicose e os aminoácidos; o outro é o transporte de íons para manter as concentrações intracelulares de Na^+ e K^+ necessárias à célula.

O transporte ativo de Na^+ e K^+ através da membrana celular é realizado por uma proteína complexa, existente na membrana, denominada "sódio-potássio-adenosina-trifosfatase", ou simplesmente *bomba de sódio*.

Nos neurônios do cérebro humano, a energia armazenada em uma molécula de ATP, liberada pela reação

$$\text{ATP} \longrightarrow \text{ADP} + \text{P} + \text{energia}$$

é utilizada para retirar 3 íons Na^+ da célula e levar 2 íons K^+ para seu interior. Cada bomba de sódio desses neurônios pode transportar, por segundo, até 200 Na^+ para fora e 130 K^+ para dentro da célula. Contudo, esse transporte é ajustado à necessidade da célula. Um pequeno neurônio possui cerca de um milhão de bombas de sódio, que podem transportar aproximadamente 200 milhões de Na^+ por segundo.

Exemplo 21.8 – Usando os dados apresentados no parágrafo anterior, estime a corrente elétrica devida às bombas de sódio através da membrana de um neurônio.

Solução

Considere um neurônio com cerca de $N = 10^6$ bombas de sódio e que, cada uma delas transporta 200 Na^+ para fora e 130 K^+ para dentro da célula, num intervalo de tempo $\Delta t = 1$ s. A corrente elétrica a ser calculada é devida à diferença de cargas elétricas transportadas:

$$\Delta Q = 200\,e - 130\,e = 70\,e$$

Assim, a corrente elétrica através da membrana desse neurônio é

$$I = \frac{N\,\Delta Q}{\Delta t} = \frac{10^6\,(70 \times 1{,}60 \times 10^{-19}\ \text{C})}{1\ \text{s}} = 1{,}1 \times 10^{-11}\ \text{A}$$

A razão entre o número de íons Na^+ e K^+ transportados varia de uma bomba para outra. O funcionamento de uma bomba acoplada de sódio e potássio pode ser esquematizado como na Figura 21.15.

Como está assinalado na figura, os íons Na^+ na superfície interna da membrana se combinam com as moléculas transportadoras Y e o complexo NaY pode atravessar a membrana. Ao chegar à superfície externa da membrana, esse complexo pode se desfazer, liberando o íon Na^+. Com a ajuda da molécula transportadora Y, os íons Na^+ atravessam a membrana contra suas quedas de concentração e potencial.

Após se dissociar do Na^+, a molécula transportadora Y é transformada na molécula transportadora X. Essa reação é acelerada por uma enzima contida na membrana. A molécula X une-se a um íon extracelular K^+, formando KX, que atravessa a membrana para dentro da célula. Na superfície interna da membrana KX se desfaz, tendo como resultado o transporte de K^+ para o interior da célula.

O transporte de NaY para fora da célula e de KX para o seu interior ocorre por difusão devido aos seus gradientes de concentração.

Um novo ciclo de transporte é iniciado quando a molécula transportadora X, utilizando energia celular, se transforma na molécula transportadora Y.

O complexo NaY é eletricamente neutro. Durante o processo de transporte, nenhuma carga elétrica atravessa a membrana. Assim, o transporte acoplado de Na^+ e K^+ permite economizar energia. As células despendem até 20% de sua energia metabólica para manter o funcionamento das bombas de sódio. Esse dispêndio de energia seria ainda maior se não fosse o acoplamento mencionado.

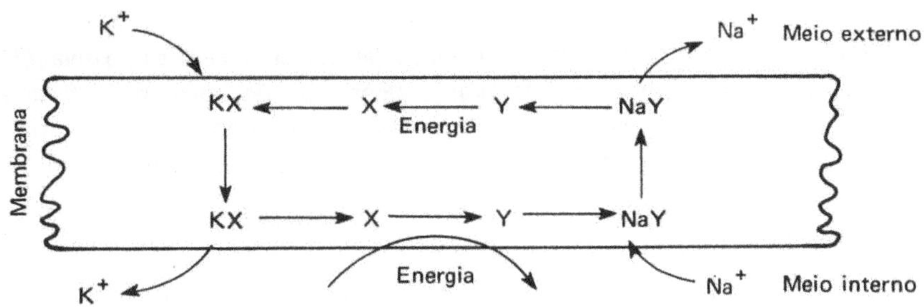

Figura 21.15 — Esquema do funcionamento da bomba de sódio e potássio.

21.15 — CONDUTÂNCIA ELÉTRICA DA MEMBRANA CELULAR

Além dos íons Na^+ e K^+, outros íons, o Cl^- por exemplo, são também, embora em menor escala, transportados ativamente através da membrana celular por diferentes tipos de bombas. Devido a esse transporte ativo, a Equação de Nernst-Planck (21.29) não é válida. A densidade total de corrente elétrica j_i através da membrana, para os íons i, é a soma das densidades de corrente elétrica ativa j_i^a e passiva, esta última calculada pela Equação (21.29). Assim,

$$j_i = j_i^a - q_i \mu_i \left(kT \frac{dC_i}{dx} + q_i C_i \frac{dV}{dx} \right) \tag{21.35}$$

A equação anterior é uma equação diferencial, que relaciona as grandezas j_i, j_i^a, C_i e V em cada ponto x. Ela pode ser resolvida, obtendo-se então

$$j_i = j_i^a + g_i(V_0 - V_i^N) \tag{21.36}$$

onde g_i é uma constante denominada *condutância elétrica* (sua unidade é $(\Omega \cdot m^2)^{-1}$). Essa solução da Equação (21.35) relaciona as densidades j_i e j_i^a, uniformes através da membrana, com a diferença entre os potenciais de repouso V_0 e o de Nernst V_i^N.

A permeabilidade da membrana, para os íons i, é expressa pela condutância g_i. O valor de g_i depende das concentrações iônicas dentro e fora da célula e também do próprio potencial da membrana.

Nos exemplos apresentados nas Tabelas 21.2 e 21.3, o potencial V_{Na}^N para o sódio é positivo, pois a concentração de Na^+ na célula é menor que no meio externo. Assim,

$$g_{Na}(V_0 - V_{Na}^N) < 0 \tag{21.37}$$

corresponde a uma densidade de corrente negativa, ou seja, um fluxo de Na^+ para o interior da célula (uma densidade de corrente j negativa corresponde a ânions saindo ou a cátions entrando na célula). Para compensar esse afluxo de íons para o interior da célula, a densidade de corrente ativa é positiva.

$$j_{Na}^a > 0$$

Esses fluxos de Na^+ estão esquematizados na Figura 21.16. Para os íons K^+,

$$g_K(V_0 - V_K^N) > 0 \tag{21.38}$$

corresponde a um fluxo de K^+ saindo da célula, enquanto que

$$j_K^a < 0$$

expressa um fluxo de K^+ transportado ativamente para o interior da célula (como mostra a Figura 21.16).

A diferença $V_0 - V_i^N$ dá origem à densidade de corrente elétrica passiva $g_i(V_0 - V_i^N)$. O potencial de repouso se mantém constante pois a densidade de corrente elétrica ativa j_i^a possui a mesma intensidade que a densidade de corrente passiva, mas com sentido contrário. Dessa forma, em equilíbrio, o fluxo total de íons i, através da membrana, é nulo e, portanto,

$$j_i = 0$$

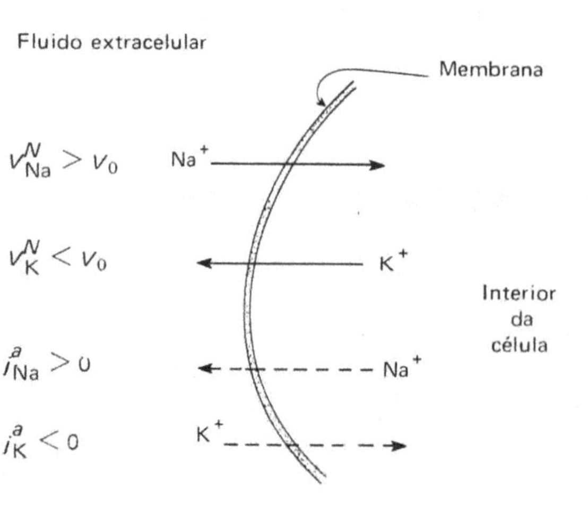

Figura 21.16 – Esquema dos transportes passivo (⟷) e ativo (⇠⇢) dos íons Na^+ e K^+ através da membrana de uma célula.

Em diversas membranas a soma das densidades de corrente transportadas pelas diferentes bombas é pequena ou nula. Nesse caso, a soma das densidades de correntes passivas deve ser também pequena ou nula, ou seja,

$$\boxed{\sum_i g_i(V_0 - V_i^N) \cong 0} \tag{21.39}$$

A contribuição dos íons Cl^- à Equação (21.39) é, em geral, desprezível, pelo fato da condutância g_{Cl} ser muito pequena ou então $V_{Cl}^N \cong V_0$. Assim sendo, a Equação (21.39) pode ser escrita, aproximadamente, na forma

$$g_K(V_0 - V_K^N) + g_{Na}(V_0 - V_{Na}^N) = 0 \tag{21.40}$$

Isso significa que as densidades de corrente passiva do potássio e do sódio se compensam. Como

$$V_0 - V_K^N << -(V_0 - V_{Na}^N) \tag{21.41}$$

para que a condição (21.40) seja satisfeita, é necessário que

$$\frac{g_K}{g_{Na}} >> 1 \tag{21.42}$$

O equilíbrio existente entre o interior da célula e seu meio externo é dinâmico, por envolver diferentes correntes elétricas através da membrana celular. A Equação (21.40), que descreve esse equilíbrio, é uma conseqüência do funcionamento da bomba de sódio. Essa descrição é superior à fornecida apenas pelo equilíbrio de Donnan, que expressa um equilíbrio estático (sem correntes elétricas). Além disso, a Equação (21.40) permite o cálculo do potencial de repouso V_0 a partir dos potenciais de Nernst V_K^N e V_{Na}^N, se for conhecida a relação g_K/g_{Na}. Essa relação deve ser medida experimentalmente.

A partir da Equação (21.40) obtém-se

$$V_0 = V_K^N + \frac{V_{Na}^N - V_K^N}{1 + g_K/g_{Na}} \tag{21.43}$$

Usando-se a condição (21.42), a Equação (21.43) pode ser escrita na forma

$$V_0 = V_K^N + \epsilon \tag{21.44}$$

onde

$$\epsilon = \frac{V_{Na}^N - V_K^N}{1 + g_K/g_{Na}} \cong \frac{V_{Na}^N - V_K^N}{g_K/g_{Na}} << |V_K^N| \tag{21.45}$$

é um número positivo. Assim, o afluxo de Na^+ faz que o potencial de repouso seja um pouco menor que o potencial de equilíbrio do potássio.

Exercício Proposto — Obtenha as Relações (21.43) e (21.44).

A razão entre as condutâncias da membrana da célula referente à Tabela 21.3 é

$$g_K/g_{Na} \cong 25$$

Nesse caso,

$$\epsilon \cong 5\,\text{mV}$$

e

$$V_0 = V_K^N + \epsilon \cong (-75 + 5)\,\text{mV} = -70\,\text{mV}$$

Esse resultado concorda com o valor medido do potencial de repouso e indica que o modelo apresentado neste item, baseado nos transportes ativo e passivo, permite que se compreenda a existência desse potencial.

PROBLEMAS

1. Desenhe as linhas de força do campo elétrico $\vec{E}$ criado por uma esfera carregada uniformemente.

2. Calcule a diferença de potencial elétrico entre os pontos *A*, *B* e *C*, indicados na figura, em um campo elétrico uniforme de intensidade $E = 5 \times 10^6$ N/C. Os pontos *A* e *B* são eqüidistantes da superfície infinita carregada que cria o campo. A distância entre os pontos *A* e *B* é 3 Å, e entre *B* e *C*, 4 Å.

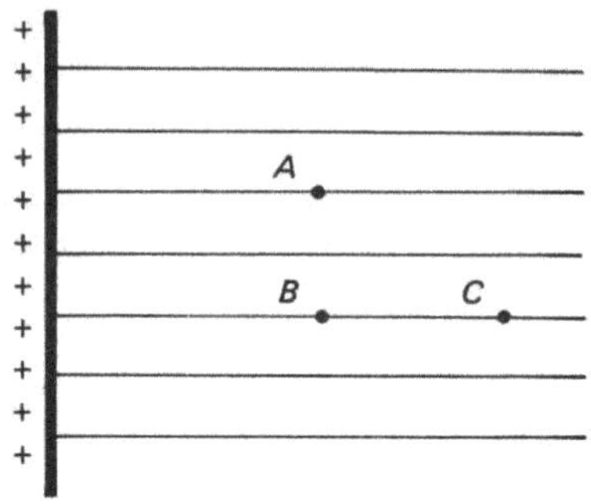

3. O campo elétrico numa membrana celular com uma espessura de 80 Å é $7{,}5 \times 10^6$ N/C. O sentido de $\vec{E}$ é para dentro da célula. Calcule:

a. o potencial de repouso dessa célula;

b. as variações da energia potencial (em eV) de um íon K^+, quando este penetra na célula e quando ele sai da célula;

c. as mesmas variações para um íon Cl^-;

d. os sentidos das forças elétricas sobre esses íons.

4. No problema anterior, estime a ordem de grandeza da relação entre a força elétrica sobre um íon K^+ no interior da membrana celular e o peso desse íon.

5. Mostre que 1 N/C = 1 V/m.

6. O potencial de repouso de um axônio é −80 mV. Sua capacitância por unidade de área é $C/A = 2 \times 10^{-2}$ F/m^2.

a. Calcule a densidade superficial de carga sobre a membrana desse axônio.

b. Explique como, a partir dos valores citados no enunciado, pode-se concluir que a densidade superficial de cargas na superfície interna dessa membrana é negativa.

7. Medidas realizadas com um axônio mostraram a existência de um potencial de repouso $V_0 = -70$ mV. A espessura da membrana desse axônio é 6×10^{-9} m e sua permitividade elétrica é $\epsilon = 7\epsilon_0$. Calcule:

a. a intensidade do campo elétrico *E* na membrana;

b. a densidade superficial de cargas σ nas superfícies da membrana;

c. considere *x* como uma coordenada na direção perpendicular à membrana; faça os gráficos de *E*, σ e *V* (potencial elétrico) em função de *x*, mostrando a variação dessas grandezas dentro e fora do axônio e na membrana.

8. Mostre que a Equação (21.31) é uma solução da Equação (21.30). ***Sugestão***: faça uma analogia com a integração apresentada no Apêndice do Capítulo 19.

9. Os fluidos intra e extracelular são condutores ou isolantes? E a membrana celular? Justifique suas respostas.

10. Suponha que a concentração intracelular de Cl^- numa célula do corpo humano seja $4{,}3 \times 10^{-3}$ mol/ℓ. Qual deve ser a correspondente concentração extracelular de Cl^- se o potencial de Nernst do cloro é −85 mV?

11. Medidas realizadas com um axônio, em um líquido mantido a 17°C, mostraram a existência de um potencial de repouso de −75 mV. A capacitância desse axônio por unidade de área é 2×10^{-2} F/m^2.

a. Calcule a razão entre as concentrações de K^+ no interior da célula e nesse líquido.

b. O resultado obtido no item anterior é exato? Justifique.

c. É possível obter-se, com os dados do enunciado, a razão entre as concentrações de Na^+? Justifique.

d. Calcule a densidade superficial de cargas sobre as superfícies da membrana desse axônio.

12. Mostre que, para os íons K^+ e Cl^-, a razão entre suas concentrações extracelular e no interior da célula é

$$\frac{C(1)}{C(2)} = e^{qV_0/kT}$$

Por que essa razão não é verificada exatamente?

13. Discuta a relação entre a resistividade elétrica da membrana celular e sua condutância elétrica.

14. Em uma dada célula foram calculados, a partir das concentrações iônicas, os potenciais de Nernst

$$V_{Na}^{N} = 65 \text{ mV} \quad \text{e} \quad V_{K}^{N} = -90 \text{ mV}$$

Para a membrana dessa célula $g_K/g_{Na} = 20$.

a. Calcule o potencial de repouso dessa célula. Considere desprezíveis a densidade de corrente devida aos íons Cl^- e a soma das densidades de corrente elétrica passiva.

b. Faça um esquema indicando as densidades de corrente (ativa e passiva) associadas aos fluxos de Na^+ e K^+ através da membrana dessa célula. Indique que densidades são positivas e negativas.

15. Os potenciais de Nernst de uma célula para os íons Na^+ e K^+ são, respectivamente, 65 mV e -90 mV. O potencial de repouso dessa célula é -80 mV. Considerando desprezíveis a densidade de corrente elétrica devida aos íons Cl^- e a soma das densidades de corrente elétrica passiva, calcule a razão entre as condutâncias da membrana para os íons K^+ e Na^+.

REFERÊNCIAS BIBLIOGRÁFICAS

Livros

BENEDEK, G. B. & VILLARS, F. M. H. — *Physics with Illustrative Examples from Medicine and Biology.* USA, Addison-Wesley, 1974, vol. 3.
CROMER, A. L. — *Physics for the Life Sciences.* USA, McGraw-Hill, 1977.
HOBBIE, R. K. — *Intermediate Physics for Medicine and Biology.* USA, John Wiley & Sons, 1978.
JUNQUEIRA, L. & CARNEIRO, J. — *Biologia Celular.* Brasil, Guanabara Koogan, 1977.
MARION, J. B. — *Physical Science in the Modern World.* USA, Academic Press, 1974.
SCHMIDT, R. F. — *Neurofisiologia.* Brasil, EPU-Springer-EDUSP, 1979.

Artigo de Periódico

STEVENS, C. F. — The Neuron. *Scientific American 241*:48, Sept., 1979.

O Potencial de Ação de uma Célula Nervosa

CAPÍTULO 22

22.1 — INTRODUÇÃO

Neste capítulo serão descritos fenômenos elétricos relacionados à alteração dos potenciais de membrana que ocorrem nas células nervosas e musculares. O potencial de repouso é uma condição necessária para que essas células possam exercer suas funções específicas no organismo. Às células nervosas cabe a função de recolher informações, distribuí-las pelo corpo, coordená-las. As células musculares, comandadas pelas células nervosas, podem se contrair ou se relaxar. Durante o desempenho dessas funções, surgem alterações breves e características no potencial de membrana dessas células. A origem e as características dessas alterações serão estudadas a seguir.

22.2 — O POTENCIAL DE AÇÃO

Na ausência de perturbações externas, os potenciais de membrana V_M das células permanecem constantes e são denominados *potenciais de repouso* V_0. Entretanto, um estímulo externo às células nervosas e musculares produz uma variação v em seus potenciais de membrana

$$V_M = V_0 + v \qquad (22.1)$$

Essa variação rápida, que se propaga ao longo de uma dessas células, é denominada *potencial de ação*.

O potencial de ação pode ser medido pelo mesmo processo descrito no item 21.3. Enquanto o potencial de repouso V_0, medido numa posição fixa, é constante, o potencial de membrana V_M, nessa mesma posição, durante a passagem de um potencial de ação, varia com o tempo. A Figura 22.1 mostra potenciais de ação medidos com eletrodos intracelulares em determinado ponto de uma célula nervosa de gato (a), uma célula muscular de camundongo (b) e uma célula do músculo cardíaco de gato (c). Como no capítulo anterior, nessas medidas o potencial elétrico no fluido externo é escolhido como sendo nulo. Portanto, o potencial V_M corresponde sempre à diferença de potencial elétrico entre as partes interna e externa da célula. Assim, quando V_M for negativo, o potencial elétrico do fluido interno da célula será menor do que o do fluido extracelular; essa situação se inverterá quando o potencial V_M se tornar positivo.

Em todos os potenciais de ação medidos, partindo do potencial de repouso V_0, o potencial V_M se eleva rapidamente a um valor positivo e volta mais lentamente ao potencial de repouso. Em geral, o valor máximo atingido por V_M é cerca de +30 mV. A duração do potencial de ação, por outro lado, difere bastante nos diversos tipos de células: nas células nervosas essa duração é de aproximadamente 1 ms, enquanto que nas células musculares cardíacas ela é maior que 200 ms.

Nas células excitáveis, se o potencial V_M, numa região da membrana celular, ultrapassar, num instante t_0, um valor mínimo, característico do tipo de célula, o *potencial limiar* V_L, ocorrerá a transmissão de um pulso de potencial elétrico através dessa membrana. A Figura 22.2 mostra as

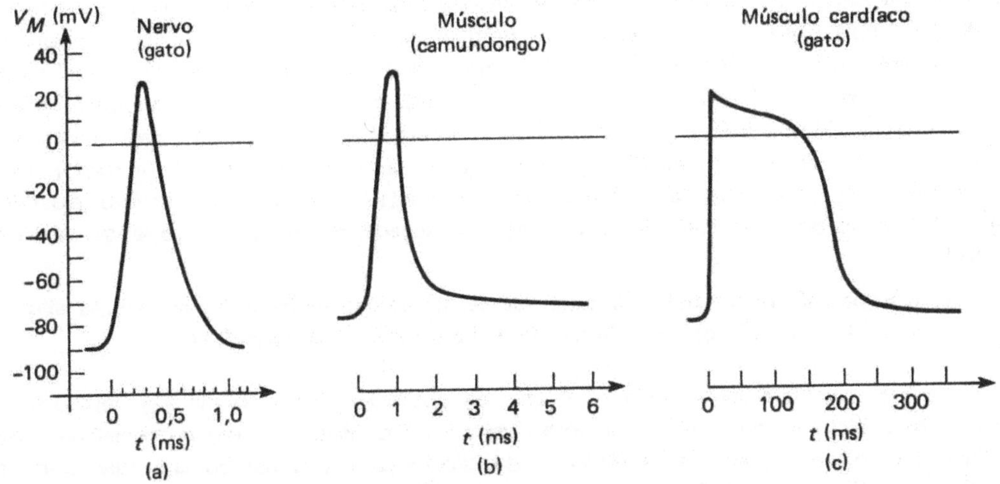

Figura 22.1 – Potenciais de ação de uma célula nervosa de gato (a), uma célula muscular de camundongo (b) e uma célula do músculo cardíaco de gato (c).

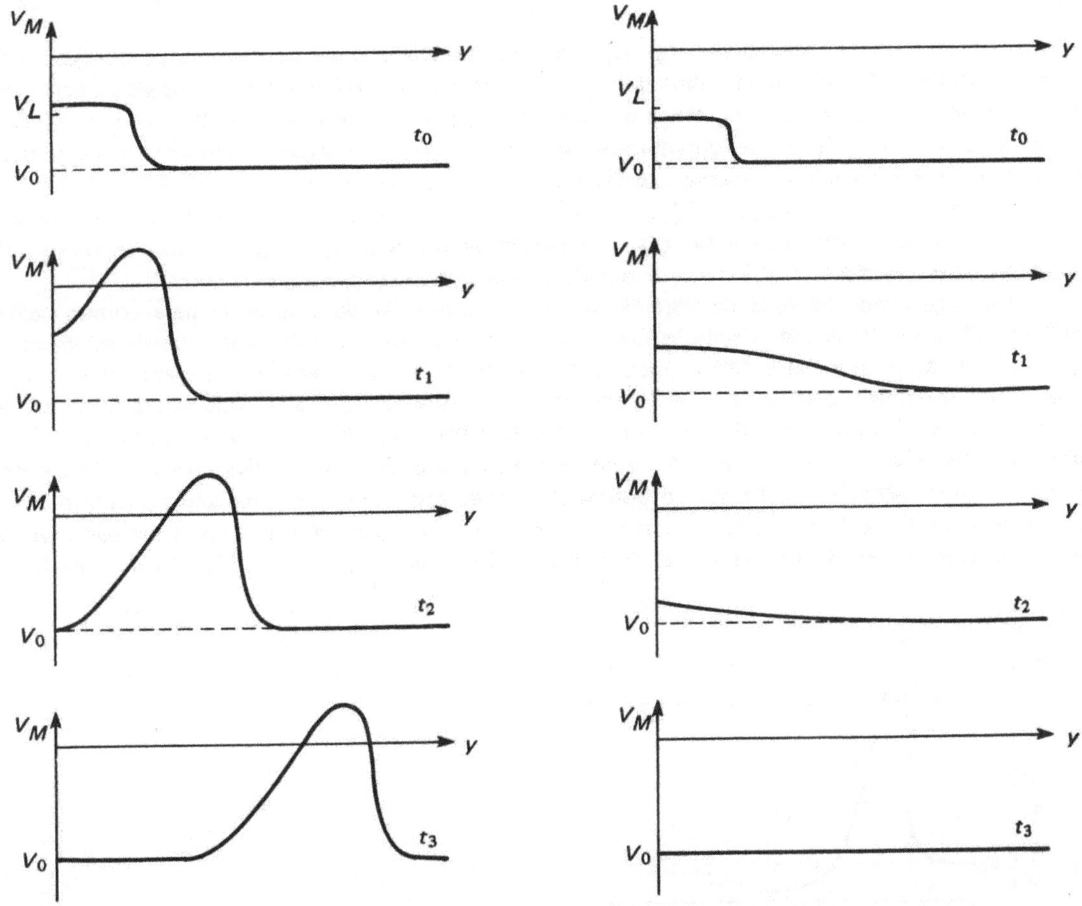

Figura 22.2 – Evolução temporal de duas perturbações diferentes produzidas no potencial de uma membrana excitável. Em (a) $V_M > V_L$ e em (b) $V_M < V_L$.

variações do potencial V_M numa direção y ao longo de uma membrana celular em diferentes instantes para dois tipos de perturbações. Os gráficos da Figura 22.2a mostram a posição de um pulso em instantes sucessivos ($t_3 > t_2 > t_1$) para o caso $V_M > V_L$ no instante inicial t_0. A forma desse pulso e sua velocidade são características de cada tipo de célula e independem da amplitude da perturbação (desde que $V_M > V_L$). Sem alterar sua forma esse pulso se propaga através da célula com uma velocidade constante. Se a amplitude da perturbação inicial for menor que o valor limiar $V_M < V_L$, a perturbação é rapidamente atenuada (Figura 22.2b). Portanto, existem apenas duas alternativas possíveis para uma perturbação localizada, conhecidas como *lei de excitação tudo ou nada*:

a. a propagação de um pulso de potencial elétrico característico ao longo de uma célula;
b. a rápida atenuação da perturbação, sem que ocorra a excitação da célula.

Na Figura 22.3 é apresentada a variação do potencial de membrana V_M com o tempo para uma certa posição y numa célula nervosa durante a propagação de um potencial de ação. Nesse gráfico está indicado o potencial limiar V_L. A direção y é paralela à membrana celular. Como foi visto no Capítulo 21, a densidade superficial de carga elétrica σ, acumulada nas superfícies interna e externa da membrana de área A e capacitância C, é proporcional ao potencial de membrana V_M

$$\sigma = -\left(\frac{C}{A}\right) V_M \qquad (22.2)$$

A um potencial de membrana V_M negativo corresponde uma densidade de carga elétrica $+\sigma$ na superfície externa da membrana e uma densidade $-\sigma$ em sua superfície interna. Durante a passagem do potencial de ação, há uma mudança do sinal de V_M por certo intervalo de tempo, como indica a Figura 22.3. Isso significa que, durante esse intervalo de tempo, a superfície interna fica carregada positivamente e a superfície externa negativamente. No instante em que $V_M = 0$ a membrana fica momentaneamente descarregada. A Figura 22.4 mostra um esquema da propagação de um potencial de ação ao longo de uma célula nervosa. Nas partes da célula em que $V_M > 0$, há um excesso de cargas negativas na superfície externa e um de cargas positivas na interna.

Nos organismos dotados de sistema nervoso, o potencial de ação serve para comunicações de longa distância entre suas componentes. Essas comunicações são codificadas através de séries de potenciais de ação, todos eles com as mesmas formas e velocidades. Cada célula nervosa ou *neurônio* é capaz de transmitir potenciais de ação apenas num sentido. Assim, uma dada célula participa do envio de um sinal elétrico ao cérebro ou participa da transmissão de um sinal que parte dele. Esses sinais elétricos são enviados de uma célula nervosa para outra. O ponto de ligação entre elas é denominado *sinapse*. Através das sinapses, o potencial de ação conduzido por uma célula é transmitido à célula seguinte. O tamanho e a forma das células nervosas variam dentro de amplos limites, mas sua estrutura esquemática é sempre a mesma (Figura 22.5): um corpo celular dotado de uma longa

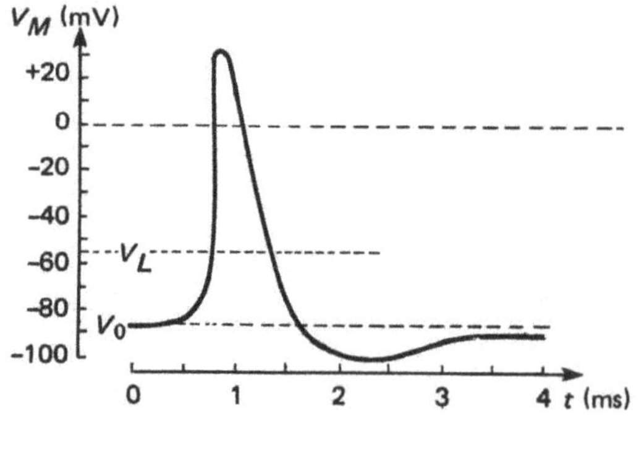

Figura 22.3 – Potencial de ação em uma célula nervosa.

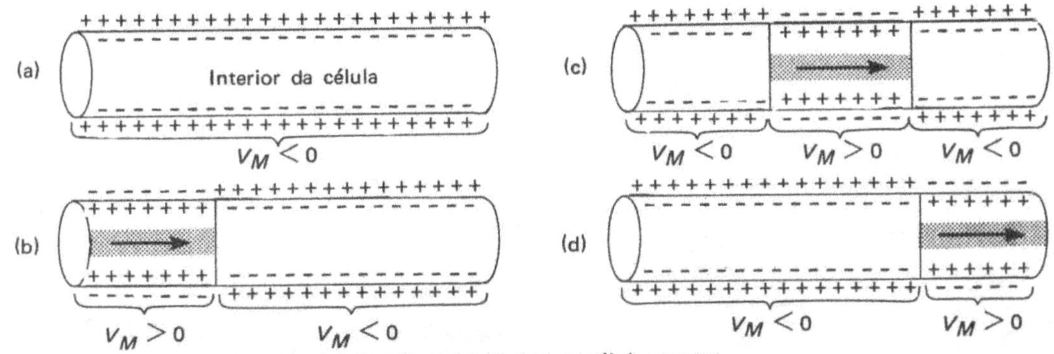

Figura 22.4 – Propagação do potencial de ação ao longo de uma célula nervosa.

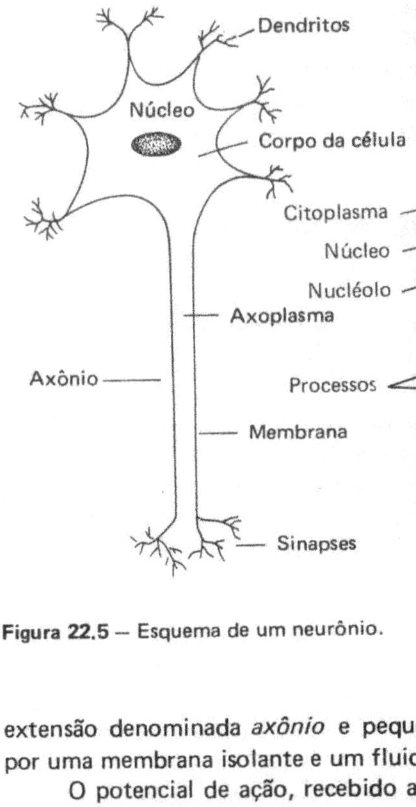

Figura 22.5 – Esquema de um neurônio.

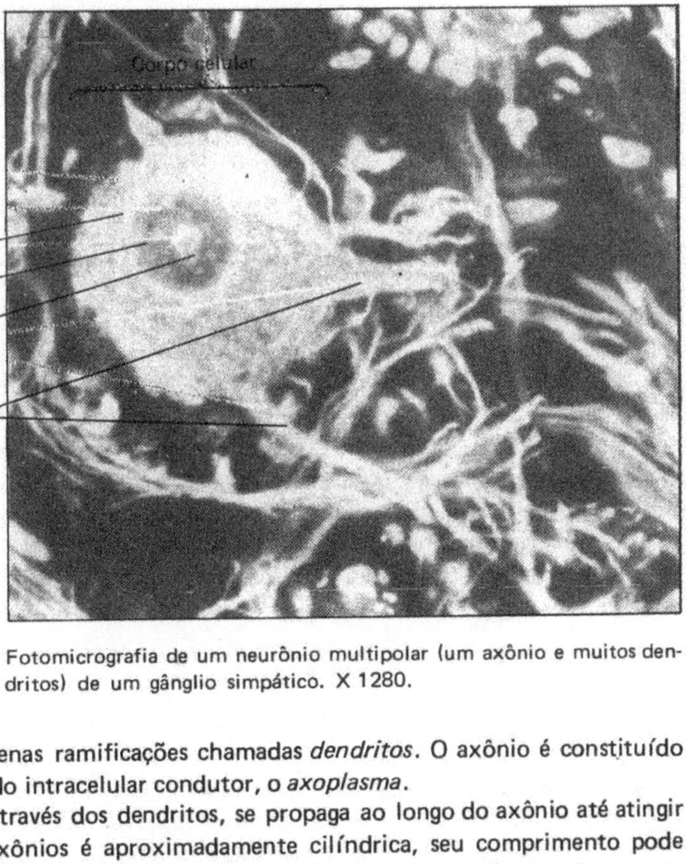

Fotomicrografia de um neurônio multipolar (um axônio e muitos dendritos) de um gânglio simpático. X 1280.

extensão denominada *axônio* e pequenas ramificações chamadas *dendritos*. O axônio é constituído por uma membrana isolante e um fluido intracelular condutor, o *axoplasma*.

O potencial de ação, recebido através dos dendritos, se propaga ao longo do axônio até atingir o neurônio seguinte. A forma dos axônios é aproximadamente cilíndrica, seu comprimento pode até ultrapassar 1 m e seu diâmetro é cerca de 1×10^{-6} m. Alguns axônios podem ser bem mais grossos. Os neurônios gigantes da lula, bastante utilizados em pesquisa, atingem 10^{-3} m de diâmetro.

Na Figura 22.6 estão esquematizados os contatos entre diferentes neurônios. Um potencial de ação se propaga num neurônio ao longo do axônio A que possui algumas sinapses S em contato com outro neurônio B. Após atingir as sinapses, o potencial de ação provoca a liberação de uma substância química que atua sobre a membrana do neurônio B, provocando uma alteração local em seu potencial V_M. Se, nesse local, o potencial V_M atingido ultrapassar o potencial limiar V_L, será gerado um novo potencial de ação que se propagará ao longo do axônio desse neurônio. Em geral, é necessária a contribuição de várias sinapses para que um potencial de ação seja gerado em determinado local, ou seja, vários estímulos abaixo do limiar se somam para que esse obstáculo seja ultrapassado.

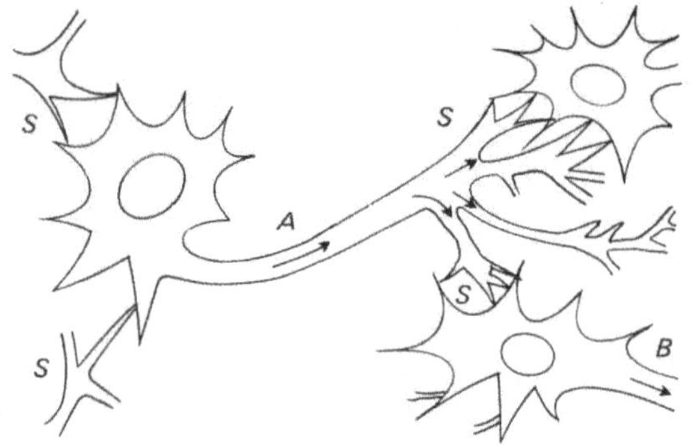

Figura 22.6 – Esquema indicando contatos entre diferentes neurônios.

Numa célula nervosa, um potencial de ação pode, também, ser gerado devido a uma alteração localizada no potencial V_M, provocada por um dos órgãos dos sentidos. Esses órgãos atuam como transdutores. A luz (nos olhos), o som (no ouvido), ou uma substância química (no nariz ou na boca) provocam uma alteração na densidade de cargas elétricas σ (e portanto no potencial V_M) numa parte da membrana de uma célula nervosa. Isso inicia um processo que faz chegar ao cérebro a informação correspondente.

22.3 – A PROPAGAÇÃO DO POTENCIAL DE AÇÃO ATRAVÉS DO AXÔNIO

Neste item serão analisadas as densidades de corrente elétrica em um axônio durante a propagação de um potencial de ação. Como resultado será obtida a Equação (22.23) que descreve esse fenômeno e que será utilizada nos itens seguintes.

Alguns axônios são cobertos por uma camada isolante, denominada mielina, capaz de alterar a velocidade de propagação do potencial de ação. Os axônios discutidos neste item são de forma cilíndrica e não possuem mielina. Exemplos típicos são os axônios encontrados nos invertebrados, como por exemplo nas lulas.

A densidade de corrente elétrica total j_M na membrana é a soma das densidades de corrente j_i devidas aos íons i que a atravessam:

$$j_M = \sum_i j_i \tag{22.3}$$

Para $V_M = V_0$, a densidade j_M é nula, como foi discutido no Capítulo 21.

A seguir será aplicado o princípio de conservação das cargas elétricas para se obter uma equação que descreva a propagação do potencial de ação.

Inicialmente será considerada a conservação de cargas elétricas relacionada ao movimento de íons na direção perpendicular à membrana (direção x na Figura 22.7). Considere o potencial de membrana V_M negativo. Nesse caso, há uma densidade superficial de cargas $+\sigma$ na superfície externa e $-\sigma$ na superfície interna (Figura 22.7). A densidade de cargas em cada uma das superfícies é alterada devido à diferença entre as densidades de corrente na membrana j_M e nos fluidos condutores j_r.

Considere, por exemplo, uma área A na superfície interna da membrana do axônio. A carga elétrica nessa área é

$$Q = A\,\sigma \tag{22.4}$$

e sua variação num intervalo de tempo Δt é

$$\frac{\Delta Q}{\Delta t} = A\,\frac{\Delta \sigma}{\Delta t} \tag{22.5}$$

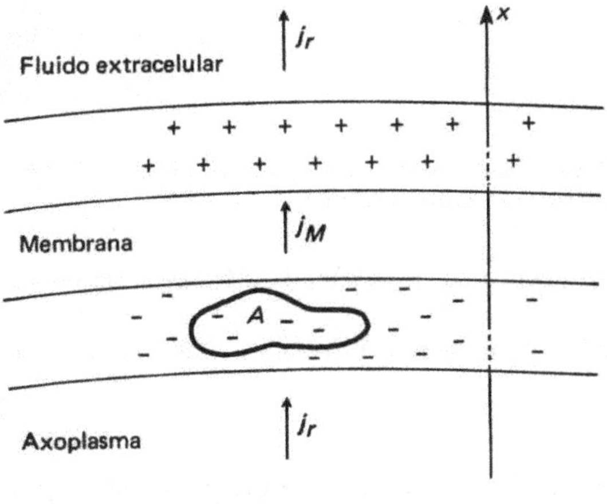

Figura 22.7 – Densidades de corrente elétrica na direção perpendicular à membrana.

A corrente elétrica total I através dessa área depende da diferença entre as densidades j_M e j_r:

$$I = (j_M - j_r)A \tag{22.6}$$

Como as cargas elétricas são conservadas, a corrente elétrica I, através da área A, deve ser igual à variação da carga elétrica por unidade de tempo nessa área:

$$I = \frac{\Delta Q}{\Delta t} \tag{22.7}$$

Igualando as Expressões (22.6) e (22.7) obtém-se

$$j_r = j_M - \frac{\Delta \sigma}{\Delta t} \tag{22.8}$$

A densidade de cargas σ está relacionada ao potencial V_M pela Fórmula (22.2). Substituindo-se esta equação na Equação (22.8) obtém-se

$$j_r = j_M + C_M \frac{\Delta V_M}{\Delta t} \tag{22.9}$$

onde

$$C_M = \frac{C}{A} \tag{22.10}$$

é a capacitância da membrana por unidade de área. A ordem de grandeza de C_M para membranas de axônios é:

$$C_M \cong 10^{-2}\ \text{F/m}^2$$

O potencial V_M e suas variações dependem de t e da posição y ao longo do axônio. A razão $\Delta V_M/\Delta t$, para um intervalo de tempo infinitesimal dt, em um ponto y fixo, é indicada pela notação $\partial V_M/\partial t$ (derivada parcial de V_M em relação a t). Dessa forma, a Equação (22.9) pode ser escrita como

$$j_r = j_M + C_M \frac{\partial V_M}{\partial t} \tag{22.11}$$

A seguir, será considerada a conservação das cargas elétricas relacionadas ao fluxo dos íons ao longo do axônio (direção y na Figura 22.8) de forma cilíndrica e raio a. A área A' de uma secção transversal é

$$A' = \pi a^2$$

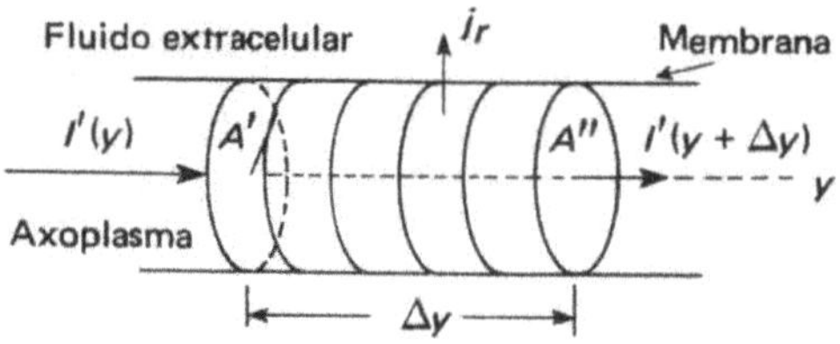

Figura 22.8 – Corrente elétrica na direção de um axônio de forma cilíndrica.

O axoplasma contido em seu interior é um condutor com uma resistividade elétrica ρ de cerca de 0,6 $\Omega \cdot$ m.

Entre duas secções A' e A'' transversais do axônio, separadas por Δy (Figura 22.8), existe uma diferença de potencial ΔV_M:

$$\Delta V_M = V_M(y) - V_M(y + \Delta y) \tag{22.12}$$

Usando-se essa definição de ΔV_M, a corrente elétrica I' ao longo do axônio pode ser relacionada a essa diferença pela lei de Ohm:

$$\Delta V_M = RI' \tag{22.13}$$

onde (veja o Exemplo 21.5)

$$R = \frac{\rho\, \Delta y}{A'} = \frac{\rho\, \Delta y}{\pi a^2} \tag{22.14}$$

Substituindo a Expressão (22.14) na Equação (22.13) obtém-se

$$I' = \frac{\pi a^2}{\rho} \frac{\Delta V_M}{\Delta y} \tag{22.15}$$

ou

$$I' = \frac{1}{r_M} \frac{\Delta V_M}{\Delta y} \tag{22.16}$$

onde

$$r_M = \frac{\rho}{\pi a^2} \tag{22.17}$$

é a resistência do axoplasma por unidade de comprimento.

Como V_M e suas variações são funções de t e y, a razão $\Delta V_M/\Delta y$ para um intervalo infinitesimal dy, num instante t fixo é dada por $\partial V_M/\partial y$ (derivada parcial de V_M em relação a y). Assim, a Equação (22.16) pode ser escrita na forma

$$I' = \frac{1}{r_M} \frac{\partial V_M}{\partial y} \tag{22.18}$$

Considere um segmento do axônio, compreendido entre A' e A'', indicado na Figura 22.8. Como o axoplasma é condutor, a soma das correntes elétricas através desse segmento deve ser nula. Em outras palavras, a variação de corrente elétrica na direção longitudinal

$$\Delta I' = I'(y + \Delta y) - I'(y)$$

deve ser igual à corrente elétrica $j_r A$ que sai radialmente pela superfície lateral do segmento considerado, cuja área A é $2\pi a\, \Delta y$. Isso significa que

$$\Delta I' = j_r A = j_r\, 2\pi a\, \Delta y$$

ou

$$2\pi a j_r = \frac{\Delta I'}{\Delta y} \tag{22.19}$$

Para um comprimento infinitesimal dy, a Equação (22.19) pode ser escrita como

$$2\pi a j_r = \frac{\partial I'}{\partial y} \qquad (22.20)$$

pois I' e suas variações dependem tanto de y como de t.

Substituindo a Fórmula (22.18) em (22.20) obtém-se

$$2\pi a j_r = \frac{1}{r_M} \frac{\partial}{\partial y} \left(\frac{\partial V_M}{\partial y} \right) \qquad (22.21)$$

Na equação anterior o potencial V_M deve ser derivado duas vezes em relação à variável y. Uma notação mais comumente usada é

$$\frac{\partial^2 V_M}{\partial y^2} = \frac{\partial}{\partial y} \left(\frac{\partial V_M}{\partial y} \right)$$

Esse termo representa a variação da variação de V_M em relação a y (segunda derivada) num dado instante t. A Equação (22.21) fica

$$j_r = \frac{1}{2\pi a r_M} \frac{\partial^2 V_M}{\partial y^2} \qquad (22.22)$$

Finalmente, igualando as Expressões (22.11) e (22.22), obtém-se

$$\boxed{j_M = \frac{1}{2\pi a r_M} \frac{\partial^2 V_M}{\partial y^2} - C_M \frac{\partial V_M}{\partial t}} \qquad (22.23)$$

Essa equação descreve a propagação de um potencial de ação, ou seja, o potencial de membrana V_M em função do tempo t, para qualquer ponto y ao longo do axônio. Ela também mostra que uma densidade de corrente j_M, através da membrana, produz uma variação de potencial V_M que se propaga ao longo do axônio. Para se resolver essa equação é necessário conhecer a relação entre j_M e V_M, os valores a, r_M e C_M e as condições iniciais.

22.4 — O FLUXO DE ÍONS ATRAVÉS DA MEMBRANA DURANTE A PROPAGAÇÃO DO POTENCIAL DE AÇÃO

A densidade de corrente elétrica j_M através da membrana, em determinado instante t, durante a propagação de um potencial de ação, pode ser calculada a partir da Equação (22.23) se o potencial de membrana V_M for conhecido nesse instante. A Figura 22.9a representa o potencial de membrana V_M, num instante t, em função da coordenada y ao longo de um axônio. Esse potencial de ação se propaga para a direita. A Figura 22.9b representa o gráfico de j_M em função de y, nesse mesmo instante, obtido, com o auxílio da Equação (22.23), a partir do gráfico da Figura 22.9a.

Considere um ponto y fixo nesse axônio. Durante a passagem do potencial de ação por esse ponto, duas fases importantes podem ser distinguidas, como indica a Figura 22.9b. No início do potencial de ação a densidade j_M é negativa (I), tornando-se a seguir positiva (II). Como se verá no item 22.6, essa variação de j_M se deve, inicialmente, a um grande afluxo de íons Na^+ para o interior do axônio, ocorrendo posteriormente uma saída de íons K^+ para o fluido extracelular.

Como foi mencionado anteriormente, a densidade de cargas elétricas nas superfícies da membrana celular é proporcional ao potencial de membrana. A Figura 22.10 apresenta, em dois instantes sucessivos, o potencial de ação V_M ao longo de um axônio juntamente com a distribuição de cargas elétricas na membrana desse axônio.

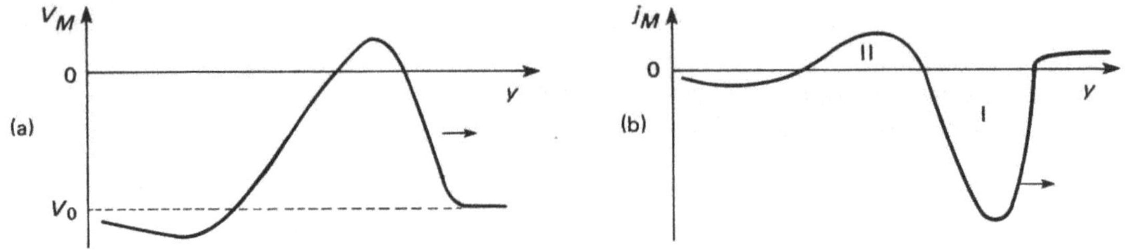

Figura 22.9 – Potencial de membrana V_M e densidade de corrente j_M em função da coordenada y ao longo de um axônio, em determinado instante.

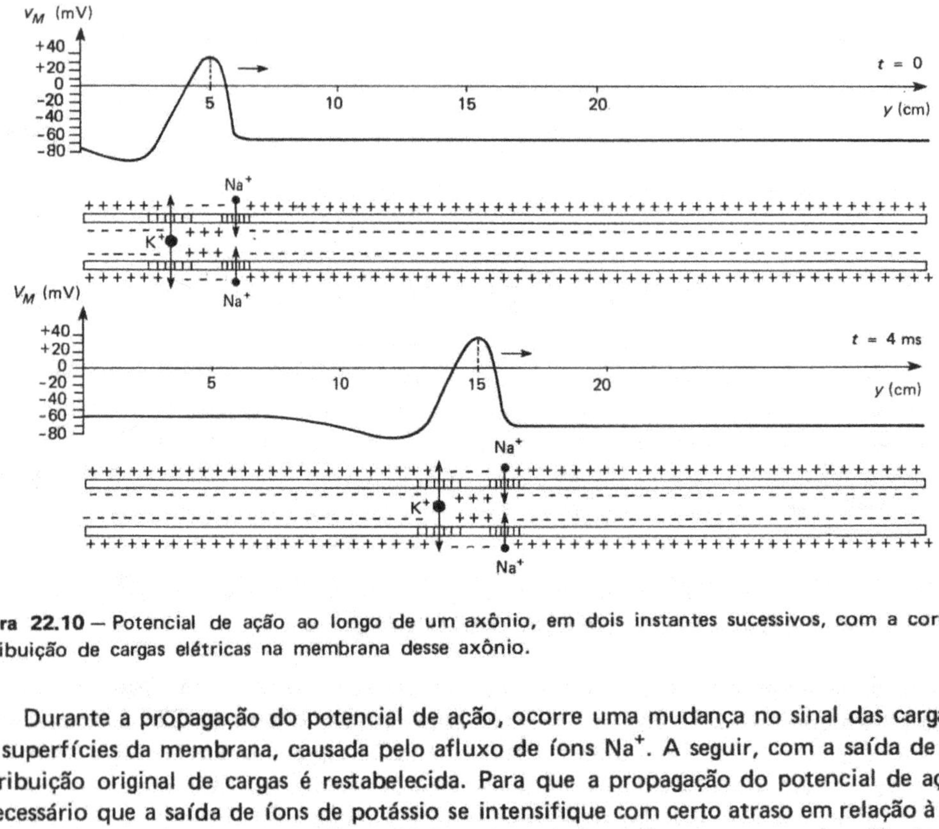

Figura 22.10 – Potencial de ação ao longo de um axônio, em dois instantes sucessivos, com a correspondente distribuição de cargas elétricas na membrana desse axônio.

Durante a propagação do potencial de ação, ocorre uma mudança no sinal das cargas elétricas nas superfícies da membrana, causada pelo afluxo de íons Na^+. A seguir, com a saída de íons K^+, a distribuição original de cargas é restabelecida. Para que a propagação do potencial de ação ocorra, é necessário que a saída de íons de potássio se intensifique com certo atraso em relação à entrada de íons de sódio. Conforme indica a Figura 22.10, a entrada de sódio ocorre antes da saída de potássio.

Exemplo 22.1 – Calcule, aproximadamente, a velocidade de propagação, ao longo do axônio, do potencial de ação mostrado na Figura 22.10.

Solução

Comparando os dois gráficos da Figura 22.10, conclui-se que o valor máximo de V_M, no instante $t = 4$ ms, está deslocado aproximadamente 10 cm com relação a sua posição no instante inicial. Como o pulso de potencial elétrico se propaga sem se deformar, pode-se dizer que sua velocidade ao longo do axônio é:

$$v = \frac{\Delta y}{\Delta t} = \frac{10 \text{ cm}}{4 \text{ ms}} = 25 \text{ m/s}$$

Questão — Durante a fase inicial do potencial de ação, a superfície interna da membrana é descarregada devido ao afluxo de íons Na^+. Como é descarregada sua superfície externa? Durante a fase final desse potencial, a superfície externa da membrana é carregada positivamente devido à saída de íons K^+ do interior da célula. Como é carregada negativamente sua superfície interna?

O número de íons que atravessam a membrana é relativamente pequeno em relação à quantidade de íons no seu interior, conforme foi discutido no item 21.6. O número de íons positivos em excesso na membrana externa é cerca de 10 000 vezes menor que o número de íons K^+ no interior da célula. Os íons Na^+ que penetram na célula durante a propagação do potencial de ação são retirados da célula pela bomba de sódio. Como esse número é pequeno, a bomba de sódio não é importante para a propagação do potencial de ação. Ela é importante apenas para a manutenção do potencial de repouso. Se a bomba de sódio for bloqueada (no caso de envenenamento pelo dinitrofenol, por exemplo), poderão ocorrer milhares de potenciais de ação, apesar da interrupção do transporte ativo, antes que a concentração intracelular de sódio se eleve a ponto de tornar a célula inexcitável. O potencial de ação é provocado portanto pela movimentação passiva de íons no sentido do seu gradiente de concentração.

O papel desempenhado pelos íons Na^+ durante a excitação pode ser demonstrado por uma experiência simples. Se a concentração extracelular de Na^+ for ligeiramente diminuída, o potencial de repouso tornar-se-á levemente mais negativo (item 21.12). O potencial de ação, porém, será bastante afetado. Se a concentração extracelular de Na^+ baixar a 1/10 do normal, a célula se tornará inexcitável. A alta concentração intracelular de K^+ é, pois, necessária para a manutenção do potencial de repouso, enquanto que uma alta concentração extracelular de Na^+ é necessária para a propagação do potencial de ação. A excitabilidade também depende da baixa concentração intracelular de Na^+, para que haja um grande gradiente de concentração através da membrana.

22.5 — CONDUTÂNCIA ELÉTRICA DA MEMBRANA DE UM AXÔNIO

Para se obter a solução da Equação (22.23), é necessário conhecer a relação entre a densidade de corrente elétrica da membrana j_M e a diferença de potencial elétrico V_M entre as superfícies interna e externa da membrana. Substituindo-se j_M por uma função de V_M, a Equação (22.23) passa a ter apenas uma incógnita (V_M). Isso significa que, conhecendo-se o potencial da membrana $V_M(y, t_0)$ em todas as posições num instante fixo t_0, durante a propagação de um potencial de ação, pode-se obter a partir da Equação (22.23) o potencial da membrana em qualquer instante.

$$\begin{bmatrix} V_M(y, t_0) \\ \\ j_M = j_M(V_M) \end{bmatrix} \xrightarrow[\text{Potencial de ação}]{\text{Equação (22.23)}} [V_M(y, t)] \tag{22.24}$$

A densidade j_M é devida ao transporte passivo de íons, principalmente Na^+ e K^+ e pode ser escrita em função das correntes iônicas:

$$\boxed{j_M = g_K(V_M - V_K^N) + g_{Na}(V_M - V_{Na}^N) + g_L(V_M - V_L^N)} \tag{22.25}$$

Como foi visto no item 21.15, as densidades de corrente j_i dos íons i dependem da diferença entre o potencial de membrana e seus potenciais de Nernst e de suas condutâncias elétricas g_i. Na fórmula anterior, o termo $g_L(V_M - V_L^N)$ representa a densidade de corrente elétrica devida ao fluxo de outros íons além do Na^+ e K^+ (por exemplo, Cl^-).

Para pequenas alterações de V_M em torno de V_0, as condutâncias elétricas g_K e g_{Na} são praticamente constantes. Entretanto, durante a passagem do potencial de ação, quando V_M difere bastante de V_0, elas variam com o potencial V_M. Assim, é preciso determinar experimentalmente as funções

$$\boxed{\begin{aligned} g_K &= g_K(V_M(t)) \\ g_{Na} &= g_{Na}(V_M(t)) \end{aligned}} \qquad (22.26)$$

para que o esquema indicado em (22.24) possa ser utilizado. Esse problema foi resolvido por um grupo de fisiologistas, entre os quais se destaca A. L. Hodgkin. A seguir será descrita sucintamente a maneira como foram determinadas experimentalmente as Relações (22.26) a serem utilizadas no próximo item para a discussão sobre a resolução da Equação (22.23) segundo o Esquema (22.24).

A. L. Hodgkin e A. F. Huxley realizaram experiências com os axônios gigantes de lulas, utilizando o arranjo esquematizado na Figura 22.11. Nesse arranjo é empregada uma fonte de tensão para modificar o potencial de membrana do axônio. Um dos terminais dessa fonte é ligado ao fluido extracelular e o outro, um fio de prata fino, é introduzido longitudinalmente no axônio. Esses terminais são mantidos, respectivamente, nos potenciais nulo e V, conforme indica a Figura 22.11.

Como o axoplasma é condutor, o potencial elétrico na parte interna do axônio é igual a V. Na parte externa do axônio o potencial elétrico continua nulo. A diferença de potencial elétrico entre a parte interna e a externa da célula é, por definição, o potencial de membrana

$$V_M = V \qquad (22.27)$$

Na realidade essa igualdade só é válida aproximadamente. Ela significa que a resistência elétrica do fluido interno (condutor) é muito menor que a resistência elétrica da membrana (isolante). Nessa experiência o potencial de membrana V_M pode ser variado, modificando-se o potencial V da fonte de tensão. A densidade de corrente elétrica j_M pode ser calculada a partir dos valores medidos da corrente elétrica I_M através de uma determinada área da membrana.

A corrente elétrica I_M medida na experiência é devida principalmente aos fluxos dos íons K^+ e Na^+. Isso pode ser diretamente comprovado medindo-se separadamente as correntes elétricas devidas apenas ao fluxo de cada um desses íons. Para isso podem ser usados agentes químicos capazes de bloquear o transporte de sódio ou de potássio através da membrana. A tetrodotoxina (um veneno do baiacu) bloqueia a corrente de sódio, e o cloreto de tetraetilamônio, a de potássio*. Dessa forma são obtidas as densidades de corrente devidas apenas ao potássio (j_K) e ao sódio (j_{Na}). A partir dessas densidades podem-se obter as condutâncias g_K e g_{Na} usando-se as fórmulas

$$j_K = g_K(V_M - V_K^N) \qquad (22.28)$$

$$j_{Na} = g_{Na}(V_M - V_{Na}^N) \qquad (22.29)$$

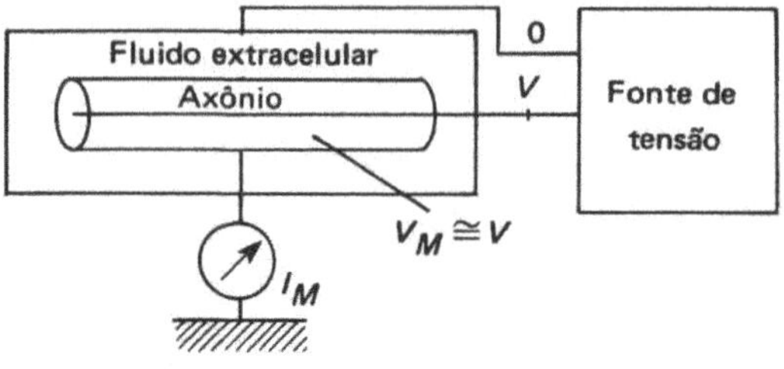

Figura 22.11 – Esquema simplificado do arranjo experimental utilizado para determinar as condutâncias da membrana do axônio gigante de uma lula.

*Supondo válida a teoria de que íons são transportados através da membrana por canais, essa experiência mostra que Na^+ e K^+ são transportados, principalmente, por canais diferentes.

As fórmulas anteriores indicam que há uma corrente iônica j_i sempre que o potencial de membrana não coincidir com o potencial de Nernst dos íons i. Para os axônios gigantes da lula, o potencial de Nernst para o sódio é $V_{Na}^N \cong +40$ mV, enquanto que $V_K^N \cong V_0 = -60$ mV. Assim, se $V_0 < V_M < V_{Na}^N$, haverá um fluxo de íons Na^+ para dentro e um fluxo de K^+ para fora da célula.

A experiência esquematizada na Figura 22.11 pode ser repetida para diferentes valores de V_M. As condutâncias elétricas atingem, após alguns milissegundos, valores constantes $g_K(V_M)$ e $g_{Na}(V_M)$ que dependem do potencial V_M (na Figura 22.12 $V_M = 0$). Como se pode observar na Figura 22.12, a condutância g_{Na} aumenta rapidamente a partir de $g_{Na}(V_0)$ até seu valor máximo, diminuindo a seguir até atingir seu novo valor $g_{Na}(V_M = 0)$. A variação de g_{Na}, quando da alteração de V_M, é tão grande que na Figura 22.12c foi preciso usar escalas diferentes. A condutância g_K aumenta continuamente a partir de seu valor inicial $g_K(V_0)$, até atingir seu novo valor $g_K(V_M = 0)$.

Na Figura 22.12b está representada a densidade de corrente j_M em função do tempo. Inicialmente ela é negativa e quase igual à densidade j_{Na}. Nessa fase ocorre, predominantemente, o afluxo de íons Na^+ para o interior da célula. Isso é uma conseqüência do rápido aumento da condutância g_{Na} — curva (c) — pois, segundo a Fórmula (22.29), j_{Na} é proporcional a g_{Na}. Com um atraso de quase 1 ms, em relação ao início do aumento de g_{Na}, a condutância g_K — curva (d) — começa a crescer significativamente, provocando um aumento na densidade j_K. A densidade de corrente j_K é positiva e corresponde a um fluxo de íons K^+ para fora da célula. O aumento de g_K praticamente coincide com a diminuição de g_{Na}. Decorridos 3 ms após a mudança do potencial V_M, as densidades j_M e j_K quase coincidem. As densidades de corrente iônica medidas na fase final dessa experiência permitem obter os valores $g_K(V_M)$ e $g_{Na}(V_M)$.

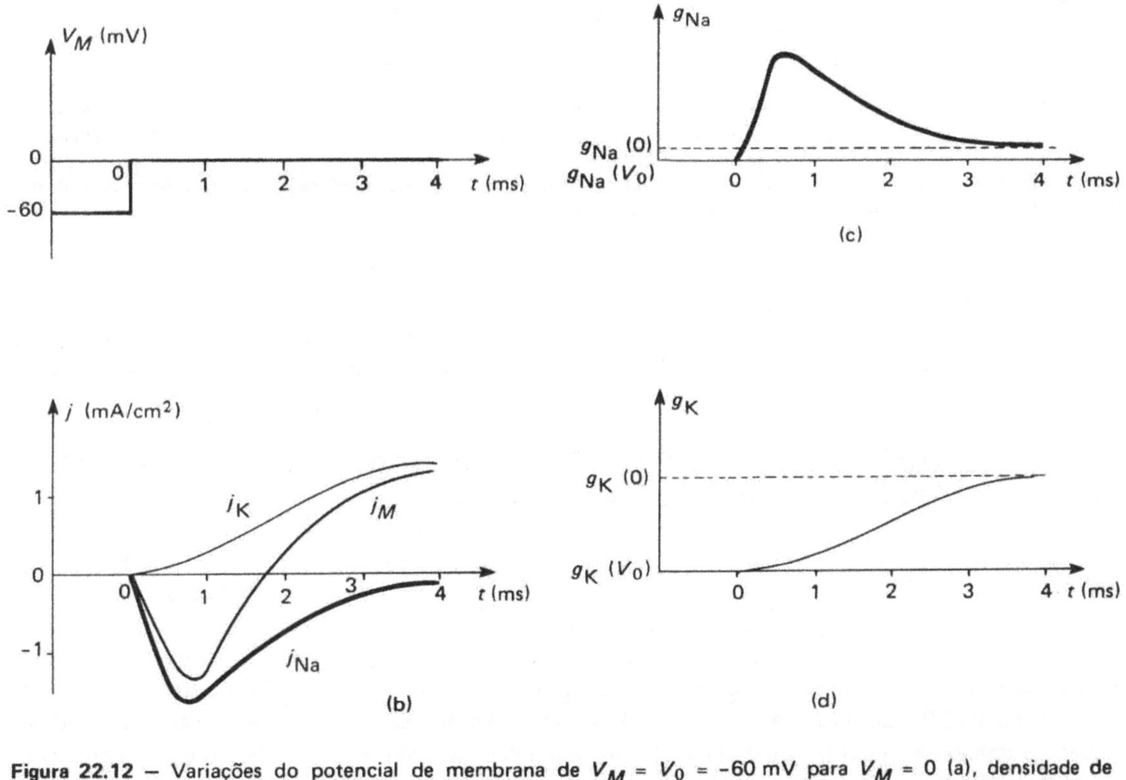

Figura 22.12 — Variações do potencial de membrana de $V_M = V_0 = -60$ mV para $V_M = 0$ (a), densidade de corrente elétrica j_M através da membrana, devida ao fluxo de Na^+ e K^+ (indicadas pelas densidades j_{Na} e j_K), correspondente à variação de V_M (b) e das condutâncias da membrana g_{Na} e g_K em função do tempo (c e d).

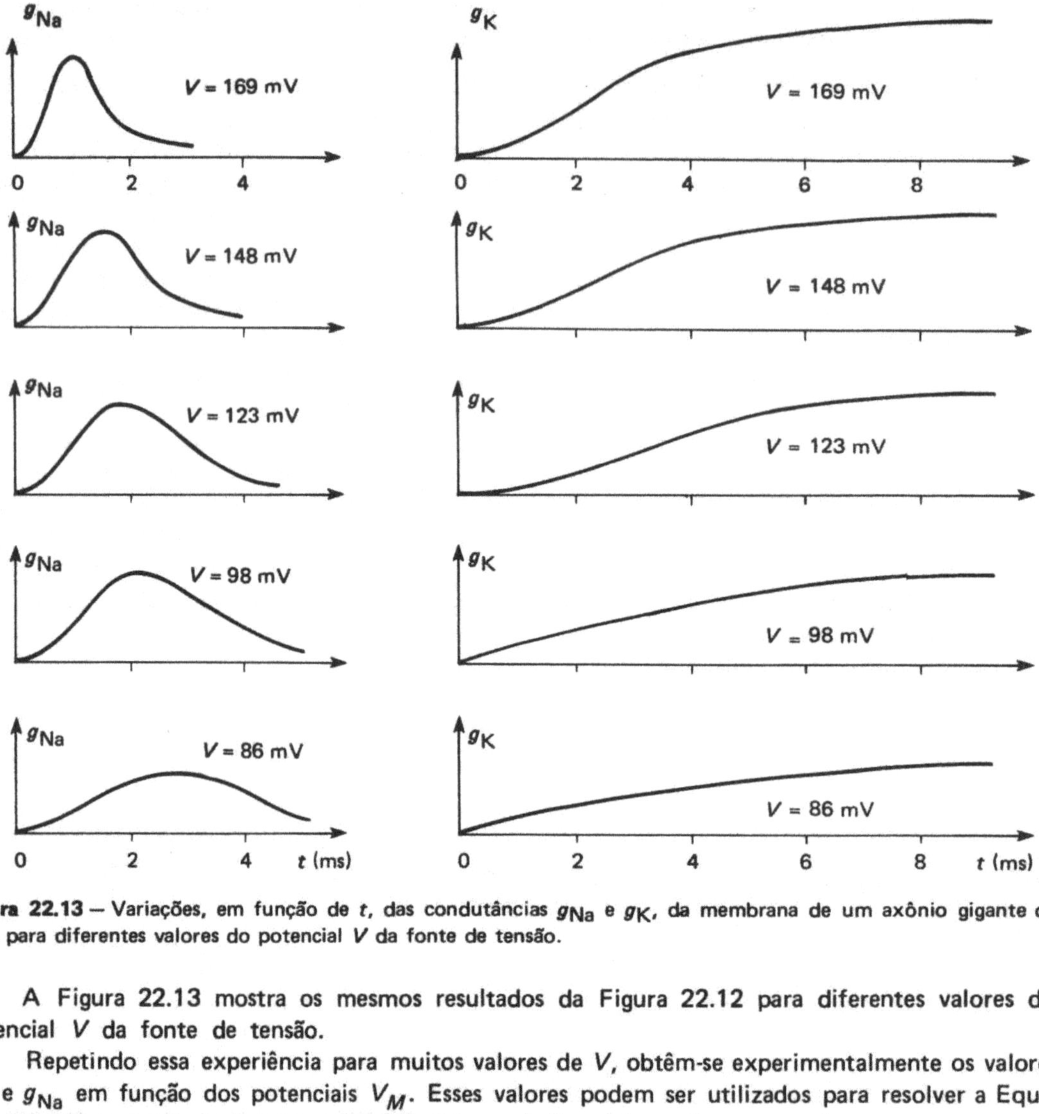

Figura 22.13 – Variações, em função de t, das condutâncias g_{Na} e g_K, da membrana de um axônio gigante de lula, para diferentes valores do potencial V da fonte de tensão.

A Figura 22.13 mostra os mesmos resultados da Figura 22.12 para diferentes valores do potencial V da fonte de tensão.

Repetindo essa experiência para muitos valores de V, obtêm-se experimentalmente os valores g_K e g_{Na} em função dos potenciais V_M. Esses valores podem ser utilizados para resolver a Equação (22.23) a partir do Esquema (22.24). Isso será discutido no item a seguir.

22.6 – CONDUTÂNCIA ELÉTRICA DA MEMBRANA DURANTE A PROPAGAÇÃO DO POTENCIAL DE AÇÃO

Durante a propagação do potencial de ação, o valor do potencial V_M, numa posição fixa do axônio, varia continuamente com o tempo (Figura 22.3). Como as condutâncias g_K e g_{Na} são funções de V_M, elas devem, conseqüentemente, variar também com o tempo. Analisando os resultados da experiência descrita no item anterior, Hodgkin e Huxley conseguiram obter empiricamente um sistema de equações diferenciais cujas soluções são os valores de g_K e g_{Na} em função de t e V_M.

A Figura 22.14a mostra a variação de V_M com o tempo num ponto y de um axônio, medida experimentalmente, durante a passagem de um potencial de ação. A partir de um gráfico análogo, Hodgkin e Huxley calcularam numericamente as variações das condutâncias g_K e g_{Na}. Os resultados obtidos por eles são mostrados na Figura 22.14c. Durante a passagem do potencial de ação, a con-

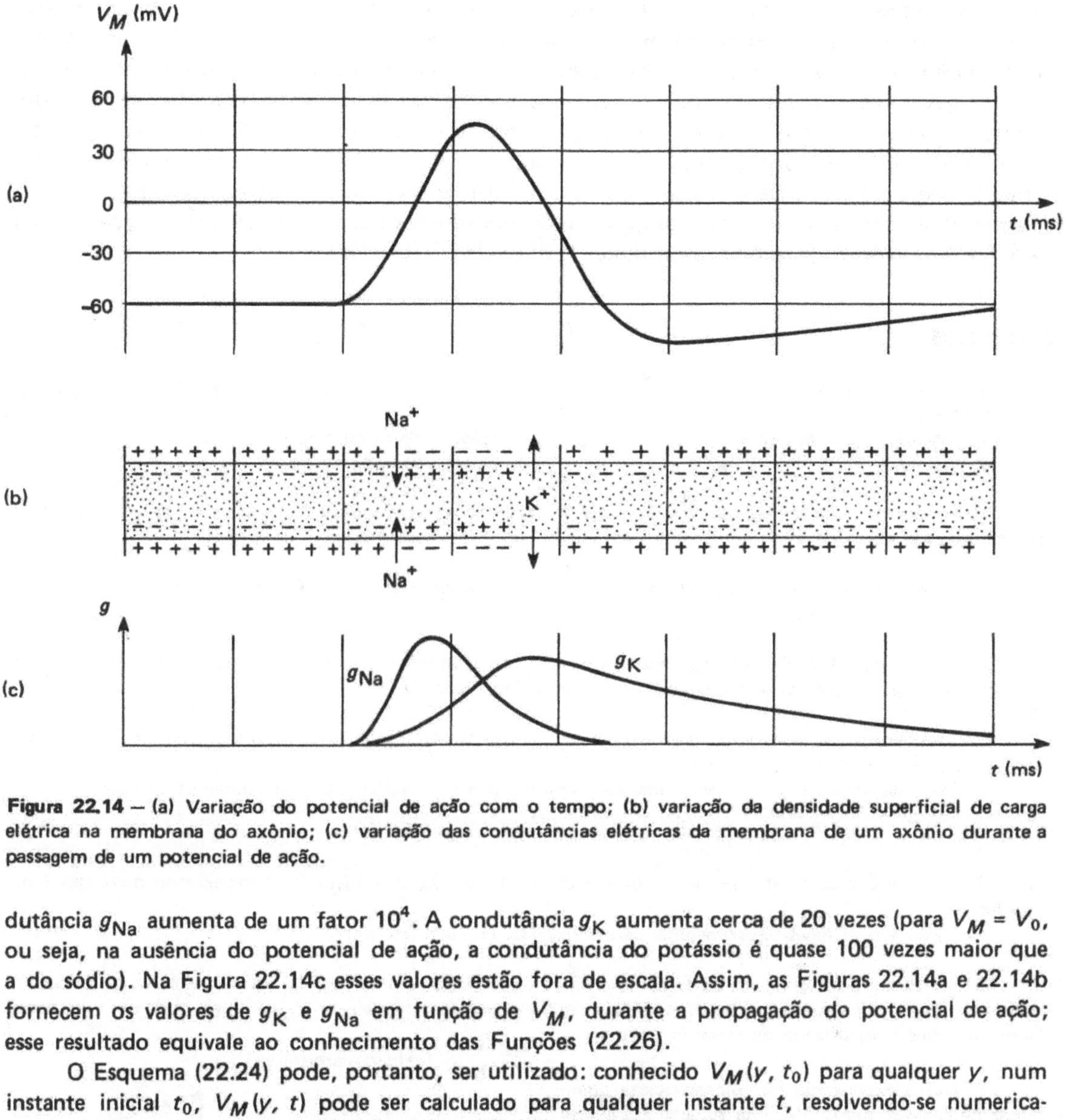

Figura 22.14 — (a) Variação do potencial de ação com o tempo; (b) variação da densidade superficial de carga elétrica na membrana do axônio; (c) variação das condutâncias elétricas da membrana de um axônio durante a passagem de um potencial de ação.

dutância g_{Na} aumenta de um fator 10^4. A condutância g_K aumenta cerca de 20 vezes (para $V_M = V_0$, ou seja, na ausência do potencial de ação, a condutância do potássio é quase 100 vezes maior que a do sódio). Na Figura 22.14c esses valores estão fora de escala. Assim, as Figuras 22.14a e 22.14b fornecem os valores de g_K e g_{Na} em função de V_M, durante a propagação do potencial de ação; esse resultado equivale ao conhecimento das Funções (22.26).

O Esquema (22.24) pode, portanto, ser utilizado: conhecido $V_M(y, t_0)$ para qualquer y, num instante inicial t_0, $V_M(y, t)$ pode ser calculado para qualquer instante t, resolvendo-se numericamente o sistema composto pelas Equações (22.23), (22.25) e (22.26). Dessa maneira, Hodgkin e Huxley obtiveram soluções de $V_M(y, t)$ correspondentes à propagação de um potencial de ação. As soluções obtidas por eles coincidem com os valores de V_M medidos.

A partir desses resultados, podem ser obtidas as características do potencial de ação, observadas experimentalmente e descritas no início deste capítulo. O pulso inicial $V_M(y, t_0)$ se propaga, ao longo de um axônio, sem se deformar, com velocidade constante. A amplitude desse pulso independe da perturbação inicial, se esta for maior que o valor limiar; se essa perturbação não atingir o valor limiar, ela será rapidamente atenuada. Para que seja possível a propagação de mais do que um potencial de ação, por um mesmo axônio, é necessário, também, que haja um intervalo de tempo mínimo entre dois pulsos.

Os resultados obtidos por Hodgkin e Huxley mostram que a descrição do potencial de ação, desenvolvida neste capítulo, permite uma boa compreensão do fenômeno. Os parâmetros utilizados no modelo, como, por exemplo, as condutâncias e a capacitância da membrana, são todos macroscópicos. A investigação da estrutura microscópica das membranas das células nervosas, atualmente em desenvolvimento, permite uma melhor compreensão dos transportes ativo e passivo, ou seja, dos canais e das bombas da membrana. Os resultados obtidos nas investigações com axônios mais elementares, como os da lula, parecem válidos para qualquer tipo de axônio. As pesquisas realizadas deixaram bem claro que as propriedades das membranas celulares, principalmente suas condutâncias variáveis, são essenciais para a transmissão do potencial de ação, persistindo esse fenômeno mesmo quando os fluidos externos e internos naturais são substituídos por outros com altas concentrações de K^+ e Na^+ dentro do axônio e no fluido extracelular, respectivamente.

QUESTÕES

1. Indique, segundo a convenção adotada no texto, os sinais das densidades de corrente elétrica j_M correspondentes a:

a. cátions saindo da célula;
b. cátions entrando na célula;
c. ânions saindo da célula;
d. ânions entrando na célula.

2. A partir da Tabela 21.2 do capítulo anterior, faça um esquema indicando os sentidos das densidades de corrente elétrica, ativas e passivas, para os íons aos quais a membrana celular citada é permeável.

3. Faça o mesmo a partir da Tabela 21.3. Quais os sentidos das densidades de corrente que diferem dos encontrados na questão anterior?

4. *a.* O potencial de ação de uma célula nervosa é provocado pela movimentação passiva ou ativa de íons?
b. Quais são os principais íons que participam desse fenômeno?

5. Qual seria o valor máximo que o potencial da membrana V_M poderia atingir durante o potencial de ação? E o valor mínimo?

6. Quais das seguintes grandezas permanecem constantes e quais variam durante o potencial de ação?

a. C_M *b.* r_M *c.* g_K *d.* g_{Na} *e.* g_{Cl}

7. *a.* Explique como as fases I e II assinaladas na Figura 22.9b podem ser associadas ao fluxo dos íons K^+ e Na^+.
b. Quais são as bases experimentais para a resposta do item anterior?

8. Durante a propagação do potencial de ação, o potencial de membrana V_M varia com o tempo t e com a posição y ao longo do axônio. Essa dependência pode ser escrita como $V_M = V_M(y - ct)$, onde c é uma constante. Explique o significado da equação anterior.

9. Numa experiência foi colocada certa quantidade de radioisótopos $^{24}Na^+$ na solução em que se encontrava imerso o axônio de uma célula nervosa. A variação com o tempo da concentração de íons $^{24}Na^+$ no lado interno da célula é mostrada na figura ao lado. Durante essas medidas foi detectada a passagem de três potenciais de ação e também adicionado o veneno dinitrofenol à solução externa.

Identifique, em cada uma das oito fases assinaladas na figura, o fenômeno biológico responsável pela variação ou não da concentração de $^{24}Na^+$ no interior do axônio.

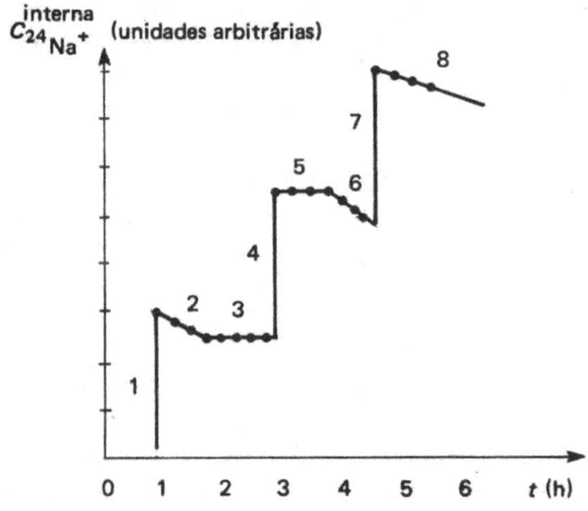

10. Usando o arranjo experimental representado na Figura 22.11, o potencial de membrana V_M de um axônio foi alterado como indica a Figura (a), e medida a densidade de corrente elétrica j_M através da membrana celular. Na Figura (b) é mostrada a variação de j_M com o tempo quando o axônio foi colocado num recipiente contendo água do mar. A variação mostrada em (c) foi obtida com o axônio colocado numa solução sem sódio. Explique a diferença entre as Figuras (b) e (c).

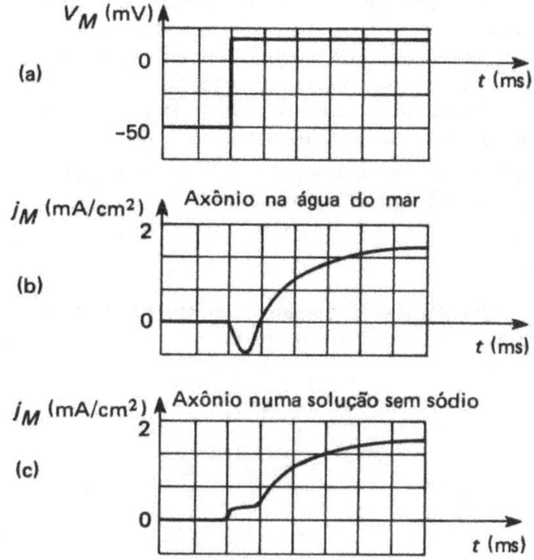

11. Numa experiência usando o esquema representado na Figura 22.11, o potencial de membrana de um axônio foi alterado de um valor inicial $V_0 = -60$ mV para um valor V, como indica o gráfico (a) da figura ao lado. A variação com o tempo da densidade de corrente elétrica j_M através da membrana desse axônio é mostrada nos gráficos seguintes para diferentes valores de V. O potencial de Nernst para o sódio é $V_{Na}^N \cong 40$ mV.

a. Explique a diferença entre os gráficos com diferentes valores de V.

b. O que se pode concluir dessa experiência sobre o transporte de íons através da membrana?

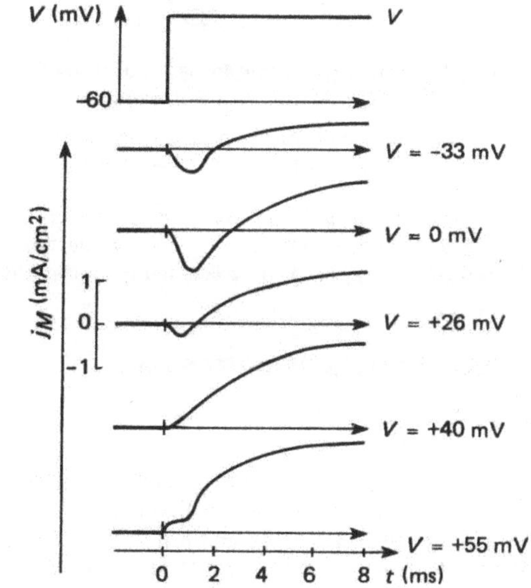

12. Numa experiência realizada com um axônio, o axoplasma foi substituído por uma substância *A*. A seguir, esse axônio foi colocado num recipiente contendo água do mar. Essa experiência foi repetida para duas outras substâncias B e C. As concentrações de sódio dessas substâncias satisfaziam a desigualdade

$$c_{Na}^A < c_{Na}^B < c_{Na}^C$$

Na figura está indicado, para cada uma dessas substâncias, a variação do potencial de membrana V_M, em um ponto desse axônio, durante a passagem de um potencial de ação. Explique a diferença entre os valores máximos de V_M nas três curvas apresentadas.

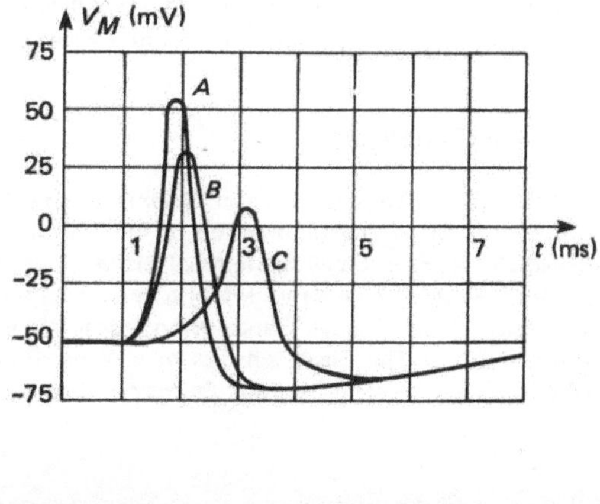

13. Numa experiência realizada com um axônio, o axoplasma era substituído por substâncias com concentrações diferentes de íons K^+, sendo, a seguir, colocado numa mesma solução cuja concentração de K^+ era de 100 mM/ℓ. A curva do gráfico representa os valores experimentais do potencial de membrana V_M em função da concentração interna C_K^{int} de K^+. Explique a variação de V_M observada.

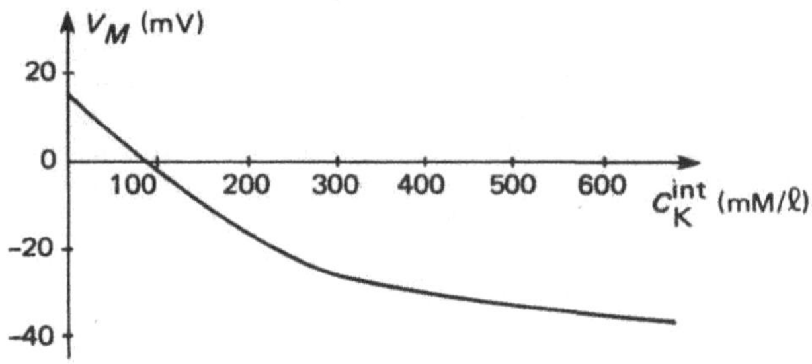

14. Na figura a seguir é apresentado o gráfico $V_M \times t$, medido durante a passagem de um potencial de ação por um ponto $y = 0$ em um axônio. A velocidade com que se propaga o potencial de ação é 20 m/s.

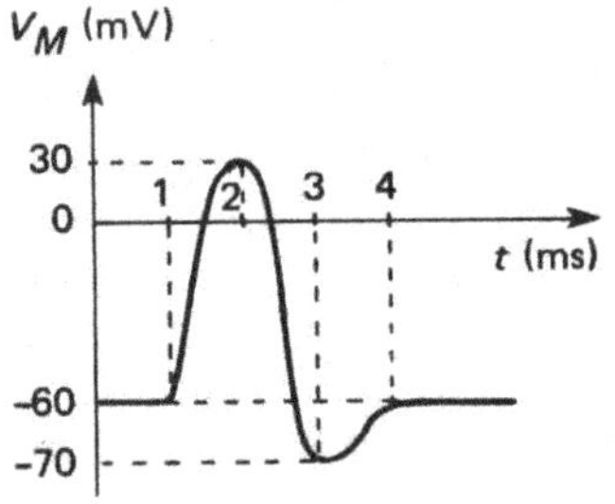

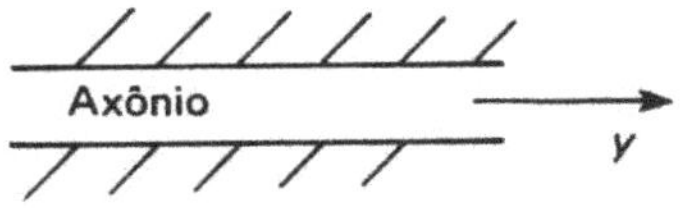

Faça o gráfico de V_M em função de y nos instantes $t = 0$ e $t = 1$ ms, assinalando os valores de y correspondentes a V_M = −70, −60 e 30 mV. Para isso considere que:

a. o potencial de ação se propaga no sentido negativo do eixo y;
b. o potencial de ação se propaga no sentido positivo do eixo y.

15. Faça os gráficos mostrando as variações com o tempo das densidades superficiais de carga elétrica nas superfícies interna e externa da membrana de um axônio, em uma determinada porção da membrana. Para isso utilize o gráfico $V_M \times t$ da questão anterior. A capacidade por unidade de área dessa membrana é 2×10^{-2} F/m^2.

REFERÊNCIAS BIBLIOGRÁFICAS

Livros

BENEDEK, G. B. & VILLARS, F. M. H. – *Physics with Illustrative Examples from Medicine and Biology*. USA, Addison-Wesley, 1974, vol. 3.
CAMERON, J. R. & SKOFRONICK, J. G. – *Medical Physics*. USA, John Wiley & Sons, 1978.
CROMER, A. L. – *Physics for the Life Sciences*. USA, McGraw-Hill, 1977.
HOBBIE, R. K. – *Intermediate Physics for Medicine and Biology*. USA, John Wiley & Sons, 1978.
JUNQUEIRA, L. & CARNEIRO, J. – *Biologia Celular*. Brasil, Guanabara Koogan, 1979.
SCHMIDT, R. F. – *Neurofisiologia*. Brasil, EPU-Springer-EDUSP, 1979.
SCOTT, A. C. – *Neurophysics*. USA, John Wiley & Sons, 1977.

Artigos de Periódicos

BAKER, P. F. – The Nerve Axon. *Scientific American 214*:74, March, 1966.
HUXLEY, H. E. – The Contraction of Muscle. *Scientific American 199*:67, Nov., 1958.
KENNEDY, C. F. – Small Systems of Nerve Cells. *Scientific American 216*:44, May, 1967.
KEYNES, R. D. – The Nerve Impulse and the Squid. *Scientific American 199*:83, Dec., 1958.
OOSTING, P. H. – Signal Transmission in the Nervous System. *Report on Progress of Physics 42*:1479, 1979.
SCOTT, A. C. – The Electrophysics of a Nerve Fiber. *Reviews of Modern Physics 47*:487, April, 1975
STEVENS, C. F. – The Neuron. *Scientific American 241*:48, Sept., 1979.

LEITURA SUPLEMENTAR

MEMBRANAS ARTIFICIAIS E MODELOS DE CANAIS: O CANAL DE GRAMICIDINA INCORPORADO EM BICAMADAS LIPÍDICAS

Joaquim Procópio
Instituto de Ciências Biomédicas
Universidade de São Paulo
Departamento de Fisiologia e Farmacologia

INTRODUÇÃO

A ultra-estrutura e a estrutura molecular das membranas celulares é assunto de maior importância nos cursos de Biologia. Parece não haver dúvida de que a membrana que envolve as células animais é constituída por uma dupla camada de moléculas de fosfolipídios, com as regiões polares da molécula voltadas para a fase aquosa e as regiões hidrofóbicas voltadas para o centro. Imiscuídas no interior desta matriz de fosfolipídios encontram-se moléculas de proteínas que podem ocupar toda a espessura da membrana. Os tipos e funções destas proteínas são os mais variados. A membrana celular constitui uma interface que separa o citoplasma do meio extracelular, desempenhando funções diversas. Uma das características importantes da membrana-interface é a sua alta resistência elétrica, o que permite o aparecimento de diferenças de potencial elétrico relativamente grandes (da ordem de 100 mV) entre o exterior e o interior da célula, sem que para isto seja necessário ocorrer passagem de corrente elétrica através da membrana. A natureza e a gênese destes potenciais já foram discutidos no texto principal.

MODELOS DE MEMBRANAS

No início da década de 60, pesquisadores como Mueller e Rudin propuseram a técnica de formação de bicamadas lipídicas como modelos para a membrana celular; a este modelo foi dada a denominação de *bimolecular lipid membranes* ou BLM. Um dos processos mais simples para formar-se uma BLM é depositar num orifício uma pequena quantidade de lipídios dissolvidos num solvente orgânico: em pouco tempo o solvente e o excesso de lípide são arrastados para as bordas do orifício e forma-se uma bicamada com uma espessura de 30-70 Å, dependendo do lipídio utilizado. A tabela abaixo mostra comparativamente alguns parâmetros nas membranas naturais e nas BLM:

	Membranas naturais	BLM
Espessura (Å)	40-130	60-90
ΔV (mV)	10-88	0-140
Resistência elétrica ($\Omega \cdot cm^2$)	10^2-10^5	10^3-10^9
Voltagem de ruptura (mV)	100	100-500
Capacitância ($\mu F/cm^2$)	0,5-1,3	0,3-1,3
Permeabilidade à água ($\times 10^{-4}$ cm/s)	0,25-400	8-50
Excitabilidade	Observada	Observada
Seletividade iônica	Observada	Observada
Excitação por luz	Observada	Observada

(Extraído de TITIEN, H. — *Bilayer Lipid Membranes.* USA, Marcel Dekker, 1974.)

Como pode ser observado na tabela anterior, as BLM constituem um modelo bastante razoável para as membranas naturais, desde que modificadas adequadamente por substâncias a elas incorporadas. A membrana artificial bilipídica não modificada é muito pouco permeável a íons pequenos. Isto é conseqüência da baixíssima solubilidade dos íons pequenos na membrana: para atravessar a membrana o íon deve primeiro "dissolver-se" na mesma e sua solubilidade na membrana, em relação à solubilidade na fase aquosa, é dada pela equação

$$\frac{C_m}{C_{ág}} = \exp(-W/kT)$$

onde C_m é a concentração de íons na membrana e $C_{ág}$ na água, k é a constante de Boltzmann, T a temperatura absoluta, e W é o trabalho necessário para transferir o íon da fase aquosa para o interior da membrana, dado por

$$W = \frac{z^2e^2}{8\pi r}(1/\epsilon_m - 1/\epsilon)$$

onde r é o raio iônico, z a valência, e a carga do elétron, ϵ e ϵ_m são as constantes dielétricas da água e da membrana, respectivamente. W é denominada *energia de Born*. Para uma membrana com $\epsilon_m = 2\epsilon_0$ e para um íon com raio entre 3 e 4 Å, $W \cong 60\,kT$, e a relação entre as concentrações na membrana e na solução aquosa é

$$C_m/C_{ág} \cong e^{-60} \cong 9 \times 10^{-27}$$

Como vemos, a solubilidade de íons alcalinos em membranas bilipídicas é extremamente baixa. Isto significa que para um íon atravessar a membrana é necessário que ele o faça através de vias especiais ou que seja ligado a uma substância mais solúvel na membrana. As substâncias que criam vias especiais para a passagem de íons recebem o nome genérico de *canais* e aquelas substâncias que criam um complexo com o íon são denominadas *carriers*. A existência de canais e de *carriers* está comprovada plenamente nas membranas biológicas naturais. É possível no entanto, incorporar em membranas artificiais bilipídicas substâncias que formam canais ou mesmo pedaços de membranas naturais contendo canais. Algumas destas substâncias servem como modelos particularmente bons de canais biológicos, como veremos adiante.

OS CANAIS DO NERVO

Dos vários exemplos de canais encontrados em membranas biológicas, os canais de sódio e de potássio da membrana das células nervosas são os mais estudados. Estes canais são responsáveis pela gênese e propagação dos impulsos nervosos na forma de potenciais de ação. Existe grande número de evidências de que estes canais são cátion-seletivos, não permitindo portanto a passagem de ânions. Além disso, desde os estudos de Hodgkin e Keynes da década de 50, sabe-se que os canais de potássio do nervo não se comportam como simples poros cheios de água. Se isso fosse verdade, a razão entre os fluxos unidirecionais de potássio deveria ser igual à razão entre as concentrações de potássio de cada lado da membrana (na ausência de diferença de potencial elétrico através da membrana). Deveríamos ter, portanto,

$$j_K^{12}/j_K^{21} = C_1/C_2$$

onde j_K^{12} é o fluxo unidirecional de potássio, do lado 1 para o lado 2 da membrana, e C_1 e C_2 são as concentrações de potássio. Entretanto, ao serem medidos estes fluxos na membrana do axônio gigante da lula, verificou-se que os fluxos unidirecionais de potássio não obedeciam à equação acima, mas sim, a uma equação da forma

$$j_K^{12}/j_K^{21} = (C_1/C_2)^n$$

com $n = 2{,}5$.

Utilizando um modelo mecânico onde os íons eram representados por pequenas esferas metálicas e o canal, simulado por um orifício entre dois compartimentos, Hodgkin e Keynes estudaram os fluxos "unidirecionais" dessas esferas. O orifício ligando os dois compartimentos tinha um diâmetro ligeiramente maior que o da esfera e um comprimento igual a um diâmetro no sistema A e igual a três diâmetros no sistema B. O movimento térmico das moléculas era simulado por uma vibração mecânica dos sistemas.

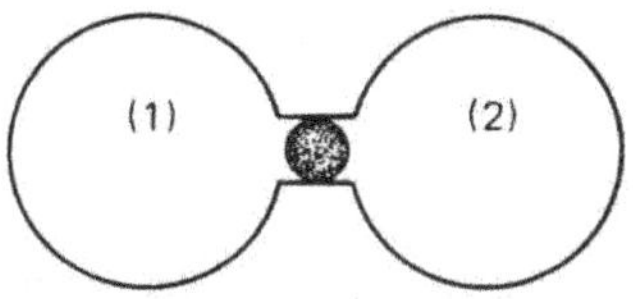

Sistema A

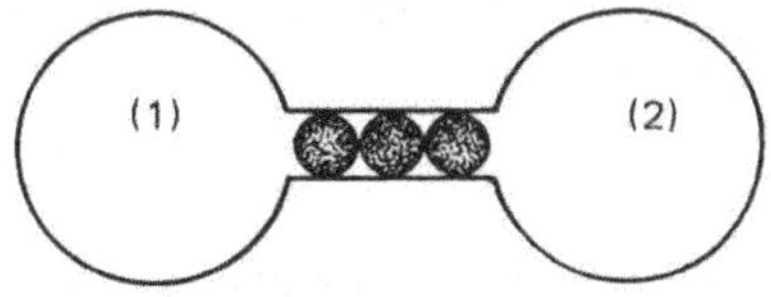

Sistema B

No sistema A, os fluxos "unidirecionais" obedeceram à equação $j_{12}/j_{21} = C_1/C_2$, e no sistema B, obedeceram à equação $j_{12}/j_{21} = (C_1/C_2)^3$.

Os autores concluíram que o expoente n media o número de esferas permitidas no canal e, por analogia, propuseram que os canais de potássio no axônio da lula restringiam o movimento de íons potássio a uma fila única e que um número máximo de três íons K^+ era permitido no interior do canal.

Além do fenômeno da difusão em fila única, os canais de potássio do nervo são cátion-seletivos, não permitindo a passagem de ânions.

O CANAL DE GRAMICIDINA

A gramicidina A é um antibiótico polipeptídico, cuja molécula forma uma hélice, deixando no interior um canal. Quando duas moléculas de gramicidina se unem pelas extremidades, a estrutura formada tem um comprimento praticamente igual ao da espessura da maior parte das bicamadas lipídicas. Colocando-se a gramicidina na solução que banha uma bicamada lipídica, essas moléculas podem incorporar-se na bicamada e, unindo-se com outras incorporadas no lado oposto, podem formar vias de passagem de íons através da membrana, ou seja, canais. Estes canais, analogamente aos canais de potássio do nervo, são cátion-seletivos e restringem o seu movimento de cátions a uma única fila de íons.

Estas e outras características tornam o canal de gramicidina um modelo razoavelmente bom para o canal de potássio do nervo. Existem inúmeras vantagens em estudar o modelo ao invés de estudar o canal biológico – uma das principais é que na maior parte dos casos os canais biológicos não podem ser *isolados* do restante das outras macromoléculas que compõem a membrana celular. Outra vantagem dos modelos de canais é a possibilidade de incorporação em bicamadas planas, onde os parâmetros elétricos da preparação podem ser analisados com bastante precisão.

A evidência experimental de que a gramicidina A forma canais, quando incorporada a bicamadas lipídicas, é a observação de pulsos dicretos de corrente, quando uma voltagem DC é aplicada através de uma bicamada contendo uma quantidade mínima de gramicidina incorporada.

Por outro lado, a evidência experimental de que o canal de gramicidina é cátion-seletivo pode ser obtida em experimentos onde uma membrana artificial bilipídica, incorporada com gramicidina, separa duas soluções de NaCl ou KCl com concentrações diferentes de cada lado: observa-se que neste caso aparece através da membrana uma diferença de potencial elétrico $V_2 - V_1$ que obedece à equação:

$$V_2 - V_1 = -\frac{kT}{q} \ln(C_2/C_1)$$

onde C_1 e C_2 são as concentrações de cátion do lado 1 e 2 respectivamente. Este resultado pode ser obtido admitindo-se que o cátion esteja em equilíbrio termodinâmico através da membrana. Este comportamento só pode ser explicado na condição em que o canal é permeável unicamente a cátions. Existem outras maneiras de verificar a seletividade catiônica deste canal, como por exemplo medindo-se o *número de transferência* do íon em questão, que é definido como sendo a fração da corrente total transportada pelo íon.

DIFUSÃO EM FILA ÚNICA

A existência do fenômeno de difusão em fila única no canal de gramicidina se manifesta por uma série de "anomalias" ou efeitos. Uma das anomalias mais interessantes do canal de gramicidina aparece quando se estuda a permeabilidade à água: de modo geral pode-se definir dois tipos de permeabilidade, dependendo do modo como é feita a determinação deste parâmetro. A *permeabilidade resultante* P_{net} é calculada medindo-se o fluxo nele resultante da espécie química *i*, tendo como força movente um gradiente da concentração de *i*:

$$P_{net} = \frac{j_{net}}{\Delta C}$$

onde ΔC é a diferença de concentração de *i* dos dois lados da membrana. A *permeabilidade difusional* ou permeabilidade do traçador (ou *tracer*), é simbolizada por P_{tracer} e é calculada colocando-se em um dos lados da membrana certa quantidade de radioisótopo da espécie *i* e medindo-se o fluxo unidirecional de *i*. Temos, assim,

$$P_{tracer} = \frac{j_i^{12}}{C_i^1}$$

onde j_i^{12} é o fluxo unidirecional de *i*, do lado 1 para o lado 2 e C_i^1 é a concentração da espécie *i*, no lado 1. Em uma membrana onde ocorre difusão simples, sem interação entre as moléculas ou íons, sabe-se que: $P_{net} = P_{tracer}$. Entretanto, quando os íons são forçados a mover-se numa fila única, como conseqüência das dimensões do canal, cada molécula do traçador, quando presente no canal, precisa mover $n - 1$ moléculas não marcadas da mesma espécie química, onde *n* é o número total de moléculas no canal. Assim, para cada $n - 1$ moléculas comuns, apenas uma molécula marcada passa pelo canal. Esta relação nada tem a ver com a proporção entre o número de moléculas comuns e marcadas na solução, mas é apenas uma conseqüência de as moléculas serem restringidas a mover-se segundo uma fila, no interior do canal.

No canal de gramicidina foi possível medir a relação entre P_{net} e P_{tracer} para as moléculas de água e verificou-se que

$$\frac{P_{net}}{P_{tracer}} \cong 5$$

Nestes experimentos, P_{net} é calculada criando-se um gradiente osmótico, que gera um fluxo de água, e P_{tracer} é medida em equilíbrio de concentração de água.

Uma outra conseqüência da existência de difusão em fila única no canal de gramicidina são os chamados *efeitos eletrocinéticos*. Dois tipos de efeitos eletrocinéticos puderam ser identificados em membranas artificiais incorporadas com canais de gramicidina: a *eletrosmose* e o *streaming-potential*. A eletrosmose ocorre quando se cria um campo elétrico através de uma membrana cátion-seletiva: os cátions movem-se no sentido do campo elétrico, arrastados por uma força qE. Entretanto, no interior do canal, existem moléculas de água que, sendo neutras, não estão submetidas a nenhuma força elétrica externa. Estas moléculas são, no entanto, arrastadas pelo íon que se move, produzindo-se então um fluxo de água acoplado ao fluxo iônico. No fenômeno de *streaming-potential* cria-se uma força movente para a água, produzindo-se um gradiente osmótico através da membrana. Não é aplicado nenhum campo elétrico externo e, portanto, os cátions no interior do canal não são em princípio forçados a migrar. Entretanto, como conseqüência da geometria do canal, que não permite a "ultrapassagem" de íons por moléculas de água e vice-versa, os íons são arrastados pelo movimento das moléculas de água, movidas, por sua vez, pelo gradiente osmótico criado com este intuito. Como apenas os cátions podem passar pelo canal, seu arrasto pelo movimento de água gera uma diferença de potencial através da membrana, como conseqüência da separação de cargas e que persiste enquanto existir o fluxo de água.

Os fenômenos de *streaming-potential* e de eletrosmose são descritos fenomenologicamente por equações da termodinâmica de processos irreversíveis. Estas relações valem para qualquer tipo de interação entre fluxos:

$$i = L_{11}\,\Delta V + L_{12}\,\Delta P \quad \text{(a)}$$

$$j_V = L_{21}\,\Delta V + L_{22}\,\Delta P \quad \text{(b)}$$

A equação (a) indica que o fluxo de carga, na forma de uma corrente elétrica *i*, pode ser produzido *diretamente* por uma diferença de potencial elétrico ΔV e *indiretamente* por uma diferença de pressão ΔP, através de um arrasto pela água, com as constantes de acoplamento L_{11} e L_{12}. A equação (b) indica que um fluxo de volume j_V pode ser produzido *diretamente* por uma diferença de pressão ΔP, e *indiretamente* por uma diferença de potencial elétrico ΔV, sendo neste caso as moléculas de água arrastadas pela corrente de íons, e as constantes de acoplamento, respectivamente, L_{22} e L_{21}. A equação (a) descreve o *streaming-potential* ou *streaming-current* e a equação (b) descreve a eletrosmose.

No caso do canal de gramicidina, onde ocorre difusão em fila única, o número de moléculas de água acopladas ao movimento de íons no canal, pode ser calculado em experimentos de eletrosmose: supondo que apenas um íon está presente no canal em cada instante, a relação entre fluxo resultante de água e fluxo resultante de íons será a mesma relação entre o número de moléculas de água e o número de íons no canal. Esta relação será igual ao número de moléculas de água no canal. Este mesmo tipo de informação pode ser obtido a partir de experimentos de *streaming-potential*, mas neste caso a explicação não é intuitiva. A partir de experimentos como os descritos acima, calculou-se que existem, no canal de gramicidina, de 5 a 10 moléculas de água, dependendo do método utilizado para esta determinação. Um fato interessante é que os íons H^+ não apresentam este tipo de acoplamento com as moléculas de água no canal de gramicidina, o que comprova o mecanismo proposto para a difusão do próton em solução, que ocorre através do *proton-jump*, onde um H^+ é trocado de uma molécula de água para outra molécula de água.

A CONDUTÂNCIA IÔNICA NO CANAL DE GRAMICIDINA

Em um canal simples, cheio de água e íons, o fluxo iônico j_i em resposta a uma diferença de potencial elétrico deve ser linearmente dependente da concentração iônica C_i no canal ou na solução (se o canal for largo e não for carregado eletricamente, o fluido no seu interior terá a mesma composição das soluções banhantes). Isso ocorre porque o fluxo iônico j_i é relacionado com a velocidade de migração v_i, segundo a equação

$$j_i = C_i \cdot v_i$$

Para um mesmo campo elétrico, v_i é constante e portanto j_i aumenta linearmente com C_i (se não ocorrerem alterações na mobilidade do íon). A relação entre fluxo iônico e concentração pode, no entanto, ser melhor estudada, relacionando-se a *condutância de um canal* (*single-channel conductance*), com a concentração iônica nas soluções. Num canal simples, sem interações iônicas, como o descrito anteriormente, sua condutância deve aumentar linearmente com a concentração, para uma mesma diferença de potencial elétrico V aplicada, pois

$$g = i/V$$

onde g é a condutância e i a corrente, que é linearmente proporcional à concentração.

Usando técnicas recentes é possível medir a condutância de um único canal de gramicidina, como função da concentração iônica nas soluções em contato com a bicamada lipídica onde este canal está incorporado. Este tipo de relação foi estudado para vários íons alcalinos (Na^+, K^+, Cs^+): em nenhum caso se obteve uma relação linear entre a condutância do canal e a concentração do cátion na solução. Para a maior parte dos cátions, a condutância aumenta com a concentração mas "satura" em concentrações mais altas. Além disso, em alguns casos, como o Cs^+ por exemplo, a condutância aumenta com a concentração e depois de atingido um valor máximo começa a cair com o aumento da concentração. Este comportamento é uma indicação de que o canal de gramicidina está muito longe de ser um simples poro cheio de água e íons. A relação entre condutância e concentração observada para este canal sugere, à primeira vista, um mecanismo de transporte que depende de uma cinética do tipo enzimático, ou seja, uma reação entre um substrato e um sítio ativo.

Nessa equação, o segundo termo é a probabilidade de se encontrar o canal num estado de ocupação propostos diferentes modelos para o transporte iônico no canal de gramicidina. Um dos modelos mais aceitos propõe um canal com dois sítios para ligação de íons e três barreiras de energia, como mostra o diagrama a seguir:

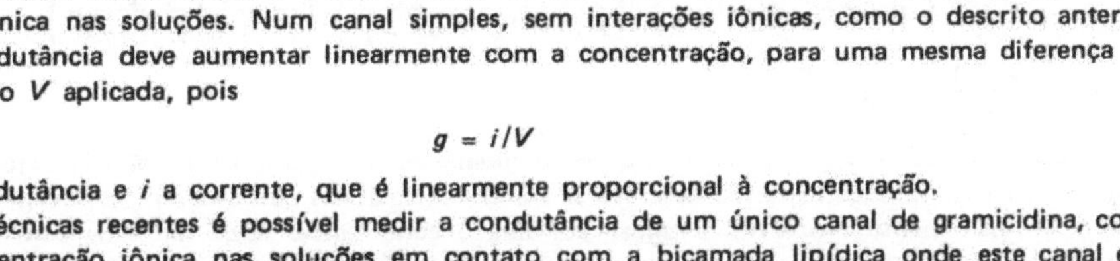

O movimento de um íon no interior do canal pode então ser tratado formalmente como uma seqüência de *transições*: solução → sítio 1 → sítio 2 → solução. Podem ser identificados neste modelo quatro *estados* do canal, como mostra o diagrama a seguir, onde o canal é representado por dois quadrados, cada um representando um sítio. O sítio vazio é representado por um quadrado em branco, e o que contém um íon é representado por um outro hachurado.

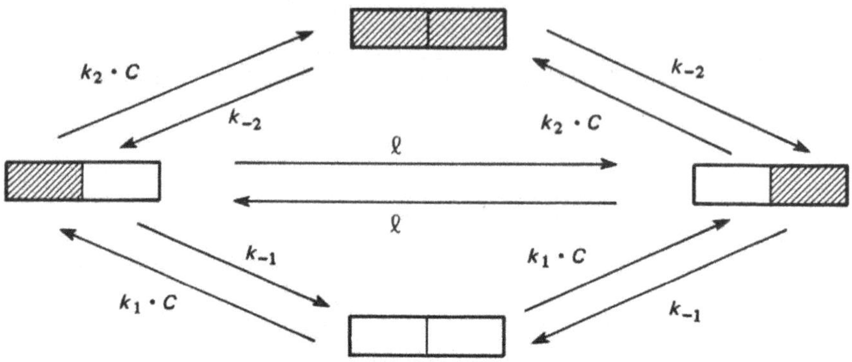

As transições de um estado para outro são indicadas no diagrama por setas e são governadas por *constantes de velocidade* (*rate constants*), indicadas ao lado das respectivas setas.

A equação abaixo, cuja derivação é bastante complicada, descreve a maior parte das curvas experimentais relacionando a condutância g do canal com a concentração iônica nas soluções:

$$g(\textit{single-channel}) = \frac{q^2}{kT}\left(\frac{2C}{K_1 + 2C + C^2/K_2}\right)\left(\frac{\ell(k_{-1} + k_2 C)}{2\ell + k_{-1} + k_2 C}\right)$$

onde $K_1 = \dfrac{k-1}{k_1}$ e $K_2 = \dfrac{k-2}{k_2}$.

Nessa equação, o segundo termo é a probabilidade de se encontrar o canal num estado de ocupação única (10 ou 01). O terceiro termo descreve as transições cinéticas que ocorrem num canal onde só existe um íon. Intuitivamente é possível explicar por que a condutância pode diminuir com a concentração, admitindo que 2 íons possam ocupar o canal ao mesmo tempo: neste caso, para que um íon passe do sítio 1 para o sítio 2, é preciso que o sítio 2 esteja vago, e a probabilidade de uma vaga (ou vacância) no sítio 2 decresce com o aumento da concentração iônica na solução do lado 2.

REFERÊNCIAS BIBLIOGRÁFICAS

BAMBERG, E. & LAUGER, P. – Channel Formation Kinetics of Gramicidin A in Lipid Bilayer Membranes. *Journal of Membrane Biology 11*:177, 1973.

FINKELSTEIN, A. & ANDERSEN, O. S. – The Gramicidin A Channel: A Review of its Permeability Characteristics with Special Reference to the Single-File Aspects of Transport. *Journal of Membrane Biology 59*:155, 1981.

FINKELSTEIN, A. & ROSENBERG, P. A. – Single-File Transport: Implications for Ion and Water Movement Through Gramicidin A Channels. In: *Membrane Transport Processes,* C. F. Stevens and R. W. Tsien editors. USA, Raven Press, 1979, vol. 3, pp. 73-88.

GROOT, S. R. de – *Thermodynamics of Irreversible Processes.* Holland, Nort-Holland, 1958, pp. 185-189.

HECKMANN, K. – Single-File Diffusion. In: *Biomembranes.* F. Kreuzer and J. F. G. Slegers, editors. USA, Plenum, 1972, vol. 3, pp. 127-153.

HILLE, B. & SCHWARZ, W. – Potassium Channels as Multi-Ion Single-File Pores. *Journal of General Physiology 72*:409, 1978.

HLADKY, S. B. & HAYDON, D. A. – Ion Transfer Across Lipid Membranes in the Presence of Gramicidin A. Studies of the Unit Conductance Channel. *Biochimica et Biophysica Acta 274*:294, 1972.

HODGKIN, A. L. & KEYNES, R. D. – The Potassium Permeability of A Giant Nerve Fiber. *Journal of Physiology 128*:61, UK, 1955.

LEVITT, D. G., ELIAS, S. R. & HAUTMAN, J. M. – Number of Water Molecules Coupled to the Transport of Sodium, Potassium and Hydrogen Ions Via Gramicidin, Nonactin or Valinomycin. *Biochimica et Biophysica Acta 512*:436, 1978.

MYERS, V. B. & HAYDON, D. A. – Ion Transfer Across Lipid Membranes in the Presence of Gramicidin A. II – The Ion Selectivity. *Biochimica et Biophysica Acta 274*:313, 1972.

PROCÓPIO, J. & ANDERSEN, O. S. – Ion Tracer Fluxes Through Gramicidin A Modified Lipid Bilayers. *Biophysical Journal 25*:8a, 1979.

ROSENBERG, P. A. & FINKELSTEIN, A. – Water Permeability of Gramicidin A – Treated Lipid Bilayer Membranes. *Journal of General Physiology 72*:341, 1978.

URBAN, B. W. & HLADKY, S. B. – Ion Transport in the Simplest Single-File Pore. *Biochimica et Biophysica Acta 554*:410, 1979.

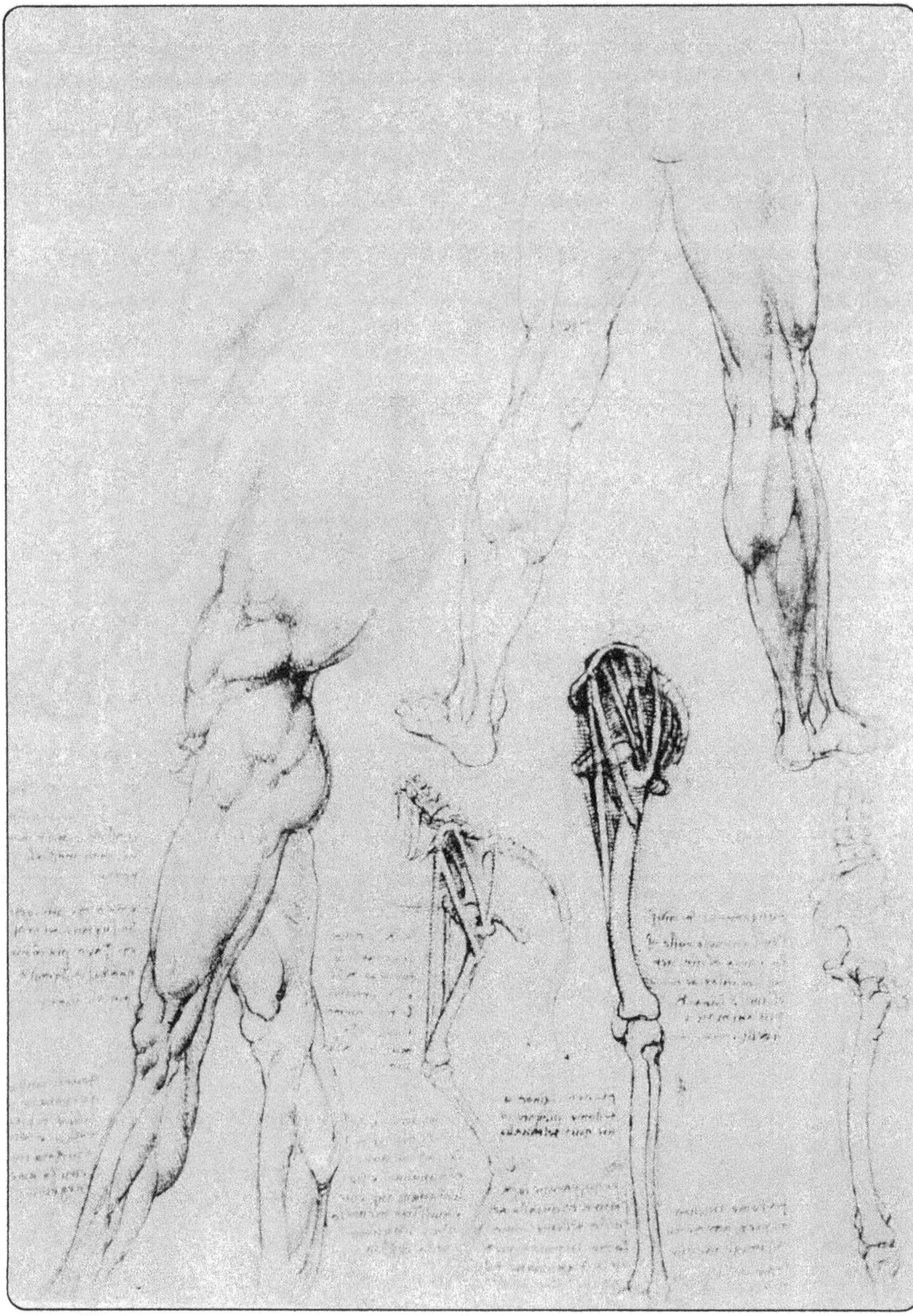

unidade VI

Guias de Estudo

Esta Unidade é composta por cinco guias de estudo, nos quais alguns temas serão expostos para serem discutidos através de questões dirigidas, de preferência em grupo. As questões visam não só à obtenção de uma resposta exata ou correta, mas também à formulação do raciocínio, de uma explanação coerente das justificativas e dos argumentos.

Os dois primeiros guias abordarão tópicos de Mecânica clássica, onde se discutirão as forças que atuam sobre o corpo humano — com base nos conceitos de força e equilíbrio estático — e o vôo de animais — baseado nos princípios da dinâmica. No terceiro e no quarto guias serão apresentadas duas experiências cujos resultados não são explicados pela Mecânica newtoniana, que levam à suposição da existência de uma velocidade-limite e da dilatação do tempo. O último guia tratará dos problemas ligados à comparação da fisiologia de animais de formas semelhantes, ou seja, relacionados à escala biológica.

Mecânica Clássica: Forças — Aplicações no Corpo Humano

GUIA 1

G.1.1 — INTRODUÇÃO

Após uma introdução sobre as forças fundamentais da natureza e os conceitos de equilíbrio estático, serão analisadas, neste guia, algumas forças que atuam sobre diversas partes do corpo humano.

G.1.2 — FORÇAS FUNDAMENTAIS DA NATUREZA

Quando se estuda o *movimento* de um corpo sujeito à ação de uma força, está se analisando o *efeito* dessa força sobre o corpo. Por exemplo, o fato da velocidade de um objeto que cai variar é uma conseqüência da existência de uma força sobre ele. Esse fato não oferece, contudo, nenhuma informação sobre a origem dessa força. Ao se afirmar, no entanto, que um corpo cai *porque* a Terra o atrai com a força gravitacional, está se explicitando a *causa* desse movimento.

Existem, dessa maneira, dois enfoques para se analisar as forças, um pelos seus efeitos e o outro pelas suas características e origens. As três leis de movimento de Newton — enunciadas a seguir — permitem o primeiro tipo de análise, enquanto que a lei universal de gravitação (também formulada por Sir Isaac Newton) e a lei de Coulomb são exemplos do segundo tipo de enfoque.

Serão enunciadas a seguir as três leis de movimento* e apresentados os conceitos de forças de campo e de contato.

— *Primeira Lei de Newton*: *Lei da Inércia — Num sistema de referência inercial, um corpo que não está sujeito a nenhuma força externa se mantém em repouso ou se move com velocidade constante.*

Esta lei traduz a idéia de que existe um referencial em que o estado de movimento de um corpo isolado (não sujeito a forças) permanece inalterado.

— *Segunda Lei de Newton — Sobre um corpo acelerado age uma força externa que está relacionada com sua aceleração por*

$$\vec{F} = m\vec{a} \tag{G.1.1}$$

Nessa formulação está explícito que o efeito, a aceleração $\vec{a}$ adquirida pelo corpo, está diretamente relacionado à sua causa, que é a força $\vec{F}$, através da massa m. Pode-se usar a Equação (G.1.1) para se determinar as forças a partir das acelerações observadas.

— *Terceira Lei de Newton*: *Lei da Ação e Reação — As ações mútuas entre dois corpos são sempre iguais e contrárias, isto é, a cada ação corresponde uma reação igual e oposta.*

---

* Numa formulação próxima à de I. Newton, conforme é citada por G. B. Benedek e F. M. H. Villars.

Esta lei relaciona as forças de interação entre dois corpos quaisquer:

$$\vec{F}_{12} = -\vec{F}_{21} \tag{G.1.2}$$

É importante notar que as forças estão agindo em corpos diferentes, isto é, $\vec{F}_{12}$ é a ação do corpo 1 sobre o corpo 2, enquanto que $\vec{F}_{21}$ é a reação do corpo 2 sobre o corpo 1.

Um exemplo de como uma força está relacionada às suas causas pode ser visto na *lei universal de gravitação*. Essa lei afirma que "um corpo de massa m_1 em presença de outro de massa m_2, a uma distância r, está sujeito a uma força atrativa, denominada *força gravitacional*, cuja intensidade é dada por:

$$F = G\frac{m_1 m_2}{r^2}$$

onde G é a constante universal de gravitação". Nesta expressão está explícita a origem da força de interação – as massas dos corpos – e também o modo como essa força varia com a distância – com o inverso de seu quadrado.

Questão 1 – Escreva uma expressão para a força de interação elétrica – força de Coulomb – entre as cargas q_1 e q_2, separadas por uma distância r, sabendo-se que essa força se comporta de maneira semelhante à gravitacional.

Nos exemplos de forças mencionados acima, a interação dos corpos se dá sem que eles entrem em contato. Essas forças são chamadas *forças de campo*. Se os corpos se tocarem durante a interação, as forças envolvidas serão denominadas *forças de contato*.

Um exemplo de força de contato é a força de arrastamento sobre uma bolinha que se move num meio viscoso. A origem dessa força se deve ao contato entre a bolinha e as moléculas do meio. Se a velocidade da bolinha for pequena, a força de arrastamento será proporcional à velocidade, $F = \alpha v$. Entretanto, se a velocidade for alta, a força passará a ser aproximadamente proporcional ao quadrado da velocidade, $F = \alpha v^2$. Assim, a dependência com a velocidade é uma característica desse tipo de força.

Questão 2 – Dê três exemplos de forças explicitando suas origens e características.

Dos exemplos citados, pode-se extrair uma das características mais importantes de qualquer força, seja ela de campo ou de contato: sua *origem material*.

Pode-se classificar, por conveniência, as forças da natureza em forças fundamentais e derivadas. As forças *fundamentais* representam as forças de interação na sua forma mais irredutível e independente, das quais se podem deduzir todas as forças *derivadas*. Elas são a força gravitacional, a eletromagnética e as forças nucleares forte e fraca. Todas elas são forças de campo cujos raios de ação vão desde 10^{-16} m até milhões de anos-luz (1 ano-luz = distância percorrida pela luz em um ano $\cong 9{,}5 \times 10^{15}$ m). As forças derivadas incluem forças elásticas, moleculares, de atrito, devida à tensão superficial etc.

Basicamente, as forças gravitacional e eletromagnética dão origem aos fenômenos discutidos na mecânica clássica, eletricidade, magnetismo, mecânica estatística; enquanto que as forças eletromagnética e nucleares são responsáveis pela estrutura dos átomos, moléculas, líquidos e sólidos, assim como as interações entre elas.

Questão 3 – Com base em que tipo de força se estudam:

a. os movimentos dos planetas?
b. a atração de papéis picados por um pente atritado?
c. o passeio de um mosquito na superfície de uma poça de água?
d. a simetria hexagonal dos cristais de água?

Questão 4 – Calcule as intensidades das forças atrativas elétrica, F_E, e gravitacional, F_G, entre o próton e o elétron do átomo de hidrogênio. Determine a razão F_E/F_G. O que se pode deduzir desse resultado? Dados:

$$F_E = K_E \frac{q_p q_e}{r^2}$$

onde $K_E = 9 \times 10^9$ N • m²/C², $|q_p| = |q_e| = 1{,}6 \times 10^{-19}$ C e $r = 5{,}3 \times 10^{-11}$ m.

$$F_G = G \frac{m_p m_e}{r^2}$$

onde $G = 6{,}673 \times 10^{-11}$ N • m²/kg², $m_p = 1{,}67 \times 10^{-27}$ kg e $m_e = 9{,}1 \times 10^{-31}$ kg.

Questão 5 – Como se pode definir *força peso* a partir do que foi exposto até esse ponto? Qual seria a força peso, ou simplesmente o *peso*, de uma pessoa de 70 kg na superfície da Terra? A massa da Terra é estimada em $5{,}98 \times 10^{24}$ kg e seu raio é aproximadamente igual a 6 530 km.

Questão 6 – Um corpo próximo à superfície da Terra está sujeito à sua força de atração gravitacional e, conseqüentemente, possui uma aceleração que é conhecida como aceleração gravitacional g da Terra. Usando os dados da Questão 5, determine o valor aproximado de g.

G.1.3 – FORÇA NORMAL DE CONTATO

A força gravitacional que a Terra exerce sobre um bloco em repouso sobre uma superfície, como ilustra a Figura G.1.1, possui direção vertical e é dirigida para baixo. Como o bloco está em repouso, a força resultante sobre ele deve ser nula. Portanto, deve existir uma outra força agindo verticalmente e de baixo para cima sobre o bloco, que é a reação da superfície sobre ele. O bloco comprime a superfície, podendo produzir maior ou menor deformação, dependendo de suas naturezas. A essa compressão, a superfície reage com uma força de igual direção e de sentido contrário sobre o bloco, chamada *força normal de contato*. Dessa maneira, o bloco exerce uma força de contato $\vec{N}'$ sobre a superfície, e esta reage com a força de contato $\vec{N}$ sobre o bloco. Devido ao estado de repouso do bloco, a força $\vec{N}$ tem a mesma intensidade da força peso $m\vec{g}$, embora suas origens sejam diferentes.

Questão 7 – Considere dois blocos de massas M_A e M_B, $M_A > M_B$, colocados um (A) sobre o outro (B), e ambos sobre uma balança.

a. Esquematize as forças que agem sobre cada um dos blocos.

b. Qual é a leitura da balança?

c. Qual é a natureza da força cuja intensidade é indicada pela balança?

d. Sabendo-se que a massa da balança é M_C, qual é a ação da Terra sobre o conjunto formado pelos blocos e pela balança?

e. Qual é a reação do conjunto sobre a Terra?

f. Qual força de contato será maior: aquela entre os blocos A e B ou aquela entre o bloco B e a balança?

Questão 8 – Por que as vértebras lombares, localizadas na parte inferior da coluna vertebral humana, são maiores que as cervicais – logo abaixo do crânio – e torácicas?

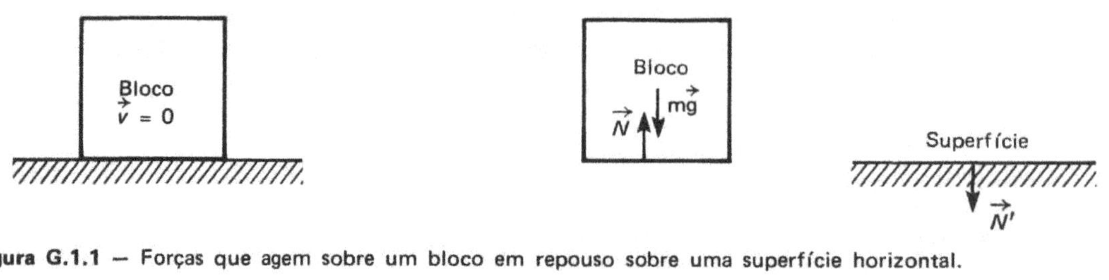

Figura G.1.1 – Forças que agem sobre um bloco em repouso sobre uma superfície horizontal.

G.1.4 – FORÇA DE ATRITO

Considere o mesmo bloco do item G.1.3. Se lhe for aplicada uma força externa $\vec{F}$, na direção paralela à superfície sobre a qual está colocado, haverá uma resistência ao movimento devida ao *atrito* entre o bloco e a superfície. O bloco só se moverá se o módulo de $\vec{F}$ for maior que o de $\vec{f}_e$, chamada *força de atrito estática*. Essa força, não conservativa, também depende da natureza dos corpos e sua direção é paralela à superfície de contato. Uma vez em movimento, a força resistiva, em geral, torna-se menor e uma força externa menor será suficiente para manter o bloco em movimento uniforme. Essa força resistiva menor se chama *força de atrito cinética* $\vec{f}_c$.

Verificou-se, experimentalmente, que as forças de atrito estão relacionadas às forças normais de contato entre as superfícies, e convencionou-se denominar a razão entre elas de *coeficiente de atrito*, que é uma grandeza adimensional. Assim, o coeficiente de atrito estático é

$$\boxed{\mu_e = \frac{f_e}{N}} \qquad \text{(G.1.3)}$$

onde f_e é a força máxima de atrito estático, sem ocorrência de movimento relativo entre as superfícies. De modo geral:

$$f_e \leqslant \mu_e N \qquad \text{(G.1.4)}$$

O coeficiente de atrito cinético é

$$\boxed{\mu_c = \frac{f_c}{N}}$$

ou

$$f_c = \mu_c N \qquad \text{(G.1.5)}$$

Tabela G.1.1 – Coeficientes de atrito estático.

Material	μ_e
Junta óssea lubrificada	0,003
Junta tendão e bainha do músculo	0,013
Aço sobre gelo	0,03
Aço sobre aço lubrificado	0,10-0,15
Madeira sobre metal seco	0,2-0,6
Madeira sobre madeira seca	0,25-0,50
Couro sobre madeira	0,3-0,4
Couro sobre metal	0,6
Aço sobre aço seco	0,6
Borracha sobre sólidos em geral	1,0-4,0

Tabela G.1.2 – Coeficientes de atrito cinético médio.

Material	μ_c
Latão sobre gelo	0,02
Gelo sobre gelo	0,02
Aço sobre aço seco	0,23
Borracha sobre concreto	1,02

A rigor, o coeficiente de atrito cinético varia com a velocidade. Entretanto, na prática os intervalos de variação de velocidade não são muito grandes, o que permite o uso de um coeficiente médio naquele intervalo.

Questão 9 – Dado um par de superfícies, qual deve ser a relação entre μ_e e μ_c?

Questão 10 – Mostre, numa seqüência de diagramas, a variação das forças aplicadas sobre um bloco desde o repouso até que ele atinja um movimento uniforme.

Questão 11 – A locomoção controlada de animais se deve à existência de força de atrito entre o chão e os pés ou patas. Explique o andar normal de um ser humano, com base na análise das forças que atuam sobre os pés.

Questão 12 – Um menino deseja deslocar uma tora de madeira sobre o chão puxando uma corda amarrada a ela, como indica a Figura G.1.2. Sabendo-se que o coeficiente de atrito estático entre a madeira e a terra vale 0,3 e que a massa da tora é de 30 kg, com que força o menino deve puxar a corda para deslocar a tora se a direção da corda forma, em relação à horizontal, um ângulo de 45°?

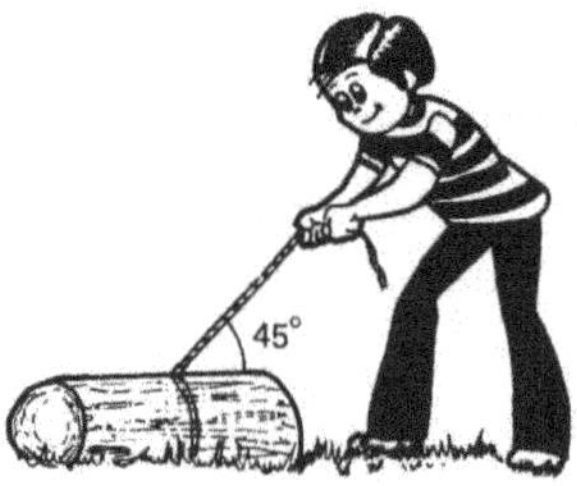

Figura G.1.2 – Menino puxando uma tora sobre o chão.

G.1.5 – FORÇA DE COMPRESSÃO

Um corpo comprimido por duas forças opostas de igual intensidade se mantém em repouso. Entretanto, essa situação é diferente daquela em que esse corpo está em repouso, sem sofrer ação de nenhuma força. Diz-se então que o corpo está sob a ação de *forças de compressão*, como ilustra a Figura G.1.3.

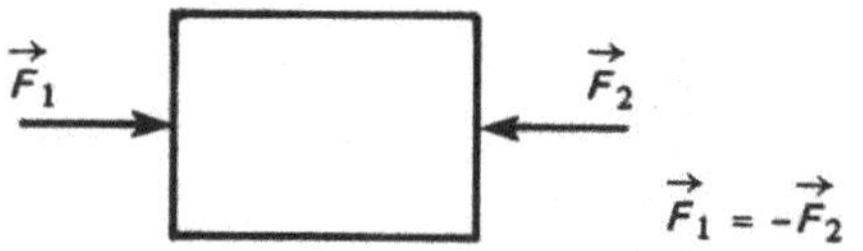

Figura G.1.3 – Corpo em repouso sob a ação de forças de compressão.

Dependendo da natureza do corpo e da intensidade dessas forças podem ocorrer deformações ou rupturas do mesmo.

G.1.6 – FORÇA DE TRAÇÃO (FORÇA TÊNSIL)

Um corpo sob a ação de duas forças opostas de igual intensidade que o puxam se mantém em repouso. Diz-se que o corpo está sob a ação de *forças de tração*, como mostra a Figura G.1.4.

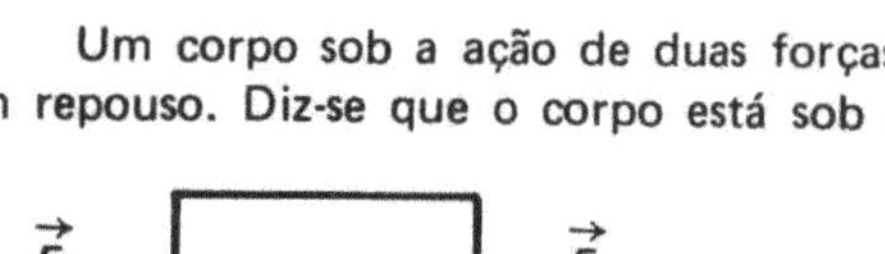

Figura G.1.4 – Corpo parado sob a ação de forças de tração.

Dependendo da natureza do corpo e da intensidade dessas forças, o corpo pode sofrer deformações ou ruptura.

Questão 13 — Dê dois exemplos de forças de compressão e dois de forças de tração que atuam sobre o corpo humano.

G.1.7 — LEI DE HOOKE — MÓDULO DE YOUNG

De modo geral, todos os corpos sofrem deformações, isto é, alterações em suas dimensões lineares, quando submetidos a forças de compressão ou de tração. Essas variações lineares ΔL são determinadas pelas diferenças entre o comprimento final L, devido à ação de forças, e o comprimento inicial L_0

$$\Delta L = L - L_0$$

Verificou-se experimentalmente que, na maior parte dos materiais, como metais, madeira, osso, borracha, para forças F pequenas essa variação ΔL é proporcional a elas, ou seja

$$\boxed{F = k(L - L_0) = k\,\Delta L} \qquad \text{(G.1.6)}$$

Essa é a *lei de Hooke* e a constante de proporcionalidade k é chamada *constante elástica do material*.

Questão 14 — Qual deve ser a variação ΔL para forças de compressão? E para forças de tração?

Esse comportamento linear também pode ser descrito em termos da variação relativa do comprimento, $\Delta L/L_0$, e da força aplicada por unidade de área. Assim

$$\frac{F}{A} = Y\frac{\Delta L}{L_0} \qquad \text{(G.1.7)}$$

O coeficiente de proporcionalidade Y é denominado *módulo de Young*

$$\boxed{Y = \frac{F}{A}\frac{L_0}{\Delta L}} \qquad \text{(G.1.8)}$$

Basicamente, o módulo de Young dá o grau de elasticidade de um material, isto é, se Y for grande, para uma dada força aplicada, a variação ΔL do elongamento do material será pequena, ou seja, o material é pouco elástico.

Tabela G.1.3 — Valores aproximados do módulo de Young e das forças máximas por unidade de área para produzir ruptura.

Material	Força compressiva máxima (N/mm^2)	Força tênsil máxima (N/mm^2)	Módulo de Young ($\times 10^2$ N/mm^2)
Aço duro	552	827	2 070
Borracha	—	2,1	0,010
Carvalho	59	117	110
Concreto	21	2,1	165
Granito	145	4,8	517
Osso compacto	170	120	179
Osso trabecular	2,2	—	0,76
Porcelana	552	55	—

A Figura G.1.5 ilustra o comportamento de F/A em função da variação relativa $\Delta L/L_0$ para ossos compactos dos membros de pessoas entre 20 e 39 anos. Na região em que o comportamento é linear vale a Lei de Hooke e o material é considerado elástico. Com o aumento da força aplicada, o material deixa de ser elástico até atingir o ponto de ruptura.

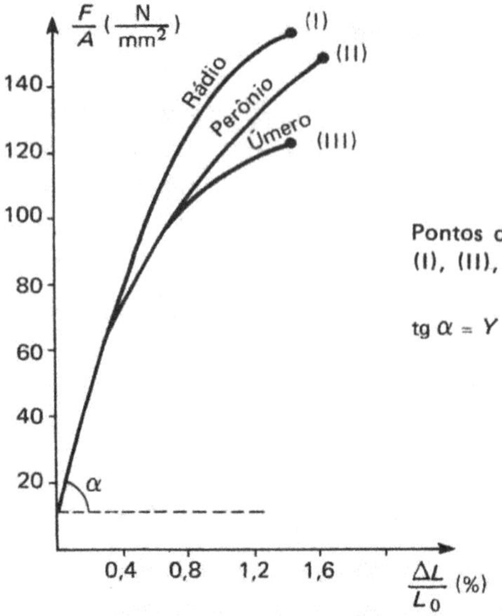

Figura G.1.5 — Exemplos* de curvas F/A *versus* $\Delta L/L_0$ para ossos compactos dos membros de pessoas entre 20 e 39 anos.

Questão 15 — A partir da Figura G.1.5 determine, aproximadamente, as regiões onde cada osso pode ser considerado elástico, assim como as forças máximas, por unidade de área, que produzem sua ruptura.

Questão 16 — Considere um paciente submetido a um tratamento de tração como indica a Figura G.1.6. Qual a máxima massa a ser utilizada para produzir a força tênsil $\vec{T}$ sem que o paciente se desloque ao longo da cama? Sabe-se que a massa desse paciente é 60 kg, o coeficiente de atrito entre o mesmo e a cama é $\mu = 0{,}20$, e o ângulo que a força tênsil forma com a horizontal é 23°.

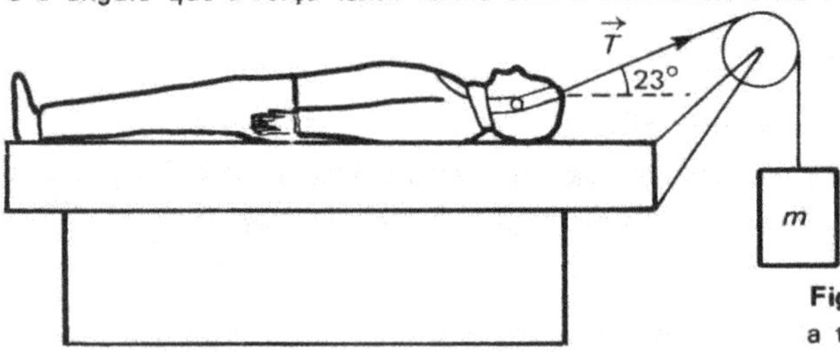

Figura G.1.6 — Esquema de um paciente submetido a tratamento de tração.

Questão 17 — Qual é o encurtamento da perna de uma pessoa de 70 kg de massa quando ela apoiar todo seu peso sobre essa perna? Considere a perna rígida de 90 cm de comprimento, a área da secção média do osso de 27 cm², e o módulo de Young médio igual a 179×10^2 N/mm².

Questão 18 — Considere o braço esticado como mostra a Figura G.1.7. O músculo deltóide exerce uma força de tração $\vec{T}$, formando um ângulo de 15° com o úmero. Existem ainda a força gravitacional $\vec{F_g}$, aplicada no extremo anterior do úmero, e a força de contato $\vec{F_c}$, na junta do úmero com o ombro. Se a tração do músculo for 300 N e o peso do braço 35 N, qual a intensidade de $\vec{F_c}$ para que o braço se mantenha em equilíbrio?

* Adaptado de Yamada, H.: *Strength of Biological Materials*, ed. F. G. Evans. USA, Williams and Wilkins, 1970.

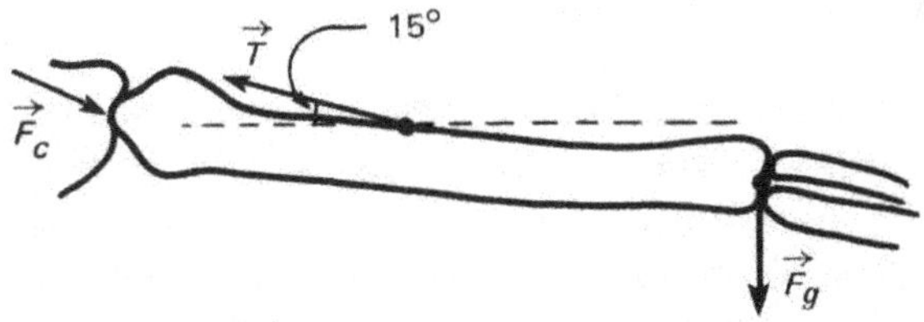

Figura G.1.7 — Forças que agem sobre um braço esticado.

Questão 19 — A fim de forçar um dos dentes incisivos para alinhamento com os outros dentes da arcada, um elástico foi amarrado a dois molares, um de cada lado, passando pelo dente incisivo, como mostra a Figura G.1.8. Se a tensão no elástico for 12 N, quais serão a intensidade e a direção da força $\vec{F}$ aplicada ao dente incisivo?

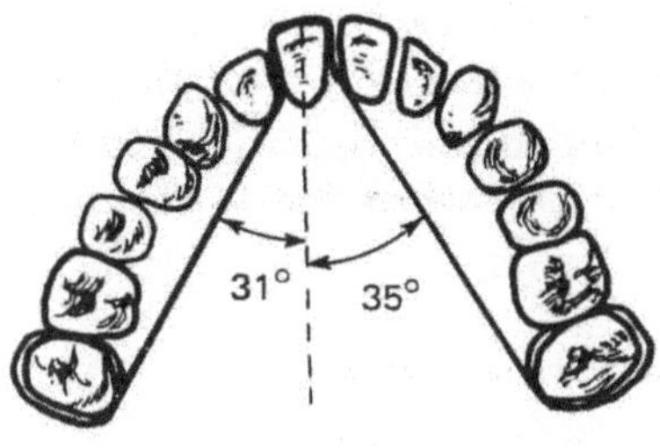

Figura G.1.8 — Esquema usado para alinhar um dente incisivo.

Questão 20 — A Figura G.1.9 esquematiza o joelho. A tensão $\vec{T}$ é exercida pelo tendão quadríceps quando passa pela rótula. Supondo que $|\vec{T}|$ seja 160 N, determine a força de contato $\vec{F}_c$ exercida pelo fêmur sobre a rótula.

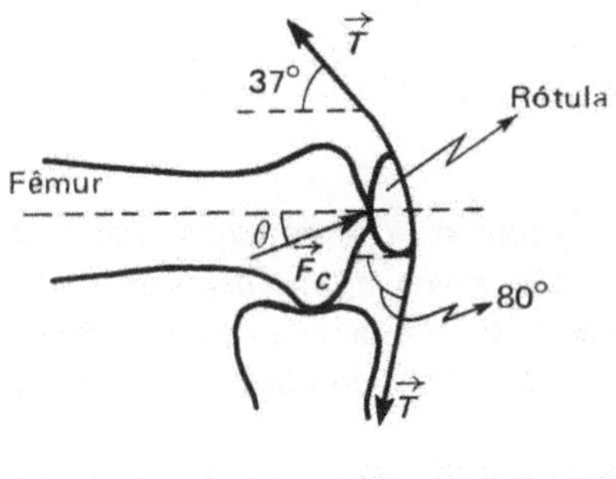

Figura G.1.9 — Esquema de forças sobre a rótula.

Questão 21 — A Figura G.1.10 mostra uma cabeça inclinada para a frente. A cabeça pesa 50 N e é suportada pela força muscular $\vec{F}_m$, exercida pelos músculos do pescoço, e pela força de contato $\vec{F}_c$, exercida na junta atlantooccipital. Dada a força $\vec{F}_m$, $|\vec{F}_m|$ = 60 N, e a sua direção formando um ângulo de 35° com a horizontal, calcule a força $\vec{F}_c$ para manter a cabeça em equilíbrio.

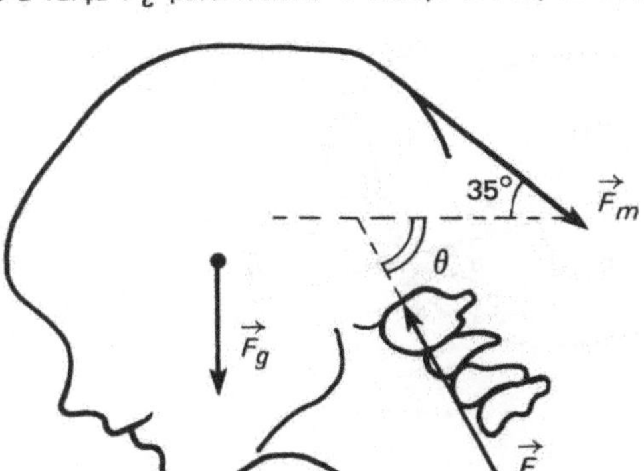

Figura G.1.10 — Forças que atuam sobre a cabeça inclinada.

G.1.8 – TORQUE OU MOMENTO DE UMA FORÇA

Considere um corpo fixo por um ponto O a um eixo de rotação, perpendicular ao plano do papel, em torno do qual pode girar sem atrito nesse plano, como mostra a Figura G.1.11. Se uma força $\vec{F}_1$ for aplicada no ponto P_1, numa direção perpendicular à reta que liga O a P_1, o corpo girará em torno do eixo no sentido anti-horário. Se a mesma força for aplicada no ponto P_2, situado na mesma reta OP_1, mas mais próximo de O, o corpo girará ainda no sentido anti-horário. Entretanto, o efeito da força, ou seja, a aceleração angular que o corpo adquire sob a ação da mesma força, será menor no caso do ponto de aplicação ser P_2. Isso evidencia o efeito do *ponto de aplicação da força* no movimento rotacional.

Se uma força $\vec{F}_2$, de mesma intensidade de $\vec{F}_1$, for aplicada no ponto P_1, na direção que passa pelo eixo de rotação, o corpo não girará. Se uma força $\vec{F}_3$, de mesma intensidade de $\vec{F}_1$, for aplicada no ponto P_1, cuja direção forma um ângulo θ com a reta OP_1, o corpo girará no sentido anti-horário, e o efeito da força será menor que o produzido pela força $\vec{F}_1$. Esse fato mostra que a ocorrência de movimento rotacional e a aceleração angular dependem da *direção da força aplicada*.

Questão 22 – Por que o efeito da força $\vec{F}_3$ é menor que o produzido por $\vec{F}_1$?

Se uma força $\vec{F}_4$, oposta à força $\vec{F}_1$, for aplicada no ponto P_1 o corpo girará no sentido horário. Isso mostra que o sentido de rotação do corpo depende também do *sentido da força aplicada*.

Questão 23 – Considere uma força $\vec{F}_5$, de direção perpendicular ao plano do papel, aplicada no ponto P_2, ou seja, paralela ao eixo de rotação que passa por O, entrando no papel, como mostra a Figura G.1.11. Essa força produz movimento rotacional?

Resumindo: *o movimento rotacional produzido por uma força num corpo fixo a um eixo por um ponto depende do ponto de aplicação da força, assim como da intensidade e da direção da força aplicada.* Isso indica que se pode definir uma grandeza considerada como a causa da aceleração angular, em analogia à força, causa da aceleração linear. Essa grandeza é chamada *torque* ou *momento de uma força*.

É interessante notar que o torque está relacionado à rotação, assim como a força está relacionada ao movimento linear. O deslocamento produzido pelo torque é um deslocamento angular, enquanto que o produzido por uma força é linear.

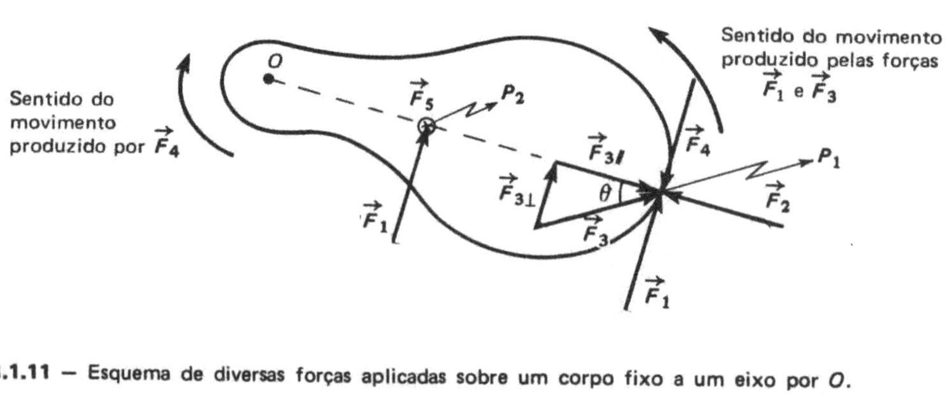

Figura G.1.11 – Esquema de diversas forças aplicadas sobre um corpo fixo a um eixo por O.

A partir dessas considerações, e por analogia com a força, conclui-se que o torque deve ser uma grandeza vetorial que caracteriza o movimento rotacional em torno de um eixo. Assim, define-se como *torque* ou *momento* $\vec{\tau}$ *de uma força* $\vec{F}$ a grandeza dada por:

$$\vec{\tau} = \vec{r} \times \vec{F} \qquad \text{(G.1.9)}$$

isto é, o produto vetorial entre o vetor posição $\vec{r}$ do ponto de aplicação da força $\vec{F}$, em relação ao ponto por onde passa o eixo de rotação, e a força $\vec{F}$. O módulo dessa grandeza é:

$$|\vec{\tau}| = |\vec{r}|\ |\vec{F}| \operatorname{sen} \theta \qquad \text{(G.1.10)}$$

onde θ é o ângulo formado entre a direção de $\vec{r}$ e a linha de ação de $\vec{F}$ (linha suporte do vetor $\vec{F}$). A direção de $\vec{\tau}$ é perpendicular ao plano definido por $\vec{r}$ e $\vec{F}$, isto é, a mesma do eixo de rotação; e seu sentido está relacionado com o do movimento rotacional dado pela regra da mão direita, como está esquematizado na Figura G.1.12.

Examinando-se a Figura G.1.12 tem-se

$$F_\perp = F \operatorname{sen} \theta$$

$$r_\perp = r \operatorname{sen} \theta = \textit{braço de momento}$$

A Expressão (G.1.10) pode ser então reescrita como

$$\tau = rF_\perp \qquad \text{(G.1.11a)}$$

ou

$$\tau = r_\perp F \qquad \text{(G.1.11b)}$$

Isso mostra que há duas interpretações possíveis:

a. efetivamente a componente da força aplicada perpendicular ao vetor $\vec{r}$ é a responsável pelo torque em relação a um eixo;

b. o torque em relação a um eixo de rotação é o produto da intensidade da força aplicada pela distância entre a linha de ação da força e o eixo, sendo essa distância o braço de momento ou braço de alavanca.

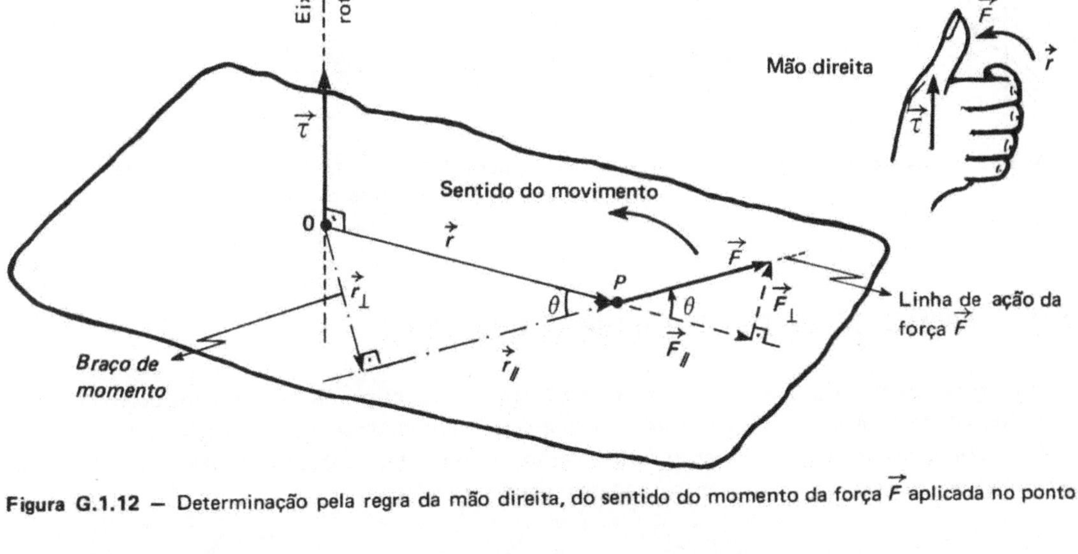

Figura G.1.12 — Determinação pela regra da mão direita, do sentido do momento da força $\vec{F}$ aplicada no ponto *P*.

Questão 24 — Quais são os torques exercidos por uma esfera de 0,2 kg ao ser segura por uma pessoa com o braço esticado na horizontal, em relação a um eixo que passa pelo:

a. pulso;

b. cotovelo;

c. ombro.

Repita os cálculos para o caso em que o braço esticado forma um ângulo de 30°, para baixo, com a horizontal. Dados: distância cotovelo-ombro = 25 cm; distância cotovelo-pulso = 22 cm; e distância pulso-centro da palma da mão = 6 cm.

Questão 25 — Uma barra de massa M e comprimento L está fixada à parede por meio de uma dobradiça de massa desprezível, como ilustra a Figura G.1.13. À outra extremidade, que está sendo tracionada por uma corda com a força $\vec{T}$, amarra-se um bloco de massa m.

a. Esquematize todas as forças que agem sobre a barra.

b. Quais são os ângulos que as linhas de ação de cada força formam com a horizontal?

c. Quais são os torques de cada força em relação ao ponto O, localizado na dobradiça? Indique na figura as suas direções e sentidos, usando a notação ⊗ para vetores entrando perpendicularmente ao plano do papel, e ⊙ para os que estão saindo.

Dá-se o nome de *alavanca* a um sistema sobre o qual agem uma ou mais forças e que pode girar em torno de um eixo que passa por um ponto fixo sobre o mesmo. Alavancas sobre as quais atuam duas forças paralelas podem ser agrupadas em três tipos, dependendo dos pontos de aplicação das forças em relação ao eixo e de seus sentidos, como ilustra a Figura G.1.14.

Os músculos e os ossos formam alavancas no corpo humano, onde são encontradas, principalmente, as do tipo 3, sendo as do tipo 1 as menos freqüentes.

Questão 26 — Dê um exemplo de cada um dos tipos de alavanca encontrados no corpo humano.

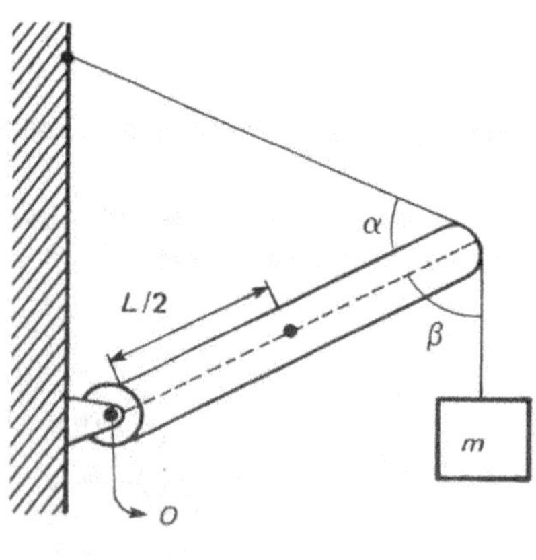

Figura G.1.13 — Barra sujeita a diversas forças.

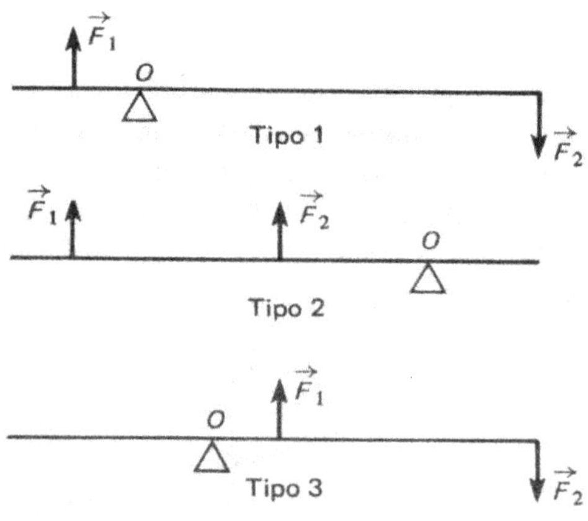

Figura G.1.14 — Tipos de alavancas sobre as quais atuam duas forças paralelas.

G.1.9 — CONDIÇÕES DE EQUILÍBRIO ESTÁTICO

Um corpo submetido à ação de forças pode estar em repouso, em movimento de translação, em movimento de rotação, ou em movimento que seja a combinação de translação e rotação.

Se o corpo estiver em *movimento sem rotação*, a soma dos torques produzidos por todas as forças externas em relação a um ponto qualquer deve ser nula.

Diz-se que o corpo está em *equilíbrio estático* se a soma das forças externas e a de seus torques forem nulas, isto é,

$$\Sigma \vec{F}_{ext} = \vec{F}_1 + \vec{F}_2 + ... + \vec{F}_n = 0 \quad (G.1.12)$$

$$\Sigma \vec{\tau}_{ext} = \vec{\tau}_1 + \vec{\tau}_2 + ... + \vec{\tau}_n = 0 \quad (G.1.13)$$

A soma das forças externas, Equação (G.1.12), pode ser decomposta em soma das componentes em x e em y:

$$\Sigma \vec{F}_x = \vec{F}_{1x} + \vec{F}_{2x} + ... + \vec{F}_{nx} = 0 \quad (G.1.14a)$$

$$\Sigma \vec{F}_y = \vec{F}_{1y} + \vec{F}_{2y} + ... + \vec{F}_{ny} = 0 \quad (G.1.14b)$$

Questão 27 – Deseja-se encostar uma tábua de comprimento L e massa M formando um ângulo α com a parede. Se o coeficiente de atrito estático entre a tábua e o chão for μ e supondo que não exista atrito entre a tábua e a parede, qual deve ser o ângulo α para que a tábua se mantenha em equilíbrio estático? A força peso $M\vec{g}$ está aplicada no centro da tábua.

A ação da Terra sobre os corpos na sua superfície se estende às partículas e às moléculas que os constituem. Assim, a força peso não atua numa única partícula, mas em todas, e a resultante $\vec{W}$ é a soma dessas forças. Existe, entretanto, em todos os corpos, um único ponto em relação ao qual o torque de sua força peso é sempre nulo. Tal ponto é conhecido como o *centro de gravidade CG* do corpo. Uma conseqüência imediata é o fato de que o ponto de aplicação da força peso resultante sobre o corpo é o centro de gravidade.

Questão 28 – Mostre que, se um corpo estiver suspenso e em repouso, o seu centro de gravidade estará diretamente abaixo do ponto de suspensão. Explique como, baseando-se neste resultado, pode-se determinar experimentalmente o centro de gravidade de um objeto qualquer.

Questão 29 – Onde está localizado, aproximadamente, o centro de gravidade de:

a. Uma barra uniforme de metal de comprimento L?
b. Um anel de plástico de diâmetro D?
c. Uma pessoa em pé?
d. Uma pessoa curvada tocando o chão com os dedos da mão e de pernas esticadas?
e. Um objeto com algum tipo de simetria?

Questão 30 – *a*. Onde deve passar a linha de ação da força peso de uma pessoa em pé, com os pés separados 50 cm um do outro?
b. E de uma pessoa em pé sobre a perna direita?

Pelos exemplos das questões observa-se que:

a. o centro de gravidade é um ponto imaginário que pode estar localizado no próprio corpo – os corpos dos itens *a* e *c* da Questão 29, ou fora dele – ilustrado pelos itens *b* e *d*;

b. para corpos flexíveis, como o corpo humano, a posição do seu centro de gravidade varia de acordo com a mudança de seu formato; enquanto que é fixa para corpos rígidos.

A seguir, serão determinadas algumas forças de contato que atuam em diversas partes do corpo humano, a partir das condições de equilíbrio.

Determinação da intensidade da força abdutora no quadril e da força de contato na cabeça do fêmur direito Os músculos glúteo médio, glúteo mínimo e tensor *fascia femuris* são responsáveis pela força abdutora que controla o deslocamento não rotacional do fêmur (e da perna) em relação ao eixo mediano do corpo humano. Eles ligam o íleo ao grande trocanter do fêmur. A cabeça do fêmur, por sua vez, está alojada no acetábulo do osso ilíaco. A Figura G.1.15 mostra um diagrama da perna direita e dos quadris com as indicações das forças e as distâncias entre os pontos de aplicação de cada uma das forças.

Questão 31 – Determine as intensidades das forças abdutora, $\vec{F}_a$, e de contato, $\vec{F}_c$, assim como a direção de $\vec{F}_c$ em relação à vertical. Considere o peso W_p da perna direita 1/7 do peso total W e que a perna esquerda não está apoiada. Dê sua resposta em função do peso total W.

Como a pessoa está parada, a perna pode ser substituída por uma barra rígida. Escolha de modo conveniente o ponto em relação ao qual vai calcular o torque, por exemplo, que possa anular o torque de uma das forças a ser determinada.

Questão 32 – Quais serão as novas intensidades de $\vec{F}_a$ e $\vec{F}_c$ se a pessoa usar uma muleta que consegue sustentar 1/6 de seu peso W, e apoiada a 30 cm da sua linha de ação?

Determinação da força dos músculos eretores da espinha e da força de contato entre o sacro e a quinta vértebra lombar A coluna vertebral humana é dividida em quatro partes: sete vértebras cervicais, logo abaixo da caixa craniana, doze vértebras torácicas, seguidas de cinco vértebras lombares, que estão imediatamente acima do sacro contendo o cóccix. A ordenação das vértebras é de cima para baixo; assim, a primeira vértebra cervical está sustentando a cabeça e a quinta vértebra lombar é a última antes do sacro, que, por sua vez, está rigidamente ligado à pelve. A linha definida pela coluna de uma pessoa em pé não é reta, mesmo em posição normal, mas curva com variação de concavidade, como ilustra a Figura G.1.16. A curva definida pelas vértebras lombares se chama lordose lombar; a cifose dorsal é definida pelas vértebras torácicas e é convexa posteriormente, enquanto que a lordose cervical é convexa anteriormente e definida pelas sete primeiras vértebras.

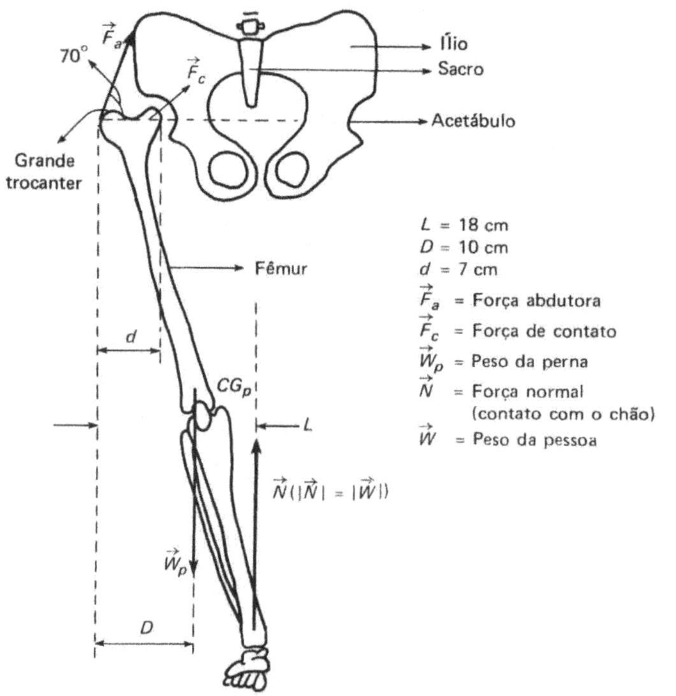

Figura G.1.15 – Forças aplicadas sobre a perna direita de uma pessoa que se sustenta sobre ela.

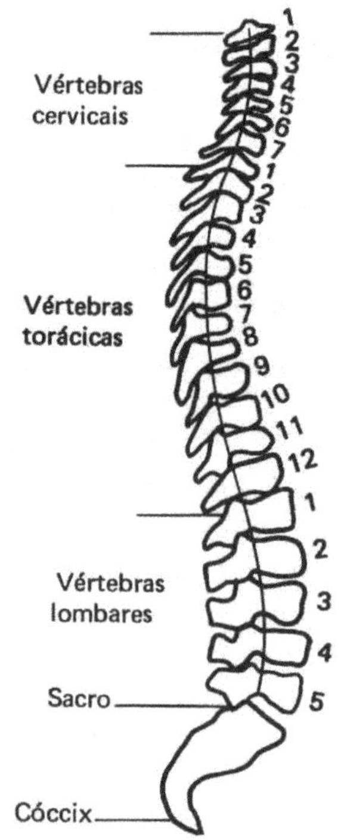

Figura G.1.16 – Coluna vertebral de uma pessoa de pé.

A curvatura da lordose lombar é determinada pelo ângulo lombossacral, que é o ângulo definido entre a linha horizontal e a superfície superior do sacro. Normalmente o ângulo lombossacral é cerca de 30°. Uma inclinação para a frente aumenta o ângulo, enquanto que uma inclinação para trás o diminui, como ilustra a Figura G.1.17. A curvatura anômala da lordose lombar pode causar dores na parte inferior das costas. Seu desvio do valor normal pode ser provocado por muitos fatores, entre os quais o enfraquecimento dos músculos flexores da bacia ou dos músculos abdominais.

Os principais músculos que comandam os movimentos para curvar as costas ou levantar objetos do chão são os músculos eretores da espinha. Eles ligam o íleo e a parte inferior do sacro a todas as vértebras lombares e a quatro vértebras torácicas. Observações de chapas de raios X mostram que, durante uma flexão das costas, as forças dos músculos eretores da espinha podem ser representadas por uma única força sobre a coluna, considerada como um corpo rígido, num ponto a 2/3 do seu comprimento em relação ao sacro, e formando um ângulo de aproximadamente 12° com a mesma.

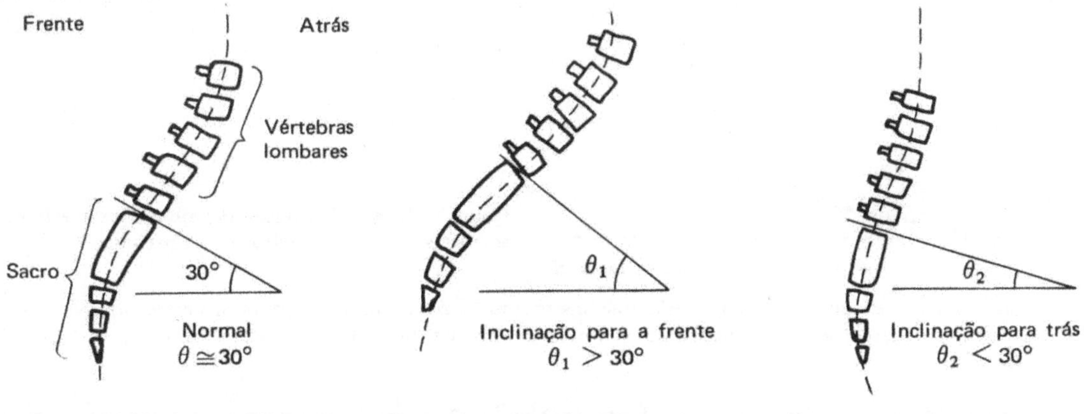

Figura G.1.17 — Curvatura da lordose lombar em três situações.

Questão 33 — A Figura G.1.18 esquematiza as forças que atuam na coluna vertebral flexionada para a frente; a coluna é substituída por uma barra rígida de comprimento L. Esse esquema é válido para o movimento de flexão das costas com as pernas esticadas. O peso do tronco é $\vec{W}_1$; $\vec{W}_2$ é a soma dos pesos dos braços e da cabeça; $\vec{F}_m$ é a força exercida pelos músculos eretores da espinha; e $\vec{R}$ é a reação do sacro sobre a espinha.

Determine as intensidades de $\vec{R}$ e $\vec{F}_m$ em função do peso W do indivíduo. Qual é o ângulo ϕ que $\vec{R}$ faz com a horizontal? Qual é a força de compressão exercida pelo sacro sobre o disco lombossacral, ou seja, a componente de $\vec{R}$ perpendicular ao sacro?

Suponha que $W_1 = 0{,}4\,W$, $W_2 = 0{,}2\,W$ e $\theta = 30°$ e $\gamma = 12°$.

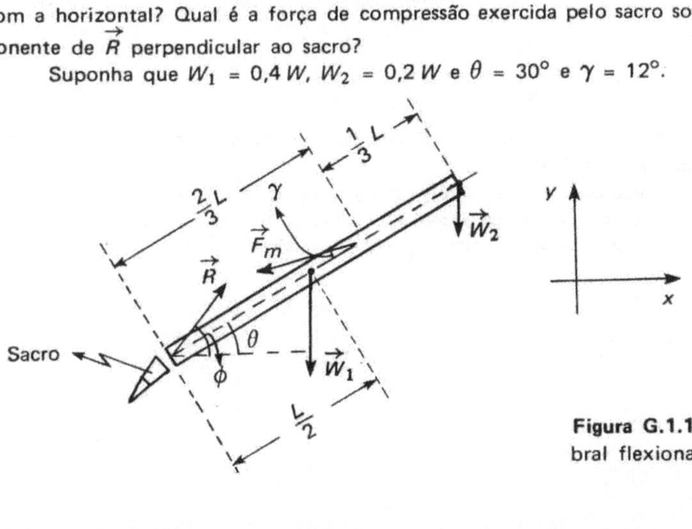

Figura G.1.18 — Forças que atuam na coluna vertebral flexionada para a frente com as pernas esticadas.

A compressão dos discos intervertebrais produz efeitos que variam desde uma pequena contração até a ruptura dos mesmos. O gráfico da Figura G.1.19 ilustra a contração dos discos intervertebrais lombares com a carga aplicada às vértebras, para pessoas entre 40 e 60 anos. Pode-se notar que o disco é aproximadamente elástico para cargas até 100 kg, quando a relação contração--carga é linear. Acima de 100 kg, essa relação se torna não-linear e a ruptura ocorre para uma carga de aproximadamente 1 500 kg, quando a contração é da ordem de 35%.

É interessante notar que a carga máxima que produz ruptura do disco intervertebral varia com a localização da vértebra. Assim, para as vértebras torácicas inferiores, a carga máxima é 1 150 kg, para as vértebras torácicas superiores, 450 kg e para as vértebras cervicais, 320 kg. Entretanto, a pressão exercida para produzir a ruptura é a mesma para todas as vértebras e é aproximadamente igual a 11 N/mm^2.

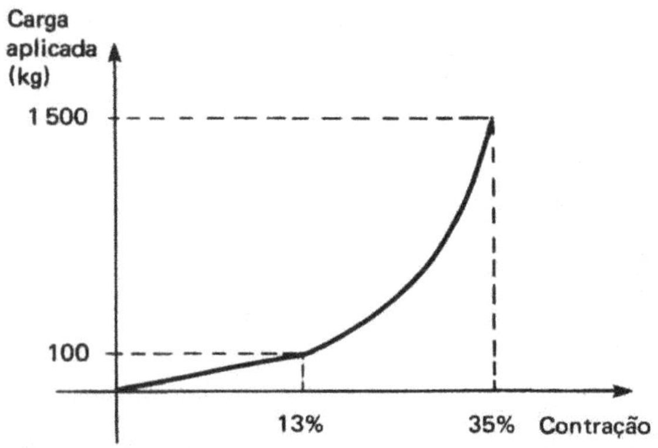

Figura G.1.19 — Contração dos discos intervertebrais em função da carga aplicada às vértebras.

Questão 34 — Explique como a pressão máxima necessária para produzir ruptura dos discos intervertebrais é a mesma para todas as vértebras, enquanto que a carga máxima diminui com o afastamento da vértebra em relação ao sacro.

Questão 35 — *a*. Usando o resultado obtido na Questão 33, calcule as forças $\vec{R}$, $\vec{F}_m$ e a compressão sobre o disco lombossacral para um indivíduo com massa igual a 70 kg.

b. Quanto valerão essas forças se o mesmo indivíduo deseja levantar do chão uma criança de 20 kg? Nesse caso, W_2 é acrescido do peso da criança.

c. Discuta os resultados com base no gráfico contração X carga máxima.

Questão 36 — Proponha uma maneira menos danosa que a da Questão 33 para levantar um peso do chão e justifique sua escolha, com base nos conceitos expostos.

REFERÊNCIAS BIBLIOGRÁFICAS

Livros

BENEDEK, G. B. & VILLARS, F. M. H. — *Physics with Illustrative Examples from Medicine and Biology*. USA, Addison-Wesley, 1974, vol. 1, Secções 3.3 e 3.4.

CAMERON, J. R. & SKOFRONICK, J. G. — *Medical Physics*. USA, John Wiley & Sons, 1978, Capítulo 3.

CROMER, A. H. — *Physics for the Life Sciences*. USA, McGraw-Hill, 1977, Capítulos 3 e 4.

RESNICK, R., HALLIDAY, D. — *Física*. Brasil, Livros Técnicos e Científicos, 1979, vol. 1.

Mecânica Clássica: Vôo de Animais

GUIA 2

G.2.1 — INTRODUÇÃO

Este guia tem por finalidade introduzir alguns conceitos físicos que possam auxiliar a compreensão do mecanismo do vôo, sem contudo considerar fatores como a estrutura dos animais voadores, a fisiologia, as necessidades migratórias etc.

G.2.2 — TIPOS DE VÔOS DESENVOLVIDOS PELOS ANIMAIS

Em todas as classes dos vertebrados, pode-se encontrar um ou outro exemplo que possui alguma capacidade de efetuar o pára-quedismo ou de planar. Quanto ao vôo horizontal ou ascendente, só três grupos entre os cordados e os artrópodes conseguem mantê-lo: os pássaros, os insetos e os morcegos. Tudo indica que os pterossauros, hoje extintos, também eram capazes de voar.

Dependendo dos princípios mecânicos envolvidos, podem-se dividir os animais voadores, por conveniência, em três categorias: (1) os que efetuam o pára-quedismo, (2) os que planam e (3) os que efetuam o vôo propulsionado ou vôo propriamente dito. É claro que essa classificação não é rígida, podendo haver superposição entre as diferentes categorias.

G.2.3 — PÁRA-QUEDISMO

Entre os poucos animais que desenvolveram o pára-quedismo — neste guia denominados animais pára-quedistas — está o sapo voador de Bornéu, *Rhacophorus dulitensis*, ilustrado na Figura G.2.1; seu pára-quedas é formado pelas palmas abertas das patas. Quando esses animais descem, utilizando os seus pára-quedas, sobre eles age uma única força aerodinâmica paralela à direção do ar que

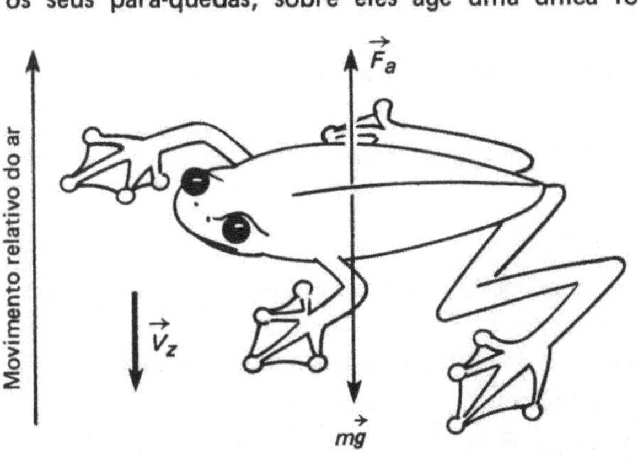

Figura G.2.1 — Diagrama das forças que agem sobre o sapo voador de Bornéu em movimento vertical descendente, com velocidade $\vec{V}_z$.

passa por eles. Tal força é chamada *força de arrastamento* $\vec{F}_a$ ou *de resistência do ar* e se origina do atrito entre eles e as moléculas de ar. Um animal pára-quedista atingirá uma velocidade constante quando a força aerodinâmica total sobre ele contrabalançar seu peso.

A situação em que um animal desce verticalmente, no ar parado, com uma velocidade V_z é aerodinamicamente indistinguível daquela em que o mesmo animal fica parado, com o ar subindo com a mesma velocidade V_z.

Na ausência de vento ou correntes de ar, a intensidade da força de arrastamento $\vec{F}_a$ (ou de resistência do ar) depende basicamente da área efetiva A do pára-quedas, ou seja, a área da secção do pára-quedas perpendicular ao movimento do ar, da velocidade relativa V_z, da viscosidade η e da densidade ρ do ar.

Experimentalmente, pode-se obter a seguinte expressão para o módulo de F_a:

$$F_a = F_{res} = \alpha\eta\rho A(V_z)^\beta \qquad \text{(G.2.1)}$$

onde α e β são constantes que dependem das características aerodinâmicas do pára-quedas, como a forma, a concavidade em relação ao fluxo do ar etc.

Questão 1 — *a*. A área efetiva de um pára-quedas de forma semi-esférica de raio a é πa^2. Determine a razão entre as forças de resistência do ar que atuam sobre duas semi-esferas de mesmo material, de raios a_1 e a_2, sendo $a_1 = 2a_2$. Suponha que elas descem com a mesma velocidade V_z, com a parte plana voltada para cima. Qual é a razão entre os coeficientes α das duas semi-esferas? E entre β?

b. Se duas semi-esferas iguais descerem com a mesma velocidade inicial V_z, uma com a parte côncava enquanto que a outra com a parte plana voltada para baixo, como serão as forças de arrastamento que agem sobre elas? E como será a nova razão entre α? E entre β?

De modo geral, pode-se expressar a intensidade da força de arrastamento como função de $(V_z)^\beta$ apenas, ou seja,

$$F_a = \mathrm{K}\,(V_z)^\beta \qquad \text{(G.2.2)}$$

onde K é uma constante dependente de α, η, ρ e A. Experimentalmente verificou-se que β pode assumir valores diferentes para um mesmo corpo dependendo de sua velocidade V_z. Por exemplo, para velocidades baixas $\beta = 1$ e para velocidades altas $\beta = 2$.

A força resultante $\vec{R}$ que age sobre um animal pára-quedista de massa m, na ausência de vento, é

$$\vec{R} = m\vec{g} + \vec{F}_a \qquad \text{(G.2.3a)}$$

Como $m\vec{g}$ e $\vec{F}_a$ possuem a mesma direção e sentidos contrários,

$$R = mg - F_a \qquad \text{(G.2.3b)}$$

onde o sentido positivo é o do movimento descendente.

Se a força $\vec{R}$ for nula, ou seja, a força de arrastamento contrabalançar o peso do animal, a sua velocidade descendente $\vec{V}_z$ será constante.

Se, entretanto, a força $\vec{R}$ não for nula, o animal estará sujeito a uma aceleração $\vec{a}$ cujo módulo será dado por

$$a = \frac{R}{m}$$

O sentido de $\vec{a}$ será o do movimento descendente caso $mg > F_a$, e contrário ao do movimento se $mg < F_a$.

A existência de uma força resultante $\vec{R}$ não-nula faz que a velocidade de descida $\vec{V}_z$ de um animal pára-quedista não seja constante. Conseqüentemente, a força de arrastamento $\vec{F}_a$ também não será constante. Com a variação de $\vec{F}_a$, a intensidade de $\vec{R}$ se alterará, acarretando uma aceleração $\vec{a}$ não-constante.

Questão 2 — *a*. Que tipo de movimento possui um animal que cai com $\vec{R}$ positiva, na ausência de vento? Como sua aceleração varia com o tempo?

b. Qual é o movimento de um animal pára-quedista sobre o qual atua uma força resultante $\vec{R}$ negativa na ausência de vento? Como varia sua aceleração com o tempo?

As variações na aceleração só cessarão quando o peso do animal for equilibrado pela força de resistência do ar, ou seja, $\vec{R}$ for nula. Quando isso acontecer o corpo terá alcançado a sua *velocidade limite* — $\vec{V}_{lim}$, velocidade constante com que atingirá o solo.

Questão 3 — Considere um animal de massa m sobre o qual atua a força de arrastamento $F_a = K(V_z)^2$ Qual é a velocidade limite com que atingirá o solo?

Essas considerações e resultados são válidos para qualquer animal que desce, com ou sem pára-quedas, isto é, sempre existe uma velocidade limite para um animal que cai. Entretanto, as chances de atingir ou não essa velocidade dependerão da altura da qual o animal saltar.

Questão 4 — Mostre que o pára-quedas serve para diminuir a velocidade limite de um corpo em movimento descendente.

Considere agora um pára-quedista saltando de um avião com velocidade $\vec{v}_0$ constante na direção horizontal. Ao sair do avião o seu pára-quedas pode estar ou não aberto; e a sua trajetória, para um observador no solo, será uma parábola, devido ao aparecimento de uma velocidade na direção vertical. Esse movimento curvilíneo pode ser analisado em termos de suas componentes horizontal e vertical.

Na direção horizontal, atua uma força de arrastamento F_a^h, inicialmente proporcional a $(v_0)^\beta$, que retarda o seu movimento naquela direção até que anule a sua velocidade horizontal, visto que o pára-quedista não possui meios próprios de propulsão.

A velocidade vertical, no instante inicial (ao sair do avião), é nula. A força peso faz que o pára-quedista caia com movimento acelerado, aumentando a velocidade vertical e, conseqüentemente, a força de resistência do ar. Dependendo da área efetiva e do formato do pára-quedas aberto, da velocidade vertical V_z do pára-quedista e das condições do ar parado, a força de arrastamento pode ser maior, menor ou igual ao seu peso, no instante em que o pára-quedas é aberto.

Questão 5 — O que acontece com a velocidade descendente V_z de um pára-quedista no caso de $mg > F_a$? E quando $mg < F_a$? Em que condições F_a pode ser maior que mg?

Questão 6 — Dependendo da altura da qual salta o pára-quedista, a trajetória final pode se tornar retilínea após um início curvilíneo. Em que condições isso pode ocorrer?

G.2.4 — PLANEIO

Um animal *planador*, como um animal pára-quedista, se desloca no ar, em movimento descendente, sem realizar trabalho. A trajetória de um planador é retilínea e forma um ângulo θ com a horizontal, chamado *ângulo de planeio*.

Existem na natureza vários exemplos de animais planadores, como o lagarto planador (*Draco volans*), da Índia, o esquilo voador (*Glaucomys volans*), da América do Norte, ilustrados na Figura G.2.2, o peixe voador da família dos Exocoetidae etc.

O lagarto voador possui asas planadoras bastante eficientes, que consistem de pele dobrada sustentada por elongações das costelas, que podem ser dobradas ao longo do corpo quando não estão em uso, deixando livres as patas para a movimentação normal.

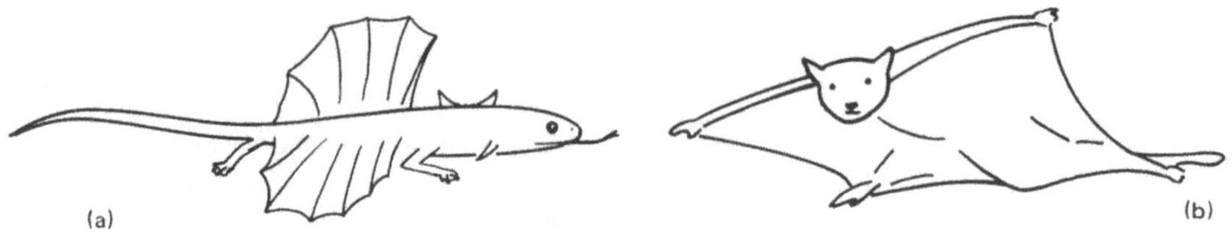

Figura G.2.2 – (a) Lagarto planador (*Draco volans*). (b) Esquilo voador (*Glaucomys volans*). Adaptado de PENNYCUICK, C. J. – *Animal Flight*. UK, Edward Arnold, 1977.

A asa planadora dos mamíferos voadores é constituída por uma pele que se estende das patas dianteiras às traseiras, denominada patágio. Os esquilos voadores, da família dos Sciuridae, que são roedores, e os marsupiais voadores falangerídeos, da família dos Phalangeridae, são exemplos de animais possuidores de patágio. Existe um outro tipo de asas planadoras, que incluem também os dedos (ao invés de terminarem nos pulsos e tornozelos), e que se estendem até o queixo e a cauda. Os "lêmures voadores" ou *Cynocephalus volans* (Dermoptera) planam com o auxílio desse tipo de asa.

Os peixes voadores possuem barbatanas peitorais expansíveis, que se transformam em asas, com as quais conseguem planar por uma distância razoável após saltarem da água.

Questão 7 – Como você explicaria, em termos de evolução, esse tipo de locomoção desenvolvido nos animais descritos?

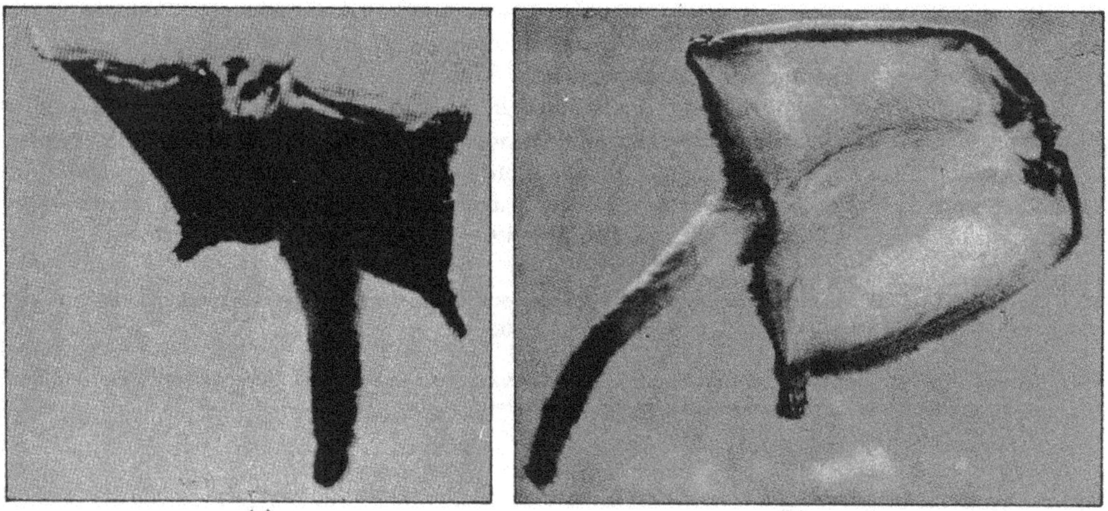

(a) (b)

(a) *Petarus norfolcensis* e (b) *Schoinobates volans*, dois marsupiais da Austrália, são capazes de planar de árvore para árvore, mas incapazes de realizar vôo propulsionado.

Em geral, devido à forma não radialmente simétrica dos animais, a força aerodinâmica resultante $\vec{R}$ não é paralela ao fluxo de ar que por eles passa, como indicado na Figura G.2.3. Nesse caso, o pássaro está planando segundo um ângulo θ em relação à horizontal. A força aerodinâmica resultante $\vec{R}$ é composta pela *força de arrastamento* $\vec{F}_a$, paralela ao fluxo relativo de ar, e pela *força de sustentação* $\vec{F}_s$, perpendicular ao fluxo de ar:

$$\vec{R} = \vec{F}_a + \vec{F}_s \qquad \text{(G.2.4)}$$

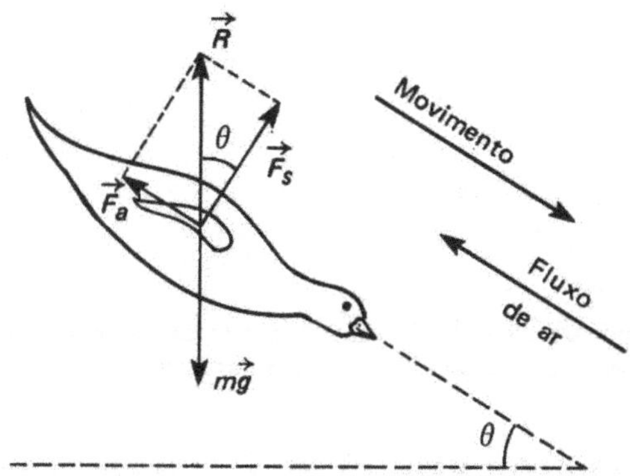

$$\frac{F_a}{F_s} = \text{tg}\,\theta$$

Figura G.2.3 – Diagrama das forças que atuam sobre uma ave planando.

A força de arrastamento $\vec{F}_a$ tem o mesmo significado que no pára-quedismo. A força de sustentação $\vec{F}_s$ é produzida pela diferença entre as pressões do ar que agem nas partes inferior e superior do planador. A pressão na parte superior é menor porque a velocidade com que as moléculas do ar passam por ela é maior, resultando em uma força de interação menor entre as moléculas e o animal voador (veja o Capítulo 20).

Questão 8 – *a*. Suponha que um pássaro de massa *m* esteja planando com velocidade constante, segundo um ângulo θ em relação ao chão, como mostra a Figura G.2.3. A força aerodinâmica resultante é $\vec{R}$. Qual deve ser a sua intensidade?

b. Qual é a relação entre o ângulo formado pela direção da força aerodinâmica resultante $\vec{R}$ e a direção do fluxo de ar e o ângulo de planeio θ?

Questão 9 – *a*. Qual é a principal diferença entre a força aerodinâmica resultante que atua sobre um animal que desce com movimento de pára-quedista e a que age sobre um que desce planado? Qual é a trajetória de cada um?

b. Como age a força de sustentação num animal planador? E num animal que desce com movimento de pára-quedista?

Uma maneira de quantificar a capacidade de planeio de um animal é através da razão entre os módulos das forças de sustentação e de arrastamento, isto é, F_s/F_a. Assim, quanto maior for essa razão, maior será a capacidade do animal planar. Animais voadores cuja razão F_s/F_a é pequena, por exemplo, menor que um, são considerados, por conveniência, pára-quedistas ao invés de planadores.

Questão 10 – Qual seria a razão F_s/F_a no caso de um pássaro que plana horizontalmente com velocidade constante? Esse fenômeno ocorre na natureza? Interprete sua resposta.

Como se pode ver, a existência de uma força $\vec{F}_s$ é essencial para que um animal possa planar. Ela depende, basicamente, das dimensões e do formato das asas e do corpo do planador, assim como da relação entre as dimensões da asa e do corpo, do peso do próprio animal, além da densidade, da viscosidade e da velocidade relativa do ar. Um formato que aumenta a força de sustentação e diminui a força de arrastamento é o de um *aerofólio*, cujo corte transversal está esquematizado na Figura G.2.4, juntamente com as velocidades de dois elementos de volume do ar situados, respectivamente, nas partes superior (*A*) e inferior (*B*) do mesmo. As asas de um pássaro, por exemplo, são aerofólios perfeitos. A força $\vec{F}_s$ não é necessariamente perpendicular à direção de movimento em todos os pontos, mas é perpendicular ao fluxo de ar que passa em cada ponto. A velocidade v_A do ar no ponto *A* é maior que a v_B no ponto *B*, enquanto que as em *C* (ponto anterior) e em *D* (ponto poste-

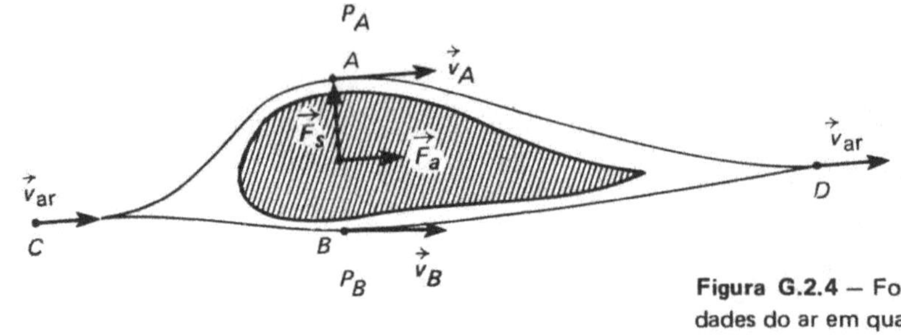

Figura G.2.4 – Forças sobre um aerofólio e as velocidades do ar em quatro posições diferentes.

rior) são iguais. A pressão P_A em A, por outro lado, é menor que a P_B em B, o que explica a sustentação do aerofólio.

Quase todas as aves possuem alguma capacidade de planar. Entretanto, essa capacidade está fortemente relacionada com a forma e a dimensão de suas asas. Assim, o beija-flor, cujas asas são diminutas, mal consegue planar e pode ser classificado como um animal pára-quedista se parar de bater suas asas, enquanto que o albatroz, dono de asas longas e estreitas, consegue percorrer dezenas de quilômetros planando.

O planeio pode ser analisado como uma composição de dois movimentos, um horizontal e outro vertical, como mostra a Figura G.2.5. A velocidade de planeio $\vec{V}_p$ pode ser decomposta na velocidade de vôo para frente $\vec{V}_x$ e na velocidade com que o animal perde altura $\vec{V}_z$. A velocidade $\vec{V}_z$ também é conhecida como velocidade de queda. Se a velocidade de planeio for constante, as componentes também o serão, já que a trajetória não é alterada. Conseqüentemente, pode-se determinar o alcance horizontal d e a variação de altura h pelas equações de movimento

$$d = V_x \Delta t$$
$$h = V_z \Delta t \qquad \text{(G.2.5)}$$

e da relação

$$\frac{V_z}{V_x} = \operatorname{tg} \theta \qquad \text{(G.2.6)}$$

Das considerações feitas até aqui pode-se verificar que a razão F_s/F_a pode ser dada por

$$\frac{F_s}{F_a} = \frac{V_x}{V_z} = \frac{d}{h} \qquad \text{(G.2.7)}$$

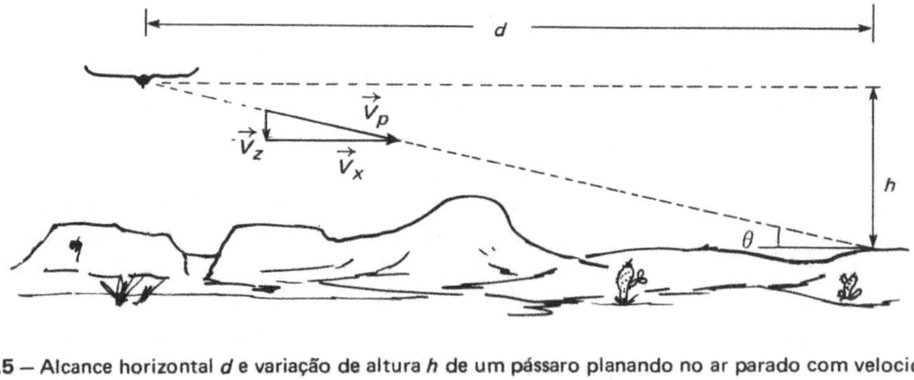

Figura G.2.5 – Alcance horizontal d e variação de altura h de um pássaro planando no ar parado com velocidade $\vec{V}_p$.

Questão 11 — Obtenha a Expressão (G.2.7). Qual é o seu significado físico?

Um pássaro sem realizar trabalho mecânico ou um planador sem motor pode atingir alturas consideráveis — por exemplo, 2 000 m — utilizando-se dos movimentos ascendentes do ar. Esses movimentos podem ser provocados pela existência de colinas ou montanhas ou pelo deslocamento ascendente de massas de ar quente — as térmicas. Os condores, por exemplo, conseguem percorrer centenas de quilômetros de distância aproveitando somente os movimentos do ar e planando, consumindo assim uma quantidade muito pequena de sua própria energia.

G.2.5 — VÔOS PROPULSIONADOS OU VÔOS PROPRIAMENTE DITOS

Grande parte dos animais que voam efetua o que se chama *vôo propulsionado*, isto é, o animal desenvolve trabalho a fim de se manter e se locomover no ar. Esse trabalho mecânico é resultado da movimentação dos músculos que faz bater as asas dos pássaros e insetos.

Devido à existência da força de arrastamento, um animal não pode planar horizontalmente, exceto por um intervalo de tempo muito curto, às custas da perda de velocidade. Para voar horizontalmente com velocidade constante $\vec{V}$, uma força de impulso $\vec{F}_i$ deve ser fornecida com direção igual, sentido contrário e mesma intensidade que a força de arrastamento, como está esquematizado na Figura G.2.6. Nesse caso, o vôo é chamado *vôo de nível*, onde $F_a = F_i$ e $F_s = mg$, e a velocidade é constante. A potência necessária para efetuar o vôo de nível é dada por:

$$P_i = F_i V = F_a V \tag{G.2.8}$$

Essa potência é fornecida pelos músculos que impulsionam e movimentam as asas. A força $\vec{F}_i$ não precisa ser necessariamente igual e contrária à $\vec{F}_a$. Se $F_i > F_a$, o vôo é acelerado, se $F_i < F_a$, o vôo é retardado.

Questão 12 — Mostre que se $F_i > F_a$, o vôo é acelerado e que se $F_i < F_a$, é retardado, com a condição de $F_s = mg$.

Se a força de sustentação se tornar maior que o peso do animal e se a força de impulso for maior que a força de arrastamento, o animal executará um vôo ascendente e acelerado; isso porque a força resultante total $\vec{R}_{tot}$ sobre o mesmo formará um ângulo positivo δ em relação à horizontal, como mostra a Figura G.2.7.

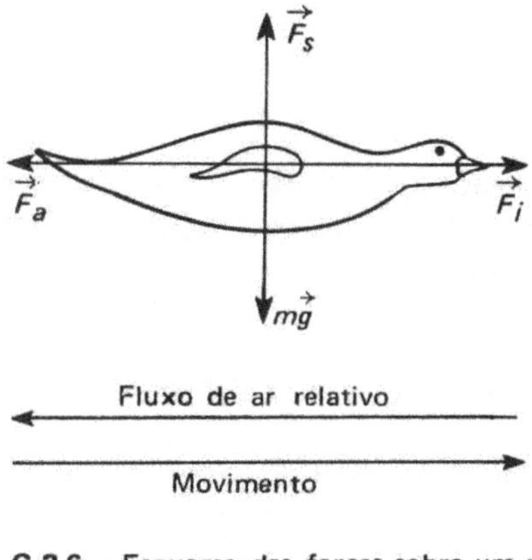

Figura G.2.6 — Esquema das forças sobre um pássaro que desenvolve vôo de nível, onde $F_i = F_a$ e $F_s = mg$.

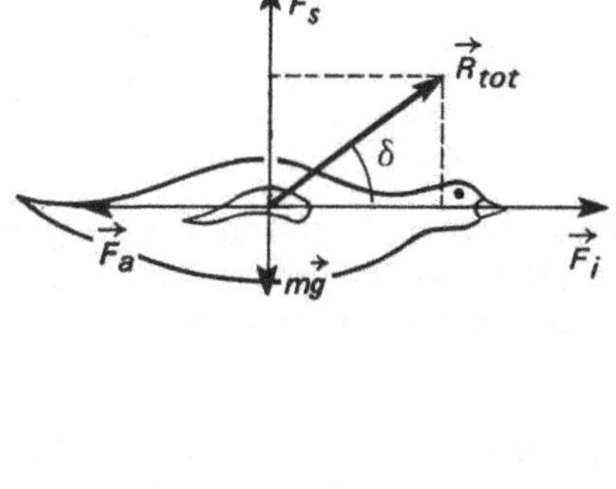

Figura G.2.7 — Esquema das forças que atuam sobre um pássaro em vôo propulsionado, onde $F_i > F_a$, $F_s > mg$ e $\vec{R}_{tot} = \vec{F}_i + \vec{F}_a + \vec{F}_s + m\vec{g}$.

Questão 13 – Que tipos de vôo um pássaro executará se para $F_s = mg$:

a. $F_i > F_a$;
b. $F_i < F_a$?

G.2.6 – MECÂNICA DO VÔO PROPULSIONADO

Para voar, o animal precisa realizar trabalho mecânico com os músculos. A taxa com que ele desenvolve esse trabalho é a *potência mecânica de vôo*. Esse trabalho, por sua vez, está relacionado com a energia disponível, isto é, o consumo de oxigênio e a alimentação do animal.

A potência mecânica é despendida de três maneiras diferentes:

a. para sustentar o peso – *potência induzida*;
b. para superar o arrastamento de perfil do corpo do animal – *potência parasita*;
c. para superar o arrastamento de perfil das asas – *potência de perfil*.

A seguir, serão discutidas cada uma dessas potências.

Potência induzida Um animal sem se mover ou um peixe parado no meio da água não realizam trabalho mecânico muscular. Entretanto, um pássaro pairando sem desenvolver velocidade no ar parado, precisa bater as asas para se manter sem cair, o que exige um esforço, em geral maior que aquele efetuado durante um vôo.

A força que mantém o pássaro no ar deve, pelo menos, contrabalançar o seu peso, $m\vec{g}$, sendo produzida pelo bater das asas a uma velocidade v_a. A potência induzida P_{ind} necessária para manter um pássaro pairando é proporcional ao produto dessas grandezas

$$P_{ind} \propto (mgv_a) \qquad \text{(G.2.9)}$$

Quando o pássaro bate as asas, a parte mais interna e rígida delas (veja Figura G.2.9) se move para cima e para baixo, enquanto que a parte mais externa e mais móvel, formada pelas penas primárias, muda a sua forma e posição relativa ao resto da asa, de modo que um fluxo contínuo de ar é empurrado através da área – quase horizontal – varrida pelas asas. Como reação, uma força para cima é desenvolvida e o sustenta parado no ar. Se o pássaro estiver voando a uma velocidade V, a potência induzida necessária para mantê-lo no ar será menor que a necessária para mantê-lo pairando ou a velocidades baixas, e deve decrescer com o aumento da velocidade de vôo. Experimentalmente se observou que a diminuição da potência induzida com o aumento da velocidade de vôo é quase hiperbólica.

Questão 14 – Esboce um gráfico mostrando o comportamento da potência induzida descrita, isto é, P_{ind} X velocidade de vôo V.

Potência parasita À medida que o animal se move em relação ao ar, aparece a força de arrastamento. Portanto, uma outra componente da potência mecânica é utilizada para superar o atrito do seu corpo com o ar. Essa componente é chamada potência parasita

$$P_{par} = F_a V$$

pois ela não está relacionada com a sustentação, estando sempre presente, independentemente da forma das asas.

A intensidade da força de arrastamento $\vec{F}_a$ depende da área efetiva A do animal e do quadrado da velocidade de vôo V, relativa ao ar:

$$F_a \propto AV^2$$

A potência parasita será então:

$$P_{par} \propto AV^3 \tag{G.2.10}$$

Questão 15 – Esboce um gráfico do comportamento da potência parasita P_{par} em função da velocidade de vôo V.

Potência de perfil Como o pássaro precisa bater as asas para manter o vôo, ou para pairar, uma força de arrastamento aparece atuando sobre as asas. Como a velocidade relativa do ar ao longo da asa em movimento não é constante, a potência necessária para vencer esse arrastamento é também variável e seu cálculo não é simples.

Para se fazer uma análise um pouco mais detalhada das potências envolvidas no vôo, é razoável supor a existência de uma potência de perfil média P_0, aproximadamente constante ao longo da asa, independente da velocidade de vôo. Experiências mostram que para pardais e pombos é válido considerar um valor igual a duas vezes o valor mínimo da soma (P_{ind} + P_{par}) como a potência de perfil média P_0.

A Figura G.2.8 mostra as curvas das potências mecânicas de uma ave em função da velocidade de vôo V. A potência de perfil foi considerada duas vezes a soma mínima das potências induzida e parasita.

Analisando-se a curva da P_{tot}, podem-se distinguir três pontos-chave:

(I) Aquele em que a velocidade de vôo é nula, isto é, o animal está pairando. A maioria dos pássaros, morcegos e insetos podem pairar pelo menos por um pequeno intervalo de tempo, e alguns possuem uma capacidade maior, como os gaviões, os condores etc.

(II) Aquele em que a potência total é mínima, $P_{mín}$. A essa potência, o pássaro desenvolve uma velocidade $V_{p.m.}$ que lhe permite uma permanência máxima no ar, para determinada quantidade de energia disponível. Entretanto, em situações de migração, o importante é obter um alcance máximo para determinada quantidade de energia disponível. Isso significa que o pássaro deve desenvolver uma velocidade maior que $V_{p.m.}$

(III) Aquele em que uma semi-reta, partindo da origem, tangencia a curva. Pode-se mostrar que a potência mecânica total, $P_{m.a.}$, associada a esse ponto produz uma velocidade de vôo $V_{m.a.}$ com a qual o pássaro atinge um alcance máximo para determinada quantidade de energia disponível. Experimentalmente observou-se que para os pássaros $V_{m.a.} > 1{,}3\ V_{p.m.}$; em particular, para a pomba $V_{m.a.} = 1{,}8\ V_{p.m.}$.

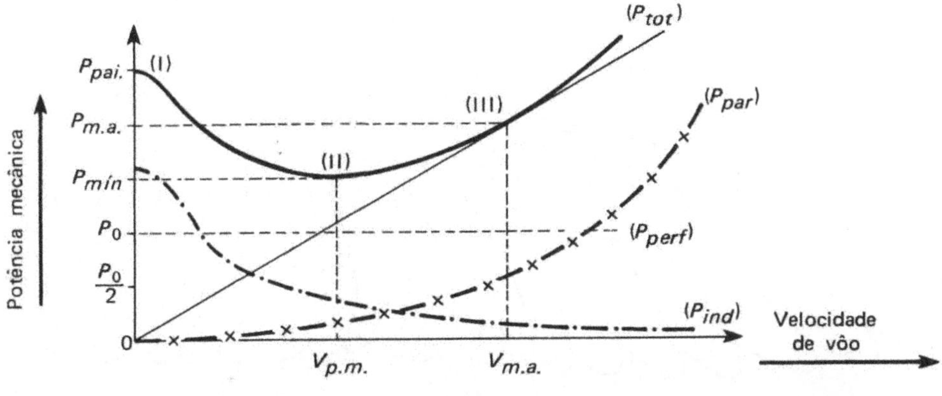

Figura G.2.8 – Potências mecânicas de uma ave em vôo propulsionado em função da velocidade de vôo, onde $P_{tot} = P_{ind} + P_{par} + P_0$; $P_0 = 2(P_{ind} + P_{par})_{mín}$; *pai.* = *pairar*; *m.a.* = máximo alcance e *p.m.* = potência mínima. *Fonte*: PENNYCUICK, C. J. – *Animal Flight*. UK, Edward Arnold, 1977.

G.2.7 – RELAÇÃO ENTRE A POTÊNCIA MECÂNICA E AS FORMAS DO CORPO E DAS ASAS

Pelas considerações feitas sobre a potência mecânica, pode-se notar que a potência induzida predomina a baixas velocidades, e a potência parasita é mais importante a altas velocidades.

Devido ao fato de que a potência induzida está diretamente relacionada à sustentação do animal, que está, por sua vez, ligada às dimensões das asas, a forma dessas é mais importante que a do corpo para os animais que pairam ou que desenvolvem o vôo propriamente dito a baixa velocidade. Por exemplo, o gavião, a gaivota, o albatroz, o urubu etc., possuem asas relativamente grandes, comparadas às dimensões de seu corpo. Mais ainda, a maioria desses pássaros não possui corpo na forma habitualmente conhecida como aerodinâmica. Essas considerações são válidas também para aves que pairam e que planam, usando, por exemplo, correntes térmicas no ar.

A velocidades altas, a potência induzida já se torna menos importante, enquanto que a potência parasita fica predominante. Isso significa que a forma do corpo do animal se torna crítica, podendo aumentar muito a força de arrastamento do ar, o que acarreta uma diminuição da velocidade. Assim, animais voadores que desenvolvem velocidades mais altas, como garças, andorinhas e alguns patos, possuem asas relativamente pequenas, mas corpos mais alongados que produzem menos arrastamento do ar.

Questão 16 – Explique por que a galinha e o peru não conseguem voar.

De modo geral, pode-se dividir a asa de um pássaro em duas partes, como mostra a Figura G.2.9. A parte interna, que é mais rígida para a maioria das aves, é responsável por sua sustentação. A parte externa, da álula até a ponta da asa, constituída pelas penas primárias, é bastante flexível e funciona como uma hélice, sendo responsável pela propulsão do vôo.

A Figura G.2.10 mostra uma seqüência do movimento das asas de um pato voando para a frente. Pode-se notar claramente a mobilidade das extremidades das asas, agindo como hélices propulsoras.

O beija-flor é uma ave que possui a habilidade de voar para trás, permanecer parado em relação ao ar para extrair o néctar das flores e também de mudar rapidamente sua velocidade de vôo. Suas asas são mais rígidas que as das outras aves, de modo que os movimentos mais elaborados de suas diferentes partes não podem se realizar; além disso, elas estão presas à espádua por uma espécie de eixo. A Figura G.2.11 ilustra uma seqüência de movimentos das asas de um beija-flor pairando, onde se pode notar uma maior rigidez comparada com a Figura G.2.10.

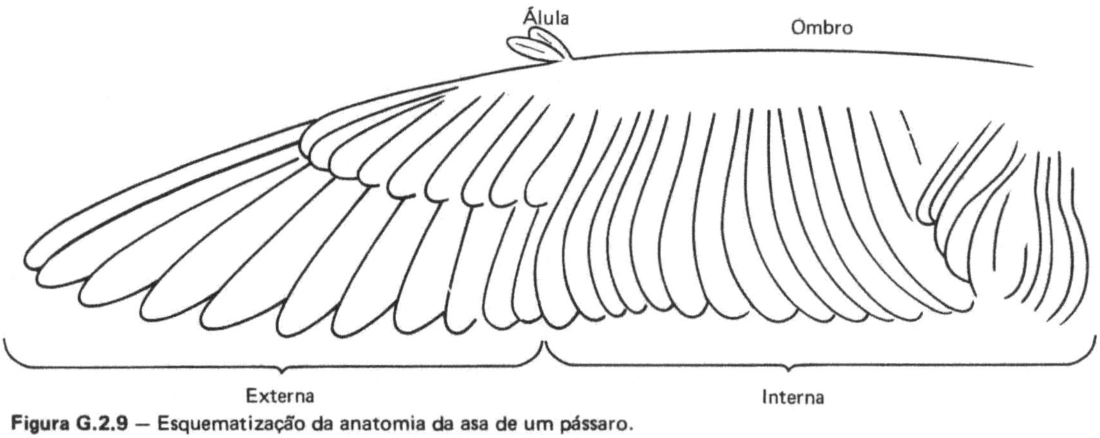

Figura G.2.9 – Esquematização da anatomia da asa de um pássaro.

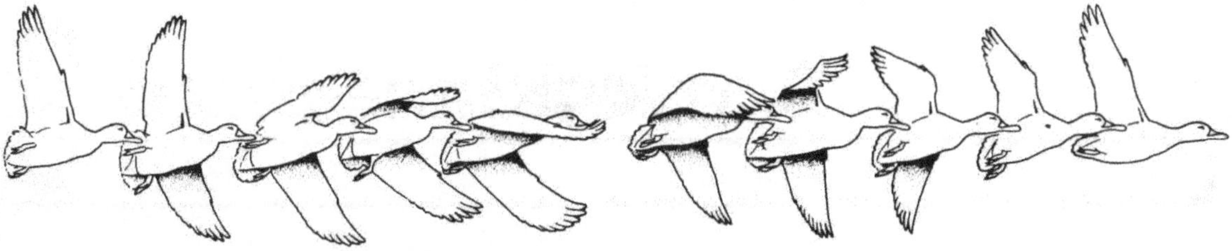

Figura G.2.10 – Seqüência mostrando o movimento das asas de um pato durante um vôo propulsionado para frente. *Fonte:* PETERSON, R. T. – *As Aves. Biblioteca da Natureza Life.* Brasil, José Olympio, 1969.

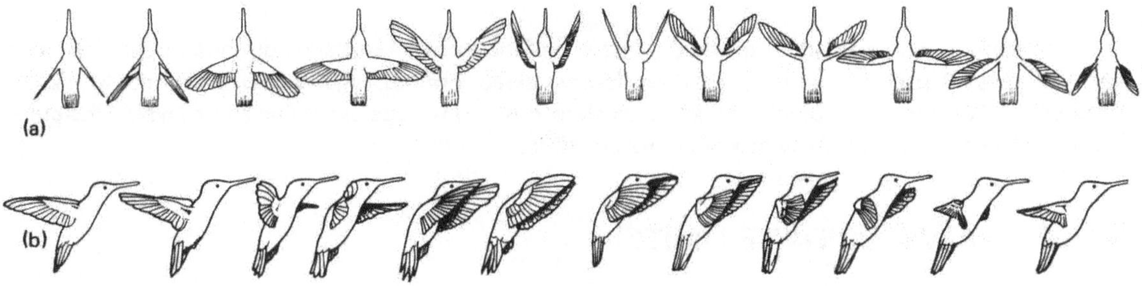

Figura G.2.11 – Seqüência mostrando o movimento das asas de um beija-flor pairando. Vista (a) de cima e (b) de perfil. *Fonte*: PETERSON, R. T. – *As Aves. Biblioteca da Natureza Life.* Brasil, José Olympio, 1969.

REFERÊNCIAS BIBLIOGRÁFICAS

Livros

PENNYCUICK, C. J. – *Animal Flight.* UK, Edward Arnold, 1977.
PETERSON, R. T. – *As Aves. Biblioteca da Natureza Life.* Brasil, José Olympio, 1969.

Artigos de Periódicos

HAINSWORTH, F. R. – Energy Regulation in Hummingbirds. *American Scientist 69:420*, Jul-Aug., 1981.
PENNYCUICK, C. J. – The Soaring Flight of Vultures. *Scientific American 229*:102, Dec., 1973.
STORER, J. H. – Bird Aerodynamics. *Scientific American 186:24*, April, 1952.
WELTY, C. – Bird as Flying Machines. *Scientific American 192:88*, March, 1955.

A Velocidade-Limite

GUIA 3

G.3.1 — INTRODUÇÃO

Neste guia será relatada e discutida uma experiência cujos resultados discordam das previsões da Mecânica clássica. A partir desses resultados, serão obtidas algumas fórmulas da Mecânica relativística. Entretanto, é preciso deixar bem claro que não foi essa experiência que levou Einstein à formulação da teoria da Relatividade Restrita em 1905.

G.3.2 — A VELOCIDADE-LIMITE

Neste item será discutida uma versão simplificada de uma experiência realizada com um feixe de elétrons acelerados por um acelerador Van de Graaff (Figura G.3.1)*, com o objetivo de medir a energia cinética dos elétrons com velocidades comparáveis à da luz (c). Uma descrição bem mais detalhada desta experiência pode ser encontrada no artigo de Bertozzi**.

Os elétrons, emitidos por um catodo quente, como indicado na Figura G.3.1, são acelerados pelo campo eletrostático uniforme E, durante o seu percurso ℓ dentro do acelerador Van de Graaff. Após saírem do acelerador, os elétrons continuam seu movimento com uma velocidade constante v,

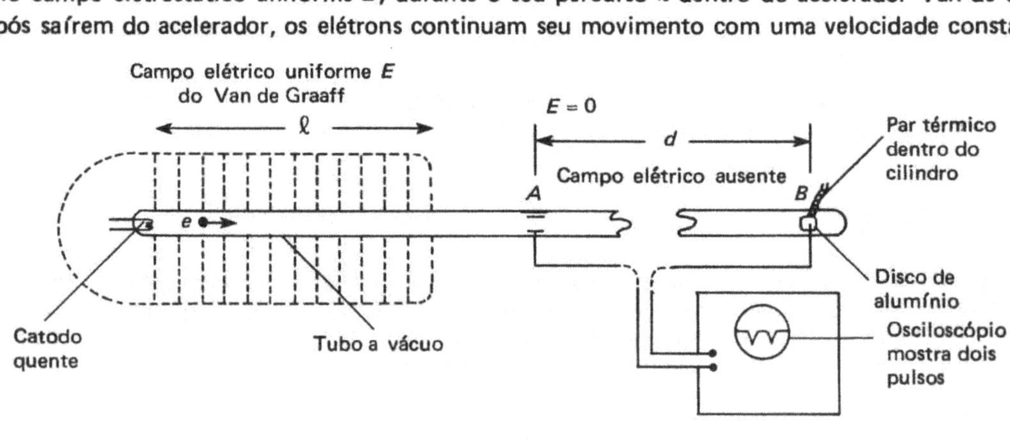

Figura G.3.1 — Esquema do equipamento utilizado na experiência.

---

* No "Laboratório de Demonstrações" do Instituto de Física da USP, pode-se encontrar o filme *A Velocidade-Limite*, dublado em português, que mostra a realização da experiência descrita neste guia.

** BERTOZZI, W. — Speed and Kinetic Energy of Relativistic Electrons. *American Journal of Physics* *32*:551, July, 1964.

através de uma região sem campos. Essa velocidade é obtida medindo-se o tempo de vôo Δt que o elétron gasta para percorrer uma distância d conhecida:

$$v = \frac{d}{\Delta t} \qquad \text{(G.3.1)}$$

Os elétrons não são emitidos continuamente, mas em pulsos de 3×10^{-9} s de duração, com pausas de 8×10^{-3} s entre eles.

O tempo de vôo Δt é dado pela separação entre dois pulsos elétricos registrados na tela de um osciloscópio. O primeiro pulso marca a passagem do feixe de elétrons por um capacitor A, situado na saída do acelerador Van de Graaff. O segundo é produzido pela colisão dos elétrons com um disco de alumínio B, colocado à distância d do capacitor A, indicando o término da trajetória na região livre de campos. Esses dois pulsos podem ser vistos simultaneamente na tela do osciloscópio e a separação entre eles fornece Δt, cujos valores são da ordem de 10^{-8} s.

O elétron acelerado adquire uma energia cinética K igual ao trabalho realizado pela força elétrica ($F = eE$) durante o deslocamento ℓ:

$$K = F\ell = eE\ell \qquad \text{(G.3.2)}$$

ou

$$K = e\,\Delta V \qquad \text{(G.3.3)}$$

onde $\Delta V = E\ell$ é a diferença de potencial, devida ao campo elétrico, entre as extremidades do trajeto em que o elétron é acelerado. Quando $\Delta V = 10^6$ V, cada elétron passa a ter, após ser acelerado, uma energia cinética de 10^6 eV = 1 MeV = $1{,}6 \times 10^{-13}$ J. Essa energia é muito maior do que a energia cinética com que os elétrons são emitidos pelo catodo quente. Assim, K é praticamente a energia cinética total. Para um feixe que transporta n elétrons por segundo, a potência fornecida ao disco de alumínio no fim do trajeto, calculada teoricamente, é $n \times 1{,}6 \times 10^{-13}$ W. A potência absorvida pelo disco, determinada através da medida feita com um calorímetro sensível, ligado a um indicador de acréscimo de sua temperatura, concorda com o valor calculado. Esse resultado confirma que os elétrons transmitem ao alvo toda a potência adquirida durante a aceleração. Em outras palavras, eles realmente adquirem a energia cinética calculada usando o teorema trabalho-energia ($K = F\ell$).

Foram feitas medidas de Δt para vários valores de ΔV. A partir dessas medidas, usando as Fórmulas (G.3.1) e (G.3.3), pode-se obter a energia cinética K e a velocidade v dos elétrons. Os valores de K e v assim obtidos estão reproduzidos na Tabela G.3.1.

Os valores experimentais de K e v^2/c^2, apresentados na Tabela G.3.1, foram colocados no gráfico da Figura G.3.2. A reta traçada nesse gráfico foi obtida teoricamente, substituindo-se os valores de v na expressão clássica da energia cinética:

$$K = \frac{1}{2} m_0 v^2 \qquad \text{(G.3.4)}$$

onde $m_0 = 9{,}11 \times 10^{-31}$ kg é a massa de um elétron.

Como se pode ver no gráfico da Figura G.3.2, os valores experimentais de K diferem dos previstos pela Mecânica clássica. Além disso, a velocidade dos elétrons não ultrapassa o valor da velocidade da luz c, ou seja,

$$v^2 < c^2 \qquad \text{(G.3.5)}$$

por maiores que sejam suas energias cinéticas (para a energia cinética $K = 15$ MeV corresponde uma velocidade v menor que c, embora a precisão com que v é apresentada na Tabela G.3.1 sugira que $v = c$).

Tabela G.3.1 – Energia cinética, tempo de vôo, velocidade dos elétrons e razão v^2/c^2 ($c \cong 3 \times 10^8$ m/s^2).

Energia cinética (K) (MeV)	Tempo de vôo (t) (x 10^8 s)	Veloc. elétron (v) (x 10^8 m/s)	v^2/c^2
0,5	3,23	2,601	0,752
1,0	3,08	2,737	0,832
1,5	2,92	2,877	0,920
4,5*	2,84	2,968	0,979
15,0*	2,80	3,00	1,00

* Para se obter essas energias cinéticas foi usado, além do Van de Graaff, um acelerador linear.

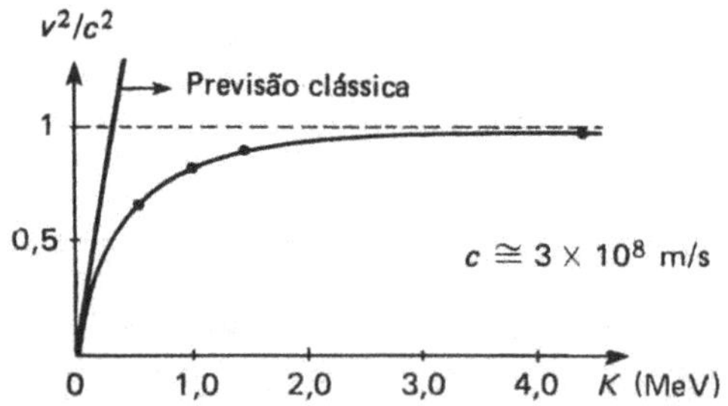

Figura G.3.2 – Razão v^2/c^2 em função da energia cinética K dos elétrons.

A seguir, são propostos alguns temas que podem ser utilizados para discussão, observando que eles não esgotam de maneira alguma o assunto. Nesse ponto sua imaginação é fundamental, não devendo haver a preocupação de obter necessariamente a resposta correta. Muito mais importante é a formulação do seu raciocínio na justificação de seus argumentos. O trabalho proposto deve de preferência ser realizado em grupo. Não é aconselhável prosseguir a leitura deste guia sem haver discutido ou tentado responder às Questões 1, 2 e 3, apresentadas a seguir.

Questão 1 – *a*. Procure relacionar as suas dúvidas sobre a experiência relatada. Tente esclarecê-las relendo o texto, consultando a bibliografia indicada ou discutindo em grupo.

b. Como um cientista se comportaria diante dos resultados obtidos nessa experiência?

c. Tente formular hipóteses que permitam explicar a discordância entre os valores experimentais e os previstos pela Mecânica clássica.

Questão 2 – A partir do gráfico da Figura G.3.2, determine:

a. o valor limite de K quando v^2 tende a c^2;

b. a fórmula de K para velocidades bem menores que a da luz ($v^2 << c^2$).

Questão 3 – Tente encontrar uma expressão matemática para K em função de v^2/c^2, que reproduza as características obtidas na Questão 2.

G.3.3 – ENERGIA CINÉTICA E QUANTIDADE DE MOVIMENTO LINEAR RELATIVÍSTICAS

Neste item analisar-se-á uma proposta para uma função que, dado v/c, fornece o valor de K obtido experimentalmente. Seria interessante analisar também alguma outra proposta. Após essa análise, discutir-se-á a quantidade de movimento linear de partículas com velocidades próximas à da luz.

Questão 4 – Mostre que uma possível fórmula para K, em função de v^2/c^2, que reproduz as características da curva experimental da Figura G.3.2, é

$$K = m_0c^2\left(\frac{1}{\sqrt{1 - v^2/c^2}} - 1\right)$$

onde m_0 é a massa do elétron que aparece na fórmula clássica da energia cinética (G.3.4) e c é a velocidade da luz. Para isso,

a. determine o valor limite de K quando v^2 tende a c^2;

b. verifique que, para $v^2 << c^2$, a fórmula dada coincide com a expressão clássica (G.3.4). Para isso use a expansão

$$\frac{1}{\sqrt{1 - x}} \cong 1 + \frac{1}{2}x - \frac{3}{8}x^2 \ldots$$

válida para $x << 1$.

Questão 5 – *a*. Calcule, em MeV, o valor da constante m_0c^2.

b. Refaça o gráfico da Figura G.3.2 e trace a curva obtida com a expressão da Questão 4.

Como visto na Questão 5, a curva teórica de K, calculada a partir da expressão

$$\boxed{K = m_0c^2\left(\frac{1}{\sqrt{1 - v^2/c^2}} - 1\right)} \qquad \text{(G.3.6)}$$

é compatível com os valores da energia cinética dos elétrons medidos na experiência relatada. Essa compatibilidade aumenta para valores experimentais de K e v^2/c^2 mais precisos.

A partir desse ponto serão discutidas algumas das conseqüências, na Mecânica, devidas ao uso da Fórmula (G.3.6), ao invés da Fórmula clássica (G.3.4).

Na experiência realizada com os elétrons, eles foram acelerados por uma força F durante um intervalo de tempo $\Delta t'$, adquirindo, a partir do repouso, uma quantidade de movimento linear p

$$p = F\,\Delta t' \qquad \text{(G.3.7)}$$

O intervalo $\Delta t'$ pode ser calculado, de maneira aproximada, se – como nessa experiência – os elétrons, ao percorrerem a distância ℓ, atingirem rapidamente velocidades próximas a c.

$$\Delta t' \cong \frac{\ell}{c} \qquad \text{(G.3.8)}$$

A partir das Equações (G.3.7) e (G.3.8), obtém-se

$$p \cong \frac{F\ell}{c}$$

Utilizando a Equação (G.3.2), pode-se escrever

$$p \cong \frac{K}{c} \qquad \text{(G.3.9)}$$

Como

$$v \cong c$$

a Equação (G.3.6) pode ser escrita na forma

$$K \cong \frac{m_0c^2}{\sqrt{1 - v^2/c^2}}$$

ou

$$K \cong \frac{m_0c}{\sqrt{1 - v^2/c^2}}\,v \qquad \text{(G.3.10).}$$

A partir das Fórmulas (G.3.9) e (G.3.10), obtém-se o valor de p quando $v \cong c$:

$$p = \frac{m_0 v}{\sqrt{1 - v^2/c^2}} \tag{G.3.11}$$

Esta fórmula é válida para qualquer valor de v e não apenas para $v \cong c$, como considerado na dedução apresentada.

Questão 6 – Verifique que a fórmula clássica $p = m_0 v$ pode ser obtida da Expressão (G.3.11) se $v << c$.

G.3.4 – UMA POSSÍVEL INTERPRETAÇÃO PARA AS EXPRESSÕES RELATIVÍSTICAS DE K e p

A Relação (G.3.11) fornece a quantidade de movimento linear para partículas com velocidade v, mesmo que o valor de v seja comparável à c. Ela é diferente da expressão clássica

$$p = m_0 v$$

e a seguir será apresentada uma possível interpretação de seu significado. Contudo, seria interessante discutir também alguma outra interpretação diferente dessa.

A Expressão (G.3.11) pode ser reescrita como

$$\boxed{p = mv} \tag{G.3.12}$$

onde

$$\boxed{m = \frac{m_0}{\sqrt{1 - v^2/c^2}}} \tag{G.3.13}$$

Assim, a massa de uma partícula depende de sua velocidade. Na experiência relatada, em relação a um observador no laboratório, a massa do elétron no acelerador, entre os pontos A e B, seria maior que sua massa de repouso.

$$m > m_0$$

A massa de repouso m_0 de uma partícula é a massa da partícula quando sua velocidade é nula e corresponde à massa inercial da Mecânica clássica.

Substituindo (G.3.13) na Expressão (G.3.6), obtém-se

$$K = mc^2 - m_0c^2 \tag{G.3.14}$$

O termo m_0c^2 corresponde à energia de repouso da partícula.

Reescrevendo a Expressão (G.3.14) obtém-se

$$mc^2 = + m_0c^2 + K$$

O termo mc^2 é a soma da energia que a partícula possui em repouso mais a sua energia cinética, ou seja, ele é a energia total E da partícula. Dessa forma, a Equação (G.3.14) corresponde à fórmula proposta por Einstein em 1905:

$$\boxed{E = mc^2} \tag{G.3.15}$$

Essa relação, em geral, é mais conveniente do que expressar a energia total E como a soma das parcelas referentes à energia de repouso, à energia cinética e eventualmente à energia potencial. Para qualquer partícula em movimento, deve-se acrescentar a constante m_0c^2 a sua energia, sendo sua energia total mc^2. Caso uma partícula esteja em repouso, sua energia total será m_0c^2.

Se uma partícula, ou um sistema de partículas, possuir uma energia total E_1, e por um processo físico qualquer tiver esse valor alterado para E_2, haverá também uma variação em sua massa m dada por

$$E_2 - E_1 = \Delta E = (\Delta m)c^2 \quad \text{(G.3.16)}$$

Essa relação exprime o fato de que a massa e a energia podem ser expressas em unidades de energia ou, equivalentemente, em unidades de massa. Elas são quantidades físicas equivalentes entre si. Assim, ao invés das leis de conservação da massa e da energia de um sistema isolado, válidas na Física clássica, pode-se formular o princípio da conservação massa-energia.

Questão 7 — *a*. Calcule as massas dos elétrons, em Mev, para os valores de K da Tabela G.3.1.
b. Faça o gráfico de m/m_0 em função de v^2/c^2.

Segundo a interpretação apresentada neste item, pode-se afirmar que, à medida que se aumenta a energia cinética de um elétron, ocorre também um aumento de sua massa. Desse modo, seria necessário fornecer energias cada vez maiores ao elétron para que sua velocidade aumentasse. Assim, por maior que seja a energia fornecida ao elétron, sua velocidade jamais atingirá o limite c.

Questão 8 — *a*. Quando deixam de ser válidas as fórmulas da Física clássica para a energia cinética K e para a quantidade de movimento linear?
b. Conhecendo-se os valores de K e m_0c^2 de uma dada partícula, em que condições se torna necessário o uso de fórmulas relativísticas para K e p?

REFERÊNCIAS BIBLIOGRÁFICAS

Livros

FRENCH, A. P. — *Relatividad Especial (MIT Physics Course)*. España, Reverté, 1974.
KITTEL, C., KNIGHT, W. D. & RUDERMAN, M. A. — *Curso de Física de Berkeley. Mecânica.* Brasil, Edgard Blücher, 1973, vol. 1.
MARION, J. B. — *Physical Science in the Modern World.* USA, Academic Press, 1974.
RESNICK, R. — *Introdução à Relatividade Especial.* Brasil, EDUSP, 1971.

Artigos de Periódicos

BERTOZZI, W. — Speed and Kinetic Energy of Relativistic Electrons. *American Journal of Physics* *32*:551, July, 1964.

HABER-SCHAIM, U. — The Teaching of Relativity in the Senior High School. *The Physics Teacher* *9*:75, Feb., 1971.

Publicação Especial

ANGOTTI, J. A. P., CALDAS, I. L., DELIZOICOV NETO, D., PERNAMBUCO, M. M. C. A. & RÜDINGER, E. — *Relatividade Especial.* Módulo para Ciclo Básico. Brasil, Publicação do IFUSP, 1980.

Medidas de Tempo

GUIA 4

1.ª PARTE: UMA EXPERIÊNCIA COM MÚONS

G.4.1 — INTRODUÇÃO

Neste guia será relatada e discutida uma experiência realizada com o objetivo de comparar intervalos de tempo medidos com relógios em repouso e em movimento relativo com velocidade próxima à da luz. Na impossibilidade de se realizar tal experiência com relógios comuns, foram utilizadas partículas elementares, denominadas múons (μ), produzidas na atmosfera. Esse tipo de partícula é instável e se desintegra com uma meia-vida característica $T_{1/2} \cong 1{,}5\,\mu s$. O intervalo de tempo entre a detecção e a desintegração dessas partículas corresponde a um "medidor de tempo' ou, em outras palavras, a um relógio.

G.4.2 — MEDIDA DO TEMPO

Neste item apresentar-se-á o resumo de uma experiência realizada com múons com velocidades relativísticas, produzidos na atmosfera*. O intervalo de tempo que esses múons levam para percorrer a distância entre o topo de uma montanha e o nível do mar será determinado de duas maneiras diferentes. A primeira delas a partir da velocidade dos múons e da altura da montanha, e a segunda usando-se o decaimento dos múons como um medidor de tempo.

A desintegração radioativa é um dos vários fenômenos nos quais processos individuais e aleatórios produzem um resultado estatístico bem determinado, quando um grande número de partículas está envolvido. Para qualquer tipo de partículas instáveis, pode-se determinar quantas existirão num certo instante t, tendo sido observadas, pela primeira vez, N_0 partículas num instante t_0. Assim, pode-se usar as partículas radioativas como uma espécie de relógio; a contagem do número de partículas que não decaíram, conhecida a meia-vida dessas partículas, proporciona a informação sobre o intervalo de tempo transcorrido desde o instante inicial t_0.

Uma descrição detalhada dessa experiência pode ser encontrada no artigo de Frisch e Smith**.

Raios cósmicos são partículas extremamente energéticas, provenientes do espaço exterior, que atingem continuamente a atmosfera terrestre. Esse fluxo é constituído quase exclusivamente de prótons relativísticos (isto é, prótons com velocidades próximas à da luz). Partículas relativísticas têm grande poder de penetração e, ao se chocarem com núcleos de átomos presentes na atmosfera, produzem uma grande quantidade de outras partículas relativísticas, principalmente mésons π^+,

* No "Laboratório de Demonstrações" do Instituto de Física da USP, pode-se encontrar o filme *A Dilatação do Tempo — Uma Experiência com Mésons μ*, dublado em português, que mostra a realização da experiência descrita neste guia.

** FRISCH, D. H. & SMITH, J. H. — Measurement of the Relativistic Time Dilation Using μ-Mesons. *American Journal of Physics 31*:342, May, 1963.

π^- e π^0. Estes são instáveis e decaem, originando a produção de múons μ^+ e μ^-, neutrinos, antineutrinos, raios γ, elétrons e^- e pósitrons e^+. A 2 000 m de altitude e ao nível do mar, a maioria dos raios cósmicos já são múons, elétrons, pósitrons e neutrinos, restando apenas um pequeno número de mésons π e prótons.

Os múons μ^+ e μ^- são partículas elementares instáveis, com cargas elétricas iguais a $+e$ e $-e$, respectivamente. Eles decaem em neutrino (ν), antineutrino ($\overline{\nu}$), elétron ou pósitron:

$$\mu^+ \rightarrow e^+ + \nu + \overline{\nu}$$

$$\mu^- \rightarrow e^- + \nu + \overline{\nu}$$

O equipamento usado na detecção dos múons presentes nos raios cósmicos, e de seus decaimentos posteriores, pode ser representado pelo esquema da Figura G.4.1.

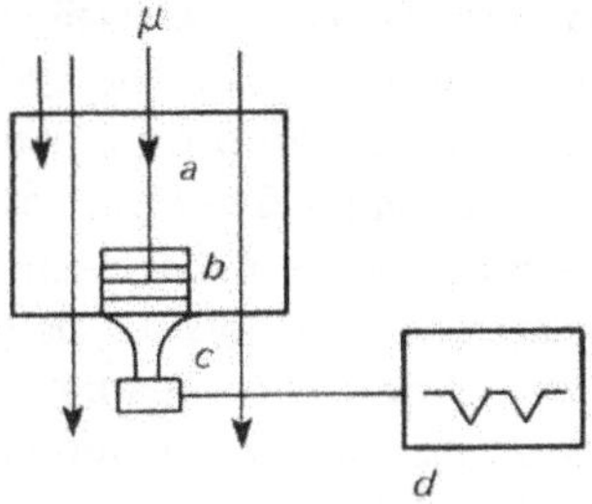

a — Blindagem de ferro
b — Cintilador
c — Tubo fotomultiplicador
d — Osciloscópio

Figura G.4.1 — Esquema da experiência.

Os múons, devido a sua carga elétrica, produzem, no cintilador, um sinal luminoso que é detectado pelo tubo fotomultiplicador que gera um pulso na tela do osciloscópio (Figura G.4.2a). A maior parte dos múons presentes na radiação cósmica, devido a sua grande energia, atravessa o equipamento. Se o decaimento de um múon ocorrer no cintilador, haverá o aparecimento de um segundo pulso, produzido pelo elétron ou pósitron emitido. Os neutrinos, produzidos no decaimento de um múon, não possuem carga elétrica e por isso não são detectados. A distância entre esses dois pulsos na tela do osciloscópio permite medir o tempo de decaimento de cada um dos múons observados.

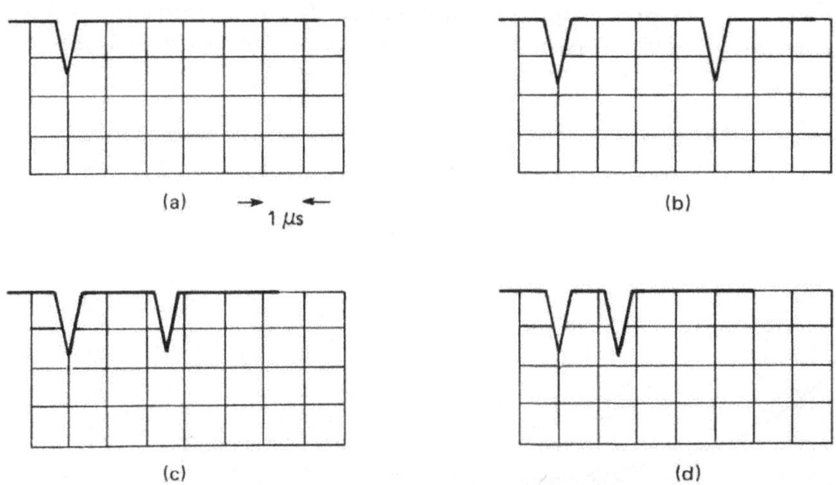

Figura G.4.2 — Esboços dos sinais observados na tela do osciloscópio, produzidos pela: (a) passagem de uma partícula carregada pelo cintilador; (b) detecção de um μ e seu decaimento após 4,0 μs; (c) detecção de um μ e seu decaimento após 2,5 μs; (d) detecção de um μ e seu decaimento após 1,5 μs.

A blindagem de ferro serve para frear os múons, conseguindo barrar aqueles com velocidades menores que 0,9950 c. Mesmo assim, os múons com velocidades maiores que 0,9954 c atravessam o cintilador, ficando nele retidos somente aqueles com velocidades entre 0,9950 c e 0,9954 c, cujos decaimentos podem ser observados.

O decaimento dos múons é um fenômeno estatístico e ocorre em um intervalo de tempo da ordem de microssegundos (Figura G.4.2b, c, d). Assim sendo, dois sinais luminosos seguidos (correspondentes a dois pulsos na tela do osciloscópio), detectados num intervalo de tempo dessa ordem de grandeza, podem ser identificados como devidos a detecção e posterior decaimento de um múon.

O aparecimento de apenas um pico na tela do osciloscópio (Figura G.4.2a) poderia também ser causado por um elétron ou um próton presentes na radiação cósmica. Assim, quando apenas um sinal luminoso for registrado, não se pode associar nenhuma partícula específica ao evento. É muito pequena a probabilidade de duas partículas carregadas atravessarem sucessivamente o cintilador, num intervalo de microssegundos, produzindo dois sinais luminosos na tela do osciloscópio. Esse evento seria, nesta experiência, confundido com a detecção e decaimento de um múon.

Na primeira parte da experiência, o equipamento indicado na Figura G.4.1 foi instalado no topo de uma montanha, a uma altitude de 1 890 m. Em uma hora, 568 múons foram retidos e decaíram. Para cada uma dessas partículas, foi medida a distância entre os dois pulsos correspondentes na tela do osciloscópio, obtendo-se, assim, o intervalo de tempo t entre sua detecção e seu decaimento. Os decaimentos foram observados individualmente. A distribuição do tempo de vida, da detecção ao decaimento, dos 568 múons é análoga à observada no decaimento de uma amostra radioativa, como mostra a Figura G.4.3. A meia-vida obtida a partir do gráfico dessa figura é $T_{1/2}$ = 1,5 μs, o que mostra que as partículas detectadas são múons.

Na segunda parte da experiência, o equipamento descrito foi colocado ao nível do mar. A espessura da blindagem de ferro foi diminuída de 30,5 cm, para compensar exatamente a coluna de 1 890 m de ar existente entre as duas altitudes, que provoca uma pequena diminuição na velocidade dos múons. Isso garante que os múons, retidos no cintilador ao nível do mar, com velocidades entre 0,9881 c e 0,9897 c, possuíam velocidades entre 0,9950 c e 0,9954 c à altitude de 1 890 m. Durante uma hora, o mesmo intervalo de tempo usado na primeira parte da experiência, quantos múons deveriam ter sido retidos pelo cintilador e posteriormente decaído? Essa resposta pode ser obtida usando-se a curva de decaimento da Figura G.4.3. Para isso, entretanto, é necessário saber o intervalo de tempo Δt que os mésons levam para percorrer a distância de 1 890 m entre o topo

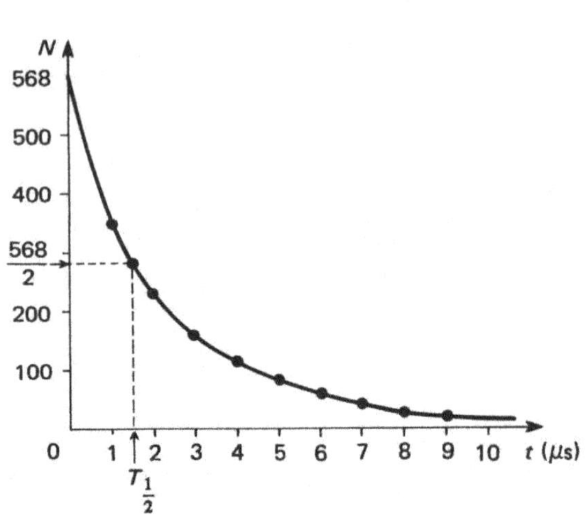

Figura G.4.3 — Curva de decaimento exponencial dos múons.

da montanha e o nível do mar. Como a velocidade deles é muito próxima de c, esse intervalo de tempo é, aproximadamente,

$$\Delta t \cong \frac{1{,}89 \times 10^3 \text{ m}}{3 \times 10^8 \text{ m/s}} = 6{,}3\ \mu\text{s} \qquad \text{(G.4.1)}$$

Segundo a curva de decaimento, após 6,3 μs, apenas 27 múons, dos 568 existentes a uma altitude de 1 890 m, deveriam chegar ao nível do mar sem se desintegrar.

A contagem de múons, efetuada na segunda parte da experiência, foi de 412; um número bem maior do que os 27 previstos.

As curvas de decaimento, obtidas no topo da montanha e ao nível do mar, são características dos múons, isto é, em ambas a meia-vida é 1,5 μs. Isso garante que o mesmo tipo de partícula está sendo detectado nas duas fases da experiência.

A contagem de 412 múons indica, examinando-se a Figura G.4.3, um tempo de desintegração

$$\Delta t' \cong 0{,}7\ \mu\text{s} \qquad \text{(G.4.2)}$$

cerca de nove vezes menor que o calculado em (G.4.1).

A seguir, são propostas algumas questões que podem ser utilizadas para discussão. Neste ponto a imaginação é fundamental, não devendo haver a preocupação de se obter necessariamente a resposta correta. Muito mais importante é a formulação do raciocínio na justificação dos argumentos apresentados. O trabalho proposto deve ser, de preferência, realizado em grupo.

Questão 1 — *a*. Procure relacionar as suas dúvidas sobre a experiência relatada. Tente esclarecê-las relendo o texto, consultando a bibliografia indicada ou discutindo em grupo.

b. Como um cientista se comportaria diante dos resultados obtidos nessa experiência?

c. Tente formular hipóteses que permitam explicar a discordância entre Δt e $\Delta t'$.

G.4.3 — HIPÓTESES

Após a discussão referente à Questão 1, serão formuladas hipóteses que explicam os resultados obtidos na experiência relatada. Sem essa discussão, não é aconselhável prosseguir a leitura deste capítulo.

Os valores conflitantes de Δt e $\Delta t'$, correspondentes ao intervalo de tempo gasto pelos múons para percorrer a distância do topo da montanha ao nível do mar, foram obtidos, no referencial do laboratório, de duas maneiras diferentes. O intervalo de tempo Δt foi calculado dividindo-se a distância percorrida pelos múons por sua velocidade nesse referencial. O valor de $\Delta t'$ foi determinado usando-se o gráfico da Figura G.4.3, obtido quando os múons, retidos no cintilador, estavam em repouso.

Aceitando-se os resultados experimentais descritos neste item, duas hipóteses que explicariam a diferença entre Δt e $\Delta t'$ são:

a. O decaimento dos mésons dependeria de sua velocidade. Então esse fenômeno não poderia ser usado como medida de tempo.

b. Segundo o observador em repouso no laboratório, o tempo passaria mais lentamente para os múons do que para ele.

Questão 2 — Discuta as duas hipóteses apresentadas. Em sua opinião, qual delas é mais razoável, se alguma o for?

Neste ponto serão discutidas as duas hipóteses apresentadas. A primeira é que o decaimento de uma partícula instável seria função de sua velocidade. Isto significa que, para dois observadores em diferentes referenciais inerciais* com velocidades relativas, o múon teria velocidades diferentes e, portanto, haveria a possibilidade do decaimento dessa partícula ocorrer para um observador e não para o outro. Conclui-se, então, que eles contariam diferentes múons sobreviventes durante o percurso dessas partículas entre o topo da montanha e o nível do mar. Qual deles teria razão? Em outras palavras, essa hipótese sugere que a escolha de referenciais influi na ocorrência ou não de um evento na natureza. Assim sendo, ela deve ser rejeitada. A segunda hipótese contraria um dos princípios da Física clássica, que supõe a existência do tempo absoluto. Contudo, ela permite manter o fato essencial de que a descrição de um evento é a mesma em qualquer referencial inercial.

Questão 3 – Considere agora um referencial S' que se aproxima da superfície da Terra com velocidade v igual à média da velocidade dos múons considerados. Nesse referencial os múons estão em repouso e a superfície da Terra se locomove com a velocidade v no sentido contrário ao do movimento dos múons em relação ao referencial S da Terra. Suponha que os múons considerados neste guia estejam a uma altitude de 1 890 m. Quais são, no *referencial* S',

a. o intervalo de tempo gasto pela Terra até que ela atinja os mésons;
b. a distância, nesse caso, percorrida pela Terra.

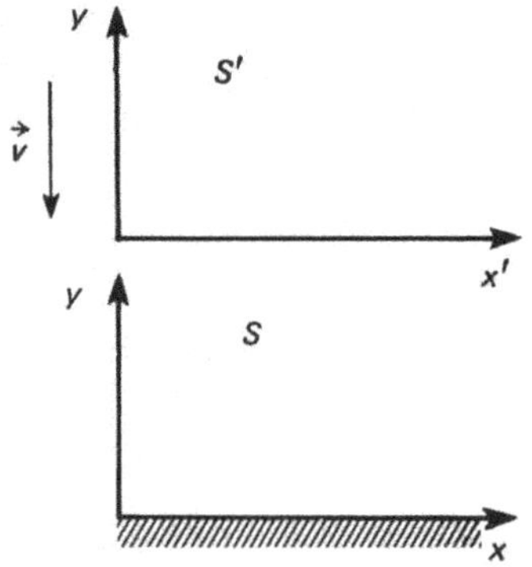

Figura G.4.4 – Sistemas de referência S e S'.

Questão 4 – Calcule a razão entre a massa relativística m de um múon com velocidade $v = 0{,}9952\,c$ e a sua massa de repouso m_0 (consulte o Guia 3).

G.4.4 – A DILATAÇÃO DO TEMPO

A Teoria da Relatividade Restrita, apresentada por Einstein em 1905, é desenvolvida a partir de dois postulados:

– As leis da Física são equivalentes em todos os sistemas de referência inerciais.

– A velocidade da luz no vácuo, $c \cong 3 \times 10^8$ m/s, é a mesma em qualquer sistema de referência inercial.

Entre os resultados previstos por essa teoria estão a dilatação do tempo e a contração do espaço. Para um observador, o tempo passa mais lentamente num relógio que se movimenta com velocidade constante que num outro em repouso. Por outro lado, para esse observador, o comprimento de um objeto em movimento é menor que o desse objeto em repouso.

Para a experiência discutida neste guia, a relação entre os intervalos de tempo observados é

$$\Delta t' = \sqrt{1 - v^2/c^2}\,\Delta t \qquad \text{(G.4.3)}$$

* Um referencial inercial é aquele em que um objeto permanece em repouso, ou descreve um movimento retilíneo uniforme, quando não há força aplicada nele (Guia 1).

Assim, o observador no laboratório mediria um intervalo $\Delta t = 6{,}3\,\mu s$ em seu relógio e um intervalo $\Delta t'$

$$\Delta t' = \sqrt{1 - (0{,}994)^2}\,(6{,}3\,\mu s) = 0{,}7\,\mu s$$

em um relógio que se movimentasse com a velocidade média dos múons $v \cong 0{,}994\,c$, entre o topo da montanha e o nível do mar.

Considere um observador movendo-se em relação à Terra com a velocidade média dos múons. Segundo ele, a Terra é que se aproxima dele com essa velocidade e a altura da montanha é h'

$$h' = \sqrt{1 - v^2/c^2}\,h \qquad \text{(G.4.4)}$$

onde h é a altura da montanha para o observador em repouso. Assim,

$$h' = \sqrt{1 - (0{,}994)^2}\,(1\,890\text{ m}) = 210\text{ m}$$

No seu relógio, esse observador mediria, entre o topo da montanha e o nível do mar, um intervalo de tempo de $0{,}7\,\mu s$.

Questão 5 — Mostre que para velocidades não relativísticas ($v \ll c$)

$$\Delta t' \cong \Delta t$$

e

$$h' \cong h$$

2.ª PARTE: O PARADOXO DOS GÊMEOS

G.4.5 — INTRODUÇÃO

Nesta parte do guia será discutido um aparente paradoxo da Relatividade Restrita, conhecido como paradoxo dos gêmeos. Para esclarecê-lo, será desenvolvida uma experiência imaginária, supondo-se válidos os dois postulados da teoria.

No final deste guia será apresentada a lenda japonesa sobre o pescador Urashimatarô.

G.4.6 — O PARADOXO DOS GÊMEOS

G.4.6.1 — Apresentação

Como foi visto anteriormente, a experiência com os múons indica que, para um observador no laboratório, o tempo para os múons passa mais lentamente do que no laboratório. Por outro lado, para um observador no referencial dos múons é o tempo no laboratório que passa mais lentamente do que para ele, pois é o laboratório que se movimenta.

Imagine que um astronauta, que vai fazer uma viagem espacial com uma nave que se locomove a uma velocidade relativística $v = 0{,}6\,c$, tenha um irmão gêmeo. Suponha que essa nave consiga atingir, num tempo desprezível comparado com a duração da viagem, a velocidade v, com que ela se afasta da Terra. O mesmo acontece com os intervalos de tempo necessários para frear e adquirir a mesma velocidade v para voltar. Assim sendo, a Teoria da Relatividade Restrita pode ser usada, pois ela é válida apenas para descrever movimentos uniformes.

Para o astronauta, o tempo passa mais lentamente no referencial de seu irmão. Entretanto, para este o tempo passa mais lentamente para o astronauta. A questão é saber, após o retorno da nave à Terra, qual dos gêmeos envelheceu mais. Poderiam os dois irmãos, usando os postulados da Relatividade, chegar à mesma conclusão, ou obteriam eles necessariamente respostas conflitantes?

G.4.6.2 — Efeito Doppler

Neste item serão apresentadas algumas afirmações necessárias ao desenvolvimento de uma experiência imaginária, cujo objetivo é resolver o aparente paradoxo dos gêmeos. Para isso, será usado o Efeito Doppler (Capítulo 16).

A mudança de freqüência de uma onda, devida ao movimento da fonte emissora, é conhecida como Efeito Doppler. Esse efeito pode ser facilmente visualizado observando-se ondas esféricas na superfície de um líquido. Essas ondas podem ser produzidas pela vibração de uma vareta metálica *A* perpendicularmente à superfície de um líquido (Figura G.4.5a). Se a vareta estiver se deslocando através do líquido com uma velocidade uniforme v, haverá uma diminuição do comprimento de onda observado em *C* (e um correspondente aumento de freqüência). De maneira análoga, haverá um aumento de comprimento de onda (e uma correspondente diminuição de freqüência) observado em *B*. Assim, quando uma fonte emissora se aproximar (ou se afastar) de um observador, a freqüência da onda detectada por esse observador aumentará (ou diminuirá) em relação à freqüência que seria observada se a fonte estivesse em repouso. Esse efeito ocorre com qualquer tipo de onda, inclusive com a luz.

Uma diferença fundamental entre a luz e os demais tipos de onda é que a velocidade c da luz no vácuo é a mesma para qualquer observador num referencial inercial. Ou seja, essa velocidade independe do movimento relativo entre a fonte que emite a luz e esse observador. Esse fato, verificado experimentalmente, é o segundo postulado da Teoria da Relatividade Restrita apresentada por Einstein em 1905. Isso faz que o Efeito Doppler para a luz tenha características especiais.

Como na Física clássica, a freqüência f', observada num referencial S', é determinada pela freqüência f da onda luminosa num referencial S em que a fonte está em repouso, pela velocidade v da fonte em relação ao referencial S' e pela velocidade de propagação c da onda. Contudo, a fórmula de f' em função de f, v e c difere da fórmula clássica.

Para a experiência imaginária discutida a seguir, será necessário apenas saber qual a freqüência f' da luz observada num referencial quando a fonte, emitindo sinais luminosos a cada três minutos, se afasta desse referencial com a velocidade

$$v = 0{,}6\,c$$

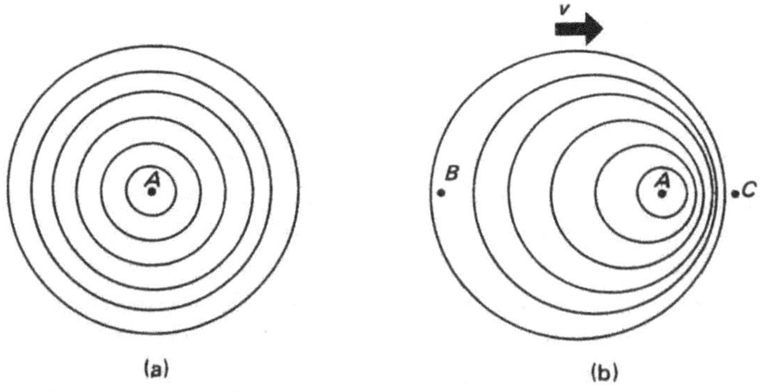

Figura G.4.5 — Ondas produzidas na superfície de um líquido por uma vareta metálica *A* em repouso (a) e em movimento em relação a dois observadores *B* e *C* (b).

A resposta, segundo a Teoria da Relatividade, é que um observador nesse referencial recebe os sinais luminosos a cada seis minutos.

Suponha que sinais luminosos sejam emitidos a cada três minutos por uma pessoa na Terra. Um observador, num planeta em repouso em relação à Terra, receberá esses sinais a cada três minutos (Figura G.4.6a).

Um astronauta, numa nave que viaja da Terra para o planeta citado com uma velocidade $v = 0{,}6\,c$, recebe a cada seis minutos os sinais emitidos da Terra (Figura G.4.6b), pois, em seu referencial, ele está em repouso e a Terra se afasta com uma velocidade $v = 0{,}6\,c$.

Suponha que, a cada sinal recebido da Terra, o astronauta emita um outro sinal luminoso. De acordo com o relógio do astronauta, esses sinais são emitidos a cada seis minutos. Contudo, como a velocidade dos sinais emitidos da Terra e da nave é a mesma, ambos os sinais chegam juntos ao outro planeta. Assim, um observador nesse planeta recebe ambos os sinais a cada três minutos (Figura G.4.6c). Portanto, intervalos de tempo de seis minutos na nave são vistos como intervalos de três minutos nesse planeta. Para se chegar a essa conclusão usou-se explicitamente o segundo postulado de Einstein sobre a constância da velocidade da luz.

Questão 6 — Mostre, a partir das afirmações anteriores e usando o primeiro postulado da Relatividade Restrita ("as leis da Física são equivalentes em todos os sistemas de referência inerciais"), que o observador na Terra recebe a cada doze minutos os sinais luminosos emitidos a cada seis minutos pela nave (Figura G.4.6d).

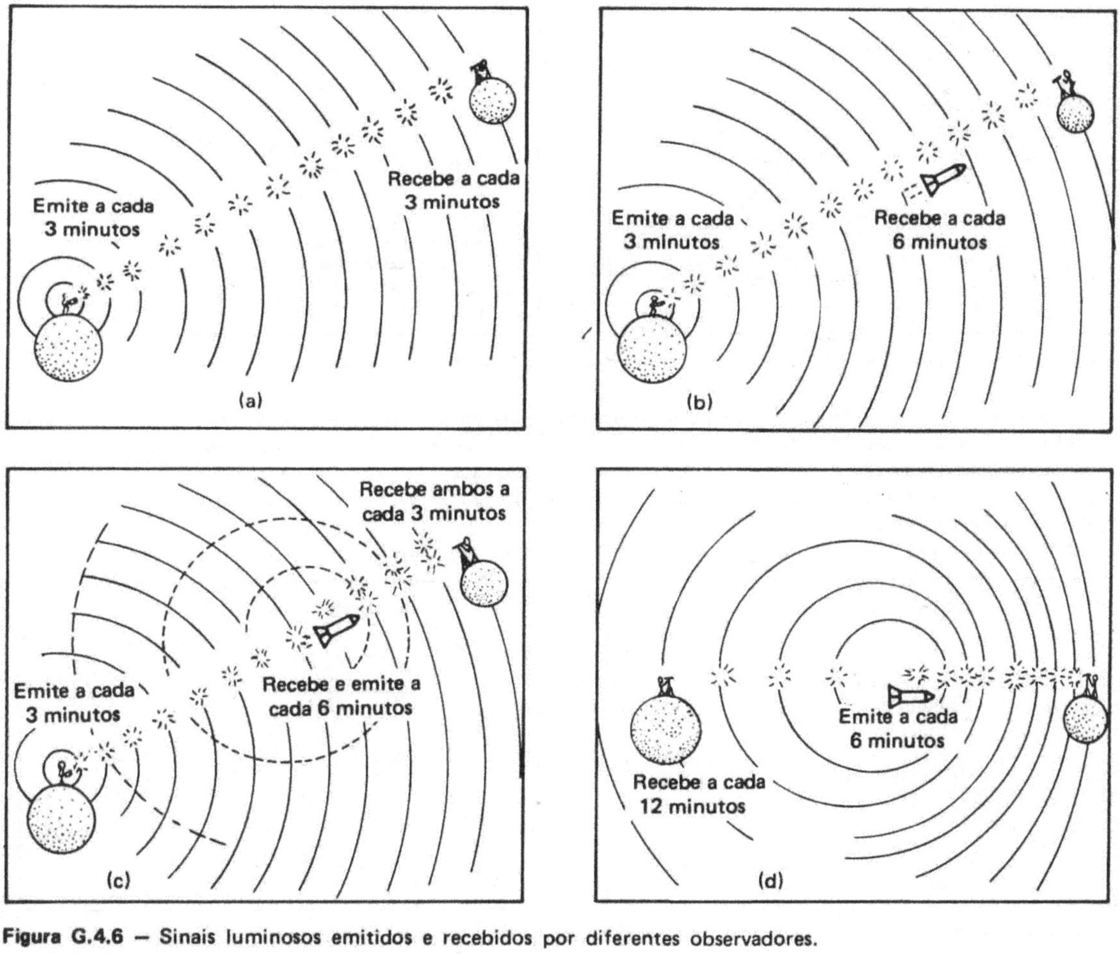

Figura G.4.6 — Sinais luminosos emitidos e recebidos por diferentes observadores.

G.4.6.3 – Solução do paradoxo

Considere novamente os gêmeos mencionados no item G.4.6.1. Suponha que o astronauta, em sua viagem, se afaste da Terra durante uma hora, em seu relógio, com a velocidade $v = 0{,}6\,c$.

A seguir o foguete inverte rapidamente o sentido de sua velocidade e retorna à Terra em uma hora, mantendo a mesma velocidade. Portanto, *para o astronauta, a viagem durou duas horas*. Nas questões a seguir, a partir das afirmações do item anterior, será calculada a duração da viagem no referencial da Terra e verificado se as descrições nos referenciais da Terra e do foguete são compatíveis.

Questão 7 – A solução desta questão mostra como o observador na Terra pode determinar a duração dessa viagem em seu referencial.

Em sua viagem, *o astronauta emite sinais luminosos a cada seis minutos*.

a. Quantos sinais o astronauta emite enquanto se afasta da Terra? E enquanto se aproxima da Terra?

Qual é, no referencial da Terra, o intervalo de tempo com que são recebidos dois sinais sucessivos emitidos pelo astronauta:

b. Quando ele se afasta da Terra? Complete a indicação correspondente na Figura G.4.7a.

c. Quando ele se aproxima da Terra? Idem para a Figura G.4.7b.

d. A partir das respostas dos itens anteriores, *determine a duração da viagem do astronauta no referencial da Terra*.

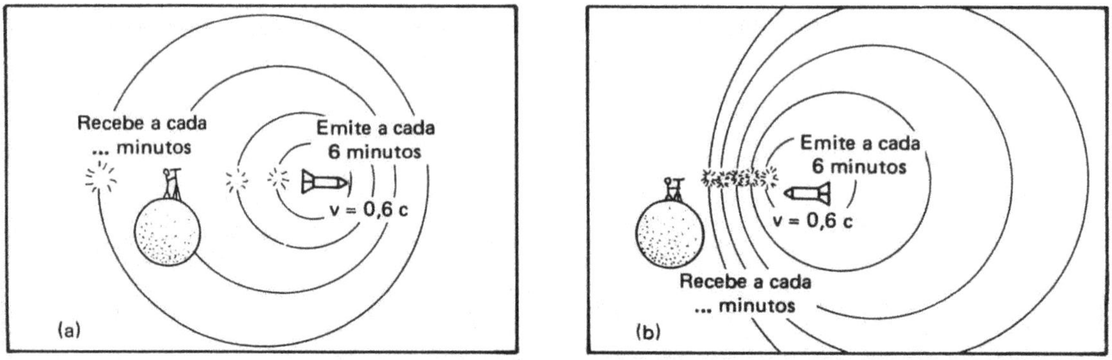

Figura G.4.7 – Sinais luminosos emitidos pelo astronauta e recebidos pelo observador na Terra.

Questão 8 – A solução desta questão mostra como o astronauta pode verificar a duração da viagem em seu referencial, a partir de sinais luminosos emitidos da Terra *a cada seis minutos* (*medidos no relógio da Terra*).

a. Quantos sinais são emitidos da Terra? (Considere a resposta do item *d* da Questão 7.)

b. Quantos sinais são recebidos pelo astronauta enquanto se afasta da Terra? Complete a indicação correspondente na Figura G.4.8a.

c. Quantos são recebidos durante seu retorno? Idem para a Figura G.4.8b.

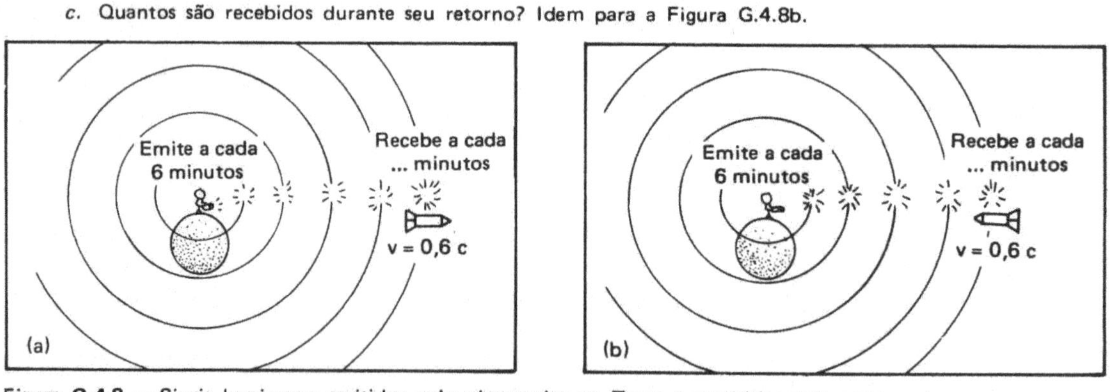

Figura G.4.8 – Sinais luminosos emitidos pelo observador na Terra e recebidos pelo astronauta.

Questão 9 — *a*. Segundo os resultados obtidos, verifique se os dois gêmeos concordam em suas descrições.

b. Quando do reencontro dos gêmeos na Terra, qual deles envelheceu mais?

c. Você acredita nesse resultado? (Procure explicar seus motivos).

d. Leia novamente o item G.4.6.1. Existe realmente o paradoxo mencionado? Qual é a diferença entre os referenciais da nave e da Terra? Eles são equivalentes?

e. Leia a lenda japonesa no fim deste guia.

Questão 10 — *a*. Usando a Fórmula (G.4.3) determine a duração da viagem no referencial do astronauta, sabendo que a mesma durou duas horas e meia no referencial da Terra.

b. Como seria possível uma dilatação do tempo ainda maior? Haveria um limite na razão $\Delta t'/\Delta t$?

REFERÊNCIAS BIBLIOGRÁFICAS

Livros

FRENCH, A. P. — *Relatividad Especial (MIT Physics Course)*. Espanha, Reverté, 1974.

KITTEL, C., KNIGHT, W. D. & RUDERMAN, M. A. — *Curso de Física de Berkeley, Mecânica*. Brasil, Edgard Blücher, 1973, vol. 1.

MARION, J. B. — *Physical Science in the Modern World*. USA, Academic Press, 1974.

RESNICK, R. — *Introdução à Relatividade Especial*. Brasil, EDUSP, 1971.

RICOEUR, P. *et al.* — *As Culturas e o Tempo*. Brasil, Vozes, 1975.

Artigos de Periódicos

FRISCH, D. H. & SMITH, J. H. — Measurements of the Relativistic Time Dilation Using μ-Mesons. *American Journal of Physics 31*:342, May, 1963.

HAFELE, J. C. & KEATING, R. E. — Around-the-World Atomic Clocks: Predicted Relativistic Time Gains. *Science 177*:166, July, 1972.

HAFELE, J. C. & KEATING, R. E. — Around-the-World Atomic Clocks: Observed Relativistic Time Gains. *Science 177*:168, July, 1972.

HEWITT, P. G. — On Teaching About Twins and Time. *The Physics Teacher 11*:519, Dec., 1973.

Publicação Especial

ANGOTTI, J. A. P., CALDAS, I. L., DELIZOICOV NETO, D., PERNAMBUCO, M. M. C. A. & RÜDINGER, E. — *Relatividade Especial*. Módulo para o Ciclo Básico. Brasil, Publicação do IFUSP, 1980.

LEITURA SUPLEMENTAR

URASHIMATARÔ

Conta uma lenda japonesa que, certo dia, um pescador chamado Urashimatarô salvou uma tartaruga das brincadeiras maldosas de quatro crianças. Dias depois, quando ele pescava, ouviu alguém que o chamava. Era a tartaruga que ele havia salvo e que, como agradecimento, o convidava para um passeio no reino encantado no fundo do mar. Lá chegando, Urashimatarô foi apresentado a uma princesa (Otohime), que lhe agradeceu por ter salvo a tartaruga e lhe apresentou as boas vindas. Tudo ali era lindo e Urashimatarô estava encantado. Convidado pela princesa, ele passou os dias comendo iguarias e assistindo a espetáculos de bailado; e assim se passaram três anos. Certo dia ele se lembrou de sua terra e de seus pais e, de repente, uma grande saudade o invadiu. Ele comunicou à princesa o desejo de regressar a casa. A despeito de fortes insistências para que ele permanecesse, não houve forma de convencê-lo. Então, a princesa ofereceu-lhe um presente, pedindo-lhe que não o abrisse caso quisesse retornar ao reino encantado. Guiado pela tartaruga, ele voltou à praia de onda partira. Grande foi sua surpresa ao ver que tudo ali havia mudado! A aldeia já não era a mesma, sua casa, seus pais e amigos tinham desaparecido.

Desesperado, sem saber o que fazer, ele abriu a caixa do presente (tamatebako) que recebera, justamente o que a princesa lhe dissera para não fazer. Instantaneamente surge de dentro da caixa uma fumaça branca que o fez envelhecer, atingindo a idade que teria se nunca tivesse saído da aldeia.

Escala Biológica

GUIA 5

G.5.1 — INTRODUÇÃO

Por que uma célula se divide quando atinge um determinado tamanho? Uma formiga pode ser tão grande quanto um homem? Foi apresentado na TV um seriado em que um homem vai à Terra dos Gigantes. Tudo ali é exatamente análogo ao que existe na Terra, com a diferença de que tudo é feito em escala maior. Isso seria possível?

O imperador liliputiano foi uma das primeiras pessoas a enfrentar o problema relacionado à lei das escalas quando recebeu a visita de Gulliver: qual a quantidade de comida que deveria ser dada ao enorme visitante? Que fatores deveriam ser considerados para uma estimativa correta dessa quantidade?

Muitos pesquisadores fazem experiências com animais — moscas e cobaias, por exemplo — para verificar o efeito de novas drogas, das radiações etc. Como essas mesmas drogas ou radiações podem ser depois empregadas em outros tipos de animais ou em seres humanos, mesmo tendo em mente a premissa da Fisiologia comparada de que os animais são mais ou menos semelhantes e por isso podem ser comparados?

Esses e outros tipos de problemas apresentam algum vínculo com o tamanho dos animais, que por sua vez está relacionado com sua forma e sua função. Muitas dessas questões ainda estão sendo estudadas.

Neste guia não se pretende mostrar como essas questões são resolvidas, mas alertar os estudantes para esse tipo de problema e uma das maneiras de abordá-lo.

Uma análise física, simples, às vezes pode indicar como comparar a fisiologia de animais de formas semelhantes. Por outro lado, uma análise errada numa experiência pode condenar um animal, que foi o caso do elefante relatado a seguir.

G.5.2 — O LSD E UM ELEFANTE MACHO ASIÁTICO

Um dos fenômenos mais estranhos que ocorre em elefantes é uma forma de loucura que costuma atacar quase que exclusivamente os machos. Isso acontece quando eles atingem a idade adulta (12 a 20 anos), uma ou duas vezes ao ano, até a idade de 45 a 50 anos. Durante a crise, o comportamento do elefante muda bruscamente num intervalo de 48 a 72 horas, ficando agressivo e destrutivo por um período de cerca de duas semanas. Nessa ocasião, além dos sinais de irritação e excitação, os olhos dos elefantes lacrimejam e a glândula temporal bilateral secreta um fluido marrom, pegajoso. Esse é um fenômeno quase único na natureza e fornece uma interessante oportunidade de pesquisa psiquiátrica.

Em 1962, alguns investigadores* tentaram induzir experimentalmente uma aberração comportamental, semelhante à loucura descrita acima, por meio de LSD, num elefante macho asiático chamado Tusko. Conhecendo-se a dose (0,257 mg) que provoca certa irritabilidade num gato e pretendendo produzir efeito semelhante num elefante, a dose a ser administrada foi calculada, levando-se em conta somente a relação entre as massas do gato (2,6 kg) e do elefante (~ 3 000 kg). A dose calculada foi de 297 mg e corresponde a cerca de 1 500 "viagens" num ser humano. Logo após ter recebido a injeção intramuscular de LSD, o elefante saiu correndo aloucado, barrindo; de repente parou e cinco minutos depois entrou em colapso, tendo convulsões e vindo a morrer uma hora e quarenta minutos depois. Os investigadores tiraram, entre outras conclusões, a de que os elefantes são especialmente sensíveis ao LSD.

Esse é um problema de escala, mas o que levar em conta? Se a dose a administrar ao elefante fosse calculada em função da taxa metabólica dos animais, em vez da massa, ela seria de 80 mg. Por outro lado, se o cálculo fosse feito considerando-se a massa do ser humano, que é muito mais sensível ao LSD do que o gato, a dose seria de 8 mg. Baseando-se na taxa metabólica humana, a dose diminuiria para 3 mg. Lembrando-se a tendência que o LSD tem de se concentrar no cérebro, e sendo a massa do cérebro humano e a do elefante cerca de 1 400 g e 3 000 g, respectivamente, chega-se a uma dose de 0,4 mg.

Esse exemplo serve para ilustrar como a lei da escala é um problema extremamente complexo e de grande importância.

G.5.3 – CONSIDERAÇÕES MATEMÁTICAS

As respostas às questões formuladas na introdução requerem um entendimento de como as quantidades geométricas básicas como comprimento, área e volume variam com o tamanho do objeto.

Sejam dois cubos D e D' de diferentes tamanhos. A aresta d' do cubo D' é exatamente três vezes maior do que a aresta d do cubo D, ou seja

$$d' = 3d$$

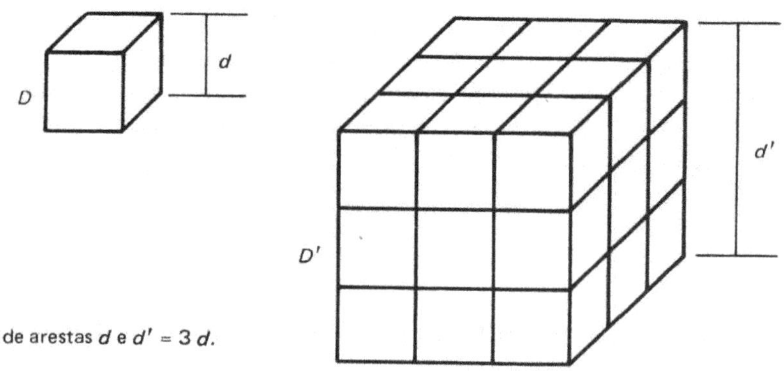

Figura G.5.1 – Cubos D e D' de arestas d e $d' = 3d$.

Diz-se que o cubo D' é maior que o cubo D por um *fator de escala* L dado por

$$\boxed{L = \frac{d'}{d} = 3} \qquad \text{(G.5.1)}$$

*WEST, L. J., PIERCE, C. M. & THOMAS, W. D. – Lysergic Acid Diethylamide: Its Effects on a Male Asiatic Elefant. *Science* *138*:1100, 1962.

As áreas totais A e A' das superfícies dos cubos D e D' são:

$$A = 6d^2$$
$$A' = 6d'^2$$

Dividindo uma pela outra,

$$\frac{A'}{A} = \frac{d'^2}{d^2} = \frac{9d^2}{d^2} = 9 = L^2$$

Portanto, a relação entre as áreas das superfícies dos dois cubos é dada por

$$\boxed{A' = L^2 A} \qquad \text{(G.5.2)}$$

e, analogamente, a relação entre os volumes dos dois cubos pode ser obtida de

$$V = d^3$$
$$V' = d'^3$$
$$\frac{V'}{V} = \frac{d'^3}{d^3} = \frac{27d^3}{d^3} = 27 = L^3$$

ou seja,

$$\boxed{V' = L^3 V} \qquad \text{(G.5.3)}$$

Para o caso de duas esferas E e E' de raios R e R', respectivamente, em que o fator de escala é dado por $L = \frac{R'}{R} = 2$, as áreas das superfícies esféricas são:

$$A = 4\pi R^2$$
$$A' = 4\pi R'^2$$

e a relação entre elas é dada por

$$\frac{A'}{A} = \frac{R'^2}{R^2} = \frac{4R^2}{R^2} = 4 = L^2$$

isto é,

$$A' = L^2 A$$

Esse resultado é o mesmo já obtido em (G.5.2).

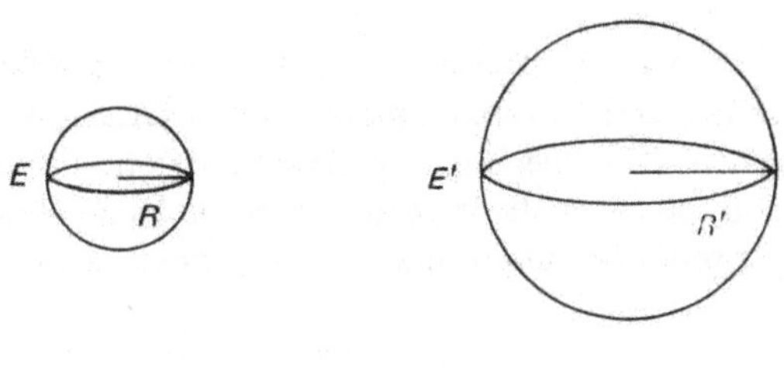

Figura G.5.2 – Esferas E e E' de raios R e $R' = 2R$.

Os volumes das esferas são

$$V = \frac{4}{3}\pi R^3$$

$$V' = \frac{4}{3}\pi R'^3$$

e a razão entre eles

$$\frac{V'}{V} = \frac{R'^3}{R^3} = \frac{8R^3}{R^3} = 8 = L^3$$

Portanto,

$$V' = L^3 V$$

que é igual ao resultado obtido em (G.5.3).

Pode-se demonstrar que esses resultados — $A' = L^2 A$ e $V' = L^3 V$ — são também válidos para duas figuras de qualquer forma geométrica, contanto que elas sejam semelhantes entre si. Um exemplo é o da Figura G.5.3. Nesse caso o fator de escala L é a razão entre os comprimentos d' e d, isto é,

$$L = \frac{d'}{d}$$

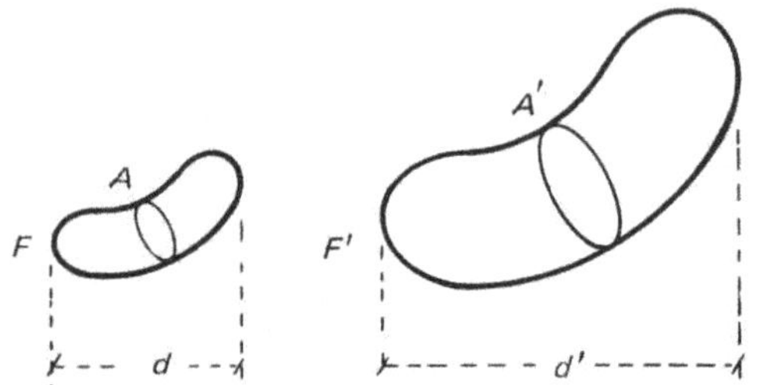

Figura G.5.3 — Figuras geométricas F e F' de comprimentos d e d'.

Pode-se deduzir que outras áreas, como, por exemplo, das secções retas A e A' das figuras geométricas F e F' também obedecem à Equação (G.5.2), $A' = L^2 A$.

As Relações (G.5.1), (G.5.2) e (G.5.3) são importantes porque algumas propriedades físicas e biológicas do corpo dependem de suas dimensões, seja o volume, ou a área.

As questões deste guia devem ser resolvidas em relação às médias das grandezas consideradas, sem levar em conta as exceções.

Questão 1 — A massa e o peso de um corpo dependem de seu volume?

Questão 2 — Se uma moça com massa igual a 45 kg, de 1,50 m de altura, é considerada esteticamente perfeita, qual deve ser a massa de uma outra com 1,70 m de altura?

G.5.4 — LEI DAS ESCALAS NOS ESQUELETOS

Na Figura G.5.4 podem-se ver esqueletos de dois animais já extintos. O esqueleto da direita corresponde ao neo-hipário, um antepassado do cavalo, de tamanho comparável ao de um pequeno veado. O esqueleto da esquerda pertence ao mastodonte, animal do tamanho do elefante. Os desenhos dos esqueletos foram feitos no mesmo tamanho para fins de comparação. O fato de os ossos do mastodonte serem muito mais grossos que os do neo-hipário pode ser explicado pela lei das

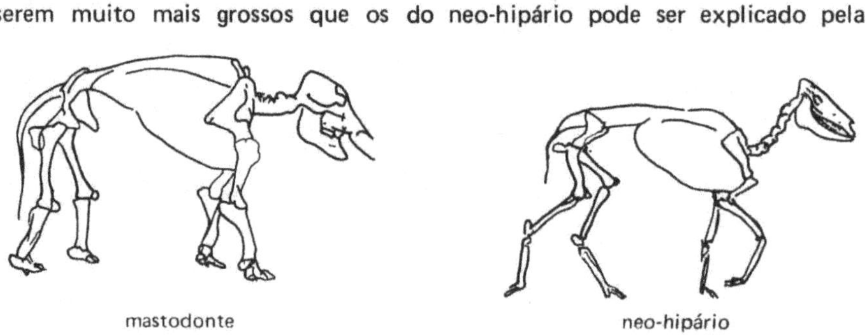

Figura G.5.4 — Esqueletos de mastodonte e neo-hipário desenhados no mesmo tamanho.

escalas. A relação entre a massa m, o volume V e a dimensão linear d – por exemplo, a altura ou o comprimento – de um animal é

$$m \propto V \propto d^3 \qquad \text{(G.5.4)}$$

onde $\propto$ indica proporcionalidade entre duas grandezas.

Por outro lado, a resistência mecânica RM do osso de raio $r = d/n$, onde n é uma constante, é diretamente proporcional à área A de sua secção transversal, ou seja,

$$RM \propto A \propto (d/n)^2 \qquad \text{(G.5.5)}$$

Dividindo a Equação (G.5.4) pela Equação (G.5.5), obtém-se

$$\frac{m}{RM} \propto dn^2 \qquad \text{(G.5.6)}$$

Para um outro animal maior, de forma semelhante ao considerado, isto é, com igual n, de dimensão linear d', o raio do osso r' será dado por

$$r' = d'/n$$

e valem as mesmas Relações (G.5.4) e (G.5.5)

$$m' \propto V' \propto d'^3 \qquad \text{(G.5.7)}$$

$$RM' \propto A' \propto (d'/n)^2 \qquad \text{(G.5.8)}$$

A razão entre (G.5.7) e (G.5.8) fornece:

$$\frac{m'}{RM'} \propto d'n^2 \qquad \text{(G.5.9)}$$

Dividindo a Equação (G.5.9) pela Equação (G.5.6), tem-se

$$\frac{\dfrac{m'}{RM'}}{\dfrac{m}{RM}} = \frac{d'}{d}$$

Se d' for muito maior que d,

$$\frac{m'}{RM'} >> \frac{m}{RM} \qquad \text{(G.5.10)}$$

Se, para o animal menor, os valores de m e RM forem compatíveis, conclui-se da Equação (G.5.10) que o mesmo não ocorrerá para o animal maior, isto é, sua massa m' poderá ser maior do que aquela que os ossos poderiam suportar. Para m' ser compatível com RM' os ossos devem ficar mais grossos à medida que o tamanho do animal aumenta, ou melhor, $n = d'/r'$ deve diminuir.

De uma certa forma, isso sugere a existência de um limite superior para o tamanho do corpo dos animais. O elefante de 4 toneladas é o maior mamífero terrestre que existe atualmente. A baleia azul de cerca de 100 toneladas é totalmente aquática, e provavelmente fora d'água seus ossos seriam esmagados pelo peso do corpo. Os dinossauros gigantes de 40 a 50 toneladas eram, provavelmente, semi-aquáticos.

G.5.5 – FORÇA MUSCULAR

As posturas e os movimentos dos animais são controlados por forças produzidas pelos músculos. A força máxima que um músculo pode exercer depende da *área da secção reta* do músculo. Nos seres humanos, essa força por unidade de área é de aproximadamente 35 N/cm^2.

Questão 3 – Compare as forças musculares de um homem com as de uma mulher. Para isso avalie a área da secção reta do músculo bíceps de um homem e a de uma mulher. A seguir, calcule as massas máximas que eles podem carregar.

Questão 4 – Compare as forças musculares de homens de 1,50 m e 2 m de altura, de formas semelhantes.

G.5.6 – FORÇA RELATIVA

Sabe-se que uma formiga pode transportar uma massa correspondente a três vezes a massa de seu corpo, enquanto que um ser humano só consegue carregar uma massa aproximadamente igual à metade da massa de seu corpo.

A *força relativa, FR*, de um animal é definida como a razão entre a massa que o animal pode carregar e a massa de seu corpo.

$$FR = \frac{\text{massa que carrega}}{\text{massa do animal}} \qquad \text{(G.5.11)}$$

Questão 5 – Deduza a partir da Equação (G.5.11) uma fórmula que sirva para comparar as forças relativas entre animais de forma semelhante, mas de tamanho diferente, ou seja, uma fórmula que relacione FR' e FR.

Questão 6 – Compare a força relativa de uma formiga-gigante (do tamanho de um homem) com a de uma formiga normal. Calcule a massa que a formiga gigante conseguiria carregar.

G.5.7 – VELOCIDADE DE CAMINHADA DOS ANIMAIS

A perna de um animal, ao caminhar, uma vez levantada do solo, se move livremente para a frente. Assim, é possível fazer uma comparação aproximada entre o movimento da perna de comprimento d e o de um pêndulo de igual comprimento d. O período T de um pêndulo é dado por

$$T = 2\pi\sqrt{d/g}$$

sendo g o módulo da aceleração da gravidade.

O intervalo de tempo Δt gasto para completar um passo pode ser aproximadamente comparado ao período T de um pêndulo. Isto é,

$$\Delta t \propto \sqrt{d}$$

Por outro lado, o número N de passos por unidade de tempo é proporcional a $\frac{1}{\Delta t}$. Portanto,

$$N \propto \frac{1}{\Delta t} \propto \frac{1}{\sqrt{d}} \qquad \text{(G.5.12)}$$

Questão 7 – Compare o número de passos por unidade de tempo, e o tempo gasto para dar um passo, entre animais de forma semelhante mas de tamanho diferente.

A velocidade de caminhada de um animal é dada pelo número de passos na unidade de tempo multiplicado pela distância dada num passo, que é proporcional ao comprimento da perna d. Portanto,

$$v \propto Nd = \frac{d}{\sqrt{d}} = \sqrt{d} \qquad \text{(G.5.13)}$$

Questão 8 – Qual é a relação entre as velocidades de caminhada de animais de forma semelhante mas de tamanho diferente?

Questão 9 – Resolver as Questões 7 e 8 para uma pessoa de 1,80 m de altura e outra de 1,50 m.

G.5.8 – TAXA METABÓLICA

Taxa metabólica TM ou *taxa de metabolismo* indica a quantidade de energia gasta por unidade de tempo por um organismo para exercer uma função.

Uma estimativa da taxa metabólica pode ser feita medindo-se a quantidade de oxigênio usada nos processos oxidantes para obtenção de energia. Costuma-se muitas vezes substituir o emprego do termo taxa metabólica pelo termo taxa de consumo de oxigênio.

A relação entre a taxa metabólica e o tamanho dos animais é um assunto que vem sendo discutido há mais de 100 anos. Nessa época foi descartada – por verificações experimentais – a teoria de que a taxa metabólica fosse uma função linear da massa do animal. Em 1883, M. Rubner desenvolveu um trabalho cujos resultados mostraram que a taxa metabólica é uma função linear da área da superfície do corpo do animal; para isso ele comparou as taxas metabólicas de cachorros de diversos tamanhos e massas, que variaram de 3 a 31 kg. Segundo Rubner, essa função era devida à necessidade do animal de conservar a própria temperatura, pois a perda de calor ocorria na superfície de sua pele.

Em 1888, Von Roesslin desenvolveu um estudo sobre peixes e mostrou que também nesses animais o consumo de oxigênio está mais relacionado à superfície do corpo que a sua massa. Obviamente os peixes não têm necessidade de conservar a própria temperatura.

Em 1932, M. Kleiber mostrou em um artigo que a taxa de metabolismo dos mamíferos apresentava, num gráfico log-log, um comportamento linear em função da massa do animal, sendo a inclinação da reta 0,75.

Em 1960, A. M. Hemmingsen fez uma revisão do assunto, considerando desde os menores microrganismos até os maiores mamíferos. Os dados coletados por Hemmingsen foram colocados num gráfico log-log (logaritmo da massa m do animal em função do logaritmo da taxa metabólica *TM*), como ilustra a Figura G.5.5. As retas traçadas sobre os pontos correspondentes possuem

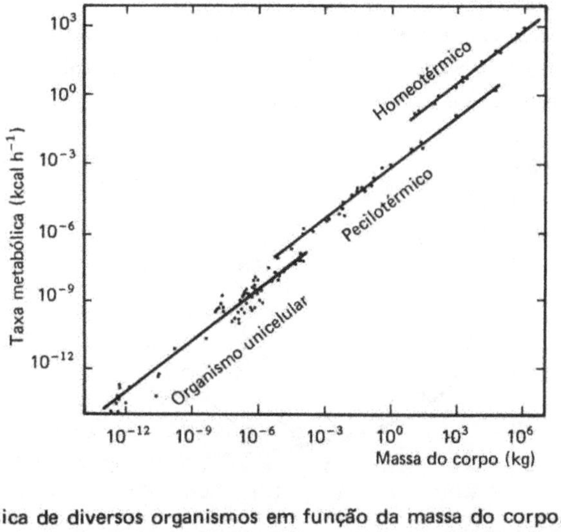

Figura G.5.5 – Taxa metabólica de diversos organismos em função da massa do corpo. *Fonte*: HEMMINGSEN, A. M., *Report of the Steno Memorial Hospital and the Nordisk Insulin Laboratorium 9*, 1, 1960.

coeficiente angular igual a 0,75, isto é, o mesmo resultado já obtido por Kleiber para mamíferos. No caso dos dados de Hemmingsen, pode-se verificar que para os três tipos de organismos – unicelulares, pecilotérmicos e homeotérmicos – o coeficiente angular das retas é o mesmo. Portanto, a dependência da taxa metabólica com a massa do corpo, para todos eles, é a mesma.

A equação que descreve uma reta de coeficiente angular igual a 0,75 num gráfico log-log é

$$\log TM = \log k + 0{,}75 \log m$$

onde k é uma constante.

Na forma não logarítmica, essa equação tem a forma

$$TM = km^{0{,}75}$$

isto é, os dados coletados por Hemmingsen mostram que a taxa metabólica é função da massa elevada à potência 0,75.

Questão 10 – Considere a taxa metabólica de animais como uma função linear de massa de seus corpos (massa elevada à potência 1). Para fins de comparação, trace uma reta que relacione a taxa metabólica com a massa de animais no mesmo gráfico da Figura G.5.5, calculando previamente seu coeficiente angular.

Questão 11 – Considere agora a taxa metabólica de animais como uma função linear da área de seus corpos. Para fins de comparação, trace ainda no mesmo gráfico da Figura G.5.5 uma reta que relacione a taxa metabólica com a área do corpo desses animais. Calcule previamente seu coeficiente angular, observando que os eixos do gráfico da Figura G.5.5 são $\log TM$ e $\log m$.

Para pequenos intervalos de massa de animais, o erro cometido ao considerar o coeficiente angular da reta 0,67 (Questão 11) em vez de 0,75 é menor do que considerá-lo 1 (Questão 10). Será, portanto, adotado o coeficiente angular de 0,67, que significa considerar a taxa metabólica como uma função linear da área do corpo do animal, portanto função de d^2, o que facilitará muito os cálculos.

Questão 12 – Jonathan Swift, no seu livro *As viagens de Gulliver*, publicado em 1726, descreveu os liliputianos como seres humanos com estatura de cerca de quatorze centímetros. Swift calculou que uma refeição de Gulliver correspondia a 1 728 vezes a dos liliputianos. Esse valor é correto? Quais as hipóteses feitas por Swift para obter esse número?

Os dados relacionados aos mamíferos, da Figura G.5.5, podem ser colocados num gráfico semilogarítmico, colocando-se na ordenada a taxa metabólica dividida pela massa do animal e na abscissa o logaritmo da massa. Tal gráfico é representado na Figura G.5.6 e por meio dele pode-se

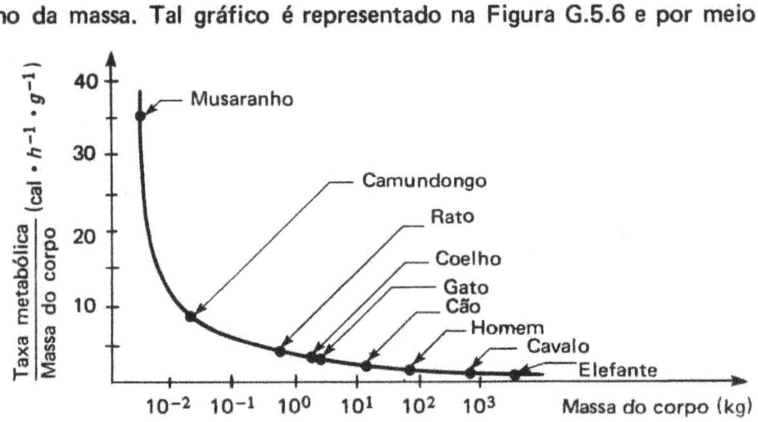

Figura G.5.6 – Taxa metabólica por grama do corpo em função da massa do animal.

verificar quão rapidamente a taxa metabólica por grama do animal aumenta, ao diminuir seu tamanho. Os menores mamíferos existentes são os musaranhos, com cerca de 4 gramas. Sua taxa metabólica por grama é tão alta que eles devem ingerir diariamente uma quantidade de comida quase igual à sua massa. Pode-se dizer que os musaranhos comem para viver, pois se eles ficassem sem comer, seus corpos consumiriam as reservas tão rapidamente que eles morreriam dentro de um dia. Esse fato sugere a existência de um limite mínimo para o tamanho dos mamíferos.

G.5.8.1 — Batidas cardíacas

Considerando a taxa metabólica função de d^2, pode-se fazer uma análise do número de batidas cardíacas por unidade de tempo em função do tamanho dos animais.

A taxa metabólica *TM* é também proporcional ao volume *V* de sangue bombeado pelo coração por unidade de tempo (o oxigênio necessário para o metabolismo é fornecido pelo sangue) multiplicado pelo número *r* de batidas cardíacas por unidade de tempo.

$$TM \propto Vr \qquad (G.5.14)$$

de onde,

$$r \propto \frac{TM}{V}$$

Questão 13 — Compare o número de batidas cardíacas por unidade de tempo de uma pessoa com o de um macaco *rhesus*.

G.5.8.2 — Mergulho de mamífero

Os mamíferos ao mergulhar carregam o oxigênio de que necessitarão em seu pulmão e em combinação química com a hemoglobina e a mioglobina. Assim, o volume de oxigênio que carregam é proporcional a d^3, que é igual a taxa de consumo, proporcional a d^2, multiplicado pelo tempo de duração de um mergulho.

Questão 14 — Explique a razão pela qual mamíferos maiores conseguem ficar mais tempo sob a água que os menores.

G.5.9 — DIVISÃO CELULAR

Por que as células se dividem quando atingem determinado tamanho?

A quantidade de material metabolizante de uma célula é proporcional ao seu volume. Isso significa que a quantidade de oxigênio necessária para a célula viver é proporcional também ao seu volume. Define-se então *fator de viabilidade* de uma célula como sendo a razão entre a máxima quantidade de oxigênio que pode ser obtida, pelo processo de difusão através de suas paredes, e a quantidade de oxigênio necessária para ela viver. Esse fator deve ser maior do que um para a sobrevivência de uma célula.

Questão 15 — Com os dados acima mencionados, discuta a razão da divisão celular.

REFERÊNCIAS BIBLIOGRÁFICAS

Livros

CROMER, A. H. – *Physics for the Life Sciences*. USA, McGraw-Hill, 1977.

FULLER, H. Q, FULLER, R. M. & FULLER, R. G. – *Physics Including Human Applications*. USA, Harper & Row, 1978.

SCHMIDT-NIELSEN, K. – *Fisiologia Animal*. Brasil, EDUSP, 1972.

SCHMIDT-NIELSEN, K. – *How Animals Work*. Great Britain, Cambridge University Press, 1972.

SMITH, J. M. – *Mathematical Ideas in Biology*. Great Britain, Cambridge University Press, 1972.

Artigos de Periódicos

McMAHON, T. A. – Size and Shape in Biology. *Science 179*:1201, 1973.

PILBEAM, D. & GOULD, S. J. – Size and Scaling in Human Evolution. *Science 186*:892, 1974.

SCHMIDT-NIELSEN, K. – Locomotion: Energy Cost os Swimming, Flying, and Running. *Science 177*:222, 1972.

TUCKER, V. A. – The Energetic Cost of Moving About. *American Scientist 63*:413, 1975.

Apêndices

APÊNDICE I — SÍMBOLOS, DIMENSÕES E UNIDADES NO SISTEMA INTERNACIONAL DAS GRANDEZAS FÍSICAS

Símbolo	Dimensão	Unidade	Grandeza Física
ℓ, s, d	L	metro (m)	comprimento
A	L^2	metro quadrado (m^2)	área
V	L^3	metro cúbico (m^3)	volume
m	M	quilograma (kg)	massa
ρ	ML^{-3}	quilograma por metro cúbico (kg/m^3)	densidade
t	T	segundo (s)	tempo
f	T^{-1}	hertz (s^{-1})	freqüência
$\vec{V}$	LT^{-1}	metro por segundo (m/s)	velocidade
$\vec{a}, \vec{g}$	LT^{-2}	metro por segundo, por segundo (m/s^2)	aceleração
$\vec{F}, \vec{P}$	MLT^{-2}	newton (N)	força
τ	ML^2T^{-2}	newton vezes metro (N • m)	torque
W	ML^2T^{-2}	joule (J = N • m)	trabalho
P	ML^2T^{-3}	watt ($W = J \cdot s^{-1}$)	potência
K, U, E	ML^2T^{-2}	joule (J = N • m) elétron-volt (eV = e • V)	energia
T		kelvin (K)	temperatura absoluta
P	$ML^{-1}T^{-2}$	pascal ($Pa = N \cdot m^{-2}$)	pressão
q, Q	Q	coulomb (C)	carga elétrica
i, I	QT^{-1}	ampère ($A = C \cdot s^{-1}$)	intensidade de corrente
j	$L^{-2}T^{-1}Q$	ampère por metro quadrado (A/m^2)	densidade de corrente
R	$ML^2T^{-1}Q^{-2}$	ohm ($\Omega = VA^{-1}$)	resistência
V	$ML^2T^{-2}Q^{-1}$	volt (V)	potencial elétrico
C	$M^{-1}L^{-2}T^2Q^2$	farad ($F = CV^{-1}$)	capacitância
Q	L^3T^{-1}	metro cúbico por segundo (m^3/s)	vazão ou fluxo

APÊNDICE II — PRINCIPAIS CONSTANTES FÍSICAS

Constante	Símbolo	Valor
Velocidade da luz	c	$2{,}998 \times 10^{8}$ m/s
Carga elementar	e	$1{,}6021 \times 10^{-19}$ C
Massa de repouso do elétron	m_e	$9{,}1091 \times 10^{-31}$ kg
Massa de repouso do próton	m_p	$1{,}6725 \times 10^{-27}$ kg
Massa de repouso do nêutron	m_n	$1{,}6748 \times 10^{-27}$ kg
Constante de Planck	h	$6{,}6256 \times 10^{-34}$ J · s
Número de Avogadro	N_0	$6{,}022 \times 10^{23}$ mol^{-1}
Constante de Boltzmann	k	$1{,}3806 \times 10^{-23}$ J · K^{-1}
Constante universal dos gases	R	8,3144 J · mol^{-1} · K^{-1}
Permitividade do vácuo	ϵ_0	$8{,}8542 \times 10^{-12}$ N^{-1} · m^{-2} · C^{2}
Constante gravitacional	G	$6{,}670 \times 10^{-11}$ N · m^{2} · kg^{-2}
Unidade de massa atômica	u.m.a.	$1{,}661 \times 10^{-27}$ kg
Constante de Coulomb	K_e	$8{,}988 \times 10^{9}$ N · m^{2} · C^{-2}

APÊNDICE III — ALGUNS DADOS FÍSICOS

Constante	Símbolo	Valor
Aceleração média da gravidade na superfície da Terra	g	9,8 m/s^{2}
CNTP (condições normais de temperatura e pressão)		0°C = 273,15 K 1 atm = $1{,}013 \times 10^{5}$ N/m^{2}
Densidade do ar seco, em CNTP	ρ	1,293 kg/m^{3}
Velocidade do som no ar seco, em CNTP	v	331,4 m/s
Raio da Terra		$6{,}38 \times 10^{6}$ m
Massa da Terra		$5{,}98 \times 10^{24}$ kg
Raio da Lua		$1{,}74 \times 10^{6}$ m
Massa da Lua		$7{,}34 \times 10^{22}$ kg
Raio do Sol		$6{,}96 \times 10^{8}$ m
Massa do Sol		$1{,}99 \times 10^{30}$ kg
Distância média Terra-Sol		$1{,}50 \times 10^{11}$ m
Distância média Terra-Lua		$3{,}84 \times 10^{8}$ m

APÊNDICE IV — FATORES DE CONVERSÃO

1 s = 10^{3} ms = 10^{6} μs = 10^{9} ns
1 ano = $3{,}156 \times 10^{7}$ s
1 m = 10^{6} μm = 10^{9} nm = 10^{10} Å
1 m^{2} = 10^{4} cm^{2} = 10^{6} mm^{2}
1 m^{3} = 10^{3} dm^{3} = 10^{6} cm^{3}
1 ℓ = 1 dm^{3} = 10^{3} cm^{3}
1 bbℓ (barril) = 159 ℓ = 5,615 pé^{3} = 42 gal
1 u.m.a. = $1{,}661 \times 10^{-27}$ kg
1 lb = 0,4536 kg
1 N = 10^{5} d

T(K) = t(°C) + 273,15
1 atm = 760 mmHg = $1{,}013 \times 10^{5}$ Pa = 1 033 cmH_2O
1 cal = 4,184 J
1 Cal = 10^{3} cal = 1 kcal
1 eV = $1{,}602 \times 10^{-19}$ J
1 kWh = $3{,}6 \times 10^{6}$ J
1 BTU (British Thermal Unit) = 1 054 J = 252 cal
1 m_e = 0,511 MeV (equivalência massa-energia)
1 g = $5{,}61 \times 10^{26}$ MeV (equivalência massa-energia)

APÊNDICE V — CONTEÚDO ENERGÉTICO DE ALGUNS COMBUSTÍVEIS

Combustível	Valores aproximados		
	Unidades comumente utilizadas	BTU/2 000 lb	J/kg
Carvão mineral		25×10^6	29×10^6
Óleo cru	$5{,}6 \times 10^6$ BTU/bbl	37×10^6	43×10^6
Gasolina	$5{,}2 \times 10^6$ BTU/bbl	38×10^6	44×10^6
Gás natural liquefeito	$4{,}2 \times 10^6$ BTU/bbl	37×10^6	43×10^6
Gás natural	1 030 BTU/pé^3	47×10^6	55×10^6
Metanol	6×10^4 BTU/gal	17×10^6	20×10^6
Carvão vegetal		24×10^6	28×10^6
Madeira		12×10^6	14×10^6
Fissão	200 MeV/fissão	7×10^{13} (a)	8×10^{13} (a)
Fusão D-D	7 MeV/dêuteron	$2{,}9 \times 10^{14}$ (b)	$3{,}3 \times 10^{14}$ (b)
Fusão D-T	7 MeV/núcleo de Lítio	$8{,}4 \times 10^{13}$	$9{,}7 \times 10^{13}$

(a) por kg de núcleos
(b) por kg de deutério puro

Fonte: ROMER, R. H. — *Energy — An Introduction to Physics.* USA, W. H. Freeman, 1976, p. 583.

APÊNDICE VI — APÊNDICE MATEMÁTICO

A.1 — POTÊNCIA DE DEZ COM EXPOENTE INTEIRO

Na notação científica, as potências de dez são usadas para evitar um grande número de zeros, usar corretamente os algarismos significativos, facilitar a leitura e os cálculos e evitar erros durante a transcrição. Por exemplo:

$$\text{velocidade da luz } c = 299\,790\,000 \text{ m/s} = 2{,}9979 \times 10^8 \text{ m/s}$$

Quando a velocidade da luz é escrita com zeros, não fica claro se os zeros são significativos ou não. Ao contrário, quando escrita na notação científica, fica claro que somente os cinco primeiros algarismos são significativos.

Se n for um número natural não-nulo, define-se:

$$10^n = \underbrace{10 \times 10 \times 10 \times \ldots\ldots \times 10}_{n \text{ fatores}} = 1\underbrace{000 \ldots\ldots 0}_{n \text{ zeros}}$$

Por exemplo,

$$10^2 = 10 \times 10 = 100$$
$$10^4 = 10 \times 10 \times 10 \times 10 = 10\,000$$

Se n for um número natural não-nulo, também se define:

$$10^{-n} = \frac{1}{10^n} = \underbrace{0{,}000 \ldots\ldots 0}_{n \text{ zeros}}1$$

Por exemplo,

$$10^{-2} = \frac{1}{10^2} = 0{,}01$$

$$10^{-4} = \frac{1}{10^4} = 0{,}0001$$

Ainda por definição

$$10^0 = 1$$

Exemplos

1. Distância da Terra ao Sol:

149 500 000 000 m = $1{,}495 \times 10^{11}$ m

2. Espessura de uma amostra de tecido:

$0{,}0015 \text{ cm} = \frac{1{,}5}{10^3} = 1{,}5 \times 10^{-3}$ cm

A.2 – SOMA DE EXPRESSÕES CONTENDO POTÊNCIAS DE DEZ

Para calcular $(3{,}00 \times 10^5) + (2 \times 10^3)$ é necessário, primeiramente, escrever todos os termos nas mesmas potências de 10.

$$\begin{aligned} 3{,}00 \times 10^5 &= 300 \times 10^3 \\ 2 \times 10^3 &= \underline{\ \ \ 2 \times 10^3} \\ &\ 302 \times 10^3 = 3{,}02 \times 10^5 \end{aligned}$$

ou,

$$\begin{aligned} 3{,}00 \times 10^5 &= 3{,}00 \times 10^5 \\ 2 \times 10^3 &= \underline{0{,}02 \times 10^5} \\ &\ 3{,}02 \times 10^5 \end{aligned}$$

Exercício Proposto – A distância do centro da Lua ao centro da Terra é $3{,}8 \times 10^8$ m. Sabendo-se que o raio da Terra mede $6{,}4 \times 10^6$ m e o da Lua $1{,}7 \times 10^6$ m, calcule a distância entre as superfícies da Terra e da Lua.

A.3 – POTÊNCIA

A expressão a^n, sendo a um número real não-nulo e n inteiro, significa que a é multiplicado por si mesmo n vezes. n e a são, respectivamente, o expoente e a base. Portanto, por definição

$$a^n = \underbrace{a \times a \times a \times a \times \ldots\ldots \times a}_{n \text{ fatores}}$$

Por exemplo: $a^5 = a \times a \times a \times a \times a$

Definem-se ainda

$$a^{-n} = 1/a^n$$

e

$$a^0 = 1$$

Propriedades das potências

Sejam a e b reais não-nulos e n e m inteiros:

1. $a^n \cdot a^m = a^{n+m}$
2. $\dfrac{a^n}{a^m} = a^{n-m}$
3. $(a^n)^m = a^{n \cdot m}$
4. $(a \cdot b)^n = a^n \cdot b^n$
5. $\left(\dfrac{a}{b}\right)^n = \dfrac{a^n}{b^n}$

Exemplos

1. $2^2 \cdot 2^3 = (2 \cdot 2)(2 \cdot 2 \cdot 2) = 2 \cdot 2 \cdot 2 \cdot 2 \cdot 2 = 2^5 = 2^{2+3}$
2. $\dfrac{2^4}{2^2} = \dfrac{2 \cdot 2 \cdot 2 \cdot 2}{2 \cdot 2} = 2 \cdot 2 = 2^2 = 2^{4-2}$
3. $(2^2)^3 = 2^2 \cdot 2^2 \cdot 2^2 = 2 \cdot 2 \cdot 2 \cdot 2 \cdot 2 \cdot 2 = 2^6 = 2^{2 \cdot 3}$
4. $(2^3)^2 = 2^3 \cdot 2^2 = 2 \cdot 2 \cdot 2 \cdot 2 \cdot 2 \cdot 2 = 2^6 = 2^{3 \cdot 2}$
5. $(2 \cdot 5)^2 = (2 \cdot 5)(2 \cdot 5) = (2 \cdot 2 \cdot 5 \cdot 5) = 2^2 \cdot 5^2$
6. $\left(\dfrac{2}{5}\right)^2 = \dfrac{2}{5} \cdot \dfrac{2}{5} = \dfrac{2 \cdot 2}{5 \cdot 5} = \dfrac{2^2}{5^2}$

A.4 – POTÊNCIA COM EXPOENTE FRACIONÁRIO

Se a for um número real positivo e n um inteiro positivo, por definição

$$a^{1/n} = \sqrt[n]{a}$$

e

$$a^{-1/n} = \frac{1}{a^{1/n}} = \frac{1}{\sqrt[n]{a}}$$

Por exemplo,

$$7^{1/3} = \sqrt[3]{7}$$

$$7^{1/2} = \sqrt[2]{7} = \sqrt{7}$$

$$7^{-1/2} = \frac{1}{\sqrt{7}}$$

De modo geral, se a for um número real positivo e m e n, inteiros positivos, tem-se

$$a^{m/n} = \sqrt[n]{a^m}$$

$$a^{-m/n} = \frac{1}{\sqrt[n]{a^m}}$$

Propriedades das potências com expoente fracionário

Sejam a e b reais positivos e m, n, p e q inteiros:.

1. $a^{m/n} \cdot a^{p/q} = a^{m/n + p/q}$
2. $\dfrac{a^{m/n}}{a^{p/q}} = a^{m/n - p/q}$
3. $(a^{m/n})^{p/q} = a^{m/n \cdot p/q}$
4. $(a \cdot b)^{m/n} = a^{m/n} \cdot b^{m/n}$
5. $\left(\dfrac{a}{b}\right)^{m/n} = \dfrac{a^{m/n}}{b^{m/n}}$

A.5 – LOGARITMO

A função $y = \log_a x$, sendo a um número real, chama-se função logarítmica de base a. y é o logaritmo, x o logaritmando ou antilogaritmo e a é a base.
As funções logarítmica e exponencial são inversas entre si:

$$y = \log_a x \longleftrightarrow a^y = x$$

Por exemplo:

$$2 = \log_3 9 \longleftrightarrow 3^2 = 9$$
$$-3 = \log_2 1/8 \longleftrightarrow 2^{-3} = 1/8$$
$$-4/3 = \log_{3\sqrt{3}} 1/9 \longleftrightarrow (3\sqrt{3})^{-4/3} = 1/9$$
$$-4 = \log_{10} 0{,}0001 \longleftrightarrow 10^{-4} = 0{,}0001$$

A.5.1. – Função logarítmica de base *e*

Quando a base for o número natural e $\cong 2{,}718$

$$y = \log_e x = \ell n\, x$$

y é o logaritmo natural de x ou logaritmo neperiano de x.
Por exemplo:

$$2 \cong \ell n\, 7{,}39 \longleftrightarrow e^2 \cong 7{,}39$$
$$-2 \cong \ell n\, 0{,}14 \longleftrightarrow e^{-2} \cong 0{,}14$$

A.5.2 – Função logarítmica de base 10

Quando a base for 10,

$$y = \log_{10} x = \log x$$

Exemplos

1. $\log 0{,}01 = \log 10^{-2} = -2$
2. $\log 0{,}1 = \log 10^{-1} = -1$
3. $\log 1 = \log 10^0 = 0$
4. $\log 10 = \log 10^1 = 1$
5. $\log 100 = \log 10^2 = 2$

A.5.3 – Propriedades do logaritmo

1. O logaritmo de 1 em qualquer base é igual a zero:
   $\log_a 1 = 0$
2. O logaritmo da base é igual a 1:
   $\log_a a = 1$
3. $\log_a (x_1 \cdot x_2) = \log_a x_1 + \log_a x_2$
4. $\log_a \left(\dfrac{x_1}{x_2}\right) = \log_a x_1 - \log_a x_2$
5. $\log_a 1/x = -\log_a x$

6. $\log_a b^x = x \log_a b$

7. $\log_a a^x = x$

8. $\log_a \sqrt[n]{b} = \frac{1}{n} \log_a b$

9. $\log_b a = \frac{1}{\log_a b}$

10. Mudança de base:

$\log_a x = \log_a b \cdot \log_b x$

Por exemplo:

$$\log_{10} x \cong 0{,}434 \cdot \log_e x$$
$$\log_e x \cong 2{,}302 \cdot \log_{10} x$$

Exemplo – O nível de intensidade β do som é chamado decibel para um som de intensidade I e é dado por:

$$\beta = 10 \log I/I_0$$

onde $I_0 = 10^{-12}$ W/m² é a intensidade de referência padrão.

Numa conversação normal $I = 10^{-6}$ W/m². A quantos decibels corresponde essa intensidade?

Solução

$$\beta = 10 \log \frac{10^{-6}}{10^{-12}} = 10 \log 10^6 = 10 \times 6 \log 10 = 10 \times 6 \times 1$$

$$\beta = 60 \text{ decibels}$$

Exercício Proposto – Calcule a intensidade do som de um avião a jato a 30 m de distância, sabendo que o nível de intensidade correspondente é de 140 decibels.

Exemplo – A densidade óptica (DO) de um absorvedor óptico é definida como:

$$DO = \log I_0/I$$

onde I_0 é a intensidade luminosa sem o absorvedor, e I é a intensidade luminosa com o absorvedor.

Qual é a densidade óptica de um filme que transmite 10% da luz incidente?

Solução

Se $I_0 = 10$, $I = 1$

portanto, $DO = \log 10/1 = 1$

Exercício Proposto – Qual é a densidade óptica de um filme que absorve 99% da luz incidente?

Exercício Proposto – Encontrou-se para a densidade óptica o valor de 0,2227 quando a luz de 575 nm passou através de uma cuba de 5 cm de óleo vegetal. Qual é a percentagem da luz absorvida?

A.6 – CONVERSÃO DE UNIDADES

Muitas vezes é conveniente fazer uma conversão de sistema de unidades, a fim de se comparar os diversos valores de uma dada grandeza física. Assim, quando se quer comparar diversas velocidades, por exemplo, é interessante expressar todas no mesmo sistema de unidades.

No movimento retilíneo e uniforme, a velocidade média v é dada por $v = \frac{\Delta s}{\Delta t}$, sendo Δs o espaço percorrido durante um intervalo de tempo Δt. Se a velocidade for dada em km/h, para se expressar em m/s faz-se o seguinte:

$$1 \frac{\text{km}}{\text{h}} = \frac{1\,000 \text{ m}}{60 \times 60 \text{ s}} = 0{,}278 \text{ m/s}$$

pois,

$$1\ \text{km} = 1\,000\ \text{m}$$
$$1\ \text{h} = 60 \times 60\ \text{s}$$

Considere, agora, v medida em mm/s. Ela pode ser expressa em km/h, pois

$$1\ \text{mm} = 10^{-3}\ \text{m},\ 1\ \text{m} = 10^{-3}\ \text{km e } 1\ \text{s} = \left(\frac{1}{3\,600}\right)\text{h}$$

Portanto,

$$1\ \frac{\text{mm}}{\text{s}} = \frac{10^{-3}\ \text{m}}{\text{s}} = \frac{10^{-3} \times 10^{-3}\ \text{km}}{\frac{1}{3\,600}\ \text{h}} = 3{,}6 \times 10^{-3}\ \text{km/h}$$

Na Tabela A.1 estão relacionadas as velocidades dos mais variados elementos, para comparação, nas unidades km/h e m/s.

Algumas velocidades foram propositadamente deixadas em branco, para serem avaliadas e convertidas num mesmo sistema de unidades como exercício.

Tabela A.1

Velocidade típica		km/h	m/s
Crescimento de cabelo	1,5 cm/mês	$2{,}1 \times 10^{-8}$	$5{,}8 \times 10^{-9}$
Fluxo sangüíneo nos vasos capilares	1 mm/s	4×10^{-3}	10^{-3}
Fluxo sangüíneo na aorta	30 cm/s	1,1	0,3
Espermatozóide	6 m/s	22	6
Ciclista	15 m/s	54	15
Propagação de um impulso elétrico através de uma célula nervosa	25 m/s	90	25
Automóvel	80 km/h	80	22
Elétron no estado fundamental do átomo de hidrogênio (modelo de Bohr)	$2{,}2 \times 10^{6}$ m/s	$7{,}9 \times 10^{6}$	$2{,}2 \times 10^{6}$
Lua ao redor da Terra	$10{,}3 \times 10^{2}$ m/s		
Som no ar a 20°C	343 m/s		
Rotação de um ponto do Equador terrestre em torno do eixo	465 m/s		
Crescimento da unha			
Pedestre			
Avião a jato			
Abelha			
Tartaruga			
Luz			

Sabe-se que $P = \frac{F}{A}$, onde P é a pressão e F a força perpendicular à área A.

As unidades de pressão são:

newton/m^2 (pascal – Pa, no Sistema Internacional de Unidades)
1 atmosfera = $1{,}01 \times 10^5$ Pa = 760 mmHg
1 mmHg ou torr = 133 Pa
1 cmH_2O = 98,1 Pa

Na Tabela A.2 estão ilustradas as pressões absoluta e manométrica de algumas situações típicas. Três delas foram deixadas em branco de propósito, para serem avaliadas como exercício.

Exercício Proposto – Complete a Tabela A.2 e expresse suas pressões no mesmo sistema de unidades.

Tabela A.2

Pressão absoluta	
Atmosférica ao nível do mar	1 atm
Atmosférica na Cidade de Campos do Jordão a 1 300 m acima do nível do mar	$0{,}87 \times 10^5$ Pa
Diferença de pressão necessária para inflar um alvéolo	3 mmHg
Exercida pela ponta do pé de uma bailarina	

Pressão manométrica (medida em relação à pressão atmosférica)	
Arterial sistólica	120 mmHg
Osmótica no transporte de água em algumas árvores	3 atm
Ocular (humor aquoso)	20 mmHg
Bexiga	20 cmH_2O
Máxima numa conversação normal	3×10^{-2} N/m^2
Pneu de carro	
De um bujão de gás de 13 kg	

Exercício Proposto – Quais os fatores de conversão de densidade:

a. g/cm^3 para kg/m^3?

b. g/ℓ para g/dm^3?

c. μg/mm^3 para mg/cm^3?

A.7 – EQUAÇÃO DE 2º GRAU

$$ax^2 + bx + c = 0$$

$$x = \frac{-b \pm \sqrt{b^2 - 4ac}}{2a}$$

A.8 – DESENVOLVIMENTO EM SÉRIE

$$(x \pm y)^n = x^n \pm nx^{n-1}y + n(n-1)\frac{x^{n-2}y^2}{2!} \pm \ldots$$

Quando x for bem menor que 1,

$$(1 \pm x)^n \cong 1 \pm nx$$

$$e^x \cong 1 + x$$

A.9 – GEOMETRIA

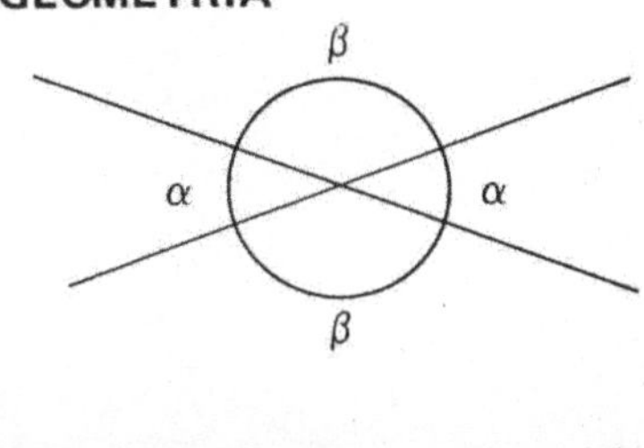

Ângulos opostos pelo vértice são iguais.

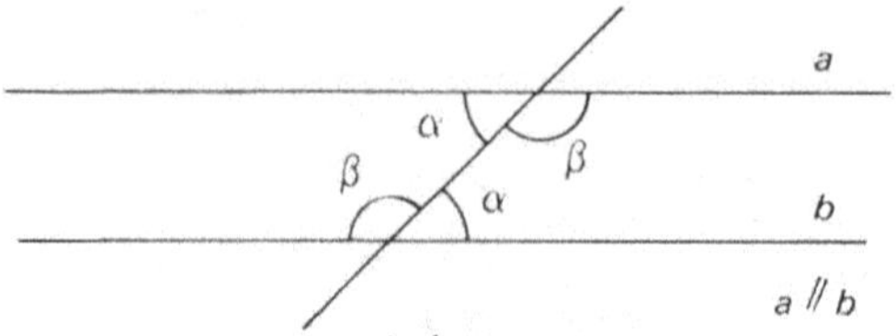

Ângulos alternos internos são iguais.

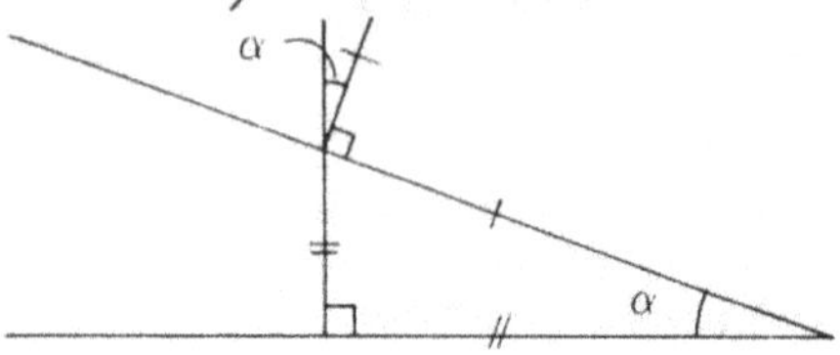

Se os lados correspondentes dos ângulos forem perpendiculares entre si, os ângulos serão iguais.

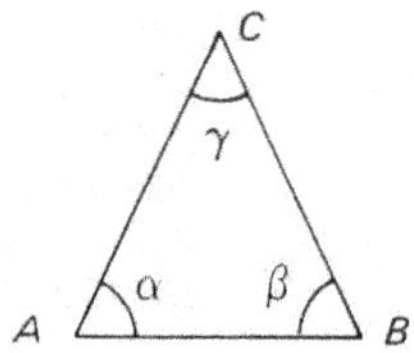

Num triângulo eqüilátero $AB \equiv BC \equiv AC$, $\alpha = \beta = \gamma$.

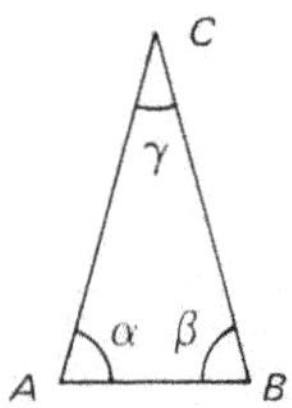

Num triângulo isósceles $AC \equiv BC$, $\alpha = \beta \neq \gamma$.

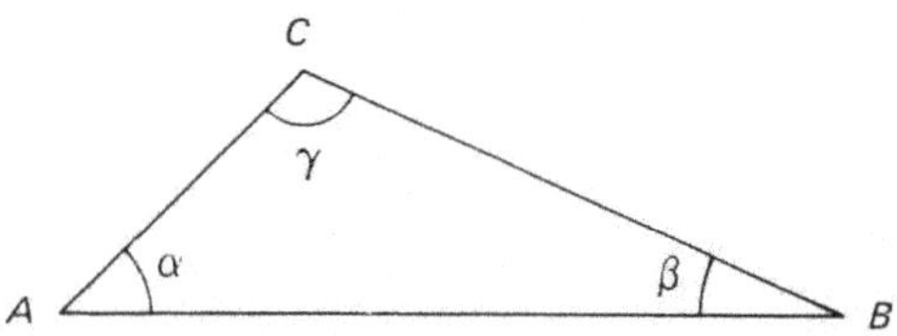

Num triângulo escaleno $AB \not\equiv BC \not\equiv AC \not\equiv AB$, $\alpha \neq \beta \neq \gamma$.

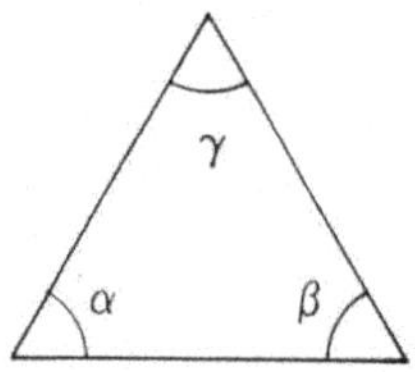

A soma dos ângulos internos de um triângulo é igual a 180°.

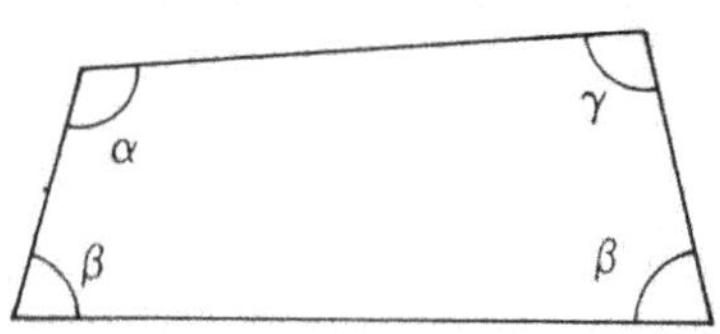

A soma dos ângulos internos de um quadrilátero é igual a 360°.

Teorema de Pitágoras

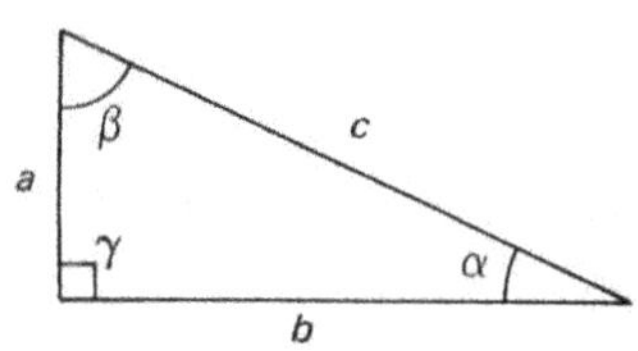

$$a^2 + b^2 = c^2$$

Figuras geométricas de raio r

Comprimento da circunferência	$2\pi r$
Área do círculo	πr^2
Área da esfera	$4\pi r^2$
Volume da esfera	$(4/3)\pi r^3$
Área lateral do cilindro de altura h	$2\pi rh$
Volume do cilindro de altura h	$\pi r^2 h$

A.10 – TRIGONOMETRIA

Algumas relações entre arcos, graus e radianos são dadas no seguinte quadro:

arcos	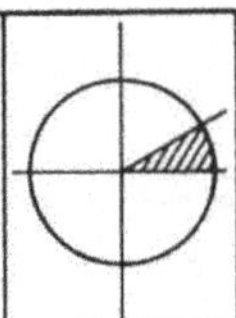	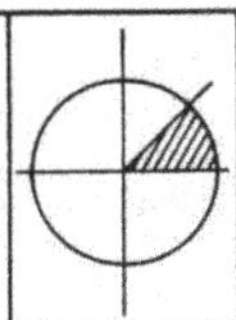	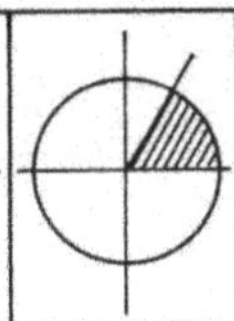	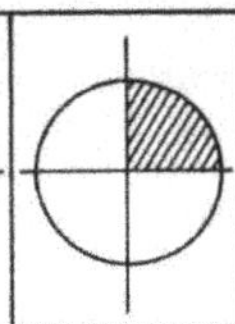	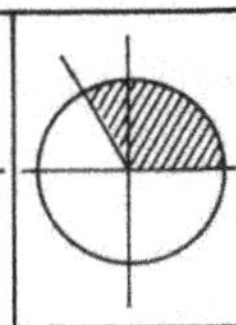	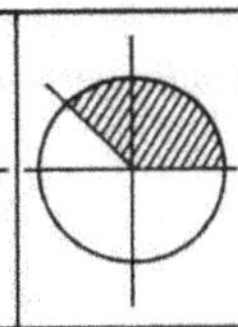	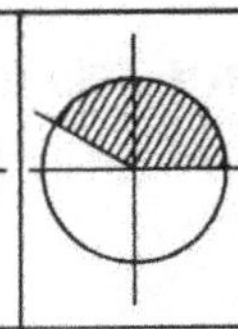	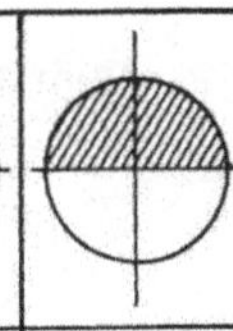
graus	30	45	60	90	120	135	150	180
radianos	$\frac{\pi}{6}$	$\frac{\pi}{4}$	$\frac{\pi}{3}$	$\frac{\pi}{2}$	$\frac{2\pi}{3}$	$\frac{3\pi}{4}$	$\frac{5\pi}{6}$	π

Num triângulo retângulo ABC

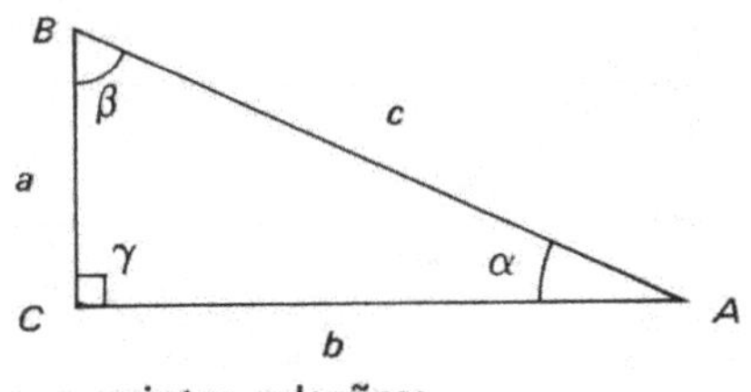

valem as seguintes relações:

$$\text{sen}\,\alpha = \frac{\text{cateto oposto}}{\text{hipotenusa}} = \frac{a}{c}$$

$$\cos\alpha = \frac{\text{cateto adjacente}}{\text{hipotenusa}} = \frac{b}{c}$$

$$\text{tg}\,\alpha = \frac{\text{cateto oposto}}{\text{cateto adjacente}} = \frac{a}{b}$$

$$\text{tg}\,\alpha = \frac{\text{sen}\,\alpha}{\cos\alpha}$$

$$\cos^2\alpha + \text{sen}^2\alpha = 1$$

$$\cos(\alpha \pm \beta) = \cos\alpha\cos\beta \mp \text{sen}\,\alpha\,\text{sen}\,\beta$$

$$\text{sen}(\alpha \pm \beta) = \text{sen}\,\alpha\cos\beta \pm \text{sen}\,\beta\cos\alpha$$

$$\text{sen}\,2\alpha = 2\,\text{sen}\,\alpha\cos\alpha$$

$$\cos 2\alpha = 2\cos^2\alpha - 1 = 1 - 2\,\text{sen}^2\alpha$$

para α muito pequeno sen $\alpha \cong$ tg $\alpha \cong \alpha$ (radianos)

cos $\alpha \cong 1$

α	sen α	cos α	tg α
$0°$	0	1	0
$30°$	1/2	$\sqrt{3}/2$	$\sqrt{3}/3$
$45°$	$\sqrt{2}/2$	$\sqrt{2}/2$	1
$60°$	$\sqrt{3}/2$	1/2	$\sqrt{3}$
$90°$	1	0	–

Lei dos senos

Num triângulo qualquer *ABC*, tem-se que:

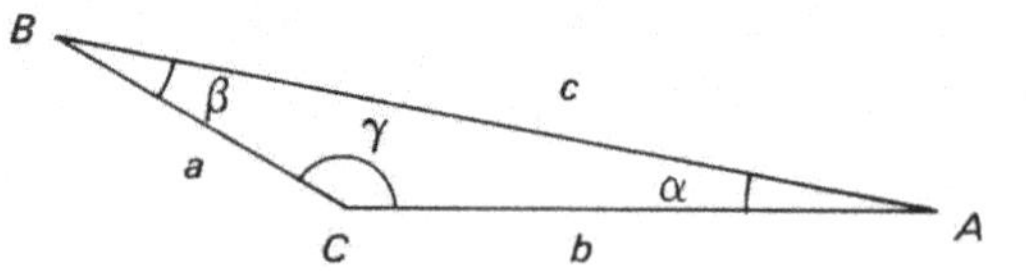

$$\frac{\text{sen}\,\alpha}{a} = \frac{\text{sen}\,\beta}{b} = \frac{\text{sen}\,\gamma}{c}$$

Lei dos co-senos

Em todo triângulo *ABC* vale a relação

$$c^2 = a^2 + b^2 - 2ab\cos\gamma$$

O gráfico da função sen θ, y = sen θ, que é uma senóide, está representado na figura a seguir:

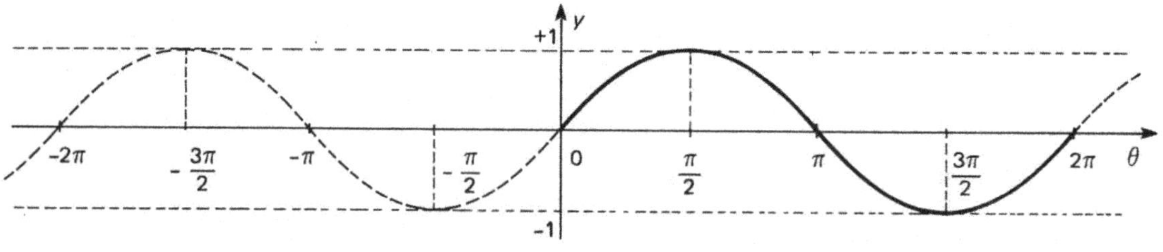

Propriedades do seno:

sen $(2\pi + \theta)$ = sen θ
sen $(-\theta)$ = $-$sen θ
sen $(\pi - \theta)$ = sen θ
sen $(\pi + \theta)$ = sen θ
sen $(\pi/2 - \theta)$ = cos θ

O gráfico da função co-seno, y = cos θ (co-senóide), é mostrado a seguir:

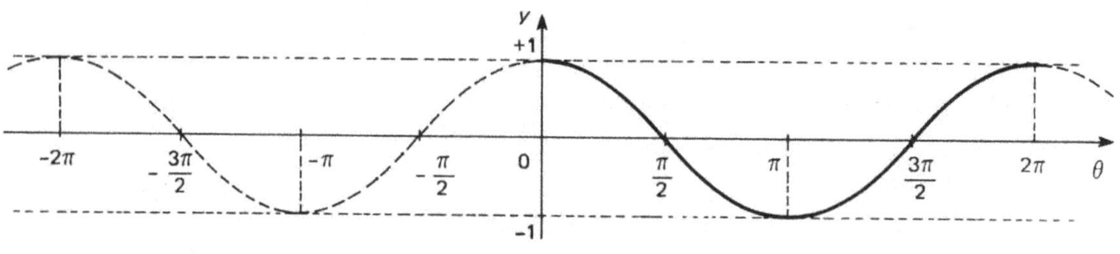

Propriedades do co-seno:

$$\cos(2\pi + \theta) = \cos\theta$$
$$\cos(-\theta) = \cos\theta$$
$$\cos(\pi - \theta) = -\cos\theta$$
$$\cos(\pi + \theta) = -\cos\theta$$
$$\cos(\pi/2 - \theta) = \text{sen}\,\theta$$

A.11 – EQUAÇÃO DA RETA

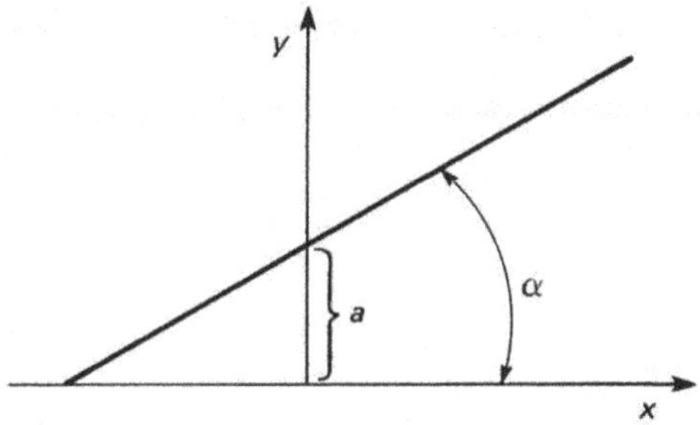

$y = a + bx$
a = coeficiente linear
b = coeficiente angular
$b = \text{tg}\,\alpha$
Se $a = 0$, a reta passa pela origem.

Exemplo – A experiência feita com dois conjuntos de pés de milho para verificar o efeito do adubo é resumida na tabela abaixo. Conjunto *A*, sem adubo; conjunto *B*, com adubo.

Tempo (semanas)	Altura da planta *y* (cm)	
	A	B
0	0	0
1	15	28
2	28	58
3	47	82
4	60	110

Com os dados dessa tabela, obtém-se o gráfico:

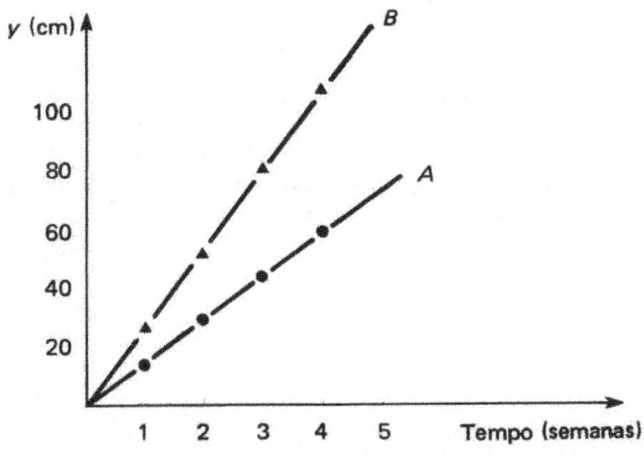

Verifica-se que há uma relação *linear* entre a altura da planta e o tempo, durante a experiência. Em ambos os casos vale a equação $y = bx$. No caso *A*, a taxa de crescimento é de 15 cm por semana, que é dada pela inclinação *b* da reta, e no caso *B*, o valor correspondente é de 28 cm por semana.

Exemplo — Para se determinar a distância focal f de uma lente, que obedece à equação $1/i + 1/o = 1/f$, onde i é a distância da imagem à lente e o a do objeto à lente, foi efetuada uma série de medidas, variando o e determinando i. Os dados obtidos foram:

o (cm)	i (cm)
7	17,5
10	10
20	6,6
30	6
50	5,5

Uma das maneiras para se determinar f, a partir dos dados, é calcular o valor de f para cada par de valores o e i e depois tirar a média aritmética.

Uma outra forma para se determinar f é pelo método gráfico, considerando $1/i = y$ e $1/o = x$. Assim, a equação original $1/i + 1/o = 1/f$ torna-se

$$y + x = \frac{1}{f}$$

ou

$$y = \frac{1}{f} - x$$

Portanto, $\frac{1}{f}$ é o coeficiente linear da reta de coeficiente angular -1.

Exercício Proposto — Determine a distância focal f usando os dados de o e i do exemplo anterior pelos dois métodos referidos.

Exemplo — Para se demonstrar a validade da lei do inverso do quadrado da distância ($I \propto 1/d^2$), fez-se uma série de medidas de intensidade de uma fonte radioativa em função da distância. Os dados obtidos foram:

I (contagens/min)	d (m)
500	0,5
120	1,0
57	1,5
30	2,0

Se esses dados forem lançados num gráfico de I em função de d, obter-se-á uma curva, que torna difícil a verificação da lei.

Fazendo-se o gráfico de I em função de $1/d^2$, e se for obtida uma reta de coeficiente angular igual a 1, a lei será verificada. Se, por outro lado, I e d forem lançados diretamente num papel de gráfico log-log, a lei será verificada se for obtida uma reta de coeficiente angular -2, pois

$$I \propto \frac{1}{d^2}$$

$$\log I \propto -2 \log d$$

Substituindo

$$\log I = y$$
$$\log d = x$$

pode-se escrever que $y \propto -2x$.

Exercício Proposto — Verifique se os dados de I em função de d do exemplo anterior demonstram a validade da lei do inverso do quadrado da distância.

APÊNDICE VII — ORDEM DE GRANDEZA

ESTIMATIVA DA ORDEM DE GRANDEZA

Usa-se a expressão *ordem de grandeza* de um numero para designar a potência de 10 que lhe é mais próxima. Assim, a ordem de grandeza de 1,5 é 10^0, isto é, 1,5 está mais próximo de 1 que de 10. Por outro lado, 80 está mais próximo de 100 que de 10, e sua ordem de grandeza é 10^2; a ordem de grandeza de 0,00032 é 10^{-4}, isto é, 0,00032 está mais próximo de 10^{-4} que de 10^{-3}.

Para a abordagem de um problema na vida prática, é muito importante saber estimar ordens de grandeza das possíveis variáveis relacionadas a esse problema. Com isso pode-se determinar os fatores relevantes ao seu estudo.

Para se poder comparar as diversas ordens de grandeza, elas devem ser dadas no mesmo sistema de unidades. Dessa forma, é importante saber como passar uma grandeza de um sistema de unidades para outro.

A seguir serão apresentados exemplos de ordens de grandeza de algumas variáveis e sugestões para avaliação de outras ordens de grandeza.

ORDEM DE GRANDEZA DE TEMPO

Intervalo de tempo em s	
10^{18}	vida suposta do Sol
10^{16}	tempo de revolução solar em torno da galáxia
10^{15}	tempo transcorrido desde a época dos dinossauros até hoje
10^{13}	tempo transcorrido desde os primeiros homens até hoje
10^{11}	tempo transcorrido desde o princípio da era cristã até hoje
10^{10}	tempo transcorrido desde o descobrimento da América até hoje
10^{9}	duração da vida de um ser humano
10^{7}	um ano
10^{6}	um mês
10^{5}	um dia
10^{2}	um minuto
10^{0}	intervalo de tempo entre batidas consecutivas do coração humano
10^{-2}	tempo gasto por pás de um ventilador elétrico para dar uma volta
10^{-3}	tempo gasto por uma mosca para bater as asas uma vez
10^{-7}	tempo gasto por um feixe eletrônico para ir do catodo à tela do televisor
10^{-8}	tempo médio de excitação de um átomo
10^{-16}	tempo gasto pelo elétron para dar uma volta em torno do próton num átomo de hidrogênio

ORDEM DE GRANDEZA DE COMPRIMENTO

Comprimento em m	
10^{16}	distância da estrela mais próxima à Terra
10^{11}	distância da Terra ao Sol
10^{7}	raio da Terra

10^{2}	extensão de um quarteirão
10^{0}	altura de uma criança
10^{-2}	diâmetro de um lápis
10^{-4}	espessura de uma folha de papel
10^{-5}	diâmetro de um glóbulo vermelho do sangue
10^{-10}	raio de um átomo
10^{-14}	raio de um núcleo

Sugestões para avaliar a ordem de grandeza do tempo:

1. intervalo de tempo entre uma piscada e outra para lubrificação do olho;
2. intervalo de tempo de sono;
3. tempo gasto para a digestão;
4. persistência retiniana;
5. tempo gasto para uma viagem de avião Rio-São Paulo;
6. tempo de vida de uma célula (especificar alguma);
7. tempo gasto para descer 10 andares num elevador;
8. tempo gasto para o sangue retornar ao coração;
9. tempo gasto para viajar 600 km de ônibus;
10. vida média de um cachorro;
11. vida média de uma libélula;
12. tempo gasto para ferver um litro de leite;
13. tempo de revolução da Lua em torno da Terra;
14. tempo necessário para adaptação do olho à escuridão;
15. tempo necessário para adaptação do olho à claridade;
16. tempo de reação pessoal;
17. ritmo circadiano;
18. período de uma onda sonora no ar;
19. período de uma onda de rádio;
20. período de uma vibração atômica;
21. tempo de gestação de alguns animais.

Questão — Imagine outros tempos de seu interesse e faça sua estimativa.

Sugestões para avaliar a ordem de grandeza do comprimento:

1. salto do João do Pulo;
2. perímetro de uma casa;
3. perímetro de uma piscina olímpica;
4. altura de salto de uma pulga;
5. altura de salto de um gafanhoto;
6. comprimento da secção circular da Terra no Equador;
7. altura de uma paineira;
8. altura atingida por um MIG;
9. profundidade do oceano;
10. comprimento de um recém-nascido;
11. cintura de uma mulher;
12. espessura da asa de libélula;
13. comprimento de um colar;
14. comprimento de um vírus;
15. comprimento de onda da luz visível;
16. comprimento de uma secção reta da cabeça humana;
17. distância média entre os microssulcos de um disco de 33 1/3 rotações por minuto;
18. comprimento de um automóvel;
19. tamanho de uma célula (especificar alguma);
20. tamanho de uma molécula de DNA.

Questão — Imagine outros comprimentos de seu interesse e faça sua estimativa.

Sugestões para avaliar a ordem de grandeza da área:

1. de um terreno para casa residencial típica;
2. de uma folha de avenca;
3. de um óvulo;
4. de uma pupila;
5. da palma de uma mão;
6. do Estado de São Paulo;
7. da sombra projetada por uma paineira;
8. de uma secção reta de cabeça humana;
9. de uma estrela-do-mar de cinco pontas;
10. da chave de uma casa;
11. de uma célula (especificar alguma);
12. de seu jardim.

Questão — Imagine outras áreas de seu interesse e faça sua estimativa.

ORDEM DE GRANDEZA DE ENERGIA

Energia em J

10^{40}	explosão de uma supernova
10^{34}	energia emitida anualmente pelo Sol
10^{30}	energia rotacional da Terra
10^{26}	energia do Sol recebida pela Terra
10^{18}	energia de uma bomba H
10^{14}	primeira bomba atômica
10^{10}	uma tonelada de carvão mineral
10^{6}	28,3 ℓ de gás natural
10^{2}	bala de rifle
10^{-10}	fissão de um núcleo de urânio
10^{-18}	elétron num átomo de hidrogênio — ligação química

Sugestões para avaliar a ordem de grandeza do volume:

1. da Terra;
2. de uma xícara de café;
3. de uma colher de café;
4. de um estômago humano;
5. disponível de um Volkswagen-sedan;
6. do átomo de hidrogênio;
7. de uma célula (especificar qual);
8. de ventilação pulmonar (quantidade de ar que entra e sai em cada inspiração-expiração);
9. de sangue bombeado a cada contração cardíaca;
10. de O_2 absorvido por minuto pelo sangue na passagem pelos pulmões numa pessoa em repouso.

Questão — Imagine outros volumes de seu interesse e faça sua estimativa.

Sugestões para calcular a ordem de grandeza da energia:

1. energia cinética de um homem correndo;
2. energia potencial para salto em altura;
3. energia de um fóton de luz vermelha;
4. conteúdo energético de uma maçã;
5. energia elétrica dissipada durante o banho;

6. energia gasta durante a locomoção para percorrer 15 km;
7. um grama de gordura;
8. um grama de proteína;
9. um grama de carboidrato.

Questão — Imagine outras energias de seu interesse e faça sua estimativa.

ORDEM DE GRANDEZA DE DOSE EQUIVALENTE

Dose equivalente em rem	
10^3	radioterapia (tratamento total)
10^0	limite máximo permissível anual para trabalhador com radiação
10^{-1}	radiação natural anual no campus da Cidade Universitária Armando de Salles Oliveira, USP
10^{-1}	radiologia diagnóstica (uma chapa)
10^{-2}	medicina nuclear (um exame)

REFERÊNCIAS BIBLIOGRÁFICAS

MAcDONALD, S. G. G. & BURNS, D. M. — *Physics for the Life and Health Sciences.* Philippines, Addison-Wesley, 1977.

MARION, J. B. — *Physical Science in the Modern World.* USA, Academic Press, 1974.

PSSC — *Física.* Brasil, Edart-Livraria Editora Ltda., 1968.

Glossário

abertura numérica produto do seno do ângulo de abertura do cone luminoso que penetra na objetiva de um microscópio pelo índice de refração do meio óptico que está imediatamente em frente à lente frontal da objetiva

arteriosclerose esclerose ou endurecimento das artérias

artrite inflamação na articulação

artrópodes animais enterozoários de simetria bilateral, cujo corpo é revestido por esqueleto quitinoso dividido em cabeça, tórax e abdome, com quatro ou mais pares de apêndices, quase sempre articulados; tubo digestivo completo; respiração por meio de traquéias, pulmões ou brânquias; sexos geralmente separados. Terrestres ou aquáticos, de vida livre, comensais ou parasitas

artrose afecção não inflamatória, degenerativa, de uma articulação

assoreamento obstrução por sedimento de um rio, canal ou estuário, com redução de correnteza

ateroma depósito de material gorduroso na túnica interna das artérias

aterosclerose arteriosclerose causada por ateromas

autotróficos organismos que sintetizam suas substâncias celulares a partir de compostos simples de carbono, como o dióxido de carbono

axônio componente da célula nervosa (Figura 22.5)

axoplasma líquido no interior do axônio

balanço energético comparação entre a energia necessária (direta e indireta) para produzir determinada quantidade de energia e essa energia produzida

biomassa massa da matéria orgânica dos seres vivos de determinada área

biótico relativo ao conjunto de seres vivos de um dado ambiente ou uma dada comunidade biológica

bursite processo inflamatório de bolsa, em regra sinovial

câmara de Wilson detector de radiação inventado por C. T. R. Wilson em 1912. Consiste de um cilindro dotado de um pistão numa das extremidades e uma janela de vidro na outra, contendo uma mistura de gás e vapor saturado. O gás pode se expandir rapidamente com um movimento rápido e curto do pistão. Nessa expansão adiabática, o vapor se torna supersaturado devido à queda abrupta da temperatura, e se condensará em torno de partículas do gás ionizadas pela passagem de radiação. Esse rastro de vapor condensado pode ser visto e fotografado através da janela de vidro sob iluminação adequada

carcinoma câncer de origem epitelial

catalase enzima que catalisa a decomposição do peróxido de hidrogênio em água e oxigênio

cateterismo sondagem por meio de cateter (um instrumento cirúrgico tubular que pode ser introduzido em órgão oco) para retirar líquidos, dilatar estreitamento, ou para medir pressão, fluxo etc.

cisto tumor formado por um saco cujo conteúdo é líquido ou semilíquido

citocromo molécula existente no cloroplasto que participa da fotofosforilação

citoplasma líquido no interior da célula

cloroplasto organela das células vegetais que contém clorofila e onde ocorre a fotossíntese

colchicina droga alcalóide que previne o progresso da mitose além de certo estágio

corpo negro objeto que absorve toda radiação incidente e cujo coeficiente de emissão é igual a 1

crustáceos classe de animais do filo dos artrópodes, predominantemente aquáticos e de respiração branquial, exosqueleto calcário, cabeça e tórax fundidos numa só peça, dois pares de antenas e apêndices birremes

débito cardíaco volume de sangue ejetado por qualquer câmara ventricular num intervalo de tempo, dado pelo produto do volume ejetado na sístole pela freqüência cardíaca

dendritos prolongamentos ramificados da célula nervosa (Figura 22.5)

DNA ácido desoxirribonucléico, constituinte genético de todas as células

efusão do pericárdio derramamento ou vazamento de sangue no pericárdio, membrana serosa que reveste o coração

efusão peritoneal derramamento ou vazamento de líquido no peritônio, membrana serosa que reveste internamente o abdome

efusão pleural derramamento ou vazamento de líquido da pleura, dupla membrana serosa que envolve cada um dos pulmões

energia comercial energia que é contabilizada

enfarte (infarto) área localizada ou circunscrita de tecido necrosado, isquêmico devido a fluxo sangüíneo inadequado

ensaio não-destrutivo teste para examinar o interior de materiais e conjuntos lacrados sem desmontá-los ou destruí-los

eritema rubor congestivo da pele

espectroscopia paramagnética é uma forma de espectroscopia de absorção, com características semelhantes às de absorção óptica, ultravioleta e infravermelha. Em cada uma delas, a radiação eletromagnética atravessa a amostra e é medida a freqüência em que ocorre a absorção máxima. No caso da espectroscopia paramagnética, essa absorção é resultante da interação do momento magnético de um elétron com um campo magnético externo

flotação processo de separação das partículas de uma mistura sólida pulverulenta, mediante a formação de uma espuma que arrasta as partículas de uma mas não as de outra espécie

fosforilação oxidativa processo em que há a formação de ATP durante a respiração

fotofosforilação processo de formação de ATP pela absorção de energia luminosa

gama-câmara sistema de detecção de radiação e partículas ionizantes, constituído por um cristal de cintilação, em geral o NaI(Tl), de diâmetro variável, entre 10 e 50 cm, e espessura de cerca de 2 cm, acoplado a um conjunto de tubos fotomultiplicadores, que cobre quase sua superfície toda. É usado para visualizar espacial e temporalmente a distribuição de uma quantidade de radioisótopos numa determinada região do corpo, para fins diagnósticos

hemodinâmica estudo do movimento do sangue no sistema cardiovascular

hemoglobina proteína transportadora do oxigênio encontrada na célula vermelha do sangue

heterotróficos organismos que sintetizam suas substâncias celulares a partir de complexas moléculas de carbono, como carboidratos e proteínas

ictiológico relativa à ictiologia, parte da Zoologia que trata dos peixes

interproximal dentária faces dos dentes em contato com seus vizinhos quando em posição normal na arcada dentária

isquemia supressão da circulação sangüínea em determinada parte do organismo devido à constrição arterial ou a obliteração arterial por embolia

lactoglobulina globulina do leite

mamífero placentário mamífero em que se desenvolve uma placenta, órgão localizado no útero, durante a gestação, que estabelece comunicação biológica entre a mãe e o feto através do cordão umbilical

marcapasso aparelho elétrico que implantado no organismo, controla, mediante descargas rítmicas, a atividade de um órgão

marsupial mamífero cuja prole nasce em estado de desenvolvimento incompleto, que é, em geral, acolhida numa espécie de bolsa, localizada na região peito-abdominal, e dentro da qual se completa seu desenvolvimento

mastectomia ablação da mama

metástase aparecimento de um foco secundário, a distância, no curso da evolução de um tumor maligno ou de um processo inflamatório

mialgia reumatismo muscular

micose fungóide reticulose progressiva crônica da derme com proliferação de elementos celulares anormais, chamada também de doença de Alibert; fibroma fungóide; granulossarcoma

não-invasivo não-traumático, que não produz lesões

neoplasias qualquer tumor, benigno ou maligno

neurônio célula nervosa

perfusão pulmonar irrigação dos pulmões pelo sangue

pneumoencefalograma radiografia cerebral que se obtém substituindo o fluido dos ventrículos pelo ar (contraste)

pneumopelvigrafia radiografia da pelve que se obtém injetando ar como contraste

produto nacional bruto (PNB) valor dos bens e serviços finais produzidos por um país em determinado intervalo de tempo

pterígio espessamento parcial e membranoso da conjuntiva, de forma triangular, cujo vértice se dirige para a córnea, chegando até a cobri-la

quelóide massa de tecido conjuntivo móvel, não encapsulada, que ocorre na pele, muitas vezes após intervenções cirúrgicas e apresenta, quando extirpada, tendência à recidiva

radiocardiograma curva que mostra a passagem de um composto radioativo pelas cavidades cardíacas, através da qual se pode obter informações sobre a fisiologia da circulação central

replicação produção da réplica

ribonuclease transferases ou fosfodiesterases que catalisam a hidrólise do ácido ribonucléico

shunt cardíaco comunicação direta entre o lado direito e o lado esquerdo do coração, que pode ser entre os átrios ou entre os ventrículos

sinapse componente da célula nervosa (Figura 22.5)

sistema hematopoético órgãos formadores de células do sangue

timidina uma das bases do DNA

traçador radioativo radioisótopo utilizado para marcar uma fase num sistema, com o objetivo de acompanhar as transformações dessa fase num processo de evolução do sistema

trombose coagulação de sangue processada, durante a vida, dentro do aparelho respiratório

trompas de Eustáquio canal que comunica a faringe com a caixa do tímpano

uréia principal produto originário do metabolismo do nitrogênio em mamíferos, excretada na urina humana na quantidade de 32 g por dia, contendo cerca de 6/7 do nitrogênio excretado pelo organismo. A uréia é formada no fígado através do ciclo de Krebs-Henseleit, no qual a arginina e a arginase desempenham os principais papéis. Pode ser obtida artificialmente aquecendo-se uma solução de cianato de amônio. Ocorre como cristais prismáticos incolores ou brancos, inodoros mas com um sabor salino refrescante, solúveis na água; forma sais com os ácidos. Utilizada como diurético nos testes de função renal e topicamente em várias afecções cutâneas

ventilação pulmonar processo ativo pelo qual moléculas de gás são transportadas entre o meio ambiente e os alvéolos

vírus do mosaico do tabaco vírus que ataca o tabaco, formando mosaicos em suas folhas

Resposta de Alguns Problemas

CAPÍTULO 1

1. $E = 3{,}65 \times 10^{-19}$ J = 2,28 eV
3. $\lambda = 124$ Å; $f = 2{,}41 \times 10^{16}$ Hz
5. $\lambda_{fóton} = 12\,420$ Å; $\lambda_{elétron} = 12{,}3$ Å
6. $\lambda_{elétron} = 1{,}67$ Å
8. $\lambda_{elétron} = 1{,}5 \times 10^{-11}$ m;
   $\lambda_{próton} = 7{,}9 \times 10^{-15}$ m
10. *a.* $\lambda_{elétron} = 6{,}63 \times 10^{-12}$ m;
    b. $v_{elétron} = 1{,}09 \times 10^{8}$ m/s;
    c. $c = 3 \times 10^{8}$ m/s;
    d. $E = 5{,}5 \times 10^{-15}$ J
13. $f_{mín} = 2{,}66 \times 10^{15}$ Hz; $\lambda_{máx} = 1\,129$ Å
14. $n_{fóton}/s = 2{,}7 \times 10^{19}$
15. $n_{fóton}/s = 5{,}92 \times 10^{14}$
17. *a.* $E_{total}/s = 123$ eV/s; *b.* $n_{fóton}/s = 5$
18. PR = 1,23 Å
19. $PR_{mic.\ el.}/PR_{mic.\ óp.} = 2{,}46 \times 10^{-5}$

CAPÍTULO 3

1. E/grama = 5×10^{-5} J/g
2. Q/m = 34 cal/kg = 0,142 J/g
3. LMP/semana = 0,1 rem/semana
6. *a.* d = 16 m
   b. 50%
7. $3{,}06 \times 10^{-10}$ g

CAPÍTULO 4

1. $\lambda = 4\,870$ Å; essa raia espectral é visível.
3. $r_5 = 13{,}25$ Å; $E_5 = -0{,}54$ eV; $E = +0{,}54$ eV;
   $\lambda = 951$ Å
5. $\lambda_1 = 3{,}33$ Å
7. nº de revoluções = $8{,}2 \times 10^{6}$
9.

n	E_n (eV)	K_n (eV)	U_n (eV)
1	-13,6	+13,6	-27,2
10	-0,136	+0,136	-0,272
∞	0	0	0

11. *a.* $E_{ionização} = +5{,}1$ eV; *b.* $\lambda = 8\,871$ Å;
    c. 3p → 3s
12. *a.* $\lambda_{mín} = 913$ Å; *b.* $\lambda_{máx} = 1\,218$ Å;
    c. $E_{mín} = 10{,}2$ eV; *d.* $E_{máx} = 13{,}6$ eV
14. *a.* $E_{ionização} = +0{,}2125$ eV;
    b. o elétron efetua a transição para o nível com n = 10;
    c. o elétron passa ao estado fundamental

CAPÍTULO 5

2. *a.* $\lambda = 5{,}5 \times 10^{-3}\ s^{-1}$;
   b. $N = 2{,}69 \times 10^{10}$ átomos;
   c. t = 378 s
3. *a.* 1 900 cont./5′; *b.* 600 cont./5′
4. *a.* t = 40 dias;
   b. λ = 0,0347/dia; $\overline{T}$ = 28,8 dias
6. t = 17 280 anos
8. *a.* massa$_f$ = 0,75 mg;
   b. $A_i = 2{,}15 \times 10^{13}$ ano^{-1};
   $A_f = 0{,}54 \times 10^{13}$ ano^{-1}
10. A = 1,24 mCi = $4{,}59 \times 10^{7}$ Bq; t = 174 d
12. $T_{\frac{1}{2}}$ = 8 d; $N = 1{,}11 \times 10^{14}$ átomos

13. P_0 = 90,6 mW

14. *a*. massa = $3{,}05 \times 10^{-10}$ g;
b. A = 124 μCi;
c. A = 31 μCi

16. D = 0,44 rad; massa = $3{,}8 \times 10^{-9}$ g

CAPÍTULO 6

1. $E_{máx_1}$ = 15 keV; $E_{máx_2}$ = 150 keV;
$\lambda_{mín_1}$ = 0,828 Å; $\lambda_{mín_2}$ = 0,0828 Å

4. *a*. 33%; *b*. x = 25 μm

6. x = 9,9 cm

7. I/I_0 = 24,6%

9. *a*. x = 1,30 cm; *b*. x = 1,48 cm

10. *a*. x_{H_2O} = 359,3 cm; *b*. x_{Al} = 137,9 cm

12. *a*. x = 8,30 cm; *b*. $x > 27{,}6$ cm

CAPÍTULO 9

1. 9×10^{-3} J; $3{,}6 \times 10^{-2}$ J

4. 0,7 m/s

6. *a*. -6×10^{-2} eV; 6×10^{-2} eV;
b. 6×10^{-2} eV; -6×10^{-2} eV;
c. 10^{-13}

7. *a*. 3 J; *b*. 1 cm $\leqslant x \leqslant$ 4 cm; *c*. 3 J;
d. x = 1 cm e x = 4 cm; *e*. 1 cm $< x <$ 2 cm

9. *a*. 6,8 ev ; *b*. -6,8 eV; *c*. 0,8 eV

11. *a*. $-5{,}5 \times 10^{-19}$ J; *b*. $2{,}0 \times 10^{-10}$ J; *c*. sim

14. *a*. 11,2 km/s; *b*. H_2; *c*. a da Lua

CAPÍTULO 10

1. 30°C

3. $1{,}4 \times 10^{-2}$ m/s

5. $6{,}1 \times 10^{-21}$ J; $3{,}8 \times 10^{-2}$ eV

7. *a*. 7,11 kcal; *b*. 2,1 g; *c*. 1,9 g

9. *a*. 38; *b*. $8{,}7 \times 10^{23}$; *c*. $1{,}4 \times 10^4$ cal

11. 1/19

13. 10^{19} kcal

CAPÍTULO 11

2. *b*. 7,1 kcal/g; *c*. 4,87 kcal/ℓ; *d*. 1,46 ℓ/g;
e. 0,97 ℓ/g; *f*. 0,67

3. *a*. 274 W; *b*. 1,13 kg

6. *a*. $6{,}9 \times 10^5$ J; *b*. 64 W;
c. 9,4%; *d*. $6{,}7 \times 10^6$ J

7. *a*. 2 356 kcal;
b. 214 g de gordura e 107 g de proteína.

8. A pessoa com menor eficiência metabólica mantém o seu peso; a outra, considerando o valor calórico da gordura, engorda 97 g por dia.

11. *a*. 30 kcal; *b*. 4,5 kcal

12. 17,2°C

CAPÍTULO 12

1. *a*. o forno; *b*. $108 \cdot 10^5$ J; *c*. 250 W

3. *a*. 650 J/ℓ; *b*. $76 \cdot 10^4$ ℓ/s

5. *a*. *i*) 100 kg/s; *ii*) $3{,}125 \times 10^9$ J;
b. 300 m; 75,5 m/s

8. *a*. 0,25 kW; *b*. 2 kW

CAPÍTULO 13

1. $7{,}74 \times 10^{21}$ kWh

2. *a*. $5{,}88 \times 10^{-3}$ cal/s · m²; *b*. $1{,}17 \times 10^6$ anos;
c. $2{,}34 \times 10^{-4}$; 2,6; 10.

4. 10^8 m²

5. *a*. $1{,}296 \times 10^7$ J/m²; *b*. 179 m²

CAPÍTULO 14

5. *a*. 5 cm; *b*. λ = 10 m; *c*. v = 16,7 m/s;
d. f = 1,67 Hz; *e*. T = 0,59 s

6. *a*. λ = 3,33 m; *b*. y = -10 cm

8. A = 2,4 m

9. *a.* $A = 0{,}2$ cm; *b.* $\lambda = 4$ cm; *c.* $y = 0{,}14$ cm;
e. $y = 0{,}1$ cm; $f = -0{,}14$ cm

12. 3ª, 5ª, 6ª e 7ª

13. $I = 9 \times 10^3$ W/m²

14. $\dfrac{A_1}{A_2} = 0{,}4$

CAPÍTULO 15

1. *a.* $d = 3\,648$ m; *b.* $t = 10{,}73$ s

3. *a.* $E = 3{,}3 \times 10^{-7}$ J; *b.* $E = 6{,}63 \times 10^{-19}$ J

4. *a.* $P_0 = 28{,}6 \times 10^2$ N/m²; *b.* $F = 0{,}16$ N

7. $P = 0{,}9 \text{ sen } \dfrac{2\pi}{0{,}5}(x - 340t)$;
P em N/m², x em m e t em s.

8. *a.* $\beta = 108$ dB; *b.* $I_1 = 100$ W/m²;
c. $\beta = 140$ dB; *d.* $E = 2{,}5 \times 10^4$ J

10. *a.* $f_1 = 85$ Hz; *b.* $T = 86{,}7$ N

12. *a.* $v = 340$ m/s; *b.* $L = 51$ cm

13. *a.* $d_1 = 34$ cm, $d_2 = 102$ cm;
b. $d_1 = 0$; $d_2 = 68$ cm;
c. $I_t = 4 \times 10^{-4}$ W/m²;
d. $\beta = 86$ dB

CAPÍTULO 16

1. *a.* $\beta = 170$ dB; *b.* $E = 600$ J;
c. $P_0 = 9 \times 10^3$ N/m²; *d.* $I = 27{,}2$ W/m²

3. som audível: $I = 10^{-12}$ W/m² a 1 W/m²;
$\beta = 0$ dB a 120 dB
ultra-som na diagnose: $I = 10$ mW/cm² =
= 100 W/m²; $\beta = 140$ dB
ultra-som na fisioterapia: $I = 3$ W/cm² =
= 3×10^4 W/m²; $\beta = 165$ dB

5. $d = 1{,}1$ cm

7. $f_1' = 544{,}5$ Hz; $f_1'' = 462{,}2$ Hz

9. $v_0 = 87{,}4$ km/h

10. $x = 0{,}96$ cm

12. $V_{máx} = 0{,}64$ m/s

CAPÍTULO 17

2. Ângulo emergente $= \theta_1$

4. *a.* $\alpha = 30°$; *b.* $n_2 = 2$

5. *a.* $n_2 = \sqrt{2}$; *b.* $\lambda = 4\,950$ Å

8. $\theta = 11{,}5°$

9. *a.* $\theta = 56{,}1°$; *b.* nº de reflexões $\cong 56\,900$

12. não, pois a distância mínima de resolução da águia é 16,8 cm.

13. $d = 32{,}5\ \mu$m

14. $\theta_i = 56{,}3°$

CAPÍTULO 18

2. posição: a 2,86 cm da lente divergente; natureza: real, invertida; tamanho: diminuída, $A = -0{,}57$

3. $\theta = 201$

5. *a.* $o = 4{,}25$ m; *b.* $i = 5{,}06$ cm

7. *a.* $\theta = 6{,}25$; *b.* $\theta = 4{,}41$; *c.* $\theta = 3{,}41$

9. $D = 13{,}96$ cm; $M = -650$

11. poder de acomodação = 3,75 di

12. $C = -0{,}25$ di; $o = 26{,}7$ cm

14. *a.* lentes bifocais; a parte superior com $C = -0{,}4$ di e a parte inferior com $C = 2{,}67$ di;
b. de 32,5 cm a 1,08 m.

CAPÍTULO 19

5. 3,99 N

6. *a.* 76,6 mmHg; *b.* $39{,}1 \times 10^{-3}$ m;
c. $55{,}95 \times 10^{-3}$ m

8. *a.* 0,48 N; *b.* 2 400 N/m²

9. *a.* 7,056 N; *b.* 0,76 m/s²; *c.* zero

12. 6,4 g

13. 2,88 cm

15. *a.* 5,53%; *b.* 106,4 mmHg;
c. 74,29%; *d.* 2,54 ℓ

CAPÍTULO 20

1. 1,03 m/s, 6,6 ℓ/s

2. 1,81 mm^2

4. 16,19 mmHg

6. 671,8 J

8. 0,15 mm

10. 4,12 × 10^{-3} N · s/m^2

13. *a*. 1,84 × 10^{-1} m/s; *b*. 3,3 × 10^{-4} m/s

CAPÍTULO 21

2. $V_B - V_A = 0$, $V_C - V_B = -2$ mV

3. *a*. −60 mV; *b*. −6,0 × 10^{-2} eV; 6,0 × 10^{-2} eV; *c*. 6,0 × 10^{-2} eV; −60 × 10^{-2} eV

6. *a*. 1,6 × 10^{-3} C/m^2

7. *a*. 1,2 × 10^{7} N/C; *b*. 7,4 × 10^{-4} C/m^2

10. 0,18 × 10^{-3} mol/ℓ

11. *a*. 20 *d*. 1,5 × 10^{-3} C/m^2

14. *a*. −83 mV

15. 14,5

Índice Remissivo

V